儿科疾病诊疗实践

苏　维　李春琴　孙占元　主编

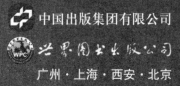

中国出版集团有限公司

世界图书出版公司

广州·上海·西安·北京

图书在版编目（CIP）数据

儿科疾病诊疗实践/苏维，李春琴，孙占元主编. —
广州：世界图书出版广东有限公司，2023.7
ISBN 978-7-5192-9291-1

Ⅰ.①儿… Ⅱ.①苏… ②李… ③孙… Ⅲ.①小儿
疾病—诊疗 Ⅳ.①R72

中国版本图书馆CIP数据核字（2021）第274770号

书　　名	儿科疾病诊疗实践
	ERKE JIBING ZHENLIAO SHIJIAN
主　　编	苏　维　李春琴　孙占元
责任编辑	钟加萍
装帧设计	天顿设计
责任技编	刘上锦
出版发行	世界图书出版有限公司　世界图书出版广东有限公司
地　　址	广州市新港西路大江冲25号
邮　　编	510300
电　　话	020-84460408
网　　址	http://www.gdst.com.cn
邮　　箱	wpc_gdst@163.com
经　　销	各地新华书店
印　　刷	三河市华晨印务有限公司
开　　本	787mm×1092mm　1/16
印　　张	38.25
字　　数	957千字
版　　次	2023年7月第1版　2024年7月第2次印刷
国际书号	ISBN 978-7-5192-9291-1
定　　价	298.00元

主编简介

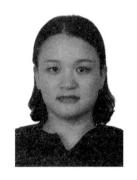

苏维，湘南学院附属医院副院长、副主任医师、副教授，主要研究方向为新生儿危急重症。主持省级科研项目2项，获实用新型专利1项。

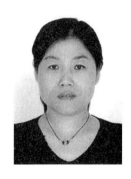

李春琴，宁夏回族自治区吴忠市青铜峡市人民医院儿科副主任医师。临床上，对儿科各种常见病、多发病的诊断与治疗有丰富经验，尤擅长呼吸系统疾病的治疗。曾在国家级核心期刊及省部级期刊上发表相关论文6篇。

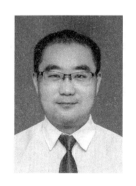

孙占元，菏泽市东明县人民医院儿科副主任。临床上，擅长电子支气管镜检查、肺泡灌洗诊疗术及儿童呼吸道疾病的治疗。曾在国家级核心期刊发表相关论文2篇，参编著作1部。

编　委　会

主　编

苏　维　　湘南学院附属医院

李春琴　　宁夏回族自治区吴忠市青铜峡市人民医院

孙占元　　菏泽市东明县人民医院

副主编

李来清　　山东中医药大学第二附属医院

曹雪珍　　山西省儿童医院（山西省妇幼保健院）

李艳秋　　绵阳市第三人民医院

敬向鑫　　甘肃省庆阳市环县人民医院

罗　丹　　汕头市妇女儿童医院

林佳佳　　潮州市人民医院

冯祖章　　长江大学附属仙桃市第一人民医院

刘惠敏　　开封市儿童医院

丁志兰　　山西省儿童医院（山西省妇幼保健院）

刘国英　　河北省枣强县人民医院

编　　者（以姓氏笔画为序）

丁志兰　　山西省儿童医院（山西省妇幼保健院）

王　谦　　陆军第八十集团军医院

牛　森　　山西省儿童医院（山西省妇幼保健院）

冯祖章　　长江大学附属仙桃市第一人民医院

刘国英　　河北省枣强县人民医院

刘惠敏　　开封市儿童医院

安冠英　　山西省运城市垣曲县人民医院

孙占元　菏泽市东明县人民医院

苏　维　湘南学院附属医院

李可可　洛阳市偃师人民医院

李来清　山东中医药大学第二附属医院

李春琴　宁夏回族自治区吴忠市青铜峡市人民医院

李艳秋　绵阳市第三人民医院

张国荣　山东第一医科大学附属济南妇幼保健院

林佳佳　潮州市人民医院

罗　丹　汕头市妇女儿童医院

浮纪玲　新乡市第一人民医院

姬鹏鹏　洛阳市偃师人民医院

曹雪珍　山西省儿童医院（山西省妇幼保健院）

敬向鑫　甘肃省庆阳市环县人民医院

薛　鑫　贵州省安顺市镇宁县人民医院

前　　言

　　儿科学是一门研究自胎儿至青少年时期生长发育、身心健康和疾病预防的医学科学。儿科作为一个特殊的科室，面对的是不能表达或不能正确表达自己的不适或难以顺利进行体检的患儿，更要面对潜在高危因素的突发情况，这就要求儿科医护人员根据自己的专业知识，及时准确地做出诊断，快速处理并给予恰当的治疗方法。为使读者对儿科常见疾病有较为全面的认识，进一步提高疾病的诊治率，特组织编写了本书。

　　本书重点介绍儿科(包括新生儿)各种常见疾病的诊治及护理，涵盖了常见病、多发病的病因、发病机制、临床表现、诊断与治疗等相关知识。内容力求简明扼要、条理清晰，有较高的实用性和可操作性，适用于不同地区、不同层次的医务人员。

　　由于水平有限，本书在编写过程中可能会出现疏漏及不足之处，恳请广大读者不吝赐教，以期在后期编写中不断提高。

目　　录

疾病篇

护理篇

疾病篇

第一章　呼吸系统疾病

第一节　新生儿呼吸窘迫综合征

新生儿呼吸窘迫综合征（neonatal respiratory distress syndrome，NRDS）为肺表面活性物质（pulmonary surfactant，PS）缺乏所致，多见于胎龄＜35周的早产儿，但晚期早产儿或足月儿也可发病。因该病病理上出现肺透明膜，又称肺透明膜病（hyaline membrane disease，HMD）。

一、病因

NRDS为肺表面活性物质缺乏所致。导致肺表面活性物质缺乏的因素主要有以下几个方面：

1. 早产

早产儿肺发育未成熟，PS合成分泌不足，胎龄＜35周的早产儿易发生NRDS。

2. 剖宫产

剖宫产新生儿常发生肺液潴留，并且应激反应不够，尤其是择期剖宫产，容易发生NRDS，常见于足月儿或晚期早产儿。

3. 母亲患糖尿病

母亲患糖尿病时，胎儿血糖增高，胰岛素分泌相应增加，胰岛素可抑制糖皮质激素，而糖皮质激素能刺激PS的合成分泌。

4. 肺表面活性物质蛋白B（surfactant protein B，SP-B）基因缺陷

因SP-B基因突变而不能表达SP-B，PS磷脂不能发挥作用，使患儿易患NRDS。

5. 围产期窒息

围产期窒息可致胎儿缺氧、酸中毒、血流低灌注，从而导致急性肺损伤，抑制肺Ⅱ型上皮细胞产生PS。

6. 重度Rh溶血病

此病患儿胰岛细胞代偿性增生，致胰岛素分泌过多从而抑制PS分泌。

二、临床表现

早产儿出生后不久即出现呼吸困难，先是呼吸增快、急促、鼻扇，呼吸频率60次/分以上，

然后出现呼气性呻吟,吸气时出现三凹征,至出生后 6 小时症状已非常明显。病情呈进行性加重,继而出现呼吸不规则、呼吸暂停、发绀、呼吸衰竭。两肺呼吸音减弱。血气分析 PaO_2 下降,$PaCO_2$ 升高,碱剩余(base excess,BE)负值增加,出生后 24～48 小时病情最重,病死率较高。能生存 3 天以上者肺成熟度增加,可逐渐恢复,但不少患儿并发肺部感染或 PDA(patent ductus arteriosus),使病情再度加重。轻型病例可仅有呼吸困难、呻吟,而发绀不明显。

剖宫产新生儿发生 NRDS 多见于足月儿或晚期早产儿,尤其是胎龄<39 周者,择期剖宫产新生儿更易发生 NRDS。出现临床表现的时间跨度比较大,可在出生后 1～72 小时发生呼吸困难。有些患儿出生后先有湿肺表现,呼吸困难逐渐加重,然后发生 NRDS 表现。剖宫产新生儿出生后 72 小时内都要密切观察呼吸变化,一旦发生呼吸困难,应考虑是否发生 NRDS。

SP-B 缺陷所致的 NRDS,多见于足月儿,纯合子者临床表现非常严重,对给予 PS 和机械通气治疗效果较差,给予 PS 后病情可短暂改善,2～6 小时后又非常严重,须多次给予 PS 治疗。多数纯合子病例因病情严重于数天内死亡。杂合子者临床表现相对较轻。

三、诊断

1. X 线检查

对发生呼吸困难的新生儿应立即摄 X 线胸片检查,并随着病情进展须观察动态变化。按病情程度可将胸片情况改变分为 4 级:Ⅰ级,两肺野透亮度普遍性降低、毛玻璃样(充气减少),可见均匀散在的细小颗粒(肺泡萎陷)和网状阴影(细支气管过度充气);Ⅱ级,两肺透亮度进一步降低,可见支气管充气征(支气管过度充气),延伸至肺野中外带;Ⅲ级,病变加重,肺野透亮度更加降低,心缘、膈缘模糊;Ⅳ级,整个肺野呈白肺状,支气管充气征更加明显,似秃叶树枝。胸廓扩张良好,横膈位置正常。

2. 肺成熟度检查

如根据临床表现和胸片不能确定诊断,可行肺成熟度检查,但近年已很少使用。主要方法是产前取羊水或产后取患儿气道吸取物,检查 PS 主要成分:①卵磷脂/鞘磷脂(L/S)比值,用薄层层析法,若测得羊水 L/S<2.0 表示肺未成熟;②肺表面活性物质蛋白 A(SP-A),若羊水和气道吸出物 SP-A 含量减少,提示肺未成熟,早产儿脐血 SP-A<10ng/mL,诊断 NRDS 的敏感性 81%,特异性 76%;③稳定微泡试验,取胃液或气道吸出物 0.5mL,用吸管吸取胃液至吸管 5cm 处,将吸管垂直于载玻片上,反复吸出吸入 20 次,用显微镜观察 $1mm^2$ 中直径<15μm 的稳定小泡数量,小泡数量<10 个/平方毫米,提示肺未成熟。

四、鉴别诊断

1. B 族溶血性链球菌感染

若孕妇产前感染发生 B 组链球菌(group B streptococcus,GBS)肺炎或败血症,其临床表现和肺部早期 X 线表现极似 NRDS,不容易鉴别,常发生误诊。但该病患者常有羊膜早破史或感染表现,患者肺部 X 线改变有不同程度的融合趋势,而 NRDS 肺部病变比较均匀,病程经过与 NRDS 不同,应用青霉素有效。

2. 重症湿肺

患儿出生后数小时出现呼吸困难,X线胸片示两肺渗出比较严重,鉴别诊断比较困难。但重症湿肺X线胸片表现两肺病变不均匀,可显示代偿性肺气肿。

五、治疗

1. 给予PS

PS已成为NRDS的常规治疗,疗效显著,一旦发生NRDS应积极使用PS。每次100～200mg/kg,根据病情严重程度决定给药剂量,一般病例给予100mg/kg,严重病例需200mg/kg。根据首次给药后的效果决定给药次数,严重病例需2～3次。PS有两种剂型,须冷冻保存,干粉剂用前加生理盐水摇匀,混悬剂用前解冻摇匀,37℃预热,使PS分子更好地分散。用PS前先给患儿充分吸痰,清理呼吸道,然后将PS经气管插管缓慢注入肺内。

2. 持续气道正压通气(continuous positive airway pressure,CPAP)

CPAP能使肺泡在呼气末保持正压,防止肺泡萎陷,并有助于萎陷的肺泡重新张开。对早期或轻中度NRDS应尽早使用CPAP,压力4～5cmH_2O($1cmH_2O\approx0.098kPa$)。及时使用CPAP可减少机械通气的使用,如用CPAP后出现反复呼吸暂停、$PaCO_2$升高、PaO_2下降,应改用机械通气。

3. 机械通气

如使用CPAP后效果不理想或为中重度NRDS,须采用机械通气,机械通气的目标是维持理想的血气分析结果,并使肺损伤、血流动力学不稳定和其他不良反应降至最少。机械通气的原则是以适合的呼气末正压通气(positive end expiratory pressure,PEEP)或高频通气的持续膨胀压(continuous distending pressure,CDP)使整个呼吸周期达到最佳的肺容量,从而稳定肺部情况。相比不同通气模式,机械通气的使用技巧更重要,同时要个体化使用。

机械通气方法:一般先用间隙正压和PEEP机械通气,吸气峰压20cmH_2O,PEEP 5～6cmH_2O,呼吸频率30～40次/分,吸气时间0.35～0.4秒,吸入氧浓度(FiO_2)0.3～0.4,潮气量5～7mL/kg,然后根据病情调节呼吸机参数。每次调高PEEP都要评估FiO_2、CO_2水平和肺生理的改变,从而找到常频通气下最佳的PEEP。超低出生体重儿(extremely low birth weight,ELBW)随着出生后年龄的增大,所需的潮气量也相应增加。如果患儿血气分析结果理想,存在自主呼吸,应积极降低吸气峰压(对肺损伤最大),从而撤机。

高频机械通气:在间歇正压通气下,如患儿仍有严重呼吸衰竭表现,可以改用高频振荡通气。高频通气可以减少肺气漏[RR(相对危险度)0.73,95% CI 0.55～0.96,NNT(需治疗人数)]。

4. 体外膜氧合器

对少数非常严重的病例,如使用高频机械通气效果仍不理想,可采用ECMO(extracorporeal membrane oxygenator)治疗。

5. 支持疗法

NRDS因缺氧、高碳酸血症导致酸碱、水、电解质和循环功能失衡,应予及时纠正,使患儿度过疾病极期。液体量不宜过多,以免造成肺水肿,出生后第1、2天控制在60～80mL/kg,第

3～5 天 80～100mL/kg,血压低可用多巴胺 3～5μg/(kg·min)。

6.并发症治疗

患儿并发 PDA 时可给予吲哚美辛(商品名为消炎痛),首剂 0.2mg/kg,第 2、3 剂 0.1mg/kg,每剂间隔 12 小时,静脉滴注或栓剂灌肠,日龄小于 7 天者疗效较好。不良反应包括肾功能损伤、尿量减少、出血倾向、血钠降低、血钾升高,停药后可恢复。若药物不能关闭动脉导管,并严重影响心肺功能时,应行手术结扎。并发肺动脉高压时,吸入一氧化氮(NO),先用 5ppm,如疗效不理想,可逐渐增加 10～20ppm,然后逐渐下降,一般维持 3～4 天。也可用西地那非,每次 1mg/kg,间隔 8 小时,口服。

第二节 新生儿吸入综合征

新生儿吸入综合征是指新生儿吸入胎粪、大量羊水、血液或呛奶后吸入乳汁等引起的呼吸系统病理生理改变。根据吸入发生的时间可分为产前、产时或生后吸入。临床上,产前或产时最为常见者为胎粪吸入综合征,较少见的有血液吸入,临床常不需治疗。大量羊水吸入可见于胎儿重度窒息,因羊水中脱落的上皮细胞阻塞胎儿气道终末端而使其出现呼吸困难。一般只需支持疗法,临床预后相对良好。

一、胎粪吸入综合征

胎粪吸入综合征(meconium aspiration syndrome,MAS)或称胎粪吸入性肺炎,是由于胎儿在宫内或产时吸入混有胎粪的羊水而致,以呼吸道机械性阻塞及肺部化学性炎症为主要病理特征,于出生后不久出现以呼吸窘迫为主要表现的临床综合征。常见于足月儿或过期产儿,多有宫内窘迫史和(或)出生窒息史。

(一)病因和病理生理

1.胎粪吸入

胎儿在宫内或分娩过程中缺氧,肠道及皮肤血流量减少,迷走神经兴奋,肠壁缺血,肠蠕动增快,导致肛门括约肌松弛而排出胎粪。与此同时,缺氧使胎儿产生呼吸运动将胎粪吸入气管内或肺内,或在胎儿娩出并建立有效呼吸后,将胎粪吸入肺内。

2.不均匀气道阻塞

(1)肺不张

部分肺泡因其小气道被较大胎粪颗粒完全阻塞,其远端肺泡内气体吸收,引起肺不张,使肺泡通气/血流降低,导致低氧血症。

(2)肺气肿

部分肺泡因胎粪颗粒不完全阻塞小气道,形成"活瓣",吸气时气体能进入肺泡,呼气时气体不能完全呼出,导致肺气肿。若气肿的肺泡破裂,则发生肺气漏,如间质气肿、纵隔气肿或气胸等。

（3）正常肺泡

部分肺泡的小气道可无胎粪，但该部分肺泡的通换气功能均可代偿性增强。

3. 化学性肺炎

于胎粪吸入后 12～24 小时，因胆盐（胎粪成分之一）等刺激，局部肺组织可发生化学性炎症及间质性肺气肿。此外胎粪还有利于细菌生长，故也可致肺部继发细菌性炎症。

4. 肺动脉高压

在胎粪吸入所致的肺不张、肺气肿及肺组织炎症，以及 PS 继发性被灭活的基础上，缺氧和混合性酸中毒进一步加重，使患儿肺血管阻力不能适应出生后环境的变化而下降，出现持续性增高，导致新生儿持续性肺动脉高压（persistent pulmonary hypertension of the newborn，PPHN）。

有吸入混合胎粪和羊水的证据是诊断的必备条件。①分娩时可见羊水混胎粪；②患儿皮肤、脐带和指、趾甲床留有胎粪污染的痕迹；③口、鼻腔吸引物中含有胎粪；④气管插管时声门处或气管内吸引物可见胎粪（即可确诊）。

（二）临床表现

①常于出生后开始出现呼吸窘迫，12～24 小时随着胎粪被吸入远端气道，新生儿症状及体征则更为明显。

②表现为呼吸急促、发绀、鼻翼扇动和吸气性三凹征等，少数患儿也可出现呼气性呻吟。查体可见胸廓前后径增加似桶状胸，听诊早期有鼾音或粗湿啰音，继之出现中、细湿啰音。若呼吸困难突然加重，听诊呼吸音明显减弱，应疑似气胸的发生；如患儿出现持续而严重的发绀，且哭闹、哺乳或躁动时进一步加重，仍疑似 PPHN 的发生。

③患儿上述表现可持续数天至数周。若吸入少量或混合均匀的羊水，可无症状或症状轻微；若吸入大量或黏稠胎粪者，可致死胎或出生后不久即发生死亡。

（三）诊断

①实验室检查：动脉血气分析示 pH 下降，PaO_2 降低，$PaCO_2$ 增高；还应进行血常规、血糖、血钙和相应血生化检查，以及气管内吸引物及血液的细菌学培养。

②X 线检查：两肺透过度增强伴有节段性或小叶性肺不张，也可仅有弥散性浸润影或并发纵隔气肿、气胸等肺气漏。需注意，部分 MAS 患儿，其胸片的严重程度与临床表现并非成正相关。

③超声波检查：彩色多普勒（Doppler）可用于评估和监测肺动脉的压力，有助于 PPHN 的诊断。

（四）鉴别诊断

羊水被胎粪污染是诊断 MAS 的前提，而新生儿气管内吸引物中含有胎粪即可确诊，因此，MAS 一般不难诊断，仅少数情况下需注意与其他疾病相鉴别。

1. 吸入大量羊水

患儿吸入大量羊水后，由于羊水内脱落的上皮细胞阻塞远端气道，引起呼吸困难。但此类患儿常有胎儿宫内窒息或产时窒息史，呼吸急促多数在复苏后即发生，一般 48～72 小时恢复正常，临床预后相对良好。此外，吸入大量羊水者的羊水清澈，而 MAS 有胎粪污染，更有助于鉴别。

2.新生儿感染性肺炎

此病主要指宫内感染性肺炎,病原体常为 B 组链球菌、大肠杆菌等。但母亲产前常有发热、羊膜早破或羊水浑浊伴有异味史,母血或宫颈拭子培养有细菌生长;患儿外周血象、C 反应蛋白、血培养等也可提示有感染证据。此外,此类患儿抗生素治疗有效;X 线征象的动态观察也助于两者鉴别。

(五)治疗

1.促进气管内胎粪排出

对病情较重且出生后不久的 MAS 患儿,可行气管插管后进行吸引,以减轻气道阻塞情况。动物实验结果证实,即使胎粪被吸入气道 4 小时后,仍可将部分胎粪吸出。

2.氧疗

当 $PaO_2<50mmHg$(1mmHg=0.133kPa)或经皮血氧饱合度($TcSO_2$)$<90\%$时,应依据患儿缺氧程度选用不同的吸氧方式,如鼻导管、头罩或面罩等,以维持 PaO_2 50～80mmHg 或 $TcSO_2$ 90%～95%为宜。有条件者最好用加温湿化给氧,有助于胎粪排出。

3.机械通气治疗

①当 $FiO_2>0.4$ 时,可用经鼻 CPAP 治疗,压力可设定在 4～5cmH_2O。但在某些情况下,如肺部查体或 X 线检查提示肺过度充气时,应慎用,否则可因 CPAP 加重肺内气体潴留,诱发肺气漏的发生。

②当 $FiO_2>0.6$,$TcSO_2<85\%$ 或 $PaCO_2>60mmHg$,伴 pH<7.25 时,应行机械通气治疗。对于 MAS 常采用相对较高吸气峰压(如 30～35cmH_2O),足够的呼气时间,以免气体滞留。对于常频呼吸机治疗无效或有肺气漏,如气胸、间质性肺气肿者,高频通气可能效果更佳。

4.肺表面活性物质治疗

由于肺表面活性蛋白被胎粪灭活,PS 合成分泌障碍。近年来研究证实,补充外源性 PS 可取得较好疗效,特别是 PS 联合高频通气、NO 吸入效果更佳,但该治疗方法的确切结果仍有待于 RCT(randomized controlled trial)进一步证实。

5.并发症治疗

①肺气漏的治疗:少量气胸不需处理可自行吸收。但对于张力性气胸,应紧急胸腔穿刺抽气,可立即改善症状,然后根据胸腔内气体的多少,必要时行胸腔闭式引流。

②PPHN的治疗:祛除病因是关键。此外,根据病情可采用高频通气、NO 吸入或应用肺血管扩张剂,如西地那非、米力农等,也有一定的疗效。

6.其他治疗

①限制液体入量:严重者常伴有脑水肿、肺水肿或心力衰竭,应适当限制液体入量。

②抗生素:目前对预防性应用抗生素仍存争议。如使用抗生素一般选择广谱抗生素,并进一步根据血液、气管内吸引物细菌培养及药敏结果,调整抗生素及确定其使用疗程。

③维持正常循环:出现低体温、苍白和低血压等休克表现者,应选用生理盐水或血浆、全血、白蛋白等进行扩容,同时静脉点滴多巴胺和(或)多巴酚丁胺等。

此外,尚需注意保温、镇静,满足热卡需要,维持血糖和血清离子正常等。

二、乳汁吸入综合征

给新生儿喂奶时或喂奶后患儿发生胃食管反流,造成乳汁被吸入呼吸道,可引起窒息、呼吸困难等表现,继发感染时与细菌性肺炎表现相似。

(一)病因和发病机制

极度早产或支气管肺发育不良(BPD)的患儿最易发生胃内容物的反流吸入;患儿有吞咽障碍、食管闭锁或气管食管瘘,严重唇裂、腭裂者,每次喂养量过多时易发生乳汁吸入综合征。吸入时常表现为呼吸道梗阻和呼吸暂停,继而出现呼吸窘迫的临床表现,X线胸片可显示肺部浸润灶。吞咽功能障碍所致的吸入性肺炎,可能有围生期缺氧所致的吞咽不协调和喂养困难(如青紫、流涎增多、吸奶能力差等)病史和症状。典型的食管闭锁合并气管食管瘘所致的吸入肺炎,其病变常在右上或右下肺叶,也可位于左肺门周区域,可继发细菌感染。新生儿在长期使用机械通气后行配方奶喂养时易发生吸入性肺炎,气管吸出物可见乳汁或见带脂质的巨噬细胞。

正常新生儿咽部富含各种机械和化学感受器。当咽部受异常液体刺激时,首先出现会厌关闭及呼吸暂停,以免胃内容物吸入气管。这种反射机制在早产儿中尤其强烈。随着咳嗽反射的建立,该反射逐渐消失。当新生儿发生呼吸暂停,复苏时常可从咽部吸出胃内容物,但其胸部X线片较少提示有肺炎。

(二)临床表现

患儿有突然青紫、窒息或呛咳史,在复苏过程中有呼吸道吸出胃内容物的证据;有呼吸困难的临床表现,患儿突然出现气促、三凹征、肺部啰音增多;有引起吸入性肺炎的原发病表现,如早产、反应差、喂养困难、青紫、流涎增多、吸奶能力差等。

(三)X线表现

患儿胸部X线片表现为广泛的肺气肿和支气管炎性改变,肺门阴影增宽,肺纹理增粗或有炎性片影。反复吸入或病程较长者可出现间质性病变。

(四)治疗与监护

若未发现患儿有食管闭锁合并气管食管瘘等畸形且进行喂养,则有发生乳汁吸入的危险,故首次喂养常推荐用水或葡萄糖水。喂养后让婴儿仰卧或侧卧可显著减少乳汁吸入的发生。在乳汁吸入后应立即给予气管插管吸引,清理呼吸道,保持呼吸道通畅;停止喂奶或鼻饲,待病情稳定后再恢复喂养。选用有效的抗生素治疗继发感染;积极治疗引起乳汁吸入的原发疾病。

第三节　新生儿感染性肺炎

世界范围内,每年约有150万的肺炎病例发生在5岁以下儿童,肺炎导致的死亡病例达200万。早产、窒息、败血症和肺炎是前四位导致新生儿死亡的原因,共占新生儿死亡的75%,其中败血症和肺炎占26%。

一、分类

新生儿肺炎可分为早发型肺炎和晚发型肺炎。有学者认为出生后 48 小时内出现肺炎为早发型,也有学者建议界定的时间为 7 天。考虑到出生后 1 周和出生后 3 周的病原体可能不同,将 7 天作为分界可能更利于治疗,因为大多数病例 1 周内的病原体多为革兰阴性杆菌,此后则为革兰阳性球菌占优势。

又可以依据时间和感染获得方式,将新生儿感染性肺炎分为如下 4 种情况:①通过胎盘途径获得的肺炎,是先天性疾病的一部分。②分娩过程中被产道内定植的微生物感染。上述两种情况引起的肺炎通常被称为新生儿宫内感染性肺炎。③在婴儿室或家庭中被感染,类似儿童的社区获得性肺炎。④在 NICU 住院,应用呼吸机治疗后发生的肺炎称为呼吸机相关性肺炎(ventilator-associated pneumonia,VAP)。

二、危险因素

新生儿宫内感染性肺炎危险因素包括母亲发热、胎膜早破时间>24 小时、羊水少、羊水有异味、低出生体重等;50％的病例发病原因不明,没有明显的高危因素。母亲生殖道内可定植某些病原微生物,包括生殖道支原体、沙眼衣原体、B 组链球菌和革兰阴性肠道杆菌,但母亲自身可能无明显症状。新生儿出生时吸入含病原微生物的羊水,可导致肺炎发病;产前或分娩时对母亲的各种侵袭性操作也可能导致胎儿或新生儿感染。新生儿宫内感染性肺炎可能会进展到感染性休克,并且与持续肺动脉高压相关。

在婴儿室或家庭中感染的肺炎,其病原体包括病毒,如呼吸道合胞病毒、腺病毒、副流感病毒,也可能是金黄色葡萄球菌或革兰阴性肠道杆菌。

呼吸机相关性肺炎是应用呼吸机 48 小时后形成的肺炎。呼吸机相关性肺炎是呼吸机辅助通气的严重并发症,是 NICU 患儿第二多发的医院感染性疾病。VAP 的相关影响因素包括在 NICU 住院时间长、反复插管、有创呼吸机辅助通气、贫血、支气管肺发育不良等。

三、微生物和病因

TORCH 微生物,如弓形虫、风疹病毒、巨细胞病毒和单纯疱疹病毒等可通过胎盘或产道感染新生儿,其他微生物还有梅毒螺旋体、李斯特单胞菌和结核分枝杆菌。肺炎常常是全身性感染的一部分,可能伴有其他症状,如肝脾大,皮肤、黏膜损害,或脑膜脑炎。感染的表现因感染病原不同而有不同,如风疹病毒和弓形虫感染导致的脉络膜视网膜炎、风疹病毒感染所致白内障、单纯疱疹病毒导致的疱疹性皮肤损害、梅毒螺旋体感染所致手足红肿等。

四、临床表现

新生儿感染性肺炎的临床表现可能轻微,初发时不典型,呼吸道感染的症状和体征可能不明显。病情进展时,出现呼吸困难的症状,呼吸增快(见于 60％～89％的病例)、呼吸暂停、发绀、呻吟、咳嗽(见于 60％～70％的病例)、鼻翼扇动、呼吸不规则、三凹征(见于 80％的病例),

伴有肺部啰音和呼吸音减弱。全身症状也有可能出现，如体温升高或降低、黄疸、肝脾大、反应差、易激惹、呕吐和腹胀。病情进一步加重时，可能出现呼吸暂停、休克和呼吸衰竭。胸腔渗出和积液可能在金黄色葡萄球菌、链球菌、大肠埃希菌及其他革兰阴性杆菌感染中出现。

五、诊断

（一）根据发病时间和临床症状进行诊断

1.新生儿宫内感染性肺炎

多在出生后 24 小时内发病，出生时常有窒息史，复苏后可出现气促、呻吟、发绀、呼吸困难，严重者可出现呼吸、循环衰竭，持续肺动脉高压。血行感染者常同时伴有黄疸、肝脾肿大和脑膜炎等多系统受累症状和体征。病毒感染者出生时可无明显症状，而在出生后数天，甚至 1 周左右逐渐出现呼吸困难（进行性加重），严重者甚至可进展为新生儿慢性肺疾病（chronic lung disease of newborn，NCLD）。

2.分娩过程中感染性肺炎

发病时间因不同病原体而异，一般在出生数天至数周后发病。细菌性感染在出生后 3～5 小时发病，Ⅱ型疱疹病毒感染多在出生后 5～10 天出现症状，而沙眼衣原体感染常有眼结合膜炎病史，3～12 周逐渐出现气促，断续咳嗽气喘，憋气，肺部哮鸣音、湿啰音等肺炎症状和体征。

3.出生后感染性肺炎

根据病原体的不同而表现不同。细菌性感染性肺炎常同时合并全身感染，故感染中毒症状较重。呼吸系统症状表现为气促、鼻翼扇动、发绀、吐沫、三凹征等。肺部体征早期常不明显，病程中可出现双肺细湿啰音。呼吸道合胞病毒性肺炎可表现为气喘、憋气，肺部听诊可闻及哮鸣音及细湿啰音。金黄色葡萄球菌性肺炎易合并脓气胸。

4.呼吸机相关性肺炎

根据 Medun 提出的诊断标准可进行诊断。①机械通气时间＞48 小时后发生肺炎；②体温＞37.5℃，呼吸道吸出脓性分泌物，肺部闻及湿啰音，外周血象白细胞增多（＞10×10^9/L）；③胸部 X 线提示肺部浸润阴影；④支气管分泌物培养出病原菌；⑤原有肺部感染者，上机前和上机后 48 小时分别行痰培养结果二者病原菌不同。

（二）辅助检查

1.病原学检查

血培养、尿培养、病毒分离和血清特异性抗体等检查有助于病原学诊断。出生后立即行胃液和外耳道分泌物（出生后 1 小时内）涂片、细菌培养找白细胞和病原体；酌情行鼻咽部分泌物、肺泡灌洗液（气管插管患儿）细菌培养。

2.非特异性检查

①病毒感染性肺炎周围血象白细胞计数大多正常，也可减少；脐血 IgM（immunoglobulin M）＞200～300mg/L 或特异性 IgM 增高对产前感染有诊断意义。②可酌情行 C 反应蛋白（C-reactive proten，CRP）、血清降钙素原（procalcitonin，PCT）、白细胞介素 6（interleukin-6，IL-6）等检查，有细菌感染时上述指标常升高，行有效抗生素治疗后相关指标下降。

3.胸部 X 线平片

这是诊断肺炎的重要依据,应动态检查。不同病原体所致感染性肺炎的胸部 X 线平片特征有所不同。新生儿宫内感染性肺炎第 1 天的胸片可无特征改变,24 小时后显示为间质性或细菌性肺炎改变。病毒性肺炎以间质性病变、两肺膨胀过度、肺气肿为主;细菌性肺炎常表现为两肺弥散性模糊影,密度不均;金黄色葡萄球菌性肺炎合并脓胸、气胸或肺大疱时可见相应的 X 线改变。

六、鉴别诊断

(一)NRDS

出生后数小时新生儿出现呼吸困难,并进行性加重,早期临床症状和体征与重症肺炎不易鉴别。但 NRDS 病程持续时间较短(3~7 天),肺部 X 线呈特征性改变,感染性肺炎病原学或某些感染指标阳性有助于两者鉴别。

(二)湿肺

湿肺多见于选择性剖宫产患儿,出生后数小时内患儿出现呼吸困难,但持续 2~3 天症状消失;胸部 X 线表现为肺泡、间质、叶间积液,这些特征有助于湿肺诊断,部分湿肺病例胸部 X 线改变特异性不强。

七、治疗

(一)呼吸道管理

及时吸净口、鼻、气道分泌物,保持呼吸道通畅,酌情行雾化吸入。

(二)胸部物理治疗

1.体位引流

呼吸道分泌物多或有肺不张的患儿,可根据肺部不同部位病变,采用不同姿势引流,以利于分泌物引流及肺扩张,每 2 小时更换体位 1 次。

2.叩击/震动

应用无创性叩击器或医护人员的手指、手掌紧贴患儿胸壁(手指方向与肋间平行)。应在喂养或吸痰前 30~45 分钟改变体位后进行,持续时间不超过 10 分钟。叩击速度 100~120次/分,每个部位反复 6~7 次。机械通气时及 ELBW 患儿不宜应用。

(三)供氧

有低氧血症或高碳酸血症时可根据病情和血气分析结果选用鼻导管、面罩、鼻塞 CPAP给氧或机械通气治疗,使血气指标维持在正常范围。

(四)抗病原体治疗

衣原体肺炎首选红霉素;病毒性肺炎可针对不同的病毒选用不同的抗病毒药物。

(五)支持疗法

纠正循环障碍和水、电解质及酸碱平衡紊乱,每天输液总量 60~100mL/kg,输液速度应慢,以免发生心力衰竭及肺水肿;保证充足的能量和营养供给,酌情静脉输注血浆、白蛋白和免疫球蛋白,以提高机体的免疫功能。

第四节　新生儿湿肺

新生儿湿肺又称新生儿暂时性呼吸困难或Ⅱ型呼吸窘迫综合征(RDS)，与我们常说的新生儿呼吸窘迫综合征(NRDS)有所不同(NRDS)，多见于早产儿，由肺表面活性物质缺乏导致的。新生儿湿肺1959年由美国的Avery医生提出。湿肺是足月新生儿呼吸窘迫最常见的原因之一，发病率为0.3%～12.0%，占呼吸窘迫病例的40%。

一、发病机制

(一)Cl⁻泵和Na⁺通道

湿肺是由于分娩后胎儿肺液的清除延迟，肺液蓄积过多引起。胎儿期，肺上皮细胞分泌肺液和Cl^-，促进肺生长发育，肺液总量达到20～25mL/kg。在孕晚期(35周左右)，肺泡上皮细胞Na^+通道(epithelial sodium channel，ENaC)开放，主动重吸收Na^+，伴肺液的重吸收，即肺液通过ENaC从肺泡腔进入肺间质，进而进入血管及淋巴管。在产程发动过程中，胎儿体内激素，如糖皮质激素、儿茶酚胺类、前列腺素等分泌增加，特别是去甲肾上腺素分泌增加，Cl^-泵被抑制，重吸收液体的Na^+通道被激活，主动重吸收Na^+，伴肺液的重吸收。氧气张力的变化放大了上皮细胞Na^+的转运能力和ENaC的基因表达。

(二)静水压的影响因素

通过阴道分娩的新生儿在通过产道时胸部受到9.3kPa(95mmHg)的压力挤压，有20～40mL肺液经口、鼻排出，剩余的液体在自主呼吸后由肺泡经毛细淋巴管及毛细血管进入肺间质，再通过肺内淋巴及静脉系统吸收。出生后，新生儿肺液的产生速度和肺内液体总量迅速下降。液体吸收的过程由神经内分泌激素调节，引起淋巴管的舒张。因此，肺液渗透压增高，肺淋巴管、毛细血管、肺间质静水压增高，肺淋巴管、肺毛细血管渗透压降低，肺泡上皮细胞通透性受损或影响肺淋巴管、毛细血管等的转运功能的因素，均可影响肺液的正常清除和转运，导致肺液潴留。

(三)分娩方式

研究认为分娩方式与湿肺发病率相关。阴道分娩出生的婴儿其胸腔内气体约为32.7mL/kg，而剖宫产出生的婴儿其胸腔内气体约为19.7mL/kg。剖宫产出生的婴儿湿肺发病率较阴道分娩出生的婴儿高。剖宫产出生的婴儿尽管胸腔容量在正常范围，但因缺乏产道挤压，肺液的潴留增多，肺间质和肺泡内液体更多，从而增加湿肺患病率。择期剖宫产出生的婴儿更因缺乏产程发动，体内儿茶酚胺类等分泌不足，肺泡ENaC活性较弱，对Na^+重吸收减少，肺液吸收减少，发生湿肺的风险增加。剖宫产出生的婴儿血浆蛋白水平比阴道分娩出生的婴儿低，血浆胶体渗透压相对较低，使肺液脉管系统吸收障碍，引起肺液清除障碍，结果发生液体从肺组织进入间质的净移动，亦增加湿肺发生的风险。

(四)胎龄

研究认为，湿肺的发病率与胎龄呈负相关，胎龄在39周后，湿肺的发病率与胎龄无明显相关性。足月择期剖宫产出生的婴儿与胎龄37～40周的阴道分娩出生的婴儿比较，除了择期剖宫产会增加婴儿患湿肺的风险之外,相对胎龄越小,湿肺的发病率越高。胎龄 33~34 周的早产儿湿肺发病率高达 11.6%,胎龄 35~36 周则为 5%,足月儿为 0.7%。自胎龄 35 周开始,胎儿肺泡上皮细胞 Cl^- 通道逐渐关闭,肺液分泌减少。ENaC 表达显著增强,Na^+ 通道开放,促进肺液重吸收。胎龄越小,ENaC 的表达越低,Na^+ 和肺液重吸收越少。所以胎龄小于 35 周出生的早产儿,其肺泡上皮 Cl^- 通道仍处于开放状态,仍有大量肺液分泌,而 Na^+ 通道仍未开放,血中儿茶酚胺分泌不足,肺液重吸收还未建立,因此容易发生湿肺。

早产儿因肺发育未成熟,肺表面活性物质缺乏,易造成肺泡壁的损伤;肾上腺素受体敏感性差,血浆胶体渗透压较低,引起肺液吸收障碍。此外,早产儿胸廓较小,呼吸肌薄弱,肺顺应性差,气体交换面积较小,更易于延迟肺液吸收。

(五)其他危险因素

1. 性别

男性患儿体内的睾丸激素等可抑制肺表面活性物质生成及肺成熟,降低肺顺应性,使呼吸系统疾病的发生率增高。

2. 母亲病史

近期研究表明,湿肺的新生儿母亲特征性地具有产程延长和产程进展失败导致剖宫产的产科病史。Demissie 等发现,湿肺的新生儿母亲较对照组罹患哮喘的比例增加。Schatz 等比较了两组共 294 例患有哮喘和无哮喘的孕妇,将孕周和吸烟等情况进行匹配,哮喘的母亲中有 11 例婴儿(3.7%)患有哮喘,而对照组仅 1 例(0.3%)。此外,以往认为母亲使用大剂量麻醉镇静、围生期窒息和因无产程进展而选择性剖宫产与湿肺有关,现在认为这些因素与湿肺无显著相关性。

二、临床表现

新生儿湿肺主要表现为出生后立即或数小时内出现呼吸急促、呻吟、三凹征、鼻翼扇动、发绀、氧饱和度降低等。症状一般持续 48 小时以上至数天,可自行缓解。

肺部 X 线检查可见肺泡及间质积液,肺淤血,肺气肿及肺叶间隙、胸腔积液等。血气分析结果一般在正常范围内,由于呼吸频率增快,$PaCO_2$ 常常降低。如果呼吸频率增快伴有 $PaCO_2$ 升高的趋势,需要警惕呼吸疲劳,甚至呼吸衰竭的可能。有些重症湿肺可能并发急性呼吸窘迫综合征(acute respiratory distress syndrome,ARDS)、持续肺动脉高压等,胸片提示双肺呈白肺,肺动脉压高,病情危重,需要有创机械通气等治疗。

生后很快出现呼吸急促(>60 次/分),甚至达 100~120 次/分,多数体温正常、吃奶佳、哭声响亮、反应好,但重者也可有发绀、呻吟、拒乳及反应差等。查体可见胸廓前后径增加呈"桶状胸",听诊呼吸音减低,可闻及湿啰音,还可伴有心动过速,但血压一般正常。

本病属自限性疾病,预后良好。轻者临床表现可持续 12~24 小时,重者可达 72 小时,甚至 4~5 天才能恢复。

三、诊断

1. 动脉血气分析

轻症患儿 pH、$PaCO_2$ 和 BE 一般都在正常范围,重症者可有低氧血症、呼吸性和代谢性酸中毒。

2.X线检查

以肺泡、肺间质、叶间胸膜积液为特征。①肺泡积液征:肺野呈斑片状、面纱样或云雾状阴影,重者出现类似 NRDS 的毛玻璃样,甚至白肺的改变。②肺间质积液征:肺野可见网状条索影。③叶间胸膜积液征:呈毛发线样改变,多在右肺上叶与中叶之间,严重者可呈胸腔积液改变。此外,还可见肺野过度通气、肺门周围血管影增强及心影轻度增大等改变。

四、鉴别诊断

(一)NRDS

NRDS 是由于新生儿肺表面活性物质缺乏所致,出生后数小时出现进行性呼吸窘迫,多见于早产儿。近年来随着选择性剖宫产的增加,足月儿 NRDS 发病率有不断上升趋势,其临床表现及 X 线征象有时与重度湿肺难以鉴别。但足月儿 NRDS 起病稍迟,症状可能更重,且易并发 PPHN,使用肺表面活性物质后,呼吸困难及胸片均会有不同程度的改善,此点更有助两者鉴别。

(二)大量羊水吸入

常有胎儿宫内窘迫或产时窒息史,患儿症状轻重与羊水吸入量多少有关,呼吸急促大多在复苏后即发生,12~36 小时达高峰。而湿肺患儿大多数无窒息史,出现呼吸急促一般晚于羊水吸入者,且 X 线征象及动态观察也助于两者鉴别。

(三)脑性过度换气

常见于足月儿伴窒息或其他原因(如先天性的代谢性疾病)所致的脑水肿者,患儿呼吸急促,常伴有呼吸性碱中毒,且胸片很少有异常改变。

五、治疗

(一)呼吸支持

湿肺患儿确认后 72 小时内应严密监测,观察呼吸变化。轻症病例可先给鼻导管或头罩吸氧,如仍有呼吸困难,应及时给予无创呼吸支持,如经鼻持续气道正压通气(nasal continuous positive airway pressure,NCPAP)或经鼻间歇正压通气(nasal intermittent positive pressure ventilation,NIPPV)。如无创通气下呼吸困难仍无缓解,应根据血气结果选择有创通气。

(二)适当控制液量

湿肺是由于新生儿出生后肺液积蓄过多,肺顺应性下降,妨碍气体交换而引起呼吸困难的一种疾病。故有学者提出,限制液量摄入可改善湿肺临床症状,明显缩短严重湿肺新生儿呼吸支持时间。

(三)抗生素的选择与应用

患儿出生后 36~48 小时可应用抗生素,当感染的问题被排除之后,可以停用。抗生素可以选择氨苄西林或头孢菌素类。

(四)利尿剂的使用

以往使用利尿剂治疗湿肺,促进肺液重吸收,但研究显示,常规口服、雾化或静脉注射等方法使用呋塞米治疗湿肺均不能改善临床症状或病程。

（五）预防措施

1.延迟择期剖宫产时间

随着胎龄逐渐增大,湿肺的发病率明显下降。2002 年,美国妇产科医师学会提倡择期剖宫产应在胎龄 39 周后或宫缩开始后进行。国内外学者目前普遍推荐将择期剖宫时间延迟至胎龄 39 周以后,以减少剖宫产相关疾病发生率。

2.产前使用糖皮质激素

研究表明,产妇于剖宫产前 24～48 小时使用糖皮质激素可降低新生儿湿肺的发病率。

综上所述,新生儿湿肺是常见的呼吸系统疾病,为自限性病程,大部分为轻症,但严重并发症亦可发生。湿肺远期预后良好,尤其男性患儿,儿童期可能与哮喘发病率相关。

第五节　早产儿呼吸暂停

早产儿呼吸暂停为呼吸停止 20s 以上伴心动过缓(心率<100 次/分)及发绀。心动过缓及发绀常在呼吸停止 20s 后出现,30～40s 后出现苍白、肌张力低下,此时婴儿对刺激反应可消失。

一、病因

（一）呼吸中枢发育不成熟

1.与脑干神经元的功能有关

胎龄越小,呼吸中枢发育越不成熟,脑干听觉诱发反应示传导时间延长,随着胎龄的增加,传导时间缩短,呼吸暂停发作亦随之减少。

2.与胎龄大小及对 CO_2 的敏感性有关

胎龄越小,呼吸中枢发育越不成熟,对 CO_2 升高的反应敏感性低,尤其低氧时化学感受器对 CO_2 的刺激反应更低易使呼吸抑制。

3.与快速眼动睡眠期有关

早产儿快速眼动睡眠期占优势,此期内呼吸不规则,肋骨下陷,肋间肌抑制,潮气量降低,肺容量降低 30%,PaO_2 下降后呼吸功增加,早产儿膈肌的氧化纤维数量少,易疲劳而产生呼吸暂停。

（二）呼吸肌

上气道呼吸肌,如颏舌肌,能起着吸气时保持咽部开放的作用。早产儿颏舌肌张力低下,快速眼动睡眠期常可引起梗阻性呼吸暂停发作。

（三）化学感受器

早产儿神经递质儿茶酚胺量低,致使化学感受器敏感性差,易造成低通气及呼吸暂停。

（四）反射异常

由于早产儿贲门、食管反流或其他因素所致的咽部分泌物积聚,通过刺激喉上神经可反射性抑制呼吸；吮奶时奶汁刺激迷走神经；<32周龄者吞咽常不协调；放置胃管刺激咽部时均可引起呼吸暂停。

（五）其他

低氧血症、早产儿贫血、感染、代谢紊乱、相对高的控制环境温度、颈部过度屈曲或延伸时因上气道梗阻可引起呼吸暂停；镇静药用量太大、速度太快时可引起呼吸暂停。

二、临床表现

早产婴儿出生时皮肤常覆盖胎粪，指（趾）甲及脐带为胎粪污染而呈黄、绿色，经复苏，建立自主呼吸后不久即现生呼吸困难、青紫。当气体滞留于肺部时，因肺部过度扩张可见胸廓前、后径增宽呈桶状，听诊可闻及粗大啰音及细小捻发音；出生时有严重窒息者可有苍白和肌张力低下，严重缺氧可造成心功能不全、心率减慢、末梢循环灌注不足及休克表现。少数患者可伴有气胸及纵隔积气，严重病例当并发持续性胎儿循环（持续肺动脉高压）时可出现严重青紫。

三、诊断

早产儿特发性呼吸暂停往往在出生后第2～6天发生，出生后第1天或1周后出现呼吸暂停发作者常可以找到其他。在做出早产儿特发性呼吸暂停诊断时必须排除可能存在的继发因素，应从病史、体检指标考虑，出生第1天发生呼吸暂停常示肺炎、败血症或中枢缺氧缺血性损害；根据不同情况考虑行动脉血气分析，检测血糖、血钙、血电解质、血细胞比容，进行胸片、血培养及头颅B超检查以明确诊断。

四、治疗

明确引起呼吸暂停的原因，积极治疗原发病。

（一）早产儿呼吸暂停

1. 一般处理

密切观察患儿，监护患儿的血氧饱和度、心率、呼吸，及时发现呼吸暂停发作。避免可能促发呼吸暂停的诱因，如减少咽部吸引及插管，减少经口喂养；避免颈部过度屈曲与伸展以降低气道阻塞的危险。维持 SaO_2 在 90%～95%，必要时吸氧。

2. 物理刺激

呼吸暂停发作时可先给予物理刺激，促使自主呼吸恢复，如托背、弹足底等，或用气囊面罩加压呼吸。

3. 特殊处理

①如呼吸暂停反复发作，应给予兴奋呼吸中枢的药物，以氨茶碱或咖啡因最为常用：氨茶碱负荷量为 5mg/kg，20 分钟内静脉滴注，12 小时后给维持量，2mg/kg，每隔 12 小时 1 次。枸橼酸咖啡因负荷量 20mg/kg，20 分钟内静脉滴注，12 小时后给维持量，5mg/kg，每天 1 次。枸橼酸咖啡因的不良反应似乎比氨茶碱小，但药物的选择是根据所在医院的习惯和药物的供应情况来确定的。一般如果应用 5～7 天没有出现呼吸暂停，可在 34～36 周校正胎龄时停药。

停药后咖啡因作用持续 1 周。应持续监测直至没有呼吸暂停至少 5 天。

②如果上述药物治疗失败,可使用 NCPAP,其可使患儿气道持续保持呼吸末正压和功能残气量,保持气道通畅,兴奋肺泡牵张感受器,减少呼吸暂停的发作,主要对阻塞性及混合性呼吸暂停效果好,压力为 $0.3 \sim 0.4 kPa(3 \sim 4 cmH_2O)$,并持续应用。可替代 NCPAP 的是使用 $1 \sim 2L/min$ 的高流量鼻导管通气。

③如果呼吸暂停持续存在,考虑使用多沙普仑。多沙普仑在氨茶碱和咖啡因无效时可能奏效。值得注意的是多沙普仑含有防腐剂苯甲醇。因此,监测使用该药的新生儿有无代谢性酸中毒很重要,如有发生就要停药。使用多沙普仑的另一个风险是可能引起 Q-T 间期延长,Q-T 间期超过 440ms 时可威胁生命。故新生儿应慎用多沙普仑,多沙普仑仅作为治疗新生儿呼吸暂停的二线用药。

④机械通气:如果药物治疗和 NCPAP 不能控制呼吸暂停和心动过缓,应行气管插管,使用人工呼吸机进行机械通气。如果患儿肺部无器质性病变,肺顺应性好,那么在一定的呼吸频率下使用低的压力可防止呼吸暂停的发生。

(二)贫血

如果新生儿有贫血症状、喂养困难,且网织红细胞计数(<2%)与低的红细胞比容不符合时,就需要输血,以维持红细胞比容在较高的水平。使用促红细胞生成素和铁剂治疗早产儿贫血可减少输血的次数。

(三)胃食管反流

尽可能保持新生儿俯卧位姿势(头高位)或左侧卧位,少量多次喂以稠厚乳汁可改善症状。但俯卧位须警惕婴儿猝死综合征。

第六节　急性上呼吸道感染

急性上呼吸道感染(acute upper respiratory tract infection,AURI)简称上感,俗称感冒,常以炎症局限于上呼吸道的某个解剖部位来诊断,如急性鼻咽炎、急性咽炎、急性扁桃体炎等。

一、病因

1. 病原体

AURTI 90% 以上由病毒感染引起,最常见的是鼻病毒(有 100 余种血清型),其次是呼吸道合胞病毒、流感病毒、副流感病毒、腺病毒、柯萨奇病毒、埃可病毒等。婴幼儿感染病毒后易继发细菌感染,其中溶血性链球菌最为常见,其次为肺炎链球菌、流感嗜血杆菌等。肺炎支原体也可引起上呼吸道感染。

2. 易感因素

婴幼儿呼吸道的解剖、生理及其免疫功能特点是小儿易患上呼吸道感染的因素。疾病因素有营养不良、维生素 A 缺陷、佝偻病等;气候变化、护理不当等往往是诱发因素。

二、临床表现

临床表现轻重不一,与年龄、病原体和机体抵抗力不同有关。患病婴幼儿全身表现重,易发生危重情况,年长儿症状轻,以呼吸道局部表现为主。

1.一般类型上呼吸道感染

①全身及呼吸系统表现:可骤然起病,表现为高热、精神萎靡、食欲缺乏,甚至发生高热惊厥;也可于受凉后1～3天出现鼻塞、打喷嚏、流涕、干咳。体检可见咽部充血、扁桃体肿大、颌下淋巴结肿大;肺部呼吸音正常。少数小儿出现不同形状的皮疹,此类多为肠道病毒感染。

②消化系统表现:除食欲缺乏外,婴幼儿患上呼吸道感染可出现呕吐、腹泻;年长儿可出现阵发性脐周疼痛,与肠痉挛、肠系膜淋巴结炎有关。

2.特殊类型的上呼吸道感染

见表1-1。

表 1-1 两种特殊类型的上呼吸道感染

	疱疹性咽峡炎	咽结合膜热
病原体	柯萨奇病毒A组Ⅴ型	腺病毒3型、7型
发病季节	夏秋季	春夏季
临床表现	发热、咽痛	发热、咽炎、结合膜炎
体征	2～4mm疱疹或破溃成溃疡	结合膜充血,颈部、耳后淋巴结可肿大
病程	1周左右	1～2周

三、辅助检查

1.血常规

病毒感染时血白细胞计数正常或偏低,细菌感染时白细胞增高,以中性粒细胞增高为主。

2.病原学检查

病毒血清学特异性抗体检查、病毒抗原快速诊断、病毒分离均有利于病原体的确定;咽拭子培养可帮助了解感染的细菌类型。

四、诊断

根据临床表现及体征,本病相对较易诊断。但应注意,某些传染病、流行性感冒、病毒性脑炎、急性阑尾炎等早期也常伴有普通上呼吸道感染的表现,如不注意鉴别极易误诊。因此在考虑诊断为上呼吸道感染前,必须详细询问有无流行病学史及接触史、有无其他疾病的伴随病史及伴随症状。全面询问病史并详细检查各系统症状及体征,对其他疾病的早期发现至关重要。许多下呼吸道疾病是由上呼吸道感染发展引起,如急性支气管炎、肺炎等,故上呼吸道感染患儿如病情加重,出现高热不退、剧烈咳嗽、咳痰时,要想到炎症有蔓延至下呼吸道的可能,密切注意肺部体征,必要时行胸部X线检查;如出现抽搐,抽搐后精神不振或有颈项强直体征时,应注意病毒性脑炎的发生,及时行腰椎穿刺进行检查;如上呼吸道感染后伴有右下腹痛,应及时行腹部超声检查,以鉴别腹痛是由腹腔淋巴结炎引起或是急性阑尾炎所致。

五、鉴别诊断

1.流行性感冒

系流感病毒、副流感病毒所致,有明显的流行病史,全身症状重而呼吸道其他症状不明显。

2.急性传染病早期

上呼吸道感染可能为各种传染病的前驱表现,如麻疹、流行性脑脊髓膜炎、百日咳、猩红热、脊髓灰质炎等,应结合流行病史,动态观察临床表现加以鉴别。

3.急性阑尾炎

上呼吸道感染出现腹痛应与本病鉴别。急性阑尾炎表现为持续性右下腹疼痛,伴腹肌紧张和固定压痛,白细胞增高及中性粒细胞增高。

六、治疗

(一)一般治疗

若临床症状轻,不给予药物治疗,主张充分休息、多饮温开水、保持良好的周围环境,注意室内维持适当的温度、湿度。

(二)对因治疗

1.抗病毒药物

大多数上呼吸道感染由病毒感染引起,目前尚无特效抗病毒药物。可用利巴韦林[10～15mg/(kg·d)],口服或静脉滴注,3～5 天为 1 个疗程(严重贫血患者及肝、肾功能异常者慎用);若为流感病毒感染,可用磷酸奥司他韦口服。

2.抗生素

合理应用抗生素,继发有细菌感染可选用抗生素治疗,常用青霉素、头孢菌素类,若为链球菌感染,疗程需 10～14 天。有肺炎支原体或肺炎衣原体感染时应用大环内酯类抗生素,如红霉素、阿奇霉素。

(三)对症治疗

1.降温

虽然口服退热药物联合温水擦浴可缩短退热时间,但会增加患儿不适感,故不推荐使用温水擦浴退热,更不推荐冰水或乙醇擦浴方法退热;体温超过 38.5℃,用适量退热药,儿童常用布洛芬、对乙酰氨基酚。对乙酰氨基酚可引起皮疹、肝肾功能损害、血小板或白细胞减少症,布洛芬可引起恶心、呕吐,甚至胃肠道溃疡,以及出血、皮疹,增加支气管痉挛及肝肾功能损害等,应适当选择药物,并注意用药剂量,若使用剂量过大,容易导致多汗、体温骤降,甚至发生虚脱。

2.镇静

有高热惊厥者应给予镇静药。①地西泮 0.2～0.3mg/kg,静脉注射;②苯巴比妥 5～10mg/kg,肌内注射或静脉注射;③5%水合氯醛 1mL/kg,灌肠。

3.局部症状

咽痛、咽部有溃疡可用口腔喷雾剂,如开喉剑喷雾剂,年长儿可口含润喉镇痛消炎片;鼻塞轻者无须处理,严重者,尤其是婴幼儿呼吸困难加重伴拒奶时,可用鼻滴剂,可用 0.5%~1% 麻黄碱液 1~2 滴/次滴鼻,但此药应慎用。

第七节　急性支气管炎

一、概述

急性支气管炎是主要由病毒等多种病原体及环境刺激物等非生物因素所致的位于支气管黏膜的急性炎症。气管常同时受累,也称为急性气管支气管炎。常伴随在病毒性上呼吸道感染之后,冬季高发,婴幼儿多见,也是急性传染病的表现之一。由于气道黏膜受损或气道超敏反应,其主要症状——咳嗽持续时间可长至 1~3 周。

二、病因

病毒感染是本病主要致病因素,常见病毒有流感病毒、副流感病毒、腺病毒、呼吸道合胞病毒及鼻病毒等。本病病原体还有肺炎支原体、肺炎衣原体和百日咳杆菌等。在病毒感染的基础上,可继发细菌感染,如肺炎链球菌、A 族 β 溶血性链球菌、金黄色葡萄球菌、流感嗜血杆菌和沙门菌等感染。除新生儿及机械通气患儿外,免疫功能正常的儿童极少有单纯的细菌性支气管炎。非生物致病因素包括臭氧、二氧化硫、烟雾、主动和被动吸烟,以及空气中细颗粒物等环境污染,吸入有毒气体如氨气、氯气、溴化物、硫化氢及挥发性气体等。免疫功能低下、特应性体质,如营养不良、佝偻病、过敏反应、慢性鼻炎、咽炎是本病的诱因。

感染和非生物因素可使气管支气管黏膜充血、水肿和分泌物增加,黏膜下层有中性粒细胞、淋巴细胞等浸润。严重者纤毛上皮细胞损伤脱落,黏膜纤毛功能降低。而受损的气道上皮对外来刺激易产生超敏反应,出现咳嗽,并且持续长达 1~3 周。机体炎症消退后,气管支气管黏膜结构和功能大多恢复正常。

三、临床表现

通常首先表现为非特异性的上呼吸道感染症状,如鼻咽炎,出现流涕、鼻塞、咽痛、乏力等,多无热或低热,流感病毒感染时体温较高。3~4 天后,鼻咽部症状减轻,开始有频繁的刺激性干咳,咳嗽可为持续性或阵发性,遇冷空气、刺激性气味如烟草烟雾等刺激加剧。较大儿童出现剧烈咳嗽可导致胸痛。以后可有痰,痰液逐渐由稀薄变黏稠,呈脓性痰,这不一定是细菌感染的征象,可能为白细胞迁移引起炎症所致。患儿可能将痰液咽下,积在胃内,当再咳嗽时引起呕吐。

体格检查:早期可有咽部充血、结膜充血等,肺部听诊正常。病程进展、咳嗽加剧后,肺部听诊可有粗糙呼吸音,闻及干、湿啰音,也可有散在的哮鸣音。在肺的同一部位湿啰音常随咳嗽、体位变动等消失,肺部不固定的湿啰音是急性支气管炎的特征性表现。

某些急性传染病如麻疹、伤寒、白喉、猩红热、流行性感冒和百日咳可累及气管支气管,从而出现上述临床表现。

急性支气管炎可向下蔓延引起肺炎,尤其是合并细菌感染后。本病还可并发中耳炎、鼻窦炎等。

四、辅助检查

胸部 X 线检查:双肺纹理增多、增粗或无异常。

五、诊断

根据以下情况可以诊断:前期有非特异性的上呼吸道感染症状,临床主要表现为早期频繁的刺激性干咳,后转为有痰的咳嗽,无发热或低热,肺部听诊呼吸音粗糙,干啰音或不固定的湿啰音,胸部 X 线检查仅表现为双肺纹理增多、增粗或无异常。

六、鉴别诊断

主要与肺炎相鉴别。支气管肺炎肺部听诊为固定的细湿啰音,咳后啰音无减少,胸部 X 线检查呈点片状阴影。大叶性肺炎有肺实变体征,X 线片有相应表现。但支气管炎与肺炎早期鉴别较难,在婴儿期可按肺炎处理。

气管、支气管异物:与支气管炎相同,咳嗽较重。但其有异物吸入史,胸部 X 线检查可有肺不张和肺气肿,必要时行支气管镜检查。

应与咳嗽为主的疾病相鉴别,见表 1-2。

表 1-2　咳嗽表现为主的疾病

种类	诊断
慢性气道炎症	哮喘病
慢性肺疾患	支气管肺发育不良
	感染后支气管扩张
	气管或支气管软化
	纤毛异常
	其他慢性肺疾患
其他慢性疾病或先天性疾病	喉裂
	吞咽障碍
	胃食管反流
	气道受压(如气管环或血管瘤)
	先天性心脏病

种类	诊断
感染性或免疫性疾病	免疫缺陷
	结核病
	过敏性疾病
获得性	气管、支气管、食管异物

七、治疗

(一)一般治疗

注意休息、保暖和通风;婴儿需经常调换体位,使呼吸道分泌物易于排出;小婴儿防止呛奶。

(二)控制感染

1.有细菌感染可适当使用抗生素

①青霉素钠5万～20万U/(kg·d),分2～4次,静脉注射;②氨苄西林50～100mg/(kg·d),分3次口服,重症感染可100～200mg/(kg·d),分2次,静脉注射;③头孢克洛20～40mg/(kg·d),分3次口服,每日最多1g;④头孢呋辛50～100mg/(kg·d),分2次,静脉注射;⑤头孢曲松钠20～80mg/(kg·d),每日1次;⑥头孢哌酮舒巴坦钠40～80mg/(kg·d),分2～4次。

2.肺炎支原体感染时选用大环内酯类抗生素

①红霉素20～30mg/(kg·d),分2次,口服或静脉注射;②阿奇霉素10mg/(kg·d),每日1次,口服或静脉注射,连用3天停4天为1个疗程。

(三)对症治疗

1.镇咳

盐酸氨溴索、愈创甘油醚、乙酰半胱氨酸、氨溴特罗等。小儿慎用中枢镇咳药物,如咳嗽影响睡眠时,可适当应用。

2.镇喘

可用沙丁胺醇、特布他林等β_2受体激动药雾化,喘息严重者可短期使用布地奈德、丙酸倍氯米松等雾化吸入型糖皮质激素(inhaled corticosteroids,ICS),必要时使用全身糖皮质激素。

第八节　支气管肺炎

支气管肺炎由细菌或病毒引起,是小儿的一种主要常见病,尤多见于婴幼儿,也是婴儿时期主要的死亡原因。支气管肺炎又称小叶性肺炎,多发生于冬春寒冷季节及气候骤变时,但夏季并不例外,甚至有些华南地区的患儿反而在夏天发病较多。患儿患病痊愈后免疫力不持久,容易再受感染。

一、病因及发病机制

(一)好发因素

婴幼儿时期容易发生肺炎是由于其呼吸系统生理解剖上的特点决定的,如气管、支气管管腔狭窄,黏液分泌少,纤毛运动差,肺弹力组织发育差,血管丰富易于充血,间质发育旺盛,肺泡数少,肺含气量少,易为黏液所阻塞等。在此年龄阶段,人体在免疫学上有弱点,防御功能尚未充分发育,容易感染传染病,发生营养不良、佝偻病等疾患。这些内在因素使婴幼儿不但容易发生肺炎,而且症状比较严重。1岁以下婴儿免疫力很差,故肺炎易扩散、融合并延及两肺,年龄较大及体质较强的幼儿,机体反应性逐渐成熟,局限感染能力增强。感染肺炎时往往出现较大的病灶,如局限于一叶则为大叶性肺炎。

(二)病原体感染

凡能引起上呼吸道感染的病原体均可诱发支气管肺炎,但以细菌和病毒为主,其中肺炎链球菌、流感嗜血杆菌、呼吸道合胞病毒最为常见。20世纪90年代以后美国等发达国家普及了b型流感嗜血杆菌疫苗,因而流感嗜血杆菌所致的肺炎已明显减少。一般支气管肺炎大部分由肺炎链球菌所致,占细菌性肺炎的90%以上。其他细菌,如葡萄球菌、流感杆菌、大肠埃希菌、肺炎杆菌、铜绿假单胞菌则较少见。肺炎链球菌至少有86个不同血清型,都对青霉素敏感,所以目前这些分型对治疗的意义不大,较常见的肺炎链球菌型别是第14、18、19、23等型。

有毒力的肺炎链球菌均带荚膜,含有特异性多糖,因而可以抵御噬菌作用。无症状的肺炎链球菌致病型的携带者在散播感染方面起到比肺炎患者更重要的作用。此病一般为散发,但有时可在集体托幼机构中流行。β溶血性链球菌往往在麻疹或百日咳病程中继发感染而出现,凝固酶阳性的金黄色葡萄球菌是小儿重症肺炎的常见病原菌,但白色葡萄球菌性肺炎近几年来有增多趋势。流感杆菌引起的肺炎常继发于支气管炎、毛细支气管炎或败血症,3岁以前较为多见。大肠埃希菌所引起的肺炎主要见于新生儿及营养不良的婴儿,但在近年来大量应用抗生素的情况下,此病与葡萄球菌性肺炎一样,可继发于其他重病的过程中。肺炎杆菌肺炎及铜绿假单胞菌肺炎较少见,一般均为继发性。间质性支气管肺炎大多数由病毒所致,主要为腺病毒、呼吸道合胞病毒、流感病毒、副流感病毒、麻疹病毒等。麻疹病程中常并发细菌性肺炎,麻疹病毒本身亦可引起肺炎,曾自无细菌感染的麻疹肺炎早期死亡者的肺内分离出麻疹病毒。间质性支气管肺炎也可由于流感杆菌、百日咳杆菌、草绿色链球菌中某些型别及肺炎支原体所引起。

(三)发病机制

由于气道和肺泡壁的充血、水肿和渗出,导致气道阻塞和呼吸膜增厚,甚至肺泡填塞或萎陷,引起低氧血症和(或)高碳酸血症,发生呼吸衰竭,并引起其他系统的广泛损害,如心力衰竭、脑水肿、中毒性脑病、中毒性肠麻痹、消化道出血、稀释性低钠血症、呼吸性酸中毒和代谢性酸中毒等。一般认为,中毒性心肌炎和肺动脉高压是诱发心力衰竭的主要原因。但近年来有研究认为,肺炎患儿并无心肌收缩力的下降,而血管紧张素Ⅱ水平的升高,心脏后负荷的增加可能起重要作用,重症肺炎合并抗利尿激素分泌异常综合征亦可引起非心源性循环充血症状。

二、临床表现

(一)一般支气管肺炎

1. 一般症状

起病急骤或迟缓,骤发者有发热、呕吐、烦躁及喘憋等症状。发病前可先有轻度的上呼吸道感染数天,早期体温多在 38~39℃,亦可高达 40℃左右,大多为弛张型或不规则发热,新生儿可不发热或体温不升,弱小婴儿大多起病迟缓,发热不高,咳嗽与肺部体征均不明显,常见呛奶、呕吐或呼吸困难,呛奶有时很显著,哺乳时母乳或其他液体食物可由鼻孔溢出。

2. 咳嗽

咳嗽及咽部痰声,一般在支气管肺炎早期就很明显,早期为干咳,极期咳嗽可减少,恢复期咳嗽增多、有痰,新生儿、早产儿可无咳嗽,仅表现为口吐白沫等。

3. 气促

多发生于发热、咳嗽之后,呼吸浅表,呼吸频率(respiratory rate,RR)加快(2 个月月龄内 RR>60 次/分,2~12 个月 RR>50 次/分,1~4 岁 RR>40 次/分),重症者呼吸时呻吟,可出现发绀,呼吸和脉搏的比例自 1:4 上升为 1:2 左右。

4. 呼吸困难

常见呼吸困难,口周或指甲青紫及鼻翼扇动,重者呈点头状呼吸、三凹征、呼气时间延长等,有些患儿头向后仰,以便较顺利地呼吸,若使患儿被动地向前屈颈时,免疫很明显,这种现象应和颈肌强直区别。

5. 肺部固定细湿啰音

胸部体征早期可不明显或仅呼吸音粗糙或稍减低,以后可闻及固定的中、细湿啰音或捻发音,往往在患儿哭闹、深呼吸时才能听到,叩诊正常或有轻微的叩诊浊音或减低的呼吸音,但当病灶融合扩大累及部分或整个肺叶时,可出现相应的肺实变体征,如果发现一侧肺有明显叩诊浊音和(或)呼吸音降低则应考虑有无合并胸腔积液或脓胸。

(二)重症支气管肺炎

重症支气管肺炎除呼吸系统严重受累外,还可累及循环、神经和消化等系统,出现相应的临床表现。

1. 呼吸衰竭

早期表现与一般支气管肺炎相同,一旦出现呼吸频率减慢或神经系统症状应考虑呼吸衰竭可能,及时进行血气分析。

2. 循环系统

较重支气管肺炎患儿常见心力衰竭,表现为以下几点:

①呼吸频率突然加快,超过 60 次/分。

②心率突然加快,超过 160 次/分。

③骤发极度烦躁不安,明显发绀,面色发灰,指(趾)甲微血管充盈时间延长。

④心音低钝,奔马律,颈静脉怒张。

⑤肝脏显著增大或在短时间内迅速增大。

⑥少尿或无尿,颜面眼睑或双下肢水肿,以上表现不能用其他原因解释者即应考虑为心力衰竭,指端微静脉网充盈或颜面、四肢水肿,则为充血性心力衰竭的征象,有时四肢发凉、口周灰白、脉搏微弱,则为末梢循环衰竭。

3.神经系统

常见表现为烦躁、嗜睡,很多婴幼儿在早期发生惊厥,多由于高热或缺钙所致,如惊厥同时有明显嗜睡和中毒症状或持续性昏迷,甚至发生强直性痉挛、偏瘫或其他脑征,则可能并发中枢神经系统病变,如脑膜脑炎或中毒性脑病,脑水肿时可出现意识障碍、惊厥、呼吸不规则、前囟隆起、脑膜刺激征等,但脑脊液化验基本正常。

4.消化系统

轻症支气管肺炎常有食欲缺乏、呕吐、腹泻等,重症者可引起麻痹性肠梗阻,表现为腹胀、肠鸣音消失。腹胀可由缺氧及毒素引起,严重时膈肌上升,可压迫胸部,加重呼吸困难,有时下叶肺炎可引起急性腹痛,应与腹部外科疾病鉴别,有消化道出血时可呕吐咖啡渣样物,大便隐血阳性或排柏油样便。

三、检查

(一)血常规

外周血白细胞计数和分类计数对判断细菌或病毒有一定价值,细菌感染时以上指标大多增高,而病毒感染多数正常。支原体感染者外周血白细胞总数大多正常或偏高,种类以中性粒细胞为主,但在重症金黄色葡萄球菌或革兰阴性杆菌肺炎患者中,白细胞可增高或降低。

(二)特异性病原学检查

1.鼻咽部吸出物或痰标本

①病毒检测:病毒性支气管肺炎早期,尤其是病程在 5 天以内者,可采集鼻咽部吸出物或痰(脱落上皮细胞),进行病毒检测,目前大多通过测定鼻咽部脱落细胞中病毒抗原、DNA 或 RNA 进行早期快速诊断。

②细菌检查:支气管肺炎患儿的细菌学检查则较为困难,由于咽部存在着大量的正常菌群,而下呼吸道标本的取出不可避免地会受到其污染,因而呼吸道分泌物细菌培养结果仅供参考。咽拭子或用消毒导管吸取鼻咽部分泌物做细菌培养及药物敏感试验,可提供早期选用抗生素的依据。

2.血标本

血液和胸腔积液培养结果的阳性率甚低,如同时还有败血症的症状,应做血培养,病程相对较长的患儿则应采集血标本进行血清学检查,测定其血清特异 IgM 进行早期快速病毒学诊断。病毒分离与急性期/恢复期双份血清抗体测定是诊断病毒感染最可靠的依据,但因费时费力,无法应用于临床。

3.胸腔积液检查

出现胸腔积液时,可行胸膜腔穿刺术,取胸腔积液培养及涂片检查,30%的肺炎双球菌肺炎病例。

4.其他

通过纤维支气管镜取材,尤其是保护性毛刷的应用,可使标本污染率降低至 2%以下,有较好的应用前景,肺穿刺活检培养是诊断细菌性肺炎的金标准。但患儿和家属均不易接受。Vuori Holopainen 对肺穿刺活检进行了综述评价,认为该技术有着其他方法无法比拟的优点,其引起的气胸常无症状,可自然恢复,因此在某些机构仍可考虑使用。

(三)支原体检测

支原体检测与病毒检测相似,早期可直接采集咽拭子标本进行支原体抗原或 DNA 检测,病程长者可通过测定其血清特异 IgM 进行诊断。

(四)非特异性病原学检查

如外周血白细胞计数和分类计数、血白细胞碱性磷酸酶积分、硝基四唑氮蓝试验等,对判断细菌或病毒可能有一定的参考价值。支原体感染者外周血白细胞总数大多正常或偏高,分类以中性粒细胞为主。血 CRP、前降钙素(PCT)、白细胞介素-6(IL-6)等指标,在细菌感染时大多增高,而在病毒感染时大多正常,但两者之间有较大重叠,鉴别价值不大。如以上指标显著增高,则强烈提示细菌感染,血冷凝集素试验结果>1:32 对支原体肺炎有辅助诊断价值。

(五)血气分析

血气分析对支气管肺炎患儿的严重度评价、预后判断及指导治疗具有重要意义。

(六)X 线检查

导致支气管肺炎的病因有多种,其在 X 线上所表现的变化,既有共同点,又各有其特点。早期见肺纹理增粗,以后出现小斑片状阴影,以双肺下野、中内带及心膈角区居多,并可伴有肺不张或肺气肿,斑片状阴影亦可融合成大片,甚至波及整个节段。

1. 病灶的形态

支气管肺炎主要是肺泡内有炎性渗出,多沿支气管蔓延而侵犯小叶、肺段或大叶。X 线征象可表现为非特异性小斑片状肺实质浸润阴影,以两肺下野、中内带及心膈角区较多,这种变化常见于 2 岁以下的婴幼儿。小斑片病灶可部分融合在一起成为大片状浸润影,甚至可类似节段或大叶肺炎的形态,若病变中出现较多的小圆形病灶时,就应考虑可能有多种混合的化脓性感染存在。

2. 肺不张和肺气肿征

由于支气管内分泌物和肺炎的渗出物阻塞,可产生部分性肺不张或肺气肿,在小儿肺炎中肺气肿是早期常见征象之一,中毒症状越重肺气肿就越明显,在病程中出现肺泡性气肿及纵隔气肿的机会也比成人多见。

3. 肺间质 X 线征

婴儿的肺间质组织发育好,患支气管肺炎时,可以出现一些肺间质的 X 线征象,常见两肺中内带纹理增多、模糊。流感病毒性肺炎、麻疹病毒性肺炎、百日咳杆菌性肺炎所引起的肺间质炎性反应都可有这些 X 线征象。

4. 肺门 X 线征

肺门周围局部的淋巴结大多数不肿大或仅呈现肺门阴影增深,甚至肺门周围湿润。

5. 胸膜的 X 线征

胸膜改变较少,有时可出现一侧或双侧胸膜炎或胸腔积液的现象,尽管各种不同病因的支气管肺炎在 X 线表现上有共同点,但又不尽相同,因此,必须掌握好各种肺炎的 X 线表现,密切结合临床症状才能做出正确诊断。

(七)B超及心电图检查

B超检查：有肝脏损害或肝淤血时，可有肝脏肿大。心电图检查：有无心肌损害。

四、诊断及鉴别诊断

(一)诊断

根据典型临床症状，结合X线胸片所见，诊断多不困难。可根据起病急的特点，结合呼吸道症状及体征，必要时可做X线透视、胸片或咽拭、气管分泌物培养或病毒分离来确诊。白细胞明显升高时能协助细菌性肺炎的诊断，白细胞减低或正常，则多属病毒性肺炎。

(二)鉴别诊断

需与肺结核、支气管异物、哮喘伴感染相鉴别，同时应对其严重度、有无并发症和可能的病原菌做出评价。

1.肺结核

活动性肺结核的症状及X线胸片，与支气管肺炎有相似之处。鉴别时应重视家庭结核病史，结核菌素试验及长期的临床观察。同时应注意肺结核多见肺部病变而临床症状较少，二者往往不成比例。

2.发生呼吸困难的其他病症

喉部梗阻的疾病一般表现为嘶哑等症状，如患儿的呼吸加深，应考虑是否并发酸中毒。哮喘病的呼吸困难以呼气时为重；婴儿阵发性心动过速虽有气促、发绀等症状，但有心动过速骤发骤停的特点，诊断时还可借助于心电图检查。

五、并发症

若延误诊断或病原体致病力强者(如金黄色葡萄球菌感染)可引起并发症，如心肌炎、心包炎、溶血性贫血、血小板减少、脑膜炎、肝炎、胰腺炎、脾肿大、消化道出血、肾炎、血尿、蛋白尿等。如在肺炎治疗过程中，中毒症状或呼吸困难突然加重，体温持续不退或退而复升，均应考虑有并发症的可能，如脓胸、脓气胸、肺大疱等。

六、治疗

(一)一般治疗

1.护理

环境要安静、整洁，要保证患儿休息，避免过多治疗措施。室内要经常通风换气，使空气比较清新，并须保持一定温度(20℃左右)、湿度(相对湿度以60％为宜)。烦躁不安常可加重缺氧，可给镇静剂。但不可用过多的镇静剂，避免咳嗽受抑制反使痰液不易排出。避免使用呼吸兴奋剂，以免加重患儿的烦躁。

2.饮食

应维持足够的入量，给以流食，并可补充维生素，应同时补充钙剂。对病程较长者，要注意加强营养,防止发生营养不良。

(二)抗生素疗法

细菌性肺炎应尽量查清病原菌后(至少要在取过体液标本作相应细菌培养),开始选择敏感抗生素治疗。一般先用青霉素类治疗,不见效时,可改用其他抗生素,通常按照临床的病原体诊断或培养的阳性病菌选用适当抗生素。对原因不明的病例,可先联合应用两种抗生素。目前,抗生素尤其是头孢菌素类药物发展很快,应根据病情、细菌敏感情况、患者的经济状况合理选用。

儿童轻症肺炎首先用青霉素、第一代头孢菌素、氨苄西林。以上无效时改用哌拉西林、舒他西林、阿莫西林克拉维酸钾等。对青霉素过敏者用大环内酯类。疑为支原体或衣原体肺炎时,首先用大环内酯类。

院内获得性肺炎及重症肺炎常由耐药菌引起,其选用抗生素如下:①第二代或第三代头孢菌素,必要时可选用碳青霉烯类;②阿莫西林克拉维酸钾或磷霉素;③金黄色葡萄球菌引起的肺炎选用万古霉素、利福平,必要时可选用利奈唑胺;④肠杆菌肺炎宜用第三代头孢菌素或头孢哌酮舒巴坦,必要时可选用碳青霉烯类,或在知情同意后联合氨基糖苷类。

抗生素应使用到体温恢复正常后5～7天,停药过早不能完全控制感染。不可滥用抗生素,否则易引起体内菌群失调,造成致病菌耐药和真菌感染。

(三)抗病毒疗法

如临床考虑诊断为病毒性肺炎,可试用利巴韦林,为广谱抗病毒药物,可用于治疗流感、副流感病毒、腺病毒以及RSV感染。更昔洛韦目前是治疗CMV感染的首选药物。另外,干扰素、聚肌胞注射液及左旋咪唑也有抗病毒作用。奥司他韦是神经氨酸酶抑制剂,可用于甲型和乙型流感病毒的治疗。

(四)免疫疗法

大剂量免疫球蛋白静脉注射对严重感染有良好治疗作用,可有封闭病毒抗原、激活巨噬细胞、增强机体的抗感染能力和调理功能。但由于其价格昂贵,不宜作常规治疗。要注意的是,选择性IgA缺乏者禁用。

(五)中医疗法

本病在我国中医学中属于温热病范畴中的"风温犯肺"、"肺热咳喘"等证。小儿肺炎发病急、变化快,邪热容易由卫、气迅速转入营、血,进而引起心、肝两经证候,故按临床表现分为轻、重两大类型施治,并注意并发症及肺炎恢复期的治疗。

(六)对症治疗

对症治疗包括退热、镇静、止咳平喘和氧疗等。对于有心力衰竭者,应早用强心药物。部分患儿出现腹胀,多为感染所致的动力性肠梗阻(麻痹性肠梗阻),一般采用非手术疗法,如禁食、胃肠减压等。弥散性血管内凝血(disseminated intravascular coagulation,DIC)的治疗包括治疗原发病,消除诱因,改善微循环,抗凝治疗,抗纤溶治疗,血小板及凝血因子补充,溶栓治疗等。在积极治疗肺炎时应注意纠正缺氧酸中毒,改善微循环、补充液量等。

(七)液体疗法

一般肺炎患儿可经口服保持液体入量,不需输液。对不能进食者,可进行静脉滴注输液。

总液量以 60～80mL/(kg·d)为宜,婴幼儿用量可偏大,较大儿童则应相对偏小。有明显脱水及代谢性酸中毒的患儿,可使用 1/2～1/3 等渗的含钠液补足累积丢失量,然后用上述液体维持正常生理需要。有时,病程较长的严重患儿或在大量输液时可出现低钙血症,有手足搐搦或惊厥,应由静脉缓慢注射 10％葡萄糖酸钙10～20mL。

(八)激素治疗

一般肺炎不需用肾上腺皮质激素。严重的细菌性肺炎,用有效抗生素控制感染的同时,在下列情况下可加用激素:①中毒症状严重,如出现休克、中毒性脑病、超高热(体温在 40℃ 以上且持续不退)等;②支气管痉挛明显或分泌物多;③早期胸腔积液,为了防止胸膜粘连也可局部应用。以短期治疗不超过 3～5 天为宜。一般静脉滴注氢化可的松 5～10mg/(kg·d)、甲泼尼龙 1～2mg/(kg·d)或口服泼尼松 1～2mg/(kg·d)。用激素超过 5～7 天者,停药时宜逐渐减量。病毒性肺炎一般不用激素,毛细支气管炎憋喘严重时,也可考虑短期应用激素治疗。

(九)物理疗法

对于啰音经久不消的患儿宜用光疗、电疗。

(十)并发症的治疗

肺炎常见的并发症为腹泻、呕吐、腹胀及肺气肿。较严重的并发症为脓胸、脓气胸、肺脓肿、心包炎及脑膜炎等。如出现上述并发症,应给予针对性治疗。

第九节　支气管哮喘

一、概述

支气管哮喘(简称哮喘)是儿童期最常见的非感染性慢性呼吸道疾病,在发达国家学龄儿童中哮喘的患病率高达 5％～20％,是全球性儿童期主要公共健康问题之一。近几十年来我国儿童哮喘的患病率呈逐渐上升趋势,最近完成的全国儿童哮喘流行病学调查结果显示,我国城市城区 0～14 岁儿童支气管哮喘的累计患病率在最近 20 年间上升了约 1.5 倍,达到了 3.02％,部分地区儿童哮喘累计患病率则高达 7％以上,接近发达国家的水平。

哮喘对儿童睡眠的影响可以高达 34％,是导致儿童因病误学(23％～51％)、活动受限(47％)及家长误工(45％)的主要原因之一。儿童因哮喘急诊治疗的费用占哮喘总治疗费用的45％～47％,有 7％哮喘儿童至少有 1 次因哮喘而住院治疗。哮喘直接影响儿童肺功能的发育,儿童期的肺功能决定了成年以后的肺功能状态,因此儿童期哮喘的优化治疗将直接影响哮喘的远期预后。

哮喘的主要特征是可逆性气道阻塞和气道高反应性,在哮喘的发病机制中气道慢性炎症起着关键作用。哮喘是由多种细胞,包括炎性细胞(嗜酸性粒细胞、肥大细胞、T 淋巴细胞、中性粒细胞等)、气道结构细胞(气道平滑肌细胞和上皮细胞等)和细胞组分参与的气道慢性炎症性疾病。这种慢性炎症导致易感个体气道反应性增高,当接触物理、化学、生物等刺激因素时,发生广泛多变的可逆性气流受限,从而引起反复发作的喘息、咳嗽、气促、胸闷等症状,常在夜间和(或)清晨发作或加剧,多数患儿可经治疗缓解或自行缓解。哮喘的治疗目标是用尽可能少的药物负担达到并维持疾病的临床控制和降低疾病的远期影响。

二、病因

儿童哮喘是环境暴露、固有生物学特性和遗传易感性相互作用的结果。环境暴露包括呼吸道病毒感染、吸入变应原和环境烟雾等生物学和化学因子。易感个体对这些普通暴露物的刺激产生免疫反应,导致气道持续的病理性炎症变化,同时伴有受损气道组织的异常修复。具体病理变

(一)支气管收缩

导致哮喘出现临床表现的主要病理生理学变化是气道狭窄及其伴随的气流受限。在哮喘急性发作时,不同刺激因素可以迅速导致支气管平滑肌收缩。变应原导致的支气管收缩主要是通过 IgE 介导的肥大细胞释放组胺、类胰蛋白酶和白三烯等介质,直接收缩支气管平滑肌。

(二)气道肿胀和分泌物增加

哮喘持续气道炎症时存在明显的黏膜和黏膜下组织的肿胀,部分上皮细胞发生脱落。同时气道黏膜上的分泌细胞分泌过多的黏液,进一步加重气道腔的狭窄和气流受限。此病理变化在幼龄儿童喘息中更常见。因黏液分泌过多导致的气道阻塞对支气管舒张剂的治疗反应较差,这可部分解释为何婴幼儿喘息时单用支气管舒张剂的疗效往往不如年长儿那样明显。

(三)气道高反应性

气道对不同刺激因素的反应性增高是哮喘的主要特征之一。临床上可以通过支气管激发试验了解气道反应性的强弱,气道反应性的强度与临床哮喘严重程度密切相关。气道反应性增高与多重因素有关,包括炎症、神经调节功能异常和结构改变等。其中气道炎症起着关键作用,直接针对气道炎症的治疗可以降低气道的高反应性。

(四)气道重构

在部分哮喘患者,气流受限可能仅表现为部分可逆。哮喘作为一种慢性疾病,随着病程的进展,气道可发生不可逆性组织结构变化,肺功能进行性下降。气道重构涉及众多结构细胞,这些细胞的活化和增生加剧了气流受限和气道高反应性,此时患者对常规哮喘治疗方法的反应性明显降低。气道重构的结构变化包括基底膜增厚、上皮下纤维化、气道平滑肌肥厚和增生、血管增生和扩张,以及黏液腺的增生和高分泌状态。

哮喘是涉及多种活性细胞的免疫异常性疾病,哮喘的气流受限是众多病理过程的结果。在小气道,气流由环绕气道的平滑肌调节,当这些气道平滑肌收缩时即可导致气流受限。同时主要与嗜酸性细胞有关的气道炎性细胞浸润和渗出亦可导致气道阻塞,引起上皮损伤,并脱落至气道腔,加重气流受限。其他炎性细胞,如中性粒细胞、单核细胞、淋巴细胞、巨噬细胞和嗜碱性细胞也参与此病理过程。T 辅助细胞和其他免疫细胞产生的促炎性细胞因子(如 IL-4、IL-5、IL-13 等)和趋化因子(如 eotaxin 等)介导了此炎症过程。病理性免疫反应和炎症与机体异常免疫调节过程密切相关,其中产生 IL-10 和肿瘤坏死因子-α(TNF-α)的 T 调节细胞可能起着重要的作用。具有遗传易感特性的儿童在各种过敏性物质,如螨虫、蟑螂、动物皮毛、真菌和花粉等,以及非过敏性因素,如感染、烟草、冷空气和运动等因素的触发下产生一系列免疫介导的

级联反应,导致慢性气道炎症性改变。气道炎症与气道高反应性密切相关,气道在众多刺激因素的促发下发生过激反应,引发气道肿胀,基底膜增厚,上皮下胶原沉积,平滑肌和黏液腺增生,黏液分泌过多,最终导致气流阻塞。

哮喘气道免疫反应包括速发相和迟发相,触发因素导致的速发相免疫反应产生的细胞因子和介质可以激发更广泛的炎症反应,即所谓的迟发相反应,从而进一步加重气道炎症和气道高反应性。当变应原与抗原递呈细胞(APC)表面 IgE 高亲和力受体(FceRI)结合,就会启动过敏反应,通过抗原递呈细胞将变应原递呈给 T 淋巴细胞,激活的 T 淋巴细胞合成和释放一系列细胞因子,促进炎症反应过程。IgE 的合成需有白介素(IL)如其他细胞因子的参与,如 IL-4 和 IL-13 等。过敏性炎症的特征主要由 2 型 T 辅助细胞(Th2)参与,涉及 Th2 细胞因子和其他免疫介质。目前认为在诱导原始 T 细胞向 Th1 或 Th2 细胞趋化过程中,T 调节细胞起着重要作用,其直接影响到机体对过敏性炎症抑制和对变应原发生耐受的过程。同时气道上皮的树突状细胞有利于摄取变应原并与 IgE 的 FceRI 结合。此机制与最近发现的哮喘个体上皮屏障功能缺陷有关,后者使得过敏性炎症过程得以扩展和加重。

病毒感染是导致儿童哮喘症状复发和急性发作的主要触发因素,最近的研究提示,以 c 型鼻病毒为代表的病毒感染可能参与了机体免疫系统的激发。其具体机制未明,可能涉及哮喘发展过程中的免疫循环,即初始反复的气源性刺激物(如变应原或病毒)刺激后引起气道炎症反复,并导致症状发作。随着病情进展,炎症过程不能恢复完全,出现组织修复和再生,并可能引发长期的慢性病理变化。此过程可使患者的呼吸功能恶化,进而可发生气道重构。

变应原致敏与病毒感染的因果关系是目前研究的热点。一般认为,变应原致敏早于鼻病毒诱发性喘息的发生。导致哮喘时上皮损伤的另一个问题是哮喘患者的上皮细胞对入侵病毒的处理能力减弱,由于支气管上皮细胞产生 γ 干扰素的能力下降,感染病毒后不能有效地启动上皮细胞防御性凋亡程序,限制病毒的复制,结果导致受累上皮细胞坏死,使病毒得以复制、扩散,症状持续。

气道高反应性在儿童哮喘中很常见,但是并不是儿童哮喘所必有的特征,其在儿童运动诱发性哮喘中的表现更明显。支气管高反应性的确切机制并不十分清楚,可能涉及与上皮温度和液体交换的气道屏障功能异常和副交感神经机制。

哮喘患儿因气道阻塞或气道重塑,可有肺功能可逆或不可逆性下降,但是肺功能下降在儿童哮喘发病机制中的意义尚不十分清楚。有出生队列研究显示,相对于肺功能正常的健康儿童,早期即有肺功能下降者,将来更易发生哮喘。但并非所有早期有肺功能异常的儿童,将来均会发展成为哮喘。

气道重构是成人哮喘的一个常见特征,其在儿童哮喘中的意义相对不十分明了,特别是对于究竟气道重构始于何时及重构过程如何启动等并未得出一个明确的解释。但是无论如何年长儿哮喘中肺功能的下降可能反映了气道结构的变化,如上皮下网状基底膜的增厚,上皮细胞的破坏,蛋白酶和抗蛋白酶平衡失调和新血管的形成,提示在儿童哮喘确实存在气道重构的可能。

现有证据表明遗传易感性是哮喘发生的一个重要原因,目前研究已证实至少在 15 条染色体上发现了至少数十个与哮喘易感性相关的区域,其与 IgE 产生、气道高反应性和炎症介质的产生密切相关。

三、临床表现

儿童哮喘的主要临床表现是间歇性干咳和(或)呼气性喘息,年长儿常会诉说气短和胸闷,而幼龄儿童则常常诉说间歇性非局限性胸部"疼痛"感。呼吸道症状可以在夜间加重,在呼吸道感染和吸入变应原触发下也可以使症状加重。日间症状往往与剧烈运动和玩耍有关。儿童哮喘的其他症状可以表现轻微,无特异性,包括保护性自我限制运动、可能与夜间睡眠异常有关的疲倦和体育运动能力低下等。在询问病史时仔细了解以往使用抗哮喘药物(支气管舒张剂)的情况有利于哮喘的诊断。如使用支气管舒张剂可使症状得以改善,提示有哮喘的可能。如果症状,尤其是喘息经支气管舒张剂和糖皮质激素治疗无效,多不支持哮喘的诊断,要考虑其他诊断的可能。

许多因素可以触发哮喘症状,如剧烈运动、过度通气、冷或干燥气体及气道刺激物等,当有呼吸道感染和吸入变应原时,可以增加刺激物暴露的气道高反应性。有些儿童因为长期暴露于环境刺激物,导致症状持续存在,因此环境评估是哮喘诊断和管理的基本要素之一。

如存在危险因素,包括有其他过敏性疾病史,如变应性鼻炎、变应性结膜炎、变应性皮炎,多种变应原致敏,食物过敏和父母有哮喘史等,对哮喘的诊断有一定提示作用,但不是诊断哮喘的必备条件。由于在日常临床就诊时哮喘患者往往无明显的异常征象,因此询问病史在哮喘的诊断中十分重要。有些患者仅表现为持续的干咳,胸片检查正常,但有时可以通过深呼吸在呼吸末闻及哮鸣音。若临床上经过速效吸入 β_2 受体激动剂后患儿哮喘症状和体征在短时(10～15分钟)内有明显改善,高度提示哮喘的可能。

哮喘急性发作时听诊通常可以闻及呼气相哮鸣音和呼吸相延长,偶尔在部分区域有呼吸音下降,部位通常位于前胸右下侧。由于气道阻塞,可有局限性过度通气(气肿)的征象。因气道内有过度的黏液分泌和炎症渗出,哮喘发作时可以闻及湿啰音和干啰音,容易与支气管肺炎相混淆。但是哮喘湿啰音并非广泛肺泡炎症所致,因此其变化快于支气管肺炎时的啰音,随着有效治疗后气道痉挛得到改善,分泌物排出后啰音可以在短时间内得到明显的改善。如果有固定的局限性湿啰音和呼吸音降低,提示有局部肺不张,此时难以与支气管肺炎相鉴别。在严重哮喘急性发作时,广泛的气道阻塞时患者可出现呼吸困难和呼吸窘迫,此时可能闻及双相哮鸣音,即在吸气相也可出现哮鸣音,伴有呼气延长和吸气受限。同时表现为胸骨上和肋骨间隙凹,辅助呼吸机运动。极少部分患者,由于有严重的气流受限,呼吸音明显下降,甚至不能闻及哮鸣音,即所谓的"闭锁肺",此为哮喘发作时的危重征象,需采取紧急救治措施。

四、辅助检查

(一)肺通气功能测定

这是哮喘诊治过程中最主要的检测手段,通过肺通气功能测定可以客观了解和评估可逆性气流受限的状况,也是确定哮喘诊断的主要客观指标。对于所有5岁以上可以行肺通气功能检查的哮喘儿童都应该定期检测。肺通气功能测定有一定技术规范要求,一般应该有专职人员操作,并经儿科呼吸专科医师评估后得出检测结论。

与儿童哮喘相关的肺通气功能测定的主要指标包括：

1. 用力肺活量

用力肺活量（forced vital capacity，FVC）是深吸气至肺总量后以最大用力、最快速度所能呼出的全部气量，反映肺容量的大小。

2. 第一秒用力呼气量

第一秒用力呼气量（forced expiratory volume in first second，FEV_1）是用力呼气第一秒钟内呼出的气量，通过计算 FEV_1 占 FVC 的百分数可得出一秒率（$FEV_1/FVC\%$），是评估气流受限的主要指标之一。正常情况下儿童期的呼吸频率与年龄呈反比，年龄越小呼吸频率越快，每次呼吸周期的时间越短。因此在幼龄儿童中评估气流受限时，可以选择 0.5 秒钟用力呼气容积（FEV0.5）作为评估指标，其敏感性更优于 FEV_1。

3. 呼气流量峰值

呼气流量峰值（peak expiratory flow，PEF）是用力呼气过程中达到的最高呼气流速，可直接反映气道的通气功能状况。

4. 用力呼气中期流量

用力呼气中期流量（maximal mid-expiratory flow，MMEF）是由 FVC 曲线计算得到的用力呼出肺活量 $25\%\sim75\%$ 的平均流量，是判断气道阻塞的主要指标之一，尤其对于小气道病变的敏感性优于 FEV_1。

如无条件进行肺通气功能检测，可以使用简易峰流速仪监测通气功能，通过连续的峰流速测定可以了解肺通气状况，有利于哮喘控制的评估和监测患儿对治疗的反应性。一般要求每天早晚各测一次，正常情况下，变异率应该$<20\%$。实际应用时建议在患者无哮喘症状时连续测定 2 周，首先建立个人最佳值，以后根据此个人最佳值评估疾病状况。

脉冲振荡技术（impulse oscillometry system，IOS）肺功能检测对儿童的配合要求较低，可用于 3 岁以上儿童哮喘的肺功能测定。国际上已有相关 IOS 检测和评判标准，认可其在儿童哮喘评价中的地位，并纳入了部分哮喘防治指南。但是在具体应用时应该注意到目前国内尚无统一的正常预计值标准，评估时还须慎重。

幼龄儿童也可以采用潮气通气肺功能检测，但是此法除了缺乏国人的正常预计值标准参数外，还由于其采用非用力呼吸方法获得检测参数，对于哮喘气流受限程度评估的价值有限，目前尚未被任何哮喘指南作为检测指标纳入其中。

（二）激发试验

当临床症状提示为哮喘而肺通气功能正常时，测定气道反应性的激发试验有助于疾病的诊断。激发试验的方法包括通过吸入乙酰甲胆碱或组胺等支气管收缩剂的直接激发，和吸入甘露醇或通过一定强度运动刺激的间接激发。常用的激发试验是通过逐级递增吸入刺激物的浓度或增加运动强度直至达到支气管收缩（以 FEV_1 下降 20% 为准），或达到最大累积吸入激发物浓度或最大运动强度来评估气道的反应性。导致 FEV_1 下降 20% 时吸入激发药物的剂量或运动强度越低，表明气道反应性越高。结果以达到 FEV_1 下降 20% 时的吸入激发药物剂量（PD_{20}）或浓度（PC_{20}）表示。如以乙酰甲胆碱激发，一般以 PC_{20} 低于 8mg/mL 判断为激发试验阳性，表明存在气道高反应性，支持哮喘的诊断。但是激发试验阳性并非哮喘所特有，激发试验阳性也可能发生在其他疾病如变应性鼻炎等,因此激发试验的价值更可能在于排除哮喘诊断,如果未接受抗感染治疗的有症状的儿童,激发试验阴性基本可以排除哮喘诊断。

激发试验有可能导致严重哮喘急性发作,因此必须严格按操作规范进行,并需配备即刻处理急性支气管收缩所需的医疗设备和急救药物。

(三)无创气道炎症标志物测定

气道炎症标志物测定是近年逐渐在临床中开展的无创检测手段,目前临床常用的方法有:

1.诱导痰液检测

通过超声雾化吸入高渗盐水(一般选 3% 浓度)诱导获得痰液进行分析。诱导痰液的细胞学分析和炎症相关因子的测定可以帮助了解气道炎症的性质和严重度。在哮喘患者中进行高渗盐水诱导痰液时有可能导致支气管痉挛,在诱导前必须预防性使用吸入 β_2 受体激动剂。学龄儿童中诱导痰液的成功率约为 80%,而在幼龄儿童中成功率较低。由于不能有效地将痰液咳出,幼龄儿童往往需要通过吸引管获取痰液。

由于痰液诱导过程较复杂且费时,虽然目前已有痰液诱导方法的质控标准,但是在实际操作中往往难以掌控,而且诱导痰液分析在儿童哮喘诊断和监测中的价值尚未确立,因此目前此技术尚未在儿科临床中普遍应用,而主要应用于哮喘等疾病的临床研究。

2.呼出气一氧化氮分数

呼出气一氧化氮分数(fractional exhaled nitric oxide,FeNO)是迄今为止非创伤性气道炎症评估中研究最深入的一种炎症标志物监测方法,也是目前临床应用较广的儿童哮喘检测手段。通过标准化的检测方法,可以在呼气相经口测得稳定的 FeNO,测得的水平以十亿分率(parts per billion,ppb)的单位表示。该项检测技术要求高,需要十分精准的评估,因此使用不同仪器和不同检测单位所获得的结果往往不具有可比性。

FeNO 检测主要通过在线的方法进行,受试者通过口器以 50mL/s 的流速恒定地呼出气体,儿童检测时呼出气需持续 6s。要避免经鼻呼出气对检测结果的影响,因鼻和鼻窦产生的NO 远高于下呼吸道。对于幼龄儿童也可以采用离线方法,即通过将呼出气体集于密闭容器后再分析测定,但是此方法可能会受到不同因素的影响,精确度不如在线检测。

在进行 FeNO 评估时要注意可能的影响因素,如过度用力呼吸可以导致 FeNO 水平下降,并维持数分钟。如果需要同时进行肺通气功能检测,一定是先检测 FeNO,后检测肺通气功能。吸烟可以降低 FeNO,而富含硝酸盐或精氨酸的食物可以明显提高 FeNO 的水平。感染对 FeNO 的影响也是不可小觑的一个问题,检测时都应该注意。通过对不同流速时 FeNO水平的评估,有可能计算出支气管或肺泡来源的 FeNO,但其精确度尚待确认,目前仅限于研究所用。

根据我国最近完成的全国性研究结果显示,我国儿童的 FeNO 略高于国外报道的资料,平均值在 12ppb(95% 可信区间,5~24ppb),男女性别差别并不大。如果 FeNO 水平明显增高,达 40~50ppb 以上或高于正常上限 20%,高度提示气道存在嗜酸性细胞性炎症。

FeNO 检测有助于变应性哮喘的诊断,尤其当哮喘的症状不明显时。与儿童哮喘时肺功能检测多显示正常不同,在无症状的哮喘儿童中 FeNO 水平往往可以持续升高。FeNO 检测反映的是嗜酸细胞性炎症,在中性细胞性炎症时其水平并不升高,因此必须强调不能仅依据

FeNO 水平做出哮喘的诊断或排除哮喘诊断。吸入型糖皮质激素(ICS)可有效降低 FeNO 水平,此效应可以发生在 ICS 治疗后的数天内。在实践中对于已接受 ICS 治疗的个体,FeNO 对于疾病诊断的临床价值有限,临床上也不推荐仅依据 FeNO 水平调整 ICS 的剂量。但是在另一方面,可以通过检测 FeNO 了解患者对 ICS 治疗的依从性和疾病状态。经过 ICS 治疗后 FeNO 下降的个体中,如 FeNO 再度上升则预示着可能由于停用或减量 ICS 而使得哮喘控制不良。如果 FeNO 持续升高,提示发生急性发作的危险可能性增高。反复检测 FeNO 的临床价值高于单次检测,有利于动态评估。

(四)过敏状态检测

虽然不能根据变应原检测结果诊断哮喘,但是变应原检测有助于了解哮喘儿童的过敏状态和预测疾病的远期转归,同时可以识别与哮喘相关的可能触发因素,为环境控制提供客观依据,并有利于特异性免疫治疗方案的制订。

常用变应原检测方法有皮肤点刺试验和血清特异性IgE测定,前者为体内试验,后者为体外试验,两者临床意义相近,可以互补。而目前部分单位采用的所谓变应原特异性IgG测定,其检测的阳性结果仅表明机体对某 种物质有接触,并非评价过敏状态的标准检测手段,对哮喘儿童过敏状态的评估不具有实际临床意义。

(五)血气分析

血气分析有助于判断哮喘急性发作时的严重程度,建议对于中、重度哮喘急性发作者都应该进行血气分析。哮喘急性发作时存在不同程度的低氧血症,病初作为代偿,机体试图通过增加每分通气量来改善低氧血症,用力深呼吸。因此哮喘急性发作初期由于代偿性过度通气,可出现一过性低碳酸血症,pH 可以维持正常,甚至高于正常水平。当疾病进一步恶化,低氧血症加重,酸性代谢产物增加,呼吸肌疲劳,有效通气量下降,逐渐出现 CO_2 潴留甚至出现严重的高碳酸血症,血气分析显示混合性酸中毒。因此当血气分析结果显示 CO_2 水平由低向正常水平过渡时,表明疾病正在进行性恶化,应该采取紧急医疗措施。

(六)放射学检查

哮喘是可逆性气流受限性疾病,大多情况下无须进行放射学检查。但是对于诊断不明或临床治疗效果不佳的年幼喘息儿童,胸部放射学检查有助于排除其他原因所致喘息病变。当哮喘急性发作且病情难以控制或发生急剧恶化时,需考虑发生并发症的可能,如气胸和纵隔气肿或右肺中叶综合征等,此时可能需通过放射学检查得以确诊。

(七)支气管镜检查

近年国内儿科临床支气管镜的应用逐渐普及,部分儿童喘息诊断不明或临床控制不佳的喘息儿童可能需要进行此项检查,但需严格掌握指征。

气道内镜检查可以直接了解气道的解剖结构,除外异物吸入,有助于了解黏膜炎症和黏膜下组织增生的程度,并可通过支气管肺泡灌洗液分析,获取气道炎症相关信息。具体操作时要根据病情特点考虑分别进行硬质喉气管镜和纤维支气管镜检查。硬质喉气管镜视野大,有利于更好地观察喉后方的部位及气管上端,并可以较方便地直接移除异物。而纤维支气管镜在评估气道的动力学方面更佳,通过观察呼吸和咳嗽时气道的稳定性可以发现气管/支气管软化等病变。检查时应该对整个气道进行观察,即使在喉部发现了可以解释喘鸣的原因,仍有

15％的患者可以同时存在下气道病变。对于迁延性喘息患者,早期进行支气管镜评估可以提供快速准确的诊断,并预防不必要的检查和过度治疗。

五、诊断

(一)儿童哮喘诊断标准

①反复发作喘息、咳嗽、气促、胸闷,多与接触变应原、冷空气、物理、化学性刺激、呼吸道感染及运动等有关,常在夜间和(或)清晨发作或加剧。

②发作时在双肺可闻及散在或弥散性,以呼气相为主的哮鸣音,呼气相延长。

③上述症状和体征经抗哮喘治疗有效或自行缓解。

④除外其他疾病所引起的喘息、咳嗽、气促和胸闷。

⑤临床表现不典型者(如无明显喘息或哮鸣音),应至少具备以下1项:

a.支气管激发试验或运动激发试验阳性。

b.证实存在可逆性气流受限:(a)支气管舒张试验阳性,吸入速效 β_2 受体激动剂(如沙丁胺醇)后 15 分钟 FEV_1 增加≥12％,和绝对值≥预计值的 10％;(b)抗哮喘治疗有效,使用支气管舒张剂和口服(或吸入)糖皮质激素治疗 1～2 周后,FEV_1 增加≥12％。

c.PEF 每天变异率(连续监测 1～2 周)≥20％。

符合①～④条或④、⑤条者,可以诊断为哮喘。

此诊断标准体现了哮喘是一种临床综合征的现代观念,强调了哮喘症状的反复性和可逆性,但不再限定以发作次数作为诊断依据,这更有利于临床实际操作。当临床出现复发性喘息,经抗哮喘治疗有效或可自然缓解,在可能的条件下排除其他疾病即可做出哮喘的临床诊断,有利于疾病的早期干预。当然年龄合适者,作为诊断和评估疾病严重度的客观指标,所有哮喘患者都应该定期进行肺功能检测。

(二)咳嗽变异性哮喘的诊断

部分患儿临床以咳嗽为唯一或主要表现,不伴有明显喘息,需考虑咳嗽变异性哮喘(cough variant asthma,CVA)的可能。CVA 诊断依据:

①咳嗽持续＞4 周,常在夜间和(或)清晨发作或加重,以干咳为主。

②临床上无感染征象或经较长时间抗生素治疗无效。

③抗哮喘药物诊断性治疗有效。

④排除其他原因引起的慢性咳嗽。

⑤支气管激发试验阳性和(或)PEF 每天变异率(连续监测 1～2 周)≥20％。

⑥个人或一、二级亲属特应性疾病史或变应原检测阳性。

符合以上①～④项为诊断基本条件。如不进行适当的干预约有 30％的 CVA 患者将发展为典型哮喘。

我国研究显示,CVA 是儿童慢性咳嗽的首位病因。由于缺乏客观指标,目前临床上存在 CVA 诊断不足和诊断过度两方面的问题,应引起临床医师的重视。CVA 诊断标准中强调了诊断性治疗的重要性,如果经规范抗哮喘治疗临床症状改善不明显,不应一味提高治疗强度,而是应该重新审核 CVA 诊断的准确性,以避免临床误诊。

（三）幼龄儿童哮喘的诊断

有 40%～50% 的儿童在 3 岁前出现过至少 1 次喘息和呼吸困难等哮喘样症状,但是仅有约 30% 反复喘息的学龄前儿童到 6 岁时仍有哮喘症状。事实上发生喘息的幼龄儿童中大约半数仅发生过 1 次喘息。另一方面,80% 儿童持续哮喘患者的喘息症状出现在 6 岁以前,半数以上的喘息症状发生在 3 岁以前。而且幼龄儿童喘息的疾病负担远高于年长儿,与学龄儿童相比,<3 岁儿童的哮喘控制情况逊于学龄期儿童,临床上有更多的睡眠障碍和活动受限,以及更高的急诊就诊率和住院率。

由于年龄特点和疾病特征,幼龄儿童的哮喘诊断缺乏明确的客观指标,基本上是依据临床特征和对药物的治疗反应而定。虽然临床上可以根据导致喘息发生的触发因素和临床表现,将婴幼儿喘息进行临床分型,如根据喘息发生和持续的时间分成早期一过性喘息、早期持续性喘息和迟发性喘息/哮喘,或者根据触发喘息的原因分成发作(病毒)性喘息和多因性喘息等不同表型,但是这些分型都有一定的局限性。如根据症状出现和持续的时间分型,前两种表型的确定只能是回顾性分析。而根据触发原因的分型虽然对现症喘息有一定帮助,但是两种表型间常有交叉,也可能随时间迁延而发生相互转变。

如我们将哮喘视为一种临床综合征,在幼龄儿童中诊断哮喘就不会感到困难。只要临床上符合反复喘息的特点,抗哮喘治疗有效,排除其他疾病,临床上即可诊断为哮喘。我国儿童哮喘诊治指南中提出了幼龄儿童喘息患者中可能提示哮喘诊断的临床特征:①多于每月 1 次的频繁发作性喘息;②活动诱发的咳嗽或喘息;③非病毒感染导致的间歇性夜间咳嗽;④喘息症状持续至 3 岁以后。在临床实践中更重要的是如何能在幼龄儿童中早期识别导致持续哮喘的危险因素,以利制订合理的治疗方案。

目前临床常用的儿童哮喘预测指数(asthma predictive index,API),对于预测幼龄儿童喘息的远期预后有一定帮助。经过多年实践,目前推出了修订版 API(mAPI),具体内容包括 3 项主要指标(父母有哮喘史、医师诊断的湿疹和吸入变应原致敏)和 3 项次要指标(食物变应原致敏、外周血中嗜酸性粒细胞≥4% 和非感冒性喘息)。如果儿童在出生后 3 年内发生反复喘息(≥4 次),同时有 3 项主要指标中的 1 项或 3 项次要指标中的 2 项,即为 mAPI 阳性。mAPI 预测学龄期儿童持续性哮喘的特异性较高,但是灵敏度较低,阴性预测值的实际临床意义强于阳性预测值。即如果 mAPI 阴性,虽然在 3 岁内有频繁喘息,但是其学龄期发生持续性哮喘的机会仅为 5%,与我国部分大城市普通人群中学龄儿童的哮喘患病率相似。必须指出的是,mAPI 是预测幼龄喘息儿童发生持续性哮喘的指标,并非幼龄儿童哮喘的诊断标准,不能据此诊断哮喘。近年又陆续推出一些类似的儿童哮喘预测参数,分析这些参数可以得出,生命早期过敏状态、喘息严重度、触发因素和性别等与儿童持续喘息的关联度较大。如幼龄儿童早期发生特应症,特别是气源性吸入变应原致敏是儿童发生持续性喘息的一个重要危险因素,因此建议对所有年幼的发生喘息的儿童进行过敏状态检测,但是不能将变应原检测结果作为哮喘诊断的必备条件。就性别而言,虽然发生早期喘息的儿童中,男童较多,但是女童发生持续喘息的可能性远高于男童,危险度是男童的 1 倍。

（四）哮喘分期与分级

1. 哮喘分期

根据哮喘临床表现可分为三期。

①急性发作期:突然发生喘息、咳嗽、气促、胸闷等症状或原有症状急剧加重。

②慢性持续期:近3个月内不同频度和(或)不同程度地出现过哮喘症状。

③临床缓解期:经过治疗或未经治疗症状、体征消失,肺功能恢复到急性发作前水平,并持续3个月以上。

2.哮喘分级

哮喘的分级包括哮喘控制水平分级、病情严重程度分级和急性发作严重程度分级。

①哮喘控制水平的评估:包括对目前哮喘症状控制水平的评估和未来危险因素评估。依据哮喘症状控制水平,分为良好控制、部分控制和未控制。通过评估近4周的哮喘症状,确定目前的控制状况(表1-3、表1-4)。以哮喘控制水平为主导的哮喘长期治疗方案可使患儿得到更充分的治疗,大多数患儿可达到哮喘临床控制。哮喘预后不良的未来危险因素评估包括未来发生急性发作、不可逆肺功能损害和药物相关不良反应风险的评估。肺通气功能监测是哮喘未来风险评估的重要手段,启动控制药物治疗前(首次诊断时)、治疗后3~6个月(获得个人最佳值)及后续定期风险评估时均应进行肺通气功能检查。值得注意的是,未启动ICS治疗或ICS使用不当(包括ICS剂量不足,吸入方法不正确、用药依从性差)是未来发生哮喘急性发作和不可逆肺功能损害的重要危险因素。另外,频繁使用短效β₂受体激动剂(short-acting Beta2 agonist,SABA)是哮喘急性发作的危险因素,过度使用SABA(使用定量压力气雾剂>200吸/月)是哮喘相关死亡的独立危险因素。

表1-3 ≥6岁儿童哮喘症状控制水平分级

评估项目[a]	良好控制	部分控制	未控制
日间症状>2次/周 夜间因哮喘憋醒 应急缓解药物使用>2次/周 因哮喘出现活动受限	无	1~2项	3~4项

注:a.评估近4周的哮喘症状。

表1-4 <6岁儿童哮喘症状控制水平分级

评估项目[a]	良好控制	部分控制
持续至少数分钟的日间症状>1次/周 夜间因哮喘憋醒或咳嗽 应急缓解药物使用>1次/周 因哮喘出现活动受限(较其他儿童跑步/玩耍减少,步行/玩耍时容易疲劳)	无	1~2项

注:a.评估近4周的哮喘症状。

②哮喘病情严重程度分级:哮喘病情严重程度应依据达到哮喘控制所需的治疗级别进行回顾性评估分级,因此,通常在控制药物规范治疗数月后进行评估。一般而言,轻度持续哮喘:第1级或第2级阶梯治疗方案治疗能达到良好控制的哮喘;中度持续哮喘:使用第3级阶梯治疗方案治疗能达到良好控制的哮喘。重度持续哮喘:需要第4级或第5级阶梯治疗方案治疗的哮喘。哮喘的严重度并不是固定不变的,会随着治疗时间而变化。

③哮喘急性发作严重度分级:接触变应原、刺激物或呼吸道感染可诱发哮喘急性发作,常

表现为哮喘症状进行性加重,呼气流量降低,其起病缓急和病情轻重不一,可在数小时或数天内出现,偶尔可在数分钟内危及生命,因此应及时正确地评估病情,并立即给予有效的处理和治疗。根据哮喘急性发作时的症状、体征、肺功能及血氧饱和度等情况进行严重度分型,≥6岁与<6岁儿童急性发作严重度指标略有不同(表1-5、表1-6)。

表 1-5 **≥6 岁儿童哮喘急性发作严重度分级**

指征	轻度	中度	重度	危重度
气短	走路时	说话时	休息时	呼吸不整
体位	可平卧	喜坐位	前弓位	不定
讲话方式	能成句	成短句	说单字	难以说话
精神意识	可有焦虑、烦躁	常焦虑、烦躁	常焦虑、烦躁	嗜睡、意识模糊
辅助呼吸肌活动及三凹征	常无	可有	通常有	胸腹反常运动
哮鸣音	散在,呼气末期	响亮、弥散	响亮、弥散、双相	减弱乃至消失
脉率	略增加	增加	明显增加	减弱或不规则
PEF 占正常预计值或本人最佳值的百分数(%)	SABA 治疗后:>80	SABA 治疗前:>50~80 SABA 治疗后:>60~80	SABA 治疗前:≤50 SABA 治疗后:≤60	无法完成检查
血氧饱和度(吸空气)	0.90~0.94	0.90~0.94	0.90	<0.90

注:判断急性发作严重度时,只要存在某项严重程度的指标,即可归入该严重度等级;幼龄儿童较年长儿和成人更易发生高碳酸血症(低通气)。

表 1-6 **<6 岁儿童哮喘急性发作严重度分级**

症状	轻度	重度[c]
精神意识改变	无	焦虑、烦躁、嗜睡或意识不清
血氧饱和度(治疗前)[a]	≥0.92	<0.92
讲话方式[b]	能成句	说单字
脉率(次/分)	<100	>200(0~3 岁)或>180(4~5 岁)
发绀	无	可能存在
哮鸣音	存在	减弱,甚至消失

注:a.血氧饱和度是指在吸氧和支气管舒张剂治疗前的测得值。

b.需要考虑儿童的正常语言发育过程。

c.判断重度发作时,只要存在一项就可归入该等级。

六、鉴别诊断

由于哮喘的临床表现并非哮喘特有,所以,在建立诊断的同时,需要排除其他疾病所引起的喘息、胸闷和咳嗽。

（一）心源性哮喘

心源性哮喘常见于左心心力衰竭,发作时的症状与哮喘相似,但心源性哮喘多伴有高血压,急性肾炎并发严重循环充血,冠状动脉粥样硬化性心脏病,风湿性心脏病和二尖瓣狭窄等病史和体征,常咳出粉红色泡沫痰。两肺可闻及广泛的水泡音和哮鸣音,左心界扩大,心率增快,心尖部可闻及奔马律。胸部 X 线检查时,可见心脏增大,肺淤血征。心脏 B 超和心功能检查有助于鉴别。若一时难以鉴别,可雾化吸入选择性 β_2 激动药或注射小剂量氨茶碱缓解症状后进一步检查,忌用肾上腺素或吗啡,以免造成危险。

（二）气管内膜病变

气管的肿瘤、内膜结核和异物等病变,引起气管阻塞时,可以引起类似哮喘的症状和体征。通过提高认识,及时做肺流量容积曲线,气管断层 X 线摄片或纤维支气管镜检查,通常能明确诊断。

（三）喘息型慢性支气管炎

实际上为慢性支气管炎合并哮喘,多见于中老年人,有慢性咳嗽史,喘息长年存在,有加重期,有肺气肿体征,两肺可闻及水泡音。

（四）支气管肺癌

中央型肺癌导致支气管狭窄,或伴感染时,或有类癌综合征,可出现喘鸣或类似哮喘样呼吸困难,肺部可闻及哮鸣音,但肺癌的呼吸困难及哮鸣症状进行性加重,常无诱因,咳嗽可有血痰,痰中可找到癌细胞。胸部 X 线摄片、CT、MRI 检查或纤维支气管镜检查常可明确诊断。

（五）变态反应性肺浸润

见于热带性嗜酸性细胞增多症、肺嗜酸性粒细胞增多性浸润、多源性变态反应性肺泡炎等。致病原因为寄生虫、原虫、花粉、化学药品、职业粉尘等,多有接触史。症状较轻,可有发热等全身性症状。胸部 X 线检查可见多发性、此起彼伏的淡薄斑片浸润阴影,可自行消失或再发。肺组织活检也有助于鉴别。

七、治疗

（一）治疗目标

哮喘是一种慢性炎症性疾病,迄今为止尚无任何一种药物可以治愈或改善儿童哮喘的进程,目前的治疗目标是达到和维持哮喘控制,减少疾病的远期风险。具体目标如下:①达到并维持症状的控制;②维持正常活动,包括运动能力;③维持肺功能水平,使其尽量接近正常;④预防哮喘急性发作;⑤避免因治疗哮喘的药物导致的不良反应;⑥预防哮喘导致的死亡。

（二）防治原则

儿童哮喘控制治疗应越早越好。要坚持长期、持续、规范、个体化治疗原则。具体治疗包括:①急性发作期,应快速缓解症状,如平喘、抗感染治疗;②慢性持续期和临床缓解期:应防止症状加重和预防复发,如避免触发因素、抗炎、降低气道高反应性、防止气道重塑,并做好自我管理。注重药物治疗和非药物治疗相结合,不可忽视非药物治疗如哮喘防治教育、变应原回避、患儿心理问题的处理、生命质量的提高、药物经济学等诸方面在哮喘长期管理中的作用。

（三）长期治疗方案

对于儿童持续哮喘不论年龄都应考虑进行一定时间的控制治疗,具体根据年龄分为 5 岁及以上和 5 岁以下哮喘的长期治疗方案。ICS 是儿童哮喘首选长期控制药物,对于无法使用 ICS 或对使用 ICS 有顾虑者,可以使用白三烯受体拮抗剂。ICS 治疗的量效关系相对比较平坦,使用低中剂量 ICS 时即可达到显著的临床疗效,对于大多数患儿而言,加大 ICS 剂量并不能进一步获益。而且长期规律使用 ICS 可能会对儿童的生长发育造成一定的不良影响,目前趋向于使用小剂量 ICS 作为儿童哮喘控制治疗的起始推荐剂量,如无效可考虑联合治疗或 ICS 剂量加倍。

初始控制治疗方案根据哮喘病情严重程度分级而定,可以选择第 2 级、第 3 级或第 4 级治疗方案,体现了在初始治疗时"强化"治疗的概念。在开始控制后的 2～4 周必须随访评估疗效,如果病情控制不佳,及时调整控制治疗方案。以后每 1～3 个月审核一次治疗方案,如哮喘控制良好,并维持至少 3 个月,可考虑治疗方案降级,直至确定维持哮喘控制的最小剂量。如部分控制,可考虑升级治疗方案以达到控制。但考虑升级治疗之前首先要检查患儿吸药技术、遵循用药方案的情况、变应原和其他触发因素回避等情况。如未控制,升级或越级治疗直至达到控制。

在儿童哮喘的长期治疗方案中,除每天规则地使用控制治疗药物外,可根据病情按需使用缓解药物。吸入型速效 β_2 受体激动剂是目前最有效的缓解药物,是所有年龄儿童哮喘急性发作的首选治疗药物。通常情况下 1 天内使用不应超过 3～4 次。亦可以选择联合吸入抗胆碱能药物作为缓解治疗药物。

我国地域广,社会经济发展很不平衡,因此联合治疗方法的选择除了需考虑疗效外,还需要同时考虑地区、经济的差异。

1. 控制治疗的剂量调整和疗程

对于单用中高剂量 ICS 者,尝试在达到并维持哮喘控制 3 个月后剂量减少 $25\%～50\%$。单用低剂量 ICS 能达到控制时,可改用每天 1 次给药。联合使用 ICS 和长效 β_2 受体激动剂(long-acting Beta2 agonist,LABA)者,先减少 ICS 约 50%,直至达到低剂量 ICS 才考虑停用 LABA。如使用最低剂量 ICS 患者的哮喘能维持控制,并且 1 年内无症状反复,可考虑停药观察。

有相当比例的 5 岁以下幼龄儿童哮喘患者的症状会随年龄增长而自然缓解,而且从某种意义上讲,因缺乏客观指标,可以认为此年龄段儿童的任何哮喘治疗方法都是"试验"性的,因此控制治疗方案的调整有别于年长儿。指南建议对哮喘患儿每 3～6 个月进行疗效评估,以决定是否需要继续控制治疗。换言之,部分患者仅需要数月控制治疗就可以考虑停药观察,无须长达数年的控制治疗。最近研究显示,对于明确为急性呼吸道病毒感染相关的轻症反复喘息儿童可以考虑早期停用持续控制治疗,改为依据症状驱动的间歇性高剂量 ICS/β_2 受体激动剂治疗方案,高剂量 ICS 的单次疗程一般不超过 2 周。此方案可以明显减少 ICS 的负担,而维持同样的临床疗效。

2. 变应原特异性免疫治疗

从理论上讲,特异性免疫疗法(specific immunotherapy,SIT)是目前唯一可能改变过敏性疾病进程的治疗方法,是通过逐渐增加提纯的变应原剂量使机体对致敏原产生耐受性而产生临床疗效。SIT 是变应原特异性的治疗,因此在开始 SIT 前必须识别和确定触发哮喘的变应原。对于已证明对变应原致敏的哮喘患者,在无法避免接触变应原和药物治疗症状控制不理想时,可以考虑采用针对变应原的特异性免疫治疗,如应用尘螨变应原提取物治疗尘螨过敏性哮喘。如果患者对多种变应原致敏,用单一变应原制剂进行 SIT 的疗效多不理想。

目前可以通过皮下注射免疫治疗(subcutaneous immunotherapy,SCIT)或舌下含服免疫治疗舌下含服免疫治疗(sublingual immunotherapy,SLIT)两种方法进行治疗。SCIT 在临床已应用数十年,疗效确切,适用于 5 岁以上儿童。近年开始应用于临床的 SLIT 使用方便,相对安全性好,适用年龄更广,但是对于 5 岁以下儿童的有效性和安全性尚未完全确立。

进行 SIT 时应遵循指南行事。哮喘症状必须得到控制,治疗前要查验近期变应原接触情况,检测肺功能。如果患者有过敏性症状、近期感染或肺功能指标不达标,则不能进行 SCIT。如出现明显的局部反应,应该考虑调整剂量。进行 SCIT 后要留院观察至少 30 分钟,如出现任何全身反应,如咳嗽、打喷嚏、瘙痒和急性全身过敏反应的征象,立即注射肾上腺素。局部不良反应一般可以用抗组胺药物治疗或预防。任何实施 SCIT 治疗的单位都必须有经过急救训练的专业人员当班,以便及时实施救急治疗。虽然 SLIT 可以在家庭中实施,但首次治疗时必须在医院内进行,且同样需要留院观察 30 分钟以上。

(四)急性发作期治疗

主要根据急性发作的严重程度及对初始治疗措施的反应,在原有药物基础上进行个体化治疗。

哮喘急性发作经合理应用支气管舒张剂和糖皮质激素等哮喘缓解药物治疗后,仍有严重或进行性呼吸困难者,称为哮喘危重状态(哮喘持续状态)。如此时支气管阻塞未能及时得到缓解,可迅速发展为呼吸衰竭,直接威胁生命。应将哮喘急性发作的患者置于良好医疗环境中,以相对高流量的方法供氧以维持血氧饱和度在 92%～95% 或以上,同时进行心肺监护,监测血气分析和通气功能,对未作气管插管者,禁用镇静剂。

儿童哮喘急性发作时的治疗目标是:避免病情在短时间内进行性加重,尽可能减少并发症,避免哮喘死亡,并通过治疗教育患者掌握进行自我管理方法。一般需用联合治疗的方法,通过多途径控制哮喘的发病环节,最大限度地缓解气道痉挛,提高疗效,减少不良反应。

1. 吸入速效 β_2 受体激动剂

使用氧驱动(氧流量 6～8L/min)或空气压缩泵雾化吸入,第 1 小时可每 20 分钟 1 次,以后根据病情可每 1～4 小时重复吸入。药物剂量:每次吸入沙丁胺醇 2.5～5mg 或特布他林 5～10mg。如无雾化吸入器,可使用压力定量气雾吸入器(pressurized metered-dose inhaler,pMDI)经储雾罐吸药,每次单剂喷药,连用 4～10 喷,用药间隔与雾化吸入方法相同。

肾上腺素皮下注射仅限用于无条件使用速效 β_2 受体激动剂吸入治疗者,且应在严密观察下使用。药物剂量:每次皮下注射 1∶1000 肾上腺素 0.01mL/kg(≤0.3 毫升/次)。必要时可每 20 分钟 1 次,但不可超过 3 次。

经吸入速效 β_2 受体激动剂治疗无效者,可能需要静脉应用 β_2 受体激动剂。药物剂量:沙丁胺醇 $15\mu g/kg$ 缓慢静脉注射,持续 10 分钟以上;病情严重者需静脉维持滴注时剂量为 $1\sim 2\mu g/(kg \cdot min)[\leq 5\mu g/(kg \cdot min)]$。静脉用药容易出现心律失常和低钾血症等严重不良反应,要严格掌握指征及剂量,并作必要的心电图、血气及电解质等监护。

2.糖皮质激素

全身应用糖皮质激素是治疗儿童重症哮喘发作的一线药物,早期使用可以减轻疾病的严重度,给药后 3～4 小时即可显示明显的疗效。药物剂量:口服泼尼松 1～2mg/kg。也可静脉给药,琥珀酸氢化考的松 5～10mg/kg 或甲泼尼龙 1～2mg/kg,根据病情可间隔 4～8 小时重复使用。

大剂量 ICS 对儿童哮喘发作的治疗有一定帮助,选用雾化吸入布地奈德悬液,每次 1mg,每 6～8 小时 1 次。但病情严重时不能以吸入治疗替代全身糖皮质激素治疗,以免延误病情。

3.抗胆碱药

抗胆碱药是儿童危重哮喘联合治疗的组成部分,其临床安全性和有效性已确立,对 β_2 受体激动剂治疗反应不佳的重症者应尽早联合使用。药物剂量:异丙托溴铵每次 125～500μg,间隔时间同吸入 β_2 受体激动剂。

4.氨茶碱

静脉滴注氨茶碱可作为儿童危重哮喘附加治疗的选择。药物剂量:负荷量 4～6mg/kg(≤250mg),缓慢静脉滴注 20～30 分钟,继之根据年龄持续滴注维持剂量 0.7～1mg/(kg·h),已用口服氨茶碱者,直接使用维持剂量持续静脉滴注。亦可采用间歇给药方法,每 6～8 小时缓慢静脉滴注 4～6mg/kg。

5.硫酸镁

硫酸镁有助于危重哮喘症状的缓解,安全性良好。药物剂量:25～40mg/(kg·d)(≤2g/d),分 1～2 次,加入 10% 葡萄糖溶液 20mL 缓慢静脉滴注(20 分钟以上),酌情使用 1～3 天。不良反应包括一过性面色潮红、恶心等,通常在药物输注时发生。如过量可静脉注射 10% 葡萄糖酸钙拮抗。

儿童哮喘危重状态经氧疗、全身应用糖皮质激素、β_2 受体激动剂等联合治疗后病情继续恶化者,应及时给予辅助机械通气治疗。

(五)给药方法的选择

儿童哮喘治疗给药方法的选择,直接影响临床疗效。目前哮喘治疗的主要给药方法是吸入治疗,具有作用直接迅速、药物剂量小、安全性好、使用方便等特点。

1.吸入治疗

吸入治疗时药物是通过不同的装置以气溶胶的形式输出并随呼吸进入体内,气溶胶具有巨大的接触面,有利于药物与气道表面接触而发挥治疗作用,但气溶胶同时也具有凝聚倾向,其流动性取决于外界赋予它的初始速度,而沉降作用基本遵循 Stoke 定律,即沉降速度与颗粒的质量成正比。吸入药物由于输送装置的特点,药物颗粒的大小、形态、分子量、电荷、吸潮性等的不同,可产生不同的临床效果。就颗粒大小而言,直径在 1～5μm 的药物颗粒最为适宜,>6μm 的颗粒绝大多数被截留在上呼吸道,而 <0.5μm 的颗粒虽能达到下呼吸道,但在潮气呼吸时有 90% 的药雾微粒被呼出体外。

药物吸入后可通过呼吸道和消化道两条途径进入全身血液循环。目前所用的绝大多数药物吸入肺部后以原型进入血液循环,其中仅有 25% 左右的药物通过肝脏首过代谢灭活,其余大部分药物分布在全身组织。另有相当大一部分留存在口咽部的药物通过吞咽经消化道吸收进入体内,其中大部分药物可通过肝脏首过代谢迅速失活。因此所有的吸入药物都有一定的全身生物利用度,是经肺和消化道吸收进入血液循环药物的总和。不同的药物和装置组合,药物的全身生物利用度可有明显差异。

(1)不同吸入装置的特点

①压力定量气雾吸入器(pMDI):是目前临床应用最广的一种吸入装置,典型的 pMDI 由药物、推进剂和表面活性物质或润滑剂 3 种成分所组成,呈悬液状。因 3 种成分的密度相差大,静置后可分层,放置一段时间后的首剂药物剂量差异极大,应弃用。要做到定量准确,每次使用前必须充分摇匀,否则将影响下一次使用时喷出的药量。pMDI 便于携带,作用快捷,临床疗效与吸入方法密切相关,如正确操作,吸入肺部的药量可达 10% 以上。但是应用 pMDI 有较高的吸入技术要求,应用于幼龄儿童时因较难掌握复杂的吸入技术而限制了其在该年龄组人群中的应用。以往 pMDI 大多以氟利昂(CFC)作为推进剂,不利于环境保护,目前已被氢氟化合物(HFA)替代。由于理化性质的不同,使用 HFA 的 pMDI 的微颗粒制剂可产生更小的药雾颗粒,增加吸入肺内的药量,特别是周边气道的药量有明显增加,可望取得更好的临床效果。pMDI 的高速气流和大颗粒输出对于其短而小的口器而言,极易造成药物留存在口咽部,增加经胃肠道药物吸收量。因此,应用 pMDI 时要对患者进行详细的指导,具体的吸药要求是:先深呼气,然后作与喷药同步的缓慢深吸气,随之屏气 10 秒钟,这样才能使药物充分地分布到下气道,达到良好的治疗效果。

②pMDI＋储雾罐(pMDIs):针对 pMDI 的不足,加用储雾罐作为辅助装置吸药,可以降低使用 pMDIs 吸药的协同性要求,适用年龄范围更大,减少了推进剂等产生的气道内应激反应。同时提供了药物储存空间,以便于药雾流速减缓和药雾微颗粒变小,患者可用任何吸气流速持续吸药数次,可提高吸入肺内的药量。根据储雾罐的不同最终有 30%～70% 的药物留存在储雾罐内,减少了口咽部药物存积量,提高了安全度。哮喘急性发作时通过 pMDIs 使用大剂量 β_2 激动剂吸入,可达到用喷射雾化器治疗相似的效果。儿童使用应根据年龄选用合适的储雾罐,使用多剂量药物时,应单剂量重复吸药,不能一次多剂量吸药。需使用去静电处理的塑料储雾罐或金属储雾罐。

③干粉吸入剂(DPI):DPI 与 pMDI 吸入的根本不同点在于,其通过使用者主动吸气的动能来分散药雾微粒,干粉雾颗粒的流速与使用者的吸气流速相吻合,而且颗粒以干粉形式输出,因此药雾在离开吸入装置后,微颗粒的大小不会因时间和距离的变化而发生迅速变化,因为从气雾动力学上来说,干粉剂的药雾颗粒较 pMDI 更稳定。由于气流速和气流方式的不同,药雾在口咽部留存量也较少。DPI 具有携带方便、使用快捷、操作容易、不含 CFC,可使用纯药、无须维修等特点。不同装置的吸气阻力不同,一般而言,结构简单的单剂量型干粉吸入器吸气阻力较小,多剂量型干粉吸入器结构复杂,吸气阻力相对略高。使用者的吸气流速直接决定吸入药量的多少。使用 DPI 时要采用快速的深吸气方式吸药,以期达到最大的吸入药量。在哮喘极重发作及婴幼儿可能达不到足够的吸气流速时不宜应用 DPI。

④雾化器:雾化器为所有吸入装置中对患者配合要求最低的一种吸入装置,治疗时患者平静呼吸即可,药液不含刺激物。由于输出药雾颗粒较小,药雾沉积时间长,药物在肺内的分布较均衡,有较好的临床治疗效应。近年各种改进型雾化吸入装置和新颖药物制剂的出现,使其

应用范围也日益广泛。但雾化吸入治疗费用相对较贵,有动力要求而携带不方便,主要用于医院和家庭雾化。

治疗哮喘需选用射流雾化器,普通超声雾化器因输出雾粒不稳定,气雾的水密度高,可能增加气道阻力,不推荐用于儿童哮喘治疗。使用时射流雾化器的药池内的液量要充足,一般用量为3~4mL。药雾微颗粒的大小与动力气流速相关,如用氧气驱动,每分钟流速应达到6~8L,增加气流速可使雾化量增加,减小药物颗粒,缩短雾化时间,使患者的依从性更好。每次雾化吸入的时间以5~10分钟为妥。尽可能使用经口吸药,如用面罩,要注意其密闭性,否则将降低吸入药量。应在安静状态下通过潮气呼吸的方式吸药,可作间歇深吸气。为了避免雾化吸入ICS时不良反应的发生,要防止药物进入眼睛,在吸药前不能抹油性面膏,吸药后立即清洗脸部,以减少可能经皮肤吸收的药量。

(2)吸入治疗时不良反应的防治

吸入治疗时的某些不良反应如口咽部霉菌感染、声音嘶哑,吸药时的咳嗽反射等可以通过吸入装置的改变而减轻,用pMDI吸药者最好加用储雾罐,特别当长期使用较大剂量的ICS时,必须使用储雾罐。由于吸药方式不同,使用干粉吸入器时前述不良反应的发生也较少。更重要的是无论使用何种吸入装置,每次吸入ICS后一定要及时漱口,祛除口咽部沉积的药量,尽可能减少经胃肠道的药物吸收量。

使用不同的制剂吸入体内的药量不尽相同,对疗效有明显的影响。使用吸入治疗时,应将药物和吸入装置作为一个整体加以考虑,选用适合于具体患者的吸入装置。也要考虑到不同药物的体内代谢情况的不同点,尽可能选用肝脏首过代谢率高的药物以减少全身生物利用度,提高用药的安全性。

(3)各年龄适用的吸入装置

临床医师应熟悉各种药物、吸入装置和给药方法的特点,根据患者的年龄和病情制订治疗方案,使用合适的吸入装置和药物,指导正确的吸药方法,用尽可能少的药物达到最佳临床治疗效果。

2.经皮给药

针对儿童用药的特点,目前临床有新型的透皮吸收剂型,如妥洛特罗贴剂。该药采用结晶储存系统控制药物持续释放,药物分子经过皮肤吸收,可以减轻全身性不良反应。每天只需贴敷1次,用药后4~6小时可以达到药物的峰浓度,药效约维持24小时,使用方法简单。根据药物体内特点,一般推荐晚上用药,药物达峰时间正好与儿童哮喘午夜后症状好发时间相吻合,有利于夜间症状的控制。该药有0.5mg、1mg、2mg三种剂型,分别用于不同年龄的儿童哮喘。

(六)临床缓解期的处理

为了巩固疗效,维持患儿病情的长期稳定,提高其生命质量,应加强临床缓解期的处理。重点是提高患者自我管理的能力,包括病情监测、触发危险因素的回避、共患疾病的诊治、发作先兆征象的识别和家庭处理方法的掌握。

在哮喘长期管理治疗过程中,要尽可能采用客观的评估哮喘控制的方法,连续监测,提供可重复的评估指标,从而调整治疗方案,确定维持哮喘控制所需的最低治疗级别,维持哮喘控制,降低医疗成本。

第十节 毛细支气管炎

毛细支气管炎是由多种致病原感染引起的病变部位在毛细支气管(主要在直径为75～300μm的气道)的炎症。2～6月龄婴儿多发,冬春两季多见,散发,有时亦呈流行性。呼吸道合胞病毒(respiratory syncytial virus,RSV)为最常见病原体。此外,副流感病毒、腺病毒、鼻病毒、肺炎支原体等也可引起毛细支气管炎,也可出现混合感染。RSV侵袭毛细支气管后,致使病变部位黏膜肿胀,黏膜下炎性细胞浸润,黏膜上皮损伤脱落,黏液分泌增多,加之毛细支气管的不同程度痉挛,最终导致部分或完全性气道阻塞,形成呼气性呼吸困难。由于毛细支气管的管壁较薄,故炎症易扩展累及周围的肺间质和肺泡,形成细支气管周围炎。<6月龄和高危婴儿有较高的病死率。

一、临床表现

①多见于6月龄内小儿,最大不超过2岁。

②体温低至中等发热(>39℃高热不常见)。

③早期呈现病毒性上呼吸道感染症状,包括鼻部卡他症状、咳嗽,1～2天后病情迅速进展,出现阵发性咳嗽,3～4天出现喘息,喉部可闻及"咝咝"声,呼吸困难,严重时出现发绀,5～7天时达到疾病高峰。

④其他常见症状:呕吐、烦躁、易激惹、喂养量下降,<3月龄的小婴儿可出现呼吸暂停。

⑤肺部体征:叩诊呈过轻音,肺肝界下移,双肺呼吸音延长,可闻及哮鸣音及细、湿啰音,喘憋严重时喘鸣音有时反而减弱,应给予注意。

⑥严重时可出现发绀、心动过速、脱水、胸壁吸气性凹陷(三凹征)及鼻翼扇动等表现。

⑦X线胸片特点:双肺气肿为主。亦可表现为斑片状浸润阴影,局部肺不张,支气管周围炎。

⑧体质特点:过敏体质婴儿(如易患湿疹等)、有哮喘或过敏体质家族史者,将来发展成支气管哮喘的概率增加。

毛细支气管炎的病情严重度分级见表1-7。

表1-7 毛细支气管炎的病情严重度分级

项目	轻度	中度	重度
喂养量	正常	降至正常一半	降至正常一半以上或拒食
呼吸频率	正常或稍增快	>60次/分	>70次/分
胸壁吸气性三凹征	轻度(无)	中度(肋间隙凹陷较明显)	重度(肋间隙凹陷明显)
鼻翼扇动或呻吟	无	无	有
血氧饱和度	>92%	88%～92%	<88%
精神状况	正常	轻微或间断烦躁、易激惹	极度烦躁不安、嗜睡、昏迷

二、辅助检查

(1)经皮血氧饱和度监测

建议在疾病早期(最初 72 小时内)或有重症毛细支气管炎危险因素的患儿进行血氧饱和度监测。

(2)鼻咽抽吸物病原学检测

毛细支气管炎病毒病原检测方法包括抗原检测(免疫荧光法、ELISA 和金标法)、PCR、RT-PCR 等方法。RSV、流感病毒 A 和 B、腺病毒等病原谱的检测有助于预防隔离,并避免不必要的进一步检查。

(3)胸部 X 线检查

毛细支气管炎 X 线表现为肺部过度充气征或斑片状浸润阴影,局部肺不张,支气管周围炎。

(4)患儿如果出现下列情况,需要做进一步检查

①有脱水征象时需要检测血清电解质。

②当体温>38.5℃或有感染中毒症状时需做血培养。

③重症,尤其是具有机械通气指征时需及时进行动脉血气分析。

三、住院与转入 ICU 指征

大多数毛细支气管炎患儿临床表现为轻度,疾病呈自限过程,有条件时可以在家护理,关注饮食、呼吸及体温情况。对中、重度患儿,需要入院治疗,密切监测病情变化,及时处理病情的加重和恶化。

①中、重度毛细支气管炎患儿需要住院治疗,对于有危险因素的患儿应放宽入院指征。

②转入 ICU 指征:对给予浓度 50%的氧吸入仍然不能纠正严重呼吸困难或窒息的患儿,有转入 ICU 的指征,严密观察,必要时可行气道持续正压通气或气管插管机械通气。

四、鉴别诊断

①本病应与该年龄段引起喘憋或呼吸困难的相关疾病鉴别,包括急性喉炎、支气管哮喘、呼吸道合胞病毒性肺炎、原发型肺结核、先天性气道发育异常、心内膜弹性纤维增生症、充血性心力衰竭、异物吸入等。

②小儿毛细支气管炎与婴幼儿哮喘首次发作的临床表现极其相似,在就诊当时难以鉴别,需要日后定期随访观察。如反复发作超过 3 次以上,支气管扩张药治疗有效且除外其他肺部疾病,则应考虑支气管哮喘的诊断;个人过敏体质、有哮喘或过敏体质家族史、长期被动吸烟等是毛细支气管炎患儿将来发展为哮喘的高危因素。

五、治疗

1.促进排痰

重症病例合理应用雾化治疗有一定帮助,一般雾化器可结合给氧进行雾化,超声雾化只在

有呼吸道痰堵时应用,每次20分钟,3～4次/天,吸雾后要拍背吸痰。增加空气的湿度极为重要,一般可使用室内加湿器。应用加温湿化有时可使患儿安静下来。至于直接冲洗咽喉部及从喉支气管吸出痰液的办法,只能针对个别病例并应在耳鼻喉科配合下使用喉镜进行。

2.纠正缺氧

对喘憋重者首先要抬高头部与胸部,以减少呼吸困难;遇有明显缺氧时,最好应用雾化器给氧,应连接口罩或用头罩,对轻度缺氧病例,有条件的地方可试用冷空气疗法,也可采用鼻管给氧,将导管尖端放在鼻前庭即可。

3.止喘

在喘憋发作期间,宜用异丙嗪缓解支气管痉挛,一般每次口服约1mg/kg,3次/天,也可雾化吸入支气管扩张药。若烦躁明显,可将异丙嗪与等量的氯丙嗪(冬眠灵)配制后肌内注射,并可加用水合氯醛加强镇静作用。如效果仍不明显,可以将氢化可的松或地塞米松静脉点滴,于数小时内输入。如喘憋非常严重,一般方法难以控制时,可试行徐徐静脉推入5%碳酸氢钠3～5mL/kg,有时可见显著效果。也可试用酚妥拉明加间羟胺(阿拉明)静脉滴注或缓慢静脉推入,或试用东莨菪碱静脉滴注。有研究人员用硫酸镁静脉滴注,维生素 K_3 雾化吸入,与小剂量异丙肾上腺素静脉滴注,可治疗毛细支气管炎喘憋发作,临床使用时可结合实际情况审慎试用。

4.水、电解质平衡

争取多次口服液体以补充快速呼吸时失去的水分,不足时可以静脉点滴补液,一般用10%葡萄糖溶液,加入少量(约1/5容量)生理盐水,遇有代谢性酸中毒,可静脉输入1/6克分子浓度(1.4%)碳酸氢钠。如有血气测定条件,可按[0.3×体重(kg)×剩余碱(负值)=输给的碳酸氢钠毫当量数]的公式计算,先输给总量的1/2,视情况再输其余的1/2。

5.呼吸道通畅

对呼吸性酸中毒宜用雾化吸痰等方法使呼吸道通畅。对个别极端严重呼吸衰竭病例可进行气管插管及应用加压人工呼吸。

6.纠正心力衰竭

并发心力衰竭时应及时应用洋地黄类药物,对疑似心力衰竭病例,也可及早试用。

7.肾上腺素

对疑似哮喘患儿,可试用小剂量肾上腺素,无效时不再重复。

8.其他

最近有人试用干扰素雾化疗法,发现此法对本病及喘息性支气管炎均有疗效。对能服用汤药的患儿,中医治疗效果较好,一般可用射干麻黄汤、定喘汤或小青龙汤加减,遇有苔黄、舌红等热象明显者可用麻杏石甘汤加减。本症系病毒引起,故一般不需用抗生素。但隔离条件较差时,可酌用青霉素以控制继发细菌感染。如发现葡萄球菌或流感杆菌等继发感染,应积极进行抗菌治疗。抗病毒治疗中利巴韦林(三氮唑核苷)雾化吸入疗效较好。国内研究证明,双黄连雾化吸入效果亦较明显,也可以加用干扰素α。

第十一节　肺脓肿

肺脓肿是指由各种细菌感染引起的肺实质炎性病变,坏死液化,形成内含脓液的洞腔,主要继发于肺炎,其次并发于败血症。偶见邻近组织化脓病灶,如肝脓肿、膈下脓肿或脓胸蔓延到肺部所致。此外,肿瘤或异物压迫可使支气管阻塞而继发化脓性感染。肺吸虫、蛔虫及阿米巴等也可引起肺脓肿。原发性或继发性免疫功能低下和免疫抑制药的应用均可促使肺脓肿的发生。

一、病因及发病机制

(一)病因

本病的病原菌以金黄色葡萄球菌、厌氧菌最多见,其次为肺炎链球菌、流感嗜血杆菌、溶血性链球菌、克雷伯杆菌、大肠埃希菌、铜绿假单胞菌等,后者往往与厌氧菌混合感染。

(二)发病机制

肺脓肿多继发于肺炎,其次为败血症,少数病例可由邻近组织化脓性病灶如肝脓肿、膈下脓肿或脓胸蔓延至肺部所致。气道异物继发感染,细菌污染的分泌物、呕吐物在某种情况下被吸入下呼吸道,以及肺吸虫、蛔虫和肺胸膜阿米巴感染,均可导致脓肿。吸入性肺脓肿多见于年长儿,血源性肺脓肿、继发性肺脓肿多见于婴幼儿。

二、临床表现

起病较急、发热无定型、有持续或弛张型高热,可伴寒战、咳嗽,可为阵发性,有时出现呼吸增快或喘憋,胸痛或腹痛,常见盗汗、乏力、体重下降,婴幼儿多伴呕吐与腹泻。如脓肿与呼吸道相通,咳出臭味脓痰,则与厌氧菌感染有关,可咳血痰,甚至大咯血。如脓肿破溃,并与胸腔相通,则成脓胸及支气管胸膜瘘,症状可随大量痰液排出而减轻,一般患侧胸廓运动减弱,叩诊呈浊音,呼吸音减低。如脓腔较大,并与支气管相通,局部叩诊可呈空瓮音,并可闻及管状呼吸音或干湿啰音,语音传导增强,严重者有呼吸困难及发绀,慢性者可见杵状指(趾)。

三、检查

1.血常规

急性期血白细胞总数可达$(20\sim30)\times10^9/L$或更高,中性粒细胞在90%以上。核明显左移,常有中毒颗粒。慢性期白细胞可稍升高或正常,可见红细胞和血红蛋白减少。

2.痰液检查

痰液静置后分三层:上层为泡沫,中层为清液,下层为黏液脓块或坏死组织,可将下层脓块进行涂片和培养;脓痰镜检时见弹力纤维,证明肺组织有破坏。

3.病原学检查

脓痰或气管吸取的分泌物进行培养检测病原菌,痰涂片革兰染色、痰液普通培养可找到致病菌。因为本病多为厌氧菌为主的混合感染,所以若疑为本病应同时做厌氧菌培养。

4. X 线胸片

应做正侧位胸片。早期可仅见炎性浸润影,边缘不清,若脓肿形成则为团片状浓密阴影,分布在一个或数个肺段。肺脓肿形成后,大量脓痰经支气管排出,胸片上可见带有含气液平面的圆形空洞,内壁光滑或略有不规则。慢性肺脓肿腔壁变厚,周围为密度增高的纤维索条,可伴支气管扩张、胸膜增厚;血源性肺脓肿在两肺可见多个团片状浓密阴影。支气管碘油造影用于慢性肺脓肿可疑并发支气管扩张的患者。

5. 胸部 CT

胸部 CT 对肺脓肿的早期诊断价值较大,对显示空洞壁情况及病灶周围肺野情况优于 X 线,能更准确定位并有助于体位引流和外科手术治疗。胸部 CT 可用于鉴别肺脓肿和有气液平面的局限性脓胸,发现体积较小的脓肿和葡萄球菌肺炎引起的肺气囊腔。肺脓肿早期可见大片状密度增高影,边界模糊,中央密度较高,边缘密度较淡。当病灶坏死、液化,CT 影像中可出现多个低密度病灶,继而形成空洞,其内可见气液平面。

6. MRI

肺脓肿内坏死液化组织的 MRI 呈 T_1WI 低或中等信号(T_2WI 为高信号),空洞内气体均为低信号。

7. 核医学核素标记

放射性核素标记白细胞显像,病变区灶性高密度影,空洞呈轮圈状浓聚影。

8. 纤维支气管镜

有助于明确病因和病原学诊断,并可用于治疗;如有气道内异物,可取出异物使气道引流通畅;如疑为肿瘤阻塞,则可取病理标本。还可经纤维支气管镜插入导管,尽量接近或进入脓腔,吸引脓液、冲洗支气管及注入抗生素,以提高疗效与缩短病程。

四、诊断

根据患儿急性起病的发热、咳嗽或伴脓痰,痰有臭味的病史;慢性肺脓肿的患者伴杵状指(趾)等表现,结合血象、X 线胸片对本病可做诊断。肺 CT、MRI 能早期、精确诊断。

由于引起小儿肺脓肿的原因很多,其中最常见的原因是感染,在临床的诊断思考方面,除了要注意肺脓肿的临床表现外,还需尽快查清楚感染的病原体,做出病因诊断,以便指导临床治疗和评估预后。对反复发作或慢性迁延的患者,还要尽可能明确导致反复感染的原发疾病和诱因,如营养不良、营养性贫血、原发性或继发的免疫缺陷病等。

五、鉴别诊断

在诊断肺脓肿时还要注意与空洞性肺结核继发感染、先天性肺囊肿继发感染、肺大疱、支气管扩张继发感染、肺结核进行鉴别。

(一)空洞性肺结核继发感染

空洞性肺结核是一种慢性病,起病缓慢,病程长,可有长期咳嗽、午后低热、乏力、盗汗,食欲缺乏或有反复咯血。X 线胸片显示空洞壁较厚,好发于上叶尖后段及下叶背段,病灶周围可有卫星灶,多无气液平面痰中可找到结核分枝杆菌。但当合并肺部感染时,可出现急性感染症状和咳大量脓臭痰,且由于化脓性细菌大量繁殖,痰中难以找到结核分枝杆菌,此时要详细询问病史。如一时不能鉴别,可按急性肺脓肿治疗,控制急性感染后,胸片可显示纤维空洞及周围多形性的结核病变,痰结核分枝杆菌可阳转。

(二)先天性肺囊肿继发感染

先天性肺囊肿继发感染时,囊肿内可见气液平面,周围炎症反应轻,液性囊肿呈界限清晰的圆形或椭圆形阴影,全气囊肿呈圆形或椭圆形薄壁透亮囊腔影。无明显中毒症状和脓痰。如有以往的 X 线胸片作对照,则更容易鉴别。

(三)肺大疱

合并金色葡萄球菌肺炎或病毒性肺炎后的肺大疱应与本病鉴别,X 线胸片上肺大疱壁薄,形成迅速,并可在短时间内自然消失。

(四)支气管扩张继发感染

根据既往严重肺炎或结核病等病史,有典型的清晨起后大量咳痰,结合 X 线胸片及支气管造影所见,可以鉴别。

(五)肺结核

肺脓肿可与结核瘤、空洞型肺结核和干酪性肺炎相混,应做结核菌素试验,痰液涂片或培养寻找结核菌。在 X 线片上,肺结核空洞周围有浸润影,一般无气液平面,常有同侧或对侧结核播散病灶。

六、治疗

抗菌药物治疗和脓液引流是主要的治疗方式。

(一)抗菌药物治疗

吸入性肺脓肿多为厌氧菌感染,一般均对青霉素敏感,仅脆弱拟杆菌对青霉素不敏感,但对林可霉素、克林霉素和甲硝唑敏感。早期可用青霉素 100 000U/(kg·d),疗程 4～6 周。随后根据痰细菌培养及敏感试验选用敏感抗生素,如头孢菌素、万古霉素及亚胺培南/西司他丁钠等治疗。对革兰阳性菌常选用半合成青霉素,如苯唑西林、红霉素或头孢菌素等;革兰阴性菌可选用氨苄西林或第三代头孢菌素。

血源性肺脓肿多为葡萄球菌和链球菌感染,可选用耐 β-内酰胺酶的青霉素或头孢菌素。如为耐甲氧西林的葡萄球菌,应选用万古霉素、替考拉宁或利奈唑胺。

如为阿米巴原虫感染,则用甲硝唑治疗。如为革兰阴性杆菌感染,则可选用第二代或第三代头孢菌素,必要时联用氨基糖苷类抗菌药物,如阿米卡星。

抗菌药物的剂量和疗程要足,一般至体温正常、症状消失、X 线检查显示脓肿吸收 7 天后停药。具体疗程因脓肿吸收的速度、脓肿的大小、临床表现的严重程度而定,一般疗程 3～4 周。

(二)脓液引流

保证引流通畅,是治疗成功的关键。

1. 体位引流

根据脓肿的部位和支气管的位置采用不同体位,引流的体位应使脓肿处于最高位,年长儿可呈头低位、侧卧位(健侧在下,患侧在上)。一般应在空腹时进行,每天 2～3 次,每次 15～30 分钟。婴儿可通过变换体位,轻拍背部。引流时可先做雾化吸入,再拍背,以利痰液引流。

2.经纤维支气管镜吸痰及局部给药治疗

抗生素治疗效果不佳或引流不畅者,可进行支气管镜检查,吸出痰液和腔内注入药物。

方法:纤维支气管镜插至病变部位的支气管开口处吸痰,吸出的痰液送细菌培养,进行结核菌和细菌学检查。用生理盐水局部反复冲洗后注入抗生素,每周 1～2 次,直至症状消失、脓腔及炎症病灶消失。局部用抗生素依药敏试验结果而定。

3.经肺穿刺抽出脓液、注入给药

如脓腔较大又靠近胸壁,经 X 线或超声定位后,在常规消毒下经肺直接穿刺脓腔,尽可能将脓液抽净后注入稀释的抗生素。经肺穿刺有一定危险性,易发生气胸和出血,应做好给氧及止血的准备。尽量避免反复穿刺,以免引起健康肺组织和胸腔的感染。

4.经皮穿刺置管

经正侧位胸片确定脓腔部位后,首先在局麻下用细长针试穿脓腔,一旦抽出脓液,立即停止抽脓,按原路径及深度插入导管穿刺针,置入内径 11.5mm 的细长尼龙管或硅胶管至脓腔内,退出导管。置管长度应使尼龙管在脓腔内稍有蜷曲,便于充分引流。之后皮肤缝线固定尼龙管。定时抽吸脓液,用生理盐水或抗生素液灌洗脓腔,管外端接低负压引流袋。待脓液引流干净,复查 X 线胸片,证实脓腔基本消失,夹管 2～3 天,无发热、咳脓痰等征象,拔管。

该方法创伤小,引流充分,置管不受脓腔部位限制,并可多个脓腔同时置管引流。

(三)支持及对症疗法

注意给高热量、高蛋白、富含维生素的易消化食物。环境的温度、湿度适宜,通风良好。注意保证患儿可安静休息,保持口腔清洁。病情严重、全身状态衰竭的患儿,可以给予静脉注射丙种球蛋白、血浆、氨基酸复合液。呼吸困难者应给予吸氧。必要时可给祛痰止咳剂;原则上不用镇咳剂药物,以免抑制咳嗽,影响痰液的排出。对于咯血的患儿应给予止血、镇静剂。

(四)手术治疗

手术适应证:①病程 3～6 个月以上,经内科保守治疗 2 个月以上无效,脓腔已包裹,脓腔壁上皮化和并发支气管扩张;②大咯血经内科治疗无效或危及生命者;③伴有支气管胸膜瘘或脓胸经抽吸、引流和冲洗疗效不佳者。病灶为单个而非多发,可以考虑手术切除病灶。术前应评价患儿一般情况和肺功能。手术禁忌证:急性发作期脓肿尚未形成,或多发的、小的肺脓肿及其他不能耐受手术的情况。

第十二节　小儿肺结核

一、原发性肺结核

(一)概述

原发性肺结核是儿童最常见的结核病类型,包括原发综合征和支气管淋巴结结核。结核分枝杆菌由呼吸道进入肺部后,在局部引起炎症反应即原发灶,再由淋巴管引流到局部气管旁或支气管旁淋巴结,形成原发综合征。由于原发灶常位于胸膜下,多累及胸膜,因此胸膜反应或胸膜炎也是原发综合征的组成部分。如原发灶甚小或已经吸收致 X 线检查无法查出,诊断为支气管淋巴结结核。

(二)病因

结核分枝杆菌初次感染肺部导致。

(三)临床表现

1. 症状

主要表现为发热、咳嗽和结核中毒症状。其特点为中毒症状和呼吸道症状与高热不相称。发生支气管淋巴结结核时,肿大的淋巴结压迫气道,可出现喘息、刺激性咳嗽和气促等症状。对于发热、咳嗽或喘息超过 2 周的患者应考虑本病的可能。

2. 体格检查

病程长、病情重者,可有营养不良。多无卡疤。肺部体征多不明显,与肺内病变不成比例。病灶范围广泛或合并肺不张,可闻及呼吸音减低。浅表淋巴结可轻度或中等度肿大。

(四)辅助检查

1. 影像学检查

(1)胸部 X 线检查

原发综合征表现为肺内原发病灶和气管或支气管旁淋巴结肿大,病情恶化引起干酪性肺炎时,可表现为肺内高密度实变,并有空洞形成;支气管淋巴结结核表现为肺门或支气管旁淋巴结肿大,肿大的淋巴结可压迫气道,出现支气管狭窄、变形。发生淋巴结-支气管瘘,引起支气管结核时可合并肺不张、肺实变,同时有支气管狭窄、闭塞、变形。病程长时,可发现肺内和淋巴结内的钙化。

(2)胸部 CT 检查

对于支气管旁淋巴结肿大、小的原发病灶、空洞的显示优于常规胸部 X 线片。增强 CT 扫描可发现肿大的淋巴结,典型的表现为边缘呈环行强化,内部有低密度坏死。

2. 结核菌素皮肤试验(简称 PPD 皮试)

PPD 皮试阳性对于诊断具有较大价值,为当前重要的诊断依据。目前常规以 5 单位 PPD 作为临床试验指标。结果判断:硬结平均直径 5～9mm 为阳性反应(＋),10～19mm 为(＋＋),≥20mm 为(＋＋＋)如又有双圈反应或硬结,淋巴管炎则属(＋＋＋＋)。结核菌素试验阳性,除外接种卡介苗引起的反应,对结核病诊断有重要意义。

3. 结核分枝杆菌检测

若胃液或痰液结核分枝杆菌涂片或培养阳性,结核病的诊断可确立。

4. 支气管镜检查

支气管镜检查对支气管结核的诊断有很大帮助。检查时可观察到:①肿大淋巴结造成支气管受压、移位;②支气管内膜结核病变包括溃疡、穿孔、肉芽组织、干酪样坏死等;③采集分泌物、支气管肺泡灌洗液找结核菌;④取病变组织(溃疡、肉芽肿)进行病理检查。

(五)诊断

根据症状、体征、影像学表现、PPD 皮试阳性或结核病接触史可做出临床诊断。对 PPD 皮试阴性的病例,支气管镜检查结果、结核分枝杆菌检查为阳性或抗结核治疗可有效反映诊断。

(六)鉴别诊断

应与各种病原体肺炎、肺囊肿、肺脓肿、淋巴瘤等鉴别。鉴别要点如下:

1.临床表现

原发性肺结核起病亚急性或慢性,咳嗽、中毒症状及肺部体征较轻,与影像学表现不一致。

2.胸部 CT 检查

原发性肺结核大多数有肺门和气管旁淋巴结肿大。

3.结核分枝杆菌感染证据

PPD 皮试阳性,或胃液、痰液找到结核分枝杆菌,或有密切结核病接触史。

4.治疗反应

抗结核药物治疗有效。

(七)治疗

1.抗结核药物

原发肺结核未合并支气管结核,可应用异烟肼、利福平 6～9 个月。合并支气管结核,在治疗的强化阶段联合使用异烟肼、利福平、吡嗪酰胺 2～3 个月,维持治疗阶段继用异烟肼、利福平 3～6 个月。注意检测肝功能。

2.辅助治疗

发生支气管结核者,可进行支气管镜介入治疗。肿大的淋巴结压迫气道,出现明显喘息、呛咳、气促时,可短期应用糖皮质激素。

二、急性血型播散型肺结核

(一)概述

多数为原发性肺结核恶化后的并发症,是儿童结核病的较严重类型,可单独发生,也可合并全身其他部位(如腹腔、肝脾及中枢神经系统等)播散性结核病。

(二)病因

因位于肺部病灶和支气管淋巴结内的结核分枝杆菌进入血流后,广泛播散到肺而引起。大量结核分枝杆菌在极短时间内进入血液循环则发生急性血行播散型肺结核。

(三)临床表现

1.症状

主要表现为长期发热和结核中毒症状,可伴有咳嗽。小婴儿可有喘憋。一些患者可合并脑膜炎的症状。

2.体格检查

病程长、病情重者,可有营养不良。多无卡疤。肺部体征多不明显,与肺内病变不成比例。小婴儿可有呼吸急促,肺部存在湿性啰音。半数患者浅表淋巴结和肝脾大。一些患者伴有脑膜刺激征或精神萎靡。少数患儿有皮肤粟粒疹。

(四)辅助检查

1.影像学检查

①胸部 X 线检查:可见双肺密度、大小、分布均匀的粟粒结节阴影,纵隔或肺门可有肿大

淋巴结或肺内原发病灶。

②胸部 CT 检查:上述表现更典型,并且有助于发现早期粟粒影。对于急性血行播散型肺结核患儿,应常规进行头颅 CT 检查,以尽早观察有无结核性脑膜炎的表现如脑积水等。

2. 结核菌素皮肤试验

PPD 皮试阳性对于该病的诊断具有较大价值,为当前重要的诊断依据。

3. 结核分枝杆菌检测

若胃液或痰液结核分枝杆菌培养为阳性,结核病的诊断可确立。

4. 脑脊液检查

急性血行播散型肺结核患者,应常规进行脑脊液检查,观察有无合并结核性脑膜炎。

(五)诊断

根据症状、体征、影像学表现、PPD 皮试结果或结核病接触史可做出临床诊断。对 PPD 皮试阴性或疑难病例,可根据抗结核治疗有效反应或结核分枝杆菌培养阳性做出诊断。

(六)鉴别诊断

应与各种肺间质性疾病如支原体肺炎、衣原体肺炎、病毒性肺炎,朗格汉斯细胞组织细胞增生症、特发性肺含铁血黄素沉着症,以及过敏性肺泡炎等鉴别。鉴别要点如下。

1. 胸部 CT 检查

急性血行播散型肺结核表现为双肺度、大小、分布均匀的粟粒结节阴影,纵隔或肺门可有肿大淋结或肺内原发病灶。

2. 结核菌感染证据

PPD 皮试阳性,或有密切结核病接触史,或胃液、痰液找到结核分枝杆菌。

3. 治疗反应

抗结核药物治疗有效。

(七)治疗原则

1. 抗结核药物

在治疗的强化阶段联合使用异烟肼、利福平、吡嗪酰胺 3 个月,维持治疗阶段继用异烟肼、利福平 6～9 个月。注意检测肝功能。如病情严重,可使用链霉素或乙胺丁醇,但必须知情同意,并检测听力和视力。

2. 辅助治疗

对于有高热和中毒症状、肺部有弥漫粟粒者,可使用糖皮质激素。合并结核性脑膜炎时,按结核性脑膜炎治疗。

三、继发性肺结核

(一)概述

继发性肺结核多见于 10 岁以上的较大儿童,为体内结核分枝杆菌复燃或再次感染引起的结核病,病情轻重不一,严重的病例多见于青春期青少年。

(二)病因

儿童继发性肺结核为已感染过结核分枝杆菌的儿童,在原发病灶吸收或钙化一个时期后,又发生了活动性肺结核。

（三）临床表现

1. 症状

主要表现为结核中毒症状、咳嗽，可有高热和咯血表现。

2. 体格检查

病情严重者，可有营养不良。病变广泛时，肺部可闻及湿性啰音。

（四）辅助检查

1. 影像学检查

①胸部 X 线检查：表现为肺内浸润病灶，可伴有空洞、支气管播散病灶以及钙化灶。肺内浸润病灶在儿童多见于下肺。可合并胸腔积液。

②胸部 CT 检查：有助于发现小的空洞和支气管播散病灶以及钙化灶。

2. 结核菌素皮肤试验

PPD 皮试阳性对于诊断具有较大价值，为当前重要的诊断依据。

3. 结核分枝杆菌检测

若痰液结核分枝杆菌涂片或培养结果为阳性，可确立结核病的诊断。

（五）诊断

根据症状、体征、影像学表现、PPD 皮试阳性或结核病接触史可做出临床诊断。对 PPD 皮试阴性的病例，可根据其对抗结核药物治疗具有有效反应，或其痰液结核分枝杆菌涂片或培养结果为阳性明确诊断。

（六）鉴别诊断

应与各种肺炎，尤其是支原体肺炎、细菌性肺炎、真菌性肺炎鉴别。鉴别诊断要点如下。

①胸部 CT 表现。

②结核菌感染证据：PPD 皮试阳性，或痰液找到结核分枝杆菌，或有密切结核病接触史。

③治疗反应：抗结核药物治疗有效。

（七）治疗原则

在治疗的强化阶段联合使用异烟肼、利福平、吡嗪酰胺 3 个月，维持治疗阶段继续用异烟肼、利福平3～6 个月。注意检测肝功能。如合并支气管播散或肺空洞时，可使用链霉素或乙胺丁醇，家属和(或)患儿必须知情同意，并检测听力和视力。

四、结核性胸膜炎

结核性胸膜炎是结核病的一种类型，系结核分枝杆菌由临近胸膜的原发病灶直接侵入胸膜或经淋巴管和血管播散至胸膜而引起的渗出性炎症。分为干性胸膜炎和浆液性胸膜炎。小儿结核性胸膜炎多为肺结核病灶直接浸润引起。在治疗上应早期诊断、积极抽液、早期正规全程抗结核治疗，可减少包裹性积液及胸膜肥厚的发生。

（一）病因及发病机制

1. 病因

原发性结核病是结核分枝杆菌首次侵入机体所引起的疾病，结核杆菌有 4 型：人型、牛型、鸟型和鼠型,而对人体有致病力者为人型结核杆菌和牛型结核分枝杆菌,我国小儿结核病大多数由人型结核分枝菌所引起,结核分枝杆菌的免疫力较强,除有耐酸、耐碱、耐酒精的特性外,对于冷、热、干燥、光线以及化学物质等都有较强的耐受力,湿热对结核分枝杆菌的杀菌力较强,在 65℃ 30 分钟、70℃ 10 分钟、80℃ 5 分钟即可杀死,干热杀菌力较差,干热 100℃ 需 20 分钟以上才能杀死。因此干热杀菌时,温度需高,时间需长。痰内的结核分枝杆菌在直接太阳光下 2 小时内被杀死,而紫外线仅需 10 分钟,相反,在阴暗处可存活数月之久,痰液内的结核分枝杆菌如用 5% 的石炭酸(苯酚)或 20% 漂白粉液消毒,则需 24 小时方能生效。

2. 发病机制

引起结核性胸膜炎的途径有:

①肺门淋巴结核的细菌经淋巴管逆流至胸膜。

②邻近胸膜的肺结核病灶破溃,使结核分枝杆菌或结核感染的产物直接进入胸膜腔内。

③急性或亚急性血行播散性结核导致胸膜炎。

④机体的变应性较高,胸膜对结核毒素出现高度反应引起渗出。

⑤胸椎结核和肋骨结核向胸膜腔溃破,以往认为结核性胸腔积液系胸膜对结核毒素过敏的观点是片面的,因为针刺胸膜活检或胸腔镜活检已经证实 80% 结核性胸膜炎壁层胸膜有典型的结核病理改变。因此,结核分枝杆菌直接感染胸膜是结核性胸膜炎的主要发病机制。

早期胸膜充血,白细胞浸润,随后为淋巴细胞浸润占优势,胸膜表面有纤维素性渗出,继而出现浆液性渗出,由于大量纤维蛋白沉着于胸膜,可形成包裹性胸腔积液或广泛胸膜增厚,胸膜常有结核结节形成。

(二)临床表现

1. 症状

起病可急可缓,多较急,起病多有发热,开始高热,1～2 周后渐退为低热,同时有患侧胸痛、疲乏、咳嗽和气促等;咳嗽时积液侧胸痛加剧,如针刺样,待积液增多后胸痛即可减轻或消失;呼吸困难和发憋的有无与积液的多少有关,大量积液时可有呼吸困难、胸闷。

2. 体征

积液少时可无明显体征,早期纤维素渗出阶段可有胸膜摩擦音;积液较多时,患侧胸廓饱满,肋间隙消失,呼吸运动减弱,触诊语颤减低,叩诊浊音,听诊呼吸音明显低于健侧,偶可闻及少许水泡音;大量积液时气管移向健侧,慢性期广泛胸膜增厚、粘连、包裹,可出现病侧胸廓凹陷,呼吸运动及呼吸音减弱。

3. 查体

可见患侧胸廓较健侧膨隆,肋间隙变宽或较饱满,病例胸廓呼吸动度减弱,叩诊浊或实音,听诊呼吸音减低或消失,当渗出液刚出现或消退时可听到胸膜摩擦音。

(三)检查

结核性胸膜炎初期,血中白细胞总数可增高或正常,中性粒细胞占优势,白细胞计数正常,并转为淋巴细胞为主,红细胞沉降率增快。

胸液外观多呈草黄色、透明或微浊,或呈毛玻璃状,少数胸液可呈黄色、深黄色、浆液血性乃至血性,比重 1.018 以上;Rivalta 试验阳性;pH 为 7.00～7.30;有核细胞数为 $(0.1～2.0)\times$

10^9/L,急性期以中性粒细胞占优势,而后以淋巴细胞占优势,蛋白定量 30g/L 以上,如大于 50g/L,更支持结核性胸膜炎的诊断。葡萄糖含量<3.4mmol/L、乳酸脱氢酶(lactate dehydrogenase,LDH)>200U/L、腺苷脱氨酶(adenosine deaminase,ADA)>45U/L、干扰素-γ>3.7μ/mL、癌胚抗原(carcinoembryonic antigen,CEA)<20μg/L、流式细胞术细胞呈多倍体。目前有报道测定胸腔积液的结核性抗原和抗体,虽然结核性胸膜炎者其胸腔积液的浓度明显高于非结核性者,但特异性不高,限制其临床应用。胸腔积液结核分枝杆菌阳性率低于25%,如采用胸腔积液离心沉淀后涂片、胸腔积液或胸膜组织培养、聚合酶链反应(PCR)等,可以提高阳性检出率,胸腔积液间皮细胞计数<5%。

1.针刺胸膜活检

针刺胸膜活检是诊断结核性胸膜炎的重要手段。活检的胸膜组织除了可行病理检查外,还可行结核分枝杆菌的培养,如壁层胸膜有肉芽肿改变则提示结核性胸膜炎。虽然其他的疾病如真菌性疾病、结节病、土拉菌病和风湿性胸膜炎均可有肉芽肿改变,但95%以上的胸膜肉芽肿病变系结核性胸膜炎,如胸膜活检未能发现肉芽肿病变,活检标本应该做抗酸染色,因为偶然在标本中可发现结核分枝杆菌,第 1 次胸膜活检可发现 60%的结核肉芽肿改变,活检 3 次则为 80%左右,如活检标本培养加上显微镜检查,结核的诊断阳性率为 90%,也可用胸腔镜行直视下胸膜活检,阳性率更高。

2.X 线检查

胸腔积液在 300mL 以下时,后前位 X 线胸片可能无阳性发现,少量积液时肋膈角变钝,积液量多在 500mL 以上,仰卧位透视观察,由于积聚于胸腔下部的液体散开,复见锐利的肋膈角,也可患侧卧位摄片,可见肺外侧密度增高的条状影。中等量积液表现为胸腔下部均匀的密度增高阴影,膈影被遮盖,积液呈上缘外侧高、内侧低的弧形阴影。大量胸腔积液时,肺野大部呈均匀浓密阴影,膈影被遮盖,纵隔向健侧移位。结核性胸腔积液有些可表现为特殊类型,常见的有:

(1)叶间积液

液体积聚于一个或多个叶间隙内,表现为边缘锐利的梭形阴影或圆形阴影,在侧位胸片上显示积液位置与叶间隙有关。

(2)肺下积液

液体主要积聚于肺底与膈肌之间,常与肋胸膜腔积液同时存在,直立位时,表现为患侧膈影增高,膈顶点由正常的内 1/3 处移到外 1/3 处,中部较平坦,左侧肺底积液表现为膈影与胃泡之间的距离增大,患侧肋膈角变钝,如怀疑肺下积液,嘱患者患侧卧位 20 分钟后做胸透或胸片检查,此时液体散开,患侧肺外缘呈带状阴影,并显出膈肌影,带状阴影越厚,积液越多。

(3)包裹性积液

包裹性积液是胸膜粘连形成的局限性胸腔积液,肋胸膜腔包裹性积液常发生于下部的后外侧壁。少数可发生在前胸壁,X 线征象直立位或适当倾斜位时可显示底边贴附于胸壁,内缘向肺野凸出的边界锐利有密度均匀的梭形或椭圆形阴影,阴影边缘与胸壁呈钝角。

(4)纵隔积液

纵隔积液是纵隔胸膜腔的积液,前纵隔积液表现为沿心脏及大血管边沿的阴影,右前上纵隔积液阴影颇似胸腺阴影或右上肺不张阴影,取右侧卧位,左前斜30°位置20～30分钟后,摄该体位的后前位胸片,显示上纵隔阴影明显增宽,前下纵隔积液须与心脏增大阴影或心包积液相鉴别,后纵隔积液表现为沿脊柱的三角形或带状阴影。

3. 超声波检查

超声探测胸腔积液的灵敏度高,定位准确,并可估计胸腔积液的深度和积液量,提示穿刺部位,亦可以和胸膜增厚进行鉴别。

(四)诊断

根据病史和临床表现,结核性胸膜炎一般可确诊。临床表现主要为中度发热、初起胸痛以后减轻、呼吸困难、体格检查、X线检查及超声波检查可做出胸腔积液的诊断。诊断性胸腔穿刺,胸腔积液的常规检查、生化检查和细菌培养等为诊断的必要措施,这些措施可对75%的胸腔积液病因作出诊断。

(五)鉴别诊断

不典型的结核性胸膜炎应与下列疾病鉴别:

(1)细菌性肺炎合并脓胸

此病患儿年龄较小,多见于5岁以下的幼儿,而结核性胸膜炎多见于5岁以上之少年儿童。肺部体征及X线检查,胸腔穿刺液检查可助鉴别。

(2)病毒性肺炎合并胸腔积液

此病多见于婴幼儿,临床表现较重,咳嗽、喘憋明显,严重者合并心脏功能衰竭。

(3)风湿性胸膜炎

此病多见于年长儿,且发生在风湿热极期,血沉往往较高。

(4)恶性肿瘤合并胸腔积液

胸腔积液多为漏出液或为血性,抽出积液后胸腔积液增长较快,胸腔积液病理检查找到肿瘤细胞的阳性率较高,可作为诊断的重要依据。

(5)支原体肺炎合并胸膜炎

近年此病也不少见,如及时做冷凝集试验及支原体抗体测定,可鉴别。

(六)并发症

可形成叶间胸膜炎、纵隔胸膜炎、包裹性积液和肺底积液等。治疗不及时或治疗不当,会很快发展为包裹性积液。单纯性结核性胸膜炎治疗不当或未完成规定的疗程,5年内约2/3的患者可发生其他部位结核或重症结核,如播散性结核、肺结核、胸壁结核等。肺内空洞及干酪样病变靠近胸膜部位破溃时,可引起结核性脓气胸,亦可逐渐干酪化,甚至变为脓性,成为结核性脓胸。一侧胸膜肥厚形成纤维板束缚肺功能,可并发对侧肺气肿,亦可导致慢性肺源性心脏病,甚至心肺功能衰竭。

(七)治疗

1. 抗结核药物

在治疗的强化阶段联合使用异烟肼、利福平、吡嗪酰胺3个月,维持治疗阶段继用异烟肼、利福平3～6个月。如病情严重,可使用链霉素和乙胺丁醇,家属或(和)患儿必须知情同意,并检测听力和视力。

2.辅助治疗

糖皮质激素有利于促进胸腔积液吸收,减轻胸膜粘连。

第十三节 气胸

气胸指胸膜腔内蓄积有气体,若同时有脓液存在,则称为脓气胸,二者病因与临床表现大同小异,故合并叙述。从早产婴到年长儿均可见,可为自发性气胸,或继发于疾病、外伤,或手术后。

一、病因及发病机制

1.穿透性或非穿透性外伤

有穿透性或非穿透性外伤时,支气管或肺泡破裂。小儿胸外伤多发生于车祸或自高处摔下,外伤伴有肋骨骨折及穿透性损伤,累及脏层胸膜时多伴有血胸。

2.吞咽腐蚀性药物

吞咽腐蚀性药物可致食管溃烂,使空气逸入胸腔,如支气管裂口处形成活瓣机制,空气能吸进胸腔而不能排出,形成张力性气胸。在整个呼吸周期,胸腔内压力均高于大气压,对心肺功能影响极大,不只有严重通气障碍,还因正压传到纵隔引起静脉回流,心脏的血流量减少。由于有严重缺氧及休克,张力性气胸属小儿严重急症,应立即正确诊断及治疗。气胸继发于脓胸者,称为脓气胸,多发生于金黄色葡萄球菌感染之后。

3.各种穿刺

各种穿刺如胸膜穿刺或肺穿刺时,针灸时进针太深均可引起气胸发生。

4.手术后

施行气管切开术时如部位过低穿破胸壁时,可发生支气管胸膜瘘伴发气胸。

5.机械通气

机械通气特别是终末正压比间歇正压更易引起气胸。那些有广泛肺泡损伤伴肺顺应性严重减低的新生儿,用人工机械通气最易合并气胸,同时空气进入纵隔引起纵隔气肿及皮下气肿,严重者同时合并腹腔或心包积气。

6.呼吸道严重梗阻

呼吸道严重梗阻时(如新生儿窒息、百日咳、气道异物吸入、哮喘等)也可使肺组织破裂发生气胸。

7.肺部感染

肺部感染继发于肺部感染之气胸,最多见为金黄色葡萄球菌性肺炎,其次为革兰阴性杆菌所致肺炎,又可继发于肺脓肿、肺坏疽,都是由于感染致肺组织坏死穿破脏层胸膜而发生气胸或脓气胸。

8.肺弥漫病变

继发于肺弥漫病变,如粟粒型肺结核、空洞性肺结核、郎汉斯组织细胞增生症及先天性肺囊肿等病。某医院曾见 1 例先天性肠源性肺囊肿（胃重复畸形）由于溃疡破溃，与肺及胸膜相通，引起双侧气胸。

9. 其他病因

偶见气胸并发于恶性肿瘤，如恶性淋巴瘤、小儿成骨肉瘤、肺结核等。

自发性气胸：原因不明，较常见于青年及年长儿童，容易复发，有报告复发率高，1/3～1/2 的患者在同侧再次自发气胸，偶可呈家族性。

10. 发病机制

肺内压力持续性增高致新生儿肺泡破裂；年长儿童肺表面干酪样病灶，肿瘤所致肺组织坏死、液化等因素，均可导致肺泡破裂，形成支气管胸膜瘘而发生气胸，胸壁穿透性创伤与胸外科手术损伤，引起气胸。由于大量的或持续不断的气体漏出，增加了胸膜腔内的压力，如超过大气压时，则称为"张力性气胸"，此时患侧肺受压而萎陷，而对侧肺则过度膨胀，从而导致一系列严重后果。

二、临床表现

气胸的症状与起病急缓、胸腔内气量多少、原先肺部病变范围大小、气胸的类型等有关。一般而言，气胸大多是突然发生，症状较凶险，气胸症状及体征依胸腔内气量大小及是否为张力性而异，多在原有疾病基础上突然恶化，出现呼吸加快及窘迫。因缺氧小儿表情惶恐不安，婴幼儿气胸发病多较急而重，大都在肺炎病程中突然出现呼吸困难，小量局限性气胸可全无症状，只有 X 线检查可以发现，如果气胸范围较大，可致胸痛、持续性咳嗽、发憋和青紫，出现呼吸减弱、胸部叩诊鼓音及病侧呼吸音减弱或消失等。如果用两个钱币在背上相击，在胸前听诊可闻及空性响音。如果支气管瘘管继续存在，呼吸音可呈空瓮性。胸腔内大量积气，特别为张力性气胸时，可见肋间饱满，膈肌下移，气管与心脏均被推移至健侧，同时气促加重、严重缺氧、脉甚微、血压降低，发生低心搏出量休克，这些都是张力性气胸所致的危象。脓气胸与气胸的症状基本相似，但有明显中毒症状、发热较高。若脓液较薄，则在听诊的同时摇动小儿上半身，可听到拍水声，但若胸膜已有粘连，此症不易查见。

三、检查

由于气胸大多因感染所致，故血白细胞计数多较高，脓气胸时更为显著。胸部摄片可发现无临床症状的小量积气，若气量较多，则显示患侧肺被压缩，纵隔及心脏移向健侧，脓气胸可见有脓液平，体位变动时变化更为明显。X 线正及侧位透视和拍片可协助诊断，可见萎陷之肺边缘，即气胸线，压迫性肺不张的肺组织被推向肺门呈一团状，气胸部分呈过度透明，不见任何肺纹理，但在新生儿气胸可位于前及内方而将肺组织推向后方，后前位照不见气胸线，或仅在肺尖可见肺外线有少许气胸影像，而气胸呈一透明弧形影，凸面向外，在透亮弧形圆边外，可见到致密的萎陷肺阴影，张力性气胸时可见气管及心脏被推向健侧，横膈下移。

四、诊断

根据典型症状及体征进行临床诊断不难，再结合 X 线检查即可明确诊断。新生儿气胸有时诊断困难,用透光法可查出患侧透光度增加,可协助诊断。

五、鉴别诊断

气胸应与肺大疱、大叶性肺气肿、先天性含气肺囊肿或横膈疝相鉴别。

1. 支气管哮喘和阻塞性肺气肿

有气急和呼吸困难等症状,体征亦与自发性气胸相似,但肺气肿呼吸困难是长期缓慢加重的,支气管哮喘患者有多年哮喘反复发作史。当哮喘和肺气肿患者呼吸困难突然加重且有胸痛,应考虑并发气胸的可能,X线检查可以鉴别。

2. 急性心肌梗死

患者亦有急起胸痛、胸闷,甚至呼吸困难、休克等临床表现,常有高血压、动脉粥样硬化、冠心病病史。体征、心电图和X线摄片有助于诊断。

3. 肺栓塞

肺栓塞有胸痛、呼吸困难和发绀等酷似自发性气胸的临床表现,但患者往往有咯血和低热,并常有下肢或盆腔栓塞性静脉炎、骨折、严重心脏病、心房纤颤等病史,或患者多为长期卧床的老年人。查体和X线检查有助于鉴别。

4. 肺大疱

位于肺周边部位的肺大疱有时在X线下被误诊为气胸。肺大疱可因先天发育形成,也可因支气管内活瓣阻塞而形成张力性囊腔或巨型空腔,起病缓慢,气急不剧烈,从不同角度做胸部透视,可见肺大疱或支气管源囊肿为圆形或卵圆形透光区,在大疱的边缘看不到发线状气胸线,疱内有细小的条纹,为肺小叶或血管的残遗物。肺大疱向周围膨胀,将肺压向肺尖区、肋膈角和心膈角,而气胸则呈胸外侧的透光带,其中无肺纹可见。肺大疱内压力与大气压相仿,抽气后,大疱容积无显著改变。

六、治疗

1. 非手术治疗

主要适用于稳定型小量气胸。小量气胸一般指气胸容积占胸腔容积不到20%者。应严格卧床休息,酌情给予镇静、镇痛药物。一般1～2个月可自行吸收。当气胸容积占胸腔容积超过20%时,高浓度吸氧(甚至吸纯氧)可加快胸腔内气体的吸收(其原理为吸入高浓度氧气可造成胸膜腔及血液的氧浓度梯度差增大)。注意基础疾病的治疗。

2. 排气疗法

①胸腔穿刺抽气:适用于小量气胸、呼吸困难较轻、心肺功能尚好的闭合性气胸患者。抽气可加速肺复张,迅速缓解症状。

②胸腔闭式引流:适用于不稳定型气胸、呼吸困难明显、肺压缩程度较重、交通性或张力性气胸、反复发生气胸的患者。不论气胸容量多少,均应尽早进行胸腔闭式引流。位置应在锁骨中线第2或第3肋间,或腋中线乳头水平,若穿刺位置难以定位,可借助超声检查辅助定位。

3. 手术治疗

经内科治疗无效的气胸可为手术的适应证,主要适用于长期气胸、血气胸、双侧气胸、复发性气胸、张力性气胸引流失败,胸膜增厚致肺膨胀不全或影像学有多发性肺大疱者。可选择胸腔镜或开胸手术治疗。

4.并发症的处理

常见的并发症为脓气胸、血气胸、纵隔气肿及皮下气肿等。并发症的及时处理可有效控制气胸的发展。

第十四节　反复呼吸道感染

反复呼吸道感染(recurrent respiratory tract infection,RRTI)指1年以内发生上、下呼吸道感染的次数频繁,超出正常范围。根据年龄、潜在的原因及部位不同,将反复呼吸道感染分为反复上呼吸道感染和反复下呼吸道感染,后者又可分为反复气管支气管炎和反复肺炎。反复呼吸道感染判断条件见表1-8。

表1-8　反复呼吸道感染判断条件

年龄(岁)	反复上呼吸道感染(次/年)	反复下呼吸道感染(次/年)	
		反复气管支气管炎	反复肺炎
0-2	7	3	2
2-5	6	2	2
5-14	5	2	2

①两次感染间隔时间至少7天以上;②若上呼吸道感染次数不够,可以将上、下呼吸道感染次数相加,反之则不能。但若反复感染是以下呼吸道为主,则应定义为反复下呼吸道感染;③确定次数须连续观察1年;④反复肺炎指1年内反复患肺炎>2次,肺炎须由肺部体征和影像学证实,两次肺炎诊断期间体征和影像学改变应完全消失。

一、病因

(一)反复上呼吸道感染

以反复上呼吸道感染为主的婴幼儿和学龄前期儿童,其反复感染多与护理不当、入托幼机构起始阶段、缺乏锻炼、迁移住地、被动吸入烟雾、环境污染、微量元素缺乏或其他营养成分搭配不合理等因素有关;部分与鼻咽部慢性病灶有关,如鼻炎、鼻窦炎、扁桃体肥大、腺样体肥大、慢性扁桃体炎等。

(二)反复气管支气管炎

多由于反复上呼吸道感染治疗不当,使病情向下蔓延所致。大多也是致病微生物引起,少数与原发性免疫功能缺陷及气道畸形有关。有些患儿为慢性鼻窦炎-支气管炎综合征。

(三)反复肺炎

1.原发性免疫缺陷病

包括原发性抗体缺陷病、细胞免疫缺陷病、联合免疫缺陷病、补体缺陷病、吞噬功能缺陷病以及其他原发性免疫缺陷病等。

2. 先天性肺实质、肺血管发育异常

先天性肺实质发育异常的患儿，如肺隔离症、肺囊肿等，易发生反复肺炎或慢性肺炎。肺血管发育异常导致肺淤血或缺血，易合并感染，引起反复肺炎。

3. 先天性气道发育异常

如气管-支气管狭窄、气管-支气管软化、气管-支气管桥，这些畸形常引起气道分泌物阻塞，反复发生肺炎。

4. 先天性心脏畸形

各种先天性心脏病尤其是左向右分流型，由于肺部淤血，可引起反复肺炎。

5. 原发性纤毛运动障碍

纤毛结构或功能障碍时，由于呼吸道黏液清除障碍，病原微生物滞留于呼吸道易导致反复肺炎或慢性肺炎。

6. 囊性纤维性变

在西方国家，囊性纤维性变是儿童反复肺炎最常见的原因。其在东方黄色人种中罕见，我国大陆及台湾地区曾报道了个别儿童病例，提示我国儿童有可能存在本病。

7. 气道内阻塞或管外压迫

引起儿童气道内阻塞的最常见疾病为支气管异物，其次是结核性肉芽肿和干酪性物质阻塞，偶见气管和支气管原发肿瘤。气道管外压迫的原因多为纵隔、气管支气管淋巴结结核、肿瘤、血管畸形。

8. 支气管扩张

各种原因引起的局限性或是广泛性支气管扩张，由于分泌物清除障碍，可反复发生肺炎。

9. 反复吸入

吞咽功能障碍患儿（如智力低下），环咽肌肉发育延迟、神经肌肉疾病以及胃食管反流患儿，由于反复吸入，导致反复肺炎。

二、临床表现

1. 症状

症状根据感染的部位不同而异，与某一部位感染的相应症状一致，如发热、流涕、鼻塞、咳嗽、咳痰、气促等。如治疗不及时、不恰当，往往有向慢性发展的倾向，如慢性鼻窦炎、慢性咽炎、慢性扁桃体炎等，此时患儿可有营养不良的表现，如消瘦、贫血等。

2. 体征

依感染部位的不同而表现出不同的体征。如扁桃体炎时可见扁桃体肿大伴渗出物；肺炎时肺部听诊可闻及湿啰音等。

三、辅助检查

1. 血常规

其变化由感染性质（病毒或细菌等病原）而定。细菌感染者白细胞计数偏高，病毒感染者白细胞计数正常或偏低。

2. X线检查

无特异性,由下呼吸道感染性质而定。

3. 病原微生物检测

应进行多病原联合检测,以了解致病微生物。

4. 肺部CT和气道、血管重建显影

可提示支气管扩张、气道狭窄、气道发育畸形、肺发育异常、血管压迫等。

5. 免疫功能测定

有助于发现原发性或继发性免疫缺陷病。包括体液免疫、细胞免疫、补体、吞噬功能等检查,也应注意有无顽固湿疹、血小板减少、共济失调、毛细血管扩张等异常。

6. 支气管镜检查

可帮助诊断异物、支气管扩张、气道腔内阻塞、管外压迫和气道发育畸形等。

7. 肺功能测定

通气功能测定和必要时进行支气管激发试验、支气管舒张试验,有助于鉴别变态反应性下呼吸道疾病;换气功能和弥散功能测定可利于鉴别某些间质性肺疾病。

8. 特殊检查

怀疑患有原发性纤毛运动障碍时,可行呼吸道(鼻、支气管)黏膜活检观察纤毛结构、功能;疑有囊性纤维性变时,可进行汗液氯化钠测定和CFRT基因检查;疑有反复吸入时,可进行环咽肌功能检查或24h pH测定。

四、治疗

1. 缺少特征性的RRTI

常以呼吸道病毒感染为主,多累及上呼吸道和(或)气管、支气管,此类患者存在基础疾病的可能性较小。除急性期控制之外,采用细菌溶解产物或其他免疫调节药物预防有一定疗效。

2. 反复化脓性扁桃体炎

多因局部病灶清除不利引起,特点是每次起病以外周血白细胞及中性粒细胞增高为主,C-反应蛋白增高。

对策:局部咽拭子培养,合理使用抗生素,可辅以细菌溶解产物免疫调节治疗。手术(包括扁桃体和腺样体切除术)对大多数患儿来说并不是减少RRTI的有效方法。手术获益有限,而且存在风险及潜在并发症。

3. 反复化脓性中耳炎

注意:可能是原发性免疫缺陷病的重要特征之一。

对策:应进行常规免疫功能检查;应与五官科医师共同治疗。

4. 反复鼻及鼻旁窦感染

以鼻部症状为主,表现为流涕、喷嚏、鼻痒等,对学龄前及学龄期儿童应注意区别是否为过敏所致。症状以脓涕为主者可合理使用抗生素。年龄越大,鼻旁窦慢性感染的可能性增大,需与五官科医师共同诊治。

5.反复支气管炎

常合并喘息,且偶有发热。婴儿和学龄前儿童有其他过敏症状。

对策:应排除过敏因素的影响和病毒感染后所致的气道高反应性。

6.反复肺炎

应重点注意排查原发性免疫缺陷病和肺部结构性异常疾病,以及婴幼儿时期异物吸入所引起的后果。

第十五节　支气管扩张

支气管扩张症以亚段支气管持续扩张为特征,伴支气管壁及支气管周围组织的炎症性破坏和管腔内渗出物积聚。根据其发生原因分为先天性(婴儿多为支气管软骨发育缺陷,年长儿多为支气管肌肉及弹力纤维发育缺陷)和后天性两类,后者多由慢性肺部感染引起,如麻疹、百日咳和重症肺炎等。百日咳患儿可伴支气管扩张,但数个月后常可恢复正常。国外报道囊性纤维化和 HIV 感染是儿童支气管扩张的重要原因。其他因素包括异物吸入、支气管淋巴结结核、哮喘、肿瘤、各种原因引起的慢性肺炎等。免疫缺陷的患儿,尤其是低免疫球蛋白血症者出现反复细菌性肺炎和支气管炎后可发生支气管扩张。其确切机制尚不明确,一般认为感染和支气管阻塞是支气管扩张的两个根本致病因素,感染后剧烈咳嗽、管腔内分泌物的淤滞等可促使损伤软化的支气管壁扩张。

一、病因

先天性支气管扩张少见,可因支气管软骨发育缺陷或气管支气管肌肉及弹性纤维发育缺陷所致;继发性支气管扩张多见,多继发于急、慢性呼吸道感染及支气管阻塞后。支气管-肺反复感染和阻塞使支气管壁的炎症和破坏进一步加重,逐渐发展为支气管扩张。

二、临床表现

支气管扩张可发生于任何年龄,但以青少年为多见。大多数患者在幼年曾有麻疹、百日咳或支气管肺炎迁延不愈病史,一些支气管扩张患者可能伴有慢性鼻窦炎或家族性免疫缺陷病史。

(一)症状

典型的症状为慢性咳嗽、大量脓痰和反复咯血。

1.慢性咳嗽、大量脓痰

咳嗽是支气管扩张症最常见的症状,且多伴有咳痰,系支气管扩张部位分泌物积储,改变体位时分泌物刺激支气管黏膜所致。故与体位改变有关,常在晨起或夜间卧床转动体位时咳嗽、咳痰量增多。痰液可为黏液性、黏液脓性或脓性。合并感染时咳嗽和咳痰量明显增多,可呈黄绿色脓痰,重症患者痰量可达每天数百毫升。引起感染的常见病原体为铜绿假单胞菌、金黄色葡萄球菌、流感嗜血杆菌、肺炎链球菌和卡他莫拉菌。如痰有臭味,提示合并有厌氧菌感染。感染时收集痰液于玻璃瓶中静置后出现分层的特征：上层为泡沫，中层为混浊黏液，下层为坏死组织沉淀物。但目前这种典型的痰液分层表现较少见。

2. 反复咯血

50%～70%的患者有程度不等的咯血，可从痰中带血至大量咯血，咯血量与病情严重程度、病变范围并不完全一致。部分患者以反复咯血为唯一症状，平时无咳嗽、咳脓痰等症状，临床上称为"干性支气管扩张"，其支气管扩张多位于引流良好的部位。

3. 反复肺部感染

其特点是同一肺段反复发生肺炎并迁延不愈。常由上呼吸道感染向下蔓延所致，出现发热、咳嗽加剧、痰量增多、胸闷、胸痛等症状。约三分之一的患者可出现非胸膜炎性胸痛。

4. 慢性感染中毒症状

反复继发感染可有全身中毒症状，如发热、乏力、食欲减退、消瘦、贫血等。由于支气管持续的炎症反应，部分患者可出现可逆性的气流阻塞和气道高反应性，表现为喘息、呼吸困难和发绀。72%～83%患者伴有呼吸困难，这与支气管扩张的严重程度及痰量相关。重症支气管扩张患者由于支气管周围肺组织化脓性炎症和广泛的肺组织纤维化，可并发阻塞性肺气肿、肺心病、右心衰竭，继而出现相应症状。

（二）体征

早期或干性支气管扩张可无异常肺部体征，病变重或继发感染时常可闻及下胸部、背部固定而持久的局限性粗湿性啰音，是支气管扩张症的特征性表现，多自吸气早期开始，吸气中期最响亮，持续至吸气末。约三分之一的患者可闻及哮鸣音或粗大的干性啰音。部分慢性患者伴有杵状指（趾），出现肺气肿、肺心病等并发症时有相应体征。

三、辅助检查

（一）胸部影像学检查

怀疑有支气管扩张症时应首先进行胸部影像学检查。绝大多数支气管扩张症患者胸片影像学异常，可表现为灶性肺炎、散在不规则高密度影、线性或盘状不张，也可有特征性的气道扩张和增厚，表现为类环形阴影或轨道征。胸部影像学检查同时还可确定肺部并发症（如肺源性心脏病等），并与其他疾病进行鉴别。

1. X线平片

X线平片对支气管扩张的敏感性较差。早期轻症患者常无特殊发现，以后可显示一侧或双侧下肺纹理局部增多及增粗，而典型的X线表现为粗乱肺纹理中有多个不规则的蜂窝状透亮阴影或沿支气管的卷发状阴影，感染时阴影内出现液平面。所有患者均应有基线胸部平片，通常不需要定期复查。

2. CT扫描

普通CT扫描诊断支气管扩张的敏感性和特异性分别是66%和92%，而高分辨CT（HRCT）诊断的敏感性和特异性均可达到90%以上，已成为支气管扩张的主要诊断方法。支气管扩张症的HRCT主要表现为支气管内径与其伴行动肺脉直径比例的变化，正常值为0.62±0.13，老年人及吸烟者可能差异较大，所显示的支气管扩张的严重程度与肺功能气流阻塞程度相关。其特征性表现为管壁增厚的柱状扩张或成串成簇的囊样改变;此外还可见到气道壁增厚(支气管内径<80％外径)、黏液阻塞、树枝发芽征及马赛克征。当 CT 扫描层面与支气管平行时,扩张的支气管呈双轨征或串珠状改变;当扫描层面与支气管垂直时,扩张的支气管呈环形或厚壁环形透亮影,与伴行的肺动脉形成印戒征;当多个囊状扩张的支气管彼此相邻时,则表现为蜂窝状改变;当远端支气管较近段扩张更明显且与扫描平面平行时,则呈杵状改变。

根据 CT 所见,支气管扩张症可分为 4 型,即柱状型、囊状型、静脉曲张型及混合型。支气管扩张症患者 CT 表现为肺动脉扩张时,提示肺动脉高压,是预后不良的重要预测因素。HRCT 检查通常不能区分已知原因的支气管扩张和不明原因的支气管扩张。但当存在某些特殊病因时,支气管扩张病变的分布和 CT 表现可能对病因有提示作用,如变应性支气管肺曲霉病患者的支气管扩张通常位于肺上部和中心部位,远端支气管通常正常。尽管 HRCT 可能提示某些特定疾病,但仍需要结合临床及实验室检查综合分析。一般无须定期复查 HRCT,但体液免疫功能缺陷的支气管扩张症患者应定期复查,以评价疾病的进展程度。

3. 支气管碘油造影

这是确诊支气管扩张的主要依据。可确定支气管扩张的部位、性质、范围和病变的程度,为外科决定手术指征和切除范围提供依据。但由于这一技术为创伤性检查,现已被 CT 取代。

(二)其他检查

1. 血常规

白细胞总数和分类一般在正常范围,当为细菌感染所致的急性加重时,白细胞计数和分类升高。白细胞和中性粒细胞计数、血沉、C 反应蛋白可反映疾病活动性及感染导致的急性加重。

2. 免疫功能检查

支气管扩张症患者气道感染时各种血清免疫球蛋白(IgG、IgA、IgM)均可升高,合并免疫功能缺陷时则可出现免疫球蛋白缺乏。不推荐常规测定血清 IgE 或 IgG 亚群,可酌情筛查针对破伤风类毒素和肺炎链球菌、B 型流感嗜血杆菌荚膜多糖(或其他可选肽类、多糖抗原)的特异性抗体的基线水平。在以下情况可考虑检测类风湿因子、抗核抗体、抗中性粒细胞胞质抗体及其他免疫功能检查:免疫球蛋白筛查显示缺乏时;免疫球蛋白筛查正常但临床怀疑免疫缺陷时(合并身材矮小、颜面异常、心脏病变、低钙血症、腭裂、眼皮肤毛细血管扩张症、湿疹、皮炎、淤斑、内分泌异常、无法解释的发育迟缓、淋巴组织增生或缺失、脏器肿大、关节症状等);确诊或疑似免疫性疾病家族史;虽经正规的抗菌药物治疗,仍存在反复或持续的严重感染(危及生命、需外科干预),包括少见或机会性微生物感染,或多部位受累(如同时累及支气管树和中耳或鼻窦)。

3. 微生物学检查

支气管扩张症患者均应行下呼吸道微生物学检查,应留取深部痰标本或通过雾化吸入获得痰标本;标本应在留取后 1 小时内送至微生物室,如既往的培养结果均为阴性,应至少在不同日留取 3 次以上的标本,以提高阳性率;急性加重时应在应用抗菌药物前留取痰标本。痰液检查常显示含有丰富的中性粒细胞以及定植或感染的多种微生物,持续分离出金黄色葡萄球菌和(或)儿童分离出铜绿假单胞菌时,需除外变应性支气管肺曲霉病或囊性纤维化。痰培养及药敏试验对抗菌药物的选择具有重要的指导意义。

4.血气分析

可用于评估患者的肺功能受损状态,判断是否合并低氧血症和(或)高碳酸血症。

5.纤维支气管镜

可发现支气管扩张症患者出血、扩张或阻塞部位,但支气管镜下表现多无特异性,较难看到解剖结构的异常和黏膜炎症表现,故支气管扩张症患者不需常规行支气管镜检查。以单叶病变为主的儿童支气管扩张症患者及成人病变局限者可行支气管镜检查,除外异物堵塞;多次痰培养阴性及治疗反应不佳者,可经支气管镜保护性毛刷或支气管肺泡灌洗获取下呼吸道分泌物;HRCT提示非典型分枝杆菌感染而痰培养阴性时,应考虑支气管镜检查;支气管镜标本细胞学检查发现含脂质的巨噬细胞提示存在胃内容物误吸。

6.肺功能测定

建议所有患者均应行肺通气功能检查(FEV_1、FVC、呼气峰流速),至少每年复查1次,免疫功能缺陷或原发性纤毛运动障碍者每年至少复查4次。可证实由弥散性支气管扩张或相关的阻塞性肺病导致的气流受限,以阻塞性通气功能障碍较为多见;33%～76%患者的气道激发试验证实存在气道高反应性;多数患者弥散功能进行性下降,且与年龄及FEV_1下降相关;对于合并气流阻塞的患者,尤其是年轻患者应行舒张试验,评价用药后肺功能的改善情况,40%患者可出现舒张试验阳性;运动肺功能试验应作为肺康复计划的一部分;静脉使用抗菌药物治疗前后测定FEV_1和FVC可以提供病情改善的客观证据;所有患者口服或雾化吸入抗菌药物治疗前后均应行通气功能和肺容量测定。

7.其他特殊检测

囊性纤维化是西方国家常见的常染色体隐性遗传病,由于我国罕见报道,因此不需作为常规筛查,但在临床高度可疑时可进行以下检查:2次汗液氯化物检测及囊性纤维化跨膜传导调节蛋白基因突变分析。成人患者在合并慢性上呼吸道疾病或中耳炎时可用糖精试验和(或)鼻呼出气一氧化氮测定筛查纤毛功能,特别是自幼起病,以中叶支气管扩张为主,合并不育或右位心时更需检查,疑诊者需取纤毛组织进一步详细检查。

四、诊断

(一)病史采集和评估

诊断支气管扩张症时应全面采集病史,包括既往史(特别是幼年时下呼吸道感染性疾病的病史)、误吸史、呼吸道症状和全身症状、有害物质接触史等。对于确诊支气管扩张症的患者应记录痰的性状、评估24小时痰量、每年因感染导致急性加重次数以及抗菌药物使用情况,还应查找支气管扩张病因,并评估疾病的严重程度。

(二)支气管扩张症的诊断

根据反复咳脓痰和(或)咯血等临床表现,结合幼年有诱发支气管扩张的呼吸道感染病史,一般临床可做出初步诊断。HRCT可显示支气管扩张的异常影像学改变,是确诊支气管扩张症的主要手段。当患者出现下述表现时需进行胸部HRCT检查,以除外支气管扩张:持续排痰性咳嗽、咯血或痰中有铜绿假单胞菌定植,且年龄较轻,症状持续多年,无吸烟史;无法解释的咯血或无痰性咳嗽;下呼吸道感染治疗反应不佳,不易恢复,反复急性加重。

(三)病因诊断

①继发于下呼吸道感染,如结核、非结核分枝杆菌、百日咳、细菌、病毒及支原体感染等,是我国支气管扩张症最常见的原因,对所有疑诊支气管扩张的患者需仔细询问既往病史。

②所有支气管扩张症患者均应评估上呼吸道症状,合并上呼吸道症状可见于纤毛功能异常、体液免疫功能异常、囊性纤维化、黄甲综合征及杨氏综合征(无精子症、支气管扩张、鼻窦炎)。

③对于没有明确既往感染病史的患者,需结合病情特点完善相关检查。

五、鉴别诊断

支气管扩张是一种不可逆的肺损害,需与其鉴别的疾病主要为慢性支气管炎、肺脓肿、肺结核、先天性肺囊肿、支气管肺癌和心血管疾病等。仔细研究病史和临床表现,参考胸片、HRCT、纤维支气管镜和支气管造影的特征常可做出明确的鉴别诊断。

(一)慢性支气管炎

多发生于中老年吸烟患者,多有白色黏液痰,一般在感染急性发作时才出现脓性痰,且在冬、春季多发,少见反复咯血,两肺底可闻及部位不固定的干、湿性啰音。

(二)肺脓肿

起病急,起病初期多有吸入因素,表现为反复不规则高热、咳嗽、大量脓臭痰,消瘦、贫血等全身慢性中毒症状明显。X线检查可见厚壁空洞,形态可不规则,内可有液平面,周围有慢性炎症浸润及条索状阴影团片状阴影,经有效抗生素治疗后炎症可完全吸收消散。

(三)肺结核

所有年龄均可发病,常有低热、盗汗等结核性中毒症状及慢性咳嗽、咳痰、咯血和胸痛等呼吸系统症状,约半数有不同程度咯血,可为首发症状,出血量多少不一,病变多位于双上肺野,X线胸片提示肺浸润性病灶或结节状空洞样改变,痰结核分枝杆菌检查可确诊。

(四)先天性肺囊肿

多在体检或合并急性感染时发现,X线检查肺部可见多个边界纤细的圆形或椭圆形阴影,壁较薄,周围组织无炎症浸润,胸部CT检查和支气管镜可助诊断。

(五)支气管肺癌

多见于40岁以上患者,可伴有咳嗽、咳痰、胸痛。咯血小量到中量,多为痰中带血,持续性或间断性,大咯血者较少见,影像学检查、痰涂片细胞学检查、气管镜等有助于诊断。

(六)心血管疾病

多有心脏病病史,常见疾病包括风湿性心脏病二尖瓣狭窄、急性左心衰竭、肺动脉高压等。体检可能有心脏杂音,咯血量可多可少,肺水肿时咳大量浆液性粉红色泡沫样血痰为其特点。

六、治疗

支气管扩张症的治疗目的包括:确定并治疗潜在病因以阻止疾病进展,维持或改善肺功能,减少急性加重,减少日间症状和急性加重次数,改善患者的生活质量。支气管扩张症的治疗以内科控制感染和促进痰液引流为主,必要时应考虑外科手术切除。

(一)内科治疗

一般而言,支气管扩张是解剖上的破坏性改变,是不可逆的,因此,内科治疗的目标是控制症状及延缓疾病的进展。支气管扩张通常继发于其他疾病,故应对原发病及时进行治疗,对合并的鼻窦炎等应进行彻底治疗。此处,应根据病情,加强支持治疗,合理安排休息,应避免受凉,劝导戒烟,预防呼吸道感染。

1. 控制感染

控制感染是支气管扩张症急性感染期的主要治疗措施。

支气管扩张症患者出现急性加重、并发症状恶化,即咳嗽,痰量增加或性质改变,脓痰增加和(或)喘息、气急、咯血及发热等全身症状时,应考虑应用抗菌药物。仅有脓性痰液或仅痰培养阳性不是应用抗菌药物的指征。许多支气管扩张症患者频繁应用抗菌药物,易于造成细菌对抗菌药物耐药,且气道细菌定植部位易于形成生物被膜,阻止药物渗透,因此推荐对大多数患者进行痰培养,急性加重期开始抗菌药物治疗前应送痰培养,在等待培养结果时即应开始经验性抗菌药物治疗。

支气管扩张症患者急性加重时的微生物学研究资料很少,目前认为急性加重由定植菌群所致。60%~80%的稳定期支气管扩张症患者存在潜在致病菌的定植,最常分离出的细菌为流感嗜血杆菌和铜绿假单胞菌,其他革兰阳性菌如肺炎链球菌和金黄色葡萄球菌也可定植于患者的下呼吸道。应对支气管扩张症患者定期进行支气管细菌定植状况的评估。痰培养和经支气管镜检查均可用于评估支气管扩张症患者细菌定植状态,两者的评估效果相当。急性加重期初始经验性治疗应针对这些定植菌,根据有无铜绿假单胞菌感染的危险因素及既往细菌培养结果选择抗菌药物。

铜绿假单胞菌感染的危险因素须至少符合以下 4 条中的 2 条:①近期住院;②频繁(每年 4 次以上)或近期(3 个月以内)应用抗生素;③重度气流阻塞($FEV_1 < 30\%$);④口服糖皮质激素(最近 2 周每天口服泼尼松>2 周)。无铜绿假单胞菌感染高危因素的患者应立即经验性使用对流感嗜血杆菌有活性的抗菌药物,轻症者可选用口服氨苄西林或阿莫西林 6.7~13.3mg/kg,最大剂量不超过 0.5g,每天 4 次或第一、二代头孢菌素;重症患者,常需静脉联合用药。对有铜绿假单胞菌感染高危因素的患者,应选择有抗铜绿假单胞菌活性的抗菌药物(表 1-9)。如有厌氧菌混合感染,可加用甲硝唑或替硝唑。

表 1-9　支气管扩张症急性加重期初始经验性治疗推荐使用的抗菌药物

高危因素	常见病原体	初始经验性治疗的抗菌药物选择
无假单胞菌感染高危因素	肺炎链球菌、流感嗜血杆菌、卡他莫拉菌、金黄色葡萄球菌、肠道菌群(肺炎克雷伯杆菌、大肠埃希菌等)	氨苄西林/舒巴坦、阿莫西林/克拉维酸、第二代头孢菌素、第三代头孢菌素(头孢三嗪、头孢噻肟)、莫西沙星、左氧氟沙星
有假单胞菌感染高危因素	上述病原体+铜绿假单胞菌	具有抗假单胞菌活性的 β-内酰胺类抗生素(如头孢他啶、头孢吡肟、哌拉西林/他唑巴坦、头孢哌酮/舒巴坦、亚胺培南、美罗培南等)、氨基糖苷类、喹诺酮类(环丙沙星或左氧氟沙星)可单独应用或联合应用

应及时根据病原体检测及药敏试验结果和治疗反应调整抗菌药物治疗方案,并尽可能应用支气管穿透性好且可降低细菌负荷的药物。若存在一种以上的病原菌,应尽可能选择能覆盖所有致病菌的抗菌药物。临床疗效欠佳时,需根据药敏试验结果调整抗菌药物,并即刻重新送检痰培养。若因耐药无法单用一种药物,可联合用药,但没有证据表明两种抗菌药物联合治疗对铜绿假单胞菌引起的支气管扩张症急性加重有益。采用抗菌药物轮换策略有助于减轻细菌耐药,但目前尚无临床证据支持其常规应用。急性加重期不需常规使用抗病毒药物。

急性加重期抗菌药物治疗的最佳疗程尚不确定,建议所有急性加重治疗疗程均应为 14 天左右。支气管扩张症稳定期患者长期口服或吸入抗菌药物的效果及其对细菌耐药的影响尚需进一步研究。

2.祛除痰液

包括体位引流等排痰技术、药物稀释脓性痰等,必要时还可经纤维支气管镜吸痰,以提高通气的有效性,维持或改善运动耐力,缓解气短、胸痛症状。

(1)常见的排痰技术

①体位引流:即把病变部位抬高,利用重力作用将某一肺叶或肺段中分泌物引流至肺门处,再行咯出,排除积痰,减少继发感染及中毒症状。有效清除气道分泌物是支气管扩张症患者,特别是慢性咳痰和(或)HRCT 表现为黏液阻塞者长期治疗的重要环节。痰量不多的患者也应学习排痰技术,以备急性加重时应用。按病变部位采取合适体位,使之处于高位引流,每天 2～4 次,每次 15～30 分钟。胸部 CT 结果有助于选择合适的体位。体位引流时,间歇做深呼吸后用力咳痰,轻拍患部;痰液黏稠不易引流者,可先雾化吸入稀释痰液,易于引流;对痰量较多的患者,要防止痰量过多涌出而发生窒息;喘憋患者进行体位引流时可联合应用无创通气。引流治疗时可能需要采取多种体位,患者容易疲劳,每天多次治疗一般不易耐受,但通常对氧合状态和心率无不良影响。体位引流应在饭前或饭后 1～2 小时内进行。体位引流的禁忌证包括无法耐受所需体位、无力排出分泌物、正接受抗凝治疗、胸廓或脊柱骨折、近期大咯血和严重骨质疏松者。

②震动拍击:腕部屈曲,手呈碗形在胸部拍打,或使用机械震动器使聚积的分泌物易于咳出或引流,可与体位引流配合应用。

③主动呼吸训练:一项随机对照研究结果表明,主动呼吸训练联合体位引流效果优于坐位主动呼吸训练。每次胸部扩张练习应包含三部分,即深呼吸、用力呼气放松、呼吸控制。深吸气可使气流通过分泌物进入远端气道;用力呼气可使呼气末等压点向小气道一端移动,从而有利于远端分泌物清除;呼吸控制,即运动膈肌缓慢呼吸,可避免用力呼气加重气流阻塞。合并呼吸困难且影响到日常活动的支气管扩张症患者可进行吸气肌训练。两项小规模随机对照研究结果表明,与无干预组相比,吸气肌训练可显著改善患者的运动耐力和生活质量。

④雾化治疗:包括气道湿化(清水雾化)、雾化吸入盐水、短时雾化吸入高张盐溶液、雾化吸入特布他林。祛痰治疗前雾化吸入灭菌用水、生理盐水或临时吸入高张盐溶液并预先吸入 β_2-受体激动剂,可提高祛痰效果;首次吸入高张盐溶液时,应在吸入前和吸入后 5 分钟测定 FEV_1 或呼气峰流速,以评估有无气道痉挛;气道高反应性患者吸入高张盐溶液前应预先应用支气管舒张剂。

⑤其他:如无创通气,正压呼气装置通过呼气时产生震荡性正压,防止气道过早闭合,有助于痰液排出。无创通气可改善部分合并慢性呼吸衰竭的支气管扩张症患者的生活质量;长期无创通气治疗可缩短部分患者的住院时间,但尚无确切证据证实其对病死率有影响。此外也可采用胸壁高频震荡技术等。

患者可根据自身情况选择单独或联合应用上述祛痰技术,每天1~2次,每次持续时间不应超过20~30分钟,急性加重期可酌情调整持续时间和频度。

(2)药物稀释脓性痰

①祛痰剂:气道黏液高分泌及黏液清除障碍导致黏液潴留是支气管扩张症的特征性改变。急性加重时可口服溴己新8~16mg,每天3次或口服盐酸氨溴索片30mg,每天3次。应用羟甲半胱氨酸可改善气体陷闭。

②支气管舒张剂:支气管扩张症患者常常合并气流阻塞及气道高反应性,引起支气管痉挛,影响痰液排出,因此在不咯血情况下,可应用支气管舒张剂,如口服氨茶碱0.1g,每天3~4次,或使用其他缓释茶碱制剂,必要时可加用支气管舒张剂喷雾吸入。合并气流阻塞的患者应进行支气管舒张试验,以评价气道对β_2-受体激动剂或抗胆碱能药物的反应性,指导治疗;不推荐常规应用甲基黄嘌呤类药物。

(3)纤维支气管镜下吸痰

如经体位引流痰液仍难排出,可经纤维支气管镜吸痰,并用生理盐水冲洗稀释痰液。

3.抗炎症治疗

慢性气道炎症是支气管扩张的一个重要致病机制。抗炎症治疗可减轻气道炎症,帮助受损气道黏膜和纤毛功能的修复。目前对于小剂量大环内酯类药物的抗炎症作用研究较多,其中红霉素、罗红霉素、克拉霉素和阿奇霉素等对于弥散性泛细支气管炎和支气管扩张有一定的效果,可以减轻气道黏液分泌,破坏铜绿假单胞菌的生物膜,减少发作次数。吸入糖皮质激素可拮抗气道慢性炎症。少数随机对照研究结果显示,吸入激素可减少排痰量,改善生活质量,有铜绿假单胞菌定植者改善更明显,但对肺功能及急性加重次数并无影响。目前证据不支持常规使用吸入性激素治疗支气管扩张(合并支气管哮喘者除外)。

4.咯血的治疗

(1)大咯血的紧急处理

大咯血是支气管扩张症致命的并发症,一次咯血量超过200mL或24小时咯血量超过500mL为大咯血,严重时可导致窒息。预防咯血窒息可视为大咯血治疗的首要措施,应首先保证气道通畅,改善氧合状态,稳定血流动力学状态。咯血量少时应安抚患者,缓解其紧张情绪,嘱其患侧卧位休息。出现窒息时采取头低足高的45°俯卧位,用手取出患者口中的血块,轻拍健侧背部促进气管内的血液排出。若采取上述措施无效时,应迅速进行气管插管,必要时行气管切开。

(2)药物治疗

①垂体后叶素:为治疗大咯血的首选药物,一般静脉注射后3~5min起效,可维持20~30min。用法:垂体后叶素5~10U加5%葡萄糖注射液20~40mL,稀释后缓慢静脉注射,约15min注射完毕,继之以10~20U加生理盐水或5%葡萄糖注射液500mL稀释后以每小时0.

1U/kg 的速度静脉滴注,出血停止后再继续使用 2～3 天以巩固疗效。支气管扩张伴有冠状动脉粥样硬化性心脏病、高血压、肺源性心脏病、心力衰竭者,以及孕妇均忌用。

②促凝血药:为常用的止血药物,可酌情选用抗纤维蛋白溶解药物,如氨基己酸 4～6g 加入生理盐水 100mL,15～30min 内静脉滴注后以 1g/h 维持,或氨甲苯酸 100～200mg 加入 5% 葡萄糖注射液或生理盐水 40mL 内静脉注射,2 次/天;亦可应用增加毛细血管抵抗力和血小板功能的药物,如酚磺乙胺 250～500mg,肌内注射或静脉滴注,2～3 次/天;还可给予血凝酶 1～2kU 静脉注射,5～10min 起效,可持续 24h。

③其他药物:如普鲁卡因皮内试验阴性(0.25% 普鲁卡因溶液 0.1mL 皮内注射)者可予 150mg 加生理盐水 30mL 静脉滴注,1～2 次/天;酚妥拉明 5～10mg 以生理盐水 20～40mL 稀释静脉注射,然后 10～20mg 加于生理盐水 500mL 内静脉滴注。不良反应主要为直立性低血压、恶心、呕吐、心绞痛及心律失常等。

(3)介入治疗或外科手术治疗

支气管动脉栓塞术和(或)手术是大咯血的一线治疗方法。

①支气管动脉栓塞术:经支气管动脉造影像病变血管内注入可吸收的明胶海绵行栓塞治疗,对大咯血的治愈率为 90% 左右,随访 1 年未复发的患者可达 70%;对于肺结核导致的大咯血,支气管动脉栓塞术后 2 周咯血的缓解率为 93%,术后 1 年为 51%,2 年为 39%。最常见的并发症为胸痛(34.5%),脊髓损伤的发生率及致死率低。

②经气管镜止血:大量咯血不止者,可经气管镜确定出血部位后,用浸有稀释肾上腺素的海绵压迫或填塞于出血部位止血,或在局部应用凝血酶,或气囊压迫控制出血。

③手术:反复大咯血用上述方法无效、对侧肺无活动性病变且肺功能储备尚佳又无禁忌证者,可在明确出血部位的情况下考虑肺切除术。适合肺段切除的人数极少,绝大部分要行肺叶切除。

(二)外科治疗

目前大多数支气管扩张症患者应用药物治疗有效,不需要外科手术治疗。

外科手术适应证包括:a. 急性下呼吸道感染反复发作,积极药物治疗仍难以控制症状者;b. 大咯血危及生命或经药物、介入治疗无效者;c. 局限性支气管扩张者,病变范围局限于一侧肺、不超过 2 个肺叶,术后最好能保留 10 个以上肺段。患者若全身情况良好,可根据病变范围做肺段或肺叶切除术。如病变较轻,且症状不明显;非柱状支气管扩张;痰培养铜绿假单胞菌阳性;病变较广泛累及双侧肺;切除术后残余病变;伴有严重呼吸功能损害者,则不宜手术治疗。

术后并发症的发生率为 10%～19%,老年人并发症的发生率更高,术后病死率<5%。

第二章 循环系统疾病

第一节 新生儿心力衰竭

心力衰竭是一种临床和病理生理综合征,由于心脏结构或功能的受损,无法维持体循环或肺循环的适宜流速,不能以适宜的压力使心室充盈,不能满足机体代谢的需要。临床表现为相对低的心输出量和为了增加心输出量而产生的代偿反应。

一、病因

儿科心力衰竭的主要原因包括:

(1)先天性心脏病:产生过度的工作负荷,导致压力或容量超负荷,伴或不伴发绀。先天性心脏病的发生率为0.8%,其中1/3~1/2需要立即治疗,在未经治疗的患儿中,每年有0.1%~0.2%发展至心力衰竭。

(2)心肌疾病:为基因异常或后天获得性,代谢因素、感染性疾病、药物或毒物所致。

(3)心脏修补术后,心肌功能紊乱。

二、病理生理

1. 心力衰竭血流动力学的变化

心功能或心输出量的调节主要涉及下列5个基本因素:

(1)前负荷:又称容量负荷,可用心室舒张末期压力表示。

(2)后负荷:又称压力负荷,系指心室开始收缩后所承受的负荷,可由心室射血时的收缩压或主动脉压表示。

(3)心肌收缩力:指与心脏前、后负荷无关的心室收缩能力,与心肌细胞内Ca^{2+}浓度、收缩蛋白及能量蛋白的转换有关,受交感神经调节。

(4)心率:心输出量(L/min)=每搏输出量(L)×心率(次/分)。

(5)心室收缩协调性。

2. 胎儿心力衰竭

胎儿心力衰竭发展到新生儿期可能是致命性的,但是在胎儿期,由于血流动力学的因素,胎儿能够很好地耐受。室上性心动过速、房室传导阻滞导致的严重心动过缓、贫血、三尖瓣的Ebstein畸形导致的严重三尖瓣反流或房室流出道缺陷导致的二尖瓣反流、心肌炎都可能引起胎儿心力衰竭。大多数可通过胎儿超声心动分辨。严重的胎儿心力衰竭导致胎儿水肿、腹腔或心包积液。

3.生后第1天的心力衰竭

大多数心脏结构异常在生后数小时内不引起心力衰竭,而继发于窒息、低血糖、低血钙或败血症的心肌功能紊乱常常会在第1天引起心力衰竭。继发于低氧血症的三尖瓣反流或瓣膜异常的Ebstein畸形也常常在第1天出现心力衰竭。随着肺动脉压下降,情况会有所改善。

4.第1周的心力衰竭

严重的心脏功能紊乱如果未经治疗,最终在第1周发展成心力衰竭。动脉导管持续开放可能会增加存活概率,因此在这些新生儿,须应用前列腺素E1保持动脉导管开放。

(1)末梢动脉搏动和血氧饱和度应当在上、下肢分别检查。由于主动脉缩窄或主动脉弓离断,肺动脉压力高,经动脉导管水平的右向左分流使得下肢血流灌注不足,导致血氧饱和度低。

(2)房间隔或室间隔缺损不会导致生后最初2周心力衰竭,因此需要考虑主动脉缩窄和肺静脉异位引流等原因。

(3)早产儿心肌储备力差,只是动脉导管未闭(PDA)也可能在生后第1周导致心力衰竭。

(4)肾上腺功能不足或新生儿甲状腺中毒都可能表现为心力衰竭。

5.第2周之后的心力衰竭

在生后6~8周,室间隔缺损患儿可表现出心力衰竭。

三、临床表现

新生儿心力衰竭有不同的临床表现,例如可能同时存在先天性心脏病的结构异常,导致肺循环充血和体循环低灌注(当两个循环系统通过心内结构的缺损或未闭的动脉导管相联系时)。在新生儿和小婴儿,喂养困难常常是充血性心力衰竭的最初表现,表现为喂养时间延长(>20分钟),喂养量减少、不耐受、呕吐、多汗和拒食。持续时间超过1个月的充血性心力衰竭可导致体重增长不佳,长期的体重增长不佳会影响身长的增长。

心力衰竭的新生儿可能会出现如下体征:肝大,超过肋下3cm,治疗有效后,肝的边缘明显回缩;奔马律是心力衰竭最常见的体征;左心衰竭时,可能会有喘息,提示肺炎或严重心力衰竭;交替脉(衰竭心肌的强、弱收缩交替)或奇脉(吸气时脉搏和血压降低)常见于重度充血性心力衰竭的婴儿。慢性心力衰竭时,喂养困难、肺部炎症、代谢增加导致生长发育落后,体重的落后比身长和头围的落后明显。

四、诊断和鉴别诊断

在我国,新生儿心力衰竭一直沿用的是婴儿心力衰竭指标。国外有文献总结新生儿心力衰竭诊断有如下指标:心动过速,>180/分;喂哺奶量每次<100mL,每次喂哺时间>40分钟;呼吸增快,>60次/分;呼吸困难;出现奔马律;肝大。

也有国外学者将新生儿心力衰竭程度进行评分,来评价其严重程度。分值越高(最高分=14分),程度越重。

新生儿心力衰竭需要和肺部疾病或败血症进行鉴别。

五、辅助检查

1. 心电图

心电图为非特异性,但在心力衰竭的患儿常常有异常,表现为:窦性心动过速、左心室肥厚、ST-T 改变和 I 度房室传导阻滞。

2. 胸片

新生儿心胸比>60%、婴儿>55%是心力衰竭的线索。需要除外呼气位胸片,其可能表现为心脏增大。

六、治疗

(一)病因治疗

病因治疗是解除心力衰竭的重要措施,复杂心脏畸形、先天性心脏病应尽早手术。如有低血钙、低血糖及贫血应及时纠正。心律失常应尽快用抗心律失常药物控制。肺炎、败血症引起的心力衰竭选择适当的抗生素控制感染。

(二)一般治疗

1. 体位

肺水肿时取半卧位,以减少回心血量。

2. 供氧

心力衰竭均需供氧,呼吸障碍明显者做三管插管机械通气。对于依赖动脉导管开放而生存的先天性心脏病患儿供氧应慎重,因血氧增高可使动脉导管关闭。检测血气,纠正酸碱紊乱,必要时应用人工辅助呼吸。

3. 补液

控制输液量及滴速。输液量限制在 60~80mL/(kg·d)。补液量一般为 80~100mL/(kg·d),有水肿时减为 40~80mL/(kg·d),钠 1~4mmol/(kg·d),钾 1~3mmol/(kg·d)。最好根据测得的电解质浓度决定补给量。

4. 纠正代谢紊乱

如低血糖、低血钙、低或高钾血症。

(三)洋地黄类正性肌力药物

1. 用药剂量

过去应用剂量偏大,后来发现新生儿红细胞内有较多地高辛受体,新生儿尤其早产儿的药物半衰期较成人长(早产儿为 57~72 小时,足月儿为 35~70 小时),加上新生儿肾功能不成熟,肾脏廓清率低,故现已改为偏小剂量。对重症心力衰竭,地高辛 24 小时静脉注射全效量(饱和量)为:早产儿 0.02mg/kg、足月儿 0.03mg/kg,首剂用全效量的 1/2,余量分 2 次,每 6~8 小时给予 1 次。如需用维持量,则在用全效量后 12 小时开始给予,剂量为全效量的 1/4,分 2 次,每 12 小时给予 1 次。地高辛口服制剂除片剂外,尚有酊剂(50mg/L)。口服全效量较静脉注射全效量增加 20%。对轻症心力衰竭或大的左向右分流、肺动脉高压而有慢性心力衰竭者,可每日用全效量的 1/4 口服,口服后 1 小时即可达血药浓度高峰,半衰期为 32.5 小时,经 5～7 天即可达全效量及稳定的血药浓度。如疗效不佳,可适当增量。地高辛用药维持时间视病情而定,一般可于心力衰竭纠正、病情稳定 24～48 小时后停药。治疗过程中不宜静脉注射钙剂,尤其当 K^+<3mmol/L 时。如血钾、血钙均低,应先纠正低血钾,再在心电图监测下用 10% 葡萄糖酸钙 0.5～1mL/kg 静脉缓注。洋地黄可加强心肌收缩力,减慢心率,心搏量增加,心室舒张末期压力下降,尿量增加,改善心排血量及静脉瘀血。对轻、中度心力衰竭疗效较好,对重度心力衰竭疗效差,应用地高辛以口服和静脉为宜,不宜肌内注射,因吸收不稳定,注射部位可坏死。

2. 地高辛血药浓度的监护

地高辛血药浓度对指导临床应用剂量是否恰当有重要的参考价值。地高辛口服 5～6 小时后心肌组织和血清地高辛浓度呈恒定关系。可以用血清地高辛水平作为反映心肌的药物浓度指标。新生儿体内有内源性的洋地黄类药物,故应用地高辛前应测地高辛基础值。地高辛有效浓度为 0.8～2ng/mL,新生儿超过 4ng/mL 时,则可出现毒性反应,在 3.5ng/mL 以下时,很少发生洋地黄中毒。但注意有时中毒量和有效量可交叉。

3. 洋地黄中毒的表现及处理

(1)临床表现:新生儿洋地黄中毒症状不典型。主要表现为嗜睡、拒奶、心律异常,用药过程中如出现心率<100/min 或出现早搏则为常见的中毒表现。早产、低氧血症、低钾血症、高钙血症、心肌炎及严重的肝肾疾病均易引起洋地黄中毒。

(2)洋地黄中毒处理:立即停药,监测心电图。血清钾低或正常,肾功能正常者,用 0.15%～0.3% 氯化钾点滴,总量不超过 2mmol/kg,有二度以上房室传导阻滞者禁用。窦性心动过缓、窦房阻滞者可用阿托品 0.01～0.03mg/kg 静脉或皮下注射,二度或三度房室传导阻滞者可静脉注射异丙肾上腺素 0.15～0.2μg/(kg·min),必要时用临时心内起搏,有异位节律者选苯妥英钠 2～3mg/kg,3～5 分钟静脉缓慢注射。利多卡因用于室性心律失常,缓慢静脉注射每次 1～2mg/kg,必要时 5～10 分钟重复 1 次,总量不超过 5mg/kg。也可用抗地高辛抗体,1mg 地高辛需要 1000mg 地高辛抗体。

(四)β 受体激动药

此类药有增强心肌收缩力、增加心输出量的作用。新生儿多用多巴胺和多巴酚丁胺。

1. 多巴胺

选择性的作用于多巴胺受体,使肾、肠系膜、脑及冠状动脉等血管扩张,尤其是肾血管。使心排血指数增加,周围血管阻力降低,肾小球滤过率、肾血流量增加而利尿。不同剂量作用不同,小剂量 2～5μg/(kg·min)具有正性肌力和扩张血管作用。大剂量>10μg/(kg·min)时,血管收缩,心率加快,心排血量反而降低。

2. 多巴酚丁胺

有较强的正性肌力作用,对周围血管作用弱,无选择性血管扩张作用。剂量 5～10μg/(kg·min)。

（五）磷酸二酯酶抑制剂

此类药物增加心肌和血管平滑肌细胞内环磷酸腺苷（cAMP）浓度，使细胞内钙离子浓度增加，心肌收缩力增加。亦可扩张周围血管，减轻心脏前后负荷。

用法：氨吡酮静脉注射，开始用 0.25～0.75mg/kg，2 分钟内显效，10 分钟达高峰值效应，可持续 1～1.5 小时，以后用 5～10μg/(kg·min)。

（六）血管扩张药

血管扩张药减轻心泵负荷，从而增加心排血量，并可使心室壁张力下降，致心肌耗氧量有所减少，心肌代谢有所改善。血管扩张药按其作用于周围血管的部位可分为三类：第 1 类药物扩张静脉血管，有硝酸甘油、硝酸异山梨醇等。第 2 类药物主要作用于小动脉，松弛动脉血管床，减少心脏排血阻抗，增加心排血量，有酚妥拉明、酚苄明、硝苯吡啶等。第 3 类药物动、静脉皆扩张，有硝普钠、哌唑嗪等。

（七）血管紧张素转化酶抑制药

此药可与地高辛合用，适用于轻度至重度心力衰竭及左向右分流型先天性心脏病所致的心力衰竭。

1. 卡托普利

可抑制血管紧张素转化酶活性，使血管紧张素 Ⅱ 生成减少，小动脉扩张，后负荷减低。还可使醛固酮分泌减少，水钠潴留减少，降低前负荷。新生儿口服剂量为每次 0.1mg/kg，每日 2～3 次，然后逐渐增加至 1mg/(kg·d)。本药对严重心力衰竭疗效明显，不良反应有血钾升高、粒细胞减少和蛋白尿等。

2. 依那普利

作用与巯甲丙脯酸相似，但其分子结构不含巯氢基结构，无巯甲丙脯酸的不良反应，用药后起作用慢，但持续时间长，一天服 1～2 次即可。用药后血压下降较明显，用药要从小剂量开始。开始剂量 0.1mg/(kg·d)，逐渐增加，最大量不超过 0.5mg/(kg·d)，分 2 次服。

（八）利尿药

利尿药作用于肾小管的不同部位，可减轻肺水肿，降低血容量、回心血量及心室充盈压，达到减低前负荷的作用。需长期应用利尿药者宜选择氯噻嗪或双氢氯噻嗪，加服螺内酯（安体舒通），前者利尿的同时失钾较多，后者有保钾作用，故二者合用较为合理。

1. 呋塞米

作用于肾脏 Henle 袢，可抑制钠、氯重吸收。静脉注射后 1 小时发生作用，持续 6 小时，剂量为 1mg/kg，每 8～12 小时 1 次；口服剂量为 2～3mg/(kg·d)，分 2 次给予。不良反应为低血钾、低血钠、低氯性酸中毒及高尿酸血症。

2. 氢氯噻嗪

作用于肾脏远曲小管皮质稀释段，口服剂量为 0.5～1.5mg/kg，每日 2 次。

3. 螺内酯

作用于肾脏远曲小管远端，为保钾利尿药，尚有抗醛固酮作用。剂量为 1mg/kg，每 8～12 小时 1 次，静脉注射；口服剂量为 1～3mg/(kg·d)，分 2～3 次给予。不良反应为高血钾、低血钠，故与呋塞米（可排钾）合用更为合理。

4.布美他尼

作用于肾脏 Henle 袢,可抑制氯重吸收。作用迅速,疗效优于呋塞米,已广泛用于临床。可用 0.015～0.1mg/kg 静脉注射,5～10 分钟起效;或 0.01～0.025mg/(kg·h)静脉滴注。不良反应为低血压、呕吐、低血糖等。

在小儿心力衰竭治疗方面,近年来出现了不少新疗法,包括采用介入疗法治疗左向右分流的先天性心脏病所致心力衰竭,血管紧张素受体拮抗药(ARBs)、β受体阻滞药、醛固酮拮抗药、钙增敏药、内皮素-1 受体拮抗药、基质金属蛋白酶抑制药、生长激素药物等,均已试用于临床并取得较好疗效,但离实际应用,尤其在新生儿应用尚有一段距离。

(九)其他辅助治疗措施

1.心肌能量代谢赋活剂

如 1,6-二磷酸果糖(FDP),剂量为 100～250mg/(kg·d),静脉滴注,每日1次,5～7 天为1个疗程。

2.其他

动脉导管依赖性发绀型先天性心脏病如主动脉缩窄或闭锁、主动脉弓断离、大动脉移位、左心发育不良综合征、三尖瓣狭窄等,可用前列腺素 E_1(PGE$_1$)0.02～0.05μg/(kg·min)静脉滴注,本药可使动脉导管开放而使缺氧症状得以改善,从而争取了手术时机。不良反应为呼吸暂停、心动过缓、低钙抽搐等。

未成熟儿动脉导管开放,可用吲哚美辛促使其关闭,以改善肺动脉高压。剂量为 0.2mg/kg,静脉注射或口服,大多一次即能奏效,必要时每 8 小时再给予一次,总量不超过 3 次。不良反应为肾衰竭、骨髓抑制、胆红素代谢受干扰,对有胃肠道出血或血胆红素＞171mmol/L 者勿用。

有心律失常者用抗心律失常药;国外对难治性心力衰竭用体外膜肺(ECMO)。

亦有对心力衰竭伴甲状腺激素分泌失衡者(T_3 下降、T_4 下降或正常、rT_3 上升而 TSH 正常),采用甲状腺素钠片剂口服治疗。

第二节 新生儿心律失常

新生儿出生时心脏的传导系统尚未发育成熟,生后继续发育并逐步完善其生理功能。在新生儿期以及以后的婴儿期,此传导功能的变化及其成熟过程,是导致新生儿心律失常发生的解剖生理学基础。新生儿心律失常是指心肌自律性、兴奋性和传导性发生变化引起的心率过快、过慢或节律失常。其发病特点有三,一传导系统紊乱发生率高;二功能性暂时性居多;三常可自行消失。

一、病因

新生儿出生后,处于发育过程中的心脏传导系统和心肌容易受到各种因素的影响,引起心律失常。

1. 心脏本身因素

(1)先天性心脏病:多见于右向左分流型先天性心脏病。

(2)心肌病:肥厚型及扩张型心肌病,心律失常发生率高达30%。可见于柯萨奇病毒感染引起的病毒性心肌炎。

(3)传导障碍:窦房结功能不良、预激综合征等。

(4)原发性心脏肿瘤:常伴心律失常的新生儿心脏肿瘤有横纹肌瘤、纤维瘤及心肌错构瘤等。

2. 心脏外部因素

(1)缺氧:是引起新生儿心律失常最常见因素。①围产因素:脐带绕颈,头盆不称,窒息缺氧以及从胎儿循环过渡到新生儿循环的血流动力学改变。其中以窒息缺氧最常见(43.75%)。②孕母因素:孕母患糖尿病、妊娠期高血压疾病、红斑狼疮等,可引起心脏自主神经及其传导系统受损而致心律失常。

(2)感染:宫内和生后感染,包括病毒感染(多为宫内感染)引起的心肌炎、心内膜炎、心包炎及重症肺炎、败血症等细菌感染(多为出生后感染)引起的中毒性心肌炎,也是引起心律失常的主要原因。

(3)水、电解质及代谢紊乱:低血钙、低血钠、高血钾、脱水、低血糖及酸碱紊乱,可引起心脏电生理变化而导致心律失常。

(4)全身性疾病:硬肿症、颅内出血、各种中枢神经系统疾病。

(5)药物:母亲孕期由于本身疾病而使用的一些药物,包括麻醉药、引产药、抗心律失常药。新生儿用的一些药物包括洋地黄、氨茶碱、甚或抗惊厥时用的利多卡因、治疗胃食管反流用的西沙必利等。

(6)新生儿心脏手术或心导管检查。

3. 其他

部分原因不明,可能与其传导系统发育不成熟有关。

二、临床表现

正常新生儿心率波动较大,心率随日龄的增加而增加。一般足月新生儿心率,生后24小时为135～140/min,7天内为110～175/min,7天以上为115～190/min,早产儿心率波动范围更大。临床表现与病因、失常类型及程度有关,既可毫无症状,亦可表现为哭声弱、烦躁、拒乳、呕吐、出汗、体温不升、面色苍白、发绀、气促,听诊心率快、慢或节律失常,心音低钝或强弱不一。三度房室传导阻滞及室性心动过速尚可导致心源性脑缺血综合征,而致抽搐与昏迷。心脏听诊心率快而整齐:为各类型心动过速、心房扑动伴规则房室传导;心率快而不整为心房颤动、心房扑动伴不规则房室传导;心率慢而整为窦性心动过缓、有规律的二度房室传导阻滞、三度房室传导阻滞;心率慢而不整齐为窦性心动过缓伴不整或伴期前收缩、二度房室传导阻滞;心率正常而不整齐为窦性心率不整、期前收缩、二度房室传导阻滞。

三、辅助检查

1.物理诊断

物理检查所见：①心率快而整：为室上性心动过速（SVT）、室性心动过速（VT）、心房扑动（AF）伴规则房室传导；②心率快而不整：为心房颤动（Af）、心房扑动伴不规则房室传导；③心率慢而整：为窦性心动过缓、有规律的二度房室传导阻滞、三度房室传导阻滞（CAVB）；④心率慢而不整：为窦性心动过缓、过早搏动、二度房室传导阻滞；⑤心率正常而不整：为窦性心率不整、过早搏动、二度房室传导阻滞。

2.心电图检查

新生儿心律失常以室上性心动过速及传导阻滞最常见。常规12导联体表心电图检查，是诊断心律失常的基本方法，绝大多数心律失常可以此做出正确诊断。但它只能记录短时间内的变化，不能观察到多种生理或病理状态下的心电图改变，24小时动态心电图监测可弥补其不足。体表信号平均心电图（SA-ECG）可检测新生儿心室晚电位，而食管心电图可探查SVT的发病机制，两者合用效果更好。

3.心脏电生理检查

创伤性的心内心电检查，可准确地判断各类心律失常的发病机制，评价抗心律失常药物疗效。非创伤性的经食管心房调搏的心电检查，可做窦房结功能测定及各种快速心律失常诊断。

4.其他

超声心动图亦能及早发现心律失常，并能对心脏结构异常及血流动力学变化做出诊断；程控刺激（PES）可用于鉴别SVT类型；希氏束电图亦可用做心律失常的诊断。

四、治疗

新生儿心律失常大多无临床症状，尤为一过性者，如房室结紊乱、异位搏动、一度房室传导阻滞等。若非器质性病变所致，常于出生后1周至3个月自然消失，不必治疗。另一些暂时性心律失常，如电解质紊乱所致者，亦可通过病因治疗而消除。如确需用抗心律失常药，必须辨明心律失常的严重程度，严重程度由重至轻是：VT＞CAVB＞AF或Af＞SVT＞频发性期前收缩。性质越严重，处理越要积极、及时。此外，尚需全面了解各种治疗方法的作用、不良反应，以权衡利弊、选择应用。

（一）手法治疗

潜水反射法可作为SVT首选的初期治疗。即用5～15℃冰袋或浸过0～4℃冰水的湿毛巾放在患儿的面部或口周5～10秒，给予突然的寒冷刺激，以提高迷走神经张力，可迅速纠正心率。一次无效，可每隔3～5分钟重复1～2次。也可用压舌板压新生儿舌根部以引发恶心反射而终止发作。新生儿禁用压迫眼球法或压迫颈动脉窦法。

（二）病因治疗

病因治疗十分重要，大多数情况下仅做病因治疗，心律失常即可控制。亦须针对诱发因素进行处理，如对中毒性心肌炎，可用大剂量维生素C、1,6-二磷酸果糖、肾上腺皮质激素等。

(三)药物治疗

抗心律失常药物选择应首选高效、速效、低毒、安全的药物,一般不联合使用两种或两种以上抗心律失常药。

1. 用于快速异位心律失常(各类期前收缩、SVT、VT、AF)药物

目前抗心律失常药仍按 Vaughan Williams 分类方法,根据其电生理作用不同,分为Ⅰ类钠通道阻滞药、Ⅱ类β受体阻滞药、Ⅲ类钾通道阻滞药及Ⅳ类钙通道阻滞药四大类。以下仅介绍目前多在新生儿中应用的、有代表性的药物。

(1)Ⅰ类:钠通道阻滞药(为膜抑制剂)。又可按其动作电位时间、QRS 时限、有效不应期长短,分成 3 组。

①Ⅰa组:有奎尼丁、普鲁卡因胺等,因不良反应较大,疗效不理想,新生儿已不用。

②Ⅰb组:常用有利多卡因、莫雷西嗪,用以纠正 VT。利多卡因能降低心肌应激性,延长有效不应期,抑制浦氏纤维自律性。用法:1.0~2.0mg/kg+10% 葡萄糖 10~20mL 静脉慢注,每 10~15 分钟 1 次,有效后用 20~50μg/(kg·min)静脉滴注维持,总量≤5mg/(kg·d)。莫雷西嗪 4~5mg/kg,每日 3 次口服。

③Ⅰc组:常用有普罗帕酮、氟卡尼,用以纠正 SVT 及 VT。能降低浦氏纤维、心室肌与房室旁路传导,但有负性肌力作用,禁用于有心力衰竭、心源性休克、传导阻滞者。不良反应为心动过缓、传导阻滞及消化道症状。

普罗帕酮:是广谱高效抗心律失常药,作用好,不良反应少,复发率低,可长期服用。用法:1~1.5mg/kg+10% 葡萄糖 10~20mL,5 分钟以上静脉缓注,如无效,20~30 分钟可重复一次,连续用药应少于 3 次,无效则应换药。复律后以 5~10μg/(kg·min)维持或于复律 8 小时后改 3~5mg/kg 口服,每日 3~4 次。由于用药剂量有个体差异,即使同一患儿,在不同时期心功能状态也可不同,有效剂量也会有所不同,因此稳定后应逐渐减至最低有效量,维持 3~4个月,并应定期动态观察心电图。也可一开始即用 5~7mg/kg 口服,每日 3~4 次,稳定后减量维持。

氟卡尼:常于使用腺苷有效后改用氟卡尼,该药亦为高效、强效、广谱抗心律失常药,剂量为 2mg/kg,10 分钟以上静脉注射,接着 6mg/(kg·d)口服;或 1.0~2.5mg/kg 口服,每日 3次,从小剂量开始。为预防新生儿 SVT 复发,常用药 6~12 个月。

(2)Ⅱ类:β受体阻滞药。常用有普萘洛尔,为非选择性β肾上腺素受体阻滞药,能降低心肌自律性、延缓房室传导、延长房室结不应期,用于交感神经兴奋引起的期前收缩(尤为房性期前收缩)及其他药物治疗无效的 SVT,禁用于哮喘、心力衰竭、传导阻滞及使用洋地黄期间。用法为 0.05~0.15mg/kg+10% 葡萄糖 10~20mL,5~10 分钟静脉缓注,必要时 6~8 小时重复一次;或 1~5mg/(kg·d)分 3 次口服。为预防预激综合征所致 SVT,亦可用 1~2mg/(kg·d)分次口服。

(3)Ⅲ类:钾通道阻滞药物。常用有胺碘酮及索他洛尔。

①胺碘酮:是最强的抗心律失常药,能阻滞钠、钙及钾通道,有非竞争性α及β受体抑制作用,能延长房室结、心房和心室肌纤维的动作电位时程和有效不应期,减慢传导,因无负性肌力作用,即使用于患有危及生命的持续性心动过速患儿,仍安全而有效,故适用于器质性心脏病

及心功能不全患儿,是良好的广谱、高效、速效抗心律失常药。用法:1～3mg/kg,10 分钟以上静脉缓注,有效后 10mg/(kg·d)静脉维持;或 10mg/(kg·d)分 3 次口服,连用 10d 后,改为 3～5mg/(kg·d)维持,服 5 天,停 2 天。不良反应为恶心、呕吐、便秘、肝功能损害、甲状腺功能紊乱、高血钾等,不作为一线药物,仅用于普罗帕酮无效者,且剂量要小、疗程要短。对新生儿 SVT 者,可用负荷量 5～10mg/kg 静脉滴注 1 小时(常于 30 分钟后复律),也可先使用腺苷,有效后直接改用本药,维持量为 3mg/(kg·d)口服,为预防复发,需要用药 6～12 个月。本药禁用于病态窦房结综合征、高度传导阻滞与肝功能不良。长时间应用最好监测其血药浓度,以调整用药剂量。

②索他洛尔:为新型抗心律失常药,兼有第 Ⅱ 类及第 Ⅲ 类抗心律失常药物特性,是非心脏选择性、拟交感活性类 β 受体阻滞药,有 $β_1$ 及 $β_2$ 受体阻滞作用。用法:0.5～1.5mg/kg,5～10 分钟静脉缓注或 2～3mg/(kg·d)分次口服。

(4)Ⅳ类:为钙通道阻滞药,小儿常用有维拉帕米。因本药可致低血钾、心源性休克、传导阻滞,新生儿禁用。

(5)其他药物

①地高辛:该药能增强迷走神经张力、延长房室结不应期、减慢传导时间、终止顺向性房室旁路折返,用于 SVT、AF、Af 等,但如用药过程中出现新的心律失常,应立即停药。禁用于有预激综合征及 QRS 波增宽者,用法见新生儿心力衰竭的治疗。

②三磷酸腺苷(ATP)及腺苷:可强烈兴奋迷走神经、减慢房室传导、终止房室折返,用于 VST,以大剂量腺苷更优。用法:三磷酸腺苷 0.4～0.5mg/kg,腺苷 0.1mg/kg,均于 2～5 秒快速静脉注射,如无效,3～5 分钟后加倍剂量重复 1～2 次。房室结功能不全、传导阻滞者慎用。注意事项:应在上肢血管输注,小剂量开始,弹丸式快推,心电监护下进行,准备好抢救拮抗药物。

2.用于慢速心律失常

(1)异丙肾上腺素:能增加窦房结及房室结自律性、改善心脏传导功能、提高心率。用法为 0.05～0.2μg/(kg·min)静脉滴注。

(2)阿托品:能解除迷走神经对心脏的抑制,加速心率。以 0.01～0.03mg/kg 口服、皮下或静脉注射,每 4 小时 1 次。

(四)电复律治疗

1.电击复律

利用短暂直流电击,使心脏所有起搏点同时除极,以消除异位起搏点并中断各折返途径,终止各种快速型心律失常,使窦房结重新控制心律。

(1)适应证:主要用于血流动力学不稳定的患儿,如:①室上速伴严重心力衰竭或药物治疗无效者;②心电图无法分辨的快速异位心律,病情危重者;③房扑或房颤伴心力衰竭,药物治疗无效者;④室速;⑤室颤。

(2)禁忌证:洋地黄或电解质紊乱引起的快速型心律失常。

(3)方法:一般采用体外同步直流电击术。具体步骤:①做好复苏准备,检查机器同步性能;②除颤器电极上涂以适量导电糊,便于导电及预防皮肤灼伤。将一个电极置于胸骨右缘第

2 肋间,另一个于左腋中线第 4 肋间。电极片直径约 4.5cm;③应用最小而有效的能量进行复律,首次 1～2J/kg,如无效,可增至 4J/kg,最大量 6J/kg,一般婴儿用 20～40J。一次治疗重复电击不宜超过 2～3 次。

(4)并发症及处理:电击复律可引起心律失常,转复后常出现窦缓或各种类型期前收缩,1～2 分钟自行消失;少数出现室速或室颤,多由机器同步装置失灵、用电量过大所致,调整机器和用电量后,可再次电击复律;偶发心脏停搏,多为原有窦房结功能障碍者,应采用电起搏治疗。电击复律后应密切观察 1～2 小时,并用抗心律失常药物维持治疗数月,以防复发。

2. 临时起搏器

对严重心动过缓新生儿,经脐静脉或股静脉植入临时起搏器较困难,需要使用荧光剂;2kg 以上婴儿可经皮下安置临时起搏器,但易引起皮肤烫伤;窦房结功能不良可经食道安置起搏器,但对于 CHB 无效。

(五)心脏手术

经心房标测探明旁道部位后,手术治疗心动过速。亦可为 CABV 的新生儿安放心室抑制型起搏器(VVI 型)。

五、不同类型的新生儿心律失常

新生儿时期比较常见的心律失常有:窦性心动过速、窦性心律不齐(以上两种心律失常临床病理意义不大,故多不统计在内)、窦性心动过缓、房性及结区性早搏、阵发性室上性心动过速、室性早搏、房室传导阻滞等。

(一)窦性心律失常

1. 窦性心动过速

新生儿窦房结发放激动过速,频率超过正常范围上限称为窦性心动过速。一般认为足月儿窦性心率上限为 179～190/min,早产儿上限为 195/min。新生儿窦性心动过速时心率可达200～220/min。新生儿窦性心动过速多为交感神经兴奋性增高,体内肾上腺素活性增强的结果,常见于:健康新生儿于哭叫、活动、喂奶后;新生儿发热、贫血、各种感染、休克、心力衰竭及某些药物如阿托品、肾上腺素等应用后;某些器质性心脏病如病毒性心肌炎、先天性心脏病等。

(1)心电图:①P 波按规律发生,为窦性 P 波,即在 I、II、aVF 导联直立,aVR 导联倒置。同一导联 P 波形状相同。②P-R 间期不短于 0.08 秒(新生儿正常 P-R 间期最低限)。③同一导联各 P-P 间隔之间的差异不应超过 0.12 秒,即<0.12s。

(2)治疗:新生儿窦性心动过速多见于健康儿,一般不需治疗,如为某些疾病引起者应治疗原发病。

2. 窦性心动过缓

新生儿窦房结发放激动过缓,频率低于正常范围下限称为窦性心动过缓。一般认为足月儿窦性心率下限为 90/min,如低于此值或足月儿心率 70～90/min,早产儿心率 50～90/min 则为窦性心动过缓。

(1)病因:新生儿窦性心动过缓多为副交感神经兴奋性增高所致,也可由窦房结异常引起,如正常新生儿的某些生理活动如打嗝、呵欠、排便等可引起窦性心动过缓,小的早产儿甚至鼻饲时也可有明显的窦性心动过缓。刺激副交感神经如压迫前囟、眼球、刺激鼻咽部、颈动脉窦及夹住脐带等都可引起窦性心动过缓,心率可慢至 80/min 左右,但对这些新生儿应进行监护或 24 小时动态心电图记录,以排除其他严重心律失常。新生儿呼吸暂停发生时或发生后、胎儿宫内窘迫、新生儿窒息、低体温、严重高胆红素血症、颅内压升高(见于颅内出血、颅内感染等)以及某些药物如洋地黄、利多卡因、奎尼丁等皆可引起窦性心动过缓。某些器质性心脏病如病毒性心肌炎、先天性心脏病等病变影响窦房结时或新生儿窒息缺氧影响窦房结,心内直视手术损伤窦房结时都可引起窦性心动过缓。窦性心动过缓是窦房结功能不良的临床表现之一。

(2)治疗:新生儿窦性心动过缓的治疗主要应针对原发病。严重者(心率<70/min),可给阿托品、异丙肾上腺素等提高心率,用法见房室传导阻滞。

3. 窦性心律不齐

新生儿窦房结发放激动不匀齐称为窦性心律不齐。分为四种类型:呼吸性、室相性、窦房结内游走性及早搏后性。

(1)病因:新生儿窦性心律不齐多发生于心率缓慢时,随心率增快而减少。窦性心律不齐的发生多与呼吸有关,吸气末心率加速,呼气末减慢,但也有与呼吸无关者。窦性心律不齐主要由副交感神经张力增高所致。

(2)心电图:心电图应具备窦性心律的特点,同一导联 P-P 间期不等,各 P-P 间隔之间的差异大于 0.12 秒。

(3)治疗:窦性心律不齐不需要治疗或仅做病因治疗。

4. 窦性停搏和窦房阻滞

(1)窦性停搏:窦房结在较长的时间内不产生激动称为窦性停搏,其心电图表现为在窦性心律的心电图中出现一个较长时间的间歇,其间无心电图波形。如果患儿房室交界区功能正常,多出现逸搏及逸搏心律,否则将出现心源性脑缺血,甚至死亡。窦性停搏应与二度Ⅱ型窦房阻滞鉴别。

(2)窦房阻滞:窦房结产生的激动在向心房传导的过程中发生阻滞称为窦房阻滞。由于窦性激动本身在体表心电图上无波形可见,只有当窦性冲动传至心房,产生 P 波,才能在心电图上表现出来,因此在体表心电图上窦房阻滞是通过推理的方法认识的。窦房阻滞分为三度:①一度为传导延迟,心电图上表现不出来。②二度为部分不能下传,类似房室传导阻滞,又分Ⅰ型和Ⅱ型。其中Ⅱ型应与窦性停搏鉴别,两者在心电图上皆表现一个长间歇(无波形),但窦房阻滞者长 P-P 间期与短 P-P 间期有倍数关系,而窦性停搏没有此关系。③三度窦房阻滞为窦房结的激动完全不能下传,心搏停止。如患儿房室交界区有逸搏代偿功能,则以逸搏心律代偿,否则患儿因心搏停止而死。

窦性停搏和窦房阻滞皆为新生儿严重心律失常,常为新生儿窦房结功能不良的表现之一,也可见于药物如洋地黄、奎尼丁等中毒及电解质紊乱如高血钾等。窦性停搏和窦房阻滞如无交界区逸搏代偿可致心源性脑缺血综合征,甚至死亡,应予重视。

5.新生儿窦房结功能不良

窦房结功能不良(SND)是指窦房结因某些病理的原因或由于自主神经功能紊乱不能正常发出冲动或冲动传出受阻而发生的一系列临床表现如窦性心动过缓、窦性停搏、窦房阻滞、心动过缓-过速综合征、昏厥、呼吸暂停、心跳骤停等。

(1)病因:新生儿窦房结功能不良分为两类,一类为症状性 SND,另一类为非症状性 SND。症状性者是由于新生儿,尤其是早产儿、低体重儿窦房结暂时发育不完善、某些疾病和新生儿窒息、缺氧、呼吸暂停、肺透明膜病、肺炎、血液黏滞易使其缺血、缺氧而出现一系列症状。非症状性者是指由于窦房结先天性发育异常(如窦房结先天阙如)、器质性心脏病如先天性心脏畸形致窦房结结构异常、病毒性心肌炎等心肌炎症致窦房结变性、坏死以及心外科手术损伤窦房结等引起的一系列临床表现。

(2)临床表现:新生儿 SND 主要的症状为发绀、呼吸急促、心律改变,以心率缓慢为主。可有漏搏,也可有慢-快心率交替,严重者有惊厥、昏迷、心跳骤停等。

(3)心电图:主要表现为反复出现窦性心动过缓、P 波形态异常、窦性停搏、窦房阻滞、慢-快综合征(即在过缓心律的基础上间断出现室上性的快速异位心律,如室上性心动过速、心房扑动、颤动等)等。

(4)新生儿窦房结功能检测:主要为阿托品试验和经食管心房调搏测窦房结功能。

①阿托品试验:试验前描记仰卧位心电图,然后静脉注射阿托品 0.02mg/kg,注射后即刻、1、3、5、7、10、15、30 分钟各记录 II 导联心电图,如注射后心率不增加或增加不超过原有心率的 25% 或出现新的心律失常如原为窦性心动过缓,试验后出现窦房阻滞、窦性停搏、结区逸搏等支持本病的诊断。

②食管心房调搏测窦房结功能:检查在喂奶前进行,先给 10% 水合氯醛 0.5mL/kg 灌肠使新生儿安静,经鼻腔插入 SF 双极电极导管,定位于食管心电图最大正副双相 P 波处,导管插入深度为 15~20cm,平均为 16.5cm,调搏前描记 12 导联心电图。如患儿测值超过正常高限(均值加两个标准差)即应考虑有窦房结功能不良的可能。

(5)治疗:积极治疗原发病,同时给予氧疗、心肌营养药物如维生素 C、1,6-二磷酸果糖、辅酶 Q_{10}、三磷酸腺苷等。对过缓的心率、窦房阻滞、窦性停搏等可给阿托品、异丙肾上腺素等提高心率。严重者应给予起搏器治疗。

(二)过早搏动

过早搏动简称早搏,是新生儿心律失常中最常见的一种。在健康足月新生儿中也有发生。在新生儿各种心律失常中,早搏占的比例最大。在早搏中,房性最多见,其次为交界性及室性。

1.病因

新生儿早搏可发生于健康儿,早产儿更多见。健康新生儿发生早搏多在 1 个月内消失。器质性心脏病患儿早搏可发生如病毒性心肌炎、先天性心脏病和各种非心脏疾病如窒息缺氧、上呼吸道感染、肺炎、败血症等。新生儿电解质平衡紊乱、药物如洋地黄中毒,孕妇产前用药都可引起早搏。早搏还可由心导管检查和心外科手术引起。部分早搏可发生在宫内,其原因为宫内窘迫、宫内感染等。

2.临床表现

一般无症状,亦可有烦躁、拒奶、甚至血压下降与惊厥。听诊可闻及在原有心脏节律基础上出现一突然提前的心脏收缩,继之有较长的代偿间隙,提前的收缩常有第一心音增强,第二心音减弱。期前收缩既可偶发、散发,也可频发;既可不规则,也可规则呈二联律、三联律。

3.心电图

新生儿早搏根据其起源于心房、房室交界区和心室而分为房性、交界性及室性,其心电图特点如下。

(1)房性早搏:①P'波提前,形态与窦性 P 波不同。②P-R 间期>0.10s。③期前出现的 P'波后可继以正常的 QRS 波或不继以 QRS 波(未下传)或继以轻度畸形的 QRS 波(室内差异传导)。④不完全性代偿间歇。

(2)交界性早搏:①QRS 提前出现,形态与正常相同。②QRS 前后无 P'波或有逆传 P 波(P'-R 间期<0.10s,R-P'间期<0.20s)。③完全性代偿间歇。

(3)室性早搏:①提前出现的 QRS 波,其前无 P 波。②QRS 波宽大畸形,时限>0.10s,T波与主波方向相反。③完全性代偿间歇。

4.治疗

早搏有原发病者,应治疗原发病。早搏本身多无症状,一般不需要治疗。但如早搏频发,有发展为心动过速倾向者,应给抗心律失常药物治疗,常用药物心律平,用法为每次 5mg/kg,每日 3～4 次,口服。

(三)室上性快速心律失常

室上性快速心律失常包括阵发性室上性心动过速、紊乱性房性心动过速、心房扑动及颤动。

新生儿阵发性室上性心动过速发生率约为 1/2500,是新生儿最常见的可能危及生命、需要治疗的心律失常,病因是存在异常传导路径或心房局灶性自律性增高,折返机制是新生儿室上性心动过速最常见的原因。由于新生儿正常心率较快,室上性心动过速发作时难以发现,可表现为喂养困难、呼吸急促、烦躁,心率可高达 200～300 次/分。心动过速若持续存在,可导致心力衰竭。

紊乱性房性心动过速可见于正常新生儿,如心脏结构正常,无心力衰竭,不需要药物治疗,可以观察、随访,多于 1 岁内自愈。

心房扑动简称房扑,是一种较室上性心动过速更快的房性异位心律,是心房内的大折返,新生儿较少见,占新生儿心律失常的 9%～14%。心房颤动简称房颤,是心房各部分心肌纤维毫不协调地、无规则地颤动,是心房内的微折返,新生儿房颤很少见,心房率较房扑更快,一般为一过性,与房扑、紊乱性房性心动过速交替出现。

1.心电图特点

(1)阵发性室上性心动过速:心率增快,常为 240～260 次/分,最快可达 320 次/分;RR 间期多匀齐,亦可略不匀齐;窦性 P 波消失,P 波看不清楚或与窦性 P 波不同;QRS 波形态和时间多正常;伴室内差异性传导时,QRS 波可增宽变形;可有继发性 ST-T 波改变。

(2)紊乱性房性心动过速:是一种房性异位心律,为心房内有 3 个或 3 个以上的异位起搏点引起的房性心动过速,又称多源性房性心动过速或紊乱性房性心律。心电图表现为不规则房性心率,一般为 180～250 次/分;同一导联有 3 种或 3 种以上不同形态的异位 P′波,与窦性P 波不同;P′P′间有等电位线;P′P′、P′R、RR 间期不等;常有房室传导阻滞,心室率较心房率慢;可有室内差异性传导。

(3)心房扑动:P 波消失,代之以快速、规则、呈锯齿状的扑动波(即 F 波),以 Ⅱ、Ⅲ、aVF、V₁ 导联明显,频率为 360～480 次/分;心室率较心房率慢,房室传导比例常为 2∶1 或 3∶1。

(4)心房颤动:P 波消失,代之以纤细、零乱、快速而形态不同的颤动波(即 f 波),以 V₁、V₂ 导联明显,频率为 400～750 次/分;心室律完全不规则,RR 间期绝对不整,心室率取决于房室传导阻滞的程度。

2. 抗心律失常治疗

住院患儿抗心律失常治疗必须有心电监护。除不伴心力衰竭的紊乱性房性心动过速可不用抗心律失常药物治疗以外,其他室上性快速心律失常都应给予抗心律失常治疗。

阵发性室上性心动过速应与窦性心动过速鉴别,如难以鉴别,应按阵发性室上性心动过速处理,用洋地黄治疗。如伴室内差异性传导,还应与阵发性室性心动过速鉴别,如难以鉴别,紧急情况下可选用普罗帕酮、胺碘酮等广谱抗心律失常药物及电复律。

(1)潜水反射刺激迷走神经:可用于终止阵发性室上性心动过速。新生儿可用冰水袋或浸过冰水(0～4℃)的湿毛巾放在面部,每次 10～15 秒,间隔 3～5 分钟,不超过 3 次。

(2)药物治疗

①普罗帕酮:用于终止发作持续时间较短,不伴心力衰竭的阵发性室上性心动过速,如普罗帕酮无效,再用洋地黄。

普罗帕酮静脉注射为每次 1～1.5mg/kg,稀释后缓慢静脉注射;若静脉注射过程中有效,注射器中剩余药量可停止注射;若无效,间隔 20～30 分钟后可重复 1 次;累计次数不超过 3 次,累积剂量<5mg/kg。必要时可用维持量每分钟 4～6μg/kg,静脉滴注。静脉用药应有心电监护。应注意窦性心动过缓、传导阻滞、QT 间期延长等不良反应。

终止后可用普罗帕酮口服,开始每次 5mg/kg,逐渐减为每次 2～3mg/kg,均为每 6～8 小时一次,如未再发作,维持 1 周可停药。如反复发作,普罗帕酮可维持几周或几个月。

②洋地黄:如阵发性室上性心动过速发作持续时间较长伴心力衰竭、紊乱性房性心动过速伴心力衰竭、房扑、房颤,应首选洋地黄。地高辛半衰期为 36 小时。目前主张用地高辛酏剂(50μg/mL)口服,给药方便,安全,剂量准确,吸收好。洋地黄化量为早产儿 20μg/kg,足月儿25～30μg/kg,首次用化量的 1/2,余量分 2 次,每 4～6 小时一次;达化量后 12 小时开始用维持量,每日用化量的 1/5～1/4,分 2 次,每 12 小时一次。转复后,地高辛维持 1 周可停药。如反复发作,地高辛可维持几周或几个月。

如无地高辛酏剂,可用去乙酰毛花苷(西地兰),静脉注射,化量为 30～40μg/kg,首次用化量的 1/2,余量分 2 次,每 4 小时一次。达化量后 8 小时开始用地高辛维持量。

注意新生儿用洋地黄的不良反应,如各种室上性心律失常多见,室性心律失常少见,应监测心电图和血药浓度。胃肠道反应、意识障碍、视力障碍等很少见。新生儿地高辛血药浓度应<3～4ng/mL,有条件时,应在口服达化量后 6 小时检查血药浓度。

③胺碘酮:胺碘酮静脉用药不良反应较小,可与口服地高辛联合用药治疗新生儿阵发性室上性心动过速和心室率较快的房扑。化量 5mg/kg,用 5％葡萄糖等量稀释后用输液泵在 2 小时内泵入,维持量每分钟 7～10μg/kg(即每日 10～15mg/kg),用 5％葡萄糖等量稀释后维持静滴,转复后逐渐减量停药。

④电学治疗:电学治疗包括电复律和电起搏。直流电同步电复律可用于药物治疗无效的阵发性室上性心动过速、心室率较快的房扑及房颤。如前所述,新生儿电击剂量为 0.5～1J/kg,最大量 2J/kg。在少数有条件的单位,还可用食管心房起搏超速抑制的方法终止阵发性室上性心动过速和心室率较快的房扑。

(四)心房扑动和颤动

心房扑动和心房颤动在新生儿期少见,但是比较严重的心律失常。

1.病因

心房扑动和颤动少数为生理性,器质性心脏病见于病毒性心肌炎,伴有心房扩大的先天性心脏病,如三尖瓣下移、肺动脉闭锁、室间隔缺损等及心脏术后,乃传导组织未成熟的暂时性缺陷,钠通道依赖折返所致。

2.临床表现

心房扑动心房率可达 300/min 以上,因常合并 2∶1～4∶1 下传阻滞,心室率约200/min。多为阵发性,也可为持续性,一般无症状,严重者可有心力衰竭,听诊心律不齐,心音强弱不一。

3.心电图

(1)心房扑动时 P 波消失,代之以锯齿状扑动波,频率 300/min,其间无等电位线,房室传导比例为 2∶1～8∶1,以 2∶1 者多见,QRS 波形多与窦性心律相同。

(2)心房颤动时 P 波消失,代之以大小不等、形态不同、间隔不均匀的颤动波,频率 400～700/min。心室节律绝对不匀齐,R-R 间期不等,QRS 形态多正常。

4.治疗

药物转律以地高辛快速饱和法为主,用法见室上性心动过速。如无效则可选用食管心房调搏超速抑制复律(仅用于心房扑动)或直流电转复治疗,电转复剂量 5～10 瓦秒/次。

(五)心室扑动和颤动

心室扑动简称室扑,心室颤动简称室颤,室扑和室颤是最严重的快速异位心律,心室完全失去舒缩能力,呈蠕动状态而丧失排血功能,血流动力学上实为心脏停搏。多发生在临终前,属濒死心电图。其产生机制与房扑及房颤相似。

室扑是阵发性室性心动过速和心室颤动的过渡型。室颤的最后阶段速度变慢,振幅变小,直到电波消失成一条直线。

1.心电图特点

(1)室扑:QRS 波与 T 波相连,无法分辨,呈匀齐的、连续的、快速的、振幅相等的大波浪形,频率为 180～250 次/分(平均 200 次/分左右)。发作可呈连续性,也可短暂发作后转为室性心动过速或室颤。

(2)室颤:QRS-T 波消失,呈现不规则的、形状和振幅各异的颤动波,频率 150～500 次/分。室性早搏如发生在心室的易损期,可致室颤。

2.抗心律失常治疗

紧急行直流电非同步电复律。

(六)房室传导阻滞

房室传导阻滞也是新生儿期较常见的心律失常,根据传导阻滞的严重程度分为一度、二度、三度房室传导阻滞。

1.病因

新生儿房室传导阻滞可分为先天性和后天性者。先天性者多为三度房室传导阻滞(完全性房室传导阻滞),系由于胚胎发育异常及孕妇患自家免疫性疾病,免疫抗体损伤胎儿传导系统所致。后天性者多由器质性心脏病如病毒性心肌炎、心肌病及感染、缺氧、电解质紊乱、药物如洋地黄中毒等所致。一度及二度Ⅰ型房室传导阻滞还可由迷走神经张力增高所致,亦见于正常新生儿。

2.临床表现

(1)一度房室传导阻滞及二度房室传导阻滞的漏搏不多者,临床多无症状。听诊可有心尖部第一心音低钝,可闻及漏搏。

(2)二度房室传导阻滞的漏搏多者及三度房室传导阻滞的心室率缓慢者导致心排血量减少,患儿可有呼吸困难、气急、面色苍白、四肢凉、血压下降、脉弱,可因心源性脑缺血致惊厥、昏迷。

(3)先天性三度房室传导阻滞可在宫内发病,一般在妊娠后期或分娩时发现胎儿心动过缓,常常误诊为宫内窘迫而行紧急剖宫产。出生后心率如在 56～80/min 可无症状,如心率慢至 30～45/min 则出现症状。三度房室传导阻滞患儿心脏听诊时第一心音强弱不等,系因完全性房室分离房室收缩不协调致每搏心输出量不等所致。听诊于胸骨左缘可闻及Ⅱ～Ⅲ级收缩期喷射性杂音及心尖区舒张期第三心音,系由心脏每搏输出量较高引起。先天性三度房室传导阻滞约 40% 伴有先天性心脏病,此时可听到先天性心脏畸形所引起的杂音。

3.心电图

(1)一度房室传导阻滞:表现 P-R 间期延长,正常新生儿 P-R 间期最高值为 0.12 秒,超过此值可考虑为一度房室传导阻滞。

(2)二度房室传导阻滞:分为Ⅰ型及Ⅱ型。Ⅰ型:P-R 间期逐渐延长,最后窦性激动完全受阻,QRS 脱落,以后又再下传,周而复始。Ⅱ型:P-R 间期恒定,QRS 成比例脱落,呈 3:1、2:1、4:3 等。

(3)三度房室传导阻滞:P 波与 QRS 波互不相关,心室率慢而规则,40～60/min。QRS 波形状取决于次级节律点的位置,次级节律点位置越低,QRS 越宽大畸形,预后越差。

4.治疗

(1)针对原发病进行病因治疗。

(2)如心率过慢或有自觉症状者,加用改善房室传导、增快心率的药物。

①异丙肾上腺素:0.1mg 加入 5%～10% 葡萄糖 50～100mL 中静脉点滴,0.15～0.2μg/(kg·min)或根据心率调整滴数。

②阿托品:每次 0.01～0.03mg/kg,肌内或静脉注射。

（3）后天性三度房室传导阻滞：如由心肌炎引起可加用激素治疗。若异丙肾上腺素、阿托品等提高心率无效，可考虑经导管临时心脏起搏，待炎症消退，阻滞减轻或消失后停用。先天性三度房室传导阻滞如无症状不需治疗，但如出现下列情况即应安装永久性人工心脏起搏器：①新生儿心室率过慢＜50/min，尤其是出现心源性脑缺血综合征者。②三度房室传导阻滞QRS时限延长并出现心力衰竭者。三度房室传导阻滞由心肌炎症引起者，经抗炎、对症治疗后多能恢复。

第三节　新生儿持续肺动脉高压

新生儿持续肺动脉高压（PPHN）又称持续胎儿循环，是临床常见新生儿危重急症，为多种病因引起的新生儿出生后肺循环压力和阻力正常下降障碍，导致肺血管阻力增高，引起肺外经动脉导管和（或）卵圆孔右向左分流持续存在。其临床特征包括患儿生后不久即出现严重低氧血症、肺动脉压显著增高、血管反应异常、经动脉导管和（或）卵圆孔水平发生右向左分流、不伴有青紫型先天性心脏病等。存活者易发生严重不良后遗症，包括慢性肺疾病、听力异常及脑损伤致神经系统发育障碍等。PPHN 的发生率在活产婴儿中占 1‰，既往的病死率高达 40％～50％。近年来，多普勒超声心动图的应用使本病得到早期诊断，不同机械通气策略，如一氧化氮（NO）吸入和体外膜肺（ECMO）等治疗措施的进展，以及近年来一些新的药物（如西地那非等）应用于临床，使其病死率明显下降。

一、病因

PPHN 常见于足月儿及过期产儿，早产儿也会发生。已明确有许多围生期及新生儿高危因素和 PPHN 有密切关联。

（一）围生期因素
母亲在妊娠后期服用选择性 5-羟色胺重吸收抑制剂、非甾体抗炎药导致胎儿动脉导管平滑肌收缩与原发性肺动脉高压发生有关。妊娠期高危因素包括发热、贫血、肺炎、尿路感染、妊娠期糖尿病等。

（二）新生儿期因素
主要原发疾病为胎粪吸入综合征、特异性肺动脉高压、肺炎和（或）呼吸窘迫综合征、先天性膈疝、肺发育不良等。

二、病理生理与发病机制

（一）正常胎儿型循环向成人型循环转化过程
胎儿期的营养和气体代谢是通过脐血管和胎盘与母体之间以弥散方式进行交换。由胎盘来的动脉血经脐静脉进入胎儿体内，至肝下缘，约 50％ 的血液入肝，与门静脉血流汇合，其余经静脉导管入下腔静脉，与来自下半身的静脉血混合，共同流入右心房。由于下腔静脉瓣的阻隔,来自下腔静脉的混合血(以动脉血为主)入右心房后,约 1/3 经卵圆孔入左心房,再经左心室流入升主动脉,主要供应脑、心脏及上肢,其余血流入右心室。从上腔静脉回流的来自上半身的静脉血入右心房后,绝大部分流入右心室,与来自下腔静脉的血流一起进入肺动脉。胎儿肺处于压缩状态,故肺动脉血只有少量流入肺,经肺静脉回到左心房,约 80% 的血流经动脉导管与来自升主动脉的血汇合后,进入降主动脉(以静脉血为主),供应腹腔器官及下肢,同时经过脐动脉回流至胎盘,换取营养和氧气。故胎儿期供应脑、心、肝及上肢的血氧量远较下半身为高。右心室在胎儿期不仅要克服体循环的阻力,同时承担着远较左心室多的容量负荷。

胎儿期除了胎肺未膨胀及肺泡内液压较高外,胎儿的肺小动脉和肺泡内氧含量低,存在高碳酸血症及酸中毒,在一系列血管活性体液因子(包括儿茶酚胺、组胺、缓激肽、血管紧张素、腺苷、5-羟色胺、前列腺素、血栓素、心房钠尿肽、内皮素和 NO)的参与下,肺动脉血管收缩张力较高、肺泡前血管壁平滑肌较厚,导致较高的肺循环阻力和压力,使右心室注入肺动脉的血液大部分通过动脉导管和卵圆孔流向降主动脉和左半心,进入阻力低的体循环(胎盘),仅有 5%～10% 的血流进入肺循环。

出生后脐带结扎,脐血流被阻断,呼吸建立,肺泡扩张,肺小动脉管壁肌层逐渐退化,管壁变薄并扩张,肺循环压力下降。体-肺循环分开,过渡到成人型循环。从右心经肺动脉流入肺的血流增加,使肺静脉回流至左心房的血量相应增加,左心房压力增高。当左心房压力超过右心房时,卵圆孔瓣膜先在功能上关闭,生后 5～7 个月完成解剖闭合。自主呼吸使血氧增加,体循环阻力增高,动脉导管水平的血流方向逆转为左向右分流,生后体内前列腺素减少,动脉导管壁平滑肌受到高氧刺激后收缩,使导管逐渐缩小至闭塞,最后血流停止,成为动脉韧带。足月儿约 80% 在生后 10～15 小时形成功能关闭。约 80% 的婴儿于生后 3 个月、95% 的婴儿于生后 1 年内完成解剖关闭。若动脉导管持续未闭,可认为有畸形存在。脐血管则在血流停止后 6～8 周完全闭锁,形成韧带。

生后随着肺的膨胀充气和规律的呼吸运动增加了肺血管和肺泡内的氧含量和 pH 值,诱导了介导呼吸循环转换过程的关键性舒血管活性介质 NO、前列腺素和缓激肽的生成,肺部血管阻力迅速显著下降,使肺循环血流量增加 8～10 倍。在生后 24 小时内,肺动脉压力下降至体循环压力的一半以下,约在生后 2 周达到正常成人水平。同时该过程释放的舒血管活性介质和生长因子介导肺血管壁发生重塑,肺泡前血管中层厚度逐渐变薄,使过渡循环结束,胎儿型循环最终转变为成人型循环。

(二)血管活性介质作用

体内多种血管活性介质参与了机体由胎儿型循环转变为成人型循环的过程,并发挥相应的舒缩血管的作用。其中 NO 与前列腺素这两种关键性舒血管活性介质在调节肺血管张力方面发挥重要作用。

NO 是一种脂溶性的内源性自由基,与内皮细胞衍生舒张因子具有相似的生物活性。NO 具有作用时间短、分子量小和脂溶性等特点,因此是一种理想的跨膜信使。NO 在数秒内可被氧化成亚硝酸盐和硝酸盐,并且诸如血红蛋白之类的物质可凭借其与 NO 的强亲和力而对其进行拮抗,使得 NO 的半衰期相当短。NO 可与鸟苷酸环化酶的亚铁血红素部分结合,从而激活其可溶性。在血管平滑肌细胞内,NO 通过环鸟苷酸依赖的蛋白激酶,使鸟苷三磷酸不断向环鸟苷酸转化,从而引起细胞内 Ca^{2+} 外流和血管平滑肌松弛。循环中的环鸟苷酸由于磷酸二酯酶的作用而被降解。

前列腺素在体内由花生四烯酸衍生而来,其中前列环素(前列腺素 I_2)作为底物参与 ATP 分解代谢,产生扩血管物质,作用于肺血管平滑肌细胞,使血管舒张。

参与此阶段血管张力调节的介质包括内皮素、花生四烯酸类物质、白三烯、肿瘤坏死因子、血小板活化因子等体内的生物分子,其均可能在一定程度上影响肺动脉血管的舒缩过程。

(三)许多与宫内或生后缺氧、酸中毒相关的因素都可导致新生儿 PPHN。

三、病理

出生后随着呼吸运动以及肺的膨胀通气,肺血管阻力下降,血流增加,胎儿型循环完成向成人型循环的转换。如果肺小血管肌层在出生前已过度发育、肺小动脉呈原发性增生挛缩或者其他原因引起低氧血症和酸中毒,则肺小动脉可发生痉挛,导致出生后肺动脉压力和阻力持续提高。

PPHN 病理学改变通常分为三种类型:①继发性。具有正常肺血管结构,但肺实质病变(如胎粪吸入、呼吸窘迫综合征等)或肺炎导致肺血管异常收缩。②平滑肌过度增生。肺部具有正常实质结构,但是肺血管因平滑肌细胞增生而增厚。③血管发育不良。与肺微血管发育停滞有关,见于先天性膈疝。需要指出的是,这三种类型并非截然分开,多数患儿高肺血管阻力的形成往往涉及多种类型的病理生理变化。例如,胎粪吸入可因缺氧、酸中毒引起肺血管异常收缩而发生 PPHN,但尸检发现部分患儿存在血管平滑肌过度增生。先天膈疝最初被归因于血管发育不良,但肺组织病理学证实为肺血管显著肌性化改变。

四、临床表现

患儿多为足月儿或过期产儿,常有羊水被胎粪污染的病史。在生后 12 小时内可出现青紫、呼吸急促,呻吟或三凹征不明显,常无呼吸暂停发作。体检可在左或右下胸骨缘闻及三尖瓣反流所致的心脏收缩期杂音,但体循环血压正常。

在适当通气情况下,新生儿早期仍出现严重青紫、低氧血症,应考虑 PPHN 的可能。

五、辅助检查

(一)实验室检测指标

目前尚无特异性生化标志物在 PPHN 诊治方面具有高度敏感性及特异性。脑钠肽(BNP)是由心肌细胞合成的具有生物学活性的天然激素,主要在心室表达,同时也存在于脑组织中。BNP 广泛用于成人心力衰竭的快速评估,临床容易检测。新生儿血浆 BNP 水平升高(>850pg/mL)可帮助区分呼吸衰竭是 PPHN 引起还是肺实质疾病所致。但 BNP 水平与低氧血症的相关性很差,该项检测不能单独用于测定 PPHN 严重程度,需与其他临床检查(如超声心动图)相结合诊断。

动脉血气分析显示严重低氧,二氧化碳分压相对正常,可伴有严重代谢性酸中毒。

（二）导管分流试验

PPHN 以低氧血症为特征，可存在动脉导管水平的右向左分流，从而出现"差异性青紫"，通过测量右侧桡动脉以及降主动脉分支间动脉氧分压差值来检测。当动脉导管开口前（右桡动脉）及动脉导管开口后的动脉（常为左桡动脉或下肢动脉）的血氧分压差值大于 $15 \sim 20mmHg$ 或两处的经皮血氧饱和度差 $>10\%$，同时能排除先天性心脏病时，提示患儿有 PPHN 合并动脉导管水平的右向左分流。

（三）心电图检查

可见右心室占优势，也可出现心肌缺血表现。

（四）X 线检查

病变轻重主要取决于原发性疾病的程度。特发性 PPHN 胸片表现为肺血量减少，正常或轻微过度充气，并且缺乏肺实质浸润征象。总体来讲，胸片表现与低氧血症的严重程度不成正比。需除外气胸等严重肺部病变。

（五）超声心动图

是最重要的诊断手段，用该力法能排除先天性心脏病的存在，并能评估肺动脉压力，通过测定卵圆孔水平及动脉导管水平的分流方向，以及三尖瓣反流征象，确诊 PPHN。肺动脉高压的直接征象：以二维彩色多普勒超声在高位左胸骨旁切面显示开放的动脉导管，根据导管水平的血流方向可确定右向左分流、双向分流或左向右分流。也可利用肺动脉高压患儿的三尖瓣反流，以连续多普勒测定反流流速，以简化柏努利方程计算肺动脉压：肺动脉收缩压＝4×反流血流速度^2＋右心房压（新生儿右心房压一般为 $5mmHg$）。

（六）肺动脉压测定

心导管检查可直接测量肺动脉压，对 PPHN 有重要诊断价值，但由于是创伤性检查，不适合用于对危重新生儿的监测。

六、诊断和鉴别诊断

PPHN 的诊断主要依靠病史、症状、体征及辅助检查。病史中常有宫内窒迫、胎粪吸入、B 型链球菌肺炎、败血症等高危因素，在生后数小时内出现全身青紫和呼吸增快等症状，低氧血症与呼吸困难、低氧血症与胸片表现的严重程度不成比例。在诊断 PPHN 的同时，须与新生儿期其他疾病所致的中心性青紫鉴别，特别需要与继发于肺部疾病的青紫及青紫型新生儿先天性心脏病鉴别。

足月儿可行以下诊断试验：①高氧试验。头罩或面罩吸入 100% 氧气 $5 \sim 10$ 分钟，如缺氧无改善或导管后动脉氧分压 $<50mmHg$，提示存在 PPHN 或发绀型先天性心脏病所致的右向左血液分流。②高氧高通气试验。对高氧试验后仍发绀者在气管插管或面罩下行气囊通气，频率为 $100 \sim 150$ 次/分，使二氧化碳分压下降至"临界点"（$20 \sim 30mmHg$）。PPHN 患儿血氧分压可超过 $100mmHg$，而发绀型先天性心脏病患儿血氧分压增加不明显。如需较高的通气压力（$>40cmH_2O$）才能使二氧化碳分压下降至"临界点"，则提示 PPHN 患儿预后不良。

七、治疗

治疗重点包括:去除病因,保持水及电解质平衡,供应充足热量,减少肾脏负担。

(一)去除病因和对症治疗,防止 ARF 继续进展

如纠正低氧血症、休克、低体温及防治感染等。

1. 肾前性 ARF

应补足血容量及改善肾灌流。此时如无充血性心力衰竭存在,可给等渗盐水 20mL/kg,2 小时静脉内输入,如无尿可静脉内给呋塞米 2mL/kg,常可取得较好的利尿效果。有资料报道,同时应用呋塞米与多巴胺以增加 GFR,促进肾小管中钠的再吸收,比单用一种药疗效为佳。甘露醇可增加肾髓质血流,对减轻水肿有一定疗效。

2. 肾后性 ARF

以解除梗阻为主,但肾前及肾后性 ARF 如不及时处理,可致肾实质性损害。

(二)少尿期或无尿期治疗

1. 控制液量每日计算出入水量

严格控制液体入量＝不显性失水＋前日尿量＋胃肠道失水量＋引流量。足月儿不显性失水为 30mL/(kg·d),每日称量体重,以体重不增或减少 $1\%\sim2\%$ 为宜。此期若水负荷多可引起心力衰竭、肺水肿、肺出血等危重并发症。

2. 纠正电解质紊乱

(1)高钾血症:应停用一切来源的钾摄入。无心电图改变时,轻度血钾升高($6\sim7$mmol/L),可用聚苯乙烯磺酸钠 1g/kg,加 20% 山梨醇 10mL,保留灌肠($30\sim60$ 分钟)。每 $4\sim6$ 小时 1 次。每克可结合钾 $0.5\sim1$mmol,释放钠 $1\sim2$mmol/L 被吸收。需注意钠贮留,应计算到钠平衡量内,尤其是肾衰竭少尿或心力衰竭患儿。有心电图改变者,血钾＞7mmol/L,应给葡萄糖酸钙以拮抗钾对心肌的毒性,并同时应用碳酸氢钠。但若并发高钠血症和心力衰竭,应禁用碳酸氢钠。此外,可给葡萄糖和胰岛素。以上治疗无效时考虑做透析治疗。

(2)低钠血症:多为稀释性,轻度低钠血症(血钠 $120\sim125$mmol/L),可通过限制液量,使细胞外液逐渐恢复正常。血钠＜120mmol/L,有症状时补充 3% 氯化钠。

(3)高磷、低钙血症:降低磷的摄入,补充钙剂。血钙小于 8mmol/L,可给 10% 葡萄糖酸钙 1mL/(kg·d),静脉滴入。可同时给适量的维生素 D_2 或维生素 D_3,促进钙在肠道吸收。

3. 纠正代谢性酸中毒

pH＜7.25 或血清碳酸氢盐＜15mmol/L 应给碳酸氢钠 $1\sim3$mmol/(L·kg)或按实际碱缺失×0.3×体重(kg)计算,在 $3\sim12$ 小时输入。

4. 供给营养

充足的营养可减少组织蛋白的分解和酮体的形成,而合适的热量摄入及外源性必需氨基酸的供给可促进蛋白质合成和新细胞成长,并从细胞外液摄取钾、磷。ARF 时应提供 167kJ (40kcal)/(kg·d)以上热量,主要以糖和脂肪形式给予。当输入液量限制于 40mL/(kg·d)时,应由中心静脉输注 25% 葡萄糖。脂肪乳剂可加至 2g/(kg·d)。氨基酸量一般为 $1\sim1.$

5g/(kg·d)。少尿期一般不给钾、钠、氯。应注意维生素 D、维生素 B 复合物、维生素 C 及叶酸的供给。

5.肾替代疗法

新生儿常用的肾替代疗法包括腹膜透析和血液滤过疗法。新生儿 ARF 应用以上措施治疗如无效,且伴有下列情况,可给予肾替代疗法:①严重的液体负荷,出现心力衰竭、肺水肿;②严重代谢性酸中毒(pH<7.1);③严重高血钾症;④持续加重的氮质血症,已有中枢抑制表现或 BUN>35.7mmol/L(100mg/dL)者。

(1)腹膜透析:腹膜透析是新生儿危重临床急救中最常应用的肾替代疗法,其特点是设备与操作简单,不需要采用血管穿刺与体外循环,其治疗过程中仅为高渗性透析盐溶液沿管道反复进入与流出腹腔,完成超滤与透析的两种作用。透析液循环经路的长度、液体的容量及渗透压浓度的大小可根据治疗目的而不同。与腹膜透析相关的并发症包括腹部外科合并症、坏死性肠炎、胸腹腔气漏及腹膜疝等。

(2)连续性动静脉血液滤过:危重的新生儿急性肾衰竭经上述治疗无效时,已较多推荐应用,并取得很好的疗效。

第四节　新生儿血栓症

血栓症是指血栓栓塞性疾病,是血栓形成和血栓栓塞两种病理过程引起的疾病。在生理情况下,人体血栓形成与抗血栓形成的机制处于动态平衡;病理情况下,动态平衡倾向于血栓形成而发生血栓栓塞性疾病,严重威胁生命健康。目前对成人血栓症,在多方面都已经进行了比较深入、系统的研究,而在儿童,尤其是新生儿,相关报道较为罕见。据国外文献报道,在 NICU 的患儿中,血栓事件发生率为 2.4/1000,而在非 NICU 的住院新生儿中,发生率则更低,仅为 5.3/100000。目前国内尚无相关发病率及大样本病例的报道。

一、病因和发病机制

与儿童或成人相比,新生儿期更容易出现血栓事件,这与新生儿凝血系统的特点有关。虽然人类在胎儿期即可合成凝血因子,但至足月出生时,凝血系统仍未发育完善,各种凝血因子,尤其是维生素 K 依赖性凝血因子 Ⅱ、Ⅶ、Ⅸ、Ⅹ 和组织因子活性明显较低,血小板反应能力低下,故新生儿可能存在凝血系统的异常表现,直至生后 6 个月左右才达成人水平。新生儿,尤其是早产儿和低出生体重儿,由于本身凝血机制发育不完善,生后机体的抗凝和纤溶活性均处于抑制或未被激活状态,凝血系统在极低水平上维持相对平衡,既有出血倾向又有血栓形成的倾向。以下为发生新生儿血栓症的高危因素:

(一)危重症疾病

目前已公认,危重症是造成新生儿血栓事件的重要危险因素之一。新生儿血栓事件的主要危险因素为感染所致的败血症。Meadow 等指出,在 NICU 患儿中,败血症约占总死亡患儿的45%。Monagle研究证实,败血症患儿存在高凝状态,血浆蛋白C水平下降,不断消耗凝血因子和血小板,造成微血栓形成,导致败血症相关血栓事件的发生。除败血症外,窒息、母亲患糖尿病、心输出量不足及脱水等亦为血栓事件的高危因素。另外,新生儿血细胞比容相对较高,生后生理性血容量下降,均可导致新生儿高凝状态,引起血栓事件的发生。

(二)动、静脉置管

患有危重病的新生儿需要持续静脉给药或补充液体,常采用动、静脉置管术。Seguin等报道,在NICU患儿中,约15%的足月儿和50%体重<1000g的早产儿接受了脐静脉、脐动脉或经外周中心静脉置管。导管容易损伤血管内皮,使血流中的血小板黏附到被暴露的血管内皮下层,引起血栓形成。在新生儿,尤其是早产儿中,导管直径与血管内径相比相对较大,置管后近50%的血管内径被堵塞,血流缓慢,形成血栓的风险进一步增大。目前尚无导管相关血栓事件发生率的确切报道。在一项关于新生儿脐静脉置管的临床研究中,Kim等观察到,无症状的门静脉血栓发生率为43%。近年Haddad等对中心静脉置管的新生儿进行常规超声筛查发现,无症状的血栓事件发生率为10.7%。也有报道称,在新生儿血栓事件中,94%的患儿有导管置入。大部分报道中导管相关血栓事件的发生率为13%~30%,不同的发生率与血栓的检查手段密切相关。

(三)遗传性易栓症

遗传性易栓症并非一种独立疾病,而是指由于抗凝蛋白、凝血因子、纤溶蛋白等的遗传性或获得性缺陷或存在获得性危险因素而容易发生血栓栓塞的疾病或状态。Heller等发现,在发生血栓事件的新生儿中,遗传性易栓症的患病比例较高。近期有研究证实,在发生新生儿脑卒中的患儿中,易栓症的发病率也较高。因此,建议在这部分患儿中,对各种遗传性易栓症的原因都要进行检测,包括抗凝血酶、蛋白C与蛋白S缺陷以及因子Leiden与凝血酶原G20210A突变。

二、临床表现

新生儿血栓症的临床表现多种多样,主要取决于血栓发生的部位、栓子大小及血管堵塞时间长短。当患儿存在轻、中度血栓形成时,多无临床症状及体征或表现不明显。但血栓形成明显或栓塞重要脏器及较大动静脉时,随病变部位不同会出现不同的症状和体征。依据相应的动静脉梗阻的症状,可初步进行判断。

(一)动脉血栓

新生儿动脉血栓很少见,主要与新生儿期的动脉置管有关。据Kohli统计,脐动脉置管患儿中20%~30%会发生动脉血栓。动脉血栓主要表现为栓塞远端肢体苍白、温度降低、血管搏动减弱或消失,甚至血压测不出。另外,如果脐动脉置管的新生儿出现坏死性结肠炎的临床表现,应警惕肠系膜动脉栓塞,而诊断肾功能不全之前,需要进行超声检查,避免漏诊肾动脉血栓。也有报道称,主动脉血栓可出现主动脉缩窄的表现,上、下肢血压差较大。因此,有血压升高的患儿,如存在高危因素,应常规测量下肢血压。

(二)静脉血栓

新生儿常见的静脉血栓发生部位包括肾静脉、门静脉和四肢深静脉。肾静脉血栓在新生儿期非导管相关血栓事件中最常见,占新生儿血栓事件总数的 21%～44%。Lau 等总结了 15 年来的 271 例患者,发现肾静脉血栓最常见的三联征为血尿、超声可见腹部包块和血小板减少,临床上蛋白尿和肾功能损害亦不少见。门静脉血栓是小儿肝外门脉高压的主要病因,而新生儿期脐静脉置管已成为门静脉血栓形成的公认高危因素。Morag 等总结了 133 例门静脉血栓的患儿,中位日龄 7 天,脐静脉置管率 73%,结果显示,门静脉血栓通常无症状,约 10% 的患儿表现为肝功能异常、肝脾大。四肢深静脉血栓则主要表现为肢体末端肿胀、疼痛、充血或发绀。

(三)肺栓塞

新生儿期肺栓塞非常罕见,目前仅有少量个案报道。Jadhav 等报道了 2 例新生儿肺栓塞,临床表现主要为通气/血流比例失调、氧合下降、右心衰竭等,诊断主要依靠肺通气灌注扫描及血管造影。

(四)新生儿脑卒中

新生儿脑卒中包括动脉栓塞和颅内静脉窦血栓形成。Bhat 等指出,同成人脑卒中表现不同,新生儿脑卒中很少表现为偏瘫,主要表现为惊厥和嗜睡,临床表现不特异,定位较困难,主要依靠颅脑超声或 MRI 确诊。

三、影像学检查

(一)血管超声和超声心动图

血管超声和超声心动图检查是确诊血栓事件的最常用检查,其优点是无辐射,可床旁进行,操作方便无创伤,对危重患儿影响较小。但超声检查仍有其局限性,敏感度和特异度均较低。1995 年,Cohen 等通过不同检测手段检查了 168 例脐静脉置管的新生儿,其中 3% 表现出血栓症状和体征,血管超声的血栓检出率为 35%,血管造影的血栓检出率最高,为 64%。另外,Roy 等进行了一项前瞻性研究,对比了超声检查和血管造影的血栓检出率,发现后者对于血栓事件的敏感度和特异度均明显高于前者(21% vs. 76%,43% us. 94%)。尤其值得注意的是,在上述临床观察中,约有 4% 的患儿被超声误诊为中心静脉血栓,血管造影避免了该组患儿进行有风险的治疗。

(二)血管造影

血管造影是公认的诊断血栓事件的金标准。近期一项双盲研究指出,应用 1.5～2mL 碘海醇,在 1～2 秒内静脉推注,血栓检出率为 100%。但是,由于有放射线辐射风险及需要静脉注射造影剂,并且不能进行床旁检查,在危重患儿中的应用受到限制。

(三)其他

磁共振血管成像可用于诊断新生儿脑卒中和肺栓塞,但由于不能进行床旁检查,而且要求患儿制动,所以同血管造影一样,应用受到一定限制。成人诊断肺栓塞的金标准为通气/灌注扫描,但是该检查需要患儿具有一定配合能力,故在新生儿中难以实施。而新生儿胸壁较薄,超声心动图往往效果更佳。

四、治疗与监护

对于较严重的血栓性疾病,应根据病变部位及病情进展情况采取不同的治疗方案,如内科的抗凝治疗与溶栓治疗及外科的手术介入疗法。对于应该何时开始对血栓进行干预,目前仍无定论,需要根据患儿的个体情况制订个体化治疗方案。

(一)抗凝治疗

(1)小而无症状性、非阻塞性的动脉/静脉导管血栓,可直接拔除导管;大的或阻塞性的静脉血栓和大多数动脉血栓应使用抗凝剂如肝素或低分子量肝素;为避免大血栓脱落引起严重危害,需考虑局部或全身性溶栓治疗。

(2)需要抗凝治疗者酌情输注新鲜冰冻血浆(FFP)10mL/kg,可提高肝素活性和疗效。

(3)使用抗凝和(或)溶栓治疗时应注意避免肌内注射和动脉穿刺;避免使用吲哚美辛、布洛芬和其他抗血小板活性药物;存在活动性出血时慎用抗凝治疗、禁用溶栓治疗。

(4)肝素应通过独立的静脉通路输注,使用前、输注全程和结束后均应动态监测凝血指标,包括血常规(血小板)、PT、PTT,因肝素疗效有很大个体化差异,肝素活性水平检测是更为可靠的指标。定期超声复查血栓消融情况。

(5)标准肝素治疗推荐首剂 75U/kg 静脉注射,然后以 28 单位/kg·h 持续输注;早产儿首剂 25~50U/kg 推注后 15~20U/kg·h 维持;首剂推注及随后每 4 小时检测肝素活性水平和(或)PTT,当达到治疗输注剂量后改为间隔 24 小时检测;疗程一般 7~14 天。不推荐新生儿口服抗凝药物。

(6)肝素停用后 4~6 小时廓清,如果发生出血、PT 明显延长,可用鱼精蛋白中和,1mg 鱼精蛋白中和 1mg 肝素,配剂浓度为 10mg/mL,推注速度<5mg/min,最大使用剂量 50mg。本品有过敏反应报道,用药时应严密观察。

(7)低分子量肝素具有抗凝作用弱而抗血栓作用强的特点,早期连续 3 天皮下注射 LMW肝素 10U/kg,bid,可能有预防 DIC 的效果,且降低肝素导致血小板减少及出血的风险。有推荐的初始治疗剂量为1.5mg/kg q12h 皮下注射,预防量减半;此剂量自早产儿至 2 月龄均可采用。

(二)溶栓治疗

溶栓剂通过转换内源性纤溶酶原至纤溶酶而起作用,新生儿纤溶酶原水平低于成人,故溶栓剂的效果会减低,联合使用纤溶酶原可增加溶栓剂的效应。目前尚缺乏在新生儿使用溶栓剂的指征、安全性、有效性、剂型、疗程和监测指标的大样本研究。

1.溶栓的禁忌证

包括活动性出血、过去 7~10 天有手术或出血史(神经外科手术 3 周)、严重的血小板减少症,以及<32 周的早产儿。

2.溶栓前注意事项

需备有局部凝血酶、冷沉淀和氨基己酸;选择接近血栓部位的静脉通路;留置针管以供频繁抽血检测。在局部血栓位置直接使用小剂量溶栓剂即可有效,通常用于小块至中等大小的血栓,经中心导管或全身性使用溶栓剂则需较大剂量。

3.组织型纤溶酶原激活剂(tPA)

可作为首选的制剂,其半衰期最短,安全性较高;链激酶(溶栓酶)和尿激酶也有较多使用,但链激酶有较高的过敏反应发生率。

4.使用溶栓治疗时的监测

包括血常规(Hct 和血小板)、PT、PTT 和纤维蛋白原,最初间隔为 4 小时,以后延至 12~24 小时一次;每 6~24 小时以影像学观察血栓情况。预期的溶栓效果为纤维蛋白原减少 20%~50%,D-二聚体和 FDP 也可作为溶栓开始的指标。应维持纤维蛋白原在 100mg/dL 以上、血小板在 $50\sim100\times10^9$ 以上,以减少出血的风险。必要时可给予冷沉淀 10mL/kg 或 1u/5kg 或血小板 10mL/kg。如果纤维蛋白原<100mg/dL,应减少 25%的溶栓剂用量。

5.如果初始的溶栓治疗未见临床改善或血栓大小不变,而纤维蛋白原水平仍然很高,可输注 FFP 10mL/kg,以纠正纤溶酶原和其他溶栓因子的缺乏。

6.系统性溶栓的剂量

tPA 0.1~0.6mg/kg·h 持续输注(不需负荷量)6~12 小时,可 24 小时后重复;链激酶首剂 2000U/kg,输注时间>10 分钟,然后 1000~2000U/(kg·h)维持 6~12 小时;尿激酶首剂 4400U/kg,输注时间>10 分钟,然后 4400U/(kg·h)维持 6~12 小时,可延长使用时间。使用溶栓剂的同时可用肝素 5~20U/(kg·h)输注(不用负荷量)。局部直接溶栓(如导管末端血栓)的剂量:tPA 0.01~0.05mg/(kg·h);尿激酶 150~200U/(kg·h)。溶栓的疗程较短,有个体化差异,对于难溶的血栓可延长用药时间,但要权衡溶栓导致出血的风险。溶栓完成后应即继以肝素抗凝疗法 5~20U/(kg·h)(不用首剂负荷量),持续 24~48 小时之后、无再发血栓的证据,可考虑停用肝素。

7.中心导管血栓的处理

中心导管可由于血栓或化学沉淀物堵塞,常继发于胃肠道外营养。无用的导管应尽快拔除,必须保留的导管如果发生血栓可使用溶栓剂,化学沉淀物阻塞可使用盐酸(HCl)通管但需考虑组织损伤的风险。应用三通管进行导管疏通较为方便有效,剂量:tPA 0.5mg 溶于生理盐水后充满导管,最大量 3mL;尿激酶 5000U/mL,每次 1~2mL;0.1M HCl 每次 0.1~1mL;溶栓剂的量以仅够充满导管内腔为限。溶栓剂停留的时间通常为 1~2 小时、HCL 30~60 分钟,尿激酶可在置管局部延长停留 8~12 小时;使用注射器注入并抽出溶栓剂,如果反复尝试 2 次以上仍未能使管道通畅则需拔除导管。

(三)介入和手术治疗

1.导管接触溶栓

导管接触溶栓是将导管直接插至血栓中,经导管滴注溶栓药物,使药物直接与血栓接触,增加与血栓的接触面积,延长与血栓的作用时间,提高局部的药物浓度,同时减少溶栓药物的全身代谢,并减少出血等并发症,可较好地溶解血栓,恢复血管再通。导管接触溶栓在成人中应用较为广泛,在新生儿中仅有少量个案报道。有 13 例新生儿血栓患儿应用导管接触溶栓,溶栓药物包括 rt-PA(8 例)、链激酶(4 例)和尿激酶(1 例),同系统性溶栓治疗相比,导管接触溶栓治疗的有效性及安全性均较高。

2.手术治疗

手术治疗包括直接切除血栓、进行血管重建以及经导管碎栓,仅应用于极少数危及生命或肢体长时间缺血坏死的患儿。由于受累血管有较高的血栓复发率,应尽量避免手术治疗。

总之,由于新生儿特有的生理特征,其血栓症的病理生理过程及治疗方案都与成人存在许多不同之处。遗传性易栓症、危重症基础病和动、静脉置管术是目前已知的血栓事件的主要高危因素。新生儿血栓的临床表现多种多样,血管超声和超声心动图是最常用的诊断手段,而血管造影则是诊断血栓的金标准。目前在治疗上尚未形成合理的有效方案,需要积累更多的临床经验并进行更严密的研究工作。

第五节　常见先天性心脏病

一、房间隔缺损

房间隔缺损(ASD)是指心房间隔任何部位出现缺损造成心房水平的交通。发生率为1/1500,临床上较常见,占所有先心病的6%～10%,以女性多见,男女比例约为2∶1。有少数家庭中可发现有基因异常。最近Benson等发现部分家族性房间隔缺损5p染色体可有基因突变。

(一)病理解剖

在胚胎发育达4mm时,原始心房内相继长出第一及第二房间隔,经与中心心内膜垫会合后,将单腔的原始心房一分为二。在房间隔发育的同时,静脉窦也不断发育和移位,静脉窦移至右心房并扩大成为右心房的主要部分,使上腔静脉、下腔静脉、冠状静脉窦分别开口于右心房内,构成右心房的静脉窦部,而原始的右心房侧发育成为右心耳及右心房外侧壁,构成右心房的体部。心房形成及分隔过程出现异常,就可出现相应的畸形,根据胚胎发生,将房间隔缺损房间隔缺损分为四个类型:

1.原发孔型房间隔缺损

房室瓣未被累及,少见。缺损位于冠状静脉窦开口的前方,缺损的下缘即为左右房室环的接合部,前方接近主动脉壁,后缘接近房室结。

2.继发孔型房间隔缺损(中央型)

占总数约70%,可以呈单孔,少数为多发型,也有筛孔状者。

3.静脉窦型房间隔缺损

占4%,其上方为上腔静脉开口,下缘为房间隔,卵圆窝和冠状静脉窦口均存在。几乎均伴有右上肺静脉异位引流。可分为三种亚型:①上腔静脉窦型房间隔缺损:位于上腔静脉入口处,多数伴有1支或数支右上肺静脉或右肺上、中叶静脉向上移位,进入上腔静脉根部;②下腔静脉窦型房间隔缺损:此型罕见。在卵圆窝后下方腔静脉入口处出现裂隙状小缺损,Kirklin等称之为后房间隔缺损,常伴有右下肺静脉1支或数支向下移位进入下腔静脉中。因右下肺静脉造影时右心下缘呈弯刀状放射影,也称为弯刀综合征。③冠状窦口型房间隔缺损:此型罕见。位于正常冠状窦口处,缺损后缘为心房壁。有两种亚型:冠状静脉窦顶盖部分或全部阙如,伴残存左上腔静脉入冠状静脉窦或左房者占 90%;异位肺静脉入冠状静脉窦(三房心的一种),不伴左上腔静脉。

4. 单心房

此型多并发其他复杂性先天性心脏病。

(二)病理生理

除非缺损较小,通常通过房间隔缺损分流方向及分流量取决于两个下游心室的相对顺应性,与房间隔缺损的大小无关。通常右心室顺应性较左心室佳,因此,多数情况下为左向右分流。

在婴儿期,由于右心室肥厚、顺应性不佳,心房水平的左向右分流少。在出生后第一周,随着肺血管阻力下降,右心室顺应性改善,左向右分流增加。绝大多数的单纯房间隔缺损婴儿无临床症状,亦有出现心功能衰竭的报道,但此类患儿心导管检查除心房水平左向右分流外,多尤其他异常发现,心力衰竭的发病机制尚不明了,且易伴发心外畸形、生长发育迟缓。后者即使在房隔缺损关闭后亦不改善。通常情况下,患儿肺动脉血流量较正常高 3~4 倍,而肺动脉压力仅轻度升高,肺血管阻力维持正常范围。但亦有在出生后 3 个月即发现有肺动脉阻塞性疾病的报道。房间隔缺损伴有由肺动脉阻塞性疾病所致的严重青紫少见。继发孔型房间隔缺损患儿出现青紫的另一种原因是较大的冠状窦静脉瓣、欧氏瓣或塞氏瓣直接将血流从下腔静脉导入房间隔缺损。此时,必须手术关闭房间隔缺损。

(三)临床表现

多数房间隔缺损婴儿因无症状而被忽略,少数可有生长发育迟缓、反复上呼吸道感染甚至心衰。一般在出生后 6~8 周可及柔和的收缩期杂音,有时可及第二心音固定分裂。多在 1~2 岁时得到确诊。伴有中等量左向右分流的患儿多无症状,即使有症状,也多为轻度的乏力和气促。只有大分流量的患儿才出现明显的气促和乏力并随年龄的增长逐年加重。体格检查可见心前区隆起,在年长儿或成人心房水平左向右分流明显时可见心尖搏动明显。听诊可及三种特征:①典型的第二音固定分裂;②在左侧胸骨旁第二肋间可及柔和的收缩期杂音;③在左侧胸骨旁下缘可闻及早-中期舒张期杂音。第二心音分裂的原因与以下两个原因有关:①由于在房缺时右心室收缩期搏出血量增多而使肺动脉瓣第二音出现延迟;②由于肺动脉明显扩张,造成肺动脉关闭的动脉内张力上升延迟,而使肺动脉瓣关闭滞后。

由于通过肺动脉瓣的血流量明显增加,在左侧胸骨旁上缘可及喷射性收缩期杂音,并向肺部传导。心房水平左向右分流使舒张期通过三尖瓣的血流量增加,造成三尖瓣区舒张早中期杂音。

(四)实验室检查

1. 心电图

通常为正常窦性心律,在年长儿可有交界性心律和室上性心动过速。绝大多数的电轴在+95°至+170°之间。由于心房内及希氏束心室肌间传导延缓,年长儿可见 PR 间期延长,出现 I 房室传导阻滞。近半数患者可有 P 波改变,几乎所有的病例存在不同程度的 V_1 导联

rsR′或 RSR′的不完全性右束支传导阻滞的表现,并伴有右心室大。

2.胸部 X 线

心脏通常扩大,心胸比例>0.5,肺血管影随着年龄增长及左向右分流量的增加而增加。当出现肺血管梗阻性疾病时,主肺动脉明显扩大而外周肺野血管影稀少。

3.超声心动图

(1)二维超声心动图

①直接征象:a.在心尖四腔切面时因为超声束与房间隔几乎平行易产生回声失落现象。剑下两腔切面、四腔切面为最佳切面,因为声束与房间隔几乎垂直,再结合胸骨旁四腔切面及大动脉短轴切面帮助检出,且要多个切面结合起来诊断。房间隔缺损的游离端呈球状增厚,形如火柴头,又称"T"字征,以此特征明确缺损的位置、大小及数目比较可靠。b.明确所有肺静脉与左房的关系,以排除肺静脉异位引流。

②间接征象:右心房、右心室增大、肺动脉增宽。室间隔运动平坦或与左心室后壁呈同向运动。

(2)脉冲多普勒超声:将取样容积定位于分流的右心房侧,注意让血流方向与声束夹角尽可能小,一般可以得到舒张期 1～3 个正向波和 1 个收缩早期负向波,其最大流速一般在 1.3m/s 以下。三尖瓣流速增快,跨肺动脉血流流速加快,但一般很少超过 2.5m/s,如超过要注意合并肺动脉瓣狭窄。

(3)彩色多普勒血流显像:通常左心房压高于右心房,故能显示由左心房入右心房的穿隔血流束,血流位于房隔的中部、上部或多条分流束,以此判断缺损的类型,也可以估计流量的大小,缺损的大小。注意分流程度并不完全取决于缺损的大小,重要的是取决于右心室的顺应性。

值得注意的是左上腔残存的患者易与冠状静脉窦型房缺并存可结合彩色多普勒和临床其他检查以免漏诊。

(4)三维超声心动图:二维超声只能从平面结构上显示房间隔缺损病变及分流束的方向与大小。需观察多个不同方位上二维切面图像来想象出房间隔缺损整体形态及其毗邻结构的立体解剖结构关系,这种想象通常十分困难且不准确。三维超声心动图则能以三维视角观察房间隔缺损的特征、空间位置及其与周围结构的空间关系,可从右心侧(L2a)或左心侧(L1a)直接观察缺损部位的整体形态、面积、大小及与上腔静脉、下腔静脉、冠状窦等的毗邻结构关系,还能观察二维超声心动图所不能显示的面积随心动周期对称收缩的动态变化特征,从而对房间隔缺损全面病理解剖诊断,进行正确的分型及准确测量缺损大小。早在 1993 年 Belohlavek 等就报道了三维超声对正常和异常房间隔能获良好显示,此后有关研究更加深入。Marx 等的研究中,16 例房缺患者中有 13 例进行了成功的动态三维重建,并能以三维视角观察缺损的特征、空间位置及其与周围结构的空间关系,如主动脉瓣与房间隔的关系,正常连接的肺静脉入口处等;Dall Agata 等对 23 例要外科修补的Ⅱ孔型房缺进行经胸和经食管动态三维重建,发现与手术的相关性高达0.90以上,还发现Ⅱ孔型房缺并非是单纯的两房之间的孔洞,从右房侧看,它存在于房间隔上一个形状相对独立的折叠区域内,也具有三维的结构。许多研究表明，三维超声可提供心脏解剖结构更为详细的空间活动信息，从而提高房间隔缺损的诊断正确性。

4.心导管及心血管造影

通常对于继发孔型房间隔缺损的诊断，不必进行心导管检查。只有怀疑合并有肺动脉阻塞性疾病或其他并发畸形时才进行。心导管时，如果右心房的氧饱和度明显高于上、下腔静脉（>10%），应考虑有房间隔缺损的存在。但室间隔缺损合并三尖瓣反流、左心室右心房分流、部分性或完全性房室间隔缺损、肺静脉异位引流至右心房或腔静脉或体循环动静脉瘘均可导致有心房血氧饱和度升高。

在大型房间隔缺损，左右心房的收缩压或平均压相等。右心室压轻度上升，多在 $25\sim35mmHg$ 之间，在少数患儿可有右心室压中度上升。有时在右心室与肺动脉间可测到 $15\sim30mmHg$ 的压力阶差。肺动脉压力多正常或轻度增高。通常情况下，肺动脉阻力在 $40L/m^2$ 以下。

（五）治疗

1.外科治疗

对于绝大多数房间隔缺损患儿，即是症状很轻甚至无症状，仍然需要选择性外科治疗。通常婴儿对房间隔缺损已有较好的耐受，故选择性手术时间多在 $2\sim4$ 岁。延迟手术并无任何裨益，如青春期后手术，长期的容量负荷过重可造成右心房、右心室某些不可逆的变化而导致房性心律失常甚至死亡。如有合并心功能衰竭或肺动脉高压时应尽早手术。

2.经导管封堵治疗

自 1976 年 King 和 Mills 首先用双伞形补片装置成功关闭继发性房间隔缺损以来，经导管介入性治疗房间隔缺损（ASD）得到迅速发展，封堵装置先后经历了 Rashkind 双面伞、Lock 蚌壳、Sideris 可调纽扣式补片等，1997 年 Amplatz K 推出的 Amplatzer 蘑菇状封堵器成为当前广泛使用的封堵装置。而超声心动图在 ASD 经导管封堵治疗的术前筛查、术中监视及术后效果评价中起着重要作用。封堵术的并发症有残余分流、装置结构折断、装置脱落栓塞等。

二、室间隔缺损

室间隔缺损（VSD）是最常见的先天性心血管畸形，可占先心患者的 20%。

（一）病理解剖

在所有室间隔缺损的分类方法中，Soto 等提出的分类法更有利于理解缺损的转归、累及的瓣膜和类似房室间通道的缺口大小。从右心室面观察，根据缺损边界，可将室间隔缺损分为膜周部缺损、肌部缺损及双动脉下型缺损。

1.膜周部缺损

占室间隔缺损的 85%，缺损的边缘由纤维组织构成。缺损可以存在于室间隔肌部、流入部或流出部。若缺损累及房室瓣叶与膜部室间隔之间的接合部，二尖瓣和三尖瓣间的纤维连接将会增强。正常情况下，流入部室间隔将右心室流入部和左心室流出部隔开，当此处的膜部室间隔缺损时，该处的间隔会变小，甚至出现左心室向右心房的分流。流出部室间隔是表面光滑的圆锥隔,当其与肌小梁部的交界缘口偏歪不对线会引起主动脉骑跨;若这种不对线发生在左心室流出道室间隔,会引起主动脉弓梗阻;若发生在右心室会导致肺动脉下梗阻,如法洛四联症。缺损部位可部分或全部被三尖瓣纤维组织覆盖,形成"假性室隔瘤";主动脉瓣脱垂也会盖于缺损的室间隔上,使心室间的分流量减少。此型房室传导束在缺口的后下缘。

2. 肌部缺损

肌部缺损约占所有室间隔缺损的10%,边界全由肌性组织组成。缺损可位于心尖部、流入道或流出道的肌部室间隔。它可以呈多发小孔,亦可伴有膜周部或双动脉下缺损。多发小孔的肌部缺损存在于心尖室间隔肌小梁之间,产生"Swiss-cheese"现象,它们可随年龄或肌小梁的肥厚而自行闭合;位于流出道部的肌部缺损也可随周围心肌的生长而自然闭合,此处分流量可为脱垂的主动脉瓣覆盖而减少;开口于流入道的肌部缺损可被三尖瓣瓣叶覆盖。

这种类型缺损与膜周部缺损不同,其传导束位于缺损的前上方。

3. 双动脉下型缺损

此型在西方国家较少见,只占室缺的5%,而在东方人中则有30%。其主要特征是在主动脉瓣和肺动脉瓣之间有纤维连接。冠脉瓣脱垂可减少左向右分流,但却常引起主动脉反流。此类型的传导束由缺损部位间接发出。

(二)病理生理

室间隔缺损引起心脏左向右分流,其分流程度取决于缺损大小及肺循环阻力。出生早期因肺静脉阻力高,分流量小;而后肺小血管肌层逐渐舒张,肺血管阻力下降,分流量遂增多。大型缺损,因要避免肺血流过多,肺小血管收缩,这一过程往往延迟。若肺静脉回流血增多,会使左心房、左心室负荷增加,心脏容量超负荷及继发性肺高压可最终导致充血性心力衰竭产生。这种代偿机制包括Frank-Starling机制、交感兴奋及心肌肥厚。

大型室间隔缺损可引起肺动脉高压;当缺损很大,缺口不能限制左心室的分流来血,使左、右室压力几乎接近,此时分流量决定于体、肺两个循环的阻力。肺动脉血流过多引起肺血管肌层肥厚,内膜增生,可导致肺小动脉结构破坏,产生不可逆的肺血管病,此时左向右的分流量可减少。当肺血管破坏进一步发展,肺循环阻力进一步增高,右心室压力明显增加,大于左心室内压力,可以出现右向左分流,体循环缺氧;极少情况下,小儿出生后未有肺小血管平滑肌舒张,肺循环阻力高,左右心室压力相近,存在双向分流而没有充血性心衰的症状和体征。这两种情况,与Eisenmenger综合征晚期无多大区别。

除了肺血管疾病以外,其他导致左向右分流量减少的因素有:①右室圆锥部进行性肥厚造成狭窄,右心室流出道梗阻,临床上出现类似法洛四联症表现,而室缺本身症状被掩盖;②缺口由"瘤突"纤维或脱垂的主动脉瓣覆盖,而动脉下缺损常由脱垂的冠脉瓣覆盖,引起分流量的减少;③缺损可能自然缩小或完全关闭。

(三)临床表现

1. 小型缺损

患儿无症状,通常是在体格检查时意外发现心脏杂音。小儿生长发育正常,面色红润,反应灵活。胸壁无畸形,左心室大小正常,外周血管搏动无异常。主要体征为:胸骨左下缘有一响亮的收缩期杂音,常伴有震颤,杂音多为全收缩期;如系动脉下缺损,杂音和震颤则局限于胸骨左上缘。对于小的肌部缺损,杂音特征为胸骨左下缘短促高亢的收缩期杂音,由于心肌收缩时肌小梁间的孔洞缩小或密闭,杂音于收缩中期终止。心脏杂音的强弱与室间隔缺损的大小无直接关系。

2.中型至大型缺损

患儿常在生后1~2个月肺循环阻力下降时出现临床表现。由于肺循环流量大产生肺水肿,肺静脉压力增高,肺顺应性下降,出现吮乳困难,喂养时易疲劳、大量出汗,体重减轻,后渐出现身高发育延迟,呼吸急促,易反复呼吸道感染,进一步加剧心力衰竭形成。体格检查:小儿面色红润,反应稍差,脉率增快强弱正常,但当有严重心力衰竭或有很大的左向右分流时,脉搏减弱。患儿呼吸困难出现呼吸急促、肋间隙内陷。因左心室超容,心前区搏动明显,年长儿可看到明显心前区隆起和哈里森(Hamson)沟。触诊,心尖搏动外移,有左心室抬举感,胸骨左下缘常可触及收缩期震颤。听诊第二心音响亮,如有肺高压时,胸骨左下缘可闻及典型的全收缩期杂音。如系动脉下缺损型,杂音通常以胸骨左缘第二肋间隙最为明显,当有大的左向右分流时,在心尖部可闻及第三心音及舒张中期隆隆样杂音。

与之相比,当小儿长至6月~2岁,心力衰竭比例反而可以下降。这可能由于缺损自然闭合、瓣膜纤维组织及脱垂的瓣叶覆盖缺口、右室圆锥部狭窄或肺循环阻力增高使左向右分流减少的缘故。随着肺血管压力增高,分流量的减少,心前区搏动逐渐减弱而仅出现严重的肺高压表现:第二心音亢进、单一,收缩期杂音短促最终消失。若有肺动脉反流,在胸骨左缘尚可闻及舒张期杂音;如出现三尖瓣相对关闭不全,有严重三尖瓣反流,则于胸骨左下缘可及全收缩期杂音。在十几岁的小儿中,更常见因出现右向左分流而引起的发绀。少数患儿,出生后肺循环压力未降,其主要表现为肺动脉高压,而心力衰竭症状不明显。

当右室圆锥部进行性肥厚,右心室增大的体征可较左心室更明显。如出现右心室流出道梗阻时,第二心音变弱。若狭窄进一步加重,左右心室收缩期压力平衡,全收缩期杂音减弱甚至消失,于胸骨左上缘可及响亮的收缩期喷射性杂音。

主动脉瓣脱垂可引起主动脉反流,因左心室舒张末期容量增加,可出现洪脉,心尖搏动外移及特征性的胸骨左缘高亢的舒张期吹风样杂音。

(四)辅助检查

1.X线胸片

小型室缺小儿X线胸片常完全正常。有大型缺损、分流量大、左心室超容的小儿,胸片表现为心影向左下扩大、左心房扩大、肺野淤血;如出现肺动脉高压,肺动脉干突出,右室肥厚,心尖上翘。若系双动脉下型缺损,由于大量快速分流的血流直接撞击肺动脉,肺动脉干也突出。

肺血管疾病的特征表现为肺动脉干及其主支很粗,但周围血管影不粗甚至变细。而因肺循环阻力很高,左向右分流量减少,所以心影可正常。

2.心电图

缺损小的儿童心电图类似完全正常。大型缺损儿童可出现左室肥厚表现:Ⅱ、Ⅲ、aVF、V_5、V_6深Q波,R波高大,T波高尖;左心房大,P波变宽。流入部室间隔缺损可出现电轴左偏。有肺高压、右心室增大时,V_1呈rsR。右心室压力增高时,右胸导联R波高电压、T波直立。当有严重右心室流出道梗阻或肺血管病变时,心电图呈右心室占优势的图形。

3.超声心动图

二维超声可直接显示缺损的位置。流入道缺损可由心尖和肋下四腔位看到;稍向前移,所取的平面即可看到膜周部的缺损。以这些平面,还可看到来源于三尖瓣瓣叶的"瘤突"。胸骨旁短轴平面时,若存在膜周部缺损和"瘤突",则其位于 10 点位;漏斗部肥厚也可在此时看到。另外,动脉下缺损于 1 点位可看到主肺动脉瓣联合部纤维。如有主动脉瓣脱垂,可通过胸骨旁长、短轴清楚看到。前肌部缺损可通过长轴探察。心尖部的多发小孔可从心尖、剑突下、短轴到达二尖瓣、心尖等邻近部位观察。彩色血流显像对上述缺损的定位更有帮助。

通过无创的 Doppler 超声,运用 Bemoulli 校正公式可估计肺动脉压力。心室间的压力阶差可由通过缺损处血流速度推算。收缩期肺动脉压力通过测收缩期体循环压力及心室间压力阶差后计算得出(假设无右心室流出道梗阻)。同样,左房、左室的方位为左向右分流的大小提供了足够的信息。

4.心导管

目前,由于超声心动图能提供足够的解剖学及血流动力学方面的信息,故诊断性的心导管检查一般很少用。但是,当存在中等大小的左向右分流时,仍然需通过心导管检查明确室间隔缺损的大小,以选择具体的手术方案。对怀疑可能有肺血管疾病的小儿,可行心导管检查明确肺血管病变的可逆程度。若测得的优势氧饱和度高于正常,即说明在心室水平存在左向右分流,通过 Fick 原理,可计算出分流量。当缺损呈中至大型,肺动脉压力可以升高,对于那些肺血管阻力过大而不能手术者,可通过吸入 100%氧及 NO 气体,经心导管估计肺血管阻力下降程度。但是,对于不同患者是否都能通过这一途径明确手术指征,这一点尚不明确。同样,虽然肺活体组织检查也可了解肺血管病变程度,但一旦取样不当仍可造成误诊。

左心导管可测得心室缺损的数量、大小、位置。位于中部和心尖部的室间隔膜周部及肌部缺损可通过长轴斜径或四腔位显示,而动脉下缺损和前室间隔肌部缺损可通过右前斜径显像。对于需行导管闭合术的患者,一个清晰的血管造影定位尤其重要。升主动脉造影术用来估计伴发的主动脉瓣脱垂主动脉瓣脱垂及主动脉反流的程度。右心室造影术可显示肺动脉漏斗部的狭窄程度。

(五)治疗

1.药物治疗

小型缺损者无须治疗。然而,在进行可能导致短暂菌血症如牙科或其他创伤性治疗以前,为避免细菌性心内膜炎的发生,需事先用抗生素预防。

有中至大型左向右分流,产生心力衰竭的婴儿,当可能出现缺损部分或完全自然关闭时,也可最初以药物治疗:①利尿剂降低心脏负荷和体循环静脉的充血状况。螺内酯有保钾作用,同时使用呋塞米和螺内酯,无须额外补钾。②可以用地高辛,但在小婴儿最初出现负荷加重时一般不用。③血管扩张剂如依那普利和卡托普利能有效降低体循环的超负荷状况。在长期使用这些药的过程中,应定期检测血电解质、地高辛水平、肾功能情况。当药物治疗无效,则表明需尽早实施手术治疗。

2.外科治疗

对于不伴其他畸形的单纯室间隔缺损,手术指征为:药物不能控制心力衰竭;有大的左向右分流，出现活动受限、反应差的；肺高压反复肺部感染者。若肺：主动脉血流量大于2，说明至少存在中型缺损，需要行手术关闭缺口；该比值不到2：1，不会出现肺动脉高压，一般先以药物治疗，1～2岁后复查心导管了解左向右分流量的变化及肺血管阻力；如果5～6岁小儿肺动脉压力仍持续高于主动脉50%，为减少肺血管疾病的发生，也需要进行手术。大多数患者在3～12个月时做手术，在这年龄阶段行室间隔缺损修补术，肺动脉压力可恢复正常。在心血管治疗中心，现在行手术修补室间隔缺损的婴儿死亡率接近于0%。术后早期并发症有：心室功能不良引起的心脏低位流出道综合征，完全性传导阻滞，肺动脉高压危象。

大多室间隔缺损可经心房路径修复，此外，通过该路径亦可切除肥厚的漏斗部肌肉；动脉下型缺损可经主动脉瓣路径，但对一些肌部缺损的关闭手术必须以左心室或右心室为入口；有多个孔洞的肌部缺损小儿手术难度较大，先行肺动脉环缩术可减少分流量，1～2年后再行缺损关闭手术。近几年镶嵌治疗，即手术加导管治疗在治疗多发孔洞型室间隔缺损，尤其是肌部室间隔缺损越来越成熟、普遍。

动脉下缺损并发主动脉瓣疾病是早期手术的指征，而不是取决于分流量的大小。但是，对于无主动脉瓣畸形的室间隔缺损，手术治疗的必要性尚有争议：有人主张为了避免主动脉瓣并发症的出现，所有的动脉下型缺损均应手术治疗。而最近研究表明，小于5mm的缺损不可能引起主动脉瓣畸形及主动脉反流，缺损小于5mm没有临床症状的患者可仅以药物保守治疗；对伴有严重主动脉瓣脱垂和主动脉反流的患儿，除了行缺损关闭术外，还需行主动脉瓣修复手术。

大型室缺引起严重肺高压者，在决定是否手术以前，先要仔细了解肺血管阻力和肺血管扩张术后肺血管阻力下降程度。行心导管术时，控制吸入100%氧及NO气体，可观察肺血管的反应程度。肺循环阻力大于8Wood单位·平方米，通常列为手术禁忌。出现艾森门格综合征者，只能行心脏移植术。

3. 经导管介入治疗

目前，已有很多填补装置用于经导管闭合室间隔缺损的治疗中。用于填塞缺损的装置有Clamshell伞、Rashkind伞、Sideris纽扣等。这些装置最大的限制在于使用时需要有大的传导系统和相关的复杂置入技术，且对于填塞物的复位、调换及残留缺损的修复则无能为力。近来，Amplatzer室缺填塞装置，尤其对于肌部型缺损非常有用。Thanopoulos等报道其对8名2～10岁患儿肌部缺损的治疗，2名患儿缺损即刻关闭，其余5名在术后24小时内缺口也关闭，1名在术后6个月仍存在小的分流残余。

不同于肌部缺损，膜周部缺损因其接近于主动脉和三尖瓣以及缺口较大，使缺损修补难度加大。常见的并发症包括填塞物移位、主动脉瓣穿孔等，改良的Rashkind伞、Sideris纽扣可用于晚期并发症的修复。最近，新的改良Amplatzer室缺填塞装置已在临床上使用，该装置为一个左侧偏心固定圆片，在填补膜周部室间隔缺损时，不影响主动脉瓣的活动。但是目前大型的膜周部缺损仍需以手术治疗。

三、动脉导管未闭

动脉导管未闭是小儿常见的先天性心脏病之一，约占先天性心脏病的15%。胎儿期动脉导管被动开放是血液循环的重要通道,出生后大约 15 小时即发生功能性关闭,80％在生后 3 个月解剖性关闭。绝大多数于 1 年内关闭形成动脉韧带。若持续不闭合,则称动脉导管未闭。动脉导管未闭一般分为 3 型:即管型、漏斗型、窗型。

(一)病因

病因未完全明确,但与下面因素综合作用的结果有关:①遗传因素;②环境因素;③多因子遗传。

(二)临床表现

1. 典型表现

动脉导管细小者可无症状,导管粗大者可有咳嗽、气急、喂养困难及生长发育迟缓等。

2. 体征

胸骨左缘上方有一连续性机械样杂音,粗糙、传导广、伴震颤。婴幼儿期、合并肺动脉高压或心力衰竭常仅有收缩期杂音。由于脉压增大,可出现水冲脉、毛细血管搏动征、股动脉枪击音等周围血管征阳性。

(三)辅助检查

1. X 线检查

肺血增多,左心室或左、右心室增大,肺动脉段突出,主动脉结正常或凸出。

2. 心电图

正常或左心室肥厚,大分流量双心室肥厚,严重者仅见右心室肥厚。

3. 超声心动图

二维超声心动图可直接探查到未闭的动脉导管。脉冲多普勒在肺总动脉分叉处取样可见连续性湍流频谱,彩色多普勒超声在肺总动脉内可见从降主动脉分流而来的五彩镶嵌的分流束。

4. 心导管检查

心导管可从肺动脉通过未闭动脉导管进入降主动脉。肺动脉血氧含量较右心室高。

(四)鉴别诊断

1. 室间隔缺损

杂音部位及性质为胸骨左缘第 3～4 肋间闻及 3～4/6 级粗糙、全收缩期杂音。彩色多普勒超声心动图可显示室间隔缺损的部位、大小、数目、分流的方向及速度,估测肺动脉压力。

2. 房间隔缺损

杂音部位及性质为胸骨左缘第 2 肋间闻及 2～3/6 级收缩期杂音,肺动脉瓣区第二心音增强、固定分裂,X 线胸片可见肺门舞蹈征,主动脉影缩小,右心房、右心室增大。超声心动图可显示房间隔缺损的大小、部位、数量,估测肺动脉压力。

3. 肺动脉瓣狭窄

杂音部位及性质为胸骨左缘第 2 肋间闻及 2～4/6 级收缩期杂音,向背后传导,肺动脉瓣区第二心音减弱,闻及喀喇音。超声心动图示右心房、右心室内径增宽,肺动脉瓣运动减弱,呈穹状向肺动脉突出。可计算出肺动脉瓣跨瓣压差。

（五）治疗

1.一般治疗

（1）护理：注意休息，避免剧烈活动。

（2）营养管理：由护士对患者的营养状况进行初始评估，记录在《住院患者评估记录》中。有营养不良的风险者，需在24小时内请营养科医师会诊。

2.对症治疗

主要针对合并症，如心力衰竭、肺动脉高压、心律失常、肺部感染等，

3.根治手术

为了防止心内膜炎，有效治疗和控制心功能不全和肺动脉高压，不同年龄、不同大小动脉导管均应及时外科手术或介入心导管术治疗。早产儿动脉导管未闭处理视分流量大小、呼吸窘迫综合征情况而定。症状明显者，需抗心力衰竭治疗，出生后1周内可使用吲哚美辛或布洛芬治疗促进动脉导管关闭，但仍有10%患者需要外科或介入手术治疗。对有些依赖动脉导管开放的复杂型先天性心脏病患儿，应用前列腺素 E_2 维持动脉导管开放。

四、肺动脉瓣狭窄

（一）概述

肺动脉瓣狭窄是常见的先天性心脏病之一，单纯肺动脉瓣狭窄发病率占先天性心脏病的10%左右。约20%先天性心脏病合并肺动脉瓣狭窄。肺动脉瓣狭窄可分为两种类型：典型肺动脉瓣狭窄及发育不良型肺动脉瓣狭窄。

（二）病因

病因未完全明确，但与下面因素综合作用的结果有关：①遗传因素；②环境因素；③多因子遗传。

（三）临床表现

1.症状

与瓣口狭窄的程度成正比。一般早期无症状，随年龄增长可出现易疲劳、胸闷，劳累后心悸、气促等症状。狭窄重者可出现发绀。晚期常见右心衰竭症状，如颈静脉充盈、水肿和发绀等。

2.体征

肺动脉瓣区扪及明显的收缩期震颤，肺动脉瓣区有喷射性收缩期杂音，向颈部传导。轻、中度瓣膜型狭窄可听到收缩早期喷射音（喀喇音），肺动脉瓣第二心音减弱或消失。可有右心衰竭的表现，如颈静脉怒张、肝大、下肢水肿等。

（四）辅助检查

1.X线检查

轻度狭窄者心影及肺血管正常，中至重度狭窄者肺纹理减少，肺野清晰，可有肺动脉段狭窄后扩张，使肺动脉总干膨出，常伴心脏扩大，以右心室为主。

2.心电图检查

轻度狭窄者,心电图在正常范围;中至重度狭窄者,可显示右心室肥大、电轴右偏及不完全性右束支传导阻滞;狭窄严重者可出现 T 波倒置、ST 段压低。

3.超声心动图

二维超声心动图可显示肺动脉瓣厚度、收缩时的开启情况及狭窄后扩张,多普勒超声可检查心房水平有无分流,可以估测肺动脉瓣狭窄的严重程度。

4.心导管检查

右心室压力明显增高,可与体循环压力相等,而肺动脉压力明显降低,心导管从肺动脉向右心室退出时连续曲线显示无过渡区的压力阶差。

5.心血管造影

右心室造影可见明显的"射流征",同时显示肺动脉瓣叶增厚和(或)发育不良及肺动脉干的狭窄后扩张。

(五)鉴别诊断

1.室间隔缺损

杂音部位及性质为胸骨左缘第 3、4 肋间闻及 3～4/6 级粗糙、全收缩期杂音。彩色多普勒超声心动图可显示室间隔缺损的部位、大小、数目、分流的方向及速度,估测肺动脉压力。

2.房间隔缺损

杂音部位及性质为胸骨左缘第 2 肋间闻及 2～3/6 级收缩期杂音,肺动脉瓣区第二心音增强、固定分裂,X 线胸片可见肺门舞蹈征,主动脉影缩小,右心房、右心室增大。超声心动图可显示房间隔缺损的大小、部位、数量,估测肺动脉压力。

3.动脉导管未闭

杂音部位及性质为胸骨左缘第 2 肋间闻及连续性机械样杂音,粗糙、传导广、伴震颤,周围血管征阳性。超声心动图可显示肺动脉分叉与降主动脉之间异常通道分流。

(六)治疗

1.一般治疗

(1)护理:注意休息,避免剧烈活动。

(2)营养管理:由护士对患者的营养状况进行初始评估,记录在《住院患者评估记录》中。有营养不良的风险者,需在 24 小时内请营养科医师会诊。

2.对症治疗

主要针对合并症,如心力衰竭、缺氧发作、心律失常、感染性心内膜炎等。

3.根治手术

右心室与肺动脉间收缩压力阶差＞50mmHg 或右心室收缩压＞100mmHg 均需手术治疗,首选经皮球囊肺动脉瓣扩张术治疗,对合并漏斗部狭窄的中、重度狭窄,宜行外科手术治疗。

第六节　病毒性心肌炎

病毒性心肌炎是指病毒侵犯心脏,以心肌炎性病变为主要表现的疾病,有时病变可累及心包或心内膜。

一、病因

引起儿童心肌炎常见的病毒有柯萨奇病毒(B组和A组)、艾柯(ECHO)病毒、脊髓灰质炎病毒、腺病毒、流感病毒、副流感病毒、麻疹病毒、流行性腮腺炎病毒、传染性肝炎病毒等,新生儿期柯萨奇病毒B组感染可导致群体流行,病死率高。

二、临床表现

1.症状

表现轻重不一,取决于年龄与感染的急性或慢性过程,预后大多良好。大多数患儿有发热、咽痛、咳嗽等上呼吸道病毒感染或腹痛、腹泻等消化道病毒感染等前驱症状。心脏受累轻者可无症状或有胸闷、胸痛、心悸、乏力、活动受限等症状,少数重症可发生心力衰竭并严重心律失常、心源性休克、猝死。新生儿患病病情进展快,常见高热、反应低下、呼吸困难、发绀,常有神经、肝和肺的并发症。

2.体征

心脏有轻度扩大,伴心动过速,偶有心动过缓、心律失常、心音低钝及奔马律。有心包炎者可闻及心包摩擦音。重症病例反复心力衰竭者,心脏明显扩大,肺部出现湿啰音及肝、脾大,呼吸急促和发绀,重症患者可突然发生心源性休克、脉搏细弱、血压下降。

三、辅助检查

1.X线检查

心影大小正常或增大,严重者有肺淤血或水肿,少数可伴有心包积液。

2.心电图

可见严重心律失常,包括各种期前收缩、室上性心动过速和室性心动过速、心房颤动和心室颤动,二度和三度房室传导阻滞。心肌明显受累时可见T波降低、ST段改变等。心电图缺乏特异性,应动态观察。

3.超声心动图

轻者无改变。重者可有心房、心室扩大,以左心室扩大为主或有心包积液、胸腔积液,心力衰竭者心脏收缩功能减退。

4.实验室检查

白细胞计数增高,红细胞沉降率增快,谷草转氨酶、乳酸脱氢酶、磷酸激酶及其同工酶活性增高,肌钙蛋白阳性。

5.病原学检查

以咽拭子、粪便、尿液、血液、心包液进行病毒分离或者在恢复期做血清补体结合试验、中和试验,可有特异性病毒抗体明显升高。

四、诊断标准

根据1999年中华医学会儿科学分会心血管学组修订后的小儿病毒性心肌炎诊断标准。

(一)临床诊断依据

(1)心功能不全、心源性休克或心脑综合征。

(2)心脏扩大(X线、超声心动图检查具有表现之一)。

(3)心电图改变:以R波为主的2个或2个以上主要导联(Ⅰ、Ⅱ、aVF、V5)的ST-T改变持续4天以上伴动态变化,窦房传导阻滞、房室传导阻滞,完全性右(或左)束支阻滞,成联律、多形、多源、成对或并行性期前收缩,非房室结及房室折返引起的异位性心动过速,低电压(新生儿除外)及异常Q波。

(4)肌酸激酶同工酶(CK-MB)升高或心肌肌钙蛋白(cTnl或cTnT)阳性。

(二)病原学诊断标准

1.确诊指标

自患儿心内膜、心肌、心包(活检、病理)或心包穿刺液检查,发现以下之一者可确诊心肌炎由病毒引起。①分离到病毒;②用病毒核酸探针查到病毒核酸;③特异性病毒抗体阳性。

2.参考依据

有以下之一者结合临床表现可考虑心肌炎系病毒引起。①自患儿粪便、咽拭子或血液中分离到病毒,且恢复期血清同型抗体滴度较第1份血清升高或降低4倍以上;②病毒感染早期患儿血中特异性IgM抗体阳性;③用病毒核酸探针自患儿血中查到病毒核酸。

(三)确诊依据

(1)具备临床诊断依据2项,可临床诊断为病毒性心肌炎。发病同时或发病前1~3周有病毒感染的证据支持诊断者。

(2)同时具备病原学确诊依据之一者,可确诊为病毒性心肌炎;具备病原学参考证据之一者,可临床诊断为病毒性心肌炎。

(3)凡不具备诊断依据,应给予必要的治疗或确诊,根据病情变化,确诊或除外心肌炎。

(4)应除外风湿性心肌炎、中毒性心肌炎、先天性心脏病、结缔组织病以及代谢性疾病的心肌损害、甲状腺功能亢进症、原发性心脏病、原发性心内膜弹性纤维增生症、先天性房室传导阻滞、心脏自主神经功能异常、β受体功能亢进症及药物引起的心电图改变。

(四)分期

1.急性期

新发病,症状及检查阳性发生明显且多变,一般病程在6个月以内。

2.迁延期

临床症状反复出现,客观检查指标迁延不愈,病程多在6个月以上。

3.慢性期

进行性心脏增大,反复心力衰竭或心律失常,病情时轻时重,病程在 1 年以上。

五、鉴别诊断

(一)风湿性心肌炎

多见于 5 岁以后学龄前和学龄期儿童,有前驱感染史,除心肌损害外,病变常累及心包和心内膜,临床有发热、大关节肿痛、环形红斑和皮下小结,体检心脏增大,窦性心动过速,心尖二尖瓣区可听到收缩期反流性杂音,偶可听到心包摩擦音。抗链球菌溶血素 O(ASO)增高,咽拭子培养 A 族链球菌生长,红细胞沉降率增快,心电图可出现一度房室传导阻滞。

(二)β 受体功能亢进症

β 肾上腺素能受体的反应性增高所引起的交感神经活动亢进的一系列临床表现及心电图非特异性 ST-T 改变。多见于 6~14 岁学龄女童,疾病的发作和加重常与情绪变化(如生气)和精神紧张(如考试前)有关,症状多样性,但都类似于交感神经兴奋性增高的表现。体检心音增强,心电图有 T 波低平倒置和 ST-T 改变,普萘洛尔试验阳性。

(三)先天性房室传导阻滞

多为三度房室传导阻滞,患儿病史中可有晕厥和阿-斯综合征发作,但多数患儿耐受性好,一般无胸闷、心悸、面色苍白等。心电图提示三度房室传导阻滞,QRS 波窄,房室传导阻滞无动态变化。出生史及既往史有助于诊断。

(四)自身免疫性疾病

多见全身性幼年型类风湿关节炎和系统性红斑狼疮。全身性幼年型类风湿关节炎主要临床特点为发热、关节疼痛、淋巴结、肝脾大、充血性皮疹、红细胞沉降率增快、C 反应蛋白增高、白细胞计数增多、贫血及相关脏器的损害。累及心脏可有心肌酶谱增高,心电图异常。对抗生素治疗无效而对激素和阿司匹林等药物治疗有效。系统性红斑狼疮多见于学龄女童,可有发热,皮疹,血白细胞、红细胞和血小板计数减低,血中可查找到狼疮细胞,抗核抗体阳性。

(五)川崎病

多见于 2~5 岁幼儿,发热,眼球结膜充血,口腔黏膜弥散性充血,口唇皲裂,杨梅舌,浅表淋巴结肿大,四肢末端硬性水肿,超声心动图示冠状动脉多有病变。需要注意的是,重症川崎病并发冠状动脉损害严重时,可出现冠状动脉栓塞、心肌缺血,心电图可出现异常 Q 波,此时应根据临床病情和超声心动图进行鉴别诊断。

六、治疗

(一)减轻心脏负担

急性期应卧床休息,限制体力活动。动物实验证明,运动可加重心肌细胞的损害。心肌炎恢复期也应避免剧烈活动,一般要休息 6 个月。

(二)控制心力衰竭

可应用速效利尿剂(呋塞米、依他尼酸)等。正性肌力药物洋地黄(地高辛)和血管活性药物(多巴酚丁胺和多巴胺)等。但应用洋地黄类药物时须慎重,因为心肌炎症可增加对洋地黄的敏感性,剂量不宜过大,以免正常剂量引起中毒反应,使用时应减量 1/3～1/2。

(三)纠正心源性休克

常发生于急性暴发性心肌炎。积极大剂量激素(甲基泼尼松 10mg/kg)、正性肌力药物和血管活性药物联合应用。维持血压,合理静脉补充血容量。

(四)大剂量丙种球蛋白

丙种球蛋白有多抗原特异性 IgG 抗体,具有抗病毒抗原和抗细菌抗原的双重功能,近几年已较广泛应用于临床重症病例。可缓解病毒对免疫的损伤,通过免疫调节作用,同时有增加心肌细胞收缩的功能。剂量为 2g/kg,分 2～3 天静脉滴注。

(五)改善心肌营养

1.6-二磷酸糖可作为一种能量代谢物,有助于糖酵解活性,增加心肌细胞内磷酸肌酸及 ATP 含量,改善细胞代谢,促进损伤细胞恢复。常用剂量为 100～250mg/kg,静脉快速滴注,每疗程 10～14 天。磷酸肌酸 1～2g/d 静脉注射。辅酶Q_{10}、天门冬氨酸钾亦可酌情使用。

(六)维生素 C

能降低氧自由基,减轻心肌病变,可口服、静脉滴注。对于并发心源性休克患儿可缓慢静脉推注。静脉使用剂量每天 100～150mg/kg(最大量不超过 4g/d)。

(七)肾上腺皮质激素

目前尚存在争议。多数文献报道急性病毒性心肌炎早期激素治疗没有明确的益处。使用激素的指征:①暴发性心肌炎表现为突然的心力衰竭和心源性休克。②严重的心律失常和Ⅲ度房室传导阻滞。③心肌活检证实为慢性自身免疫性心肌炎,病毒检测阴性。对于上述情况,激素可减轻心肌炎症、水肿和过敏反应,拯救患儿生命。

(八)抗病毒药物

其作用为抑制病毒蛋白质的合成,抑制及分离病毒的 RNA 和 DNA 的复制。常用药物:①干扰素:每天 100 万 U/次,肌内注射;②对巨细胞病毒可使用更昔洛韦 5～10mg/(kg·d),分 2 次,疗程 5～7 天;③对腺病毒、柯萨奇病毒可使用利巴韦林 10mg/kg。

(九)调节免疫功能药物

胸腺素、转移因子和免疫核糖核酸等药物及中药黄芪、麦冬、人参等具有调节免疫功能,临床可根据病情需要选择使用。

(十)抗心律失常治疗

病毒性心肌炎心律失常以室性期前收缩多见,随着疾病的恢复和痊愈大多期前收缩可消失。期前收缩较多时(6 次/分钟),有自主症状或其他的心律失常,常选用疗效好和不良反应小的抗心律失常药物。

第七节　感染性心内膜炎

心内膜炎指各种原因引起的心内膜炎症病变,常累及心脏瓣膜,也可累及室间隔缺损处、心内壁内膜或未闭动脉导管、动静脉瘘等处,按原因可分为感染性和非感染性两大类,非感染性心内膜炎包括:风湿性心内膜炎、类风湿性心内膜炎、系统性红斑狼疮性心内膜炎、新生儿急性症状性心内膜炎等。

感染性心内膜炎在过去常分为急性和亚急性两个类型。急性者多发生于原无心脏病的患儿,侵入细菌毒力较强,起病急骤,进展迅速,病程在6周以内。亚急性者多在原有心脏病的基础上感染毒力较弱的细菌,起病潜隐,进展相对缓慢,病程超过6周。由于抗生素的广泛应用,本病的病程已延长,临床急性和亚急性难以截然划分,致病微生物除了最常见的细菌外,尚有真菌、衣原体、立克次体及病毒等。近年来随着新型抗生素的不断出现,外科手术的进步,感染性心内膜炎死亡率已显著下降,但由于致病微生物的变迁,心脏手术和心导管检查的广泛开展,长期静脉插管输液的增多等因素,本病的发病率并无显著下降。

一、病因

(一)心脏的原发病变

92%的感染性心内膜炎患者均有原发心脏病变,其中以先天性心脏病最为多见,约占78%,室间隔缺损最易合并感染性心内膜炎,其他依次为法洛四联症、动脉导管未闭、肺动脉瓣狭窄、主动脉瓣狭窄、主动脉瓣二叶畸形、房间隔缺损等;后天性心脏病如风湿性瓣膜病、二尖瓣脱垂综合征等也可并发感染性心内膜炎,随着小儿心脏外科技术的发展,越来越多的小儿心脏病得以纠正、根治,但因此而留置在心腔内的装置或材料(如心内补片、人造心脏瓣等)是近年来感染性心内膜炎常见的易患因素。

(二)病原体

几乎所有种类的细菌均可导致感染性心内膜炎,草绿色链球菌仍为最常见的致病菌,但所占比例已显著下降,近年来金黄色葡萄球菌、白色葡萄球菌、肠球菌、产气杆菌等革兰阴性杆菌引起的感染性心内膜炎显著增多,真菌性心内膜炎极少见。立克次体及病毒感染所致的心内膜炎甚罕见,少数情况下,感染性心内膜炎由一种以上的病原体引起,常见于人工瓣膜手术者。其他致病因素如长期应用抗生素、皮质激素或免疫抑制剂等。

(三)诱发因素

约1/3的患儿在病史中可找到诱发因素,常见的诱发因素为矫治牙病和扁桃体摘除术。近年来心导管检查和介入性治疗、人工瓣膜置换、心内直视手术的广泛开展,也是感染性心内膜炎的重要诱发因素之一,其他诱发因素如长期使用抗生素、肾上腺皮质激素、免疫抑制剂等。

二、病理及病理生理

正常人口腔和上呼吸道常聚集一些细菌,一般不会致病,只有在机体防御功能低下时可侵入血流,特别是口腔感染、拔牙、扁桃体摘除术时易侵入血流。当心腔内膜,特别是心瓣膜存在病理改变或先天性缺损时,细菌易在心瓣膜、心内膜和动脉内膜表面粘着、繁殖,从而形成心内膜炎;但若形成一种病变尚需下列条件,即双侧心室或大血管之间有较大的压力差,能够产生高速的血流,经常冲击心内膜面,使之损伤,心内膜下胶原组织暴露,血小板和纤维蛋白聚积形成无菌性赘生物,当有菌血症时,细菌易在上述部位黏附、定居,并繁殖,形成有菌赘生物。在病理上,受累部位多在压力低的一侧,如室间隔缺损感染性赘生物常见于缺损的右缘、三尖瓣的隔叶及肺动脉瓣;动脉导管在肺动脉侧;主动脉关闭不全在左心室等。当狭窄瓣孔与异常通道两侧心室或管腔之间的压力差越大时,湍流越明显,在压力低的一侧越易形成血栓和赘生物。当房间隔缺损、大型室间隔缺损、并发心力衰竭等时,由于异常通道两侧压力差减小,血流速度减慢,湍流相对不明显,一般较少并发感染性心内膜炎。

本病的基本病理改变是心瓣膜、心内膜及大血管内膜面附着疣状感染性赘生物。赘生物由血小板、白细胞、红细胞、纤维蛋白、胶原组织和致病微生物等组成,心脏瓣膜的赘生物可致瓣膜溃疡、穿孔,若累及腱索和乳头肌,可使腱索缩短及断裂,累及瓣环和心肌时,可致心肌脓疡、室间隔穿孔、动脉瘤等,大的或多量的赘生物可堵塞瓣膜口或肺动脉,致急性循环障碍。

赘生物受高速血流冲击可有血栓脱落,随血流散布到全身血管导致器官栓塞。右心的栓子引起肺栓塞;左心的栓子引起肾、脑、脾、四肢、肠系膜等动脉栓塞,微小栓子栓塞毛细血管出现皮肤淤点,即欧氏小结。肾栓塞时可致梗死,局灶性肾炎或弥散性肾小球肾炎;脑栓塞时可发生脑膜、脑实质、脊髓、脑神经等弥散性炎症,产生出血、水肿、脑软化、脑脓疡、颅内动脉瘤破裂等病变,后者破裂可引起颅内各部位的出血如脑出血、蛛网膜下腔出血等。

三、临床表现

(一)全身感染症状

感染性心内膜炎起病缓慢,开始时有不规则发热,伴有疲乏、食欲缺乏、关节痛、肌肉痛等,体温多数超过 38℃,热型可不规则或低热,少数病例体温可正常;亦有患儿出现败血症、肺炎、皮肤感染、脓胸及骨髓炎等全身感染性症状。

(二)心脏方面症状

部分病例呈现心功能不全或原有心功能不全加重(甚至发生心力衰竭)。瓣膜损伤反流可出现相应的心脏杂音或使原有的杂音性质、响度发生改变,但有时较难察觉。

(三)血管及栓塞症状

赘生物是感染性心内膜炎的特异性表现,赘生物所造成的栓塞视累及器官而有不同的临床表现,可导致主要血管(肺、脑、肾、肠系膜、脾动脉等)栓塞,出现相关部位的缺血、出血症状(如胸痛、偏瘫、脾大和腹痛等)。淤斑(球结膜、口腔黏膜、躯干及四肢皮肤)及 Janeway 斑(手掌和足底红斑或无压痛的出血性淤点)在儿童感染性心内膜炎病例中少见。

(四)免疫症状

指(趾)甲下出血(呈暗红、线状)、Osler 结节(指、趾掌面红色皮下结节)及 Roth 斑(眼底椭圆形出血斑,中央苍白)均不是感染性内膜炎特有的症状,临床较少见。免疫复合物性肾小球肾炎可见于部分感染性心内膜炎病例,可表现为血尿、肾功能不全。

四、实验室检查

(一)一般化验检查

血常规可见白细胞增多,中性粒细胞升高,血红蛋白进行性下降。血沉增快,C-反应蛋白阳性。当合并免疫复合物介导的肾小球肾炎、严重心力衰竭或缺氧造成红细胞增多症时,血沉可降至正常,造成假阳性的结果。血清球蛋白增多,甚至白蛋白、球蛋白比例倒置。循环免疫复合物及类风湿因子阳性,尿常规有红细胞,发热期可出现蛋白尿。

(二)血培养

血细菌培养阳性是确诊感染性心内膜炎的重要依据,感染性心内膜炎的血培养阳性率可达 90% 以上。持续的菌血症是感染性心内膜炎的典型表现,故不必等待体温升高时再取血培养。在临床上,凡是原因未明的发热、体温持续在 1 周以上,且原有心脏病者,均应反复多次进行血培养。一般建议,采用儿童培养瓶,24 小时内分别取血 2～3 次培养,血培养应包括需氧菌和厌氧菌培养,根据临床情况考虑选择是否增加真菌培养,血培养标本应尽快(2 小时内)送往实验室,并注明患儿为感染性心内膜炎临床可疑。非细菌的病原体需应用血清学检查确诊。

(三)超声心动图

超声心动图检查在诊断感染性心内膜炎过程中具有临床实用意义,其可以检出直径＞2mm 以上的赘生物。超声心动图检查可见心内膜受损的征象主要有:①附着于瓣膜、瓣膜装置、心脏、大血管内膜或置植人工材料上的赘生物;②心内脓肿;③瓣膜穿孔;④人工瓣膜或缺损补片有新的部分裂开。临床疑似感染性心内膜炎,初次超声心动图检查为阴性者需要复查。在治疗过程中需要动态观察赘生物大小、形态、活动和瓣膜功能状态,了解瓣膜损害程度,对决定是否手术有参考价值。

(四)其他

对怀疑有颅内病变者及时行 CT 检查,了解病变部位和范围。

五、诊断

对原有心脏病的患儿,如出现 1 周以上不明原因的发热应想到本病的可能,诊断除了病史、临床表现外,血培养是确诊的关键,超声心动图对判断赘生物的数目、大小、形态、位置和瓣膜的功能有重要的价值,但结果阴性不能排除本病的诊断。

六、治疗

总的原则是积极抗感染、加强支持疗法,但在应用抗生素之前必须先做几次血培养和药物敏感试验,以期对选用抗生素及剂量提供指导。

(一)抗生素

应用原则是早期、联合应用、剂量足、选用敏感的杀菌药,疗程要长。在具体应用时,对不同的病原菌感染选用不同的抗生素:①草绿色链球菌:首选青霉素 G 2000 万 U/d,分 4 次,每

6 小时 1 次,静脉滴注,疗程 4~6 周;加庆大霉素 4~6mg/(kg·d),每 8 小时 1 次,疗程 2 周;对青霉素过敏者可选用头孢菌素类或万古霉素。②金黄色葡萄球菌:对青霉素敏感者选用青霉素 G 2000 万 U/d,加庆大霉素,用法同上;青霉素耐药才选用新青霉素Ⅱ或新青霉素Ⅲ 200~300mg/(kg·d),分 4 次,每 6 小时 1 次静脉滴注。治疗不满意或对青霉素过敏者选用头孢菌素类或万古霉素:40~60mg/(kg·d),分 2~3 次静脉滴注,疗程 6~8 周。③革兰阴性杆菌或大肠杆菌:选用氨苄西林 300mg/(kg·d),分 4 次,每 6 小时 1 次静脉滴注,疗程 4~6 周或用头孢哌酮或头孢噻肟三嗪 200mg/(kg·d),分 4 次,每 6 小时 1 次静脉滴注,疗程 4~6 周,加用庆大霉素 2 周。绿脓杆菌感染可加用羟苄青霉素 200~400mg/(kg·d),分 4 次,每 6 小时 1 次静脉滴注。④真菌:应停用抗生素,选用二性霉素 B 0.1~0.25mg/(kg·d),以后每日逐渐增加至 1mg/(kg·d),静脉滴注 1 次,可合用 5-氟胞嘧啶 50~150mg/(kg·d),分 3~4 次服用。⑤病原菌不明或术后者:选用新青霉素Ⅲ加氨苄西林及庆大霉素或头孢菌素类;或万古霉素。

上述抗感染药物应连用 4~8 周,用至体温正常,栓塞现象消失,血象、血沉恢复正常,血培养阴性后逐渐停药。

(二)一般治疗

包括细心护理,保证患者充足的热量供应,可少量多次输新鲜血或血浆,也可输注丙种球蛋白。

(三)手术治疗

近年来早期外科治疗感染性心内膜炎取得了良好效果。对心脏赘生物和污染的人造代用品清创、修复或置换损害的瓣膜,挽救了严重患者,提高了治愈率,手术指征:①瓣膜功能不全引起的中、重度心力衰竭;②赘生物阻塞瓣膜口;③反复发生栓塞;④真菌感染;⑤经最佳抗生素治疗无效;⑥新发生的心脏传导阻滞。

第八节 心包炎

一、概述

心包是由心包脏层和壁层两层构成的心包腔。脏层心包是由附着在心脏表面的单层间皮细胞所组成的浆膜,壁层心包是纤维性的,如果它们之间发生炎症改变称为心包炎。

二、病因

(一)急性心包炎

(1)特发性。

(2)感染性:

①细菌感染:肺炎球菌、葡萄球菌、链球菌、流感嗜血杆菌和结核分枝杆菌等。

②病毒感染：柯萨奇病毒、腺病毒、EB病毒、埃可病毒、人类巨细胞病毒（CMV）、腮腺炎病毒、水痘病毒和艾滋病病毒等。

③真菌感染：念珠菌属、组织胞质菌、球孢子菌等。

④其他感染：弓形虫、支原体、肺吸虫等。

（3）自身免疫性疾病：如风湿热、特发性幼年型类风湿病、系统性红斑狼疮、川崎病、皮肌炎、混合型结缔组织病等所引起的心包炎。

（4）肿瘤性：

①原发性：间皮瘤、肉瘤、横纹肌瘤等。

②继发性：白血病、淋巴瘤等。

（5）内分泌、代谢病：甲状腺功能减退、尿毒症等。

（6）其他。

（二）慢性心包炎

（1）慢性粘连性心包炎。

（2）慢性缩窄性心包炎。

三、急性心包炎

（一）概述

急性心包炎可由多种致病因子引起，大致可分为感染性与非感染性两类。临床表现轻者可无症状，易致漏诊。重者可出现心脏压塞、心源性休克，甚至危及生命。本病的治疗主要在于治疗原发病，并佐以对症治疗。

（二）诊断依据

1.临床表现

（1）心前区刺痛或压迫感：疼痛的性质及程度可有很大的差别，婴幼儿可表现为烦躁不安。

（2）呼吸困难：疼痛或大量积液压迫肺组织引起呼吸困难。

（3）心包摩擦音：以胸骨左缘下端最明显，摩擦音来去不定，且常出现于疾病的早期，当心包积液增大时消失。

（4）颈静脉怒张及奇脉：心包积液较多。特别是发生迅速者，患儿常有呼吸困难、心动过速、烦躁，常采取坐位。可有奇脉以及颈静脉怒张。

（5）心界扩大：心界向左右两侧扩大并随体位变动而变化，坐位时下界增宽，卧位时心底部增宽，心尖搏动不清楚，心音遥远。

（6）Ewart征（尤尔特征）阳性：大量积液压迫肺及支气管，可在左肩胛角下出现浊音及支气管呼吸音即Ewart征（尤尔特征）阳性。

2.辅助检查

（1）胸部X线检查：心影呈梨形或烧瓶形，左右心缘各弓消失，腔静脉增宽，卧位与立位心影差异显著，透视下心搏减弱或消失。

（2）心电图检查：心包渗液可产生QRS低电压，心外膜下心肌损伤可引起ST-T段及T波改变。病初可见各导联 ST-T 段均呈弓背向下型的上升,持续数日 ST-T 段恢复到基线,T 波呈普遍低平,继之由平坦变为倒置,可持续数周或更久。

(3)超声心电图:小量积液可在左心室和心包间出现无回波区,积液量增多则右心室前壁与胸壁也出现无回波区。并可估测积液量及帮助心包穿刺定位。

(三)治疗

1.非特异性心包炎

近年来已成为急性心包炎主要原因之一,其中部分可能是病毒性心包炎。皮质激素与其他抗炎药物对渗出的吸收有较好的疗效。一般病例可用阿司匹林每日 40～70mg/kg,分 3 或 4 次口服。重症选用泼尼松每日 1～2mg/kg,分 3 或 4 次口服,总疗程 6～8 周。因病毒性心包炎常合并心肌炎,故常用大剂量维生素 C、1,6-二磷酸果糖及辅酶 Q_{10} 治疗,以改善心肌代谢。

2.化脓性心包炎

(1)参考药物敏感试验采用敏感的大剂量抗生素,宜采用杀菌剂,静脉给药,疗程以 1～3 个月为宜。

(2)每 1～2 天心包穿刺排脓,目前多主张及早进行开放引流手术,以减少后遗心包缩窄。

3.结核性心包炎

(1)多采用异烟肼、利福平、吡嗪酰胺联合抗结核治疗。

(2)渗出液多时加用泼尼松口服,剂量为每日 1～2mg/kg,疗程为 6～8 周,可加速渗液的吸收,减少粘连。

4.风湿性心包炎

(1)按风湿热处理。可予泼尼松每日 2mg/kg,分 3 或 4 次口服,疗程 6～8 周。

(2)本病一般渗出液不多,很多粘连,无须心包穿刺或手术治疗。

5.心脏压塞处理

应紧急施行心包穿刺减压。

四、慢性心包炎

(一)概述

急性心包炎后,在两层心包之间有轻微的瘢痕形成和疏松的局部粘连,心包无明显增厚,不影响心脏的功能,称为慢性粘连性心包炎。如果两层心包之间形成坚厚的纤维瘢痕组织,使心包失去伸缩性,明显地影响心脏的收缩和舒张功能而产生一系列临床症状,则称为慢性缩窄性心包炎。

(二)病因

引起慢性心包炎的病因以结核性心包炎占多数,其次为非特异性心包炎,少数为化脓性心包炎和创伤性心包炎。

(三)诊断

1.临床表现

(1)症状:①慢性消耗性面容,心悸、乏力及精神食欲减退。②劳累后气促和呼吸困难,当大量积液时,安静亦可出现呼吸困难甚至端坐呼吸。

（2）体征：为静脉回流受阻、静脉压增高的表现,有颈静脉怒张、Kussmaul 征阳性、收缩压降低、脉搏压变窄、心尖搏动消失、可闻及心包叩击音、胸腔积液、腹水、肝脏增大、下肢水肿、奇脉等。

2. 实验室检查及特殊检查

（1）胸部 X 线：心影呈三角形,左右心缘平直,可见到心包钙化、胸腔积液、心脏搏动减弱或消失、上腔静脉阴影增宽。

（2）心电图：可正常或低电压,多数导联出现 T 波低平、倒置,有时出现左心房增大、心房颤动、房室传导阻滞、室内传导阻滞。

（3）超声心动图：示心包增厚、钙化,增厚的心包脏层和壁层之间可能见到液性暗区。

（4）胸部 CT 和磁共振检查：可准确地探测出心包增厚程度,了解其性质,在诊断不能确定时可使用。

（四）鉴别诊断

1. 限制型心肌病

主要表现为舒张期功能不全,肺淤血常见,但超声心动图多无心包增厚及钙化。

2. 肝硬化

易误诊为肝硬化,约占误诊病例总数的 $10\% \sim 56.4\%$。两者均有肝大、肝功能损害、腹水等,但肝硬化患者超声心动图无心包改变。

（五）治疗

（1）确诊后尽早行心包剥离术。

（2）病因治疗：同急性心包炎。

（3）对症治疗：同急性心包炎。

第九节　心肌病

一、扩张型心肌病

（一）概述

扩张型心肌病（DCM）的定义是左室或双室扩大,并有心脏收缩功能降低。DCM 可分为原发性与继发性。原发性心肌病指病理仅限于或主要限于心肌,而继发性指心肌受累仅为全身多器官疾病的一部分。原发于心肌,即心肌本身有解剖和功能改变,不包括先天性心脏病、冠状动脉病变、心内膜病、心包炎、高血压、肺动脉高压等所致的心肌病变,也不包括心外其他系统疾病所引起的心肌病变。其他系统疾病如结缔组织病、内分泌系统疾病、代谢性疾病等所引起的心肌病变称为继发性心肌病。多年来认为 DCM 心肌病变是不可逆的,预后较差。近年来,由于 DCM 病因认识的提高、治疗方法的进步,预后已大有改观,有些 DCM 可完全治愈。

(二)病因

原发性DCM的病因复杂,现在尚未完全研究清楚。目前认为主要病因有以下几种:

1.遗传性

DCM有35％呈家族性,遗传方式主要为常染色体显性遗传、X连锁隐性遗传,少数为常染色体隐性遗传和线粒体遗传。目前通过对家族性DCM进行连锁分析已定位两个相关染色体位点,发现了26个致病基因,主要分布于心肌肌节蛋白基因、Z盘蛋白基因、细胞骨架蛋白基因、钙调控蛋白基因及少数其他基因。

2.心肌炎症

部分DCM患儿心肌有炎症($>$14个淋巴细胞/mm^2),这类DCM多由病毒性心肌炎转化而来,称为炎症性扩张型心肌病(DCMi)。常见感染的病毒有腺病毒、柯萨奇病毒、巨细胞病毒、微小病毒B19等。近年来认为诊断上DCMi与慢性心肌炎可通用。DCMi约占DCM的30％～40％。

3.免疫功能异常

心肌含有多种抗原,可分为器官特异性(针对心肌纤维)和组织特异性(包括心肌和骨骼肌)及其他器官组织共同抗原。目前已在DCM患者的血清中发现多种心肌自身抗原,如肌球蛋白、线粒体腺苷酸移位因子、支链α-酮酸脱氢酶复合物、β-肾上腺素能受体、M2毒蕈碱受体和热休克蛋白素等。DCM患者体内除具有与各种结构蛋白反应的抗体外,还具有对心脏有高度特异性的自身抗体(器官特异性抗体),如HLA-DR4、抗心肌线粒体抗体、抗心磷脂抗体等。

4.原因不明

部分DCM原因不明,称为特发性DCM(IDCM)。IDCM左室扩大的程度和心功能降低的程度均重于DCMi,预后也较差。

继发性DCM可由遗传代谢病(如线粒体病、肉碱缺乏)、神经肌肉疾病(如肌营养不良)、结缔组织疾病、化疗药物(蒽环类药物)等引起。

(三)诊断

DCM的诊断主要依据超声心动图或心脏磁共振成像(CMR),显示左心室或双心室心腔扩大,心功能降低。对DCM除明确诊断外,还要了解患儿心功能降低的程度,是否存在心力衰竭;是否有并发症如各种心律不齐或有附壁血栓脱落而引起脑梗死等;并应尽可能明确DCM病因。

1.临床表现

DCM患儿起病缓慢,最常见症状是心慌、胸闷、气促、胸痛;上述症状活动后加重,严重者有尿少、水肿。查体有心音减弱,叩诊心界扩大,脉搏细数,少数有奔马律,心率快,有心律失常者听诊可有心律不齐,有心包积液者心音遥远;合并肺部感染者可有水泡音和捻发音,合并胸腔积液者可有呼吸音减低;肝脏大、质韧,有腹水者出现移动性浊音;有心力衰竭者可见下肢水肿。

有严重心律不齐如阵发性室性心动过速或Ⅲ度房室传导阻滞,可发生血压下降,甚至心源性休克。心率过快或过慢可引起搏血严重不足,导致心源性休克。少数患儿由于附壁血栓脱落可引起脑梗死导致惊厥、昏迷、偏瘫等症状。

2.实验室检查

（1）心肌损害指标：常用指标为肌钙蛋白、磷酸肌酶、心肌同工酶（CK-MB）。如上述两项指标升高，应考虑炎症性 DCM。

（2）抗心肌抗体：常用指标有 HLA-DR4、抗心肌线粒体抗体和心磷脂抗体。阳性者应考虑自身免疫性 DCM。

3.心脏器械检查

（1）心电图（ECG）：①T 波改变。Ⅰ、Ⅱ、V_5 导联 R 波大于 S 波时，T 波小于 R 波 1/10；②ST 段移位。ST 段平行下移＞1mm；③心律不齐。常见有期前收缩、阵发性室上性心动过速、心房颤动、心房扑动、室性心动过速等；④传导阻滞。窦房传导阻滞、房室传导阻滞、束支传导阻滞等；⑤异常 Q 波；⑥低电压（新生儿除外）。

（2）超声心动图：对 DCM 诊断有决定价值。DCM 超声的主要改变有：①左心室或双心室心腔扩大；②左心室收缩功能下降，EF（射血分数）＜50％；③室间隔和左心室后壁反光增强、颗粒变粗、局部变薄、搏动减弱，左心室各节段收缩不协调；④重症 DCM 和晚期 DCM 可并发肺动脉高压，此时超声心动图可有右心房、右心室大，肺动脉增宽，如有三尖瓣反流，可从反流速度估测肺动脉压。

（3）心脏磁共振显像（CMR）：CMR 检测心功能重复性好，还可判定心室局部功能。CMR 尚可显示和区别心脏水肿、充血、毛细血管渗出及心肌纤维化或坏死，通过延迟钆强化（LGE）可提供帮助。CMR 诊断 DCM 的特异性和敏感性都优于超声心动图。

（四）鉴别诊断

1.心肌炎

心肌炎和 DCM 的相似之处是可有心室腔扩大、心收缩功能下降、肌钙蛋白或 CK-MB 升高。但急性心肌炎左心室扩大轻微，甚至不扩大，而 DCM 左心室扩大是显著的；急性心肌炎患儿多数（约 50％～70％）肌钙蛋白或 CK-MB 升高，而 DCM 肌钙蛋白或 CK-MB 升高的占少数。慢性心肌炎与 DCM 难于鉴别。

2.慢型克山病（地方性心肌病）

其临床表现和心脏器械检查与 DCM 相似。但克山病发生于我国流行地区，近年来已很少见。

3.心内膜弹力纤维增生症（EFE）

EFE 也有左心室扩大、心功能下降，与 DCM 相似，但 EFE 主要见于婴幼儿，且有心内膜增厚（＞2mm）。正确、全面、长程治疗，预后良好，80％可治愈，而 DCM 治疗困难，预后远不如 EFE。

4.左室致密不全性心肌病（LVNC）

LVNC 也有左心室扩大、心功能降低，与 DCM 相似。但 LVNC 有左心室肌小梁增多粗乱，心室壁厚（主要为疏松部增厚），与 DCM 不同。

DCM 确定诊断后，要仔细检查是否有可引起 DCM 的其他系统疾病，以区别原发性 DCM 和继发性 DCM。

（五）治疗

1.病因治疗

（1）遗传性 DCM：DCM 患儿 20％～30％是遗传的，当前这部分 DCM 患儿已可检测到基因突变。但 DCM 的突变种类很多。遗传性 DCM 的基因治疗还需要很长时间才能应用于临床。

（2）DCMi：由于对 DCMi 的认识时间很短，在治疗上只有少数病例报告。目前一致认为有较好疗效的药物是免疫球蛋白；也有人提出糖皮质激素疗法，至今意见不同。上述两种药物均缺乏大样本、有科学对照、长期随访的资料；在药物剂量、疗程方面，也无一致的规范化治疗方案。

2.一般疗法

DCM 患儿存在不同程度的心功能不全，休息尤为重要，应避免剧烈运动，有心力衰竭者要绝对卧床，避免情绪激动。应限制钠盐摄入，控制液体入量，饮食要易于消化，防止暴饮暴食，保持大便通畅。

3.对症治疗

（1）心功能不全：DCM 合并心力衰竭的治疗特点：①DCM 患儿都有不同程度的心功能不全，因此宜补充心肌代谢必需的能量。一般可使用二磷酸果糖口服或静脉注射，有心力衰竭者可给予磷酸肌酸静脉注射每天 1～2g。②由于 DCM 都是慢性心力衰竭，因此药物治疗首先考虑应用血管紧张素转换酶抑制剂、正性肌力药、利尿剂及 β-受体阻滞剂等。血管紧张素转换酶抑制剂有疏甲丙脯酸（开博通）和醛固酮拮抗剂如螺内酯（安体舒通）。正性肌力药主要应用地高辛，因 DCM 心肌损害较广泛，故地高辛剂量应减少 1/4；对同时有心律失常者，可使用多巴酚丁胺。利尿剂是治疗心力衰竭的重要药物，常用的有呋塞米（速尿）和双氢克尿噻；在低肾小球过滤时，双氢克尿噻可能失效，需用袢利尿剂如呋塞米。患儿伴有大量胸腔积液时，应及时抽出。对 NYHA 心功能分级在 I 级和 II 级者，可使用 β-受体阻滞剂如倍他乐克（琥珀酸美托洛尔缓释片）或卡维地洛。③经上述各种治疗方法，仍不能控制心力衰竭者，可使用左室辅助装置（LVAD）。

（2）心律失常：DCM 心功能差，心房肌受损，心电生理发生改变，易引起异位节律点兴奋性增高，产生各种心律失常和传导阻滞，且有多变、易变、突变的特点，最严重的是阵发性室性心动过速和 III 度房室传导阻滞。由于 DCM 患儿有心功能不全，因此药物选用必须考虑以下三方面：①尽量选用不影响心功能的抗心律失常药物，如地高辛、胺碘酮；②必须使用影响心功能的药物时，应考虑该患儿心功能状况能否耐受；③使用影响心功能的药物时，剂量宜适当减少。

对慢性 III 度房室传导阻滞使用药物治疗无效时，可安装永久性人工心脏起搏器。

4.心脏移植

对 DCM 晚期心力衰竭不能控制者，可考虑心脏移植。但由于供体困难、移植后排异反应不易完全控制，代价昂贵，目前我国开展很少。

二、肥厚型心肌病

肥厚型心肌病（HCM）时左心室肥厚，但不扩张，诊断时应排除高血压、主动脉瓣狭窄、水肿及先天性心脏病等其他可引起肥厚的疾病。肥厚型心肌病命名与分类最为混乱。有的将有流出道狭窄的称为梗阻性心肌病。有的根据其心室肥厚是否对称而分类。如左右心室都肥厚的称为对称性,否则称为非对称性。一般对称性多数为非梗阻性,不对称多数为梗阻性,但也有左心室壁与室间隔肥厚,右心室壁不肥厚而左心室流出道不狭窄的,即只有不对称而无梗阻的。有的患儿室间隔特别肥厚,突入到左心室腔间,尤其在主动脉瓣下,表现为左心室流出道狭窄称为特发性肥厚性主动脉瓣下狭窄。肥厚型心肌病伴梗阻的不到总数的25%。

(一)病因

HCM通常是一种原发性的家族性心脏疾病,因其发生年龄不同且许多遗传性病例呈亚临床过程,因而目前尚无其确切的发病率。有文献报道HCM的发病率为2.5/10万人口,占所有儿童原发性心肌病的20%~30%。

HCM通常以常染色体显性方式遗传,目前已知多个基因与典型的家族性肥厚型心肌病有关,这些基因均编码肌节蛋白,如β肌凝蛋白重链等。HCM也可作为经母亲遗传的线粒体病遗传。许多患儿伴有与遗传综合征一致的畸形,如那些患有Noonan综合征、Pompe病、Beckwith-Wiedemann综合征的患儿。

(二)病理

HCM多数为左心室肥厚,心功能早期无明显障碍,临床上无明显症状,晚期有程度不等的心功能不全。梗阻型心肌病的病理特点是左心室肥厚重于右心室,室间隔肥厚更为显著,室间隔厚度与左心室壁厚度之比大于1.3:1。左心室腔缩小,二尖瓣前叶增厚,室间隔局部肥厚增生,致左心室流出道狭窄梗阻,左心室腔收缩压升高,与左心室流出道和主动脉收缩压相比有明显压力阶差,左心室舒张末期压力也可增高,心排血量初期正常,以后愈益降低。流出道的梗阻及其引起的压力阶差可因很多生理因素而异,凡使心室收缩力增强、室腔容量减少及后负荷减低等情况均可使梗阻加重,压差更大,反之亦然。所以患者的流出道梗阻的程度并非固定,时时在变,各种影响以上三因素的情况和药物均可改变梗阻的程度。

HCM的心肌普遍肥大(多数左心室重于右心室,心室重于心房),肌纤维增大,心肌细胞亦肥大,常有不同程度的间质纤维化、细胞变性,并有不同程度的坏死和瘢痕形成,很少有炎性细胞浸润。本病最突出的组织学改变为心肌细胞的排列杂乱无章,而非整齐划一。细胞间的连接常互相倾斜甚至垂直相连。这些错综的连接使心肌收缩时步调不整。再者,心肌细胞的凌乱排列还可影响心电的传播,甚至构成严重心律失常的病理基础。

(三)临床表现

肥厚型心肌病主要表现为呼吸困难,心绞痛、晕厥、亦可发生猝死。呼吸困难主要由于左心室顺应性减退和二尖瓣反流引起左心房压力升高,左心室舒张末压力也升高,肺静脉回流受阻而引起肺淤血。心绞痛是由于心肌过度粗大或左心室流出道梗阻引起冠状动脉供血不足。由于脑供血不足,故剧烈运动时有晕厥,甚至猝死。年小儿可表现为生长落后,心力衰竭的发生率较年长儿高。

体格检查部分病例在心尖可闻及全收缩期杂音,并向左腋下放射,此杂音是由于二尖瓣反流所致。左心室流出道梗阻者沿胸骨左缘下方及心尖可及收缩期杂音,其程度直接与主动脉瓣下压力阶差有关。可有第二心音逆分裂(即P_2在前,A_2在后)。有些病例心浊音界扩大,偶可听到奔马律。

（四）实验室检查

1. 胸部 X 线检查

心影扩大，但如无合并心力衰竭则肺纹理都正常。

2. 心电图

90％～95％的 HCM 患儿有 12 导心电图异常，包括左心室肥大、ST-T 变化（如显著的 T 波倒置）、左心房扩大、异常的深 Q 波，外侧心前导联 R 波振幅降低等，但本病无特征性心电图改变。有些 HCM 患婴可有右心室肥厚的心电图表现，可能反映有右心室流出道梗阻存在。

3. 超声心动图

HCM 可见心室壁增厚，其增厚的分布并非匀称。在 M 型超声可见二尖瓣的前瓣有收缩期的向前运动，其运动的幅度和持续时间与左心室流出道的梗阻程度直接有关。梗阻型心肌病的室间隔与左心室后壁均有增厚，室间隔肥厚尤其突出，与左心室后壁的比值大于 1.3 : 1（婴儿除外），而且左心室流出道内径变小。

4. 心导管检查

历史上，心导管检查在 HCM 的诊断及研究中起了重要作用。现今，超声心动图的精确应用已基本替代血流动力学研究及心血管造影。在婴儿，偶可应用心内膜心肌活体组织检查来确定病因，如线粒体肌病、糖原累积病等。不过现今骨骼肌活体组织检查更方便，且创伤更小。

（五）治疗

1. 药物治疗

治疗的主旨为降低心肌的收缩力，改善舒张期的顺应性和预防猝死。

β 受体阻滞剂普萘洛尔为本病治疗的主要药物，它减慢心率，降低心肌收缩力，从而减轻左心室流出道梗阻；且可减低心肌的张力，使氧需量减少，缓解心绞痛心绞痛；此外，普萘洛尔尚有一定的抗心律失常作用。其他临床上应用的选择性 β 受体阻滞剂有阿替洛尔、美托洛尔等。约有 1/2～1/3 的患儿用药后症状缓解。对无症状的患儿是否需长期用药意见不一。本品似可制止病变的发展和预防猝死，但目前缺乏对照资料。

维拉帕米主要用于成人 HCM 患者。短、长期研究表明口服维拉帕米可改善心脏症状及运动能力，但该药有潜在的致心律失常作用及偶可引起肺水肿及猝死，因而在儿童极少应用。洋地黄忌用，只有在心房颤动心室率太快时方有指征，以小剂量与普萘洛尔同用。利尿剂和血管扩张药物均不宜用。终末期 HCM 心腔扩大、心壁变薄及收缩功能减退时可应用洋地黄、利尿剂和血管扩张药物。

2. 手术治疗

对左心室流出道梗阻产生严重症状而药物治疗无效者（压差超过 50mmHg），可经主动脉切除室间隔的部分肥厚心肌，症状大多缓解。其他手术方式有二尖瓣换置术及心尖主动脉管道，但因疗效不确切，且并发症多、在儿科均极少应用。心脏移植是另一治疗手段。

3. 其他

近年成人 HCM 患者有应用永久双腔起搏来降低左心室流出道梗阻，减轻症状，但疗效并不确切。乙醇间隔消融在某些成人 HCM 症状患者可降低左心室流出道压差，但这种实验性的治疗手段在小儿应慎用，因手术瘢痕可成为致心律失常的病理基础，增加猝死的危险。

第十节 川崎病

川崎病为一种急性全身性血管炎,以婴幼儿发病为主。1967 年日本的川崎博士总结了自 1961 年到 1967 年之间 50 例有持续性发热、皮疹、淋巴结炎等特征性表现的病例后,将本病命名为皮肤黏膜淋巴结综合征而首先报道。此后,随即发现川崎病并非是一种良性的疾病,许多患儿由于并发心血管疾病而导致死亡。事实上,川崎病已成为引起儿童获得性心血管疾病的两个主要因素之一,在许多地方其危险性甚至大于风湿热。

一、流行病学

川崎病几乎只见于婴幼儿,最多见于 1 到 2 岁之间的儿童;50％的病例发病年龄小于 2 岁,80％小于 4 岁,大于 8 岁的儿童极少发病。尽管本病很少发生于小于 3 月龄的婴儿,但也有出生 20 天即被确诊为川崎病的报道。川崎病的发病率男女比例为 1.5∶1。在北美洲和欧洲的流行病学研究表明,除了年发病率有所不同外,其余均相似。

虽然川崎病在全世界均有发病,但最多见于日本及具有日本血统的儿童。从 1967 年到 20 世纪 80 年代中期,日本的川崎病发病率有所增加。20 世纪 80 年代中,日本的年发病率稳定于 5000～6000 例/年。在 1981 年至 1985 年的 5 年期间,在小于 5 岁的儿童中年发病率在 77/10 万～195/10 万。而在 1993 到 1994 年的全国性调查中,发病率为 95/10 万。在中国,一项从 1995 年—1999 年在北京进行的流行病学研究指出该病 5 岁以下的发病率为 18/10 万～31/10 万。在美国,非亚裔小于 5 岁的儿童年发病率接近 10/10 万,亚裔儿童则约为 44/10 万。

川崎病全年均可发病,但在日本,有报道称在冬末和春季发病率有所增加,1983 年和 1986 年曾有两次大规模的流行,分别有 15 000 和 12 500 人罹患此病,在 1979 年还有一次小规模的流行。在美国、芬兰和韩国也有川崎病暴发流行的报道。在日本还曾观察过此病的地域分布,但在北美没有此类报道。没有证据表明在疾病暴发时个人之间的接触或是暴露于某一流行区域会被感染。患川崎病的儿童通常并不居住于同一区域,周围的环境也不尽相同。同胞中共同患病并不多见,约 1％～2％,通常在几周内分别发病。有趣的是,在日本参与研究的 4 对双胞胎中,有 3 对同时发病。这说明他们具有同一易感基因。在日本川崎病的再发病率为 3.9％,在北美约为 1％。

二、病因学

尽管许多学者做了大量研究,川崎病的病因目前尚不清楚。但大量流行病学和临床观察显示,川崎病是由感染所致。鉴于这种自限性疾病所表现出的发热、皮疹、结膜充血、颈淋巴结肿大以及好发于儿童、暴发流行时明显的地域分布都提示其发病与感染有关。然而,标准的和更先进的病毒及细菌的检测手段和血清学检查均无法确定微生物是致病的唯一原因。尽管最初曾报道有大量可能的感染因素,包括 EB 病毒,人类疱疹病毒 6、7,人类细小病毒,耶尔森菌,但进一步的研究均无法证实。在日本及美国,由于在暴发流行期间曾有某些家庭有洗涤地毯的经历,所以家庭中的尘螨亦被认为是致病因素,同样这也是偶然才发生。其他多种环境因素亦曾被认为是致病因素,包括使用某些药物、接触宠物及免疫反应,但都未被确认。

相反,对患有川崎病的儿童的免疫系统所进行的观察发现,这些儿童都存在较严重的免疫紊乱。在急性期,外周血的活性 T 细胞、B 细胞、单核/巨噬细胞的数量均上升。同时也有证据表明淋巴细胞及单核/巨噬细胞的活化伴随有细胞毒素分泌的增加。除此以外,循环抗体的存在对血管内皮亦有细胞毒素的作用。由此,以上的观察支持免疫系统的激活是川崎病发病机制之一这一学说。

根据通常的免疫活化程度,由细菌和病毒所含蛋白质引起感染所致的疾病,其共同的特征是这些蛋白质起类似超抗原的作用(如葡萄球菌的毒性休克综合征毒素,表皮剥落毒素,链球菌的致热外毒素),于是超抗原的假说建立。超抗原与一般的抗原有许多不同。它们激活了多克隆 B 细胞促使 T 细胞增殖并分泌细胞毒素,这些作用是通过存在于抗原递呈细胞表面的蛋白质将抗原性直接递呈到组织相容性复合体Ⅱ(MHCⅡ)上,与通常免疫反应前的蛋白质摄取相反。一般有大量的细胞毒素分泌并推动疾病的进程。在超抗原假说中,那些类似超抗原的生物体寄生于易感宿主的胃肠道黏膜上并分泌毒素。有时,在川崎病患儿的咽部及直肠可发现单由葡萄球菌分泌的毒性休克综合征毒素,但大多数的实验均未发现。所以超抗原的假说还有待证实。

三、病 理

病初以小血管炎为主,以后累及主动脉等中、大动脉,特别好发于冠状动脉及其分支,未经及时治疗的病例其病理改变大致可分为 4 期:

Ⅰ期:1～9 天,主要是小血管炎、微血管周围炎以及中等大小动脉周围炎,如冠状动脉周围炎;在心肌间质、心包及心内膜有中性粒细胞、嗜酸性粒细胞、淋巴细胞浸润。

Ⅱ期:12～25 天,小血管炎减轻,冠状动脉主要分支等中等大小动脉全层血管炎(内膜、外膜、中膜均有炎性细胞浸润)突出,伴有坏死、水肿,血管弹力纤维和肌层断裂,出现冠状动脉扩张,易发生冠状动脉瘤及血栓。

Ⅲ期:28～45 天,小血管、微血管炎消退,中动脉发生肉芽肿及血栓,纤维组织增生,血管内膜增厚,冠状动脉一些分支可全部或部分阻塞,有冠状动脉瘤破裂危险。

Ⅳ期:数月至更长时间,急性血管炎消失,已经发生的血管内膜增厚、瘢痕、动脉瘤或血栓有一个漫长的吸收、修复过程。狭窄、阻塞的血管可能修复、再通,心肌可能遗留永久的瘢痕。

早期严重心肌炎、中后期动脉瘤破裂与血管栓塞是本病死亡的主要危险。

四、临床表现

(一)诊断标准

由于川崎病的病因尚不明确,所以没有经过验证的诊断标准,川崎病的诊断主要依靠临床标准。这些标准是由日本川崎病研究中心制定的,在(表2-1)中有详细的描述。川崎病有 6 种主要的临床表现,临床诊断时需要有其中的5～6项同时存在。在最近修订的标准中,由于许多患儿会较快地发生冠状动脉瘤,故只需4项表现即可诊断。美国心脏病学会的诊断标准与此大致相同,但必须有发热5天以上这一表现。越来越多的患者虽未符合诊断标准但因为有以上临床表现而被诊断为川崎病,并接受静脉免疫球蛋白治疗。由于在川崎病的回顾性研究中发现,急性发热后随即可诊断出有冠状动脉瘤的存在,故提示过去应用完全的诊断标准来确诊疾病是不恰当的。

表2-1　川崎病诊断标准

1.持续发热5天以上
2.肢端变化:
a 起病早期:手掌、足底硬肿,肤色变红
b 恢复期:指趾末端脱皮
3.多形性红斑
4.两眼球结膜充血
5.嘴唇和口腔变化:嘴唇发红,草莓舌,口腔及咽部黏膜弥散性充血
6.急性非化脓性颈淋巴结肿大

注:至少具备上述中5项才可诊断

如通过心脏超声或冠状动脉造影证实有冠脉瘤,则具备上述4项条件也可诊断 HT

川崎病是一种三相性的疾病。急性期通常持续1～2周,主要特征是发热,结膜充血,口咽部的改变、四肢末梢红肿、皮疹、淋巴结炎、无菌性脑膜炎、腹泻和肝功能受损。心肌炎常见于急性期,尽管冠状动脉炎也发生于此时,但心脏超声检查却无法检测出有否动脉瘤的存在。当发热、皮疹及淋巴结炎好转后进入亚急性期,此时约距离发热起始1～2周,出现手足脱皮及血小板增多。此外,此期冠状动脉瘤开始形成,猝死的危险最大。亚急性期持续至发热后4周。在起病后6～8周,当所有临床症状消失,血沉恢复正常后进入恢复期。

(二)主要症状

持续高热是急性期的特点。典型的发热通常起病急,热度高达39℃以上,呈弛张热。如没有及时治疗,高热可持续1～2周,有时可达3～4周。另一方面,如果及时静脉使用免疫球蛋白和大剂量的阿司匹林,发热常在1～2天内缓解。

在发热24～48小时后常出现双侧结膜充血。球结膜充血较睑结膜多见,尤其多见于结膜周围。一般没有分泌物。裂隙灯检查可发现前葡萄膜炎。

口咽部的改变也见于热起后24～48小时。最初是口唇泛红,几天后出现肿胀,皲裂及出血。最典型的是舌乳头增生,即草莓舌。口腔及咽部明显充血,但不伴有溃疡和分泌物。

通常在起病后3～5天出现手掌及足底发红,双手足硬肿。热起后10～20天手足硬肿与泛红趋于消退,进入亚急性期,指趾末端开始脱皮,进而累及整个手掌与足底。川崎病起病后1～2月,在指甲上可出现横沟(Beau线)。

皮疹即使在同一患者也可有许多类型。可同时在四肢出现。皮疹多见于躯干和四肢近侧端,一般无显著特点。最常见的是斑丘疹,猩红热样皮疹和多型性红疹也较多见。腹股沟的皮疹和脱皮时有发生。以上这些均发生于急性期,较指甲端脱皮发生早。

比较而言，其他的症状可见于 90％以上的川崎病患儿，而颈淋巴结炎仅见于近 50％～70％的患儿。淋巴结肿大在起病后 1～2 天出现，多见于单侧，一般直径不大于 1.5cm，触之柔软，但不可推动，无化脓。

(三)伴随症状

所有川崎病的相关症状都提示有多脏器受累(表 2-2)。所有患儿都表现为烦躁不安。约有 25％的患儿脑脊液中有单核细胞增多，蛋白质含量正常或轻度升高，糖含量正常。约 1/4～1/3 的患儿有胃肠道的表现。在急性期，小关节可有关节炎的表现，而大关节受累多在起病后第二和第三周。那些有大关节渗出性病变的患儿可通过关节穿刺术来治疗。除了心血管的并发症外，其余受累脏器的病变均为自限性。

表 2-2　川崎病的伴随症状

中枢神经系统	易激惹，无菌性脑膜炎，脑神经瘫痪
心血管系统	心肌炎，心包炎，心包积液，主动脉瓣及二尖瓣反流，冠状动脉炎、冠状动脉瘤形成，外周动脉炎引起动脉瘤及坏疽，心肌缺血，心律失常
消化系统	腹泻，呕吐，腹痛，肝功能异常，胆囊肿大，麻痹性肠梗阻
呼吸系统	咳嗽，流涕，中耳炎，X 线示肺炎
泌尿生殖系统	无菌性尿道炎，蛋白尿
肌肉骨骼系统	关节炎，关节痛
皮肤	卡介苗接种部位发红、结痂，指甲横沟

(四)非典型的川崎病

那些有发热及其他表现(少于 4 项)的患儿被称为不典型川崎病，同样有并发冠状动脉瘤的危险。不典型川崎病多发生于小婴儿，且这些症状不易被发现。因此，川崎病也是婴儿持续发热的鉴别诊断之一。在以上病例中，川崎病多是由于心脏超声检查发现冠状动脉瘤后才进行诊断。

(五)较大年龄儿童的川崎病

川崎病极少发生于大于 8 岁的儿童。其所有的临床特征在这个年龄阶段的儿童都表现得不够明显。在有限的报道中，这些患儿从发病到诊断所需的时间较长，因此常常耽误治疗。另外，一些伴发症状如呕吐、腹泻、体重下降、咽喉疼痛、头痛、假性脑膜炎比较多见。更重要的是，年长儿更易发生冠状动脉畸形。在年长的患儿中，起病年龄的大小及治疗的及时与否是决定其心血管并发症预后的重要因素。

五、鉴别诊断

川崎病有许多同其他感染性疾病相似的表现。需与其鉴别的有细菌性感染如猩红热，葡萄球菌引起的皮肤症状，中毒性休克，风湿热，洛基山斑疹热和细螺旋体病。病毒感染也要与川崎病鉴别，包括麻疹，EB 病毒及腺病毒感染。非感染性疾病如 Stevens-Johnson 综合征、药物反应和幼年型类风湿性关节炎。

六、心血管并发症

心血管系统受累可引起心血管并发症而导致死亡,故显得尤为重要。许多患儿由于冠状动脉血栓而突然死亡,多见于起病后 2～12 周内。日本在 70 年代较早的报道说约有 1%～2% 的死亡率,但这一数据在 90 年代下降至 0.08%,这主要归功于及时的诊断和适当的治疗。

冠状动脉瘤是川崎病中最严重的并发症。约有近 20%～25% 的患儿有冠状动脉畸形,包括弥散性扩张和动脉瘤。冠状动脉的扩张最早在平均发病 10 天时即可被发现,在起病 4 周后是发现冠脉病变的高峰。动脉瘤呈囊状或纺锤状。血管造影发现,55% 的冠状动脉瘤可能持续 10～21 年。90% 的冠状动脉瘤可持续 2 年,但是,至今尚不明确冠状动脉瘤可持续的时间。冠状动脉表现为内皮功能紊乱、低顺应性、血管壁增厚,而以上这些是否会增加早期动脉硬化症的发病率尚不明确。

42% 的有持续性动脉瘤的患儿可发生冠状动脉狭窄。最严重的类型是发生巨大的动脉瘤(直径＞8mm)。巨大的动脉瘤是不会自行消退,且可发展成血栓,破裂或最终导致狭窄甚至梗死。在 Kato 等的长期调查中还发现,在 594 名患儿中有 26 名有巨大动脉瘤。在这 26 名中,12 名有冠状动脉狭窄或完全阻塞,其中 8 名有心肌梗死。儿童心肌梗死的表现不典型,可表现为恶心、呕吐、苍白、出汗、哭吵,年长儿常诉胸痛或腹痛。

某些临床表现提示有发生冠心病的危险,包括发热持续 16 天以上,反复发热之间间隔 48 小时以上,除了有 Ⅰ° 心传导阻滞以外的其他心律失常,小于 1 岁发病,心脏扩大,血小板计数、血清清蛋白及血细胞计数低。

除了冠状动脉受累外,还有其他心血管并发症。约有 50% 的患儿有心肌炎,常表现为心动过速并有心电图的改变。约有 25% 的患者有渗出性心包炎。约 1% 的患儿有瓣膜功能不全,二尖瓣反流。有 2% 没有治疗的患者发生全身性动脉瘤,通常这些患者亦有冠状动脉瘤。最常受累的动脉有腋动脉、髂动脉、肾动脉和肠系膜动脉。而广泛动脉受累导致血管收缩引起四肢末梢坏疽较罕见。使用前列腺素 E 及系统的阿司匹林治疗并用甲基泼尼松龙冲击治疗可获得意想不到的疗效。

关于川崎病后有否脂类代谢的异常尚无定论。尽管在急性期有短暂的脂类代谢的异常,但起病后是否有长期的异常需要进一步的研究来证明。

七、辅助检查

1. 血液检查

周围血白细胞增高,以中性粒细胞为主,伴核左移。轻度贫血,血小板早期正常,第 2～3 周时增多。血沉增快,C-反应蛋白等急相蛋白、血浆纤维蛋白原和血浆黏度增高,血清转氨酶升高。

2. 免疫学检查

血清 IgG、IgM、IgA、IgE 和血循环免疫复合物升高;TH_2 类细胞因子如 IL-6 明显增高,总补体和 C_3 正常或增高。

3. 心电图

早期示非特异性 ST-T 变化；心包炎时可有广泛 ST 段抬高和低电压；心肌梗死时 ST 段明显抬高、T 波倒置及异常 Q 波。

4. 胸部 X 线平片

可示肺部纹理增多、模糊或有片状阴影，心影可扩大。

5. 超声心动图

急性期可见心包积液，左室内径增大，二尖瓣、主动脉瓣或三尖瓣反流；可有冠状动脉异常，如冠状动脉扩张（直径＞3mm，≤4mm 为轻度；4～7mm 为中度）、冠状动脉瘤（≥8mm）、冠状动动狭窄。

6. 冠状动脉造影

超声波检查有多发性冠状动脉瘤或心电图有心肌缺血表现者，应进行冠状动脉造影，以观察冠状动脉病变程度，指导治疗。

八、治疗

（一）急性期治疗

急性期的管理目的在于帮助炎症的减轻和防止冠状动脉血栓的形成。口服阿司匹林及大剂量的静脉应用免疫球蛋白是治疗的基础。如有因血栓所致的心肌梗死，溶栓治疗是必要的。

1. 阿司匹林

阿司匹林有消炎及抑制血栓形成的作用。但是，至今尚未有令人信服的资料提示单独使用阿司匹林可减少冠状动脉畸形的作用。在急性期，阿司匹林的用量是口服 80～100mg/(kg·d)，每日 4 次。在日本，用量稍低，30～50mg/(kg·d)。川崎病急性期的患儿对阿司匹林吸收下降，清除增加，所以即使使用大剂量的阿司匹林也不能达到治疗剂量的浓度。但如存在呕吐、呼吸深快、嗜睡和肝损时，就需要监测血药浓度。当热度消退或起病 14 天后，阿司匹林剂量为 3～5mg/(kg·d)，一天 1 次能减少血栓的形成。如果在起病后 6～8 周没有发现冠状动脉瘤，血小板计数及血沉正常，阿司匹林可停药。另一方面，如有持续存在的冠状动脉瘤，阿司匹林治疗必须坚持。

2. 大剂量的免疫球蛋白

随机试验证明静脉使用大剂量的免疫球蛋白（＞1g），同时使用阿司匹林治疗对减少冠状动脉畸形是有效及安全的。应在起病后 6～10 天使用。在对 7 例随机试验的回顾性研究中发现使用静脉免疫球蛋白和冠状动脉的损伤呈相反关联。在起病后使用了免疫球蛋白（＜1g/kg）及阿司匹林的患者 60 天时发现冠状动脉损伤的概率是 86％，使用 2g/kg 免疫球蛋白的发病率仅 26％。总而言之，川崎病患儿在起病 6～10 天即使用 2g/kg 的免疫球蛋白及 80～100mg/(kg·d)阿司匹林可将冠状动脉畸形的发生率从 20％～25％降低到 2％～4％。免疫球蛋白每 12 小时给药 1 次。单剂给药与多次小剂量给药相比，单剂给药能缩短发热时间及住院时间。而且对那些有较大可能发生冠状动脉畸形的患儿在急性期单剂治疗可明显减少冠状动脉畸形的发生。

联合应用阿司匹林和静脉免疫球蛋白的效果相当迅速。2/3 的患儿在使用免疫球蛋白后的 24 小时内即热退,90％的在 48 小时内热退,若 48 小时后体温仍较高,可考虑加用一次静脉免疫球蛋白 1g/kg。对于静脉大剂量使用免疫球蛋白从而改进川崎病急性期血管炎的机制尚不明确。目前的数据表明免疫球蛋白可降低细菌细胞毒素对内皮的活化。除此以外,中和抗体可抑制细菌细胞毒素的分泌和累积所引起的免疫反应。

目前尚无对起病 10 天后的患儿进行治疗的资料。如果患者持续发热或有其他感染症状,静脉免疫球蛋白的治疗仍可能使用,因为其可改善临床症状。另一方面,如果患者已没有感染性发热,哪怕有冠状动脉的畸形,静脉使用免疫球蛋白也是无效的。

约有 10％的川崎病患者尽管使用了免疫球蛋白但仍有持续发热。一项研究表明 CRP 的增高,LDH 的增高及血红蛋白的降低是导致免疫球蛋白治疗无效的原因。有限的一些资料表明这些患者对于再次的免疫球蛋白的治疗是有效的。也有部分患者在第二个疗程的治疗后仍有持续发热,对于这些患者,没有推荐的有效的治疗方案。有一报道认为肾上腺皮质激素冲击疗法可能有效。虽然如此,在日本的早期资料显示对免疫球蛋白治疗无效的患者,肾上腺皮质激素治疗可增加冠状动脉瘤及心肌梗死的发病率。

(二)急性期后的治疗

在起病后 6～8 周应复查血小板、血沉及心脏超声波。如实验室检查均正常,且没有冠状动脉损伤,阿司匹林可停药。在有持续性冠状动脉狭窄或冠脉瘤形成的患者,阿司匹林应继续使用。在应用免疫球蛋白治疗后至少 6 个月不能接受疫苗的接种,因为特殊的抗体可干扰疫苗的免疫应答。

(三)长期治疗

川崎病的长期治疗取决于患者冠状动脉的受累程度,根据其有否心肌缺血来划分。这种划分有利于对患者进行有效的个人化的管理,如长期药物治疗,体格检查来进行诊断。

那些没有冠状动脉受累的患者或仅有急性期暂时性冠状动脉狭窄的患者不需要长期使用阿司匹林。无运动能力受限亦也不需要创伤性的检查。有冠状动脉持续狭窄或动脉瘤形成的患者,阿司匹林必须长期使用。若患者感染水痘或流行性感冒,阿司匹林必须暂时停用以防止出现 Reye 综合征。在此期间双嘧达莫可替代应用。并可使用流感疫苗。当动脉瘤消退后是否继续应用阿司匹林还有争议。但是,资料表明在某些可逆的冠状动脉动脉瘤消退后仍持续有血管结构和功能的障碍。由此在某些已消退的动脉瘤患者仍不明确是否需要继续使用阿司匹林。

那些有小至中型冠状动脉瘤的患者必须每年复查心脏超声波。适当的锻炼是被允许的,但对抗性的竞技及耐力训练是不提倡的。心肌灌注压的测定对年长儿锻炼程度的指导是有帮助的。最近,心脏超声波 Dobutamine 压力试验对川崎病患者动脉狭窄程度的估计已证明是有效的。如压力试验提示有冠脉狭窄,就需要进行血管造影。当然许多儿科的心脏病专家都建议对所有有冠状动脉瘤的患者都进行血管造影。对于有多个小至中等大小动脉瘤或有巨大动脉瘤的患者大量的运动是禁止的。在有缺血情况下进行的压力灌注试验及心肌灌注扫描都提示娱乐性的体育活动还是可以参加的。除了阿司匹林,华法林治疗也是方法之一。在有缺血及已进行血管造影的患者已越来越多的使用此药。选择性的血管造影可以帮助明确狭窄损伤的程度及指导治疗。治疗的手段包括搭桥治疗、球囊扩张及其他一些恢复冠状动脉血流的方法。动脉搭桥较静脉搭桥有明显的优势。在少数有严重心功能不良及不适合进行冠状动脉成形术的患者，可考虑进行心脏移植。

第三章　消化系统疾病

第一节　新生儿坏死性小肠结肠炎

一、概述

新生儿坏死性小肠结肠炎(NEC)是新生儿特别是早产儿常见消化系统急症。临床以腹胀、呕吐、腹泻、便血为主要表现,腹部 X 线平片以肠壁囊样积气为特征,病理以回肠远端和结肠近端坏死为特点。随着 NICU 的建立发展以及机械通气的应用,发病率近几十年有增加趋势,与早产儿存活增加有关,是新生儿尤其是早产儿死亡的重要原因。存活者常留有短肠综合征。

二、病因

NEC 的确切病因和发病机制目前还不肯定,但普遍认为该病是多因性疾病。主要与下列因素有关:

1. 感染及炎症

感染是 NEC 的主要原因之一,大多为克雷伯杆菌、大肠埃希杆菌、铜绿假单胞菌等肠道细菌。

2. 早产

是 NEC 的重要发病因素,因免疫功能差,肠蠕动差,加之出生时易发生窒息,造成肠壁缺氧损伤,使细菌侵入。

3. 缺氧和再灌注损伤

各种原因使肠壁缺血缺氧,如在新生儿窒息、呼吸疾病、休克等缺氧缺血情况时肠壁血管收缩,导致肠黏膜缺血缺氧、发生坏死,随着恢复供氧,血管扩张充血,扩张时的再灌注会增加组织损伤。

4. 喂养

加奶速度过快,奶液渗透压过高,高渗药物溶液进入胃肠道等。

三、临床诊断及分期

本病多见于早产、低体重儿,男多于女,发病时间与病因和孕周有关。通常生后 2～3 周内发病,<28周早产儿由于开奶迟多在生后3～4周发病,最迟可至生后2个月。当围产期窒息是主要因素时,常在生后很快发生。典型症状是腹胀、黏液血便和呕吐。

1.腹胀

首发症状,先有胃排空延迟,后全腹胀,肠鸣音减弱或消失。

2.呕吐、血便

呕吐可有胆汁或咖啡样物,腹泻、血便。

3.病情进展迅速、感染中毒症状严重。

4.其他

隐匿发生者表现非特异性症状,早期表现类似新生儿败血症。

改良的 Bell 分期标准是目前国际上公认的 NEC 临床分期(表3-1)。

表 3-1　改良 Bell 分期标准

分期	分度	全身表现	胃肠道表现	X线特点
ⅠA	早期 NEC	体温不升,呼吸暂停,心动过缓,嗜睡	胃潴留,轻度腹胀呕吐,便潜血阳性	正常或肠扩张轻度,肠梗阻征象
ⅠB	早期 NEC	同ⅠA	鲜血便	同ⅠA
ⅡA	典型 NEC-轻度	同ⅠA	同ⅠA+肠鸣音消失伴或不伴腹部压痛	肠扩张,肠梗阻征象,肠壁积气
ⅡB	典型 NEC-中度	同ⅠA+轻度代谢性酸中毒,轻度血小板减少	同ⅠA+肠鸣音消失,明确的压痛,伴或不伴腹壁蜂窝织炎或右下腹包块	同ⅡA+门静脉积气伴或不伴腹水
ⅢA	进展 NEC-重度(肠损伤)	同ⅡB+低血压,心动过缓,严重呼吸暂停呼吸性和代谢性酸中毒,DIC,血小板减少	同ⅠA+弥散性腹膜炎征象,明显的压疼和腹胀	同ⅡB+明确腹水
ⅢB	进展 NEC-重度(肠穿孔)	同ⅢA	同ⅢA	同ⅡB+气腹

四、辅助检查

1.大便潜血

早期大便潜血阳性。

2.血小板和 C-反应蛋白(CRP)

血小板降低和 CRP 升高对判断病情很有帮助。

3.X 线检查是确诊 NEC 的重要条件

一旦怀疑本病立即拍腹部 X 线,每隔6～12小时动态观察其变化。拍片的体位主要是仰卧、立侧、水平侧位。禁做钡餐或钡灌肠,有肠穿孔的危险。肠穿孔常发生在诊断后的最初2天内。

典型的 X 线早期改变为胃泡扩张,轻或中度肠管胀气,肠间隙增厚,肠黏膜粗厚、模糊,部分病例有肠管内气液面,如果有少量或局限性肠壁积气则可确诊。病变进展时肠腔积气加重,部分肠管形态不规则,僵直固定,肠管内可有气液面。继而腹腔出现渗液并逐渐增多,腹部密度增高。部分病例可见门静脉积气,提示预后不良。如果出现肠袢固定扩张,提示肠道全层坏死,动力消失。

4.超声检查

NEC 时腹部超声可见肠壁增厚、肠壁积气、门静脉积气、腹水和胆囊周围积气。其中门静脉积气和腹水的诊断敏感性优于 X 线。近年彩色多普勒超声(CDS)检测和定量肠壁血流应用可发现有患儿肠壁局部或多处血流灌注不良,是评价肠道血循环状况的手段。

5.磁共振成像(MRI)

MRI 可看到泡沫样肠壁、肠腔中异常液平面等现象,可作为肠坏死的非损伤性诊断手段,有助于 NEC 手术时机的选择。

五、诊 断

1.疑似 NEC

腹胀,突然出现喂养不耐受,但 X 线检查没有肠壁积气、门静脉积气、膈下游离气体等。

2.明确 NEC

腹胀伴有 X 线检查肠壁积气或门静脉积气或两者同时存在。X 线检查其他征象可有肠袢固定扩张,肠梗阻,肠壁穿孔有膈下游离气体等。

六、鉴别诊断

1.中毒性肠麻痹

原发病为腹泻或败血症时,易将坏死性小肠结肠炎误诊为中毒性肠麻痹,但后者无便血,X 线平片上无肠壁间积气等。

2.机械性肠梗阻

X 线腹平片上液平面的跨度较大,肠壁较薄,无肠壁间隙增宽模糊,无肠壁积气,结合临床不难区别。

3.肠扭转

机械性肠梗阻症状重,呕吐频繁,腹部 X 线平片示十二指肠梗阻影像,腹部阴影密度均匀增深,并存在不规则多形气体影,无明显充气扩张的肠曲。

4.先天性巨结肠

有腹胀,X 线平片上有小肠、结肠充气影,需与早期坏死性小肠结肠炎鉴别。前者有便秘史,无血便,X 线平片动态观察无肠壁积气征。

5.自发性胃穿孔

多由于先天性胃壁肌层缺损引起,常见于胃大弯近贲门处。患儿生后 3～5 天突然进行性腹胀,伴呕吐、呼吸困难和发绀,X 线平片腹部仅见气腹,无肠壁积气或肠管胀气。

七、治疗

(一)内科治疗

1. 营养

停止所有肠道喂养,进行胃肠减压。禁食期间根据症状轻重而定,轻者 3～4 天,重者 2～3 周,一般 7～10 天。腹胀消失、肠鸣音恢复、粪便隐血转阴和腹部平片恢复正常是试行进食的指征。恢复喂养必须从少到多,从稀到浓逐渐增加。开始试喂 5‰葡萄糖水每次 2～3mL,逐渐过渡为母乳。禁食期间需要从静脉补给液体以维持水和电解质平衡,以及必需的营养物质和热能。

2. 抗生素

全部患者必须做血、粪培养,并开始抗生素治疗。针对病原菌可先用青霉素族及氨基糖苷类或第三代头孢菌素。怀疑肠穿孔或已经穿孔者可选用灭滴灵或克林霉素治疗厌氧菌感染。对耐药的葡萄球菌也可选用万古霉素。早期抗生素疗程 2～4 天,中期疗程 7～14 天,晚期疗程 14～21 天。

3. 静脉补液

补液量为 120～150mL/(kg·d),热卡从 209kJ/(kg·d)起,逐渐加至 418～502kJ/(kg·d)。禁食期间可给予胃肠道外营养,其中脂肪乳剂及小儿用复方氨基酸各从 0.5g/(kg·d)起,以后均分别增加 0.25g/(kg·d),最大量均为 3g/(kg·d),另 10%～20%葡萄糖 12～15g/(kg·d),24 小时内均匀滴入。另每天可于葡萄糖液中加水乐维他 N 1mL/kg,派达益儿 4mL/kg,于脂肪乳剂中加维他利匹特 N 1mL/kg。如患儿位于辐射床上或行光疗,均应增加液体 20～30mL/(kg·d)。晚期患儿如有休克、肠壁水肿、腹膜炎、腹水等,补液量可增至 200～250mL/(kg·d)。

4. 对症与支持疗法

酸中毒者用碳酸氢钠;心功能不全或低血压者可用多巴胺、多巴酚丁胺等,但禁用肾上腺皮质激素;呼吸功能不全者须行机械通气。此外,加强支持治疗可输白蛋白 1g/(kg·d)或静脉用丙种球蛋白 400mg/(kg·d)。血小板减少到一定程度则须输注血小板。

5. 呼吸功能

应迅速评估其呼吸状态(通过体检、血气),按需吸氧、机械通气。

6. 心血管功能

需迅速评估循环状态(体检＋血压),必要时循环支持治疗。可能需补充血容量,使用生理盐水或新鲜冰冻血浆(10mL/kg)。此时可能需药物支持,用多巴胺 3～5μg/(kg·min)改善脾肾血流,患儿氧合、灌注不良常提示将发生循环衰竭,即使动脉血压正常,常需动脉内插管监测血压,但脐动脉近端至肠系膜循环影响这些血管的使用。实际上,任何 UAC 均应尽快拔管,改用周围动脉插管。如需额外药物支持循环或功能不良心肌,可能必须进一步监测 CVP。

7. 代谢功能

严重代谢性酸中毒一般采用扩容有效,但可能需用碳酸氢钠(2mmol/kg)。应仔细监测

pH、乳酸;另外,需监测电解质、肝功能。还应密切监测血糖。

8.血液学

应取血涂片行 CBC 分析。输入血小板纠正严重血小板减少症,用 PRBC 使 Hct 维持在＞35％。检查 PT、PrT、纤维蛋白原、PLT 记数寻找 DIC 证据。FFP 治疗凝血病。

9.肾功能

NEC 开始低血压时常伴少尿;仔细监测尿量至关重要。另外,应监测血清 BUN、肌酐、电解质。必须警惕 ATN、凝血坏死、血管病变致肾衰竭的可能,必须相应调整液体疗法。

10.神经系统

评估婴儿情况很难确定疾病的严重程度,但必须警惕脑膜炎、IVH 相关问题。惊厥可继发于这些问题或 NEC 相关代谢紊乱。必须预测这些并发症并迅速诊治。

11.家庭支持

任何有婴儿在 NICU 的家庭都可能面临困难。NEC 患儿对家庭是一个挑战,因疾病常突然恶化。而且即将发生的外科干预、高死亡率和预后不明对于其父母而言是最大的问题。工作人员必须与患儿家庭建立信任关系,与之沟通信息。

(二)外科治疗

1.手术指征

(1)内科治疗 24～48 小时无效。

(2)气腹:占 NEC 的 17％,80％见于发病 30 小时内,20％见于发病 30～96 小时,由于气腹并不能代表肠道病变范围,故近年来认为单纯气腹可先采用腹腔引流。

(3)广泛肠壁积气:肠壁积气范围与肠坏死部位相符。

(4)腹腔渗液增多:表示受累肠管已全层坏死,已有小穿孔或即将穿孔,腹腔穿刺抽出渗液多为血性。

(5)腹腔渗液浑浊、呈黄褐色,内含中性粒细胞。

(6)肠管僵直固定,肠间隙增厚达 3mm 以上,肠管边缘模糊,表明该段肠管已坏死。

(7)肠梗阻加重。

(8)临床出现休克、酸中毒经 4 小时矫治无效,大量血便或血小板进行性下降。

(9)门静脉积气:气体与细菌可同时进入血液内,发生败血症,这类患儿常有全肠坏死。

(10)腹壁红肿,有固定性炎症肿块。

对符合上述指征又不能耐受手术者亦可先采用腹腔引流,在存活病例中,半数以上不需剖腹手术。

2.手术原则

(1)切除所有坏死肠段和尽可能保留肠道的长度。

(2)肠道减压。

(3)清除腹腔中的脓液、粪便和坏死组织碎片。

3.手术方法

主要是切除坏死肠段,行肠造口术,部分病例可能行一期吻合术。手术目的是切除坏死肠段,尽可能多保留肠段。检查腹水有无感染指征、送培养,切除肠段送病理检查确诊,将存活肠末端外置。记录所有受累肠段位置,不管是否切除。如果广泛受累,在 24～48 小时行二次探查手术,以明确是否有任何肠段表现坏死但实际上有活性。记录切除肠段长度范围。如果大段切除,记录保留肠段位置,因为这会影响远期预后。有 14% 的患儿为全 NEC(十二指肠至直肠全部坏死),几乎肯定都死亡。

(三)长期治疗

一旦患儿情况稳定,治疗有效,可考虑恢复喂养。我们一般在停胃肠减压 2 周后开始喂养。如果婴儿能耐受,在逐渐减少肠外营养的同时极缓慢增加肠道喂养。目前没有最佳喂养方法及类型的结论性资料,但母乳可能更易耐受,因此应选择母乳。发生肠道狭窄可能影响喂养计划。NEC 复发率 4%,没有发现与任何治疗相关。复发 NEC 治疗同前,一般其反应同前。如果需手术,可行回肠或结肠造口术,在充分愈合后行选择性肠道再吻合术。行再吻合术前用造影剂检查远端肠管了解有无肠道狭窄,如有需在关闭造口时切除。

第二节　先天性消化道畸形

一、先天性肥厚性幽门狭窄

先天性肥厚性幽门狭窄是幽门的环形肌肥厚,使幽门管腔狭窄,发生上消化道不全梗阻症状。为新生儿期常见的腹部外科疾病,占消化道畸形的第 3 位,仅次于肛门直肠畸形和先天性巨结肠。

(一)流行病学

先天性肥厚性幽门狭窄是新生儿常见的消化道疾病,具有明显的地区和种族发病差异。男性较多,国内外统计男女之比为 4：1～5：1。

(二)病因

1. 遗传因素

在病因学上起着很重要的作用,发病有明显的家族性。研究指出,幽门狭窄的遗传机制是多基因性,是由一个显性基因和一个性修饰多因子构成的定向遗传基因。这种遗传倾向受一定的环境因素影响,如社会阶层、饮食种类、季节等,发病以春秋季为高,但其相关因素不明。常见于高体重的男婴,但与胎龄的大小无关。

2. 神经功能

肽能神经的结构改变和功能不全可能是主要病因之一,通过免疫荧光技术观察到环肌中含脑啡肽和血管活性肠肽的神经纤维数量明显减少,应用放射免疫法测定组织中 P 物质含量减少,由此推测这些肽类神经的变化与发病有关。

3. 胃肠激素

近年研究胃肠激素,测定血清和胃液中前列腺素(E_2 和 E_{2a})浓度,发现患儿胃液中含量明显升高,提示发病机制是幽门肌层局部激素浓度增高使肌肉处于持续紧张状态,而致发病。亦有人对血清胆囊收缩素进行研究,结果无异常变化。

4.肌肉功能性肥厚

机械性刺激可造成黏膜水肿增厚,另一方面也导致大脑皮层对内脏的功能失调,使幽门发生痉挛。两种因素促使幽门狭窄,形成严重梗阻而出现症状。但亦有学者持否定意见,认为幽门痉挛首先引起幽门肌肉的功能性肥厚是不恰当的,因为肥厚的肌肉主要是环形肌,况且痉挛应引起某些先期症状,然而在某些呕吐发作而很早就进行手术的患者中,通常发现肿块已经形成,肿块大小与年龄及病程长短无关。肌肉肥厚至临界值时,才表现为幽门梗阻。

5.环境因素

发病有明显的季节性高峰,以春秋季为主,在活检的组织切片中发现神经节先天性细胞周围有白细胞浸润,推测可能与病毒感染有关。但检测患儿及其母亲的血、粪和咽部,均未能分离出柯萨奇病毒,血清中和抗体亦无变化。用柯萨奇病毒感染动物亦未见病理改变,研究仍在继续。

(三)诊断

1.临床表现

(1)消化道高位梗阻症状:如呕吐、上腹部可见胃蠕动波和触及肥大的幽门肿块。

(2)脱水和营养不良:由于呕吐进行性加重,入量不足,常有脱水。初期体重不增,以后迅速下降,日见消瘦,以致小于出生体重,呈营养不良貌。皮下脂肪减少,皮肤松弛、干燥、有皱纹、弹性消失,前囟及眼窝凹陷,颊部脂肪消失,呈老年人面容。

(3)碱中毒:由于长期呕吐,丢失大量胃酸和钾离子,可致低氯、低钾性碱中毒。临床表现为呼吸浅慢。因血中游离钙离子降低,可引起低钙痉挛,表现为手足搐搦、喉痉挛、强直性抽搐等。血浆二氧化碳结合力增高,常在31mmol/L(70%容积)以上。但如患儿脱水严重,肾功能低下,酸性代谢产物潴留体内,部分碱性物质被中和,故有明显碱中毒者并不多见。少数晚期病例甚至以代谢性酸中毒为主,表现为精神萎靡、拒食、面色灰白。

(4)黄疸:主要为未结合胆红素增高,手术后黄疸逐渐消失。黄疸原因与入量不足、脱水、酸中毒影响肝细胞的葡萄糖醛酰转移酶活力,以及大便排出延迟增加肠肝循环有关。有时出现结合胆红素增高,与肥厚的幽门压迫胆总管产生机械性梗阻、自主神经平衡失调引起胆总管的痉挛、脱水致胆汁浓缩及淤积等有关。

2.辅助检查

腹部X线平片立位时可见胃扩张,胃下界达第2腰椎水平以下,肠道内气体减少。卧位时可在充气的胃壁上见到胃蠕动波的凹痕。再用稀薄钡剂或泛影葡胺进行X线检查即可确诊,主要表现为胃扩张,钡剂至幽门部停止前进,仅有少量进入十二指肠。幽门管细长狭窄,呈线状,固定不变,可长达1.5~3.0cm,直径仅1~3mm。幽门环形肌肥厚对胃窦侧产生压迫,称为"肩征";对十二指肠球底部产生的压迫使十二指肠球部形似蕈状,称"蕈征"。严重者幽门管不充钡,仅幽门入口充钡,似鸟嘴状,称"鸟嘴征"。钡剂经胃排空时间明显延长,4~6小时后尚有95%的钡剂留在胃内,只少量进入肠腔。诊断后应及时吸出钡剂,以防呕吐时误吸入肺内。

腹部B超可见幽门管延长(超过16mm),幽门壁增厚(超过4mm)。幽门肌显示低密度回声,相应黏膜层显示高密度回声。超声的敏感性接近90％,可替代钡餐检查。

(四)治疗

1. 内科疗法

针对诊断未能确定、症状轻微或发病较晚的病例;无外科手术条件或因并发其他疾病暂不能手术以及家长拒用手术治疗时,可采用内科治疗。

2. 外科疗法

确定诊断者应手术治疗。

二、肛门直肠畸形

肛门直肠畸形是小儿外科常见的先天畸形之一,其发病率居先天性消化道畸形首位,为1/5000～1/1500,男性发病率稍高。其畸形涉及的范围较大,可包括远端肛门直肠畸形及泌尿生殖道畸形。不同类型的肛门直肠畸形治疗及预后大不相同。

(一)诊断

1. 临床表现

因类型较多,临床表现不一,出现症状的时间也不同,大多数患儿无肛门。主要表现为低位肠梗阻的症状。肛门直肠闭锁者,出生后无胎粪排出,腹部逐渐膨胀,进食后呕吐,吐出物为奶,含胆汁和粪样物,症状进行性加重,并出现脱水、电解质紊乱,可引起肠穿孔等合并症,1周内可死亡。肛门直肠狭窄和合并瘘管者可因瘘管的粗细及位置不同,临床表现有很大差异。男孩无肛合并直肠后尿道瘘者,瘘管多较细,肠梗阻症状多较明显,并可出现尿中带胎粪或气体等症状,在尿道口、尿布上沾染极少量胎粪。肛门处无孔道多能早期被发现而就诊。如未得到及时诊治,可反复发生尿道炎。肛门直肠狭窄和女孩合并低位直肠阴道瘘者,瘘管多较粗大,可通过瘘管排便,肠梗阻症状多不明显,常在数月后因添加辅食,大便变稠厚,才出现肠梗阻症状。由于经常排便不畅,粪便积聚在结肠内可形成坚硬的粪石或继发巨结肠,多数影响生长发育,也可引起阴道炎或上行感染。检查肛门,常见臀部平圆,臀沟变浅,肛门处无孔或仅有一痕迹。低位畸形者,指诊可触及直肠盲端的膨胀感。

2. 辅助检查

(1)超声检查:可准确测出直肠盲端与肛门皮肤的距离,为无损伤性检查。

(2)X线检查:常用的方法为将患儿倒置1～2分钟,于肛门凹陷处皮肤上贴一金属标记,拍侧位片,测金属标记与充气直肠的距离,以判断直肠盲端的位置。须于生后24小时检查,因吞咽的空气约20小时才能达到直肠盲端,否则易将盲端估计过高。直肠盲端位于PC线上方者为高位型,下方者为低位型,在PC线下,但仍在M线(通过坐骨结节上2/3和下1/3交接点的与PC线平行的线)上方者为中间位型。

(3)瘘管造影:合并瘘管但诊断困难者可采用瘘管造影,侧卧位摄片。

(4)尿道膀胱造影:可见造影剂充满瘘管或进入直肠,可确定诊断。对新生儿此法不易成功,阳性可肯定诊断,阴性不能除外。

(二)治疗

生后一般情况良好,就诊时间多在生后5天之内。高位肛门直肠闭锁,合并有瘘管(多较细小），不能维持通畅排便者，应在新生儿期尽早行根治手术。低位或中间位闭锁、合并瘘管（常较粗大），生后可通畅排便者，可延迟至婴儿期手术。先天性狭窄可用探子扩张，须持续 1 年。如为膜状闭锁，切开隔膜再扩张。肛门部皮肤与直肠盲端距离 2cm 以内者，经会阴行肛门成形术，术后继续扩肛。肛门皮肤与直肠盲端距离 2cm 以上以及合并膀胱或尿道直肠瘘者，可先暂时行结肠造瘘或一期会阴肛门成形术，术后也须扩肛，防止瘢痕狭窄。肛门正常，直肠闭锁者需开腹手术。

二、先天性巨结肠

（一）概述

先天性巨结肠（HD）又称先天性无肠神经节细胞症，临床症状以便秘、腹胀为突出表现，是小儿常见的消化道发育畸形，以肠道末端肠壁黏膜下及肌间神经丛内神经节细胞阙如为主要病理特征。其发病率为 1/2000～1/5000，平均男女比为 4∶1。

先天性巨结肠相关小肠结肠炎（HDAEC）是先天性巨结肠患儿面临的最为严重并发症，表现为发热、腹胀、腹泻、呕吐的综合征，发病率为 20%～58%，是造成先天性巨结肠病例死亡的主要直接病因。

（二）病因

胎儿期肠神经发育停顿是导致先天性肠无神经节细胞症的直接原因，但其确切的发病机制尚未明确。近年来对先天性巨结肠的病因学研究主要集中于胚胎发生阶段早期微环境改变及遗传学因素。先天性巨结肠相关小肠结肠炎的复杂发病机制仍不清楚。

（三）诊断

先天性巨结肠在新生儿期主要表现为低位肠梗阻，伴或不伴有败血症，对伴发小肠结肠炎的病例，其早期诊断和针对性治疗尤为紧迫。在大多数起病迅速的病例中，患儿常存在严重败血症，此时先天性巨结肠败血症的根本病因可能因一些其他原因败血症的表现而被掩盖，如呼吸衰竭、血小板减少所致的凝血功能障碍、少尿以及休克等；少数小婴儿还可能因为肠穿孔而存在腹膜炎体征，因此往往导致诊断延误。

90% 的患儿有胎粪性便秘，必须灌肠或用其他方法处理才有较多胎粪排出。呕吐亦为常见的症状；腹部膨胀，大多数为中等程度，严重时可腹壁皮肤发亮，静脉怒张、往往见到肠型，有时肠蠕动显著，听诊肠鸣音存在；直肠指诊对诊断颇有助，直肠壶腹空虚无粪，指检还可激发排便反射，随着胎粪或粪便排出伴有大量气体。

小肠结肠炎的临床表现为腹胀、腹泻、发热，所排粪汁通常带有特殊腥臭味并含大量气体，腹部直立位平片提示小肠与结肠扩张，可伴有液平面。如作钡灌肠则可见结肠段黏膜粗糙，有锯齿状表现，甚至见到溃疡。

对先天性巨结肠疑似病例，必须实施前后位腹部直立位平片检查以明确低位肠梗阻征象，侧位片有助于了解梗阻水平并及时发现膈下游离气体。近来常用的辅助检查有放射学检查、肛门直肠测压、直肠黏膜乙酰胆碱酯酶组织化学和病理活检四种。

（四）鉴别诊断

凡新生儿在出生后胎粪排出延迟，量较少或经指检、灌肠才排出胎粪，并伴有腹胀和呕吐，均应怀疑存在先天性巨结肠可能。但确有不少疾病在新生儿期酷似无神经节细胞症,故需作鉴别。

1. 单纯性胎粪便秘或称胎粪塞综合征

临床也表现为胎粪排出延迟,便秘腹胀,但经直肠指检、开塞露刺激或盐水灌肠后则可排出多量胎粪,且从此不再发生便秘。

2. 先天性肠闭锁

为典型的低位肠梗阻,直肠指检仅见少量灰绿色分泌物,盐水灌肠后并未见大量胎粪排出,钡灌肠结肠呈胎儿型结肠,但结肠袋存在。

3. 新生儿腹膜炎

临床上也可有腹胀、呕吐、少便或腹泻,与新生儿巨结肠严重合并症小肠结肠炎相似。鉴别时需注意有否胎粪排出延迟,病史中是否存在感染发展情况,务必配合一些辅助诊断。

4. 新生儿坏死性小肠结肠炎

本病多见早产儿,出生后曾有窒息、缺氧、休克的病史,且有便血,X线平片肠壁有积气,在巨结肠则罕见。

5. 甲状腺功能减退症(甲减)

为新生儿原发性或继发性甲减引起腹胀、便秘。此类患儿异常安静,少哭吵、生理性黄疸消退延迟,测定血中有关甲状腺素的生物化学指标异常。

(五)治疗

先天性巨结肠患儿的成功治疗取决于快速诊断和早期治疗。作为先天性消化道结构畸形之一,虽然其根本性治疗措施需经由手术得以根治,但在无条件行根治手术或准备作根治术之前处理有纠正患儿全身营养状况、灌肠、扩肛、中西药泻剂、开塞露等辅助应用。其中清洁灌肠是一项既简便又经济的有效措施。

如果新生儿先天性巨结肠病例存在相关小肠结肠炎发病,需要补充适当液体纠正脱水与电解质、酸碱平衡紊乱。清洁灌肠及肛管留置减压是有效缓解病情进展的治疗措施,但需严密控制进出液量,同时注意操作手法,避免出现肠壁穿孔。小肠结肠炎常反复发作,可予以口服抗生素治疗。

第三节 新生儿呕吐

呕吐是新生儿期常见症状,是一系列复杂的神经反射活动。新生儿胃容量小、胃呈横位、贲门括约肌发育不完善、幽门括约肌发育较好、肠道蠕动的神经调节功能较差,由于这些解剖生理特点,新生儿容易发生呕吐。

一、病 因

(一)消化系统疾病

各种消化系统疾病都可引起呕吐,主要有消化道先天畸形、梗阻、炎症、感染、出血、功能失调等。

1. 消化系统功能紊乱

如吞咽功能不协调、胃食管反流、贲门失弛缓症、幽门痉挛、胎粪性便秘、胎粪排出延迟等。

2. 消化道黏膜受刺激

如咽下综合征、胃出血、应激性溃疡、牛奶过敏等。

3. 消化系统感染及炎症

如急性胃炎、急性肠炎、坏死性小肠结肠炎、腹膜炎等。

4. 消化道梗阻

多数为先天畸形所致。①上消化道梗阻：食管气管瘘、食管闭锁、食管裂孔疝、胃扭转、幽门肥厚性狭窄、环状胰腺、先天性膈疝等。②下消化道梗阻：如肠旋转不良、小肠重复畸形、肠狭窄、肠闭锁、先天性巨结肠、肛门闭锁等。少见疾病有嵌顿疝、肠套叠等。

（二）全身性疾病

许多全身性疾病可引起呕吐，常见的有以下几方面：

1. 感染

新生儿感染常引起呕吐，如败血症、呼吸道感染、泌尿系统感染等。

2. 颅内压增高

引起颅内压增高的疾病多会导致呕吐，如中枢神经系统感染、脑水肿、脑积水、颅内出血、颅内肿瘤等。

3. 先天性代谢性疾病

一些先天性代谢性疾病由于代谢紊乱而导致呕吐，如氨基酸代谢疾病（高氨血症、苯丙酮尿症、甘氨酸血症）、糖代谢疾病（半乳糖血症、枫糖尿症）、肾上腺皮质增生症等。

（三）其他因素

一些疾病因素也可引起新生儿呕吐。

1. 喂养不当

是引起新生儿呕吐的常见原因。

2. 药物

许多药物可引起消化道反应，发生呕吐，如红霉素、两性霉素 B 等。

二、临床特点

（一）溢乳和喂养不当

1. 溢乳

新生儿溢乳比较常见，但溢乳没有神经反射参与，不属于真正的呕吐。溢乳的原因与食管弹力组织和肌肉发育不完善有关。溢乳多发生在喂奶后不久，乳汁从口角边溢出，喂奶后体位改变可引起溢乳。

2. 喂养不当

新生儿喂养不当非常多见，主要原因有：喂奶次数过于频繁，喂奶量太多，浓度不适合，牛乳太热或太凉，配方乳多变；奶嘴孔过大或过小，乳母乳头下陷；喂奶后平卧，体位多动。喂养不当呕吐时,新生儿一般情况较好,改进喂养方法后呕吐可停止。

(二)与内科疾病有关的呕吐

1. 吞咽功能不协调

喂奶时即呕吐,常伴有呛咳或吸入,一部分乳汁从鼻孔流出。

2. 胃食管反流(CER)

是新生儿呕吐的常见原因,尤其是早产儿。主要与新生儿食管下端括约肌较松弛、胃排空延迟、腹内压增高等因素有关。常在喂奶后不久出现呕吐或表现为溢乳,呕吐物常为不带胆汁的奶液。许多患儿无临床呕吐表现,而发生呼吸暂停、心动过缓、反复吸入甚至猝死。

3. 胃黏膜受刺激

出生时咽下羊水或产道血液,刺激胃黏膜引起呕吐。未开奶前即可出现呕吐,开奶后呕吐加重,呕吐物为泡沫样黏液或带血性,用生理盐水洗胃1～2次,呕吐即可停止。

4. 幽门痉挛

为幽门神经肌肉功能暂时性失调所致,解剖结构无异常。呕吐常发生在生后2～3周,呈间歇性,可为喷射状,呕吐物不含胆汁,与幽门肥厚性狭窄较难鉴别,试用1:1000阿托品可缓解。

5. 胎粪延迟排出

正常新生儿在生后24小时内开始排胎粪,3天排完。如生后数天排便很少或胎粪排空时间延迟,患儿可出现呕吐,呕吐物为黄绿色,常伴有腹胀,腹壁可见肠型,用生理盐水灌肠排出胎粪后,呕吐即可缓解。

6. 感染性疾病

肠道内感染或肠道外感染均可引起新生儿呕吐,常伴有感染表现如神萎、食欲缺乏,肠道内感染伴有腹泻、腹胀。

7. 先天性代谢性疾病

发生呕吐时间无规律性,一般呕吐较频繁和剧烈,常伴有其他代谢病的临床表现,如酸中毒、电解质紊乱、脱水、肝脾大等。

(三)与外科疾病有关的呕吐

1. 食管闭锁和食管气管瘘

食管闭锁者第一次喂奶(或喂水)时即发生呕吐,伴食管气管瘘者喂奶时出现呼吸困难、青紫,肺部闻湿啰音,每次喂奶时均出现类似情况。有些患儿出现类似螃蟹吐泡沫,插胃管时胃管受阻折返。

2. 幽门肥厚性狭窄

常于生后第2周左右开始出现呕吐,呕吐量多,呕吐物为乳汁或乳凝块,酸臭味,无胆汁。呕吐常呈进行性加重,伴脱水、电解质紊乱、营养不良。腹部可见明显的胃型,右上腹可触及枣核大小的肿块。

3. 十二指肠和小肠疾病

患儿常有严重呕吐,呕吐物有绿色胆汁,位置较高者生后不久即呕吐,腹胀不明显,位置较低者呕吐出现晚一些,呕吐物为棕色粪便样物质,混有深色胆汁,腹胀明显,肠鸣音活跃,可见肠型、肠蠕动波。

4. 直肠肛门疾病

一般先有腹胀,后出现呕吐,肠鸣音活跃,腹部平片显示肠腔扩张,多个液平。先天性巨结肠患儿生后便秘,灌肠后腹胀减轻。

(四)呕吐所致的并发症

新生儿呕吐时常发生一些并发症,需密切注意。

1. 窒息与猝死

新生儿呕吐会使呕吐物进入呼吸道,发生窒息,如呕吐物多、没有及时发现可导致猝死。

2. 吸入综合征

呕吐物进入气道可发生吸入性肺炎,出现咳嗽、呼吸困难,长时间反复吸入可使吸入性肺炎迁延不愈。

3. 呼吸暂停

早产儿呕吐可发生呼吸暂停。

4. 出血

剧烈呕吐可导致胃黏膜损伤,发生出血,呕吐物呈血性。

5. 水电解质紊乱

呕吐较频繁者,因丧失大量水分和电解质,导致水电解质平衡紊乱,患儿出现脱水、酸中毒、低钠血症等。

三、诊断方法

1. 询问病史和母亲妊娠史

(1)呕吐的量,呕吐物的性状,出现的时间,患儿的耐受程度,排胎便的时间,伴随的症状。

(2)母亲妊娠史和家族史,母亲妊娠期间和哺乳初期服药史或吸毒史,分娩方式,喂养方式(喂养量,配奶的情况),患儿服用的药物名称和剂量。

2. 体格检查评估

呕吐可能引起的并发症:如脱水,低血糖、循环紊乱;注意伴随的神经系统、呼吸系统、消化系统或皮肤的体征。仔细检查腹部:有无腹胀、肠型、气过水声、疝。

3. 辅助检查

①X线腹部平片;②胃肠造影检查;③腹部B超;④胃镜检查;⑤其他:24小时胃食道pH动态监测。

四、鉴别诊断

(一)溢乳

是简单的食物排除,常伴有打嗝。这是一种生理现象,较常见:80% 3个月以下婴儿至少每天溢乳一次。

(二)呕吐有无胆汁

呕吐物中有无胆汁可以鉴别呕吐的原因。

1.呕吐物为胆汁

(1)如腹部平坦,可能的原因:①小肠上段狭窄:呕吐发生在生后几小时内;②旋转不良(如十二指肠空肠曲处):呕吐出现在出生几天以后。

(2)如伴有腹胀:①坏死性小肠结肠炎;②肠梗阻(如先天性巨结肠)。

2.呕吐物无胆汁

(1)消化系统疾病:①进食过多;②幽门狭窄:呕吐常发生在出生几周以后;③牛奶蛋白不耐受。

(2)消化系统以外疾病:①颅内压升高;②脓毒症;③药物中毒;④代谢性疾病:半乳糖血症,遗传性果糖血症,氨基酸病;⑤肾上腺皮质增生症。这些呕吐很少发生在出生头几天。然而,所有情况均要及时诊断,并得到相应的治疗。

五、治疗

(一)对症治疗

1.禁食

对一些病因未清楚、怀疑外科疾病、消化道出血,可先行禁食,以免加重病情,同时给予补液,保证营养供给。

2.洗胃

对咽下综合征可先洗胃,用温生理盐水,一般洗2～3次即可,如洗胃后仍呕吐,应考虑其他疾病。

3.胃肠减压

对外科疾病、呕吐较频繁、腹胀者,可先行胃肠减压,缓解症状,同时做有关检查。

4.解痉止吐

对病因诊断为胃食管反流,可用胃动力制剂或解痉剂。

5.体位

对呕吐患儿,应提高头部和上身的体位,一般30°左右。

6.纠正水、电解质紊乱

呕吐导致水、电解质紊乱,应及时纠正。

(二)病因治疗

1.手术

对外科疾病需手术治疗,手术时机根据病情而定。

2.抗感染

对消化道感染或其他部位感染所致者,应给抗生素治疗。

3.止血

消化道出血者,可用维生素 K_1、酚磺乙胺等止血。

4.解除颅内高压

脑水肿者用20%甘露醇每次0.5g/kg,每6～8小时1次,呋塞米每次0.5mg/kg,每天1～2次。颅内占位病变行手术治疗,脑积水行引流术。

第四节　新生儿消化道出血

一、定义

新生儿消化道出血按部位分为上消化道出血和下消化道出血两种。前者指 Treitz 韧带以上的消化道出血（食管、胃、十二指肠、胰腺、胆道），多表现为呕血或排柏油样便；后者指 Treitz 韧带远端的消化道出血，多表现为鲜红、暗红或果酱样便，出血量多时可反流到胃，引起呕血。

二、病因

（一）假性呕血和（或）便血

常见于插管或外伤所致的鼻咽部或气管出血被吞咽至消化道；新生儿咽下综合征；生后1～2 天的胎便、移行便，久置后可呈黑色；口服铁剂、铋剂、碳末、酚酞等引起者极少见；阴道出血污染粪便。

（二）全身性出、凝血性疾病

某些重症疾病，如感染、硬肿病、新生儿肺透明膜病等所致弥散性血管内凝血（DIC）引起者多见。常见的还有新生儿自然出血症。迟发性维生素 K 缺乏症、血小板减少性紫癜或各种先天性凝血因子缺乏症引起者较少见。

（三）消化道疾病

1. 反流性食管炎

胃食管反流致食管炎伴发溃疡时可出现呕血、黑便，并有顽固性呕吐、营养不良和生长发育迟缓。

2. 急性胃黏膜病变

指各种应激因素，如颅内出血、颅内压增高、缺氧、败血症、低血糖、剧烈呕吐、使用非甾体抗炎药或皮质类固醇等引起的胃黏膜急性糜烂、溃疡和出血。多于生后1～2 天内起病。

3. 急性胃肠炎

可见发热、呕吐、腹泻，严重者有便血和（或）呕血。

4. 肠梗阻

可有呕吐、腹胀、呕血和便血。可因肠旋转不良、肠重复畸形引起。

5. 食物蛋白介导的小肠结肠炎

也可有呕血和便血。

6. 先天性巨结肠

可引起便血。

7. 坏死性小肠结肠炎

可引起呕血或便血。

8.乙状结肠、直肠及肛门疾病

多表现为便血,可因息肉、肛门-直肠裂等引起。

9.血管畸形(血管瘤、动静脉瘘)

根据其不同部位可引起便血或呕血。

三、诊 断

(一)详细询问病史

首先要排除假性呕血和便血,排除全身性出、凝血障碍疾病,然后根据便血的颜色及呕血是否含胆汁等对出血初步定位。呕血与黑便同时存在者可能是上消化道出血;呕血带胆汁时可能是下消化道上段出血;洗胃后胃抽取液带有鲜血时为幽门以上出血,应排除操作损伤;黑便、果酱样便、咖啡色便不伴呕血提示小肠或右半结肠出血;鲜红色便或暗红色便提示左半结肠或直肠出血;血与成形便不相混或便后滴血提示病变在直肠或肛门;大便混有黏液和脓血多为肠道炎症。失血量的多少(<20mL 为小量,>200mL 为大量)和速度、失血的原因及其基础疾病常对呕血和便血的轻重有所提示。出血量的多少应根据以下来判断:①呕血、便血情况。呕出咖啡样物,一般出血量不大;呕红色或暗红色血,出血量较大;呕血同时有暗红色血便,出血量大。②生命体征。心率增快,血压下降,出现休克表现说明出血量大。③实验室检查。血红蛋白水平于出血后 1 小时开始下降,血液充分稀释需要 24~36 小时,故要连续观测血红蛋白水平以估计出血量。另外,除外肾衰竭后,血尿素氮(BUN)升高也提示出血量较大。此外应注意询问有无其他伴随症状,如反应差、吃奶差、发热、体温不升、排便不畅等。

(二)体格检查

除全身各系统检查外,特别要注意腹部、皮肤黏膜检查及生命体征的稳定情况。腹部是否膨隆? 有无胃肠型? 腹肌是否紧张? 肝脾是否肿大? 有无包块? 腹部叩诊是否呈鼓音? 移动性浊音是否阳性? 肠鸣音是否正常? 皮肤是否有出血点? 是否有淤斑? 是否有黄染、苍白等? 口腔黏膜及巩膜是否苍白? 四肢末梢情况、毛细血管充盈时间等。并进行呼吸、心率、血压、氧饱和度的监测。

(三)实验室检查

血常规、便常规+隐血、呕吐物隐血、凝血三项、肝功三项、血型、BUN 等。

(四)辅助检查

1.内窥镜检查

电子胃镜及结肠镜检查能确定出血部位及情况,能在直视下活检和止血并发现浅表及微小病变。

2.X 线检查

腹部立位平片可排除肠梗阻和肠穿孔,对小肠扭转、坏死性肠炎及胎粪性腹膜炎尤为重要。钡剂造影宜在非出血期进行,钡灌肠对下消化道疾病及肠套叠有诊断价值。

3.同位素扫描及血管造影术

可用[99]锝-硫胶或其他锝酸盐标记的红细胞扫描,对亚急性或间歇性出血最有价值。血管造影术为损伤性检查,新生儿很少用。

（五）外科手术探查

出血经内镜保守治疗效果不佳,经内科输血、扩容治疗循环不能改善或好转后又恶化,在补液或排尿量足够的情况下血尿素氮仍持续上升,提示出血可能持续,需要外科手术探查。

四、治疗

对消化道出血的患者,应首先对症止血、纠正失血性休克,然后查找出血的部位和病因,以决定进一步的治疗方针和判断预后。

1. 一般治疗

加强护理,静卧,密切观察生命体征,烦躁不安者适当镇静;开放胃管引流,病情稳定者母乳或低渗透压配方少量试喂养,大出血者绝对禁食;必要时气管内插管人工通气以保证呼吸道通畅。

2. 纠正失血性休克、补充有效循环血量

首选晶体液如生理盐水或新鲜冰冻血浆;出血严重、Hct 下降明显者,可适量输浓缩红细胞或新鲜全血。

3. 根据出血原因和性质选用药物

(1)黏膜损害、炎症性疾患引起的出血:①局部止血 1‰～2‰碳酸氢钠分次洗胃或冰生理盐水加去甲肾上腺素配成 1/10000 溶液洗胃;②黏膜保护剂可选用谷氨酰胺、硫糖铝、蒙脱石散、云南白药等,经胃管注入;③H₂ 受体拮抗剂如西咪替丁、雷尼替丁、法莫替丁;④质子泵抑制剂奥美拉唑等;⑤凝血酶制剂以适量生理盐水溶解成每毫升含 50～500 单位的溶液,胃管注入或经胃镜局部喷洒,每 4～6 小时 1 次。

(2)新生儿出血症:无论何种出血,均应首先静脉缓慢注射维生素 K_1 1～2mg,连续 3 天;安络血、酚磺乙胺、新鲜冰冻血浆、凝血酶原复合物等可适当使用。

(3)防治感染:有感染指征时使用强力有效的抗生素,同时输注血浆、IVIG 等。

4. 内镜下止血

经内镜可大致确定局部出血病灶,直视下选用高频电凝、微波、激光、热凝等方式止血,还可喷洒止血剂、注射血管收缩药或硬化剂,放置血管缝合夹子等。

5. 外科治疗

经保守治疗,活动性出血未能控制,休克进展,宜及早考虑手术治疗。但外科手术需要尽量准确判断出血部位,以决定手术探查切口。只有出血不止或屡次出血,中毒休克严重,考虑为胃穿孔、NEC 肠坏死穿孔等危及生命者,才需要急症探查手术。

第五节　消化道出血

消化道出血是指由消化道及其他系统疾病致呕血和(或)便血。临床表现视其出血量的不同而定,出血量大、速度快,可致出血性休克;若少量慢性出血,则无明显的临床症状,仅有粪隐血阳性,部分患儿可出现慢性贫血的表现。根据出血部位的不同分为上消化道出血和下消化道出血。

一、病 因

(一)消化道局部病变

1. 食管

胃食管反流和各种病因所致食管炎,门脉高压所致食管下段静脉曲张破裂,食管贲门黏膜撕裂症,食管裂孔疝等。

2. 胃和十二指肠

是消化道出血最常见的部位。各种原因所致胃溃疡或胃炎、十二指肠球炎或溃疡(大多由过量的胃酸和幽门螺杆菌感染所致)、胃肿瘤等。

3. 肠

多发性息肉、肠管畸形、梅克尔憩室、肠套叠,各种肠病,如急性肠炎、克罗恩病(克隆病)、溃疡性结肠炎、急性坏死性小肠结肠炎、直肠息肉、痔、肛裂及脱肛等。

(二)感染性因素

各种病原微生物引起的肠道感染(如痢疾、肠伤寒、阿米巴痢疾等)。

(三)全身性疾病

1. 血液系统疾病

血管异常,如过敏性紫癜、遗传性出血性毛细血管扩张症;血小板异常,如原发性或继发性血小板减少、血小板功能障碍;凝血因子异常,如先天性或获得性凝血因子缺乏等。

2. 结缔组织病

系统性红斑狼疮,结节性多动脉炎,贝赫切特综合征(白塞病)等。

3. 其他

食物过敏、严重肝病、尿毒症等。

不同年龄小儿便血的原因见表 3-2。

表 3-2　不同年龄小儿便血的原因

	新生儿	婴儿至 2 岁	2 岁至学龄前期	学龄前期至青春期
常见原因	维生素 K 缺乏症、咽下母亲的血液、牛奶/豆奶性小肠结肠炎、感染性腹泻、坏死性小肠结肠炎、先天性巨结肠	肛裂、牛奶性结肠炎、感染性腹泻、肠套叠、息肉、梅克尔憩室	感染性腹泻、息肉、肛裂、梅克尔憩室、肠套叠、溶血尿毒综合征	炎症性肠病、感染性腹泻、消化性溃疡、食管静脉曲张、息肉、过敏性紫癜
少见原因	肠扭转、溶血尿毒综合征、肠重复症、血管畸形、应激性溃疡	食管炎、肠重复症、消化性溃疡、血管畸形	消化性溃疡、食管静脉曲张、炎症性肠病、食管炎	肛裂、溶血尿毒综合征、食管炎

二、分 类

(一)假性胃肠道出血

可由咽下来自鼻咽部的血液(如鼻出血时)引起。新生儿吞咽的来自母亲的血液也是假性胃肠道出血的原因。进食红色食物(如甜菜根、红凝胶)或某些药物后的呕吐物可类似呕血;进食铁剂、铋剂、黑霉或菠菜后排出的大便可类似黑粪。

(二)真性上消化道出血

出血发生于屈氏韧带近端。常见病因包括食管炎、胃部腐蚀性病变、消化性溃疡、Mallory-Weiss综合征(严重呕吐导致食管胃连接处或略低部位一处或多处黏膜撕裂,表现为呕血或黑粪)或食管静脉曲张。

(三)真性下消化道出血

出血发生于屈氏韧带远端。轻微出血表现为大便带血丝或排便后出几滴血,多由肛裂或息肉引起。炎症性疾病,如炎症性肠病、感染性结肠炎表现腹泻,粪便中混有血液。严重出血(便血或粪便中有血凝块)的病因包括炎症性肠病、梅克尔憩室、溶血尿毒综合征、过敏性紫癜和感染性结肠炎。

三、临床表现

(一)慢性出血

慢性、反复小量出血,可无明显临床表现,但久之可导致患儿贫血、营养不良。粪便外观正常或颜色稍深,隐血试验为阳性。

(二)急性出血

1. 呕血

为上消化道出血的主要表现,呕出血为鲜红或咖啡样,主要取决于血在胃内停留时间,时间短则为鲜红,反之则为咖啡样。

2. 便血

可为鲜红色、暗红色、果酱样和柏油样,主要取决于出血部位及血液在胃肠腔内停留的时间,上消化道出血或血液在肠腔停留时间长者表现为暗红色或柏油样,下消化道出血或血液在肠腔停留时间短者为红色,越近肛门出血颜色越鲜红。

3. 发热

根据原发病和出血量多少可出现不同程度发热,感染性疾病所致出血常伴高热,大量出血由于血红蛋白分解吸收常导致低热,少量出血一般不导致发热。

4. 腹痛

肠腔内积血刺激导致肠蠕动增强,引起痉挛性疼痛和腹泻。

5. 氮质血症

大量出血时,血红蛋白分解吸收引起血尿素氮增高;出血导致休克,肾血流减少,肾小球滤过率下降,休克时间过长,导致肾小管坏死等均可导致氮质血症。

6. 失血性休克

出血量<10%时,无明显的症状和体征;出血量达10%~20%以内时,出现脸色苍白,脉搏增快,肢端发凉,血压下降;20%~25%以内时,出现口渴、尿少,脉搏明显增快,肢端凉,血压下降,脉压差减小;25%~40%时,除上述症状外,出现明显休克症状;>40%时,除一般休克表现外,还有神志不清,昏迷,无尿,血压测不出,脉压差为零。

四、实验室检查

1. 血常规检查
血红蛋白、红细胞计数、血细胞比容均下降,网织红细胞增高。

2. 粪常规
粪便呈黑色、暗红或鲜红色,隐血试验阳性。

3. 肝、肾功能检查
除原发肝病外,消化道出血时肝功能大多正常。

五、特殊检查

(一)内镜检查

1. 胃镜检查
对食管、胃和十二指肠出血的部位、原因和严重程度均有较准确的判断。一般在消化道出血 12～48 小时内进行检查,其阳性率较高,但应掌握适应证。原则上患儿休克得到纠正,生命体征稳定而诊断不确定,需要决定是否手术治疗时应尽早进行胃镜检查,以利做出正确诊断,给予及时合理的治疗,并可预防出血的复发。

2. 小肠镜检查
由于设备的限制,现在小儿小肠镜只能到达屈氏韧带,在一个较有限的范围内检查,真正意义上的小儿全小肠镜检目前尚未开展。胶囊式的电子内镜对全消化道检查,尤其是对小肠的检查填补了传统内镜的不足,有待于普及开展。

3. 肠镜检查
对以便血为主的下消化道出血,采用结肠镜检查可较准确诊断结肠病变,并可针对病变的种类采取相应的内镜下止血治疗,如电凝、激光、微波等。

(二)X 线检查
必须在患儿病情稳定、出血停止后 1～2 天进行,钡餐可诊断食管及胃底静脉曲张,胃、十二指肠和小肠疾病。钡灌肠可对直肠及结肠息肉、炎性病变、肠套叠、肿瘤和畸形做出诊断。但诊断的准确率不如内镜,而对消化道畸形的诊断价值较高。空气灌肠对肠套叠有诊断和复位作用。

(三)造影
通过选择性血管造影可显示出血的血管,根据情况可栓塞治疗。

(四)核素扫描
用放射性^{99m}Tc 扫描,可诊断出梅克尔憩室和肠重复畸形;当活动性出血速度<0.1mL/min 者,用硫酸胶体 Tc 静脉注射能显示出血部位;对活动性出血速度≥0.5mL/min 者,^{99m}Tc 标记红细胞扫描,能较准确标记出消化道出血的部位。

六、判断出血是否停止

如有以下情况要考虑有活动性出血：①反复呕血或鼻胃管洗出血性液体，反复排血便（红色、暗红色、黑色或柏油样便或粪隐血试验阳性）；②循环衰竭经有效治疗后未得到明显改善或好转后又恶化，中心静脉压波动稳定后又下降（<5cmH₂O）；③红细胞计数、血红蛋白、红细胞压积下降，网织红细胞升高；④补液扩容后，尿量正常，但血尿素氮持续增高；⑤内镜、核素扫描、血管造影等检查提示有活动性出血。

七、鉴别诊断

（一）诊断中应注意的问题

1.认定

首先认定是否真正消化道出血；排除食物或药物引起血红色及黑粪，如动物血和其他能使粪便变红的食物、炭粉、含铁剂药物、铋剂。

2.排除消化道以外的出血原因

①鉴别是呕血还是咯血；②排除口、鼻、咽部出血。

3.估计出血量

根据上述临床表现进行判断（15分钟内完成生命体征鉴定）。

4.鉴别出血部位

见表3-3。

表3-3　上、下消化道出血的鉴别

	既往史	出血先兆	出血方式	便血特点
上消化道出血	可有溃疡病、肝胆病或呕血史	上腹闷胀、疼痛或绞痛，恶心、反胃	呕血伴柏油样便	柏油样便，稠或成形，无血块
下消化道出血	可有下腹疼痛、包块及排便异常或便血史	中下腹不适或下坠、排便感	便血无呕血	暗红或鲜红、稀多不成形，大量出血时可有血块

（二）询问下列关键病史

1.有关疾病史

胃食管反流病、慢性肝病、炎症性肠病、肾功能不全、先天性心脏病、免疫缺陷、凝血障碍等。

2.近期用药史及目前用药

阿司匹林或其他非甾体类抗炎药、类固醇激素、肝毒性药物、能引起食管腐蚀性损伤药物。

3.有关症状

剧烈呕吐或咳嗽、腹痛、发热或皮疹；出血的颜色、稠度、出血部位及出血时伴随症状。

4.有关家族史

遗传性凝血障碍病、消化性溃疡病、炎症性肠病、毛细血管扩张病等。

(三)体格检查应判断以下项目

1.生命体征

心率加快是严重失血的敏感指征,低血压和毛细血管充盈时间延长是严重低血容量和休克的表现。

2.皮肤

有无苍白、黄疸、淤点、紫癜、皮疹,皮肤血管损伤,肛周皮肤乳头状瘤等。

3.鼻和咽部

有无溃疡和活动性出血。

4.腹部

腹壁血管、脐部颜色、腹水、肝大、脾大。

5.其他

肛裂、痔等。

八、治疗

(一)一般治疗

卧床休息,严密观察心率、血压等生命体征。缺氧者给予氧气吸入,烦躁不安者用适量镇静剂。呕血病例应保持呼吸道通常以防窒息。

出现休克或上腹饱胀恶心者,禁食,但应视病情尽早进食,呕血停止后12小时即可进流汁饮食。早期进食可中和胃酸,保持营养,维持水、电解质平衡,促进肠蠕动利于积血排出。

上消化道出血量大时放置胃管,用于判断病情,胃减压,抽出胃液和积血,灌注药物。去甲肾上腺素2~3mg加生理盐水20mL从胃管注入,必要时隔4~6小时重复,但作用时间短,疗效不够理想。也可灌注巴曲酶、凝血酶、云南白药等。

注意补充血容量。根据估计的失血量决定补液量,如血红蛋白低于60g/L,血压降低,则予以输血。尽可能根据中心静脉压调整。对肝硬化者,宜用鲜血。

纠正电解质和酸碱平衡紊乱。

(二)药物治疗

药物治疗目的是为减少黏膜损伤,提供细胞保护或选择性减少内脏流血。

1.减少内脏流血

(1)垂体后叶加压素:主要用于食管、胃底静脉曲张破裂所致出血。静脉滴注垂体后叶素,能有选择地减少60%~70%的内脏血流(主要使肠系膜动脉和肝动脉收缩,减少门静脉和肝动脉的血流量,从而使门脉压降低)。应用剂量为0.002~0.005U/(kg·min),20分钟后如未止血,可增加到0.01U/(kg·min)。体表面积1.73m² 时,剂量为20U加入5%葡萄糖溶液中10分钟内注入,然后按0.2U/min加入5%葡萄糖溶液维持静脉滴注。如出血持续,可每1~2小时将剂量加倍,最大量0.8U/min,维持12~24小时递减。有些专家推荐成人剂量为0.1U/(min·1.73m²)增加到0.4U/(min·1.73m²)。加压素的不良反应包括液体潴留、低钠血症、高血压、心律失常、心肌和末梢缺血。在成人中加用硝酸甘油可减少心肌缺血的不良反应,儿童患者可参照上述情况使用。

(2)生长抑素及其衍生物:生长抑素能选择性的作用于血管平滑肌,使内脏血流量降低25%～35%,使门脉血流乃至门脉压力下降。使内脏血管强力收缩而不影响其他系统的血流动力学参数,也不影响循环血压和冠脉张力;对门脉高压患者,生长抑素可以抑制其胰高血糖素的分泌,间接的阻断血管扩张,使内脏血管收缩,血流下降。生长抑素还有其他如抑酸、抑制胃动力及黏膜保护作用。成人临床应用显示合并症明显低于垂体后叶素。

2.止血药

(1)肾上腺素:肾上腺素 4～8mg＋生理盐水 100mL 分次口服,去甲肾上腺素 8mg＋100mL 冷盐水经胃管注入胃内,保留 0.5 小时后抽出,可重复多次;将 16mg 去甲肾上腺素加5%葡萄糖溶液 500mL 于 5 小时内由胃管滴入。

(2)凝血酶:将凝血酶200U 加生理盐水 10mL 注入胃内保留,每 6～8 小时可重复 1 次,此溶液不宜超过 37℃,同时给予制酸药,效果会更好。其他如云南白药、三七糊等均可用于灌注达到止血效果。

(3)巴曲酶(立止血):本品有凝血酶样作用及类凝血酶样作用,可用 1kU,静脉注射或肌内注射,重症 6 小时后可再肌内注射 1kU,后每日 1kU,共 2～3 天。

(4)酚磺乙胺(止血敏):本品能增加血液中血小板数量、聚积性和黏附性,促使血小板释放凝血活性物质,缩短凝血时间,加快血块收缩,增强毛细血管抵抗力,降低毛细血管通透性,减少血液渗出。

3.抗酸药和胃黏膜保护剂

体液和血小板诱导的止血作用只有在 pH 值>6 时才能发挥,故 H_2 受体拮抗药的应用对控制消化性溃疡出血有效。可用雷尼替丁(静脉内应用推荐剂量 1mg/kg,6～8 小时 1 次);重症消化性溃疡出血应考虑用奥美拉唑,剂量 0.3～0.7mg/(kg·d),静脉滴注;硫糖铝可保护胃黏膜,剂量1～4g/d,分 4 次。

4.内镜止血

上消化道出血可用胃镜直视止血。食管和胃底静脉曲张破裂出血,可在胃镜直视下注入硬化剂,使曲张静脉栓塞机化,达到止血和预防再出血;亦可行曲张静脉环扎术以达到上述目的,但技术要求高。胃和十二指肠糜烂、溃疡出血,可根据病情的不同,选择不同的止血方法,如直接喷洒药物、电凝、激光、微波和钳夹止血等方法。结肠、直肠和肛管出血,可用结肠镜止血,有电凝、激光、微波和钳夹止血等方法;如息肉出血,可进行息肉切除。

(三)内镜治疗

内镜直视下各种止血方法的发展和运用,使消化道出血尤其是上消化道出血的手术率和死亡率下降。主要方法有:

(1)内镜直视下局部喷洒止血药物:直接喷洒于胃肠黏膜糜烂渗血部位。

孟氏液:5%～10%孟氏液 10～30mL,需新鲜配制。是强烈的收敛剂,促进血小板和纤维蛋白血栓形成及红细胞凝集,形成一层棕色膜。

凝血酶、巴曲酶、去甲肾上腺素、云南白药等。

(2)内镜下直、结肠息肉高频电凝切除术。

（3）组织粘合剂止血治疗：Histoacryl 与国产粘合剂 D-TH。

（4）硬化剂治疗：在内镜直视下对曲张静脉内及静脉旁路用硬化剂，使局部血栓形成，静脉管壁增厚，管腔闭塞，静脉周围黏膜凝固坏死纤维化，从而达到止血目的。主要适用于食管胃底静脉曲张破裂出血。常用硬化剂有 5％鱼肝油酸钠、95％酒精、0.5％～1.0％乙氧硬化醇，也可用组织粘合剂 histoacryl 或 DTH。

（5）食管静脉曲张套扎术：用于食管静脉曲张。

（6）金属夹止血治疗（Clip 夹钳止血）适用于食管胃底静脉曲张破裂出血。

（7）其他：电凝止血、微波止血、激光光凝。

（四）介入治疗

在各种影像学方法的引导下经皮穿刺和（或）插入导管对疾病进行治疗。经导管不仅可诊断还可治疗消化道出血。血管加压素经动脉灌注治疗、选择性动脉栓塞术。

（五）手术治疗

有下列情况考虑手术治疗：

（1）经内科治疗效果不佳，呕血或黑便次数增多，呕血转鲜红色，黑便转为暗红色伴肠鸣音亢进。

（2）急性大失血时，给足够的血容量补充后，循环血量仍未见改善或好转后又恶化。

（3）经积极治疗，红细胞计数、血红蛋白及血细胞比容继续下降。

第六节　肝功能衰竭

一、概述

肝功能衰竭，简称"肝衰竭"是多种因素引起的严重肝脏损害，导致其合成、解毒、排泄和生物转化等功能发生严重障碍或失代偿，出现以凝血机制障碍和黄疸、肝性脑病、腹水等为主要表现的一组临床综合征，临床过程凶险，病死率极高。我国于 2006 年 10 月出台了国内第一部《肝衰竭诊疗指南》，但该《指南》针对成人制定，目前在世界范围内对儿童肝衰竭的研究仍然有限，尚无统一的命名、分类及诊断标准。尽管国内外关于儿童和成人的肝衰竭分类、诊断等仍存在分歧，但对于其救治均强调优良的重症监护、积极的人工肝及肝移植治疗，这些是提高其存活率的重要手段。

二、病因

儿童肝衰竭病因与成人不尽相同，除存在地域差异外，尚与年龄有较大关系，且有很大部分患儿病因不明。已知病因包括：①感染：包括各型肝炎病毒（主要是乙型肝炎病毒）、巨细胞病毒、EB 病毒、肠道病毒、疱疹病毒和水痘带状疱疹病毒等病毒感染及败血症、血吸虫病等细菌、寄生虫及其他病原体感染。其中乙型肝炎病毒感染是国内年长儿及成人肝衰竭的主要原因,有报道巨细胞病毒感染是国内婴儿肝衰竭的主要病因之一。②药物和肝毒性物质中毒:如对乙酰氨基酚、异烟肼、乙醇和毒蕈等,其中对乙酰氨基酚中毒是导致欧美国家成人急性肝衰竭的主要病因。③遗传代谢性肝病:如肝豆状核变性(Wilson 病)、遗传性糖代谢障碍等,其中肝豆状核变性是导致儿童肝衰竭较常见的病因之一。④先天性胆道闭锁。⑤其他:自身免疫性肝病、肝脏缺血缺氧、创伤和肿瘤等。

三、诊断

(一)病史

病史询问包括发病症状(如黄疸、精神改变、出血倾向、呕吐和发热等),有无肝炎接触史、输血史,使用处方药和非处方药的情况,静脉用药史,有无毒蕈食入史,以及有无肝豆状核变性、胆道闭锁、感染性肝炎病史及自身免疫性疾病家族史。

(二)临床表现

肝衰竭包括了以肝坏死为主和失代偿为主的两大类综合征。急性肝衰竭主要表现为急性肝细胞广泛坏死导致的临床综合征,慢性肝衰竭则主要表现为进行性肝功能减退失代偿导致的临床综合征。常见的临床表现为:①黄疸:无论是急性还是慢性肝衰竭,均有黄疸出现,急性肝衰竭黄疸在短期内进行性加深。②消化道症状:有明显的乏力、厌食、腹胀、恶心和呕吐等,可伴腹水,以慢性肝衰竭多见。③肝性脑病(HE):可有不同程度的神经精神症状和意识障碍。由于 HE 在肝衰竭患儿中出现晚甚至不出现且诊断困难,故目前 HE 已不作为儿童急性肝衰竭的诊断标准。④脑水肿表现:可有头痛、呕吐、血压增高、前囟隆起、呼吸节律和瞳孔改变等。⑤出血倾向:由于凝血功能异常、血小板减少或功能障碍等,可有全身不同程度的出血,重者可发生 DIC。慢性肝衰竭因门脉高压可出现消化道大出血。⑥低血糖:因肝糖原贮存减少、分解减弱,加之进食减少,易导致低血糖。⑦继发感染:可继发菌血症、原发性腹膜炎、肺部和泌尿系感染等,产生相应的临床表现。⑧多器官功能障碍或衰竭:可发生肝肾综合征导致少尿、电解质和酸碱平衡紊乱,累及心脏可心律失常、血压下降,累及肺可致肺水肿、呼吸困难等。

(三)辅助检查

①肝功能检查:血清总胆红素多$\geq 171\mu mol/L$ 或每天上升$\geq 17.1\mu mol/L$,丙氨酸转氨酶(ALT)在早期增高,随着病情加重,黄疸加深而转氨酶反而降低,出现胆酶分离现象;白蛋白降低,球蛋白升高,两者比值倒置;前清蛋白减少,其减少程度可反映肝脏受累程度。②凝血检查:凝血酶原时间在早期就可明显延长,凝血酶原活动度(PTA)$\leq 40\%$,血小板计数可降低。③血氨检查:多数有明显增高。④血生化检查:多数有低血糖,可有低血钾、低血钠、低血镁和碱中毒等。⑤血氨基酸测定:正常时支链氨基酸与芳香族氨基酸比值为$3\sim 3.5$,肝衰竭时两者比值<1。⑥病因学检查:血肝炎病毒学检测、可疑毒物药物检测、自身免疫性疾病及肝豆状核变性的相关检测。⑦肝活检:对肝衰竭的病因、诊断、分类及预后判定上具有重要价值,但由于肝衰竭患者的凝血功能严重降低,实施肝穿刺具有一定的风险,在临床工作中应特别注意,目前多数儿科肝病专家不建议对急性肝衰竭患儿进行肝活检。

四、鉴别诊断

瑞氏综合征:本病是全身线粒体障碍性疾病,临床特点为在前驱病毒感染以后再现呕吐、意识障碍、抽搐等脑病表现,伴肝脏肿大,转氨酶增高,早期可有血氨增高、低血糖等代谢紊乱表现和凝血酶原时间延长,故需与肝衰竭鉴别,但本病多无黄疸,肝功能及凝血功能异常恢复较快,肝活检可予确诊和鉴别。

五、治疗

治疗原则:维持重要器官功能直至肝再生;维持营养,抑制肝细胞坏死和促进肝细胞再生;防治脑水肿、出血等各种并发症。

(一)支持疗法

注意绝对卧床休息。AHF患儿必须限制脂肪摄入、减少蛋白质供给,但又得提供足够的热量,一般为每日提供热量为125.5～167.4kJ/kg(30～40kcal/kg)。饮食可给予米汤或藕粉等碳水化合物。昏迷者鼻饲高渗葡萄糖液或静脉滴注10%～15%葡萄糖液。对于难以通过胃肠道提供足够热量者,可采取全胃肠外营养。同时适量给予维生素,如维生素B族、维生素C、维生素K等。酌情每日或隔日静脉滴注新鲜血、血浆及白蛋白,不仅可补充白蛋白,促进肝细胞再生,还可提高免疫功能,防止继发感染的发生。

(二)促进肝细胞再生

1.促肝细胞生长素

本品是从新鲜乳猪肝脏中提取的一种小分子量多肽物质,其作用机制为:刺激肝细胞DNA合成,促进肝细胞再生;保护肝细胞膜;增强肝脏细胞功能,提高清除内毒素的能力;抑制肿瘤坏死因子(TNF)活性的诱生;对T细胞及自然杀伤细胞有免疫促进作用;抗肝纤维化。目前国内已广泛推广应用,用法:20～100μg加入10%葡萄糖液100～200mL静脉滴注,每日1次,疗程视病情而定,一般为1个月。

2.胰高血糖素-胰岛素

两者共同作用是防止肝细胞继续坏死和促进肝细胞再生,并有改善高血氨症和降低芳香氨基酸的作用。用法:胰高血糖素0.2～0.8mg,胰岛素2～8U,加入10%葡萄糖液100～200mL中静脉滴注,每日1～2次(亦可按4g葡萄糖给予1U胰岛素,0.1mg胰高血糖素计算),疗程一般为10～14天。

3.人血白蛋白或血浆

AHF肝脏合成白蛋白的功能发生障碍,输入白蛋白,能促进肝细胞再生,并能提高血浆胶体渗透压,纠正低蛋白血症,防止或减轻腹水与脑水肿,还可结合未结合的胆红素,减轻高胆红素血症。输入新鲜血浆能提高血清调理素水平,调节微循环,补充凝血因子,促进肝细胞再生。用法:白蛋白每次0.5～1.0g/kg,血浆每次50～100mL,两者交替输入,每日或隔日1次。

(三)改善微循环

1.前列腺素

可抑制血栓素合成,扩张血管,抑制血小板聚集,改善微循环,增加肝血流量;还可抑制

TNF 释放,保护肝细胞膜及细胞器,防止肝细胞坏死。用法:50～150μg 溶于 10% 葡萄糖液 100～200mL 中缓慢静脉滴注,每日 1 次,疗程 2 周。

2. 山莨菪碱(654-2)

能阻滞 α 受体,兴奋 β 受体,调节 cAMP/cGMP 比值而调整免疫功能,解除平滑肌痉挛,扩张微血管,改善微循环,从而减轻肝缺血及免疫损伤,阻滞肝细胞坏死。用法:每次 0.5～1.0mg/kg,静脉注射,每日 2 次,7～21 天为 1 个疗程。

(四)并发症的处理

1. 防治肝性脑病

(1)饮食:食物中的蛋白质是肠道细菌产氨及其他含氮毒物的主要来源,蛋白质在肠道中经细菌分解产生氨和其他含氮毒物,从而诱发和加重肝性脑病,故宜限制饮食中蛋白质摄入量。

(2)清洁肠道以减少氨的产生和吸收:①口服新霉素、头孢菌素类抗生素或甲硝唑抑制肠道内细菌,以减少氨的产生;②应用生理盐水做清洁灌肠,然后用食醋 15～20mL 加生理盐水 50～100mL 保留灌肠,使肠道保持酸性环境,从而减少氨的吸入;③应用乳果糖 1～1.5g/(kg·d),分 3 次口服或鼻饲,也可配成液体保留灌肠,乳果糖在小肠内不吸收,至结肠经细菌作用分解为乳酸和醋酸,使肠道酸化以阻碍氨的吸收,并能抑制肠道某些细菌,而减少蛋白质分解。

(3)降低血氨:过去常用谷氨酸钠、谷氨酸钾、精氨酸等去氨药物,但精氨酸对严重肝功能障碍者效果并不明显,已较少应用。目前常用 10% 的门冬氨酸钾镁溶液 10～20mL,加入葡萄糖液中静脉滴注,每日 1～2 次。该药在鸟氨酸循环中与氨结合形成天冬酰胺,转运至肾脏进行脱氨,此降氨作用较谷氨酸等为优。

(4)调整氨基酸代谢失衡:血浆和脑脊液中支链氨基酸减少与芳香族氨基酸增加,是肝性脑病的发病因素之一。现今临床常用六合氨基酸 50～100mL/d,可用 10% 葡萄糖液 50～100mL 稀释后缓慢静脉滴注,每日 1～2 次,疗程 14～21 天。

(5)恢复正常神经传导介质:在肝性脑病时,可能是因神经系统的神经传导介质多巴胺的缺少所致,而应用左旋多巴可通过血脑屏障进入脑内,经多巴胺脱羧作用形成多巴胺,可取代羟苯乙醇胺等假性神经传导介质,对肝昏迷有较好疗效。用法:左旋多巴口服或鼻饲剂量为每次 0.125～0.5g,每日 3～4 次;静脉剂量为每次 5～10mg/kg,每日 1～2 次,加入葡萄糖液中滴注。

(6)其他:近有氟马西尼、苯甲酸钠、苯乙酸钠、醋酸锌等应用于肝性脑病的治疗,需待进一步积累临床经验。

2. 防治脑水肿

应严格限制输入液量,维持体内水的负平衡。有脑水肿时,应及时采用高渗脱水剂降低颅内压,如 20% 甘露醇静脉推注,每次 1～2g/kg,4～6 小时 1 次。

3. 防治出血

(1)补充凝血物质,可输入新鲜血及血浆,应用维生素 K 110mg 肌内注射或静脉滴注、每日 1～2 次。

(2)DIC 的治疗:有 DIC 时应及早予以肝素抗凝治疗,每次采用 125U/kg,每日 1～2 次,直至出血被控制。近年来认识到肝素的抗凝作用需要血浆辅助因子抗凝血酶Ⅲ(AT-Ⅲ)的参与。AHF时,AT-Ⅲ往往缺乏,因此应用肝素时,主张同时应用AT-Ⅲ,剂量为30U/(kg·d)静脉输入。

(3)对症止血:如消化道出血者可应用奥美拉唑、凝血酶、奥曲肽等针对性治疗。

4.防治肾功能衰竭

应去除低血钾、出血、感染等诱因,防止血容量不足,避免应用肾毒性药物。一旦发生急性肾功能衰竭,则应严格控制液体入量,酌情考虑血液透析或腹膜透析治疗。

5.控制感染

AHF患儿由于免疫功能低下,极易继发各种感染,除严密隔离、室内定时消毒外,发现感染征象时,应早期选用抗生素治疗,应避免使用损害肝、肾的抗生素,一般多采用青霉素类、头孢菌素类、氟喹诺酮类。但头孢哌酮可干扰肝脏凝血酶原合成,可加重出血倾向,故不宜采用。真菌感染可因霉菌种类和感染部位不同,选用制霉菌素、氟胞嘧啶和氟康唑等。

6.纠正水、电解质及酸碱失衡

AHF患儿每日进液量以体表面积计算应控制在$1200mL/m^2$。有脑水肿时,最好使患儿处于轻度脱水状态,并根据肾功能和周围循环状况予以调整,患儿体内血醛固酮由于不能补肝脏代谢而升高,有时抗利尿激素也增高,加上患儿伴低蛋白血症,因此常有水潴留、低钠血症。低钠血症的治疗主要采取限制水的摄入,如每日给水限制在$800\sim1000mL/m^2$,直至血钠维持在130mmol/L以上。如血钠低于120mmol/L,出现神志障碍、惊厥时,可用3%氯化钠6~12mL/kg静脉注射1次,以提高血钠5~10mmol/L。开始治疗时还应补钾,因为AHF时,体内产生醛固酮增加,且肝细胞坏死,钾丢失较多,但要注意肾功能情况,当并发肾功能衰竭时,反而会形成高钾血症。

AHF早期,常因呼吸中枢受刺激而发生通气过度,引起呼吸性碱中毒,一般不需特殊处理。低氯、低钾等亦可致代谢性碱中毒,此时体内产氨增多,并使氨易于进入脑内,使肝昏迷加重,治疗时除注意钾、氯的补充,可采用精氨酸治疗。AHF晚期亦可发生代谢性酸中毒,主要由于糖代谢紊乱引起高乳酸血症所致。治疗上可给予小量胰岛素,每次2~4U,同输入5%~10%葡萄糖液,常可收效。

(五)其他治疗

1.人工肝支持系统(ALSS)

应用ALSS,旨在清除血中毒性物质,争取延长其生存时间,让残存的肝细胞迅速再生,逐渐代偿丧失的肝功能,最终达到恢复。目前ALSS有血液透析、血液灌流、离体肝灌流、血浆分离、全身清洗疗法等几种方法,但由于AHF的发病机制很复杂,ALSS与理想的人工肝还存在很大的差距,并且其方法和设备复杂,国内目前尚难开展。

2.肝脏移植

适应证为:①年龄<11岁;②重症的乙型肝炎、非甲非乙型肝炎或药物性肝炎;③肝性脑病深度昏迷>7天;④血清总胆红素>$300\mu mol/L$;⑤凝血酶原时间>50s。有以上5项中的3项者或凝血酶原时间>100s者,无论其肝昏迷程度如何,均适应做肝移植。我国因经济和技术等方面限制,小儿肝移植应积极创造条件开展。

第七节　急性腹泻

急性腹泻是一组由多病原、多因素引起的以大便次数增多和大便性状改变为特点的消化道综合征,是我国婴幼儿最常见的疾病之一,其中以小儿急性腹泻病最为常见。急性腹泻病起病急,大便每天3次或3次以上或次数比平时增多,呈稀便、水样便、黏液便或脓血便,病程不超过2周。

一、临床表现

(一)腹泻的共同临床表现

1.轻型

常由饮食因素及肠道外感染引起。起病可急可缓,以胃肠道症状为主,食欲缺乏,偶有溢乳或呕吐,大便次数增多,但每次大便量不多,稀薄或带水,呈黄色或黄绿色,有酸味,常见白色或黄白色奶瓣和泡沫。无脱水及全身中毒症状,多在数日内痊愈。

2.重型

多由肠道内感染引起。常急性起病,也可由轻型逐渐加重、转变而来,除有较重的胃肠道症状外,还有较明显的脱水、电解质紊乱和全身感染中毒症状,如发热、精神烦躁或萎靡、嗜睡,甚至昏迷、休克。①胃肠道症状:食欲缺乏,常有呕吐,严重者可吐咖啡色液体;腹泻频繁,大便每日十余次至数十次,多为黄色水样或蛋花汤样便,含有少量黏液,少数患儿也可有少量血便。②水、电解质及酸碱平衡紊乱:由于吐泻丢失体液和摄入量不足,使体液总量尤其是细胞外液量减少,导致不同程度(轻、中、重)脱水。由于腹泻患儿丧失的水和电解质的比例不尽相同,可造成等渗、低渗或高渗性脱水,以前两者多见。出现眼窝、囟门凹陷,尿少泪少,皮肤黏膜干燥、弹性下降,甚至血容量不足引起末梢循环的改变,如四肢末梢发凉、发花、毛细血管再充盈时间延长>2秒。

急性腹泻患儿易合并代谢性酸中毒的原因:①腹泻丢失大量碱性物质;②进食少,肠吸收不良,热卡不足使机体得不到正常能量供应导致脂肪分解增加,产生大量酮体;③脱水时血容量减少,血液浓缩使血流缓慢,组织缺氧导致无氧酵解增多而使乳酸堆积;④脱水使肾血流量亦不足,其排酸、保钠功能低下使酸性代谢产物滞留体内。患儿可出现精神不振、口唇樱红、呼吸深大、呼出气有丙酮味等症状,但小婴儿症状可以很不典型。

低钾血症也很常见:其发生原因有:①胃肠液中含钾较多,呕吐和腹泻丢失大量钾盐;②进食少,钾的摄入量不足;③肾脏保钾功能比保钠差,缺钾时仍有一定量钾继续排出,所以腹泻病时常有体内缺钾。但在脱水未纠正前,由于血液浓缩、酸中毒时钾由细胞内向细胞外转移、尿少而致钾排出量减少等原因,体内钾总量虽然减少,但血清钾多数正常。随着脱水、酸中毒被纠正、排尿后钾排出增加、大便继续失钾以及输入葡萄糖合成糖原时使钾从细胞外进入细胞内等因素使血钾迅速下降,出现不同程度的缺钾症状,如精神不振、无力、腹胀、心律失常、碱中毒等。

低钙血症和低镁血症亦不少见:腹泻患儿进食少,吸收不良,从大便丢失钙、镁,可使体内钙、镁减少,活动性佝偻病和营养不良患儿中更多见。但是脱水、酸中毒时由于血液浓缩、离子钙增多等原因,不出现低血钙的症状,待脱水、酸中毒纠正后则出现低钙症状(手足搐搦和惊厥)。

极少数久泻和营养不良患儿输液后出现震颤、抽搐,用钙治疗无效时应考虑有低镁血症可能。

(二)几种常见类型腹泻的临床特点

1.轮状病毒肠炎

是秋、冬季婴幼儿腹泻最常见的病原,故曾被称为秋季腹泻。呈散发或小流行,经粪-口传播,也可通过气溶胶形式经呼吸道感染而致病。潜伏期1~3天,多发生在6~24个月婴幼儿,4岁以上者少见。起病急,常伴发热和上呼吸道感染症状,无明显感染中毒症状。病初1~2天常发生呕吐,随后出现腹泻;大便次数多、量多、水分多,黄色水样或蛋花汤样便带少量黏液,无腥臭味。常并发脱水、酸中毒及电解质紊乱。近年报道,轮状病毒感染亦可侵犯多个脏器,可产生神经系统症状,如惊厥等;有的患儿表现为血清心肌酶谱异常,提示心肌受累。本病为自限性疾病,数日后呕吐渐停,腹泻减轻,不喂乳类的患儿恢复更快,自然病程约3~8天,少数较长。大便显微镜检查偶有少量白细胞,感染后1~3天即有大量病毒自大便中排出,最长可达6天。血清抗体一般在感染后3周上升。病毒较难分离,有条件可直接用电镜检测病毒或用ELISA法检测病毒抗原和抗体或PCR及核酸探针技术检测病毒抗原。

2.诺沃克病毒性肠炎

主要发病季节为9月至次年4月,多见于年长儿和成人。潜伏期1~2天,起病急慢不一。可有发热、呼吸道症状。腹泻和呕吐轻重不等,大便量中等,为稀便或水样便,伴有腹痛。病情重者体温较高,伴有乏力、头痛、肌肉痛等。本病为自限性疾病,症状持续1~3天。粪便及周围血象检查一般无特殊发现。

3.产毒性细菌引起的肠炎

多发生在夏季。潜伏期1~2天,起病较急。轻症仅大便次数稍增,性状轻微改变;重症腹泻频繁,量多,呈水样或蛋花汤样混有黏液,镜检无白细胞。伴呕吐,常发生脱水、电解质和酸碱平衡紊乱。自限性疾病,自然病程3~7天,亦可较长。

4.侵袭性细菌(包括侵袭性大肠杆菌、空肠弯曲菌、耶尔森菌、鼠伤寒杆菌等)引起的肠炎

全年均可发病,多见于夏季。潜伏期长短不等。常引起志贺杆菌性痢疾样病变。起病急,高热甚至可以发生热惊厥。腹泻频繁,大便呈黏液状,带脓血,有腥臭味。常伴恶心、呕吐、腹痛和里急后重,可出现严重的中毒症状如高热、意识改变,甚至感染性休克。大便显微镜检查有大量白细胞及数量不等的红细胞。粪便细菌培养可找到相应的致病菌。其中空肠弯曲菌常侵犯空肠和回肠,且有脓血便,腹痛甚剧烈,易误诊为阑尾炎,亦可并发严重的小肠结肠炎、败血症、肺炎、脑膜炎、心内膜炎和心包炎等。另有研究表明吉兰-巴雷(格林-巴利)综合征与空肠弯曲菌感染有关。耶尔森菌小肠结肠炎,多发生在冬季和早春,可引起淋巴结肿大,亦可产生肠系膜淋巴结炎,症状可与阑尾炎相似,也可引起咽痛和颈淋巴结炎。鼠伤寒沙门菌小肠结肠炎,有胃肠炎型和败血症型,新生儿和<1岁婴儿尤易感染,新生儿多为败血症型,常引起暴

发流行,可排深绿色黏液脓便或白色胶冻样便。

5. 出血性大肠杆菌肠炎

大便次数增多,开始为黄色水样便,后转为血水便,有特殊臭味。粪便显微镜检查有大量红细胞,常无白细胞。伴腹痛,个别病例可伴发溶血尿毒综合征和血小板减少性紫癜。

6. 抗生素诱发的肠炎

①金黄色葡萄球菌肠炎,多继发于使用大量抗生素后,病程与症状常与菌群失调的程度有关,有时继发于慢性疾病的基础上。表现为发热、呕吐、腹泻、不同程度中毒症状、脱水和电解质紊乱,甚至发生休克。典型大便为暗绿色,量多带黏液,少数为血便。大便显微镜检查有大量脓细胞和成簇的革兰阳性球菌,培养有葡萄球菌生长,凝固酶阳性。②伪膜性小肠结肠炎,由难辨梭状芽孢杆菌引起。除万古霉素和胃肠道外用的氨基糖苷类抗生素外,几乎各种抗生素均可诱发本病。可在用药1周内或迟至停药后4～6周发病。亦见于外科手术后或患有肠梗阻、肠套叠、巨结肠等病的体弱患者。此菌大量繁殖,产生毒素A(肠毒素)和毒素B(细胞毒素)致病。表现为腹泻,轻症大便每日数次,停用抗生素后很快痊愈;重症频泻,黄绿色水样便,可有假膜排出,为坏死毒素致肠黏膜坏死所形成的假膜。黏膜下出血可引起粪便带血,可出现脱水、电解质紊乱和酸中毒,伴有腹痛、腹胀和全身中毒症状,甚至发生休克。对可疑病例可行结肠镜检查。大便厌氧菌培养、组织培养法检测细胞毒素可协助确诊。③真菌性肠炎,多为白色念珠菌所致,2岁以下婴儿多见。常并发于其他感染或肠道菌群失调时。病程迁延,常伴鹅口疮。大便次数增多,黄色稀便,泡沫较多带黏液,有时可见豆腐渣样细块(菌落)。大便显微镜检查有真菌孢子和菌丝,如芽孢数量不多,应进一步以沙氏培养基作真菌培养确诊。

二、诊断

根据发病季节、病史(包括喂养史和流行病学资料)、临床表现和粪便性状可以做出临床诊断。必须判定有无脱水(程度和性质)、电解质紊乱和酸碱失衡。

三、治疗

腹泻病的治疗原则为预防脱水,纠正脱水,继续饮食,合理用药。

(一)脱水的防治

脱水的预防和纠正在腹泻治疗中占极重要的地位,世界卫生组织(WHO)推荐的口服补液盐(ORS)进行口服补液疗法具有有效、简便、价廉、安全等优点,已成为主要的补液途径,腹泻治疗的一个重要进展。口服补液治疗是基于小肠的 Na^+ 葡萄糖偶联转运机制。小肠微绒毛上皮细胞刷状缘上存在 Na^+-葡萄糖的共同载体,只有同时结合 Na^+ 和葡萄糖才能转运,即使急性腹泻时,这种转运功能仍相当完整。动物实验结果表明,ORS 溶液中 Na^+ 和葡萄糖比例适当,有利于 Na^+ 和水的吸收。ORS 中含有钾和碳酸氢盐,可补充腹泻时钾的丢失和纠正酸中毒。

1. 预防脱水

腹泻导致体内大量的水与电解质丢失。因此,患儿一开始腹泻,就应该给口服足够的液体

并继续给小儿喂养,尤其是婴幼儿母乳喂养,以防脱水。选用以下方法:①ORS:本液体为2/3
张溶液,用于预防脱水时加等量或半量水稀释以降低电解质的张力。每次腹泻后,2岁以下服
50~100mL,2~10岁服100~200mL,大于10岁的能喝多少就给多少。也可按40~60mL/kg,腹
泻开始即服用。②米汤加盐溶液:米汤500mL+细盐1.75g或炒米粉25g+细盐1.75g+水
500mL,煮2~3分钟。用量为20~40mL/kg,4小时服完,以后随时口服,能喝多少给多少。
③糖盐水:白开水500mL+蔗糖10g+细盐1.75g。用法用量同米汤加盐溶液。

2.纠正脱水

小儿腹泻发生的脱水,大多可通过口服补液疗法纠正。重度脱水需静脉补液。

(1)口服补液:适用于轻度、中度脱水者。有严重腹胀、休克、心肾功能不全及其他较重的
并发症以及新生儿,均不宜口服补液。分两个阶段,即纠正脱水阶段和维持治疗阶段。纠正脱
水应用ORS;补充累积损失量,轻度脱水给予50mL/kg,中度脱水50~80mL/kg,少量多次口
服,以免呕吐影响疗效,所需液量在4~6小时内服完。脱水纠正后,ORS以等量水稀释补充
继续丢失量,随丢随补,也可按每次10mL/kg计算。生理需要量选用低盐液体,如开水、母乳
或牛奶等,婴幼儿体表面积相对较大,代谢率高,应注意补充生理需要量。

(2)静脉补液:重度脱水和新生儿腹泻患儿均宜静脉补液。

第一天补液:包括累积损失量、继续损失量和生理需要量。累积损失量根据脱水程度计
算,轻度脱水50mL/kg,中度脱水50~100mL/kg,重度脱水100~120mL/kg。溶液电解质和
非电解质比例(即溶液种类)根据脱水性质而定,等渗性脱水用1/2~2/3张含钠液,低渗性脱
水用2/3等张含钠液,高渗性脱水用1/3张含钠液。输液滴速宜稍快,一般在8~12小时补
完,约每小时8~10mL/kg。对重度脱水合并周围循环障碍者,以2:1等张液20mL/kg,于
30~60分钟内静脉推注或快速滴注以迅速增加血容量,改善循环和肾脏功能。在扩容后根据
脱水性质选用前述不同溶液继续静脉滴注,但需扣除扩容量。对中度脱水无明显周围循环障
碍不需要扩容。继续丢失量和生理需要量能口服则口服,对于不能口服、呕吐频繁及腹胀者,
给予静脉补液,生理需要量每日60~80mL/kg,用1/5张含钠液补充,继续损失量是按"失多
少补多少",用1/3~1/2含钠溶液补充,两者合并,在余12~16小时补完,一般约每小时5mL/
kg。

第二天补液:补充继续丢失量和生理需要量。能口服者原则同预防脱水。需静脉补液者,
将生理需要量和继续丢失量两部分液体(计算方法同上所述)一并在24小时均匀补充。

(3)纠正酸中毒:轻、中度酸中毒无需另行纠正,因为在输入的溶液中已含有一部分碱性溶
液,而且经过输液后循环和肾功能改善,酸中毒随即纠正。严重酸中毒经补液后仍表现有酸中
毒症状者,则需要用碱性药物。常用的碱性药物有碳酸氢钠和乳酸钠。在无实验室检查条件
时,可按5%碳酸氢钠5mL/kg或11.2乳酸钠3mL/kg,可提高CO_2结合力5mmol/L。需要
同时扩充血容量者可直接用1.4%碳酸氢钠20mL/kg代替2:1等张液,兼扩容和加快酸中
毒纠正的作用。已测知血气分析者,按以下公式计算:

需补碱性液数(mmol)=(60-CO_2结合力)×0.3×体重(kg)/2.24=BE×0.3×体重
(kg)

5%碳酸氢钠(mL)=BE×体重(kg)/2

碱性药物先用半量。

(4)钾的补充:低钾的纠正一般按 KCl 2～4mmol/(kg·d)或 10%KCl 3mL/(kg·d),浓度常为 0.15%～0.3%,切勿超过 0.3%,速度不宜过快,至少在 6 小时以上补给。患儿如能口服,改用口服。一般情况下,静脉补钾,需肾功能良好,即见尿补钾。但在重度脱水患儿有较大量的钾丢失,补液后循环得到改善,血钾被稀释。酸中毒纠正,钾向细胞内转移,所以易造成低血钾。重度脱水特别是原有营养不良或病程长,多日不进食的患儿,及时补钾更必要。一般补钾 4～6 天,严重缺钾者适当延长补钾时间。

(5)钙和镁的补充:一般患儿无须常规服用钙剂,对合并营养不良或佝偻病的患儿应早期给钙。在输液过程中如出现抽搐,可给予 10%葡萄糖酸钙 5～10mL,静脉缓注,必要时重复使用。个别抽搐患儿用钙剂无效,应考虑到低镁血症的可能,经血镁测定,证实后可给 25%硫酸镁,每次给 0.2mL/kg,每天 2～3 次,深部肌内注射,症状消失后停药。

(二)饮食治疗

饮食治疗目的在于满足患儿的生理需要,补充疾病消耗,并针对疾病特殊病理生理状态调整饮食,加速恢复健康。强调腹泻患儿继续喂养,饮食需适应患儿的消化吸收功能,根据个体情况,分别对待,最好参考患儿食欲及腹泻等情况,结合平时饮食习惯,采取循序渐进的原则,并适当补充微量元素和维生素。母乳喂养者应继续母乳喂养,暂停辅食,缩短每次喂乳时间,少量多次喂哺。人工喂养者,暂停牛奶和其他辅食 4～6 小时后(或脱水纠正后),继续进食。6 个月以下婴儿,以牛奶或稀释奶为首选食品。轻症腹泻者,配方牛奶喂养大多耐受良好。严重腹泻者,消化吸收功能障碍较重,双糖酶(尤其乳糖酶)活力受损,乳糖吸收不良,全乳喂养可加重腹泻症状,甚至可引起酸中毒,先以稀释奶、发酵奶、奶谷类混合物及去乳糖配方奶喂哺,每天喂 6 次,保证足够的热量,逐渐增至全奶。6 个月以上者,可用已经习惯的平常饮食,选用稠粥、面条,并加些植物油、蔬菜、肉末或鱼末等,也可喂果汁或水果食品。

饮食调整原则上由少到多、由稀到稠,尽量鼓励多吃,逐渐恢复到平时饮食。调整速度与时间取决于患儿对饮食的耐受情况。母乳喂养或牛奶喂养者,如大便量、次数明显增多,呈水样稀便,带酸臭味,呕吐,腹胀,肠鸣音亢进,又引起较严重的脱水和酸中毒,停止喂哺后症状减轻,测大便 pH<6.0,还原物质>0.5%,考虑急性腹泻继发性乳糖酶缺乏,乳糖吸收不良,改稀释牛奶、发酵奶或去乳糖配方奶(不含乳糖)喂养,并密切观察,一旦小儿能耐受即应恢复正常饮食。遇脱水严重、呕吐频繁的患儿,宜暂禁食,先纠正水和电解质紊乱,病情好转后恢复喂养。必要时对重症腹泻伴营养不良者采用静脉营养。腹泻停止后,应提供富有热量和营养价值高的饮食,并应超过平时需要量的 10%～100%,一般 2 周内每日加餐一次,以较快地补偿生长发育,赶上正常生长。

(三)药物治疗

1.抗生素治疗

根据感染性腹泻病原谱和部分细菌性腹泻有自愈倾向的特点,WHO 提出 90%的腹泻不需要抗菌药物治疗,国内专家提出大约 70%的腹泻病不需要也不应该用抗生素,抗生素适用于侵袭性细菌感染的患儿(约 30%)。临床指征为:a.血便;b.有里急后重;c.大便镜检白细胞满视野;d.大便 pH7 以上。非侵袭性细菌性腹泻重症、新生儿、小婴儿和原有严重消耗性疾病者如肝硬化、糖尿病、血液病及肾衰竭等,使用抗生素指征放宽。

(1)喹诺酮类药:治疗腹泻抗菌药的首选药物。常用诺氟沙星(氟哌酸)和环丙沙星。可用于细菌性痢疾,大肠杆菌、空肠弯曲菌、弧菌、耶尔森菌及气单胞菌等引起的肠炎。由于动物试验发现此类药物可致胚胎关节软骨损伤,因此在儿童剂量不宜过大,疗程不宜过长(一般不超过1周)。常规剂量:诺氟沙星每日15～20mg/kg,分2～3次口服;环丙沙星每日10～15mg/kg,分2次口服或静脉滴注。

(2)小檗碱:用于轻型细菌性肠炎,疗效稳定,不易耐药,不良反应小,与某些药物联合治疗,可提高疗效。实验室发现小檗碱有消除R质粒作用。剂量每日5～10mg/kg,分3次口服。

(3)呋喃唑酮:每日5～7mg/kg,分3～4次口服。在肠道可保持高药物浓度,不易产生耐药性。有恶心、头晕、皮疹、溶血性贫血及黄疸等不良反应。

(4)氨基糖苷类:本类药临床疗效仅次于第三代头孢菌素与环丙沙星,但对儿童不良反应大,主要为肾及耳神经损害。庆大霉素已很少应用。阿米卡星(丁胺卡那霉素)每日10～15mg/kg,分次肌内注射或静脉滴注。妥布霉素3～5mg/kg,分2次静脉滴注或肌内注射。奈替米星4～16mg/kg,1次或分2次静脉滴注。

(5)第三代头孢菌素及氧头孢烯类:腹泻的病原菌普遍对本类药敏感,包括治疗最为困难的多重耐药鼠伤寒沙门菌及志贺菌。临床疗效好,不良反应少,但价格贵,需注射给药,故不作为临床第一线用药,仅用于重症及难治性患者。常用有头孢噻肟、头孢唑肟、头孢三嗪及拉氧头孢等。

(6)复方新诺明:20～50mg/(kg·d),分2～3次口服。近年来,因其耐药率高,较少应用。该药对小儿不良反应大,<3岁慎用,<1岁不用。

(7)其他类抗生素:红霉素是治疗空肠弯曲菌肠炎的首选药,25～30mg/(kg·d),分4次口服或一次静脉滴注,疗程7天。隐孢子虫肠炎口服大蒜素片。真菌性采用制霉菌素、氟康唑或克霉唑。伪膜性肠炎停用原来抗生素,选用甲硝唑、万古霉素及利福平口服。

2.肠黏膜保护剂

蒙脱石是一种天然的铝和镁的硅酸盐,能改善肠黏液的质和量,加强肠黏膜屏障,吸附和固定各种细菌、病毒及其毒素,有助于受损肠黏膜修复和再生。临床证明其治疗腹泻具止泻、收敛和抑病毒作用,能缩短病程。剂量:1岁以下,每日3.0g(1袋),1～2岁每日3.0～6.0g,2～3岁每日6.0～9.0g,3岁以上每日9.0g,每天分3次。溶于30～50mL液体(温水、牛奶或饮料)中口服。首剂量加倍。

3.微生态疗法

目的在于恢复肠道正常菌群的生态平衡,起到生物屏障作用,抵御病原菌的定植和侵入,有利于腹泻的恢复。常用药:①乳酶生,也称表飞明,为干燥乳酸杆菌片剂,每次0.3g,每日3次;②口服嗜酸乳杆菌胶囊,为灭活的嗜酸乳杆菌及其代谢产物,每包含菌50亿,每次50亿～100亿,每日2次;③双歧杆菌活菌制剂,每粒胶囊含双歧杆菌0.5亿,每次1粒,每日2～3次;④枯草杆菌、肠球菌二联活菌多维颗粒,为活菌制剂,每袋含粪链球菌1.35亿和枯草杆菌0.15亿,每次1袋,每日2～3次;⑤口服双歧杆菌、嗜酸乳杆菌、肠球菌三联活菌胶囊,为双歧杆菌、乳酸杆菌和肠球菌三联活菌制剂,胶囊每次1～2粒,散剂每次1/2～1包,每日2～3次。

第八节　肠套叠

肠套叠是指部分肠管及其肠系膜套入邻近肠腔所致的一种绞窄性肠梗阻,是婴幼儿时期最常见的急腹症之一,也是 3 个月至 6 岁期间引起肠梗阻的最常见原因。60％本病患儿的年龄在 1 岁以内,但新生儿罕见。80％患儿年龄在 2 岁以内,男孩发病率多于女孩,约为 4∶1。健康肥胖儿多见,发病季节与胃肠道病毒感染流行相一致,以春秋季多见。常伴发于胃肠炎和上呼吸道感染。

一、发病率

肠套叠可发生于任何年龄,近 2/3 是男孩,以 9 个月婴儿最多见,半数以上为 1 岁以内婴儿,2 岁以上发病者仅占 10％～25％。大多数患儿营养状况良好,身体健康。在呼吸道感染和胃肠炎的流行高峰期,肠套叠发病相应增加。该病也可见于早产儿,有人推测胎儿期肠套叠可致小肠闭锁。

二、病因及发病机制

顾名思义,肠套叠即一部分肠管套入另一段肠管中,其命名原则是将近端套入部肠段的名字放前面,随之以远端套鞘部肠段的名字,例如回结型即回肠入结肠内。80％以上的肠套叠为回结型,其他依次为回回、盲结型、结结型及空空型。由于近端肠管的肠系膜亦套入远端肠腔,系膜血管受压致静脉回流受阻、肠壁水肿,如不马上复位,可因随之发生的动脉血供不足致肠坏死。若不及时诊治,患儿最终将死于脓毒血症。

肠套叠分为原发性和继发性两种。

(一)原发性肠套叠

90％的肠套叠属于原发性,套入肠段及周围组织无显著器质性病变。肠套叠可有一个起始点,随着肠蠕动,其近端的肠管套入远端的肠腔中。几乎每个患者术中均可发现位于套入肠段头部的肠壁淋巴结肿大。肠套叠一般好发于上呼吸道感染或胃肠炎后,50％以上与腺病毒和轮状病毒感染有关,这也解释了 Peyer 集合淋巴结肿大的原因,而肿大的 Peyer 集合淋巴结凸入肠腔可能正是激发肠套叠的诱因。

(二)继发性肠套叠

肠套叠起始点有明确病理异常的占 2％～12％,包括:梅克尔憩室、阑尾、息肉、肿瘤、过敏性紫癜导致的黏液下出血、非霍奇金淋巴瘤、异物、异位胰腺或胃黏液、肠重复畸形等,其中梅克尔憩室最为常见。患儿发病年龄越大,存在继发性肠套叠的可能越大。

囊性纤维化患者易发生肠套叠,且可能反复发作,故需多次复位。其可能原因为肠道分泌液浓缩以及粪石形成,多见于 9～12 岁儿童。

三、临床表现

肠套叠可致腹部绞痛,表现为原先安静的患儿突然出现明显烦躁不适,可有全身强直,双腿向腹部屈曲,表情痛苦,症状突发突止;无法表达的小婴儿则出现阵发性哭吵,发作间隙表现正常或安静入睡。随着病情进展,腹痛间歇可出现淡漠、嗜睡。常见呕吐,开始为不消化食物,继而吐胆汁样物,呕吐后可有全身扭动,屏气表现。肠套叠初期,结肠蠕动增加,肠腔内压升高,患儿排出少量正常粪便;后期粪便中出现血迹,随之因肠缺血坏死而排暗红色血块或果酱样大便。

体格检查,早期生命体征平稳,腹痛发作时,可听到亢进的肠鸣音。发作间歇期触诊可有右下腹平坦空虚感,这是由于盲肠和回盲部套入横结肠至右上腹所致;此外还可触及部位不固定的包块。因一侧肠系膜及血管牵拉,肿块通常呈弧形。肛指检查可能发现血迹或带血的黏液。症状持续时间越长,出血量越大。

梗阻时间过长的患儿可能出现脱水及菌血症,导致心动过速和发热,偶见低血容量性或感染性休克。如果肠套叠套入部从肛门脱出,尤其是外观呈蓝黑色,提示病情十分危重。若回肠套至直肠,意味着套入程度深,肠管血运障碍严重,发生缺血坏死的可能性大,此时常伴有全身症状。需要警惕的是误将脱出的肠套叠当成普通脱肛进行复位,这是相当危险的,其中结结型最易误诊。为避免误诊,可在复位前,将一涂满润滑油的压舌板沿着凸出肿物边缘插入肛门,若插入深度达到 1～2cm,即可确诊肠套叠。此外,直肠脱垂患者一般无呕吐及败血症表现。

四、影像学检查

半数以上病例,腹部平片可有可疑表现,如腹部包块影、气体及粪块分布异常、结肠充气减少以及出现肠梗阻时的液气平面。但以上均为非特异性表现。

怀疑患儿肠套叠,可行 B 超检查协助诊断。1977 年有学者首次报道了肠套叠的超声特征,其后又有许多文章做了描述,主要有"靶环征"与"伪肾影"。"靶环征"表现为 B 超的横断面上两个低回声区中间有一高回声区;"伪肾影"表现为纵切面上低回声区和高回声区重叠,提示存在肠壁水肿。肠套叠复位后,B 超图像可见较小的"面包圈"样环状回声,这是由于回肠末端和回盲瓣水肿所致。超声检查没有电离辐射,诊断较精确,但主要用于那些临床表现不甚典型的肠套叠患儿。若患儿有典型的疼痛发作,排果酱样大便,应直接采用空气或液体灌肠复位。

凡健康婴幼儿突然发生阵发性腹痛或阵发性哭闹、呕吐、便血和腹部扪及腊肠样肿块时可确诊。肠套叠早期在未排出血便前应做直肠指检。

本病应与下列疾病鉴别。

(一)细菌性痢疾

夏季发病多,大便含黏液、脓血,里急后重,多伴有高热等感染中毒症状。粪便检查可见成堆脓细胞,细菌培养阳性。但必须注意细菌性痢疾偶尔亦可引起肠套叠,两种疾病可同时存在或肠套叠继发于细菌性痢疾后。

（二）梅克尔憩室出血

大量血便，常为无痛性，亦可并发肠套叠。

（三）过敏性紫癜

有阵发性腹痛、呕吐、便血，由于肠管有水肿、出血、增厚，有时左右下腹可触及肿块，但绝大多数患儿有出血性皮疹、关节肿痛，部分病例有肾脏病变。该病由于肠蠕动功能紊乱和肠壁血肿，也可并发肠套叠。

五、治疗

随着医学的发展，从 20 世纪 40 年代中期开始，肠套叠的死亡率明显下降，且少见重症患儿。

阵发性哭吵、排果酱样大便和腹部触及包块的患儿要高度怀疑肠套叠的可能。若全身情况良好，可即刻行空气或液体（钡剂）灌肠。空气或液体（钡剂）灌肠既是诊断也是复位方法。

腹膜炎、肠穿孔、败血症以及可疑肠坏死等均是灌肠禁忌证。症状持续时间越长，灌肠复位的可能性就越小，危险性就越大。

较之钡剂灌肠，空气灌肠具有快速安全、操作更简单、并发症更少及射线照射时间更短等优点。因能够准确获知灌肠压力大小，故有更高成功率。特别是一旦穿孔，钡剂灌肠危害严重。目前国内已普遍采用空气灌肠复位法，复位成功率为 75% ~ 94%。若首次复位不成功，可在麻醉下再行试灌。

复位成功后，一般需口服碳片，观察其排出情况，并告知家长，无论是灌肠还是手术，复位成功后均有复发可能。

肠穿孔是空气灌肠最危险的并发症。一旦发生，应立即在剑突与脐连线中点处插入一粗针头，减张排气，并行急诊手术。

少数肠套叠有自发复位的可能。

手术治疗：如果患儿已有休克或腹膜炎症状或灌肠复位失败，需行剖腹探查。术前应予胃肠减压、静脉输液和预防性抗生素应用等。术中须探查是否存在诱发肠套叠的器质性病变。

六、复发性肠套叠

肠套叠复发率为 2% ~ 20%，其中约 1/3 发生于首次发病当日，大多数则在 6 个月内复发。复发者往往没有固定套入部，同一患者可复发多次。手术复位或行肠切除者较少复发。与首次发病者比较，无手术治疗史的复发肠套叠，灌肠复位成功率几乎完全相同甚至略高。复发患者通常就诊较早，症状较轻，仅表现为不适和烦躁。需要注意的是，复发肠套叠应考虑存在肠道病变可能。

七、术后肠套叠

胸腹部手术术后均有继发肠套叠可能。患儿术后出现肠梗阻表现时，往往首先使人想到绞窄性肠梗阻,因此很少在再次探查术前明确肠套叠诊断。大多术后肠套叠发生于术后1个月内,平均10天左右。造影检查有助于诊断,可表现为小肠梗阻。术后肠套多为回回型,需手术复位,但无需肠切除。

第九节 功能性消化不良

功能性消化不良(FD)是指有持续存在或反复发作的上腹痛、腹胀、早饱、嗳气、厌食、胃灼热、泛酸、恶心及呕吐等消化功能障碍症状,经各项检查排除器质性疾病的一组小儿消化内科最常见的临床综合征。功能性消化不良的患儿主诉各异,又缺乏肯定的特异病理生理基础,因此,对这一部分患者,曾有许多命名,主要有功能性消化不良、非溃疡性消化不良(NUD)、特发性消化不良、原发性消化不良、胀气性消化不良以及上腹不适综合征等。目前国际上多采用前三种命名,而"功能性消化不良"尤为大多数学者所接受。

一、病因及发病机制

FD的病因不明,其发病机制亦不清楚。目前认为是多种因素综合作用的结果。这些因素包括了饮食和环境、胃酸分泌、幽门螺旋杆菌感染、消化道运动功能异常、心理因素以及一些其他胃肠功能紊乱性疾病,如胃食管反流性疾病(GERD)、吞气症及肠易激综合征等。

(一)饮食与环境因素

FD患者的症状往往与饮食有关,许多患者常常主诉一些含气饮料、咖啡、柠檬或其他水果以及油炸类食物会加重消化不良。虽然双盲法食物诱发试验对食物诱因的意义提出了质疑,但许多患儿仍在避免上述食物并平衡了膳食结构后感到症状有所减轻。

(二)胃酸

部分FD的患者会出现溃疡样症状,如饥饿痛,在进食后渐缓解,腹部有指点压痛,当给予制酸剂或抑酸药物症状可在短期内缓解。这些都提示这类患者的发病与胃酸有关。

然而绝大多数研究证实FD患者基础胃酸和最大胃酸分泌量没有增加,胃酸分泌与溃疡样症状无关,症状程度与最大胃酸分泌也无相关性。所以,胃酸在功能性消化不良发病中的作用仍需进一步研究。

(三)慢性胃炎与十二指肠炎

功能性消化不良患者中大约有30%～50%经组织学检查证实为胃窦胃炎,欧洲不少国家将慢性胃炎视为功能性消化不良,认为慢性胃炎可能通过神经及体液因素影响胃的运动功能,也有学者认为非糜烂性十二指肠炎也属于功能性消化不良。应当指出的是,功能性消化不良症状的轻重并不与胃黏膜炎症病变相互平行。

(四)幽门螺杆菌感染

幽门螺杆菌是一种革兰阴性细菌,一般定植于胃的黏液层表面。幽门螺杆菌感染与功能性消化不良关系的研究结果差异很大,有些研究认为幽门螺杆菌感染是FD的病理生理因素之一,因为在成人中,功能性消化不良患者的胃黏膜内常可发现幽门螺杆菌,检出率在40%～70%之间。但大量的研究却表明:FD患者的幽门螺杆菌感染率并不高于正常健康人,阳性幽门螺杆菌和阴性幽门螺杆菌者的胃肠运动和胃排空功能无明显差异,且幽门螺杆菌阳性的FD患者经根除幽门螺杆菌治疗后其消化不良症状并不一定随之消失,进一步研究证实幽门螺杆菌特异性抗原与FD无相关性,甚至其特异血清型CagA与任何消化不良症状或任何原发性功能性上腹不适症状均无关系。目前国内学者的共识意见为幽门螺杆菌感染为慢性活动性胃炎的主要病因,有消化不良症状的幽门螺杆菌感染者可归属于FD范畴。

(五)胃肠运动功能障碍

许多的研究都认为FD其实是胃肠道功能紊乱的一种。它与其他胃肠功能紊乱性疾病有着相似的发病机制。近年来随着对胃肠功能疾病在生理学(运动-感觉)、基础学(脑-肠作用)及精神社会学等方面的进一步了解,并基于其所表现的症状及解剖位置,罗马委员会制定了新的标准,即罗马Ⅲ标准。罗马Ⅲ标准不仅包括诊断标准,亦对胃肠功能紊乱的基础生理、病理、神经支配及胃肠激素、免疫系统做了详尽的叙述,同时在治疗方面也提出了指导性意见。因此罗马Ⅲ标准是目前世界各国用于功能性胃肠疾病诊断、治疗的一个共识文件。

该标准认为:胃肠道运动在消化期与消化间期有不同的形式和特点。消化间期运动的特点则是呈现周期性移行性综合运动。空腹状态下由胃至末端回肠存在一种周期性运动形式,称为消化间期移行性综合运动(MMC)。大约在正常餐后4～6小时,这种周期性、特征性的运动起于近端胃,并缓慢传导到整个小肠。每个MMC由4个连续时相组成:Ⅰ相为运动不活跃期;Ⅱ相的特征是间断性蠕动收缩;Ⅲ相时胃发生连续性蠕动收缩,每个慢波上伴有快速发生的动作电位(峰电位),收缩环中心闭合而幽门基础压力却不高,处于开放状态,故能清除胃内残留食物;Ⅳ相是Ⅲ相结束回到Ⅰ相的恢复期。与之相对应,在Ⅲ期还伴有胃酸分泌、胰腺和胆汁分泌。在消化间期,这种特征性运动有规则的重复出现,每一周期约90分钟左右。空腹状态下,十二指肠最大收缩频率为12次/分,从十二指肠开始MMC向远端移动速度为5～10cm/min,90分钟后达末端回肠,其作用是清除肠腔内不被消化的颗粒。

消化期的运动形式比较复杂。进餐打乱了消化间期的活动,出现一种特殊的运动类型:胃窦-十二指肠协调收缩。胃底出现容受性舒张,远端胃出现不规则时相性收缩,持续数分钟后进入较稳定的运动模式,即3次/分的节律性蠕动性收缩,并与幽门括约肌的开放和十二指肠协调运动,推动食物进入十二指肠。此时小肠出现不规则、随机的收缩运动,并根据食物的大小和性质,使得这种运动模式可维持2.5～8小时。此后当食物从小肠排空后,又恢复消化间期模式。

在长期的对FD患者的研究中发现:约50%FD患者存在餐后胃排空延迟,可以是液体或(和)固体排空障碍。小儿FD中有61.53%胃排空迟缓。这可能是胃运动异常的综合表现,胃近端张力减低、胃窦运动减弱以及胃电紊乱等都可以影响胃排空功能。胃内压力测定发现,25%功能性消化不良胃窦运动功能减弱,尤其餐后明显低于健康人,甚至胃窦无收缩。儿童中,FD患儿胃窦收缩幅度明显低于健康儿。胃容量,压力关系曲线和电子恒压器检查发现患者胃近端容纳舒张功能受损,胃顺应性降低,近端胃壁张力下降。

部分FD患者有小肠运动障碍,以近端小肠为主,胃窦-十二指肠测压发现胃窦-十二指肠运动不协调,主要是十二指肠运动紊乱,约有 1/3 的 FD 存在肠易激综合征。

(六)内脏感觉异常

许多功能性消化不良的患者对生理或轻微有害刺激的感受异常或过于敏感。一些患者对灌注酸和盐水的敏感性提高;一些患者即使在使用了 H_2 受体拮抗剂阻断酸分泌的情况下,静脉注射五肽胃泌素仍会发生疼痛。一些研究报道,球囊在近端胃膨胀时,功能性消化不良患者的疼痛往往会加重,他们疼痛发作时球囊膨胀的水平显著低于对照组。因此,内脏感觉的异常在功能性消化不良中可能起到了一定作用。但这种感觉异常的基础尚不清楚,初步研究证实功能性消化不良患者存在两种内脏传入功能障碍,一种是不被察觉的反射传入信号,另一种为感知信号。两种异常可单独存在,也可以同时出现于同一患者。当胃肠道机械感受器感受扩张刺激后,受试者会因扩张容量的逐渐增加而产生感知、不适及疼痛,从而获得不同状态的扩张容量,功能性消化不良患者感知阈明显低于正常人,表明患者感觉过敏。

(七)心理-社会因素

心理学因素是否与功能性消化不良的发病有关一直存在着争议。国内有学者曾对 186 名 FD 患者的年龄、性别、生活习惯以及文化程度等进行了解,并做了焦虑及抑郁程度的评定,结果发现 FD 患者以年龄偏大的女性多见,它的发生与焦虑及抑郁有较明显的关系。但目前尚无确切的证据表明功能性消化不良症状与精神异常或慢性应激有关。功能性消化不良患者重大生活应激事件的数量也不一定高于其他人群,但很可能这些患者对应激的感受程度要更高。所以作为医生,要了解患者的疾病就需要了解患者的性格特征及生活习惯等,这可能对治疗非常重要。

(八)其他胃肠功能紊乱性疾病

1. 胃食管反流性疾病(GERD)

胃灼热和反流是胃食管反流的特异性症状,但是许多 GERD 患者并无此明显症状,有些患者主诉既有胃灼热又有消化不良。目前有许多学者已接受了以下看法:有少数 GERD 患者并无食管炎,许多 GERD 患者具有复杂的消化不良病史,而不仅是单纯胃灼热与酸反流症状。用食管 24 小时 pH 监测研究发现:约有 20% 的功能性消化不良患者和反流性疾病有关。最近 Sand Lu 等报告,20 例小儿厌食中,12 例有胃食管反流。因此,有充分的理由认为胃食管反流性疾病和某些功能性消化不良的病例有关。

2. 吞气症

许多患者常下意识地吞入过量的空气,导致腹胀、饱胀和嗳气,这种情况也常继发于应激或焦虑。对于此类患者,治疗中进行适当的行为调适往往非常有效。

3. 肠易激综合征(IBS)

功能性消化不良与其他胃肠道紊乱之间常常有许多重叠。约有 1/3 的 IBS 患者有消化不良症状;功能性消化不良患者中有 IBS 症状的比例也近似。

二、临床表现及分型

临床症状主要包括上腹痛、腹胀、早饱、嗳气、厌食、胃灼热、泛酸、恶心和呕吐。病程多在

2年内,症状可反复发作,也可在相当一段时间内无症状。可以某一症状为主,也可有多个症状的叠加。多数难以明确引起或加重病情的诱因。

1989年,美国芝加哥FD专题会议将功能性消化不良分为5个亚型:反流样消化不良、运动障碍样消化不良、溃疡样消化不良、吞气症及特发性消化不良。目前采用较多的是4型分类:①运动障碍样型;②反流样型;③溃疡样型;④非特异型。

(一)运动障碍样消化不良

此型患者的表现以腹胀、早饱及嗳气为主。症状多在进食后加重。过饱时会出现腹痛、恶心,甚至呕吐。动力学检查约50%～60%患者存在胃近端和远端收缩和舒张障碍。

(二)反流样消化不良

突出的表现是胸骨后痛,胃灼热,反流。内镜检查未发现食管炎,但24小时pH监测可发现部分患者有胃食管酸反流。对于无酸反流者出现此类症状,认为与食管对酸敏感性增加有关。

(三)溃疡样消化不良

主要表现与十二指肠溃疡特点相同,夜间痛,饥饿痛,进食或服抗酸剂能缓解,可伴有反酸,少数患者伴胃灼热,症状呈慢性周期性。内镜检查未发现溃疡和糜烂性炎症。

(四)非特异型消化不良

消化不良表现不能归入上述类型者。常合并肠易激综合征。

但是,2006年颁布的罗马Ⅲ标准对FD的诊断更加明确及细化:指经排除器质性疾病、反复发生上腹痛、烧灼感、餐后饱胀或早饱半年以上且近3个月有症状,成人根据主要症状的不同还将FD分为餐后不适综合征(PDS,表现为餐后饱胀或早饱)和腹痛综合征(EPS,表现为上腹痛或烧灼感)两个亚型。

三、诊断及鉴别诊断

(一)诊断

对于功能性消化不良的诊断,首先应排除器质性消化不良。除了仔细询问病史及全面体检外,应进行以下的器械及实验室检查:①血常规;②粪隐血试验;③上消化道内镜;④肝胆胰超声;⑤肝肾功能;⑥血糖;⑦甲状腺功能;⑧胸部X检查。其中①～④为第一线检查,⑤～⑧为可选择性检查,多数根据第一线检查即可基本确定功能性消化不良的诊断。此外,近年来开展的胃食管24小时pH监测、超声或放射性核素胃排空检查以及胃肠道压力测定等多种胃肠道动力检查手段,在FD的诊断与鉴别诊断上也起到了十分重要的作用。许多原因不明的腹痛、恶心及呕吐患者往往经胃肠道压力检查找到了病因,这些检查也逐渐开始应用于儿科患者。

(二)功能性消化不良通用的诊断标准

(1)慢性上腹痛、腹胀、早饱、嗳气、泛酸、胃灼热、恶心、呕吐、喂养困难等上消化道症状,持续至少4周。

(2)内镜检查未发现胃及十二指肠溃疡、糜烂和肿瘤等器质性病变,未发现食管炎,也无上述疾病史。

(3)实验室、B超及X线检查排除肝、胆、胰疾病。

(4)无糖尿病、结缔组织病、肾脏疾病及精神病史。

(5)无腹部手术史。

(三)儿童功能性消化不良的罗马Ⅲ诊断标准

必须包括以下所有项:

(1)持续或反复发作的上腹部(脐上)疼痛或不适。

(2)排便后不能缓解或症状发作与排便频率或粪便性状的改变无关(即除外肠易激综合征)。

(3)无炎症性、解剖学、代谢性或肿瘤性疾病的证据可以解释患儿的症状。

诊断前至少2个月内,症状出现至少每周1次,符合上述标准。

(四)鉴别诊断

1.胃食管反流

胃食管反流性疾病功能性消化不良中的反流亚型与其鉴别困难。胃食管反流性疾病具有典型或不典型反流症状,内镜证实有不同程度的食管炎症改变,24小时食管pH监测有酸反应,无内镜下食管炎表现的患者属于反流样消化不良或胃食管反流性疾病不易确定,但两者在治疗上是相同的。

2.具有溃疡样症状的器质性消化不良

包括:十二指肠溃疡、十二指肠炎、幽门管溃疡、幽门前区溃疡、糜烂性胃窦炎。在诊断功能性消化不良溃疡亚型前,必须进行内镜检查以排除以上器质性病变。

3.胃轻瘫

许多全身性的或消化道疾病均可引起胃排空功能的障碍,造成胃轻瘫。较常见的原因有糖尿病、尿毒症及结缔组织病。在诊断功能性消化不良运动障碍亚型时,应仔细排除其他原因所致的胃轻瘫。

4.慢性难治性腹痛(CIPA)

CIPA患者70%为女性,多有身体或心理创伤史。患者常常主诉有长期腹痛(超过6个月),且腹痛弥漫,多伴有腹部以外的症状。大多数患者经过广泛的检查而结果均为阴性。这类患者多数有严重的潜在的心理疾患,包括抑郁、焦虑和躯体形态的紊乱。他们常坚持自己有严重的疾病并要求进一步检查。对这类患者应提供多种方式的心理、行为和药物联合治疗。

四、治疗

(一)一般治疗

1.护理

养成良好的饮食习惯及生活规律,少吃生冷及刺激性食物。

2.营养管理

由护士对患者的营养状况进行初始评估,记录在《住院患者评估记录》中。总分≥3分,有营养不良的风险,需在 24 小时内通知营养科医师会诊。

3. 疼痛管理

由护士对腹痛情况进行初始评估,疼痛评分在 4 分以上的,应在 1 小时内报告医师,联系麻醉科医师会诊。

4. 心理治疗

有躯体化症状者,请心理科医师协助心理治疗。

(二)药物治疗

对于功能性消化不良,药物治疗的效果不太令人满意。目前为止没有任何一种特效的药物可以使症状完全缓解。而且,症状的改善也可能与自然病程中症状的时轻时重有关或者是安慰剂的作用。所以治疗的重点应放在生活习惯的改变和采取积极的克服策略上,而非一味地依赖于药物。在症状加重时,药物治疗可能会有帮助,但应尽量减少用量,只有在有明确益处时才可长期使用。

下面介绍一下治疗功能性消化不良的常用药物:

1. 抗酸剂和制酸剂

(1)抗酸剂:在消化不良的治疗用药中,抗酸剂是应用最广泛的一种。在西方国家这是一种非处方药,部分患者服用抗酸剂后症状缓解,但也有报告抗酸剂与安慰剂在治疗功能性消化不良方面疗效相近。

抗酸剂(碳酸氢钠、氢氧化铝、氧化镁、三硅酸镁):在我国常用的有碳酸钙口服液、复方氢氧化铝片及胃达。这类药物对于缓解饥饿痛、反酸及胃灼热等症状有较明显效果。但药物作用时间短,须多次服用,而长期服用易引起不良反应。

(2)抑酸剂:抑酸剂主要指 H_2 受体拮抗剂和质子泵抑制剂。

H_2 受体拮抗剂治疗功能性消化不良的报道很多,药物的疗效在统计学上显著优于安慰剂。主要有西咪替丁、雷尼替丁及法莫替丁等。它们抑制胃酸的分泌,无论对溃疡亚型和反流亚型都有明显的效果。

质子泵抑制剂奥美拉唑,可抑制壁细胞 H^+-K^+-ATP 酶,抑制酸分泌作用强,持续时间长,适用于 H_2 受体拮抗剂治疗无效的患者。

2. 促动力药物

根据有对照组的临床验证,现已肯定甲氧氯普胺(胃复安)、多潘立酮(吗丁啉)及西沙比利对消除功能性消化不良诸症状确有疗效。儿科多潘立酮应用较多。

(1)甲氧氯普胺:有抗中枢和外周多巴胺作用,同时兴奋 5-HT$_4$ 受体,促进内源性乙酰胆碱释放,增加胃窦-十二指肠协调运动,促进胃排空。儿童剂量每次 0.2mg/kg,3~4 次/日,餐前 15~20 分钟服用。因不良反应较多,故临床应用逐渐减少。

(2)多潘立酮:为外周多巴胺受体阻抗剂,可促进固体和液体胃排空,抑制胃容纳舒张,协调胃窦-十二指肠运动,松弛幽门,从而缓解消化不良症状。儿童剂量每次 0.3mg/kg,3~4 次/日,餐前 15~30 分钟服用。1 岁以下儿童由于血-脑屏障功能发育尚未完全,故不宜服用。

(3)西沙比利:通过促进胃肠道肌层神经丛副交感神经节后纤维末梢乙酰胆碱的释放,增强食管下端括约肌张力,加强食管、胃、小肠和结肠的推进性运动。对胃的作用主要有增加胃窦收缩,改善胃窦-十二指肠协调运动。降低幽门时相性收缩频率,使胃电活动趋于正常,从而加速胃排空。儿童剂量每次 0.2mg/kg,3～4 次/日,餐前 15～30 分钟服用。临床研究发现该药能明显改善消化不良症状,但因心脏的不良反应,故应用受到限制。

(4)红霉素:虽为抗生素,也是胃动素激动剂,可增加胃近端和远端收缩活力,促进胃推进性蠕动,加速空腹和餐后胃排空,可用于 FD 小儿。

3. 胃黏膜保护剂

这类药物主要有硫糖铝、米索前列醇、恩前列素及蒙脱石散等。临床上这类药物的应用主要是由于功能性消化不良的发病可能与慢性胃炎有关,患者可能存在胃黏膜屏障功能的减弱。

4.5-HT_3 受体拮抗剂和阿片类受体激动剂

这两类药物促进胃排空的作用很弱,用于治疗功能性消化不良患者的原理是调节内脏感觉阈。但此类药在儿科中尚无用药经验。

5. 抗焦虑药

国内有人使用小剂量多虑平和多潘立酮结合心理疏导治疗功能性消化不良患者,发现对上腹痛及嗳气等症状有明显的缓解作用,较之不使用多虑平的患者有明显提高。因此,在对FD 的治疗中,利用药物对心理障碍进行治疗有一定的临床意义。

第十节　消化性溃疡

消化性溃疡(PU)是指那些接触消化液(胃酸和胃蛋白酶)的胃肠黏膜及其深层组织的一种局限性黏膜缺损,其深度达到或穿透黏膜肌层。溃疡好发于十二指肠和胃,但也可发生于食管、小肠及胃肠吻合口处,极少数发生于异位的胃黏膜,如 Meckel 憩室。本病 95% 以上发生在胃和十二指肠,即又称胃溃疡和十二指肠溃疡。近年来随着诊断技术的进步,尤为消化内镜在儿科的普及应用,该病的检出率明显上升,上海瑞金医院溃疡病平均检出率占胃镜检查的12%;成人中报道约有 10% 的人在其一生中有过溃疡病。

一、病因及发病机制

消化性溃疡的病因繁多,有遗传、精神、环境、饮食、吸烟及内分泌等因素,迄今尚无定论,发病机制多倾向于攻击因素-防御因素失衡学说。正常情况下胃黏膜分泌黏液,良好的血液运输、旺盛的细胞更新能力及胃液分泌的调节机制等防御因素处于优势或与盐酸、胃蛋白酶及幽门螺杆菌等攻击因素保持平衡;一旦攻击因素增强或(和)防御因素削弱则可形成溃疡。目前认为,在上述因素中两大环境因素对大多数溃疡患者的发病有重要意义,即幽门螺杆菌感染与非甾体类抗炎药的使用。

(一)致消化性溃疡的有害因素

消化性溃疡形成的基本因素是胃酸及胃蛋白酶分泌增加。

1. 胃酸

1910 年 Schwartz 提出"无酸无溃疡"的名言,现在仍然正确。胃酸是由胃黏膜的壁细胞分泌,壁细胞上有3种受体即乙酰胆碱受体、胃泌素受体及组胺受体。这3种受体在接受相应物质乙酰胆碱、胃泌素及组胺的刺激后产生泌酸效应。迷走神经活动亦与胃酸分泌有关。

(1)壁细胞泌酸过程可分3步:①组胺、胆碱能递质或胃泌素与细胞底一边膜上的相应受体结合;②经第二信息(AMP、Ca^{2+})介导,使刺激信号由细胞内向细胞顶端膜传递;③在刺激下,使H^+-K^+-ATP酶移至分泌性微管,将H^+从胞质泵向胃腔,生成胃酸。一般情况下组胺、乙酰胆碱和胃泌素除单独地促进胃酸分泌外,还有协同作用。

(2)正常人平均每日胃液分泌量1000~1500mL,盐酸40mmol/L;十二指肠溃疡(DU)患者每日胃液分泌量1500~2000mL,盐酸40~80mmol/L;而胃溃疡(GU)患者每日胃液分泌量及盐酸多在正常范围。胃酸分泌随着年龄改变而变化,小儿出生时胃液呈碱性,24~48小时游离酸分泌达高峰,此认为与来自母体的胃泌素通过胎盘有直接关系,2天后母体胃泌素减少,胃酸降低。10天以后上升,1~4岁持续低水平,4岁以后渐升高。所以新生儿在出生2天后就可发生急性胃溃疡及胃穿孔。由于胃酸分泌随年龄增加,年长儿消化性溃疡较婴儿多。

(3)胃酸增高的原因

①壁细胞数量增加:正常男性为$1.09×10^9$,女性为$0.82×10^9$。而DU为$1.8×10^9$(增加1倍多),GU为$0.8×10^9$(接近正常)。

②促胃泌素:人促胃泌素G17(胃窦部最高)或C34(十二指肠最高),DU患者促胃泌素无增加。有人提出DU患者胃酸分泌增高可能与壁细胞对胃泌素刺激敏感有关。Isenberg和Grossman曾给DU及非溃疡(NUD)患者注射8个不同剂量的促胃泌素,结果达到最大胃酸分泌量(MAO)时促胃液素半数有效量NDU的均值是$148.2+30.3$,DU为$60.5±96$,说明DU患者酸分泌过高是壁细胞对促胃液素敏感所致。

③驱动胃酸分泌增加的其他因素:神经、内分泌及旁分泌等因素可影响胃酸分泌增加,消化性溃疡患者基础胃酸分泌量分泌的紧张度增加,敏感性也增加。

2.胃蛋白酶

胃壁主细胞分泌胃蛋白酶原,按照免疫化学分型,分为蛋白酶原Ⅰ(PGI)和蛋白酶原Ⅱ(PGH)。PGI存在5种亚型,分布于胃体主细胞,PGⅡ存在于胃体及胃窦。应用放免法可在30%~50%DU患者血中测出PGI升高,当达到130μg/L,其致DU的危险较正常人增高3倍。PCⅡ升高时致GU危险性增高3倍。

胃蛋白酶的消化作用是与胃酸紧密联系在一起的,当胃酸pH1.8~2.5时胃蛋白酶活性达到最佳状态,当pH>4时胃蛋白酶失去活性,不起消化作用。故消化作用必须有足够的酸使pH达到3以下才能激活胃蛋白酶,胃酸与胃蛋白酶共同作用产生溃疡,但胃酸是主要因素。小儿出生时胃液中胃蛋白酶含量极微,以后缓慢增加,至青春期达到成人水平。

3.胆汁酸盐

胆汁与胃溃疡的关系早有报道。在胃窦或十二指肠发生动力紊乱时,胆汁反流入胃,引起胃黏膜损伤,特别是胆汁和胰液在十二指肠互相混合生成溶血卵磷脂,后者破坏胃黏膜屏障,使氢离子反向弥散而损害胃黏膜。现认为胆汁对胃黏膜的损伤,主要是由胆汁酸(胆盐)所致。胆盐有增加胃内氢离子的反向弥散和降低黏膜电位差的作用,与胃内的酸性环境和胆汁的浓度有密切关系。动物实验表明氢离子反向弥散在胆汁高浓度和pH2的条件下反应最显著,低浓度和pH8的条件下反应轻微。

胆汁酸刺激肥大细胞释放组胺,组胺可使胃黏膜血管扩张,毛细血管壁的通透性增加,导致黏膜水肿、出血、发炎及糜烂,在这样的情况下黏膜很容易发展成溃疡。

4.幽门螺杆菌感染

幽门螺杆菌与慢性胃炎密切相关,抑制幽门螺杆菌使原发性消化性溃疡愈合率增加,消除幽门螺杆菌以后溃疡复发率显著下降,细菌的消除以及胃十二指肠炎的消退在很多研究中与溃疡不复发有关。文献报道,在未服用ASA及其他NSAIDs的胃十二指肠溃疡患者中,90%以上均有幽门螺杆菌感染引起的慢性活动性胃炎,仅约5%~10%的十二指肠溃疡患者及30%的胃溃疡患者无明确的幽门螺杆菌感染的证据。且根除幽门螺杆菌后消化性溃疡1年复发率<10%,而幽门螺杆菌(+)的消化性溃疡愈合后1年复发率50%左右,2年复发率几乎达100%,所以,无酸无溃疡,有被"无幽门螺杆菌感染无溃疡"取代或者两者并存的趋势。

幽门螺杆菌感染在胃黏膜的改变很大程度上可能与幽门螺杆菌的产物(细胞毒素及尿素酶)以及炎症过程有关。幽门螺杆菌感染和黏膜的炎症可破坏胃及十二指肠黏膜屏障的完整性,DU不伴幽门螺杆菌少见,但不清楚的是为什么只有一小部分感染了幽门螺杆菌的患者发展为消化性溃疡,其发病机制如何? 现认为可能与以下有关。

(1)幽门螺杆菌菌株:不同的幽门螺杆菌菌株有不同的致病性,产生不同的临床结果,具有细胞空泡毒素(CagA及VagA)的幽门螺杆菌菌株感染,使患溃疡的机会增加。目前已发现儿童溃疡患者感染此菌比例很高。

(2)宿主的遗传易感性:O型血的人较其他血型者DU发生率高30%~40%,血型物质不分泌型者发生DU的可能性高40%~50%,也有研究认为幽门螺杆菌感染和不同的血型抗原是DU发生中两个独立的因素。

(3)炎症反应:中性粒细胞引起氧化反应。幽门螺杆菌表面蛋白质激活单核细胞和巨噬细胞,分泌IL-1及TNF,合成血小板激活因子而产生严重的病理反应。

(4)酸分泌反应:有报道幽门螺杆菌感染者,食物蛋白胨等可引起胃窦G细胞促胃泌素的释放增加,细菌消除后恢复正常。更多认为幽门螺杆菌感染导致胃窦部炎症,使胃窦部胃泌素释放增加,生长抑素分泌下降而致胃酸分泌增加。

(5)十二指肠的胃上皮化生:幽门螺杆菌引起十二指肠胃黏膜化生,使十二指肠碳酸氢盐分泌降低,胃酸分泌增加。

另有人认为幽门螺杆菌产生的细胞空泡毒素在胃液中释放与激活,通过幽门到肠管,活化的空泡毒素在未被肠内一些蛋白酶消化前,即引起十二指肠上皮细胞空泡形成,于是在十二指肠缺乏幽门螺杆菌存在的条件下导致十二指肠溃疡。

5.药物因素

引起消化性溃疡的药物中较重要的有三类:

(1)阿司匹林(ASA)。

(2)非甾体抗炎药物(NSAIDs),如吲哚美辛及保泰松。

(3)肾上腺皮质激素。ASA及大多数其他NSAIDs与消化性溃疡的相互作用表现在几个方面:小剂量时可致血小板功能障碍;稍大剂量可引起急性浅表性胃黏膜糜烂致出血,约2/3

长期使用 NSAIDs 的患者存在胃十二指肠黏膜病变,其中大多数为浅表损害,约 1/4 长期应用药物的患者有溃疡病。但 ASA/NSAIDs 致胃溃疡机制尚不清楚,现认为是这些药物直接损伤胃黏膜,除使氢离子逆向弥散增加之外,还可抑制前列腺素合成,使胃酸及胃蛋白酶分泌增加,胃黏膜血液供应障碍,胃黏膜屏障功能下降。

6. 遗传因素

(1)GU 和 DU 同胞患病比一般人群高 1.8 倍和 2.6 倍,GU 易患 GU、DU 易患 DU。儿童中 DU 患儿家族史明显。O 型血发生 PUD 高于其他血型 35% 左右,主要为 DU;且溃疡伴出血、穿孔,并发症者以 O 型多见。调查发现,DU 患儿男性多于女性,48.08% 系 DU 家族史,家族发病率一级家属>二级家属>三级家属,一级家属的发病率高于普通人群的 11 倍,O 型血多见,占患儿的 44.23%,且症状严重。

(2)HLA 是一种复杂的遗传多态性系统,基因位点在第 6 对染色体的短臂上,至今发现多种疾病与某些 HLA 抗原有相关性。HLA 血清分型发现 HLA-B5、HLA-B$_{12}$、HLA-BW35 与 DU 有相关性。HIA-DQAl * 03 基因与 DU 有关。上海市瑞金医院对十二指肠溃疡患儿 HIA-DQA1 基因检测发现,DU 患儿 * 03 等位基因频率明显低于健康正常儿童,提示 * 03 基因对 DU 有重要的抵抗作用。

(3)胃蛋白酶原(PG)是胃蛋白酶前体,分泌 PGI 及 PGⅡ,家系调查发现 DU 患者一半血清中 PGI 含量增高,在高 PGI 后代,50% 也显示高 PGI,表明 PGI 血症患者为单染色体显性遗传,支持 DU 遗传基因存在。

7. 精神因素

15 年前,对胃造瘘患者观察发现,人胃黏膜随人的情绪变化而出现不同的反应,兴奋时,胃黏膜充血,胃液分泌增多,胃运动加强;而抑郁和绝望时,胃黏膜苍白,胃运动减慢。近代研究发现,当机体处于精神紧张或应激状态时,可产生一系列的生理、神经内分泌及神经生化。胃肠道的功能,包括胃液分泌及胃肠运动都会在情绪、催眠和生物反馈抑制的影响下发生变化。

应激时,胃酸分泌增加,胰腺分泌下降,胃的排空率明显下降,溃疡患者在应激时产生的恐惧程度高于健康人群。

Mark 等分析发现:溃疡患者多疑、固执,有较强的依赖感,处理事物能力差,不成熟,易冲动,易感到孤独,自我控制能力差,易处于受压和焦虑的状态。对生活事件往往做出消极的反应。学龄儿童消化性溃疡发病率增加与学习负担过重、精神压力和心理因素逐渐复杂有关。

8. 食物因素

中国南方食米区,消化性溃疡发病率较食面食为主的北方地区为高。乱吃冷饮,嗜好辛辣食品或暴饮暴食,早餐不吃,晚上贪吃,过食油炸食物、含汽饮料等不良习惯都对胃黏膜造成直接损伤。

(二)消化性溃疡的防御因素

1. 胃黏膜屏障作用

胃黏膜屏障是由黏膜表层上皮细胞的细胞膜及细胞间隙的紧密连接所组成,黏膜抵抗氢离子反渗的作用过程有三个部分:

(1)维持胃液中氢离子浓度与胃壁组织液中氢离子浓度的梯度差。

(2)抵挡氢离子逆向弥散及其他有害物质如胆汁、药物及胃蛋白酶对黏膜的损害。

(3)上皮和黏膜/黏膜下血循环营养黏膜,并促进愈合。

2.黏液屏障作用

胃黏膜表面覆盖着一层黏液,是由黏膜上皮细胞及胃隐窝处颈黏膜细胞分泌,内含大分子物质如糖蛋白、黏多糖、蛋白质及磷脂等,其厚度约为上皮细胞的 10~20 倍。使其下面的黏膜与胃腔内容物隔离,阻挡氢离子及胃蛋白酶的损害。

3.碳酸氢盐分泌

胃和十二指肠黏膜近端还能分泌小量碳酸氢盐进入黏膜层,中和黏膜层表面的酸,使上皮细胞表面能经常维持 pH6~8 的范围,抵挡氢离子的逆向弥散作用。

4.胃黏膜血液供应与上皮细胞再生能力

胃、十二指肠黏膜层有丰富的血液供应,向黏膜细胞输送足够的营养物质及不断清除代谢产物,使上皮细胞及时更新。动物实验证实黏膜损伤后能在 30 分钟内迅速修复。因此脱落与更新之间维持在平衡状态,从而保持了黏膜的完整性。当胃黏膜供血不足,黏膜缺血坏死,细胞再生更新延缓时,则有可能形成溃疡。

5.前列腺素作用

胃黏膜上皮细胞有不断合成及释放内源性前列腺素(PG)的作用,主要是 PCE$_2$;后者具有防止各种有害物质对消化道上皮细胞损伤和酸坏死的作用,这种作用称为细胞保护。具体表现为:

(1)保护胃黏膜免遭有毒物质的损害。

(2)减少 NSAIDs 所致消化道出血,凡在酸性 pH 下不解离并溶于脂肪的物质,在胃内很容易进入黏膜细胞,一旦进入细胞后,由于 pH 的改变而发生解离,其通透性降低,潴留在黏膜细胞内起毒性作用,如 NSAIDs。

PG 细胞保护作用的机制:

(1)促使胃黏膜上皮细胞分泌黏液及 HCO_3^-。

(2)抑制基础胃酸及进餐后胃酸分泌。

(3)加强黏膜的血液循环和蛋白质合成。

(4)促进表面活性磷脂的释放,从而加强了胃黏膜表面的流水性。

(5)清除氧自由基。非甾体类消炎药抑制前列腺素合成,故可诱发溃疡。除前列腺素外,一些脑肠肽如生长抑素、胰多肽及脑啡肽等也有细胞保护作用。

6.表皮生长因子

表皮生长因子(EGF)是从唾液腺、十二指肠黏液中的 Brunner 腺及胰腺等组织分泌的多肽。已有不少报道,EGF 在胃肠道内与胃黏膜的特异受体结合而发挥细胞保护作用。如给予外源性的 EGF 后,能明显减轻乙醇及阿司匹林等有害物质对胃黏膜的损伤,初步的临床观察给消化性溃疡患者口服 ECF 后,可促进溃疡愈合。

ECF 保护胃黏膜促进溃疡愈合的作用,可能与 EGF 参与胃黏膜上皮细胞再生的调节,刺激消化道黏膜 DNA 合成,促进上皮再生与痊愈有关,也有报道 EGF 可使胃黏膜血流量增多。

二、临床表现

(一)典型消化性溃疡

长期、反复、周期性发作的上腹部疼痛是其最主要的临床特点,腹痛与进食有明显的相关性而呈一定的节律性特点,十二指肠溃疡疼痛好发于两餐之间,持续不减,直到下次进餐后缓解。胃溃疡疼痛的发生较不规则,常发生在餐后 1 小时以内。十二指肠溃疡疼痛多位于中上腹部或在脐上方偏右处,胃溃疡疼痛常位于剑突下或稍偏左。疼痛范围多较为局限,疼痛一般较轻而能忍受,多为钝痛或饥饿样痛,持续时间较长,进食、服制酸剂、按压或呕吐等可减轻或缓解腹痛。常有唾液分泌过多、反酸、嗳气、恶心、呕吐等症状。体征多不明显,急性发作期上腹部可有局限性轻压痛,一般无明显腹肌紧张。

(二)亚临床型消化溃疡

可无任何临床表现,常因健康体检或其他疾病做胃镜或上消化道造影被发现;或因出现出血或穿孔等并发症时始被发现。

(三)儿童期十二指肠溃疡

常表现为上腹痛,但多不典型,常伴呕吐。甚至仅有呕吐而无腹痛。易发生上消化道出血等并发症。

(四)并发症

①大出血,好发于十二指肠溃疡,尤其球部溃疡。临床表现取决于出血速度和出血量。如出血速度快,出血量大,则表现为呕血和黑便;如出血速度慢而时间长,则仅表现为黑便、粪便潜血阳性或进行性缺铁性贫血。②穿孔,分急性、亚急性及慢性三类。急性穿孔系指溃疡穿透浆膜层而达游离腹腔,出现急性弥散性腹膜炎表现;亚急性穿孔指后壁穿孔或穿孔较小而只引起局限性腹膜炎表现。

三、诊断

因小儿消化性溃疡症状不典型,所以,对临床凡有原因不明的反复发作性腹痛、长期呕吐、黑便、呕血、慢性贫血或在严重的全身性疾病基础上出现胃肠道症状时,都应考虑有消化性溃疡可能,需做进一步检查。

(一)分类

小儿消化性溃疡主要分为原发性与继发性溃疡两大类(表 3-4)。

表 3-4　小儿消化性溃疡分类

	原发性(特发性)	继发性(应激性)
年龄	学龄儿童,青少年	新生儿及婴幼儿
起病	慢性	急性
部位	十二指肠	胃
全身疾病	无	有(全身疾病在胃肠道表现)

	原发性(特发性)	继发性(应激性)
家族史	有	无
复发倾向	有	无

(二)辅助检查

(1)纤维内镜检查:是诊断溃疡病最常用而敏感的方法。

(2)上消化道造影:诊断本病的直接征象是龛影,也常表现为局部激惹现象或变形等间接征象。

(3)粪便隐血试验:有助于判断是否合并出血。素食3天后粪便隐血试验阳性,提示活动性溃疡。积极治疗1~2周后多可转阴。

四、治疗

消化性溃疡的治疗目前已取得很大进展,过去常选用中和胃酸或抑制胃酸分泌的药物,仅可有效控制症状和溃疡暂时愈合,新的观点认为消化性溃疡是一种环境因素所致的疾病,如果明确并去除潜在的致病因素,即可得到永久性的治愈。然而在实践中却难以做到。幽门螺杆菌感染与NSAIDs/ASA诱发的胃炎是消化性溃疡的两大潜在因素,所以对幽门螺杆菌阳性的溃疡患者亦予以幽门螺杆菌根除疗法;如果可能,停用ASA/NSAIDs。

(一)护理

使患儿保持生活规律,精神愉快。一般不需卧床休息。

(二)饮食疗法

过去主张少量多餐,近年发现所有食物,包括牛奶,进食后均可刺激胃酸分泌。多次进食,有时反而有害。主张一般饮食,症状发作严重时,白天可每2小时进食一次,症状减轻改为一日三餐,限制咖啡、浓茶和汽水等饮料,忌用阿司匹林一类药物。

(三)幽门螺杆菌阴性消化性溃疡的传统治疗

在下述药物中,以H_2受体阻滞剂应用最多,其机制为抑制组胺对壁细胞的泌酸作用,但对于胆碱能神经或胃泌素合并的餐后胃酸分泌影响较小。

1.抗酸治疗

即中和胃酸,降低胃及十二指肠内的酸度,减轻胃酸对胃肠黏膜的损伤。

目前用的较多的是镁、铝或钙盐合剂,效果:水剂>粉剂,粉剂>片剂,片剂应咬碎服用,餐后1~1.5小时及睡前服。如复方碳酸钙咀嚼片、铝碳酸镁、碳酸氢钠、氢氧化铝、氢氧化镁。

2.胃蛋白酶抑制剂

(1)抗酸剂或酸分泌抑制剂:胃蛋白酶在碱性环境失活。

(2)硫酸支链淀粉:250mg 每天3~4次,硫酸化多糖与胃蛋白酶结合,使之失活。

3.抗胆碱能药物

阻断壁细胞的乙酰胆碱受体(M_1分布胃黏膜,尤为壁细胞,M_2分布心、膈肌、膀胱及胃肠平滑肌),乙酰胆碱对G细胞的作用,使胃酸及胃泌素分泌减少。此外还有解痉止痛作用。

(1)非特异性胆碱能神经阻滞剂:如阿托品、654-2、胃安及胃欢等。阻断M_1及M_2受体,抑酸差,解痉镇痛好,限用于 DU 及少数有痉挛疼痛的 GU 患者,消化性溃疡有胃排空不良者不用。

(2)特异性胆碱能神经阻滞剂:哌仑西平 50~100mg 每日 2 次,治疗 4~6 周,PU 愈合率 70%~94%(成人)。与 H_2 受体阻滞剂有协同作用,用于顽固消化性溃疡。阻断 M_1 受体,抑酸显著,对心及瞳孔等无不良反应。

4.组胺 H_2 受体阻断剂

阻断组胺与壁细胞膜 H_2 受体结合,抑制胃酸分泌,是相当安全的药物。

(1)西咪替丁:儿童 20~40mg/(kg·d),3~4 次/日,亦有主张 2 次/日。

不良反应:①可有头昏、疲乏、口干、轻泻、潮红及肌痛。②偶有肝损。③可引起急性间质性肾炎及肾衰竭。④可出现可逆性精神紊乱。⑤偶见骨髓抑制,血小板减少。⑥幼儿慎用,肾功能不好不用。⑦本药为肝微粒体酶抑制剂,与细胞色素 P450 结合,降低药酶活性,因此不宜和氨茶碱、地西泮、地高辛、奎尼丁、咖啡因、酮康唑、氢氧化铝、氧化酶及甲氧氯普胺合用。⑧和硫糖铝合用会降低后者的疗效;和维拉帕米合用可提高后者生物利用度,使其不良反应增加;和阿司匹林合用使后者作用增强。⑨有与氨基糖苷类药物相似的神经阻断作用,且不被新斯的明对抗,只能被氯化钙对抗,如和氨基糖苷类合用有可能导致呼吸抑制或停止。

(2)雷尼替丁:儿童 4~5mg/(kg·d),2 次/日,疗程 6 周。

注意:①婴儿及<8 岁儿童慎用;②不良反应轻微,可有皮疹、便秘、腹泻、头痛、出汗及焦虑等;③偶有可逆性的细胞血小板减少,转氨酶升高;④可降低维生素 B_{12} 的吸收;⑤可减少肝血流量,因而与普萘洛尔及利多卡因合用时可延缓此药的作用;⑥与普鲁卡因合用,可使普鲁卡因清除率减低。

(3)法莫替丁:儿童 0.8~1mg/(kg·d),2 次/日。

注意:①肝、肾功能不好慎用;②应在排除肿瘤后再给药;③常见有头痛、便秘及腹泻等;④偶见皮疹、荨麻疹,白细胞减少,氨基转移酶升高;⑤罕见腹部胀满感、食欲缺乏及心率增加,血压升高,颜面潮红等。

(4)其他:尼扎替丁、罗沙替丁。

5.质子泵阻断剂(PPI)

奥美拉唑特异地作用于壁细胞,选择性抑制壁细胞的 H^+-K^+-ATP 酶,作用于胃酸分泌的最后一环节,对组胺、五肽胃泌素及乙酰胆碱引起的胃酸分泌均有抑制持续时间长、对壁细胞无毒性的作用,目前未发现明显不良反应。儿童 0.8~1mg/(kg·d),每日 1 次,每日清晨顿服。

注意:

(1)不良反应发生与雷尼替丁相似。

(2)有酶抑作用,可延长地西泮及苯妥英钠等药的半衰期。同用后可出现共济失调、步态不稳及行走困难,但茶碱和普萘洛尔的代谢不受本品影响。

(3)偶见恶心、呕吐、便秘、胀气、头痛、皮疹、一过性转氨酶及胆红素升高。

6.胃黏膜保护剂

(1)生胃酮:使胃黏膜上皮生命延长,胃黏液分泌增加。成人50～100mg,每日3次,用4～6周,PU愈合率36％～70％。不良反应有醛固酮效应,水、钠潴留,低血钾,高血压等。

(2)硫糖铝:硫酸化二糖和氢氧化铝的复合物,不被胃肠道吸收,黏附溃疡基底,形成保护层,防止H离子逆向弥散。儿童每次20mg/kg,每日3次,餐前2小时服用。

注意:①治疗有效后,应继续服用数月。②主要不良反应为便秘,偶有口干、恶心及胃痛等,可适当合用抗胆碱药。③和多酶片合用,两者有拮抗作用,使疗效均降低。④和西咪替丁合用,使本药疗效减低。⑤与四环素、西咪替丁、苯妥因钠及地高辛合用时,可干扰和影响这些药物的吸收,故因间隔2小时后再服用上述药物。⑥肾功能不全,长期服用,可能会引起铝中毒。

(3)胶体铋制剂:为溃疡隔离剂,保护黏膜,促进前列腺素合成,与表皮生长因子形成复合物,聚集于溃疡部位,促进上皮的再生和溃疡愈合,此外有杀灭幽门螺杆菌及抑制胃蛋白酶活性的作用。儿童6～9mg/(kg·d),分2～3次。

注意:①年幼儿一般不宜服用此药,肾功能不全者应慎用;②铋可使大便和舌苔、牙齿染黑及恶心、呕吐,停药后消失;③不宜与牛奶、茶、咖啡及含酒精饮料同服;④长期大量应用,可发生不可逆性脑病、精神紊乱及运动失调,有条件者应做血铋检测。

(4)前列腺素E(PGE):人工合成的类似物有米索前列醇等。其作用为细胞保护,增强胃肠黏膜防御能力,抑制胃酸及胃蛋白酶原的分泌。剂量成人为200μg,每日4次或400μg,每日2次,4～8周,疗效60％～80％。不良反应有腹泻及子宫收缩,孕妇忌用。

前列腺素衍生物有恩前列素,成人35μg,每日2次,疗效与西咪替丁相似。儿童每次0.5～0.7μg/kg,2次/日,早饭前和睡前服,4～8周为1疗程。此药是目前预防和治疗非甾体类消炎药引起的胃和十二指肠黏膜损伤最有效的药物。

7.其他

谷氨酰胺呱仑酸钠颗粒(抗炎、抗溃疡、促进组织修复),蒙脱石散等通过增加黏膜厚度及加强黏膜屏障功能,促进溃疡愈合。

(四)幽门螺杆菌阳性消化性溃疡的治疗

目前幽门螺杆菌阳性合并有活动期溃疡的患者除给予传统抗溃疡药物治疗,如H_2受体阻滞剂、质子泵抑制剂或硫糖铝促进溃疡愈合外,常同时给予抗生素根除幽门螺杆菌。虽然理论上抗菌治疗后根除幽门螺杆菌的同时亦可使溃疡愈合,但仍缺乏足够数量的单独应用抗菌药物治疗的病例研究。大多数医生仍采用抗菌治疗与传统治疗两者联合应用的方法。

抗菌治疗目前在儿科应用最广泛,最廉价,被证实确实有效的抗幽门螺杆菌三联的方案:阿莫西林、甲硝唑和铋制剂(三钾二枸橼酸合铋及次水杨酸铋等)。对于应用甲硝唑出现明显不良作用或既往曾用过甲硝唑(幽门螺杆菌易对其产生耐药性)的患者,可用克拉霉素取代。应用奥美拉唑、阿莫西林与克拉霉素的三联疗法。

(五)消化性溃疡外科治疗

主要适用于溃疡伴有出血、穿孔、梗阻等并发症或经内科治疗经久不愈患者。

第十一节 胃食管反流

一、概述

胃食管反流是指胃内容物,包括从十二指肠流入胃的胆盐和胰酶,反流入食管,可以分为生理性和病理性两种。凡临床发现不明原因的频繁呕吐,反复发作的慢性呼吸道感染,上腹部疼痛、拒食,不明原因的营养不良,发育停滞等症状时,都应考虑到食管反流症的可能。

二、病因及发病机制

目前认为 GERD 的发生和发展是多种因素综合作用的过程,包括防止过度胃食管反流和迅速清除食管内有害物质两种机制的功能障碍。

(一)抗反流机制

1. 食管下端括约肌张力减低

食管下端括约肌(LES)是一段位于食管远端长约 1.0～3.5cm 特化的环行肌,它能产生并维持超过胃内压约 1.33～5.33kPa(10～40mmHg)的静息压来防止反流,还可在咳嗽、打喷嚏或用力而使腹内压突然增高时迅速做出反应。20 世纪 80 年代前,许多学者认为食管下端并无括约肌存在,只是经测压证实该处有一段高压区,有括约肌样作用。近年来,随着微解剖研究的深入,提示这种肌肉结构确实存在,并由此构成食管腹段至膈上的 2～4cm 的高压带,其压力随胃内压的增高而增加,构成最有效的抗反流屏障。LES 的功能受神经及体液双重调节。迷走神经及胃泌素使食管下端括约肌静息压(LESP)升高,而胰泌素、胆囊收缩素(CCK)及肠抑胃肽(GIP)等则使其下降。LES 的成熟还与受孕后日龄(胎龄＋出生后日龄)呈正相关,故新生儿尤其早产儿更易发生胃食管反流。当 LESP 低下时就不能有效地对抗腹腔与胸腔之间的正性压力梯度而导致持续的胃食管反流,在腹内压突然增加时也不能做出充分的反应,则胃内容物将被逆排入食管。研究发现 GERD 患者尤其是伴重度食管炎及 Barrett 食管患者的 LESP 明显低于正常人,因而食管下端括约肌(LES)功能不全以及食管下端括约肌静息压(LESP)降低是 GERD 最重要的发病因素之一。

然而多项研究表明,LESP 正常者也会发生胃食管反流,而较轻型的 GERD 患者的 LESP 也往往是正常的。研究中还发现新生儿 LESP 并不低于年长儿及成人,所以 GERD 的发生可能不仅仅是由于 LESP 的降低。目前研究认为 LES 一过性松弛(TLESR)是正常人生理性胃食管反流及 LESP 正常的 GERD 患者的主要发病机制。在原发性蠕动(由吞咽引起的蠕动)过程中,LES 松弛 3～10 秒以允许吞咽的食团进入胃内,而 LES 一过性松弛并不发生于正常蠕动之后,持续时间也较长,约 10～45 秒。在此过程中,LESP 下降至 0 时括约肌即不再具有抗反流作用了。这就解释了正常人的生理性反流及 LESP 正常的 GERD 患者的发病原因。国外文献报道,约 50% 以上的 GERD 属于 TLESR,TLESR 伴发酸反流的发生率达 82%。正常受试者中 40%～50% 的 TLESR 伴胃酸反流,GERD 患者中 TLESR 伴胃酸反流则达 60%～

70%。这些都提示了 TLESR 是引起胃食管反流的主要因素。

2. 解剖因素

除了 LES 外,这段食管的一些解剖因素无疑也起着抗反流屏障的作用。当腹内压升高时,食管腹段被钳夹呈扁形,从而起到抗反流作用,因此食管腹段越长,此功能则越完善。3 个月以下的婴儿食管腹段很短,所以极易发生胃食管反流;胃食管交角(His 角)为锐角,能使胃黏液在食管口外侧形成一活瓣而抗反流。食管手术及食管裂孔疝可令此角变钝,抗反流作用减弱;另外,膈角在吸气时可主动收缩,起到了食管外括约肌的作用,可加强 LES 的抗反流能力。而食管裂孔疝的形成破坏了外括约肌抗反流机制,因此这类患儿亦常伴有胃食管反流。

(二)食管清除机制

胃食管反流发生后,如果侵蚀性物质被很快地清除出食管,那么食管黏膜并不会受到损伤。正常情况下,在重力、食管蠕动、唾液及食管内产生的碳酸氢盐的共同作用下,食管通过两个步骤进行酸的清除。第一步容量清除:大部分反流物由于其自身重力和 $1 \sim 2$ 次食管蠕动性收缩的联合作用而被迅速清除,但食管黏膜仍为酸性;第二步由吞下的碱性唾液及食管黏膜自身产生的碳酸氢盐缓冲,中和残留在食管壁上的酸性物质。

GERD 与食管这种清除能力的削弱密切相关。在一些 GERD 患儿中常可见食管蠕动振幅降低,继发性蠕动减弱或消失。另外,睡眠中发生的反流尤其容易损伤食管。因为平卧睡眠时,反流物失去了重力的作用因而清除的速度被延缓了;其次,人在睡眠时实际上停止了吞咽和大量分泌唾液,所以既无原发性蠕动也无充分的唾液可用于中和食管内的酸。

(三)食管黏液屏障

正常的食管黏膜屏障包括 3 部分:①上皮前屏障,指附着的黏液,含不移动水及碳酸氢根,能对胃蛋白酶起到阻挡作用,也能中和反流物中的 H^+;②上皮屏障,指上皮间紧密排列的多层鳞状上皮细胞,使反流物难以通过;③上皮后屏障,主要指黏膜下丰富的毛细血管及其提供的 HCO_3^+,又称血管屏障。当食管黏膜屏障防御机制不全时,胃酸和胃蛋白酶以及十二指肠反流物——胆酸及胰液刺激食管,损伤黏膜,引起反流性食管炎、Barrett 食管甚至食管腺癌。近来有研究表明,食管黏膜的损伤程度与每一次反流的时间长短密切相关,时间越长损伤程度越深。

(四)其他

1. 胃排空功能

目前认为餐后胃排空延迟可使胃内容量增大,胃内压增高,从而刺激胃酸分泌并使 LES 腹内功能区长度缩短,同时可诱发 TLESR 参与 GERD 的发病。文献报道大约有 50% 的 GERD 患儿同时伴有胃排空延迟。

2. 药物影响

阿司匹林和其他非甾体类抗炎药物(NSAIDS)对黏膜都具有侵蚀性。流行病学研究提示,服用这类药物可引发 GERD。有食管狭窄的患者尤其易感 NASIDS 引发的食管损伤。而没有食管狭窄的患者,NASIDS 引发 GERD 的机制尚不明了。

三、临床表现

（一）呕吐

是胃食管反流的常见症状，与反流有密切的关系。反流的临床表现随年龄而不同。长时期的呕吐或入量不足可引起营养不良及发育停滞。

（二）反流性食管炎

常见的症状包括：①烧灼感，典型的烧灼感出现于胸骨下端，饮用酸性饮料可使症状加重，服用抗酸剂可减轻症状；②咽下疼痛，常表示有中等程度的炎症，婴儿则表现为喂食困难，患儿有较强的进食欲望及饥渴感，但吃第一口后就表现出烦躁、拒食；③咽下困难，病程早期因出现食管局限性痉挛，发生间歇性咽下困难和呕吐，后期发展成瘢痕性狭窄，出现持续性咽下困难和呕吐。

（三）常见的并发症

①Barrett 食管：系指食管下端的鳞状上皮被增生的柱状上皮所代替，可并发食管溃疡、狭窄和腺癌。溃疡往往较深，有的可以发生食管气管瘘；②窒息：多见于 6 个月以内的婴儿和早产儿，是由于喉痉挛引起的呼吸道梗阻，有些病例经过药物或外科手术治疗胃食管反流后，窒息发作随之消失，婴儿窒息症状往往不典型，不出现咳嗽、呕吐，只表现为一过性的青紫或苍白；③吸入性肺炎：是反流物被吸入肺内而引起的炎症，常有进食或呕吐时发生呛咳的历史；④Sandifer综合征：是本病神经精神方面的表现，可以出现各种不同类型的运动姿势，累及头、颈、躯干的上部，但很少累及肢体。

四、诊断

对于有典型病史的患者，如自诉有典型的胃灼热、反酸，且经抑酸治疗迅速好转的，GERD的诊断即可成立。对那些症状、体征均不典型或抑酸治疗效果不佳的患者，则需进一步检查。钡餐可显示食管炎的征象，如食管壁的糜烂、溃疡及狭窄，还可显示钡剂的反流从而提示反流程度。但钡餐对食管炎的诊断敏感程度不如内镜检查，内镜检查不仅可以直观黏膜损伤情况，还可从任何异常部位取活体组织检查。另外，24 小时食管 pH 监测则是一种在诊断 GERD 中具有更高灵敏性、特异性，且更方便、快捷、先进的方法。它可以明确酸反流的形式、频率和持续时间，能反应反流与症状之间的关系，被称之为 GERD 诊断的"金标准"。大量文献报道，该方法弥补了症状分析及内镜检查的局限性，对鉴别生理性与病理性 GER，深入了解 CER 与食管炎的关系，特别是对 GERD 的诊断与疗效判定提供了可靠的依据。目前该法已试行于早产儿 GER 的早期筛查。

五、治疗

GERD 的治疗一般根据症状的轻重不同可分为非系统性治疗、系统性内科治疗和外科手术治疗。目的在于加强食管的抗反流防御机制，减少胃食管反流；减缓症状，预防和治疗并发症以及防止复发。

（一）非系统性治疗

对于症状较轻、无器质性病变的患儿可采用保守疗法，通过改变饮食和体位来达到治疗目的。如少量多餐，避免高脂肪及巧克力等可能降低 LES 张力、延缓胃排空的食物；婴儿可进食黏稠食物，休息时保持头抬高30°的俯卧位等。在此基础上如仍有症状可服用抗酸剂。

（二）系统性药物治疗

对症状较重、非系统性治疗无效或治疗后复发的患儿，需要给予系统的药物治疗。常用的药物包括制酸剂、黏膜保护剂及促胃动力药。

1. 抑制酸分泌药

（1）H_2 受体阻滞剂：它能阻断组胺与壁细胞膜上 H_2 受体结合，从而减少胃酸分泌，减少反流物的酸度和量。临床上常用的有西咪替丁、雷尼替丁和法莫替丁等。

（2）质子泵抑制剂：它通过抑制壁细胞上的 H^+-K^+-ATP 酶活力阻断胃酸的分泌。目前认为，质子泵抑制剂能更快地缓解反流症状，加速反流性食管炎的愈合，尤其对中重度食管炎及其并发症，此药应作为首选。有研究证实，质子泵抑制剂在成人中长期使用（1年以上）能有效控制 GERD 并且安全。在儿童，曾有研究人员对患有 GERD 的弱智儿童群体长期随访，证实该类药物对各种程度的反流性食管炎都相当有效，且未发现不良反应。由此可见，质子泵抑制剂是一种有效且安全的 GERD 治疗药。

2. 黏膜保护剂

常用的为铝碳酸镁。其独特的网络状结构，不仅可以迅速中和胃酸，还能吸附胆汁，对胃酸和胆汁反流引起的症状均有较好的疗效。另外，临床上还经常使用硫糖铝及蒙脱石散，能增加黏膜对酸的抵抗力及促进黏膜上皮的修复。

3. 促胃动力药

GERD 是一种上消化道动力障碍性疾病，因此，对 GERD 的治疗首先应该改善消化道动力。

（1）甲氧氯普胺：为周围及中枢神经系统多巴胺受体拮抗剂，能促进内源性乙酰胆碱的释放，增加食管收缩幅度并促进胃排空。但因其对神经系统不良反应明显，故临床上逐渐少用。

（2）多潘立酮：此药为外周多巴胺受体拮抗剂，能促进胃排空，协调胃、十二指肠运动，增强食管蠕动和 LES 张力。该药对血-脑屏障渗透力差，对脑内多巴胺受体几乎无抑制作用，故无精神与神经不良反应，但1岁以下婴儿血-脑屏障功能发育尚不完全，仍应慎用。

（3）西沙比利：为第三代胃肠动力药。它通过促进胃肠道肌层神经丛副交感神经节后纤维乙酰胆碱释放来加强食管、胃、小肠及结肠的推进性运动，加快胃肠道排空，增加食管下端括约肌张力。而且该药安全系数大，无严重不良反应，故可长期使用。

（三）抗反流手术

儿科 GERD 需要进行手术治疗的比较少见，大约仅占5%～15%，这些患儿往往是由于食管外症状，如反复吸入性肺炎及窒息等呼吸道症状，才需要手术治疗。当前，抗反流手术的方式很多，国外开展最多的是 Nissan 胃底折叠术。其机制是人工造成一个加强的食管下端高压区以利抵抗胃内容物反流。Nissan 术应用至今已有40余年，仍被认为是最安全有效的方法，能迅速有效地解除 GERD 的症状。

另外,近年来利用腹腔镜下行 Nissan 胃底折叠术日益增多。Lobe 和 Schier 分别在 1993 和 1994 年报道了小儿 GERD 在腹腔镜下的 Nissan 术。理论上,腹腔镜下胃底折叠术有手术更安全、损伤更小以及恢复时间更快等优点,但对它的远期疗效尚有争议。有研究显示,这种方法的远期疗效无论从临床上还是各种检查上,都显示出很高的失败率,尤其在重度 GERD 患者中。然而,这一技术无疑为小儿 GERD 的治疗开辟了新途径,并且随着这一新技术的日益成熟,它必将在 GERD 治疗中发挥重要作用。

第十二节 慢性再发性腹痛

慢性再发性腹痛(RAP)指在 3 个月或 3 个月以上的时间内至少有 3 次不连续的腹痛发作,可分为器质性及功能性两大类。器质性 RAP 常见病因:消化性溃疡病、食管炎、炎症性肠病、复发性肠梗阻、便秘、胰腺炎、胆绞痛、碳水化合物不耐受症、寄生虫感染等、泌尿系统疾病。功能性 RAP 的确切病因尚未肯定。心理因素:精神紧张及压抑,父母离异,家庭不和睦,惧怕上学等;躯体因素:自主神经功能不稳定,肠管运动功能不良,遗传素质等。RAP 小儿的痛觉阈值较正常人低,故对疼痛刺激的敏感性增高,也可能与内源性 β-内腓肽活性增高有关。腹痛发作以晨起多见,常局限于脐周,程度不定,有时表现为难以忍受的剧痛,可每日发作或每周发作 1~2 次,每次持续时间不超过 1 小时,大多数能自行缓解,可伴有面色苍白、恶心呕吐、头痛及排便异常等自主神经功能异常。

一、诊断要点

(一)病史

1.腹痛性质、部位与饮食及活动的关系

上消化道病变疼痛位于脐上,末端回肠及阑尾疼痛位于右下腹,结肠疼痛在下腹部,而大多数肠道感染和神经精神异常者疼痛局限性不明。腹绞痛提示病变为蠕动性器官如肠,隐痛则为非蠕动性器官如胰腺、腹膜等。

2.患者一般情况

伴体重丧失、乏力、食欲减退、生长迟缓等提示有器质性病变或精神异常,常伴有其他特有症状。

3.伴随症状

大便习惯改变、便血为消化道病变,多尿、尿通、尿流改变等为泌尿道病变,心理异常者必有行为异常。

4.家族史

家属中有消化性溃疡、胰腺炎、胰囊性纤维增生症对诊断均有参考价值。

5.外伤史

腹部外伤可引起胰腺炎和浆膜下血肿。

（二）体检

全面而细致的体检，尤其是腹部的检查很重要。

（三）实验室和其他检查

（1）血、尿、粪常规，大便隐血、寄生虫卵，尿淀粉酶、尿糖、尿酮体等，血肝、肾功能，血、尿淀粉酶。有腹水者，做腹腔穿刺液检查，怀疑胆道疾患，作十二指肠引流液检查。

（2）胸腹摄片、钡餐、钡灌肠、静脉肾盂造影等，腹部超声检查，消化道上下内镜检查，心电图、脑电图、CT、MRI 等，按需要选作。

二、治疗

1. 一般治疗

祛除可能的诱因，有便秘者可给予开塞露通便，发作时可用暖水袋热敷腹部或揉按脐周。

2. 病因治疗

如有明确病因应给予针对性治疗。例如，对牛奶过敏者可改用豆浆等代乳品喂养，有上呼吸道感染或肠寄生虫病者给予相应治疗。

3. 对症治疗

常用解痉、镇痛或抗过敏药物。可选用山莨菪碱口服或肌内注射或颠茄口服，严重者可肌内注射阿托品每次 $0.01\sim0.03mg/kg$。

第十三节　慢性胃炎

慢性胃炎指各种原因引起的胃黏膜慢性炎症性病变，病理变化基本局限于黏膜层，严格的讲，应称为"慢性胃黏膜炎"。本病临床非常多见。

目前认为慢性胃炎是由多种因素作用造成。病因持续存在或反复发生即可形成慢性病变，病因较复杂。幽门螺杆菌（Hp）感染为慢性胃炎的最主要的原因。其他细菌、病毒感染，如结核杆菌、乙肝病毒、单纯疱疹病毒感染与胃炎有关，牙齿、齿龈、扁桃体、鼻窦等处慢性感染灶细菌或毒素吞入可导致胃黏膜炎症改变。粗糙食物及过热、过冷、过酸的刺激性食物，长期饮酒、浓茶、浓咖啡可导致胃黏膜的损伤。某些药物，如非甾体类抗炎药（NSAIDS），胆汁反流、长期吸烟可破坏胃黏膜屏障。持续精神紧张、多种慢性病、X 线照射、胃内潴留、遗传、免疫等因素均可参与发病。

一、临床表现

腹痛、餐后饱胀、嗳气、食欲减退、返酸、恶心、呕吐等，以腹痛多见，非特异性，部位、性质不定，可位于上腹部、脐周，也有表现为下腹痛，间歇性隐痛多见，少数为阵发性剧痛，与饮食关系不大，伴胃黏膜糜烂出血者可有呕血、黑便；萎缩性胃炎患者可有贫血、消瘦、舌炎、腹泻等。体检可有上腹压痛。部分患儿无症状。

二、辅助检查

（一）胃镜检查

浅表性胃炎：黏膜充血、水肿，呈花斑状红白相间，如麻疹患儿的皮肤；黏膜上有黏液斑附着，不易剥脱，脱落后黏膜表面常发红或有糜烂；微小结节形成呈微细状、粗糙颗粒状或结节状隆起；黏膜糜烂、出血、出现散在小点状小片状新鲜或陈旧性出血。萎缩性胃炎：黏膜多呈苍白或灰白色，黏膜下血管可显露。

（二）胃黏膜病理组织学改变

上皮细胞变性，小凹上皮细胞增生、固有膜炎症细胞浸润、腺体萎缩。炎症细胞主要是淋巴细胞、浆细胞。

根据有无腺体萎缩诊断为慢性浅表性胃炎、慢性萎缩性胃炎。

根据炎症程度，慢性浅表性胃炎分为轻、中、重三级。

轻度：炎症细胞浸润较轻，多限于黏膜的浅表 1/3，其他改变均不明显。

中度：病变程度介于轻～重之间，炎症细胞累及黏膜全层的浅表 1/3～2/3。

重度：黏膜上皮变性明显，且有坏死、胃小凹扩张、变长变深、可伴肠腺化生，炎症细胞浸润较重，超过黏膜 2/3 以上，可见固有膜内淋巴滤泡形成；如固有膜中性粒细胞浸润，应注明"活动性"。

（三）Hp 检查

胃窦黏膜 Hp 培养、胃窦黏膜组织切片 Warthin-Starry 银染色、胃窦黏膜快速尿素酶试验、^{13}C-尿素呼气试验、粪便 Hp 抗原（HpSA）检测等。

（四）X 线检查

如腹部平片、胃肠钡餐，对慢性胃炎诊断帮助不大，但有助于鉴别诊断。

（五）胃酸测定

应用五肽胃泌素或增大剂量组织胺法测定，浅表性胃炎胃酸正常或略低，萎缩性胃炎则明显降低。胃泌素测定：胃泌素由胃窦 G 细胞分泌，由于反馈作用胃酸低时胃泌素分泌增高，胃酸高时胃泌素分泌减低，此外血清胃泌素高低与胃窦黏膜有无病变关系密切，无酸患者胃泌素若不高，说明胃窦黏膜病变严重，G 细胞减少。

（六）血、粪便常规

胃黏膜糜烂出血者可有贫血，大便潜血阳性，萎缩性胃炎患者可有贫血。

本病需与消化性溃疡、慢性肝胆系统疾病、非溃疡性消化不良鉴别。

三、诊断标准

慢性胃炎诊断及分类主要根据胃镜下表现和病理组织学检查。

（一）胃镜诊断依据

1. 黏膜斑

黏液增多牢固附着于黏膜，以水冲后，黏膜表面发红或糜烂、剥脱。

2．充血

与邻区比较,黏膜明显呈斑块状或弥散性变红区域。

3．水肿

黏膜肿胀、稍苍白、反光强,胃小凹明显,黏膜脆弱,易出血。

4．微小结节形成

又称胃窦小结节或淋巴细胞样小结节增生。胃壁平坦时,与周围黏膜相比,增生处胃黏膜呈微细或粗颗粒状或结节状。

5．糜烂

局限或大片发生,伴有新鲜或陈旧出血点,当糜烂位于黏膜层时称平坦性糜烂;高于黏膜面时称隆起型糜烂,隆起呈小丘疹状或疣状,顶部有脐样凹陷。

6．花斑

红白相间,以红为主。

7．出血斑点

胃黏膜出现散在小点状或小片状新鲜或陈旧出血。

以上项1～5中符合1项即可诊断;符合6、7两项应结合病理诊断。此外,如发现幽门口收缩不良、反流增多、胆汁反流,常提示胃炎存在,应注意观察。

(二)病理组织学改变

上皮细胞变性,小凹上皮细胞增生,固有膜炎症细胞浸润、腺体萎缩。炎症细胞主要是淋巴细胞、浆细胞。

(1)根据有无腺体萎缩,慢性胃炎诊断为慢性浅表性胃炎或慢性萎缩性胃炎。

(2)根据炎症程度,慢性浅表性胃炎分为轻度、中度、重度。

轻度:炎症细胞浸润较轻,多限于黏膜的浅表1/3,其他改变均不明显。

中度:病变程度介于轻、重度之间,炎症细胞累及黏膜全层浅表的1/3～2/3。

重度:黏膜上皮变性明显,且有坏死、胃小凹扩张、变长变深,可伴肠腺化生,炎症细胞浸润较重.超过黏膜2/3以上,可见固有层内淋巴滤泡形成。

(3)如固有层见中性粒细胞浸润,应注明"活动性"。

四、鉴别诊断

在慢性胃炎,可通过胃镜、B超、24h pH监测综合检查,排除肝、胆、胰疾病和消化性溃疡、反流性食管炎等;在胃炎发作期,应注意与胃穿孔或阑尾炎早期鉴别。

(一)消化性溃疡

消化性溃疡以上腹部规律性、周期性疼痛为主,而慢性胃炎疼痛很少有规律性并以消化不良为主,鉴别依靠胃镜检查。

(二)慢性胆道疾病

慢性胆囊炎、胆石症常有慢性右上腹痛、腹胀、嗳气等消化不良的症状,容易误诊为慢性胃炎。但该病胃肠镜检查无异常发现,胆囊B超可确诊。

五、治疗

(一)一般治疗

慢性胃炎缺乏特殊疗法,以对症治疗为主,与 Hp 感染相关性胃炎首先进行根除 Hp 治疗。

1. 护理

养成良好的饮食习惯及生活规律,少吃生冷及刺激性食物。

2. 营养管理

由护士对患者的营养状况进行初始评估,记录在《住院患者评估记录》中。总分≥3 分,有营养不良的风险,需在 24 小时内通知营养科医师会诊。

3. 疼痛管理

由护士对患者腹痛情况进行初始评估,疼痛评分在 4 分以上的,应在 1 小时内报告医师,联系麻醉科医生会诊。

4. 心理治疗

部分患儿有躯体化症状,应鼓励患儿参加正常活动和上学,降低疼痛感觉阈。

(二)药物治疗

1. 对症治疗

有餐后腹痛、腹胀、恶心、呕吐者,应用胃肠动力药。如多潘立酮,每次 0.3mg/kg,每天 3～4 次,餐前 15～30 分钟服用。腹痛明显者给予抗胆碱能药物,以缓解胃肠平滑肌痉挛。可用硫酸阿托品,每次 0.01mg/kg,皮下注射。

2. 黏膜保护药

复方谷氨酰胺有抗感染、促进组织修复作用,有利于溃疡愈合,每次 30～40mg,每天 2～3 次。

3. 抗酸药

慢性胃炎伴反酸者可给予中和胃酸药,如氢氧化铝凝胶、磷酸铝凝胶、复方氢氧化铝片,于餐后 1 小时服用。

4. 抑酸药

不作为治疗慢性胃炎常规用药,只用于慢性胃炎伴有溃疡病、严重反酸或出血者。①H_2受体拮抗药西咪替丁,每日 10～15mg/kg,分 2 次口服或睡前顿服;雷尼替丁,每日 4～6mg/kg,分 2 次服或睡前顿服。②质子泵抑制药。奥美拉唑,0.6～0.8mg/kg,口服,每天 1 次。

(三)对因治疗

避免进食对胃黏膜有强刺激的饮食和药品,如过硬、过冷、过酸、粗糙的食物,吃冷饮与调味品;药物如非甾体类抗炎药和肾上腺皮质激素等。饮食规律、定时、适当,选择易消化无刺激性食物;注意饮食卫生,防止暴饮暴食。积极治疗口、鼻、咽部的慢性疾病。加强锻炼,提高身体素质。

第十四节　儿童炎症性肠病

炎症性肠病(IBD)是指原因不明的一组非特异性慢性胃肠道炎症性疾病。常见为非特异性溃疡性结肠炎(UC)与克罗恩病(CD),但也存在其他类型的 IBD,如未定型结肠炎、胶原性和淋巴性结肠炎等。溃疡性结肠炎,也称非特异性溃疡性结肠炎,为局限于结肠黏膜的慢性弥散性炎症,从直肠开始向近段蔓延,呈连续性、对称性分布,病变为炎症和溃疡。克罗恩病可累及胃肠道各部位,呈慢性肉芽肿性炎症,以回肠末段及其邻近结肠最常受累。病变多呈节段性、非对称分布,直肠极少累及。

IBD 在欧美国家相当常见,UC 患病率高达 3.5/万～10/万,CD 患病率约 1/万～10/万。国内发病率无精确的统计数据,据不完全统计,国内文献报道 UC 达 20000 例,而 CD 为 2000余例。小儿 UC 最早在 1920 年报道,CD 于 1945 年报道,国内资料较少见,报道小儿 UC 占进行结肠镜检查患儿的 10.4%,CD 也见零星的病例报告。虽然我国 IBD 患病率低,但近年来,IBD 患病率呈持续增高趋势,且这种增高并非因诊断方法改善而致,推测可能与环境因素变化有关。因此,我国可能会像其他国家观察到的一样,将看到越来越多的 UC 病例,随后则是 CD病例,临床医师应予以关注。

一、病因与发病机制

迄今,炎症性肠病病因发病机制未明。多认为由多种因素相互作用所致,包括遗传、感染、精神、环境、饮食及黏膜局部免疫紊乱等因素。目前认为 IBD 发病机制可能为:某些遗传决定因素使易感个体易于患病,在感染因子或肠腔内抗原的作用下刺激黏膜相关淋巴组织,引起上调的 T 细胞反应,由此激活各种细胞因子的网络,使局部组织发炎,并不断放大和持续,引起肠壁的损伤和相应的临床表现。

(一)遗传因素与环境因素

有大量证据表明 IBD 有一定的遗传易感性。流行病学研究发现 IBD 患者亲属发病率高于人群,CD 高出 30 倍,UC 高 15 倍。单卵双生报道 134 例中 16% 有一、二级直系亲属患有。IBD 这种家族聚集现象提示与遗传有关,但这种遗传不符合简单的孟德尔遗传规律。UC 及CD 的单卵双子同患率高于双卵双生子。某些 IBD 患者常伴发与遗传基因相关的疾病以及伴发具有遗传易感性的免疫疾病。IBD 相关基因研究表明,HLA-Ⅱ类基因与 IBD 相关,IBD是多基因疾病,IBD 相关基因位点在多处染色体上,UC 和 CD 可在同一基因,也可不在同一基因。

IBD 的发生不仅与遗传因素有关,环境因素也参与。单卵双生子 100% 为共同基因,实际并非 100% 单卵双生子同患 IBD,说明 IBD 的基因渗透率低,环境因素起部分作用。不同的地理位置的发病率和患病率有明显差别,一项调查亚洲移民及其后裔的发病情况结果显示移民后 IBD 易患性增加,提示 IBD 不仅与遗传因素有关,也受环境因素影响。

(二)免疫因素

炎症性肠病的自身免疫反应过程:肠上皮细胞的蛋白质与侵犯肠壁的病原体之间有共同

抗原性,肠黏膜经病原体反复感染后诱导体内产生对自身肠上皮细胞具有杀伤能力的抗体、免疫复合体、免疫淋巴细胞,被激活的免疫细胞、巨噬细胞释放多种细胞因子和血管活性物质加重炎症反应,肠黏膜内淋巴细胞对肠上皮细胞有细胞毒作用。因此在炎症病变中淋巴细胞、浆细胞及肥大细胞增加。临床上除肠道症状外还有肠外表现,为一系统性疾病,使用肾上腺皮质激素与免疫抑制剂使病情改善。临床实用的、较为大家公认的 IBD 的发病机制是,某些遗传因素使易感个体易于患病,在感染因子或腔内抗原的作用下刺激黏膜相关淋巴组织,引起上调的 T 细胞反应。由此激活各种细胞因子的网络,使局部组织发炎,并不断放大和持续引起肠壁的损伤和相应的临床表现。

(三)感染因素

多年来,一直认为 IBD 的发生与感染因素有关,感染因素为"触发因子",启动了一系列肠道黏膜免疫反应而致病。副分枝结核样菌和麻疹病毒感染被认为与 CD 有关,也有报告难辨梭状芽孢杆菌外毒素与 UC 的复发与活动有关,但均未得到证实。

最近,一种有关微生物促进 IBD 发生的不同观点正日益为人们接受。IBD 特别是 CD 是由针对正常菌群的异常免疫反应引起的。大多数动物在无菌环境中不会发生结肠炎,IBD 患者针对细菌抗原的细胞免疫反应和体液免疫反应增强,细菌滞留有利于 IBD 发生,而粪便转流防止 CD 复发;抗生素和微生态制剂对一些 IBD 患者有治疗作用。这些研究均表明 IBD 可能是对正常菌群免疫耐受缺失所致。

(四)其他

精神压力、焦虑不安及周围环境均能诱发或加重小儿的病情,牛奶也可引起一些婴儿的结肠炎症。

二、临床表现

儿童 IBD 的临床症状与体征除常见的胃肠道表现外,常有明显的肠外表现,如关节炎、生长迟缓、体重不增、营养不良、贫血及神经性厌食等,尤其生长迟缓是生长期儿童的最独特的症状,常在婴儿期就已出现。

(一)溃疡性结肠炎

1.临床表现

有持续或反复发作的腹泻、黏液脓血便伴腹痛、里急后重和不同程度的全身症状。病程多在 4～6 周或以上。可有关节、皮肤、眼、口和肝、胆等肠外表现。

2.诊断标准

在排除细菌性痢疾、阿米巴痢疾、慢性血吸虫病、肠结核等感染性结肠炎以及结肠克罗恩病、缺血性结肠炎、放射性结肠炎等疾病的基础上,可按下列标准诊断:①具有上述典型临床表现者为临床疑诊,安排进一步检查;②同时具备临床表现和结肠镜检查或钡剂灌肠检查中任何 1 项,可拟诊为本病;③如再加上黏膜组织学检查或手术切除标本病理检查的特征性表现,可以确诊;④初发病例、临床表现和结肠镜改变均不典型者,暂不诊断溃疡性结肠炎,需随访 3～6 个月,观察发作情况;⑤结肠镜检查发现的轻度慢性直乙状结肠炎不能与溃疡性结肠炎等同,应观察病情变化,认真寻找病因。

(1)临床类型:可分为初发型、慢性复发型、慢性持续型和暴发型。初发型指无既往史而首次发作;暴发型指症状严重,血便每日 10 次以上,伴全身中毒症状,可伴中毒性巨结肠、肠穿孔、脓毒血症等并发症。除暴发型外,各型可相互转化。

(2)严重程度:可分为轻度、中度和重度。

轻度:患者腹泻每日 4 次以下,便血轻或无,无发热、脉搏加快或贫血。红细胞沉降率(ESR)正常。

中度:介于轻度和重度之间。

重度:腹泻每日 6 次以上,伴明显黏液血便。体温>37.5℃,脉搏>90/min,血红蛋白<100g/L,ESR>30mm/h。

(3)病情分期:分为活动期和缓解期。Southerland 疾病活动指数(DAI),也称 Mavo 指数,较为简单实用(表 3-5)。慢性活动性或顽固性溃疡性结肠炎指诱导或维持缓解治疗失败,通常为糖皮质激素抵抗或依赖的病例。前者指泼尼松龙足量应用 4 周不缓解,后者指泼尼松龙减量至 10mg/d 即无法控制发作或停药后 3 个月复发者。

表 3-5 Southerland 疾病活动指数

临床表现	0 分	1 分	2 分	3 分
腹泻	正常	超过正常,每天 1～2 次	超过正常,每天 3～4 次	超过正常,每天 5 次
血便	无	少许	明显	以血为主
黏膜表现	正常	轻度易脆	中度易脆	重度易脆伴渗出
医师评估病情	正常	轻	中	重

总分为各项之和,≤2 分为症状缓解;3～5 分为轻度活动期;6～10 分为中度活动期;11～12 分为重度活动期

(4)病变范围:分为直肠、直乙状结肠、左半结肠(脾曲以远)、广泛结肠(脾曲以近)、全结肠。

(5)肠外表现和并发症:肠外可有关节、皮肤、眼部、肝、胆等系统受累;并发症可有大出血、穿孔、中毒性巨结肠和癌变等。

(二)克罗恩病

1.临床表现

慢性起病、反复发作的右下腹或脐周腹痛、腹泻,可伴腹部肿块、梗阻、肠瘘、肛门病变和反复口腔溃疡,以及发热、贫血、体重减轻、发育迟缓等全身症状。阳性家族史有助于诊断。

2.诊断标准

在排除肠结核、阿米巴痢疾、耶尔森菌感染等慢性肠道感染和肠道淋巴瘤、憩室炎、缺血性肠炎、白塞病以及溃疡性结肠炎等基础上,可按下列标准诊断:①具备上述临床表现者可临床疑诊,安排进一步检查。②同时具备临床表现和影像学检查或肠镜检查者,临床可拟诊为本病。③如再加上黏膜组织学检查或手术切除标本病理检查,发现非干酪性肉芽肿和其他 1 项典型表现或无肉芽肿而具备上述 3 项典型组织学改变者,可以确诊,即强调临床拟诊、病理确

诊。不过由于这些条件在临床上难以满足，使该诊断标准应用受限。④初发病例、临床表现和影像学检查或内镜检查以及活检难以确诊时，应随访观察 3～6 个月，如与肠结核混淆不清者应按肠结核做诊断性治疗 4～8 周，以观后效。

克罗恩病诊断成立后，诊断内容应包括临床类型、严重程度(活动性、严重度)、病变范围、肠外表现和并发症，以利全面评估病情和预后，制订治疗方案。

(1)临床类型：可参考疾病的主要临床表现做出，按 2005 年蒙特利尔世界胃肠病大会克罗恩病分类中的疾病行为分型，可分为狭窄型、穿通型和非狭窄非穿通型(炎症型)。各型可有交叉或互相转化，涉及治疗方案的选择。

(2)严重程度：严重度与活动性均反映克罗恩病的严重程度，常合并使用。克罗恩病的严重度可参考临床表现做出，无全身症状、腹部压痛、包块和梗阻者为轻度；明显腹痛、腹泻、全身症状和并发症为重度；介于两者之间者为中度。克罗恩病活动指数(CDAI)可正确估计病情和评价疗效(表 3-6)。

表 3-6 简化克罗恩病活动指数计算法

临床表现	0 分	1 分	2 分	3 分
一般情况	良好	稍差	差	不良
腹痛		无	轻	中
腹泻(稀便每天 1 次记 1 分)				
腹部肿块		无	可疑	确定
并发症(关节痛、虹膜炎、结节性红斑、坏疽性脓皮病、阿弗他溃疡、裂沟、新瘘管和脓肿等)(每种症状记 1 分)				

注：≤4 分为缓解；5～8 分为中度活动期；≥9 分为重度活动期

(3)病变范围：病变部位和范围参考影像学检查和内镜检查结果确定，可分为小肠型、结肠型、回结肠型。此外，如消化道其他部分受累，亦应注明，受累范围＞100cm 者属广泛性。

(4)肠外表现和并发症：肠外表现可有口、眼、关节、皮肤、泌尿以及肝、胆等系统受累；并发症可有肠梗阻、瘘管、炎性包块或脓肿、出血、肠穿孔等。

三、实验室检查及辅助检查

(一)一般检查

1. 血

血红蛋白、白细胞分类计数、血小板计数、凝血时间及血沉。

2. 粪便

粪便常规，细菌培养，涂片找滋养体、寄生虫及脂肪滴，难辨梭状芽孢杆菌毒素测定。

3. 血生化

血清总蛋白、白蛋白、转铁蛋白、免疫球蛋白、C-反应蛋白、肝功能及胆红素，血清叶酸，维生素 A、D、E、B。

4.血电解质、结核菌素试验及胸片等

(二)X 线检查

钡剂灌肠与钡餐是诊断 IBD 的重要手段之一,尤其气钡双重造影更能显示黏膜细小病变,提高诊断率。

1. UC

早期表现可以正常或仅有黏膜皱襞粗大,肠管边缘模糊。严重病例黏膜呈毛刷状及锯齿状改变,可见溃疡及假息肉,结肠袋消失,肠管僵硬、缩短呈管状,肠腔狭窄。

2. CD

早期可正常或仅有黏膜不规则增粗、紊乱及增厚,晚期典型病例可见溃疡、裂隙、瘘管及铺路石样网状改变,间断性肠段狭窄伴邻近肠管扩张或病变肠段间有正常肠段,呈跳跃式分布。

(三)内镜检查

小儿纤维结肠镜可以送达回盲部,可观察全结肠,确定病变部位、范围及程度,并多部位取组织活检,提高诊断率。

1. UC

病变从直肠开始,呈弥散性分布,黏膜充血水肿、粗糙呈颗粒状、脆性增高、易出血、溃疡大小不一、有脓性或脓血性渗出物。慢性炎症表现为黏膜增生、假息肉及管腔狭窄,病变由结肠远端向近端连续性发展或至全结肠。

2. CD

黏膜充血水肿,不易出血,溃疡圆形,椭圆形或线形裂隙纵行分布,称"阿弗他溃疡"或铺路石样改变,炎性息肉、肠腔狭窄,病变跳跃式分布,病变邻近组织正常,肛周有裂隙及瘘管。

(四)组织病理学改变

1. UC

所见随病变活动与缓解不同。活动期黏膜呈炎症性反应,隐窝变形,淋巴细胞、多核细胞及浆细胞浸润到固有膜,杯状细胞减少,隐窝脓肿形成,脓肿破溃形成溃疡。缓解期见肠上皮增生,腺上皮萎缩。

2. CD

节段性全壁炎症,主要组织学特征有两点:一是裂隙状溃疡可深达腹壁浆膜;二是非干酪样坏死性肉芽肿,内含多核巨细胞和上皮样细胞,数量少,散在分布,构成欠完整。

四、诊断和鉴别诊断

应结合临床表现、实验室检查、X 线、内镜检查及组织学检查。

由于 UC 缺乏特异性的诊断标准,CD 又难以获得可确定诊断的病理组织学的结果——非干酪样肉芽肿,目前对于 IBD 的诊断还是比较困难的。

(一)溃疡性结肠炎的诊断和鉴别诊断

溃疡性结肠炎为局限于结肠黏膜的慢性弥散性炎症,从直肠开始向近段蔓延呈连续性、对称性分布,病变为炎症和溃疡。

临床表现以血性腹泻为特点,发作与缓解交替,腹泻也可表现为黏液便,可伴腹痛、里急后重、呕吐及厌食。常有明显的生长迟缓、贫血、发热、低蛋白血症等全身表现以及关节炎、虹膜睫状体炎、肝脾肿大等胃肠道外表现。

结肠镜检查和黏膜活体组织学检查是诊断的关键。病变从直肠开始,呈弥散性分布,结肠镜下表现为:黏膜血管纹理模糊、紊乱,充血、水肿、易脆、出血及脓性分泌物附着;病变明显处尚可见到弥漫的多数性糜烂、溃疡;慢性病变者可见结肠袋变浅,假息肉形成及黏膜桥形成。组织学上所见随病变活动与缓解而有不同。UC病变主要累及黏膜和黏膜下,黏膜固有肌层仅在暴发性UC时受累。活动期上皮和隐窝急性炎症细胞浸润,尤其上皮细胞中性粒细胞浸润、隐窝炎,隐窝脓肿形成;慢性期有隐窝结构改变,早期隐窝上皮增生,后期隐窝大小形态不规则,极向不正常,腺体排列紊乱,扭曲分叉,黏液分泌减少,胞质嗜碱性改变,固有膜慢性炎症细胞浸润。如发现炎症活动性与慢性化综合表现诊断价值更大。

溃疡性结肠炎与以下疾病相鉴别。

1. 感染性肠炎

很多感染性肠炎如沙门菌、志贺菌、大肠埃希菌、耶尔森菌、阿米巴原虫和难辨梭状芽孢杆菌所致肠炎表现为急性起病的黏液脓血便及血便,结肠镜下所见及组织学改变,如黏膜血管纹理模糊、紊乱,充血、水肿、易脆、出血、糜烂、溃疡,急性或慢性炎症细胞浸润,与早期或不典型UC相似。因此,UC应与上述疾病相鉴别。

UC与多数细菌性肠炎的主要区别在于症状持续时间。UC所致血便及黏液脓血便常常持续数周至数月不等,而细菌性肠炎的血性腹泻则较短。由沙门菌、志贺菌和弯曲菌感染引起的肠炎虽然症状类似于UC,但血便一般在3~5天后即可得到缓解。耶尔森菌感染性肠炎症状持续14~17天。细菌性肠炎大便培养可阳性。UC与感染性肠炎另外一个重要区别在于病理改变,UC常有隐窝结构的改变,呈不规则扭曲和分叉状,数量减少,黏液分泌缺失及隐窝扩张。

难辨梭状芽孢杆菌性肠炎,亦称伪膜性肠炎,腹泻可持续数周至数月,但该病患儿在发病前多有服用抗生素史,水样便多见,血便少见,大便中可有大小不等的伪膜,结肠镜下可见肠壁上附有典型的圆形或椭圆形黄色伪膜,有助于与UC相鉴别。必要时做难辨梭状芽孢杆菌毒素测定。

溶组织阿米巴肠炎,症状持续数周至数月,大便呈暗红色果酱样,重者可为全血便,结肠镜下表现为灶性、出血性溃疡,中央开口下陷,呈烧瓶样,病灶之间黏膜正常。而UC呈弥散性改变。有条件者应作阿米巴血清学试验。

2. 缺血性结肠炎

发病年龄大,多为老年人,结肠镜下主要表现为水肿、红斑和溃疡形成,病变以结肠脾曲、降结肠和乙状结肠为主,直肠很少受累。

3. 放射性结肠炎

是盆腔或腹部放射治疗后发生的并发症,以累及直肠、乙状结肠多见。放射线对肠管的损伤作用,主要是抑制上皮细胞有丝分裂和引起黏膜下小动脉闭塞性炎症和静脉内膜炎导致肠壁缺血性改变。放疗后出现腹泻,多为黏液血便。结肠镜下可见受累肠段弥散性充血水肿,并有红斑及颗粒样改变,易脆,糜烂、溃疡;晚期黏液苍白,黏膜下血管异常扩张,肠管狭窄,肠壁增厚。结肠病理改变为炎症细胞浸润和黏膜下小血管炎或毛细血管扩张。

(二)克罗恩病的诊断和鉴别诊断

克罗恩病(CD)是一种病因未明、可累及胃肠道各部位的慢性肉芽肿性炎症,以回肠末段及其邻近结肠最常受累。病变多呈节段性、非对称分布,直肠极少累及。

诊断综合临床表现、影像学、内镜及组织学检查,采用排除诊断法。

临床表现为慢性起病,反复腹痛,腹泻,可伴腹部肿块、肠瘘和肛门病变,以及发热、贫血、体重下降、发育迟缓、关节炎、虹膜睫状体炎和肝病等全身并发症。

影像学检查对诊断很重要。小肠钡剂造影或(和)钡灌肠可见多发性、节段性炎症伴狭窄、鹅卵石样改变、裂隙状溃疡、瘘管或假息肉形成等。B超、CT和MRI显示肠壁增厚,腹腔或盆腔脓肿。

内镜下所见最早、最明显的是细小而边界清楚的黏液溃疡,称"阿弗他"溃疡,常呈多灶性分布,病灶之间被正常黏膜分隔。还可见节段性、非对称性的黏膜发炎、纵形溃疡、鹅卵石样改变、跳跃式分布的肠腔狭窄和肠壁僵硬等。

主要组织学特点有两点:一是炎症的穿壁性,在淋巴和小血管周围形成淋巴样集聚,这些淋巴积聚改变可分布与肠壁的任何部位;二是非干酪样肉芽肿形成,数量少,散在分布,构成欠完整。

要排除急性阑尾炎、肠结核、其他慢性感染性肠炎(如耶尔森菌肠炎)、肠道淋巴瘤及溃疡性结肠炎等疾病。

回盲部的克罗恩病常常容易与急性阑尾炎混淆。阑尾炎常常急性起病,严重腹痛伴肌紧张,克罗恩病在发病前常有一段时间的腹泻史。

肠结核与克罗恩病在临床表现和病理学方面极为相似。肠结核最常见的部位是回盲部。如果患儿同时有肺结核,那么肠结核的诊断不难。但肠结核可在无肺结核的情况下发生。如有生殖系结核或伴其他器官结核,血中腺苷酸脱氨酶(ADA)活性增高,多考虑肠结核,肠结核的肠壁病变活体组织检查可有干酪样坏死及黏膜下层闭锁。如有肠瘘、肠壁或器官脓肿、肛门指肠周围病变、活动性便血、肠穿孔等并发症或病变切除后复发等,应多考虑克罗恩病,病理活体组织检查可见结节病样肉芽肿、裂隙状溃疡及淋巴细胞聚集,但无干酪样坏死。重要的是勿将肠结核误诊为克罗恩病,因为激素的应用会使肠结核恶化。鉴别有困难者建议先行抗结核治疗。有手术适应证者行手术探查,对切除的病变肠段除进行病理检查外,还要取多个肠系膜淋巴结做病理检查。

小肠淋巴瘤的部分症状与克罗恩病也颇为相似,如发热、体重下降、腹泻及腹痛等。影像学检查有助于鉴别诊断。小肠淋巴瘤多为肠壁弥散性受累伴肠壁块影,而克罗恩病的病变往往局限于回肠,表现为肠壁的溃疡形成和肠腔狭窄。

(三)溃疡性结肠炎与克罗恩病的鉴别诊断

两者的临床表现有所不同。UC以血便为主;而CD患儿少见血便,以慢性腹痛为主,有时在回盲部可触及一痛、质软的炎性肿块。CD常合并肠瘘。

两者的另一主要区别在于疾病的分布的部位。UC常由直肠开始,向近段延伸累及结肠某一部位而停止,病变呈连续性,往往仅累及结肠。而 CD 则可以累及全胃肠道的任何部位,其最常见的病变部位为回肠末段和近段结肠,病变呈节段性,病灶之间黏液正常。

内镜下表现和病理组织学检查,两者各有特点(表 3-7)。

表 3-7　溃疡性结肠炎和 Crohn 病的鉴别要点

	UC	CD
临床表现		
发热	少见	多见
腹痛	轻,位于左下或下腹	重,位于右下腹或脐周
腹块	少见	常见
血便	常见	少见
肛周病	少见	常见
肠梗阻	罕见	常见
肠穿孔	仅见于中毒性巨结肠者	常见
病变部位	以左半结肠为主	回肠末段和右半结肠为主
	直肠几乎均受累	直肠很少累及
	严重者全结肠	可单独小肠或结肠
	大多限于结肠	可累及全胃肠道
内镜检查	连续性炎症病变	灶性或间断性病变
	黏膜充血、水肿、颗粒增生、易脆、溃疡形成	黏膜口疮样、线样溃疡、鹅卵石样改变
组织学检查	杯状细胞减少	上皮样细胞肉芽肿
	黏膜表面纤毛状增生	组织细胞浸润
	隐窝脓肿	隐窝周围炎
并发症	穿孔,中毒性巨结肠,癌变	梗阻,瘘管、脓肿、肛周脓肿、维生素 B_{12} 缺乏

五、治疗

IBD 的治疗目标是针对控制慢性非特异性炎症发作、维持缓解。治疗的着眼点是针对发病机制的各个重要环节予以阻断。IBD 的治疗首先要考虑:①疾病的部位和范围,此与治疗方法的选择、药物的反应及预后密切相关;②疾病的活动度与严重度:不同期、不同程度的病变应采用不同的对策,估计预后;③疾病的病程,初发者治疗反应好,而复发者差;④患者的全身情况和有无并发症,有助于不同治疗方法的选择、预后估计和生活质量的评价。治疗原则有三:①尽早控制症状;②维持缓解,预防复发;③评价内科治疗的效果,确定内外科治疗的界限,防治并发症。

(一)内科治疗

1. 一般治疗

保持营养与水、电解质平衡,重症者予以高热量、高蛋白、多种维生素与低脂低渣饮食,补充多种微量元素、输血、血浆及白蛋白纠正低蛋白血症,纠正酸碱平衡。频繁呕吐者应用适量解痉剂,并发感染者加用抗生素如甲硝唑等。

2. 药物治疗

(1)糖皮质类固醇(GCS):适用中重度病例,具有肯定的抗炎作用及免疫抑制效果。对 CD 有瘘管形成及脓肿者禁用。

泼尼松和泼尼松龙:1~2mg/(kg·d),一日 2~3 次,共 2~3 周,症状缓解逐渐减量,隔日或间隙疗法[1mg/(kg·d)],持续 4~6 周,后再逐渐减量至停药,总疗程 2~3 个月。

氢化可的松和甲基泼尼松龙:适用于口服无效重症病例的静脉给药。氢化可的松 10mg/(kg·d),甲基泼尼松龙 1~1.5mg/(kg·d),分次静脉给予 10~14 天。注意脓毒血症、低钾、发热及肠穿孔。

局部治疗:适用于直肠至左半结肠局部轻、中型病例。氢化可的松 25~50mg/次,琥珀氢化可的松 25~50mg/次,加入生理盐水 50mL 内,保留灌肠至少一个小时。1~2 次/日,疗程 10~14 天。泡沫剂每次 5mL 直肠内注入可达乙状结肠。栓剂对直肠有效,携带使用方便。

用肾上腺皮质激素肠系膜动脉灌注,在日本应用于 UC 病例中获得较好的效果。

(2)水杨酸偶氮磺胺吡啶(SASP):SASP 是治疗轻中度 IBD 的主要药物,也是维持缓解唯一有效的一类药物,口服后其中 75% 经结肠细胞分解偶氮链断裂成为 5-ASA 与 SP,前者是治疗的有效成分,有抑制局部炎症,清除自由基对组织的损伤及抑制免疫反应等作用。常用于 UC 与结肠 CD。剂量 50~75mg/(kg·d),一日 2~3 次,病情稳定后逐渐以维持量,疗程 2 年。不良反应有胃肠道不适、恶心、呕吐,头痛,皮疹,血小板数量减少、功能下降,叶酸吸收下降及少数有骨髓抑制,不宜长期大剂量应用。

(3)5-氨基水杨酸(5-ASA,美沙拉嗪):较 SASP 抗炎作用强,不良反应减少,适用于不能耐受 SASP 者或 SASP 疗效不佳者。每天 20~30mg/kg,分 3 次,症状缓解后改维持量(1/2 治疗量)。

4-氨基水杨酸(4-ASA),对 UC 有效。

Pantasa 系由二个 5-ASA 分子通过偶氮链连接而成,在结肠内可释放出 2 个分子 5-ASA,使用药量减少 50%,且不良反应少。

(4)免疫抑制剂:常用于 SASP 不能耐受、对肾上腺皮质激素依赖及病变广泛不能手术者。应用时需定期检查白细胞计数及血小板计数。

硫唑嘌呤:用于顽固性 CD;对肾上腺皮质激素、SASP 及甲硝唑治疗无效;长期依赖肾上腺皮质激素(如泼尼松使用半年以上)出现严重不良反应;并发各种瘘管及肛周病变,为维持缓解可与肾上腺皮质激素并用。术前应用使病情稳定,术后应用防止复发。剂量:1~2mg/(kg·d),疗程 2~3 个月。国外报道 2/3 的病例 7 年内缓解。

6-巯基嘌呤(6-MP):1.5mg/(kg·d),一日 2 次。国外报道对 CD 缓解率 67%,瘘管愈合率 50%。

环孢素:用于顽固性难治性急性重症 IBD,尤其适用于大剂量静脉注射肾上腺皮质激素 7~10 天,临床未改善及一般情况比较差的患儿。剂量 1~2mg/(kg·d),静脉滴注,随后口服 4~8mg/(kg·d),许多研究显示其有效,尤其对那些准备手术而尚未手术者,对早期诊断的年幼患儿最有效,急性期治疗 6～8 周然后逐渐减量,同时开始其他免疫抑制剂治疗。

(5)中医中药治疗:局部中药保留灌肠加中医辨证论治对 UC 有效,如北京报道锡类散、云南白药加普鲁卡在保留灌肠缓解率 74.1%,广州报道三黄汤灌肠加中药辨证论治缓解率 66.7% 等。

(6)抗生素:抗生素本身对 IBD 无效,仅用于重症及中毒性巨结肠等继发感染。常用有氨苄西林、甲硝唑、庆大霉素及磺胺类等。

3. 营养支持疗法

IBD 患儿大多发生蛋白质-能量营养不良,往往存在包括维生素、矿物质及微量元素等在内的多种营养素的缺乏症;故应重视 IBD 的营养治疗。根据病情予以肠内营养如要素饮食或全静脉营养。要素饮食改善患者营养状态,改变肠道菌群,在空肠吸收,可减少食物及消化酶到达病变肠段;减少食物中蛋白质等外源性致敏源对病变的刺激;可缓解症状,改善活动期指标(Hb、ESR 及血浆蛋白等),恢复和促进小儿生长发育。

要素饮食成分:葡萄糖、玉米糖浆、麦芽糖浆、氨基酸、酪蛋白水解物、蛋清酪蛋白、玉米油、无脂牛奶及乳糖等,按不同配方,把糖、蛋白质及脂肪以一定的比例配成溶液,根据不同个体的需要计算出总量,分次喂服(例如每 3～4 小时一次)或经鼻胃管 24 小时持续滴入,疗程可数月。

对于重症或病情恶化的 IBD 患儿,对药物无效而病情活动者,术前必须改善全身情况纠正营养代谢障碍以适应手术者,术后不能进食者,不完全性梗阻、瘘管形成或严重肛周病变者采用全静脉营养(TPN)及完全肠道休息。

4. 生物治疗

生物治疗药物是近年才发展起来的。主要基于免疫活性细胞、巨噬细胞,特别是 T 淋巴细胞在免疫反应中的中心地位,针对其分化、转录及表达中的关键步骤,在细胞的分子水平进行干预,尤其针对各种促炎因子的阻断和抗炎因子的促进和补充,以达到消除炎症反应的目的。研究最多的是 TNF-α,使用 TNF-α 单抗治疗顽固性 CD,取得突出疗效,目前该药已在英美等国批准投放市场。有以重组 IL-10 治疗 CD 的临床试验的报告,但相继的临床报道不尽如人意。新近有 IL-12、IL-8 拮抗剂、IFN-r 单抗、IL-lra 及 ICAM 等试剂的使用,疗效尚待观察。

(二)外科治疗

1. UC

手术指征:①急性发作重症或暴发性病例,有穿孔、出血及中毒性巨结肠者;②慢性病变反复发作呈慢性消耗,蛋白丢失者,儿童生长发育受限者,长期需用大剂量激素者;③恶变:病情重,病变广泛持续,年幼发病者易于癌变;④严重的肠外并发症,肛周并发症久治不愈者。

手术方法:①全结肠、直肠切除及回肠造瘘术:病情严重全身衰竭者可先行回肠造瘘,病情好转后再行二期全结肠直肠切除,能根治病变,而永久性造瘘带来终身的麻烦与痛苦;②全结肠切除、回直肠吻合术:较适合小儿,可保留直肠但需防止复燃,可口服 SASP 或局部灌肠,需长期随访,直肠镜追踪;③全结肠切除及自制性回肠造瘘术:造瘘前回肠做侧侧缝合,人工造囊袋或瓣膜使粪便可以储存。

2. CD

绝大多数 CD 患者需手术,约 50%复发后再手术,对手术指征、方式、时机及术前术后处理均需认真考虑。

手术指征:穿孔、出血、梗阻、瘘管、脓肿形成和中毒性巨结肠等并发症,以及顽固性病例内科治疗无效者。

手术方法:①局部切除:多用于结肠 CD,小肠局限性病变如狭窄、瘘管及脓肿。切除肠段应尽量短,以免带来吸收不良及短肠综合征等。②短路术:十二指肠 CD,用胃空肠吻合术;结肠 CD 用全结肠切除回肠造瘘术等。③肛周并发症:脓肿切排,瘘管切除。

3. 治疗方案

目前无儿科的治疗方案,参照国内外经典方案的原则。理想的治疗必须遵循一定的常规,在确定病程、病型、病期、分度、部位以及有无并发症的基础上,采用规范的治疗方案,以下方案供参考(表 3-8)。

表 3-8 活动期 UC 治疗方案

严重度	病变范围		
	广泛	远段	左半
轻度	局部 GCS 或 5-ASA(SASP)	局部 GCS 或 5-ASA(SASP)+口服 5-ASA	口服 5-ASA(+局部治疗同左)
中度	局部 GCS 或 5-ASA(SASP)+口服 5-ASA	口服 5-ASA(SASP)(+局部治疗同左)	口服 GCS(+局部治疗同左)
重度	局部 GCS+口服 5-ASA(SASP)或 GCS	口服或静脉 GCS(+局部 GSC)	静脉 GSC(+局部 GCS)
顽固性 UC	增加上述药物疗程与剂量口服 GCS	静脉 GCS 或环孢素外科手术	静脉 GCS 或环孢素外科手术

第十五节 婴儿肝炎综合征

婴儿肝炎综合征是指一岁以内的婴儿(包括新生儿)主要表现为黄疸,肝脾肿大和肝功能异常的临床症候群。病因复杂,可因病毒感染(包括甲型肝炎病毒、乙型肝炎病毒、丙型肝炎病毒,巨细胞病毒、风疹病毒、埃可病毒、腺病毒、水痘病毒和 EB 病毒等)、遗传性代谢缺陷(如半乳糖血症、遗传性果糖不耐症、糖原贮积症Ⅳ型、氨基酸代谢障碍如酪氨酸血症、尼曼-匹克病、戈谢病、二羟酸尿症、特发性肝血红蛋白沉着病和 α_1 抗胰蛋白酶缺乏症等)和肝内胆管及间质发育障碍(如肝内胆管阙如、胆管发育不良、胆管囊性扩张、肝纤维化等)引起,一些其他的原因如朗罕细胞性组织细胞增多症、化学物和药物中毒等也可导致肝功能损害。如能查出病因,明确诊断,就不再称婴儿肝炎综合征。

一、病因

病因复杂,主要有宫内感染和围生期感染、先天性遗传代谢病、肝内胆管发育异常等,由环境、遗传等因素单独或共同造成病变。

(一)感染

包括肝的原发性感染和全身感染累及肝。临床上所谓的 TORCH 综合征包括了主要的感染病原,即弓形虫、风疹病毒、巨细胞病毒(CMV)、单纯疱疹病毒(HSV)以及嗜肝病毒、EB病毒、柯萨奇病毒 B 组、艾柯病毒、腺病毒等。细菌感染如金黄色葡萄球菌、大肠埃希菌、沙门菌、厌氧菌、肺炎球菌、链球菌等,以及一些条件致病菌,往往在全身感染时累及肝。近年来梅毒螺旋体引起肝炎综合征的病例有所增加,人类免疫缺陷病毒(HIV)等新的病原体的母婴传播引起的肝炎综合征亦应引起注意。

(二)先天性代谢异常

先天性代谢异常可以累及肝,但只有少数人会引起严重的、持续的肝损害。一般来说,有代谢性累积病变都伴有显著的肝大,而有肝损伤者往往为中等度肝大。

1.糖类代谢异常

如遗传性果糖不耐受症、半乳糖血症、糖原贮积症等。其中与婴儿肝炎综合征相关的糖原贮积症主要有Ⅰ、Ⅲ、Ⅳ型。

2.氨基酸及蛋白质代谢异常

酶缺陷使正常代谢途径发生阻滞,其中遗传性酪氨酸血症等可以造成持续性肝损伤。

3.脂质代谢异常

系一组遗传性疾病,由于类脂质代谢过程中某些酶的遗传性缺陷,使得原本能被该酶分解的某些类脂质沉积在单核巨噬细胞系统及其他组织内,呈现充脂性组织细胞增殖。如代谢病、尼曼匹克病、Wolman's 病等。

4.胆汁酸代谢异常

如进行性家族性肝内胆汁淤积症(PFIC)、肝动脉发育不良、Zellweger's 综合征(脑-肝-肾综合征)等。

5.抗胰蛋白酶缺乏症

是由于抗胰蛋白酶缺乏,中和白细胞弹性蛋白凝固酶等抗蛋白酶作用减弱,使自体组织遭到破坏而致病。可造成肝细胞损伤、汇管区纤维化伴胆管增生以及胆管发育不良等类型改变。

(三)先天性胆道闭锁、胆管扩张和肝内胆管发育不良

1.先天性胆道闭锁

是发生于胎儿后期、生后早期及新生儿期的一种进行性病变,由于某种原因导致肝内和肝外胆管的阻塞,使胆汁排泄的通道梗阻,并逐步形成不同程度的胆道闭锁。多数学者认为,围生期感染(特别是病毒感染)所致的炎症病变是导致本病的重要因素,因胆道炎症原因造成先天性胆道闭锁的约占 80%,而因先天性胆管发育不良造成胆道闭锁者仅占 10%。

2.先天性胆管扩张症

又称先天性胆总管囊肿,是一种由于多种因素参与的先天性发育畸形。胚胎时期胰、胆分

化异常,胆总管和胰管未能正常分离,胰液反流入胆管,胆总管远端狭窄,胆道内压力增高,Oddi括约肌神经肌肉功能失调,是本病的综合致病因素。

3. Caroli病

又称先天性肝内胆管扩张症,为常染色体隐性遗传,以男性多见,一般以复发性胆管炎为主要特点。可伴有先天性肝纤维化、肝外胆管扩张或其他纤维囊性病。

(四)其他

包括肝内占位病变及累及肝的全身恶性疾病等。

二、临床表现

多在生后1~2个月起病,由于影响的脏器多,临床表现很复杂。主要表现为黄疸。往往因为生理性黄疸持续不退或退而复现前来就诊。

(一)主要表现

1. 黄疸

常为婴儿肝炎综合征的首发症状,多于3个月内发生。可与新生儿生理性黄疸重叠或间隔再现。注意询问黄疸出现时间、演变情况;大小便颜色及动态变化有助于临床分型和鉴别诊断。

2. 肝大

超过相应各年龄组正常上限或质地改变。

3. 脾大

常见于肝、脾同时受累的疾病,如CMV、风疹病毒和弓形虫感染;糖原贮积病Ⅳ型;溶酶体累积病等。或继发于肝硬化。

(二)一般表现

1. 消化道症状

食欲异常、恶心、呕吐、腹胀、腹泻等。

2. 营养障碍

体重不增或增重不理想,甚至营养不良(由于吸收不良,肝合成、利用减少,摄入不足或继发感染时消耗增多)。

3. 脂溶性维生素缺乏(胆汁淤积所致)

佝偻病较为常见,还可见维生素K依赖性凝血因子缺乏症。

4. 贫血

铁缺乏;维生素E缺乏和感染因素致免疫性损害导致溶血。

(三)伴随症状

1. 神经系统损害

如智力低下、肌张力降低、肢体瘫痪、惊厥等。可见于先天性CMV、风疹病毒感染和先天性弓形虫病;新生儿HSV感染;代谢障碍性疾病,如半乳糖血症、尼曼-匹克病、代谢病等。

2. 先天畸形

见于先天性感染。

3.眼部病变

白内障,见于半乳糖血症、先天性风疹。视网膜病,见于先天性 CMV、风疹病毒感染和弓形虫病。

4.生化代谢紊乱

如低血糖、乳酸中毒、高脂血症(糖代谢异常);阴离子间隙增宽＋代谢性酸中毒(氨基酸和脂肪酸代谢异常等)。

(四)临床分型

1.肝炎型

肝损害为主,黄疸前期症状不明显。

2.淤胆型

皮肤、巩膜黄疸较深,尿色深,而大便色浅或陶土色,形成明显反差。

3.重症型

若出现肝性脑病、出血倾向、腹水等严重肝损害表现者称为重症型。

三、实验室检查

血清总胆红素双相增高,常以结合胆红素增高为主;转氨酶增高或正常;血清 γ-谷氨酰转肽酶(γ-GT)、血清碱性磷酸酶(AKP)、$5'$-核苷酸酶($5'$-NT)、血清胆汁酸增高;部分患者凝血酶原时间延长。

四、病因检查

(1)肝炎病毒甲、乙、丙、丁、戊抗体测定。

(2)血清抗 CMV 抗体(IgM,IgG),血、尿 CMV-DNA 检测,有条件对尿、唾液及脑脊液等进行病毒分离。

(3)根据实验室条件检测弓形体、单纯疱疹病毒、EB 病毒,柯萨奇病毒 B 组、埃可病毒、微小病毒 B19 等。

(4)送血培养和中段尿培养发现有无败血症和泌尿系统感染。

(5)常规进行甲状腺功能测定。

(6)疑为各种代谢性疾病可做相应的化验检查:半乳糖血症-空腹血糖、尿液还原糖测定,果糖不耐症-果糖耐量试验,α_1-抗胰蛋白酶(α_1-AT)缺乏症-血清 α_1-AT 小于正常值的 20%;酪氨酸血症-有机酸分析(GC-MS)等。

(7)疑为胆道疾患者,动态十二指肠引流,肝胆 B 超,磁共振胆管成像术(MRCP),SPECT,腹腔镜等。

(8)必要时肝组织穿刺活检。

五、鉴别诊断

先天性肝外胆道闭锁症

(1)病史:紧随胎便后大便一直呈灰白、淡黄色。

(2)体征:黄疸日益加深。

(3)辅助检查:早期肝功能多属正常,以后逐渐异常,常于 3～4 个月发现胆汁性肝硬化;胆红素升高以直接胆红素升高显著;肝 B 超未见胆囊的动态变化;动态十二指肠引流检测胆汁和胆色素始终无。

(4)必要时可行剖腹探查。

六、治疗

(一)一般治疗
应补充维生素 A、维生素 D、维生素 E、维生素 K,对淤胆型者更有必要。

(二)对症治疗

1. 利胆退黄

①苯巴比妥口服具有改善与提高酶活力及促进胆汁排泄作用,早期可用。②可以用中药利胆治疗,如茵栀黄、消炎利胆片。③静脉滴注苦参碱、思美泰。

2. 护肝改善肝细胞功能

①三磷腺苷、辅酶Ⅰ有保护肝细胞、促进肝细胞新陈代谢的作用,也可辅以 B 族维生素及维生素 C。②促进肝细胞增生的肝细胞生长因子,如威佳。③保肝解毒的葡醛内酯,促进肝解毒与合成功能的还原型谷胱甘肽。④降酶作用显著有联苯双酯、百赛诺。

3. 其他处理

①低蛋白血症时可用白蛋白制剂。②凝血因子缺乏时可用维生素 K_1 或凝血酶原复合物。③有丙种球蛋白低下及反复感染时可用 IVIG。④可应用维生素 D 制剂和钙剂治疗低血钙惊厥和佝偻病。⑤有感染时可适当选用抗生素。⑥泼尼松 2mg/(kg·d)对部分病例有一定疗效,在症状明显好转后逐步减量,其作用可能在消除肝细胞肿胀、减轻黄疸,并延迟肝组织的纤维化等方面。疗程按临床情况而定,一般应用 4～8 周。

(三)对因治疗

比较困难,对病毒感染所致者,常缺乏特殊药物。

(1)若为巨细胞病毒感染,如符合抗病毒治疗适应证,可用更昔洛韦治疗,方法为二期疗法。①诱导治疗:更昔洛韦 5mg/kg(静脉滴注时间＞1h),每 12 小时 1 次,持续 2～3 周。②维持治疗:更昔洛韦 5mg/kg,每天 1 次,连续 5～7 天,总疗程 3～4 周。若诱导治疗 3 周病毒学检查显示无效,应考虑耐药毒株感染或继发耐药;维持阶段若疾病进展,可考虑再次诱导治疗。

(2)某些遗传性代谢缺陷病,如半乳糖血症应停用乳类,改用豆浆、米粉等喂养,并辅以维生素、脂肪等营养必需物质;酪氨酸血症给予低苯丙氨酸、低酪氨酸饮食。

(3)手术治疗:对于胆道闭锁,手术治疗是首选。到肝硬化阶段,肝移植是本病的根治方法。

(四)预防

(1)预防关键是母孕期避免各种疾病感染及患肝炎,可使本病发病率下降,定期产检。

(2)对患有急性期或恢复期乙型肝炎以及乙肝病毒携带的孕母用乙肝人类免疫球蛋白做

被动免疫。

（3）有死胎流产史的妇女，怀孕前做优生优育检查。

七、并发症及处理

（一）肝衰竭

1. 出现下列情况应考虑肝衰竭

①黄疸加重，血清总胆红素≥17μmol/L 或每日上升≥17.1μmol/L。②胆酶分离。③昏迷，血氨升高，脑电图异常。④皮肤黏膜出血，内脏出血，凝血功能障碍。⑤腹水。⑥低血糖，低血钾，低蛋白血症，酸碱失衡。

2. 治疗

①一般支持治疗。a. 卧床休息，减少体力消耗；b. 加强病情监护；c. 高糖类、低脂肪、适量蛋白饮食；d. 静脉补给足够的液体和维生素；e. 积极纠正低蛋白血症，补充白蛋白或新鲜血浆，并酌情补充凝血因子；f. 注意纠正水、电解质及酸碱平衡紊乱。②促肝细胞生长素使用。

（二）肝性脑病

①去除诱因，如严重感染、出血及电解质紊乱等。②低蛋白饮食。③应用乳果糖促进氨的排出。④视患者的电解质和酸碱平衡情况酌情选择精氨酸等降氨药物。⑤酌情使用支链氨基酸或支链氨基酸、精氨酸混合制剂以纠正氨基酸失衡。

（三）脑水肿

①有颅内压增高者，给予高渗性脱水药，如 20%甘露醇，但肝肾综合征患者慎用。②利尿药，一般选用呋塞米，可与渗透性脱水药交替使用。

（四）肝肾综合征

①大剂量利尿药冲击，可用呋塞米持续泵入。②限制液体入量。③肾灌注压不足者可应用白蛋白扩容或药物。

第十六节　急性胰腺炎

急性胰腺炎是多种病因引起胰酶激活，继以胰腺局部炎症反应为主要特征，伴或不伴有其他器官功能改变的疾病。

一、病因

小儿急性胰腺炎致病因素与成年人不同，成年人最常见的原因以胆道疾病（如胆结石、慢性感染、肿瘤等）及酒精中毒为主，而小儿最常见的原因有以下几种。

（1）继发于身体其他部位的细菌或病毒感染，如急性流行性腮腺炎、肺炎、细菌性痢疾、扁桃体炎等。

（2）上消化道疾病或胆胰交界部位畸形，胆汁反流入胰腺，引起胰腺炎，如胆总管囊肿、十二指肠畸形等。

（3）药物诱发：应用大量肾上腺激素、免疫抑制药、吗啡以及在治疗急性淋巴细胞白血病时应用门冬酰胺酶等可引起急性胰腺炎。

（4）可并发于全身系统性疾病，如红斑狼疮、过敏性紫癜、甲状旁腺功能亢进症、克罗恩病、川崎病等。

然而，仍有一些病例无肯定的致病因素。

二、临床表现

儿童急性胰腺炎的临床表现往往不典型。腹痛是最主要症状，常突然发生，剧痛局限于上腹部，向腰、背部放射，呈束带状。进一步可发展到中上腹，脐周以致全腹。持续数小时至数天，进食加重。体检可见腹部膨隆、腹肌紧张、中上腹压痛反跳痛、可触及痛性包块、腹部体征常与严重症状不相称。个别患者亦可无腹痛，仅以休克、抽搐症状为主，大部分患者有肠麻痹，少数患者有发热，腹腔积液及 Grey-turner 征（腰部淤斑）。

儿童急性胰腺炎症状不典型给诊断造成一定困难，因此可利用特殊检查以明确诊断。

三、辅助检查

（一）实验室检查

1. 淀粉酶测定

血清淀粉酶一直为诊断胰腺炎的筛选指标。小儿正常血清淀粉酶值为 40～150U（Somogyi 法），血清淀粉酶在急性胰腺炎发病 1～2 小时后上升，24～48 小时左右达高峰，48 小时左右开始下降，持续约 3～5 天。如上升至达 300～500U 甚至以上对诊断有价值。淀粉酶的测定值愈高，诊断愈准确。尿淀粉酶升高较晚，一般在急性胰腺炎发作 12～24 小时开始上升，如达 250～300U 且持续时间较长，有诊断意义。尿、腹腔积液淀粉酶升高。

2. 淀粉酶与肌酐廓清率比值的测定

正常情况下肾脏对淀粉酶和肌酐廓清的速度是相互平行的，急性胰腺炎时肾脏对血清淀粉酶廓清率增加，而肌酐廓清率不变，两者比值＞5 高度提示急性胰腺炎。其他急腹症一般不升高，对鉴别诊断有实际临床价值。

3. 胰脂肪酶测定

约 80% 急性胰腺炎患儿胰脂肪酶可升高，用标准氢氧化钠溶液滴定脂肪酸得出活力单位，正常值 0.2～1.5U。虽无特异性，但胰脂肪酶增高持续较长。尿淀粉酶已恢复正常时该测定对急性胰腺炎仍有价值。

4. 放射免疫测定离子胰蛋白酶

对早期诊断起决定作用。正常人血清中胰蛋白酶在 50～100pg/mL。一般在发病第 1 天血清胰蛋白酶就升高，第 5 天达到高峰，此法比传统测定淀粉酶的方法要准确且敏感性高。同时配合凝胶过滤法测定激活胰蛋白酶的抑制因子（灭活因子）、α_2 抗胰蛋白酶、α_2 巨球蛋白对于估计病情的严重程度亦有很大意义。

5. 血钙

在急性出血坏死性胰腺炎时可以降低,如低于 1.87mmol/L,预示病情严重。

6. 其他

急性胰腺炎患者还应检查血常规、尿常规,血清电解质、血糖、肝功能、肾功能、血气分析等。以上指标对判断病情轻重有重要意义。

(二)影像学检查

1. 腹部 X 线片

可用来排除其他急腹症,如内脏穿孔等,还可发现肠麻痹或麻痹性肠梗阻征。"结肠切割征"和"哨兵襻"为胰腺炎的间接指征。腰大肌边缘不清、弥散性模糊影,提示存在腹水。

2. 腹部 B 超

应作为常规初筛检查。急性胰腺炎 B 超发现胰腺肿大,胰内及胰周围回声异常;也可了解胆囊和胆道情况;后期对假性囊肿和脓肿有诊断意义。

3. CT

根据胰腺组织的影像改变进行分级,对急性胰腺炎的诊断和鉴别诊断、评估其严重程度,尤其是对鉴别轻症和重症急性胰腺炎具有重要价值。根据炎症的严重程度分级为 A～E 级。

A 级:正常胰腺。

B 级:胰腺实质改变。包括局部或弥漫的腺体增大。

C 级:胰腺实质及周围炎症改变,胰周轻度渗出。

D 级:除 C 级外,胰周渗出显著,胰腺实质内或胰周单个液体积聚。

E 级:广泛的胰腺内、外积液,包括胰腺和脂肪坏死、胰腺脓肿。

A～C 级:临床上为轻型急性胰腺炎;D 级、E 级:临床上为重症急性胰腺炎。

4. 磁共振胰胆管成像术(MRCP)或内镜逆行胰胆管造影(ERCP)

适用于疑有胆道病变而 B 超不能确诊者。

四、诊断标准

急性胰腺炎分为轻症急性胰腺炎与重症胰腺炎两类,少数病情极其凶险的,可称为暴发性胰腺炎。

1. 轻症急性胰腺炎

(1)急性持续腹痛(偶无腹痛)。

(2)血清淀粉酶活性增高大于或等于正常值上限的 3 倍。

(3)影像学检查提示胰腺有(或无)形态改变。

(4)无器官功能障碍或局部并发症,对液体补充治疗反应良好。

(5)John 评分<3 分(表 3-9)

表 3-9　John 评分指标

入院时	入院后 48 小时以内
年龄<7 岁	血清钙<2.05mmol/L
体重<23kg	血清清蛋白<26g/L

入院时	入院后 48 小时以内
白细胞计数＞18.5×10⁹/L	尿素氮升高＞1.8mmol/L
血清乳酸脱氢酶＞2000U/L	估计体液丢失＞75mL/kg

每达一项计 1 分

2.重症急性胰腺炎

(1)具备轻症急性胰腺炎的临床表现和生化改变。

(2)具备下列症状之一者:①胰腺局部出现并发症。CT 检查若分析胰周渗出显著,胰腺实质内或胰周单个液体积聚,广泛的胰腺内、外积液,胰腺和脂肪坏死,胰腺脓肿等。②发病后 72 小时内出现下列之一者,肾衰竭、呼吸衰竭、休克、凝血功能障碍、败血症、全身炎症反应综合征等,John 评分(≥3 分)。

五、鉴别诊断

1.急性胆道疾病

胆道疾病常有绞痛发作史,疼痛多在右上腹,常向右肩、背部放散,Murphy 征阳性,血、尿淀粉酶正常或轻度升高。但需注意胆道疾病与胰腺炎呈因果关系而并存。

2.急性胃肠炎

发病前常有不洁饮食史,主要症状为腹痛、呕吐及腹泻等,可伴有肠鸣音亢进,血、尿淀粉酶正常等。

3.消化性溃疡

穿孔有长期溃疡病史,突然发病,腹痛剧烈可迅速波及全腹,腹肌板样强直,肝浊音界消失,X 线透视膈下可见游离气体,血清淀粉酶轻度升高。

4.急性肠梗阻

特别是高位绞窄性肠梗阻,可有剧烈腹痛、呕吐与休克现象,但其腹痛为阵发性绞痛,早期可伴有高亢的肠鸣音或大便不通。X 线片示典型机械性肠梗阻,且血清淀粉酶正常或轻度升高。

5.胆道蛔虫病

多见于儿童及青年,有蛔虫史,腹痛阵发,有"钻顶感",症状重,体征轻,血、尿淀粉酶正常,合并胰腺炎时可增高。

六、治疗

治疗目的在于减少胰液分泌和使胰腺休息。

急性胰腺炎治疗原则:轻症急性胰腺炎以姑息治疗为主,而重症急性胰腺炎应根据情况予以治疗,胆源性胰腺炎宜积极手术治疗,而其他继发性胰腺炎可以采取非手术治疗,如果非手术治疗无效,应及时手术。

(一)一般治疗

1. 护理

卧床休息;禁食期间有口渴时可含漱或湿润口唇,一般不能饮水。

2. 营养管理

由护士对患者的营养状况进行初始评估,记录在《住院患者评估记录》中。总分≥3分,有营养不良的风险,需在24小时内通知营养科医师会诊,根据会诊意见采取营养风险防治措施;总分<3分,每周重新评估其营养状况,病情加重应及时重新评估。

3. 疼痛管理

由护士对患儿的腹痛情况进行初始评估,疼痛评分在4分以上的,应在1小时内报告医师,联系麻醉科医师会诊。

4. 心理治疗

在日常生活中要积极开导患儿,树立对抗疾病的决心。

(二)对症治疗

1. 防治休克,改善微循环

急性胰腺炎发作后数小时,由于胰腺周围(小网膜腔内)、腹腔大量炎性渗出,体液的丢失量很大,同时伴有大量电解质的丢失,并导致酸碱失衡,需及时给予补液纠正。血钙偏低者应输入10%葡萄糖酸钙,在重症急性胰腺炎时尤应注意。患儿如有血糖升高,注射葡萄糖时需加入适量的胰岛素及氯化钾。

2. 抑制胰腺分泌

(1)H_2受体阻断药:如雷尼替丁、法莫替丁、奥美拉唑等均可减低胃酸的分泌,并能抑制胰酶的作用。

(2)禁食和胃肠减压:这一措施在急腹症患儿作为常规使用。急性胰腺炎时使用鼻胃管减压,不仅可以缓解因麻痹性肠梗阻所导致的腹胀、呕吐,更重要的是可以减少胃液、胃酸对胰酶分泌的刺激作用,从而限制胰腺炎的发展。

(3)生长抑素及类似物(奥曲肽):生长抑素抑制胰腺、胆囊及小肠分泌和溶酶体的释放,使胰腺引流通畅,有效减轻疼痛等临床症状,有效降低脓肿和呼吸窘迫综合征的发生率,缩短住院时间,降低病死率。

3. 营养支持

轻症急性胰腺炎患者,只需短期禁食,故不需肠道营养或肠外营养。重症急性胰腺炎患者常先施行肠外营养,肠道功能稍恢复后早期考虑实施肠道营养。将鼻饲管放置Treitz韧带以下开始肠道营养。

4. 抗生素的应用

对于轻症非胆源性急性胰腺炎不推荐常规使用抗生素。对于胆源性轻症急性胰腺炎或重症急性胰腺炎应不常规使用抗生素。胰腺感染的致病菌主要为革兰阴性菌和厌氧菌等肠道常驻菌。抗生素的应用应遵循抗菌谱为革兰阴性菌和厌氧菌为主、脂溶性强、有效通过血-胰屏障等三大原则。

（三）对因治疗

对胆源性胰腺炎，可通过内镜干预。

（1）对于怀疑或已经证实的胆源性胰腺炎，如果符合重症指标和（或）有胆管炎、黄疸、胆总管扩张，应做括约肌切开术。

（2）最初判断为轻症胰腺炎，但在治疗中病情恶化者，应行鼻胆管引流或括约肌切开术。

（3）胆囊的处理：括约肌切开术后应积极处理胆囊，以免发生急性胆囊炎。另外，一些特发性胰腺炎患者也可能是由微结石引起，切除胆囊也可能起到祛除病灶的作用。

（四）手术治疗

有以下情况时考虑手术治疗。

（1）非手术治疗无效，高热持续不退、精神不佳、腹胀、腹肌紧张、压痛不减轻者，需手术探查，同时腹腔引流。

（2）诊断不明确，不能除外其他外科急腹症者，应尽早手术。

（3）并发局部脓肿及巨大胰腺假性囊肿者，需行切开引流或于消化道内引流术。

第十七节 周期性呕吐综合征

周期性呕吐综合征（CVS）又称再发性呕吐综合征（RVS），是一种严重影响患儿和家长身心健康和生活质量的临床综合征。该病最早由法国的 Heberden 提出和英国的 Samuel Gee 进一步描述。近年来被明确归入功能性胃肠道疾病，目前公认的定义为 3 次或反复多次的发作性顽固的恶心和呕吐，每次发作持续数小时至数日，2 次发作间期有长达数周至数日的完全无症状间隙期。CVS 常于儿童期发病，主要在学龄前期，除胃食管反流症外，CVS 被认为是引起儿童反复呕吐的第二位常见原因。CVS 患者不存在任何代谢、神经及消化等系统的异常。

一、CVS 流行病学

CVS 可发生在各个民族和种族，但真正的流行病学和发生率尚不完全清楚。20 世纪 60 年代 Gullen 调查了 1000 名 4～15 岁澳大利亚儿童。cvs 的发病率为 2％～3％；90 年代 Abu-Arateh 等报道 CVS 在 2165 名 5～15 岁英国苏格兰儿童中发病率为 1.9％；21 世纪初 Ertekin 等报道美国俄亥俄州儿童 CVS 发病率为 0.4％。CVS 通常在儿童起病，主要在学龄前期，儿童平均发病年龄是 4.8 岁，国外资料显示，多数有偏头痛家族史。男女均可发病，女稍多于男（55：45）。

二、CVS 的病因和发病机制

CVS 的发病机制还不十分清楚，近年来的研究认为与偏头痛、线粒体、离子通道、脑肠轴、内分泌激素异常以及自主神经功能不良有关。也有认为与遗传有关。

（一）偏头痛及相关因素

早在 19 世纪就观察到，CVS 与偏头痛存在广泛的临床联系，二者的发作有惊人的相似之处,即均呈刻板、周期性发作,可持续数小时至数天,有面色苍白、嗜睡、恶心、厌食及畏寒等,均为自限性疾病。发作间期完全健康。CVS家族成员中有较高的偏头痛发病率,部分CVS以后可进展为偏头痛,抗偏头痛药物普遍被推荐用于治疗CVS,并取得很好的疗效。

(二)下丘脑-垂体-肾上腺轴和刺激应答

由下丘脑-垂体-肾上腺素轴(HPA)调节的应激反应显示对CVS发病起作用。感染、生理和心理因素已被鉴定为CVS的触发因素。研究发现CVS患儿发病前有过度的HPA激活,表现为血清促肾上腺皮质激素(CRF)、糖皮质激素水平升高及随后血清血管升压素、前列腺素E_2和血尿儿茶酚胺水平增加,部分患儿表现发病时有高血压及液体潴留。目前较为注意的是CRF在CVS中的发病作用。CRF的清晨峰值也可解释CVS多于清晨发作的原因。

(三)自主神经功能不良

自主神经系统对CVS既有中枢性又有周围性的作用。CVS发病时许多症状如苍白、发热、嗜睡、恶心、呕吐及过量流涎等都为自主神经功能紊乱症状。近年研究发现,与对照组相比CVS显示有明显增高的交感神经心血管张力。

三、CVS临床表现

(一)CVS分期和分级

CVS分为4个时期:①间歇期,几乎没有症状;②前驱期,有接近于发作的表现,通过药物尚能控制;③呕吐期,持续而强烈的恶心、呕吐、干呕和其他症状;④恢复期,恶心很快停止,患者恢复食欲及精神状态。

按发病严重程度不同分为3级:①轻度,不影响学习和生活;②中度,学习和生活有困难;③重度,不能学习,生活受到很大影响。

(二)CVS临床表现特点

CVS以反复发生、刻板发作的剧烈恶心、呕吐为特征,持续数小时到数天。间歇期无症状,可持续数周到数月。每日发作时间比较固定,通常在晚上或凌晨。一旦发作,在最初的数小时内便达到最大强度,发作和停止却非常快速,呈一种"开-关"刻板模式。

发作时常伴有自主神经和胃肠道症状:如苍白、嗜睡、虚弱、流涎,对光、声音、气味不耐受,少数有高血压,胃肠道症状除呕吐外,腹痛、干呕、厌食及恶心是最常见症状,80%的病例存在诱发因素,包括生理、心理应激和感染。心理应激包括正面因素(生日和节日)和负面因素(家庭和学校因素),饮食因素以及体力消耗和缺乏睡眠,月经期女孩也是典型的诱发因素。

四、CVS的诊断和鉴别诊断

(一)诊断CVS需注意的问题

虽然CVS有较独特的临床表现,但因呕吐症状为非特异性,因此诊断CVS前先要求排除常见的或较易治疗的疾病和器质性疾病。详细询问病史在CVS的诊断中非常重要。文献提示:以下关键问题的答复是肯定的,则诊断CVS的可能性占70%以上:"患者是否以前有过≥3次类似呕吐、间隙期完全正常,每次发作都类同,呕吐最严重时超过1次/15分钟,伴面色苍白、嗜睡、腹痛、厌食和恶心;有偏头痛家族史。"

(二)CVS 诊断标准

1. 伦敦 CVS 国际诊断标准(1994 年制定)

(1)必需条件:①3 次或以上发作性呕吐,持续数小时至数天;②发作间歇期无症状,长达数周至数月;③刻板的反复发作,有相同的发作时间和症状持续时间;④无器质疾病因素(缺少实验室或影像学证据)。

(2)支持条件:①发作具有自限性;②伴随症状包括恶心、腹痛、头痛、运动病、畏光及倦怠;③相关体征有发热、苍白、脱水、过度流涎及社交不能。其中恶心和倦怠被认为具有诊断价值。

2. 罗马Ⅱ标准(1999 年制定)

小儿 CVS 诊断标准:①3 个或 3 个周期以上剧烈的恶心、顽固性呕吐,持续数小时到数日,间隙期持续数日到数月;②排除代谢性、胃肠道及中枢神经系统器质性疾病。

3. 罗马Ⅲ标准(2006 年制定)

小儿 4 岁婴幼儿及儿童、青少年(4～18 岁)周期性呕吐综合征诊断标准:必须符合①2 次或以上发作性剧烈恶心、顽固性呕吐,持续数小时甚至数天;②间歇期为健康状态,可持续数周到数月。

(三)鉴别诊断及所需的辅助检查

CVS 的诊断需排除以下三类疾病:胃肠疾病、胃肠外疾病,同时必须注意与慢性呕吐相区别(表 3-10、表 3-11)。

表 3-10　CVS 需要鉴别的疾病

消化系统	消化性损伤:食管、胃炎及胃溃疡等;畸形:旋转不良等;炎症性肠病:慢性阑尾炎;肝胆病:胆囊收缩不良等;胰腺炎:家族性自主神经功能不良及假性梗阻
神经系统	腹型偏头痛、慢性鼻窦炎、颅压增高(肿瘤)及腹型癫痫
泌尿系统	继发性于输尿管膀胱连接点梗阻的急性肾盂积水、肾石
代谢/内分泌	Addison病、糖尿病及嗜铬细胞瘤;有机酸血症:丙酸血症、脂酸氧化障碍、线粒体病、尿素循环障碍、氨基酸尿、急性间断性卟啉症及 Hypothalamic surge
其他	由催吐剂引起呕吐;焦虑及抑郁

表 3-11　CVS 与慢性呕吐的区别

特征	CVS	慢性呕吐
女:男比例	3:1	1:1
发作时间	夜间	每天任何时候
前驱症状	常见	不常见
病因	非胃肠道因素占 65%	胃肠道因素占 72%
发作频率	<9 次/月(每 2 周至 3 个月)	≥9 次/月(约 36 次)
呕吐次数	>4 次/h(约 11～14 次)	<4 次/h(约 1.5 次)
血清生化异常(%)	14	2

特征	CVS	慢性呕吐
白细胞增多(%)	3	2
偏头痛家族史(%)	40～60	11～14

五、治疗

因 CVS 的病因和发病机制尚未完全明确,故治疗仍然是经验性综合治疗。

(一)避免触发因素

避免感染、食物,晕车等触发因素,对某些心理应激(如家庭和学校)因素也应避免,适当应用抗焦虑药物(如奥沙西泮)偶可预防发作。

(二)发作期支持治疗

发作期给予患儿安静舒适环境,避免光和强声刺激,按需补液,纠正水、电解质紊乱和酸碱失衡,保证热能供应。文献提示,单纯葡萄糖和电解质输入,有效率达 42%。镇静药如氯丙嗪、劳拉西泮等的应用,可使患儿安静休息,缓解顽固恶心和镇吐。呕吐重者可用 5-HT$_3$ 拮抗药格雷司琼和昂丹司琼静脉输入。有明显胃肠黏膜损伤(呕吐咖啡样物)时适当加用黏膜保护药和抑酸药。

(三)预防性药物治疗

对于发作超过 1 次/月,且每次发作持续,应进行预防用药。目前常用药物有抗偏头痛药、精神安定药和促胃肠动力药。近年来,以上药物应用已明显改善 CVS 的临床过程。有学者报道各种药物治疗 CVS 的有效率为:小剂量普萘洛尔治疗有效率为 57%;赛庚啶[0.3mg/(kg·d),分 3～4 次口服],治疗有效率为 39%;阿米替林 25～50mg/d,治疗有效率为 67%。苯噻啶在英国和澳大利亚被广泛应用。Aanpreung 等研究显示,阿米替林和苯噻啶治疗有效率分别为 83.3% 和 50%。也有报道胃动素受体激动药红霉素治疗有效率达 75%。

(四)精神治疗

CVS 不仅对患儿而且对整个家庭是一种威胁,由于反复发病使他们感到沮丧、压抑和愤怒,为此,除了使用有效的药物迅速控制呕吐外,应让家长了解到家庭环境和患儿的不良情绪等均可诱发呕吐发作,要积极进行心理治疗。

第四章　泌尿系统疾病

第一节　新生儿急性肾衰竭

新生儿急性肾衰竭(ARF)是指肾功能突然受到严重损害,出现少尿或无尿,体液紊乱,酸碱失调以及血浆中需经肾排出的代谢产物(尿素、肌酐等)蓄积而浓度升高,是新生儿危重的临床综合征之一。

一、病因

新生儿出生前、出生时及出生后的各种致病因素,均可引起 ARF。按肾损伤性质及部位的不同,可将病因分成肾前性、肾性和肾后性三大类。

(一)肾前性

(1)低血容量:围生期出血、脱水、腹泻,手术并发症。

(2)心力衰竭。

(3)低血压,如败血症、凝血缺陷、出血、体温过低引起。

(4)低氧血症,如窒息、呼吸窘迫综合征、肺炎所致。

上述原因均可使肾血循环障碍,以致肾血流量减少,肾小球有效滤过压降低,肾小球滤过率减少,从而导致急性肾衰竭。

(二)肾性

1. 先天性

肾畸形,肾发育不全,肾病综合征,肾炎。

2. 获得性

肾静脉或肾动脉血栓形成,肾皮质坏死,肾毒素,DIC,创伤,未经治疗的肾前性原因。

(三)肾后性

主要为尿路梗阻引起的 ARF,见于各种先天泌尿道畸形,如后尿道瓣膜、尿道憩室、包皮闭锁、尿道狭窄、输尿管疝等。也可见于肾外肿瘤压迫尿道或医源性手术插管损伤致尿道狭窄。

二、临床表现

新生儿 ARF 常缺乏典型临床表现,常有拒食、呕吐、苍白、脉搏细弱。主要症状为少尿或无尿,补液过多时可导致高血压、心力衰竭、肺水肿、脑水肿和惊厥。根据病理生理改变和病情经过将临床表现分三期:少尿或无尿期、多尿期和恢复期。

(一)少尿或无尿期

1.少尿或无尿

新生儿尿量<25mL/d 或 1mL/(kg·h)者为少尿,尿量<15mL/d 或 0.5mL/(kg·h)为无尿。正常新生儿93%于出生后24小时内,99.4%于出生后48小时内排尿。出生后48小时不排尿者应考虑有 ARF。新生儿 ARF 多数有少尿或无尿症状。新生儿 ARF 少尿期持续时间长短不一,持续3天以上者病情危重。近年来陆续有无少尿性新生儿 ARF 的报道,其病情及预后好于少尿或无尿者。

2.电解质紊乱

(1)高钾血症:血钾>7mmol/L。由于少尿时钾排出减少,酸中毒使细胞内的钾向细胞外转移。可伴有心电图异常,如 T 波高耸、QRS 增宽和心律失常。

(2)低钠血症:血钠<130mmol/L。主要为血稀释或钠再吸收低下所致。

(3)高磷、低钙血症等。

3.代谢性酸中毒

由于肾小球滤过功能降低,氢离子交换及酸性代谢产物排泄障碍等引起。

4.氮质血症

ARF 时蛋白分解旺盛,体内蛋白代谢产物从肾脏排泄障碍,血中非蛋白氮含量增加,出现氮质血症。

(二)多尿期

随着肾小球和一部分肾小管功能恢复,尿量增多,一般情况逐渐改善。如尿量迅速增多,有的可出现脱水、低钠或低钾血症等。此期应严密观察病情和监护血液生化学改变。

(三)恢复期

患儿一般情况好转,尿量逐渐恢复正常,尿毒症表现和血生化改变逐渐消失。肾小球功能恢复较快,但肾小管功能改变可持续较长时间。

三、辅助检查

(一)实验室检查

(1)急性肾衰竭时尿量少而比重低,尿中可有较多的蛋白质和管型。$Scr \geq 88 \sim 142 \mu mol/L$,$BUN \geq 7.5 \sim 11mmol/L$ 或 Scr 每日增加$\geq 44 \mu mol/L$,BUN 增加$\geq 3.57mmol/L$。

(2)血清钾、肌酐、尿素氮增高,血清钠、氯及 CO_2 降低,血清钙也降低。

(二)影像学检查

1.肾脏超声检查

为非侵袭性检查方法,能精确描述肾脏大小、形状、积水、钙化及膀胱改变。对疑有肾静脉血栓形成或无原因的进行性氮质血症者,应做此项检查。

2.放射性核素肾扫描

了解肾血流灌注、肾畸形,并对肾小球滤过率能作系列对比性判断。

3.CT 及磁共振

有助于判断肾后性梗阻。

四、治疗

新生儿 ARF 常以内科治疗为主,其治疗重点包括:①去除病因;②纠正水电解质酸碱平衡和内环境的紊乱;③提供充足能量,减少肾脏负担。

(一)液体疗法

1.肾前性 ARF

以补足液体量,改善肾灌注为主。如无充血性心力衰竭存在,可给予等渗盐水 20mL/kg,30 分钟~2 小时静脉输入,如果 2 小时后尿量仍少于 1mL/(kg·h),临床上没有有效循环量不足的表现时,可静脉给予呋塞米 1~2mg/kg。甘露醇可增加肾髓质血流,对减轻水肿有一定疗效。

2.肾性 ARF

少尿期注意限制液体量,每天计算出入水量。液体入量=不显性失水+前 1 天尿量+胃肠道失水量+引流量-内生水。足月儿不显性失水为 30mL/(kg·d),早产儿,特别是极低出生体重儿可高达 50~70mL/(kg·d);每天称体重,以体重不减或减轻 0.5%~1% 为宜。

3.肾后性

通常内科手段有限,需要依赖外科手术解除梗阻,在保证肾灌注情况下适当用呋塞米利尿。

(二)纠正电解质紊乱

1.高钾血症

在治疗原发病的同时,采用:①利尿;②限制钾的摄入;③采用 5% 碳酸氢钠 1~2mL/kg,促进钾进入细胞内;④胰岛素可促进钾内流,尽可能地快速降低血钾至正常水平(表 4-1)。

表 4-1 新生儿高钾血症的药物处理

药物	剂量	作用产生时间	作用持续时间
10%葡萄糖酸钙	1~2mL/kg,iv,>10′	1~5′	15~60′
5%碳酸氢钠	1~2mL/kg,iv,>10′	5~10′	2~6h
胰岛素+葡萄糖	0.05u/kg 胰岛素加 10% 葡萄糖液 2mL/kg 推注,然后以 10% 葡萄糖液每小时 2~4mL/kg 加胰岛素每小时 0.1u/kg 维持	15~30′	4~6h
阳离子交换树脂	1~1.5g/kg,q4~6h,po 或灌肠	1~2h	4~6h
呋塞米	1mg/kg,iv		

2.低钠血症

限制水的摄入,当血钠低于 120mmol/L 时可给予 3% 氯化钠纠正,防止脑水肿,1.2mL/kg 可提高血钠 1mmol/L。

3.纠正代谢性酸中毒

通常程度较轻,除非有①明显的肾小管功能障碍和碳酸氢吸收能力下降;②由于心力衰竭引起的心排血量减少或出血引起的低血容量,使乳酸产量的增加。对重度代谢性酸中毒(pH<7.15或血清碳酸氢盐<15mmol/L)可考虑使用5%碳酸氢钠,1mL/kg可提高血清碳酸氢盐1mmol/L,可先按提高2～3mmol/L给予或按实际碱缺失×0.3×体重(kg)计算,于3～12小时内视病情分次输入,避免矫枉过正。

(三)营养支持

充足的营养可减少组织蛋白的分解和酮体的形成,而合适的热量摄入及外源性必需氨基酸的供给可促进蛋白质的合成和新细胞生长,并从细胞外液摄取钾、磷。婴儿可以给予低磷、低钾和低渗溶质负荷配方奶喂养。ARF时至少需提供40kcal/(kg·d)以上的热量,主要以糖和脂肪形式给予,氨基酸1～1.5g/(kg·d),同时注意维生素D、C、B族复合物及叶酸规定供给。

(四)透析疗法

透析疗法是治疗晚期ARF最有效和积极疗法。新生儿ARF进行透析疗法的指征是:①严重高钾血症,>6.5～7mmol/L;②严重代谢性酸中毒(pH<7.15);③严重的液体负荷,伴血钠<120mmol/L和脑水肿或肺水肿表现;④持续加重的氮质血症,已有中枢抑制表现或BUN>35.7μmol/L(100mg/dL)。透析疗法中腹膜透析是比较简单的透析方法,易在NICU中开展。

第二节　新生儿急性泌尿道感染

一、概述

尿路感染(UTI)是指病原学微生物入侵泌尿系统,并在尿中繁殖、侵入泌尿道黏膜或组织所引起的炎症反应。新生儿UTI较常见,以男婴为多见,临床症状不典型,常表现为急性肾盂肾炎,发生脓毒症的风险较高。新生儿UTI如果处理不当,可能导致脱水、脓毒症以及远期不良预后,如高血压、肾脏瘢痕形成、肾功能不全等。近年来,随着各种插管技术的应用以及危重新生儿抢救成功率的增加,新生儿UTI发生率有增加趋势。

二、病因

可由多种细菌引起,以革兰阴性杆菌感染为主,大肠杆菌是最主要的致病菌,其次是肺炎克雷伯菌。近年来,革兰阳性球菌(屎/粪肠球菌、链球菌等)感染比例有增加趋势。

三、诊断

1.新生儿UTI

没有特异性的临床表现,常表现为发热,黄疸,呕吐,面色、反应差,吃奶差甚至拒乳,体重不增等。新生儿 UTI 可合并菌血症,也可能是脓毒症的一部分,可导致其他脏器感染,甚至感染性休克。

2. 尿常规和尿培养

尿常规检查时镜检发现白细胞＞5/Hp;尿培养阳性结果可以确诊,并可明确感染的细菌种类和药敏。在给新生儿留取尿液时要注意:最理想的尿液留取是在新生儿裸露时排尿或者外阴清洗无菌后使用尿袋。若非侵入性技术不可行,可经导尿管或在超声引导下进行耻骨上膀胱穿刺收集尿液样本。

3. C-反应蛋白增高

血常规提示白细胞总数和中性粒细胞升高。当合并菌血症时血培养可以阳性。

4. 尿试纸检查

显示白细胞酯酶和亚硝酸盐阳性。

5. 泌尿系统

影像学检查新生儿 UTI 不能仅仅满足于明确诊断,由于新生儿 UTI 多伴有先天性肾脏发育异常,因此,需要对患儿进行泌尿系统影像学检查以明确是否合并其他异常。UTI 影像学诊断的主要目的是监测高危因素,如先天性肾脏或泌尿道异常、输尿管反流以及获得性或先天性肾损害。①超声检查:帮助排出肾盂积水,肾囊肿,输尿管反流和肾发育不良;②排泄膀胱尿道造影(VCUG):是诊断输尿管反流的重要方法。

四、鉴别诊断

泌尿系统发育异常可明显增加新生儿 UTI 的发病率。为排除潜在的先天性泌尿系统发育异常,如输尿管反流、多囊肾、肾盂积水或输尿管积水等,应对 UTI 的新生儿常规行泌尿系统的超声等影像学检查。

五、治疗

新生儿尿路感染的初步治疗应使用广谱抗生素,如氨苄青霉素,头孢噻肟或庆大霉素。进一步治疗需要依据 48 小时尿液培养的结果。通常需要行肾脏 B 超检查并且感染控制后行排泄性膀胱尿道造影(VCUG)。大肠埃希菌是新生儿泌尿道感染最常见的致病菌。

第三节 急性肾小球肾炎

急性肾小球肾炎通常指急性链球菌感染后肾小球肾炎(APSGN),是由 A 组 β 溶血性链球菌感染后所引起的免疫复合物沉积在肾小球而致的弥散性肾小球毛细血管内渗出性、增生性炎症病变。本病是最常见的小儿肾脏疾病,据 1982 年全国 105 所医院儿科住院患者统计,APSGN 占同期住院泌尿系统疾病患者的 53%。每年 1、2 月和 9、10 月为发病高峰期,多见于学龄期患儿。男:女发病率为 2:1。临床表现轻重不一,典型表现为水肿、尿少及高血压。

预后良好,绝大多数完全恢复,少数(1%～2%)可迁延不愈而转为慢性。

一、病因

能引起急性感染后肾小球肾炎的病原有:①β溶血性链球菌A组;②非链球菌(包括其他的葡萄球菌、链球菌及革兰阴性杆菌等)、病毒(流感病毒、柯萨奇病毒B及EB病毒)、肺炎支原体及疟原虫等。

在A组β溶血性链球菌中,由呼吸道感染所致肾炎的菌株以12型为主,少数为1、3、4、6、25及49型,引起肾炎的侵袭率约5%。由皮肤感染引起的肾炎则以49型为主,少数为2、55、57和60型,侵袭率可达25%。

二、发病原理

细菌感染多是通过抗原-抗体复合物在肾小球沉积后激活补体,诱发炎症反应而发病。而病毒和支原体等则是直接侵袭肾组织而致肾炎。

关于A组β溶血性链球菌感染后导致肾炎的机制,一般认为机体对链球菌的某些抗原成分(如胞壁的M蛋白或胞质中某些抗原成分)产生抗体,形成循环免疫复合物,随血流抵达肾脏,并沉积于肾小球基膜,进而激活补体,造成肾小球局部免疫病理损伤而致病。但近年还提出了其他机制,有人认为链球菌中的某些阳离子抗原,先植入于肾小球基膜,通过原位复合物方式致病;致肾炎链球菌株通过分泌神经氨酸酶改变了机体正常的IgG,从而使其具有了抗原性,导致抗体产生,沉积在肾脏而发病;还有人认为链球菌抗原与肾小球基膜糖蛋白具有交叉抗原性,此少数病例属肾抗体型肾炎。

沉积在肾脏的链球菌抗原一直不甚清楚,原以为是其细胞壁抗原(M蛋白),但在肾小球内未发现M蛋白沉积。后发现在患者的肾小球内沉积有内链球菌素、肾炎菌株协同蛋白和前吸收抗原等链球菌成分,但是否APSGN是由上述抗原所诱发的免疫机制致病尚未完全肯定。

三、病理

APSGN的早期肾活检主要为弥散性毛细血管内增生性肾小球肾炎。光镜下可见肾小球肿大,内皮细胞及系膜细胞增生(称为毛细血管内增生),中性多形核白细胞和单核细胞在肾小球内浸润,使毛细血管壁狭窄乃至闭塞,但毛细血管壁通常无坏死。沿毛细血管壁基膜外侧,偶有不连续的蛋白质性沉积物(驼峰),即沉积的免疫复合物,在电镜下表现为上皮侧大块状的电子致密沉积物。在少数肾小球,可见局限性毛细血管外增生(新月体),但很少有弥散性新月体形成。肾小球之外的血管和肾小管间质区一般正常。在远端小管腔内常见红细胞,可形成红细胞管型。免疫荧光检查可分系膜型、星空型及花环型三种,在毛细血管袢周围和系膜区可见IgG颗粒样沉积,常伴有C_3和备解素沉积,但较少见有C_3和C_4沉积。血清补体成分的改变和肾小球毛细血管袢明显的C_3、备解素的沉积,表明补体激活可能主要途径是替代途径。

四、临床表现

(一)典型病例

1.前驱表现

发病前 10 天左右常有上呼吸道感染及扁桃体炎等链球菌前驱感染史,以皮肤脓疱疮为前驱病史者,前驱期稍长,约 2~4 周。

2.水肿

常为最先出现的症状。初期以眼睑及颜面为主,渐下行至四肢,呈非凹陷性,合并腹水及胸水都极为少见。

3.尿量

尿量减少与水肿平行,尿量越少水肿越重。少尿标准为学龄儿童每日尿量<400mL,学龄前儿童<300mL,婴幼儿<200mL 或每日尿量少于 250mL/m^2;无尿标准为每日尿量<50mL/m^2。

4.疾病初期

可出现肉眼血尿,1~2 周后转为镜下血尿,轻症患者多数无肉眼血尿。

5.高血压

见于 70% 的病例。不同年龄组高血压的标准不同:学龄儿童≥17.3/12kPa(130/90mmHg),学龄前期儿童≥16/10.7kPa(120/80mmHg);婴幼儿≥14.7/9.3kPa(110/70mmHg)为高血压。

6.其他

部分患者可出现腰痛及尿痛症状,高血压明显时常伴有头晕、头痛、恶心、呕吐和食欲缺乏等。

(二)严重病例

除上述表现外,还出现下列之一的临床表现即为严重病例。

1.急性肾功能不全

表现为严重少尿甚至无尿,血肌酐及尿素氮明显升高,血肌酐≥176mmol/L(2mg/dL)。

2.严重循环充血

高度水钠潴留可引起严重循环充血及心衰、气肿等。表现为明显水肿、持续少尿乃至无尿,心慌气促、烦躁、不能平卧、发绀、两肺湿啰音、心音低钝、心率增快、奔马律和肝脏进行性增大。

3.高血压脑病

血压急骤升高达 160/110mmHg(21.3/14.7kPa)以上,超过脑血管代偿收缩功能,使脑血流灌注过多而出现脑水肿表现,如强烈头痛、频繁呕吐、视力模糊乃至失明,严重者神志不清、昏迷及惊厥等。

(三)非典型病例

1.肾外症状性肾炎

又称尿轻微改变肾炎,虽有前驱病史、水肿、高血压及血清补体的降低,有或者无尿少,但尿中往往无蛋白、红细胞及白细胞或呈一过性异常。

2.表现

肾病综合征的急性肾小球肾炎,蛋白尿明显的急性肾炎可出现低蛋白血症、高脂血症和凹陷性水肿。通过尿检动态观察及血清补体检测可与肾炎性肾病综合征相鉴别。

五、实验室检查

(一)尿液分析

尿液改变有很大的个体差异。一般表现为:①尿量少而比重较高;②常见有肉眼血尿,尿液外观为烟雾状的咖啡色,常伴有红细胞管型,尿沉渣中的红细胞为畸形;③常有蛋白尿,但程度不一,一般 24 小时尿蛋白定量为 0.2~3.0g,如果蛋白尿明显并持续时间较长,可发生肾病综合征;④尿中有白细胞和白细胞管型,早期尤显著;⑤多种管型尿:除红细胞管型、白细胞管型外还可有透明管型、颗粒管型及透明管型等。

(二)血液检查

红细胞计数及血红蛋白可稍低,系因:①血容量扩大,血液稀释;②伴肾衰竭者出现促红细胞生成素减少导致肾性贫血;③溶血性贫血。白细胞计数可正常或增高,此与原发感染灶是否继续存在有关。血沉多增快,1~3 个月内可恢复正常。

(三)血生化及肾功能检查

肾小球滤过率(GFR)呈不同程度的下降,但肾血浆流量仍可正常,因而滤过分数常减少。与肾小球功能受累相比,肾小管功能相对良好,肾浓缩功能多能保持。临床常见一过性氮质血症,血中尿素氮、肌酐轻度增高。伴急性肾功能不全时可出现血中尿素氮、肌酐的明显升高。不限水量的患儿,可有轻度稀释性低钠血症。此外患儿还可有高血钾及代谢性酸中毒。血浆蛋白可因血液稀释而轻度下降,在尿蛋白达肾病水平者,血白蛋白下降明显,并可伴一定程度的高脂血症。

(四)链球菌感染的证据

可进行皮肤病灶或咽部拭子细菌培养以发现 A 组 β 溶血性链球菌或者检查血清中抗链球菌溶血素或酶的抗体。抗"O"(ASO)升高见于 80% 以上呼吸道感染为前驱症状的患者和 50% 以脓疱疮为前驱症状的患者,一般在感染后 2~3 周开始升高,3~5 周达高峰,半年内恢复正常。还可检测抗脱氧核糖核酸酶 B、抗透明质酸酶及抗双磷酸吡啶核苷酸酶,这些酶活性的增高都是链球菌感染的证据。Anti-Hase 在皮肤感染时阳性率较高,Anti-ADPNase 则在呼吸道感染时阳性率高,而 Anti-ADPNaseB 则在二种感染时阳性率都>90%。

(五)免疫学检查

血清总补体(CH_{50})和补体 3(C_3)水平的下降是诊断急性肾小球肾炎的关键,但下降水平与病变程度及预后无关;血清 γ 球蛋白和免疫球蛋白 IgG 水平常增高;血清补体 4(C_4)水平正常或轻度降低。降低的血清补体 3 多在 1~2 个月内恢复正常,但少数 3 个月才恢复正常。

(六)肾活体组织检查

早期表现为毛细血管内渗出性、增生性炎症,内皮细胞及系膜细胞增生,上皮下大量沉积物并且呈驼峰样,后期以轻度系膜增生为主。严重患者可出现大量新月体。

(七)其他

ECG 可表现为低电压、T 波低平等改变。X 线还可发现心影轻度增大,超声波检查可见双肾正常或弥散性肿大、皮质回声增强。

六、诊断

典型急性肾小球肾炎诊断并不困难。链球菌感染后,经 1～3 周无症状间歇期,出现水肿、高血压及血尿(可伴有不同程度蛋白尿),再加以血 C_3 的动态变化即可明确诊断。但确诊 APSGN 则需包括下述 3 点中的 2 点。

(1)在咽部或皮肤病损处,检出致肾炎的 β 溶血性链球菌。

(2)对链球菌成分的抗体有一项或多项呈阳性:ASO、anti-DNαse B 抗体、anti-Hase 抗体及 anti-ADPNase 抗体等。为了使诊断的准确率达到 90%,必须进行多种抗体测试。值得注意的是,早期使用抗生素治疗,能阻止上述抗体的产生,并使咽部细菌培养为阴性,但不能阻止 APSGN 的发生。

(3)血清补体 C_3 降低。

七、鉴别诊断

由于多种肾脏疾病均可表现为急性肾炎综合征,还有一些肾脏病伴有血 C_3 下降,因此需要进行鉴别诊断。

(一)其他病原体感染后的肾小球肾炎

已知多种病原体感染也可引起肾炎,并表现为急性肾炎综合征。可引起增殖性肾炎的病原体有细菌(葡萄球菌和肺炎球菌等)、病毒(流感病毒、EB 病毒、水痘病毒、柯萨奇病毒、腮腺炎病毒、ECHO 病毒、巨细胞病毒及乙型肝炎病毒等)、肺炎支原体及原虫等。参考病史、原发感染灶及其各自特点一般均可区别,这些感染后肾炎患者往往 C_3 下降不如 APSCN 显著。

(二)其他原发性肾小球疾患

1.膜增生性肾炎

起病似急性肾炎,但常有显著蛋白尿、血补体 C_3 持续低下,病程呈慢性过程,必要时行肾活检鉴别。

2.急进性肾炎

起病与急性肾炎相同,常在 3 个月内病情持续进展恶化,血尿、高血压、急性肾衰竭伴少尿持续不缓解,病死率高。

3.IgA 肾病

多于上呼吸道感染后 1～2 日内即以血尿起病,通常不伴水肿和高血压。一般无血清补体下降,有时有既往多次血尿发作史。鉴别困难时需行肾活体组织检查。

4.原发性肾病综合征肾炎型

肾炎急性期偶有蛋白尿严重达肾病水平者,与肾炎性肾病综合征易于混淆。经分析病史、补体检测、甚至经一阶段随访观察,可以区别,困难时需行肾活体组织检查。

(三)继发性肾脏疾病

也可以急性肾炎综合征起病,如系统性红斑狼疮、过敏性紫癜、溶血尿毒综合征、坏死性小血管炎及 Goodpasture 综合征。据各病的其他表现可以鉴别。

(四)急性泌尿系感染或肾盂肾炎

在小儿也可表现有血尿,但多有发热、尿路刺激症状,尿中以白细胞为主,尿细菌培养阳性可以区别。

(五)慢性肾炎急性发作

儿童病例较少,常有既往肾脏病史,发作常于感染后 1~2 日诱发,缺乏间歇期,且常有较重贫血,持续高血压及肾功能不全,有时伴心脏和眼底变化,尿比重固定,B 超检查有时见两肾体积偏小。

八、治疗

以休息、对症治疗为主,防治感染及致死性并发症,保护肾功能,以利恢复。

(一)一般治疗

1.休息

急性期应卧床休息至肉眼血尿消失、水肿消退、血压恢复正常,儿童患者一般在发病 4~6 周后可恢复上学,持续尿检异常(镜下血尿或蛋白尿)时应定期门诊随访。

2.饮食

高血压、水肿及少尿明显者应限制每日液体入量,每日液体入量应控制为:前一日尿量+不显性失水量+显性失水量-内生水。低盐饮食,食盐以 $60mg/(kg \cdot d)$ 为宜。氮质血症者应限蛋白,进食优质动物蛋白 $0.5g/(kg \cdot d)$。

(二)药物治疗

1.控制感染灶

(1)抗生素应用目的:急性肾小球肾炎属免疫性疾病,并非由病原菌直接感染肾脏造成,而是病原菌入侵机体其他部位(呼吸道、皮肤)引起的一种免疫反应性疾病,尤其是以溶血性链球菌感染后导致的急性肾炎为多见。用抗生素的目的是消除上述部位的残存病灶。

(2)常用药物:选用的抗生素首先应针对溶血性链球菌。如青霉素,是治疗 A 组溶血性链球菌感染的首选药物,常用剂量为 10 万~20 万单位/(kg · d),分 2~4 次肌内注射或静脉滴注。对青霉素过敏的患儿,可选用大环内酯类抗生素,如红霉素、罗红霉素等或改用头孢菌素类抗生素,如头孢拉啶、头孢唑啉等。禁忌用磺胺类药物。对病程 3~6 个月以上,尿仍异常且考虑与扁桃体病灶有关者可于病情稳定时作扁桃体摘除术。

肾功能轻度减退(GFR>5mL 次/分)时,青霉素仍按常用剂量使用;中度减退(GFR 为 10~50mL 次/分)时,给予常用剂量的 75%;重度减退(GFR<10mL 次/分)时,减量为常用剂量的 20%~50%。

2.消除水肿

对经限水、限盐、卧床休息治疗后仍存在明显水肿者,应使用利尿药治疗。如氢氯噻嗪,剂量为 1~2mg/(kg·d),分 2~3 次口服;肾功能受损及噻嗪类效果不明显者,可应用利尿药,如呋塞米,口服剂量 2~5mg/(kg·d),注射剂量每次 1~2mg/kg,每日 1~2 次,静脉注射剂量过大可有一过性耳聋。禁止使用渗透性利尿药和保钾利尿药,如螺内酯。

3. 控制血压

(1)理想的血压:即尿蛋白<1g/d 时,血压应在 130/80mmHg 以下;尿蛋白≥1g/d 时,血压应在 125/75mmHg 以下。

(2)降压治疗:如经休息、控制饮食及利尿后血压仍高者,均应给予降压治疗。

①硝苯地平:为降压首选药物,属钙通道阻滞药。开始剂量为 0.25mg/(kg·d),最大剂量为 1mg/(kg·d),分 3~4 次口服或舌下含服。

②肼屈嗪:剂量为 1~2mg/(kg·d),分 3~4 次口服。

③利血平:适用于严重高血压者,剂量为每次 0.07mg/kg,一次最大量不超过 1.5mg/kg 肌内注射,血压控制后按 0.02~0.03mg/(kg·d),分 3 次口服维持治疗。此药可致鼻塞、嗜睡及心动过缓,可与肼屈嗪合用,彼此可起协同作用,并互相校正其对心率的影响。

(3)严重表现时的治疗

①高血压脑病的治疗:降压首选硝普钠,剂量为 5~20mg,溶于 5% 葡萄糖液 100mL 中以 1μg/(kg·min)的速度持续静脉滴注或用输液泵泵入,在监测血压的基础上可适当加快滴速,但一般不应超过 8μg/(kg·min),以防发生低血压。滴注时针筒、输液瓶、输液器等应避光,以免药物遇光分解。同时应用呋塞米,每次 2mg/kg 静脉推注。高血压脑病出现抽搐时,可给予地西泮,每次 0.3~0.5mg/kg,静脉缓慢推注,并给予吸氧辅助治疗。脑水肿明显者,可选用 20% 甘露醇,快速静脉滴注,每 4~6 小时 1 次以降低颅内压。

②严重循环充血的治疗:严格限制水和钠盐的摄入,治疗的重点是应用利尿剂等药物,如呋塞米,每次 2mg/kg 静脉推注;酚妥拉明,剂量为 0.2~0.3mg/kg(每次用量不应超过 5mg)加入 5% 葡萄糖溶液中缓慢持续的静脉滴注。洋地黄类药物一般不用。可加用硝普钠(剂量及用法同上)治疗。难治性病例可采用透析或血液滤过治疗。

③急性肾功能不全的治疗:严格控制液体入量,每日液体入量＝前 1 日尿量＋不显性失水(每日 300mL/m²)＋吐泻丢失量－内生水量(每日 250~350mL/m²),保持水、酸碱度和电解质的平衡,监测血钾变化,浓度较高时应积极纠正,达到透析指标时尽早透析。

(三)其他治疗

1. 手术治疗

对于反复发作的扁桃体炎,可考虑做扁桃体切除术。手术时机以病情稳定、无临床症状及体征,尿蛋白低于(＋),尿沉渣红细胞<10 个/高倍视野,且扁桃体无急性炎症为宜,手术前后需应用青霉素 2 周。

2. 血液净化

对于较长时间无尿或少尿伴急性肾衰竭或急性肾衰竭合并肺水肿、脑水肿、高血钾、严重代谢性酸中毒的患儿,应紧急行血液透析、血液滤过或腹膜透析治疗,以帮助患儿渡过急性期。由于本病具有自限性,肾功能多可恢复,一般不需要长期维持透析。

第四节　急进性肾小球肾炎

急进性肾小球肾炎(RPGN)简称急进性肾炎,系急进性肾炎综合征。临床上急性起病,出现血尿、蛋白尿、管型尿、水肿、高血压并且持续性少尿或无尿,呈进行性肾功能不全,最终在数月内(3个月左右)出现尿毒症。由于其主要的病理改变是广泛的肾小球新月体形成,因此,RPGN也常从病理角度被叫作"新月体性肾炎"。此外,RPGN多在2~3个月内出现肾衰竭,因而从肾衰出现时间上也有时被称为"亚急性肾小球肾炎"。本病在儿童时期发病率较低,一般约占小儿肾小球肾炎的2%。

一、病因

急进性肾炎是多种不同病因引起,有共同临床和病理表现的综合征。按照病因不同,可分为原发性新月体性肾炎和继发于感染性疾病、药物、其他系统疾病以及继发于其他原发性肾小球疾病基础上等。

1. 感染性疾病

①链球菌感染后肾小球肾炎;②感染性心内膜炎;③隐匿性内脏脓毒血症;④乙型肝炎病毒感染(伴血管炎和(或)冷球蛋白血症)。

2. 多系统疾病

①系统性红斑狼疮;②过敏性紫癜;③全身性坏死性血管炎(包括韦格肉芽肿和显微镜下小动脉炎);④Goodpasture综合征;⑤原发性混合性冷球蛋白血症;⑥恶性肿瘤;⑦复发性多软骨炎;⑧类风湿性关节炎(伴血管炎)。

3. 药物

青霉胺、肼屈嗪、别嘌呤醇(伴血管炎)及利福平等。

4. 原发性肾小球疾病

(1)特发性新月体性肾小球肾炎:①Ⅰ型:IgG线状沉积(抗肾小球基底膜抗体型)。②Ⅱ型:胞IgG颗粒状沉积(免疫复合物型)。③Ⅲ型:少或无沉积(寡免疫反应型);包括:a.抗中性粒细胞胞质抗体阳性,b.抗中性粒细胞抗体阴性。④Ⅳ:Ⅰ型和Ⅲa型结合型。

(2)在其他原发性肾小球疾病基础上广泛新月体形成膜增生性肾小球肾炎(尤其是Ⅱ型)、膜性肾病及Berger病(IgA肾病)等。

二、病理

光镜的特征性表现是广泛性毛细血管外增生,形成新月体(早期以细胞成分为主,后期胶原组织及成纤维细胞浸润而渐成纤维性新月体);常伴有肾小球毛细血管襻节段性或弥散性坏死。肾小球病变的范围和程度也不相同,然而,肾功能迅速恶化者,70%以上肾小球有环状新月体形成。如毛细血管内增生明显,则提示存在感染;如有节段性或弥散性毛细血管坏死,则提示有潜在的血管炎。在新月体内,用特殊染色或免疫荧光,常可见到纤维蛋白原相关抗原的沉积,肾小球基底膜和(或)Bowman 囊有裂隙或断裂。免疫荧光检查可分别出现线状、颗粒状 IgG 沉积或者无 Ig 沉积。

电镜下可见新月体内除上皮细胞外,尚有纤维素及红细胞,肾小球基底膜断裂及纤维素样沉积,内皮下及系膜区甚至上皮下可见电子致密物。

三、临床表现

主要的临床特点有:

1.起病与前驱症状

本病多发生于年长儿童,男孩多于女孩。1/3~1/2 有前驱病史,表现为病前 2~3 周内出现发热、乏力、关节痛及肌痛等上感症状或非特异性表现。

2.急性肾炎表现

起病初期与急性肾小球肾炎类似,表现为水肿、少尿、血尿、蛋白尿及高血压等。但 2~3 周后,上述症状不仅不能缓解,反而加剧,出现持续性少尿、严重高血压及循环充血。

3.肾功能进行性减退

肾功能在 2~3 个月内进行性降低,并出现尿毒症及酸中毒的表现:如恶心、呕吐、厌食、面色苍白、皮肤瘙痒、鼻出血、紫癜、呼吸深大、精神萎靡及表情淡漠等。

4.各种引起 RPGN 的原发病表现

如由过敏性紫癜所致者,可出现双下肢伸侧对称性紫癜、腹痛、便血及关节痛等症状;由系统性红斑狼疮(SLE)所致者,可出现多种 SLE 的表现;由 Goodpasture 综合征所致者,可出现咯血等症状。

四、实验室检查

1.尿液分析

常见肉眼血尿、大量蛋白尿、白细胞尿及管型尿,尿比重及渗透压降低。

2.血常规

多有严重贫血,白细胞及血小板可正常或增高。

3.肾功能不全

表现为血尿素氮、肌酐浓度进行性升高,肌酐清除率明显降低。

4.免疫球蛋白

多增高,表现为球蛋白增高、IgG 增高、C_3 可正常或降低,降低主要见于狼疮性肾炎及急性链球菌感染后肾炎的患者。

5.血中抗肾小球基底膜抗体

阳性主要见于 Good-pasture 综合征,还可通过 ELISA 定量检测抗肾小球基底膜抗体的浓度。

6.抗中性粒细胞胞质抗体(ANCA)

阳性见于 ANCA 阳性的 RPGN。ANCA 可分为 C-ANCA 及 P-ANCA,前者阳性主要见于韦格肉芽肿,后者阳性主要见于显微镜下结节性多动脉炎即所谓特发性 RPGN,该病可能是显微镜下结节性多动脉炎的一种特殊形式,仅局限于肾小球毛细血管内。

7.超声波检查

双肾明显肿大且皮质回声增强,皮髓质交界不清。

8.肾活组织检查

诊断本病最重要的手段。光镜下超过 50％的肾小球形成新月体,而且新月体的体积占肾小球体积的 50％以上则可从病理上诊断为新月体性肾炎。免疫荧光改变则有助于病因判断。

五、诊断

典型病例诊断不难。目前较公认的诊断标准为:①发病 3 个月内肾功能急剧恶化;②少尿或无尿;③肾实质受累,表现为大量蛋白尿和血尿;④既往无肾脏病史;⑤肾脏大小正常或轻度肿大;⑥肾组织活检有 50％以上肾小球有新月体形成。目前对新月体形成数目尚有不同看法,对诊断有困难者,应争取尽早作肾活检,以明确诊断、指导治疗及判断预后。

六、鉴别诊断

(一)急性链球菌感染后肾炎

有链球菌前驱感染病史,抗链"O"高,少尿持续时间短(2 周左右)。极期补体 C_3 多下降,且随病情好转逐渐恢复。早期虽可有氮质血症,但多可较快恢复。病理改变主要为内皮和系膜细胞的增殖,多核白细胞的渗出有助鉴别。

(二)溶血尿毒综合征

多见于婴幼儿。主要表现为溶血性贫血、急速进展的肾功能不全,伴有少尿、无尿、血尿(或血红蛋白尿),需与本病鉴别。但溶血尿毒综合征患儿贫血多较严重,网织红细胞升高,周围血红细胞型形态异常,可见较大量的破碎红细胞、盔状红细胞等异形细胞,血小板及凝血因子减少,出血倾向明显,对鉴别有帮助。

(三)继发于全身性疾病的急进性肾小球肾炎

如系统性红斑狼疮、过敏性紫癜、结节性多动脉炎、肺出血肾炎综合征可引起急进性肾炎,全身症状可不明显或被掩盖,易致误诊。鉴别主要在于提高对原发病的认识,注意全身各系统症状,针对可能的原发病进行必要检查,明确诊断。

七、治疗

RPGN 病情险恶,20 年前有报道 90％以上的该病患者于发病 1 年内发展为终末期肾衰。随着诊治水平的提高,特别是甲泼尼龙冲击疗法及血浆置换等技术的应用,近来疗效已大为提高。

(一)一般治疗

卧床休息及低盐饮食等一般治疗与急性肾炎相同。肾衰竭后还应摄入低蛋白饮食,每日热量 230～251kJ/kg(55～60kcal/kg),以维持基础代谢及氮平衡。每日入量不可太多,以减少肾脏负荷。利尿可采用新型利尿合剂即多巴胺和酚妥拉明各 0.3～0.5mg/kg、呋塞米 1～2mg/kg，一起加入 10% 葡萄糖 100～200mL 中静脉滴注，利尿效果优于单用呋塞米。降压可选用硝苯地平(硝苯地平)每次 0.25～0.5mg/kg，一日 3～4 次；或普洛尔(心得安)每次 0.5～1mg/kg，一日 3～4 次，并可逐步加量；还可选用哌唑嗪每次 0.02～0.05mg/kg，尼卡地平每次 0.5～1mg/kg，一日 2 次，卡托普利(巯甲丙脯酸)1～2mg/(kg·d)，一日 2～3 次。

(二)肾上腺皮质激素冲击疗法

首选甲泼尼龙 20～30mg/kg，总量每日<1g，溶于 100～200mL 10% 葡萄糖中静脉滴注，一般应在 1～2 小时内滴完，每日 1 次，连续 3 次为一疗程。3 天之后可开始第二疗程，隔日冲击 1 次，共冲击 3 次。然后改为泼尼松 2mg/(kg·d)，隔日一次顿服。

(三)免疫抑制剂

在 Kincaid-smith 提倡的四联疗法中，最初免疫抑制剂是采用环磷酰胺(CTX) 3mg/(kg·d)或硫唑嘌呤(AZT)2mg/(kg·d)口服，现多改良为环磷酰胺静脉冲击治疗，剂量为每次 0.5～0.75g/m²，间隔 0.5～1 个月冲击一次。

据报道，患者经上述皮质激素及免疫抑制剂二类药物合用后，可取得不同程度的成功，特别是Ⅰ、Ⅱ型者，伴有血管炎者效果更可获得改观。有大约 2/3 以上的患者，经数次甲泼尼龙冲击治疗后，肾功能获得改善，从而避免了血透治疗。

(四)血浆置换或免疫吸附治疗

血浆置换主要目的是清除致病抗体如抗肾小球基底膜抗体、免疫复合物及炎性因子等。每次置换 50mL/kg，隔日 1 次，持续 2 周或直至血中抗基底膜抗体消失。免疫吸附主要是选择性地清除各种 IgG 抗体，可连续吸附数次，直至血中抗体消失。据报告，此法对Ⅱ、Ⅲ型均可取得 70% 的疗效，对Ⅰ型疗效也达 45%，并对咯血有明显效果。

本法主要适应证：①有肺出血的 Goodpasture 综合征；②早期抗 GBM 型急进性肾炎，仍未少尿，血肌酐<530μmol/L，应用冲击疗法效果不佳或循环抗 GBM 抗体滴度高者；③狼疮性肾炎及混合性冷球蛋白血症。

(五)抗凝治疗

可用肝素 0.5～1mg/(kg·d)，每日 1～2 次，疗程 10～14 天，可连用 2～3 个疗程。还可选用低分子肝素，其出血及降血小板的不良反应要小于肝素。病情稳定后改为华法林，初始剂量 2.5mg tid，3～5 天后按凝血酶原时间调整，共用 6 月。双嘧达莫 5～8mg/(kg·d)，一日 3次，可连续应用 6 个月。

(六)四联疗法

指采用泼尼松 2mg/(kg·d)、环磷酰胺 3mg/(kg·d)或硫唑嘌呤 2mg/(kg·d)、肝素或华法林以及双嘧达莫 5～8mg/(kg·d)四种药物口服联合治疗。现多改进为甲泼尼龙及环磷酰胺冲击治疗后，采用泼尼松、双嘧达莫、肝素或华法林持续口服及环磷酰胺间断冲击治疗。有报道认为，此法对Ⅲ型 RPGN 可取得 70% 以上的疗效，但对Ⅰ型效果不佳。

(七)透析疗法

尿毒症或严重高血钾、严重循环充血时可用腹膜透析或血液透析治疗。

（八）肾移植

Goodpasture 综合征患儿肾移植后，血中抗肾小球基底膜抗体可作用于移植肾引起复发，因此肾移植前需透析半年直至血中抗体阴转后才能进行。

上述各种治疗的关键是要在早期进行，即于临床上仍未出现少尿或血肌酐 $<530\mu mol/L$（$6mg/dL$）之前或病理上以细胞型新月体为主时进行。如已属疾病后期，使用激素和（或）免疫抑制剂不仅无效，反而加重氮质血症。

第五节　肾病综合征

肾病综合征（NS）简称肾病，系指由多种原因引起肾小球基底膜通透性增高导致大量蛋白丢失，从而出现低蛋白血症、高度水肿和高胆固醇血症的一组临床综合征。本病在儿童较为常见，国外报道 16 岁以下人口年发生率约为 1/50000。我国各地区协作调查统计，原发性肾病综合征约占儿科泌尿系统住院患者的 21% 和 31%，是儿科最常见的肾脏疾病之一。

一、病因

肾病综合征按病因可分为原发性、继发性及先天性三种，原发性肾病综合征占 90% 以上，其次为各种继发性肾病综合征，先天性肾病综合征极为罕见。

原发性肾病综合征的病因不清楚，其发病往往因呼吸道感染及过敏反应等而触发，继发性肾病综合征病因则主要有感染、药物、中毒等或继发于肿瘤、遗传及代谢疾病以及全身性系统性疾病之后。

（一）感染

各种细菌（链球菌感染后肾炎及葡萄球菌感染后肾炎等）、病毒（HBV 相关性肾炎、HIV 相关性肾炎及 HCV 相关性肾炎）、寄生虫（疟疾、血吸虫及丝虫）、支原体、梅毒以及麻风等。

（二）药物、中毒、过敏

药物有含金属有机、无机物（有机汞及元素汞）、青霉胺、海洛因、非类固醇类抗炎药、丙磺舒、卡托普利、三甲双酮、甲妥因、高氯酸盐、抗蛇毒素及造影剂；中毒及过敏因素则有蜂蛰、蛇毒、花粉、血清及预防接种等。

（三）全身性系统性疾病

包括系统性红斑狼疮、过敏性、疱疹性皮炎、淀粉样变性、类肉瘤病、Sjogren 综合征、类风湿性关节炎及混合性结缔组织病等。

（四）肿瘤

恶性肿瘤特别是淋巴细胞恶性肿瘤易诱发肾病综合征，包括霍奇金病、非霍奇金淋巴瘤、白血病、Wilm 瘤、黑色素瘤、多发性骨髓瘤以及肺透明细胞癌等。

（五）遗传性疾病

Alport 综合征、指甲-髌骨综合征、Fabry 病、镰状红细胞贫血、胱氨酸病、Jenue 综合征及抗胰蛋白酶缺乏等。

(六)代谢及内分泌疾病

糖尿病、桥本甲状腺炎及淀粉样变性等。

(七)其他

高血压、恶性肾小球硬化及肾移植慢性排斥反应等。

二、病理

尽管有些肾间质小管疾病累及肾小球后可出现大量蛋白并达到肾病综合征标准,但绝大多数原发或继发肾病综合征都是以肾小球病变为主,并可分别根据光镜下的肾小球病变而作病理分型,主要有 5 种病理类型:微小病变肾病(MCN)、系膜增生性肾炎(MsPGN)、局灶节段性肾小球硬化(FSGS)、膜性肾病(MN)和膜增生性肾炎(MPGN)。

儿童肾病综合征以 MCN 最常见,Glassock 报告在 1066 例儿童肾病中 MCN 占 66%,而在成人病例中仅占 21%。我国于 1996 年报告全国 20 家医院 699 例儿童肾病综合征肾活体组织检查检中 MCN 占 18.7%,MsPGN 占 37.8%,FSCS 为 11.6%、MN 为 6.0%、MPGN 为 5.5%,余为轻微病变等其他类型。但这些比例受患者来源影响,且均为非选择性肾活体组织检查,因而难以准确反映其实际分布情况,国外有人对 596 例非选择性儿童肾病综合征病例做病理检查发现 MCN 占 77.8%、MsPGN 2.7%、FSGS 6.7%、MN 1.3%、MPGN 6.7%,因此MCN 为儿童肾病最主要的病理类型。

三、发病机制

本病的发病机制尚未完全明了,一般认为蛋白尿是由于肾小球细小血管壁电荷屏障和(或)筛屏障的破坏所致。正常肾小球滤过膜带负电荷,电荷屏障由基底膜上的固定阴离子位点(主要为硫酸肝素多糖)及内皮、上皮细胞表面的多阴离子(主要为涎酸蛋白)所组成。筛屏障则由滤过膜内侧的内皮细胞窗孔、基底膜及上皮细胞裂孔膜组成,其中基底膜起主要作用。

非微小病变型肾病综合征通过免疫反应,激活补体及凝血、纤溶系统,以及基质金属蛋白酶而损伤基底膜,导致筛屏障的破坏,出现非选择性蛋白尿。而且,其也可通过非免疫机制,如血压增高、血糖增高或由于基底膜结构缺陷而破坏筛屏障,出现蛋白尿。微小病变型肾病综合征可能与细胞免疫紊乱,特别是 T 细胞免疫功能紊乱有关,其依据在于:①MCN 肾组织中无免疫球蛋白及补体沉积;②T 细胞数降低,CD4/CD8 比例失衡,Ts 活性增高,淋巴细胞转化率降低,PHA 皮试反应降低;③抑制 T 细胞的病毒感染可诱导本病缓解;④出现 T 细胞功能异常的疾病如霍奇金病可导致 MCN;⑤抑制 T 细胞的皮质激素及免疫抑制剂可诱导本病缓解。尽管肾病状态下血生化及内分泌改变也有可能诱导免疫抑制状态的产生,但这些改变主要见于 MCN,而在非微小病变型肾病综合征中少见,说明这种免疫紊乱更可能是原因,而非肾病状态的结果。

MCN 免疫紊乱如何导致蛋白尿的产生? 现已发现:①淋巴细胞可产生一种 29kd 的多肽,其可导致肾小球滤过膜多阴离子减少,而出现蛋白尿;②刀豆素(ConA)刺激下的淋巴细胞可产生 60～160kd 的肾小球通透因子(GPF)，GPF 可直接引起蛋白尿；③淋巴细胞还可通过分泌 12～18kd 的可溶免疫反应因子(SIRS)而导致蛋白尿。

四、病理生理

(一)大量蛋白尿

为最根本的病理生理改变，也是导致本征其他三大特点的根本原因。由于肾小球滤过膜受免疫或其他病因的损伤，电荷屏障或(和)分子筛的屏障作用减弱，血浆蛋白大量漏入尿中。近年还注意到其他蛋白成分的丢失，及其造成的相应后果，如：①多种微量元素的载体蛋白，如转铁蛋白丢失致小细胞低色素性贫血，锌结合蛋白丢失致体内锌不足；②多种激素的结合蛋白，如 25-羟骨化醇结合蛋白由尿中丢失致钙代谢紊乱，甲状腺素结合蛋白丢失导致 T_3、T_4 下降；③免疫球蛋白 IgG、IgA 及 B 因子、补体成分的丢失致抗感染力下降；④抗凝血酶Ⅲ、Ⅹ、Ⅺ 因子及前列腺素结合蛋白丢失导致高凝及血栓形成。

此外，肾小球上皮细胞及近端小管上皮细胞可胞饮白蛋白并对其进行降解，如果蛋白过载可导致肾小球上皮细胞及小管上皮细胞功能受损，这可能与疾病进展及治疗反应减低有关。

(二)低白蛋白血症

大量血浆白蛋白自尿中丢失是低白蛋白血症的主要原因；蛋白质分解的增加，为次要原因。低白蛋白血症是病理生理改变中的关键环节，对机体内环境(尤其是渗透压和血容量)的稳定及多种物质代谢可产生多方面的影响。当血白蛋白低于 25g/L 时可出现水肿；同时因血容量减少，在并发大量体液丢失时极易诱发低血容量性休克。此外低白蛋白血症还可影响脂类代谢。

(三)高胆固醇血症

可能由于低蛋白血症致肝脏代偿性白蛋白合成增加，有些脂蛋白与白蛋白经共同合成途径而合成增加，再加上脂蛋白脂酶活力下降等因素而出现高脂血症。一般血浆白蛋白<30g/L，即出现血胆固醇增高，如白蛋白进一步降低，则甘油三酯也增高。

(四)水肿

肾病综合征时水肿机制尚未完全阐明，可能机制：①由于血浆白蛋白下降，血浆胶体渗透压降低，血浆中水分由血管内转入组织间隙直接形成水肿；②水分外渗致血容量下降，通过容量和压力感受器使体内神经体液因子发生变化(如抗利尿激素、醛固酮及利钠因子等)，引起水钠潴留而导致全身水肿；③低血容量使交感神经兴奋性增高，近端小管重吸收钠增多，加重水钠潴留；④其他肾内原因导致肾近曲小管回吸收钠增多。因此肾病综合征的水肿可能是上述诸多因素共同作用的结果，而且在不同的患者，不同病期也可能有所不同。

五、临床表现

(一)症状与体征

1. 起病

多隐匿起病，诱因不明确，有诱因者往往为上呼吸道感染、肠炎、皮肤感染或各种过敏等。

2. 发病年龄

与病因有关，先天性肾病一般在生后不久（3～6个月内）发病；原发性肾病综合征可见于婴幼儿期、学龄前期及学龄期，其中微小病变多在2～5岁发病，而继发于结缔组织病的肾病综合征主要见于年长儿。

3. 水肿

呈凹陷性，多见于颜面及下肢，严重者伴腹水、胸水及阴囊水肿。单纯性肾病水肿尤剧，而许多肾炎性肾病往往水肿较轻。

4. 蛋白尿

大量蛋白尿是肾病综合征的必备条件，其标准为：①2周连续3次定性≥＋＋＋；②定量≥50～100mg/(kg·d)；③国际小儿肾脏病学会(ISKDC)建议>40mg/(m²·h)；④婴幼儿难以收集24小时尿，Mendoza建议任意一次尿蛋白/肌酐>2.0。

5. 低白蛋白血症

血浆白蛋白<30.0g/L，婴儿则<25.0g/L。

6. 高脂血症

主要为高胆固醇血症及高甘油三酯血症，血胆固醇≥5.7mmol/L，婴儿则≥5.2mmol/L，甘油三酯>1.2mmol/L。

7. 其他

肾炎性肾病患儿还可有血尿甚至肉眼血尿、高血压或肾功能不全等表现。

(二)常见并发症

1. 感染

是最常见的并发症及引起死亡的主要原因。据1984年国际小儿肾脏病研究学会(ISKDC)统计，直接或间接因感染死亡者占肾病患儿死亡的70%。感染也常是病情反复和(或)加重的诱因，并可影响激素的疗效。

本征易发生感染的原因有：①体液免疫功能低下（免疫球蛋白自尿中丢失、合成减少以及分解代谢增加）；②常伴有细胞免疫功能和补体系统功能不足；③蛋白质营养不良及水肿致局部循环障碍；④常同时应用皮质激素及免疫抑制剂。

细菌性感染中既往以肺炎球菌感染为主，近年革兰阴性杆菌所致感染亦见增加（如大肠杆菌）。常见的有呼吸道感染、泌尿道感染、皮肤蜂窝织炎和丹毒及原发性腹膜炎等。病毒感染多发生在接受皮质激素和免疫抑制剂治疗的过程中，多为并发水痘、麻疹及带状疱疹等，病情往往较一般患儿为重。

2. 高凝状态及血栓栓塞并发症

肾病时体内凝血和纤溶系统可有如下变化：①纤维蛋白原增高；②血浆中第Ⅴ、Ⅷ凝血因子增加；③抗凝血酶Ⅲ下降；④血浆纤溶酶原活性下降；⑤血小板数量可增加，其黏附性和聚集力增高。其结果可导致高凝状态，并可发生血栓栓塞并发症，其中以肾静脉血栓形成最为临床重视。急性者表现为骤然发作的肉眼血尿和腹痛，检查有脊肋角压痛和肾区肿块，双侧者有急性肾功能减退。慢性的肾静脉血栓形成临床症状不明显，常仅为水肿加重及蛋白尿不缓解。X线检查患肾增大及输尿管有切迹。B超有时能检出，必要时肾静脉造影以确诊。除肾静脉外,其他部位的静脉或动脉也可发生此类并发症,如股静脉、股动脉、肺动脉、肠系膜动脉、冠状动脉和颅内动脉等,并引起相应症状。

3. 电解质紊乱

主要为低钠血症、低钾血症及低钙血症。长期禁盐,过多应用利尿剂以及呕吐、腹泻均可导致低钠血症及低钾血症。当出现厌食、乏力、懒言、嗜睡、血压下降甚至休克、惊厥时应注意有无低钠血症的可能。蛋白尿时钙与蛋白结合而丢失,维生素 D 结合蛋白丢失,肠吸收钙减低,服用激素的影响以及骨骼对甲状旁腺素调节作用的敏感性降低均可导致低钙血症,可出现低钙惊厥及骨质疏松。

4. 低血容量休克

因血浆白蛋白低下、血浆胶体渗透降低,本征常有血容量不足,加上部分患儿长期不恰当忌盐,当有较急剧的体液丢失(如吐、泻、大剂量利尿应用及大量放腹水等)时即可出现程度不等的血容量不足乃至休克的症状,如烦躁不安、四肢湿冷、皮肤花斑纹、脉搏细速、心音低钝及血压下降测不出等表现。

5. 急性肾衰竭

起病时暂时性轻度氮质血症并不少见,病程中可发生急性肾衰竭。其原因为:①低血容量,不恰当地大量利尿致肾血液灌注不足,甚至可致肾小管坏死;②严重的肾间质水肿,肾小管为蛋白管型堵塞以致肾小囊及近曲小管内静水压力增高而肾小球滤过减少;③药物引起的肾小管间质病变;④并发双侧肾静脉血栓形成;⑤肾小球严重增生性病变。

6. 肾小管功能障碍

可表现为糖尿、氨基酸尿,以及从尿中丢失钾及磷,浓缩功能不足等。

7. 肾上腺皮质危象

见于皮质激素突然撤减或感染应激时内源性皮质激素水平不足,表现为表情淡漠、呕吐、血压降低乃至休克。

8. 其他

如生长障碍,可能与蛋白丢失致营养不良,激素作用以及 IGF 及其结合蛋白失衡有关。动脉粥样硬化与长期高脂血症有关。

六、实验室检查

(一)尿液分析

①尿常规:蛋白定性≥+++,肾炎性肾病可见血尿(离心尿红细胞>10 个/HP);②尿 C3 及尿纤维蛋白原降解产物(FDP),肾炎性肾病时尿 C3(+)、尿 FDP 增高;③尿蛋白电泳:单纯性肾病主要为白蛋白,肾炎性肾病时可出现大分子及小分子蛋白尿;④尿酶学:N-乙酰-β-葡萄糖氨基苷酶(NAG)升高见于大量蛋白尿时或病变影响肾小管功能时,尿溶菌酶升高反映肾小管吸收功能下降;⑤其他:视黄醛结合蛋白(RBP)、尿 β_2-微球蛋白、尿 Kappa 及 Lamda 轻链分析均是反映肾小管病变的指标,肾炎性肾病时可增高。

(二)血生化

总蛋白<30.0g/L、胆固醇>5.7mmol/L,甘油三酯>1.2mmol/L、LDL 及 VLDL 增高,

而 HDL 多下降。

（三）血浆蛋白电泳

白蛋白降低，α_2 及 β 升高，γ 在单纯性肾病时降低，肾炎性肾病可正常或增高。

（四）免疫学检查

①血 IgG 降低，IgA 降低，但 IgM 可升高；②补体一般正常，膜增生性肾炎可下降；③微小病变性肾病往往有细胞免疫功能降低表现如 T_S 活性增高、CD4/CD8 降低等；④血清细胞因子水平各异，可表现为 Th_1 细胞因子（如 INF、IL_2 及 IL_{12}）降低，而 Th_2 细胞因子（IL_4、IL_{10} 及 IL_{13}）升高。

（五）血沉

多明显增快，单纯性肾病时尤为显著，可＞100mm/h。

（六）血电解质及肾功能

正常或出现低钠血症、低钾血症及低钙血症。肾功能一般正常，合并肾功能不全时可有 BUN 及 Cr 升高，内生肌酐廓清率下降。

（七）肾活体组织检查

明确肾病综合征病理分型的主要依据。

七、诊断

（一）诊断标准

大量蛋白尿［尿蛋白（＋＋＋）～（＋＋＋＋）；1 周内 3 次，24h 尿蛋白定量≥50mg/kg］；血浆白蛋白低于 30g/L；血浆胆固醇高于 5.7mmol/L；不同程度的水肿。

以上四项中以大量蛋白尿和低白蛋白血症为必要条件。

（二）依临床表现分为两型

1. 单纯型 NS

2. 肾炎型 NS

凡具有以下四项之一项或多项者属于肾炎型 NS；①2 周内分别 3 次以上离心尿检查 RBC ≥10 个/HP，并证实为肾小球源性血尿者；②反复或持续高血压（学龄儿童≥130/90mmHg，学龄前儿童≥120/80mmHg）并除外使用糖皮质激素等原因所致；③肾功能不全，并排除由于血容量不足等所致；④持续低补体血症。

八、治疗

目前儿童 NS 主要以肾上腺皮质激素治疗为主，辅以对症治疗。

（一）一般治疗

1. 休息

一般不需卧床休息。水肿显著或并发感染或严重高血压除外。病情缓解后逐渐增加活动量。注意预防感染。病程中一般不接受疫苗接种。

2. 饮食

水肿和高血压患儿应短期限制水钠摄入,病情缓解后不必继续限盐。活动期病例供盐1～2g/d。蛋白质摄入1.5～2g/(kg·d),以含优质蛋白的动物蛋白(乳、鱼、蛋、禽、牛肉等)为宜。在应用糖皮质激素过程中每日供给足够的维生素D及钙剂。应每日给予维生素D400U及适量钙剂。

3. 防治感染

有感染存在时要抗感染治疗。

4. 利尿

有水肿及高血压患儿需使用利尿药。可用氢氯噻嗪,剂量为1～2mg/(kg·d),分2～3次口服;无效者则用强有力的袢利尿药,如呋塞米口服剂量2～5mg/(kg·d),注射剂量每次1～2mg/kg,每日1～2次。但需密切观察出入水量、体重变化及电解质紊乱。利尿药无效可用利尿合药。即低分子右旋糖酐、血管活性药物、呋塞米联合应用。重度水肿可连用5～10天。

(二)糖皮质激素治疗

糖皮质激素是诱导肾病缓解的主要药物。应用糖皮质激素要遵循以下三个原则:尽快诱导缓解、防止复发、尽可能减轻药物不良反应。

1. 初治病例诊断确定后应尽早选用泼尼松治疗

(1)短程疗法:泼尼松2mg/(kg·d)(按身高标准体重,以下同),最大量60mg/d,分次服用,共4周。4周后改为泼尼松1.5mg/kg隔日晨顿服,共4周,全疗程共8周,然后骤然停药。短程疗法易于复发,国内少用。

(2)中、长期疗法:可用于各种类型的NS。先以泼尼松2mg/(kg·d),最大量60mg/d,分次服用。若4周内尿蛋白转阴,则自转阴后至少巩固2周方始减量,以后改为隔日2mg/kg早餐后顿服,继用4周,以后每2～4周减总量2.5～5mg,直至停药。疗程必须达6个月(中程疗法)。开始治疗后4周尿蛋白未转阴者可继服至尿蛋白阴转后2周,一般不超过8周。以后再改为隔日2mg/kg早餐后顿服,继用4周,以后每2～4周减量一次,直至停药,疗程9个月(长程疗法)。

2. 复发和糖皮质激素依赖性肾病的激素治疗

(1)调整糖皮质激素的剂量和疗程:糖皮质激素治疗后或在减量过程中复发者,原则上再次恢复到初始疗效剂量或上一个疗效剂量。或改隔日疗法为每日疗法或将激素减量的速度放慢,延长疗程。同时注意查找患儿有无感染或影响糖皮质激素疗效的其他因素存在。

(2)更换糖皮质激素制剂:对泼尼松疗效较差的病例,可换用其他糖皮质激素制剂,如地塞米松、曲安西龙(阿赛松)、曲安奈德(康宁克通A,KenacortA)等。

(3)甲基泼尼松龙冲击治疗:慎用,宜在肾脏病理基础上,选择适应证。

3. 激素治疗的不良反应

长期超生理剂量使用糖皮质激素可见以下不良反应:①代谢紊乱,可出现明显库欣貌、肌肉萎缩无力、伤口愈合不良、蛋白质营养不良、高血糖、尿糖、水钠潴留、高血压、尿中失钾,高尿钙和骨质疏松。②消化性溃疡和精神欣快感、兴奋、失眠甚至呈精神病、癫痫发作等;还可发生白内障、无菌性股骨头坏死,高凝状态,生长停滞等。③易发生感染或诱发结核灶的活动。④急性肾上腺皮质功能不全,戒断综合征。

(三)免疫抑制剂

此类药物主要用于 NS 频繁复发、糖皮质激素依赖、耐药或出现严重不良反应者。在小剂量糖皮质激素隔日使用的同时可选用下列免疫抑制剂。

1. 环磷酰胺

一般剂量 2.0～2.5mg/(kg·d),分 3 次口服,疗程 8～12 周,总量不超过 200mg/kg。或用环磷酰胺冲击治疗,剂量 10～12mg/(kg·d),加入 5％葡萄糖盐水 100～200mL 内静脉滴注 1～2 小时,连续 2 天为 1 个疗程,用药日嘱多饮水,每 2 周重复 1 个疗程,累积量<150～200mg/kg。不良反应有:白细胞减少,秃发,肝功能损害,出血性膀胱炎等,少数可发生肺纤维化。最令人瞩目的是其远期性腺损害。病情需要者可小剂量、短疗程,间断用药,避免青春期前和青春期用药。

2. 其他免疫抑制剂

可根据病例需要选用苯丁酸氮芥、环孢素 A、硫唑嘌呤、霉酚酸酯及雷公藤多苷片等。

(四)其他药物治疗

1. 抗凝血药

肝素 1mg/(kg·d),加入 10％葡萄糖液 50～100mL 中静脉滴注,每日 1 次,2～4 周为 1 个疗程。亦可选用低分子肝素皮下注射。病情好转后改口服抗凝血药,如双嘧达莫维持治疗。

2. 免疫调节药

一般作为肾病综合征的辅助治疗,适用于常伴感染、频繁复发或糖皮质激素依赖者。可选左旋咪唑 2.5mg/kg,隔日用药,疗程 6 个月。不良反应可有胃肠不适、流感样症状、皮疹、中性粒细胞下降,停药即可恢复。

3. 血管紧张素转换酶抑制药(ACEI)

对改善肾小球局部血流动力学,减少尿蛋白,延缓肾小球硬化有良好作用。尤其适用于伴有高血压的 NS。常用制剂有卡托普利、依那普利、福辛普利等。

第六节　慢性肾衰竭

慢性肾衰竭(CRF)是指各种原因造成的慢性进行性肾实质损害,呈进行性不可逆转的肾小球滤过率下降,导致氮质血症、代谢紊乱和各系统受累的临床综合征。当进展到需肾透析或移植方可维持生命时称为终末期肾病(ESRD)。CRF 小儿中的发生率国内尚无确切数据,国外报道为每百万人口中 4～5 人。

一、病因

慢性肾衰竭的病因以各种原发性及继发性肾小球肾炎占首位,其次为泌尿系统先天畸形

（如肾发育不良，先天性多囊肾，膀胱输尿管反流等）及遗传性疾病（如遗传性肾炎，肾髓质囊性病，Fancom 综合征等）。全身性系统疾病中以肾小动脉硬化、高血压及结缔组织病等多见。近年来肾间质小管损害引起的 CRF 也逐渐受到人们的重视，糖尿病肾病、自身免疫性与结缔组织疾病及肾损害引起的 CRF 也有上升趋势。Topel 统计欧洲 37 个肾移植中心总结 286 例 $<$15 岁儿童肾移植病例其终末期肾病的分布：慢性肾小球肾炎 52.3%，慢性肾盂肾炎 20.8%，遗传性肾病 8.0%，血管性肾病 4.5%，多囊肾 3.0%，药物性肾病 2.4%，先天性肾发育不全 1.6%，其他（包括胱氨酸沉积症、草酸盐沉积症、Alport 综合征及溶血尿毒综合征）7.4%。然而，要注意到，反流性肾病是小儿终末期肾衰的重要原因之一，某医院的资料表明，在小儿慢性肾功能不全的病因中，虽然获得性肾小球疾病仍占重要地位（占 45.9%），但已与先天性和遗传性肾脏疾病平分秋色（占 45.9%）。与 10 年前某医院资料相比，病因结构发生了显著的变化。其常见病因获得性肾小球疾病比例下降（66.7%→45.9%），先天性和遗传性肾脏疾病比例明显增加（33.3%→45.9%）。结合 20 世纪 70 年代中期起的国外统计资料，也发现由获得性肾小球疾病引起的慢性肾功能不全逐渐减少，取而代之占主导地位的是先天性和遗传性肾脏疾病。后者在发达国家所占的比例高，而在发展中国家所占的比例相对低。

二、发生机制

有关慢性肾衰竭的发病机制，历年来先后提出过"尿毒症毒素学说"、"矫枉失衡学说"、"肾小球高滤过学说"、"脂肪代谢紊乱学说"以及"肾小管高代谢学说"等等，晚近又有人提出"蛋白尿学说"、"慢性酸中毒学说"以及高蛋白饮食、肾内低氧对肾功能的影响等。加强 CRF 的发病机制、重视延缓 CRF 病程进展的研究，已成为重要课题。

（一）健存肾单位的血流动力学改变

肾单位受损或失用后，剩余健全的肾单位一系列适应性改变即负担起全肾功能性代偿及小球、小管各部分间的适应，部分健存肾单位功能高于正常，引起单个肾单位的肾小球滤过率增高，肾小球毛细血管压力增加，内皮细胞增生，系膜区基质增多，小球体积增大，逐步出现肾小球硬化。

（二）矫枉失衡学说

20 世纪 60 年代末、70 年代初，Bricker 等根据 CRF 的一系列临床和实验研究结果，提出了矫枉失衡学说。这一学说认为，CRF 时体内某些物质的积聚，并非全部由于肾清除减少所致，而是机体为了纠正代谢失调的一种平衡适应，其结果又导致新的不平衡，如此周而复始，造成了进行性损害，成为 CRF 患者病情进展的重要原因之一。CRF 时甲状旁腺素（PTH）升高造成的危害是本学说最好的证据。随着 GRF 降低，尿磷排泄量减少，引起高磷血症。由于血清中钙磷乘积的升高，一方面使无机盐在各器官（包括肾脏）沉积，出现软组织钙化；另一方面，低钙血症又刺激了 PTH 的合成和分泌，代偿性促进尿磷排泄并升高血钙。但对甲状旁腺的持续性刺激则又导致甲状旁腺的增生及继发性甲状旁腺功能亢进（SHP），从而累及骨骼、心血管及造血系统等。矫枉失衡学说对于进一步解释各种慢性肾脏疾病进展的原因，加深人们对 CRF 时钙磷代谢紊乱及 SHP 发病机制的认识具有重要意义，因此一直为各国学者所推崇。

近 30 年来,这一领域的研究取得了重大进展和新的提高。首先,磷的潴留并非产生 SHP 的始动因素;只有当肾衰竭进入晚期(GFR<20mL/nun)时,患者才出现磷的潴留。高磷血症不仅可以通过低钙血症,还可以通过其他途径直接或间接促进 PTH 的分泌。磷对甲状旁腺还可能具有直接作用,因为低磷饮食可在血清中钙和 $1,25-(OH)_2D_3$ 浓度无变化的情况下,降低 PTH 及其前体 PTHmRNA 的水平。其次,低钙血症也并非引起 SHP 的唯一直接原因。除了低钙血症外,还有其他重要因素参与了 SHP 的形成。现已证实 SHP 的发生和发展最重要的机制是:① $1,25-(OH)_2D_3$ 的缺乏和甲状旁腺对 $1,25-(OH)_2D_3$ 的抵抗;②血钙水平对 PTH 分泌的调控作用减弱,即所谓调控点(指降低血清 PTH 水平至 50% 所需的钙离子浓度)上移,骨骼对 PTH 提高血钙的调节作用具有抵抗,加重了低钙血症;③肾脏对 PTH 的降解作用障碍,使血循环中残留的 PTH 片段增加等。最近的研究表明口服补充生理剂量的 $1,25-(OH)_2D_3$ 并不能完全抑制 PTH 的分泌,而仅仅在应用 $1,25-(OH)_2D_3$ 冲击治疗导致体内超生理浓度时才能完全抑制 PTH 分泌,因此有学者提出甲状旁腺对 $1,25-(OH)_2D_3$ 存在抵抗。现已知甲状旁腺的主细胞中存在维生素 D 特异性受体(VDR),CRF 时这种受体的密度和结合力均降低,使 $1,25-(OH)_2D_3$ 作用下降。

(三)尿毒症毒素

目前已知的尿素、多胺类、胍类、中分子量物质及甲状旁腺素在尿毒症期血浓度都增高。它们对心脏、促红细胞生成素、Na-K-ATP 酶、神经、肌肉以及血小板聚集代谢等均有一定毒性。

(四)肾小管间质损伤

肾小管间质病变与肾小球疾病进展的关系已受到重视。这种肾小管间质的形态学上的变化如肾小管萎缩、肾间质细胞浸润及间质纤维化一旦发生后,则进一步通过小管内阻力增加、正常的管球反馈功能丧失以及不能维持正常的渗透梯度等功能改变,加剧肾功能恶化。

(五)饮食影响

膳食中高蛋白摄入可使入球小动脉扩张,加剧肾小球的高灌注损伤,并可加剧蛋白尿。膳食中盐过高除影响全身血压外,观察到还可致肾小球容积加大和硬化,磷的摄入亦应限制,低磷饮食可防止钙磷盐沉积于血管壁和组织,抑制甲状旁腺的分泌。高脂血症除影响内皮细胞外,还刺激肾小球系膜的增生及细胞外基质的积聚,而易发生肾小球硬化。

(六)肾素-血管紧张素系统(RAS)

在肾脏病进展中,血管紧张素 II(A II)的作用也受到重视。A II 可通过以下机制导致或加重肾脏病的进展:①作为一种血管活性物质,优先收缩肾小球出球小动脉,引起肾小球高滤过损伤;②可使系膜细胞收缩影响肾小球超滤系数;③促进水盐重吸收和兴奋肾交感神经;④作为促肾生长因子,除使系膜细胞增生肥大外,还能刺激其他血管活性物及细胞因子产生(如 $TGF-\beta_1$),导致细胞外基质进行性积聚;⑤抑制细胞外基质的降解;⑥因引起肾小球高滤过而加重蛋白尿;⑦促进肾小管上皮细胞氨的产生,后者又通过激活补体引起肾损伤;⑧促进肾小管上皮细胞钠的重吸收,增加肾组织氧耗,引起肾组织氧供相对不足,加重肾损害。

三、临床表现

(一)电解质、酸碱代谢失常

1.水代谢

早期由于浓缩功能减退,尿量不减少或反而增多,晚期尿量才有减少,终末期可发展到无尿。患者对水代谢调节能力减退,当水分摄入过多时,易在体内潴留并形成稀释性低钠血症,摄入过少时也易引起体内水分不足。

2.钾代谢

有高钾血症趋势,细胞内钾的积聚与 Na-K-ATP 酶活力下降有关。高钾血症可随外伤、手术、麻醉、输血、酸中毒及突然更改饮食等而加剧,慢性肾衰时血钾升高是一方面,但总体钾的存储量仍降低,所以保持钾的正常平衡仍是重要。

3.钠代谢

CRF 可以维持钠正常平衡状态相当长时间,这与健存肾单位及利钠激素等体液因子有关。

(1)钠消耗型:盐分丢失型肾病因细胞外液的缩小及低血压等均有钠的丢失。很多疾病可引起盐分丢失,如肾盂肾炎、肾髓质囊性病、肾积水及间质性肾炎等,这类患者的集合管往往不能吸收运输过来足够量的钠盐而出现低钠。

(2)钠潴留型:当摄入钠过多时,不能正常排泄以致钠潴留,体内细胞外容量增加,发生高血压、肺充血与心脏扩大,甚至心力衰竭。

4.酸碱平衡

慢性肾衰患者早期肾小管合成氨的代偿能力未全丧失,可动员体内其他缓冲系统来代偿代谢性酸中毒,如呼吸系统,组织代偿如骨盐的丢失等。当病情进展,健存肾单位进一步减少,GFR<20mL/min 时肾脏排泄有机酸能力下降,排氨能力减低,引起酸中毒。当血 pH<7.25 时要警惕合并酮症酸中毒。

5.其他电解质

慢性肾衰患者不能充分排泄氯离子,高氯血症与钠浓度成正比;血钙浓度往往降低,慢性肾衰患者常能忍受低血钙而不致搐搦,这些患者的肠道钙的吸收能力下降,口服活性维生素 D 可提高血钙浓度;当 CFR<20mL/min 时,血镁可升高,尿排泄镁减少。患者多数无症状,不需处理。当血镁较高(>2mmol/L)有临床症状时则可应用排钠利尿剂,促镁排出,纠正脱水,必要时给透析疗法。GFR<20mL/min 时,血磷升高较明显,病情进展到肾脏排磷进一步减少。

(二)血管系统

1.高血压

常见原因有①GFR 下降、NO 分泌减少,使 VDML 血管减低的髓脂质下降,引起细胞外容量增加,心搏出量增加,继而外周阻力增加,血管壁增厚;②肾素、血管紧张素及醛固酮系统活跃,肾素分泌过多。

2.心包炎

尿毒性心包炎似由不明的生化物质、尿酸沉积及代谢异常所引起。属纤维性心包炎,有渗出、出血,可闻及心包摩擦音,偶发生心包填塞。

3.心肌病

可在晚期出现,有不同程度的心肌肥厚,间质纤维化,心肌钙化,草酸盐沉积。临床表现心脏扩大,心输出量减少,各种心律失常。

(三)胃肠系统

胃纳减退,常见有呕吐及恶心等症状,加重了水、盐代谢及酸碱平衡紊乱,负氮平衡加剧,对钙的吸收下降。另外消化道出血也较常见,由于黏膜有弥散性小出血点炎症及溃疡引起。

(四)精神神经症状,乏力、失眠、激惹、压抑、记忆力减退或反抗心理行为

尿毒症伴有继发性甲状旁腺功能亢进时可使脑细胞钙离子浓度增高,出现不正常脑电图。临床可有谵妄、木僵,甚至昏迷。周围神经症状如痛性肢体麻痹,深腱反射消失,肌肉软弱、痉挛甚至感觉消失,被认为与体内中分子物质积聚有关。

(五)血液系统

1.贫血

呈正血色素、正细胞性贫血,随肾功能减退而加剧。主要由于肾脏产生促红细胞生成素减少有关;其次为红细胞寿命缩短,饮食中铁及叶酸摄入不足也参与一定因素。另外,中性粒细胞趋化性改变,淋巴细胞功能受抑制,免疫功能降低。

2.出血倾向

可有鼻出血,损伤后出血不止。消化道出血与出血时间延长、血小板功能异常、黏附聚集能力降低及第三因子释放减少有关。

(六)糖、蛋白及脂肪代谢障碍

CRF时肾脏清除胰岛素能力减退,血中胰岛素升高。慢性肾衰患者一般都有负氮平衡、血浆及细胞内游离氨基酸谱异常及低白蛋白血症。血甘油三酯增高,低密度脂蛋白增高,高密度脂蛋白降低,可能与脂蛋白酯酶及肝酯酶活性下降有关。

(七)其他

CFR降到一定程度时可有高尿素血症及高尿酸血症,皮肤有瘙痒,伴色素沉着,身上散发一股尿毒症臭味,与尿素分泌增加排出减少有关。CRF患者由于营养不良,免疫功能低下,易罹患各种感染。小儿由于摄入不足及内分泌紊乱等因素可有生长发育迟缓或发生肾性佝偻病。

四、诊断与鉴别诊断

慢性肾衰到晚期各种症状明显时容易诊断,重要的是认识早期的慢性肾衰竭,设法延缓肾功能进行性恶化。慢性肾衰分期:①肾功能不全代偿期,血肌酐为 $110\sim177\mu mol/L(1.2\sim2mg/dL)$,GFR 剩余 $50\%\sim80\%$,无临床症状;②肾功能不全失代偿期(氮质血症期):血肌酐为 $178\sim445\mu mol/L(2\sim5mg/dL)$,GFR 剩余 $25\%\sim50\%$,可有轻度贫血、酸中毒、夜尿及乏

力；③肾衰竭期（尿毒症期）：Cr 为 446～707μmol/L（5～8mg/dL），CFR 剩余 10%～25%，有明显消化道症状及贫血体征，可有代谢性酸中毒及钙、磷代谢异常；④终末期肾病：Cr 大于等于 708μmol/L（8mg/dL），GFR 剩余小于 10%，有各种尿毒症症状，包括消化、神经及心血管各系统功能异常，水、盐代谢紊乱，酸碱失衡明显，严重贫血。

目前临床上多使用慢性肾脏疾病（CKD）概念，CKD 的定义：①肾损害（病理、血、尿及影像学异常）≥3 个月；②GFR＜60mL/（min·1.73m²），持续时间≥3 个月。具有以上两条的任何一条者，就可以诊断为 CKD。CKD 分期为：1 期 CFR＞90mL/（min·1.73m²）；2 期 GFR 60～89mL/（min·1.73m²）；3 期 CFR 30～59mL/（min·1.73m²）；4 期 GFR 15～29mL/（min·1.73m²）；5 期 CFR＜15mL/（min·1.73m²）。5 期即为尿毒症期。

引起 CRF 病因多种，如由肾小球疾病引起者多有水肿，尿液异常者较易诊断。但部分患者症状隐匿，无明显肾脏疾病史。某些症状如纳差、不爱活动、夜尿或遗尿等症状无特异性。也有因贫血待查、难治性佝偻病、生长发育迟缓以及多饮多尿而来就诊者，则需经仔细的体检、尿液检查（包括比重）及血生化肾功能等测定以及时检出 CRF，并尽量寻找病因。如由泌尿系先天性畸形的肾发育不良、多囊肾及遗传性疾病如 Alport 综合征引起的肾衰，发病年龄较早。1～2 岁即出现症状。常无水肿，以身材矮小及肾性骨病较多见。肾小球疾病引起的 CRF 多见于较大儿童，常＞5 岁，可伴贫血、高血压及水肿，有中等量蛋白尿、血尿及低比重尿或合并继发性尿路感染。肾衰的急性发作尚需与急性肾衰竭相鉴别。两者的临床表现相似，病因及诱因也有部分相同，但大多数急性肾衰预后良好，少部分患者恢复期后可逐渐发展到 CRF。由于先天性或遗传性肾脏疾病而致慢性肾功能不全的，小儿明显多于成人，并且小儿以先天泌尿系发育异常为多，而成人的先天性或遗传性肾脏疾病则主要见于先天性多囊肾。

五、治疗

虽然造成慢性肾功能不全的一些原发病尚无特异治疗，但有相当一部分因素引起的肾功能损害是可逆的，如感染，尿路梗阻，脱水，有效循环血量的减少等，及时去除诱因，肾功能仍有部分或全部恢复的可能。有些治疗能延缓慢性肾功能不全的发展。鉴于经济的原因，目前国内仅少数单位开展长期肾脏替代治疗，对于小儿慢性肾功能衰竭的治疗，多为对症处理，因此，重点应做到早期诊断，明确病因，纠正代谢紊乱，防治并发症，避免引起肾功能急剧恶化的诱因发生等。

（一）饮食疗法

低蛋白摄入为传统疗法，因肾功能减退到一定程度时不能有效排出蛋白分解产物，高蛋白饮食必然加重氮质血症。但小儿处于生长发育阶段，故需供给足够的热卡和蛋白质，必要时采用鼻饲或胃造瘘。根据 GFR 下降程度计算摄入蛋白质的量为与 0.5～1.5g/（kg·d）。主食以麦淀粉、红薯、芋艿、土豆等含蛋白较低的食物替代部分米、面，有利于促进肠道内尿素氮的吸附后由大便排出。蔬菜、水果一般不予限制。有高钾血症时避免水果过分摄入。补充必需氨基酸并配合低蛋白饮食摄入体内后可利用含氮代谢产物，促进蛋白质合成，减轻氮质血症，维持正氮平衡。常用的口服有肾灵片（含 9 种必需氨基酸）也称开同片。

（二）纠正水、电解质紊乱及酸碱平衡失调

对有水肿、高血压、心功能差及少尿、无尿者应严限摄入量。当有吐、泻或消化道失血等脱水、休克现象应即予以纠正，以保证肾小球的有效肾血流量及滤过率。对慢性肾衰患者均需适当限制钠盐的摄入，以低盐或无盐饮食。

对伴有稀释性低钠血症，如血钠不低于 120mmol/L，无临床症状者，一般不需补钠。血钠 <120mmol/L 伴有低钠症状时可口服氯化钠 2～4g/d 或用氯化钠静脉滴入。计算公式按 (130－患者的血钠毫当量数)×0.6×kg 体重＝所需钠毫克当量数。常用为 3％ NaCl，1mL 3％ NaCl 含钠 0.5mmol，先给总量的 1/2，以后根据血压、心脏及复查血钠值是否再补。尿毒症时血钾常在正常高限，若血钾>6.0mEq/L 则需予以治疗。常用药物有 10％葡萄糖酸钙 0.5～1mL/(kg·次)，静脉缓注或 5％碳酸氢钠 3～5mL/(kg·次)，静脉滴注。当血钾>6.5mmol/L 或心电图有高血钾心肌损害时需给透析治疗。轻度酸中毒不予处理。当 TCO_2<13mmol/L 伴临床症状时应予治疗。口服 Shohl 溶液(枸橼酸 70g 加枸橼酸钠 50g，以蒸馏水冲到 500mL，1mL 含 1mmol Na，按钠 2～3mmol/(kg·d) 给予。或用 5％ $NaHCO_3$ 静脉滴注，按公式(30－实测得的 TCO_2 数)×0.5×kg 体重＝所需的 5％ $NaHCO_3$ 毫升数给予。先给 1/2～2/3 量，以后根据血压、水肿程度、心功能及 TCO_2，随访的数据决定是否需继续纠正酸中度。高磷血症应限制磷的摄入和使用结合剂，常用药物为碳酸钙。适当补充铁、锌、避免铝的摄入。

（三）各系统症状处理

1. 肾性骨病

定期监测血钙、血磷，并防止甲状腺功能过度亢进及骨骼外钙化治疗。控制高血磷，使用磷结合剂。补充钙盐，如碳酸钙、乳酸钙或葡萄糖酸钙，同时加用活性维生素 D_3，常用有双氢速固醇或 $1\text{-}25(OH)_2D_3$（Rocaltrol 商品名罗钙全)，剂量每日一次 0.25μg/片，逐渐过渡到隔日一次或每周两次口服。每两周随访血钙，当血钙达 11mg/dL(2.75mmol/L) 时应减量或停服。

2. 控制高血压

慢性肾衰高血压的控制可延缓肾衰的进展，因多数为容量依赖性，故需限制钠的摄入和使用利尿剂。常用药物有双氢克尿塞、氯噻酮，肼苯哒嗪等。当 Ccr<15mL/(min·1.73m^2) 时，一般利尿药往往疗效不高，可应用呋噻米，剂量由小到大，逐渐递增。降压药常用为血管紧张素转换酶抑制剂(ACEI)中的蒙诺或苯那普利，此类药可扩张出入球小动脉，但球小动脉扩张更明显，从而使肾小球内压力降低，有利于延缓肾小球病变的进展，减少蛋白尿。β受体阻滞剂通过抑制肾素而减少醛固酮分泌和水、钠潴留起到降血压作用，临床应用的药物有心得安，氨酰心安(苯氧胺)等。钙拮抗剂是使 L 型钙通道活性降低，抑制钙离子进入血管平滑肌细胞，使血管平滑肌张力降低，全身动脉扩张，血压下降，临床常用药物有硝苯地平(硝苯地平)，异搏定等。已证明控制了高血压的慢性肾脏病患者其 GFR 下降速度低于未控制血压的患者。

3. 贫血与出血

自从 20 世纪 80 年代应用重组入红细胞生成素(γHuEPO)治疗 CRF 的患者慢性贫血以

来,基本上可使大多数患者不再接受输血。剂量为 $50 \sim 100U/(kg \cdot 次)$,隔天一次皮下注射。红细胞压积上升到 35% 时减为每周两次,使其维持在 $35\% \sim 40\%$,注意该药可使血黏度增加,血压升高。治疗期间需随访血清铁,转铁蛋白饱和度等各种参数。及时供应铁剂、叶酸、维生素 B_{12} 等。最近发现一种新的红细胞生成刺激蛋白(NESP)为一糖蛋白,半衰期三倍于促红细胞生成素,治疗慢性肾衰中贫血,可更有效地维持患者的血红蛋白浓度。有出血严重者给予小量新鲜血或少浆血。透析疗法可改善血小板功能和血小板第三因子的释放,有助于减少出血。严重出血时可酌用抗纤溶止血剂。

4. 防止小管、间质损伤

肾小管受损重要原因之一是氨产生增加,可激活 C_3 直接引起肾间质炎性反应。给予重碳酸钠碱性药物时则尿中产氨下降,尿蛋白减少,理论上碱性药物有保护小管、间质受损的作用。

晚期尿毒症到终末期 $Ccr < 5mL/(min \cdot 1.73m^2)$ 时,内科治疗不能见效只能通过透析疗法维持生命,以达最终肾移植目的。

第五章　神经系统疾病

第一节　新生儿缺氧缺血性脑病

新生儿缺氧缺血脑病(HIE)是围生期缺氧缺血所致的脑损伤,是导致新生儿死亡和发生后遗症的重要原因之一。如积极做好围生期保健,推广正确的复苏方法,降低窒息发生率,HIE 的发病率和危害性就可明显降低。近年,我国一些大城市,HIE 的发病率已开始降低。

一、病因

1. 缺氧

引起缺氧的原因主要有:①围生期窒息:包括产前、产时和产后窒息;②呼吸暂停:反复呼吸暂停可导致缺氧缺血性脑损伤;③严重呼吸系统疾病。

2. 缺血

引起缺血的原因主要有:①心搏骤停和心动过缓;②大量失血、休克;③重度心力衰竭。

在 HIE 病因中产前和产时窒息各占 50% 和 40%,其他原因约占 10%。

二、发病机制

(一)血流动力学变化

缺氧时机体发生潜水反射,为了保证重要生命器官(如脑、心)的血供,脑血管扩张,非重要器官血管收缩,这种自动调节功能使大脑在轻度短期缺氧时不受损伤。如缺氧继续存在,脑血管自主调节功能失代偿,脑小动脉对灌注压和 CO_2 浓度变化的反应能力减弱,形成压力相关性的被动性脑血流调节过程,当血压降低时脑血流减少,造成动脉边缘带的缺血性损害。

(二)脑细胞能量代谢衰竭

缺氧时,细胞内氧化代谢障碍,只能依靠葡萄糖无氧酵解产生能量,同时产生大量乳酸并堆积在细胞内,导致细胞内酸中毒和脑水肿。由于无氧酵解产生的能量远远少于有氧代谢,必须通过增加糖原分解和葡萄糖摄取来代偿,从而引起继发性的能量衰竭,致使细胞膜离子泵功能受损,细胞内钠、钙和水增多,造成细胞肿胀和溶解。

(三)再灌注损伤与氧自由基的作用

缺氧缺血时,氧自由基产生增多和清除减少,大量的氧自由基在体内积聚,损伤细胞膜、蛋白质和核酸,致使细胞的结构和功能破坏。氧自由基中以羟自由基(OH^-)对机体危害性最大。黄嘌呤氧化酶和脱氢酶主要集中在微血管的内皮细胞中,致使血管内皮受损,血脑屏障的结构和完整性受到破坏,形成血管源性脑水肿。

(四)Ca^{2+}内流

缺氧时,钙泵活性减弱,导致钙内流。当细胞内 Ca^{2+} 浓度过高时,受 Ca^{2+} 调节的酶被激活。磷脂酶激活,可分解膜磷脂,产生大量花生四烯酸,在环氧化酶和脂氧化酶作用下,形成前列环素、血栓素及白三烯。核酸酶激活,可引起核酸分解破坏。蛋白酶激活,可催化黄嘌呤脱氢酶变成黄嘌呤氧化酶,后者在恢复氧供和血流时催化次黄嘌呤变成黄嘌呤,同时产生自由基,进一步加重神经细胞的损伤。

(五)兴奋性氨基酸的神经毒性作用

能量衰竭可致钠泵功能受损,细胞外 K^+ 堆积,细胞膜持续去极化,突触前神经元释放大量的兴奋性氨基酸(谷氨酸),同时伴突触后谷氨酸的回摄受损,致使突触间隙内谷氨酸增多,过度激活突触后的谷氨酸受体。非 N-甲基-D-门冬氨酸(NMDA)受体激活时,Na^+ 内流,Cl^- 和 H_2O 也被动进入细胞内,引起神经元的快速死亡;NMDA 受体激活时,Ca^{2+} 内流,又可导致一系列生化连锁反应,引起迟发性神经元死亡。

(六)一氧化氮(NO)的双相作用

NO 也是一种气体自由基,可与 O_2 发生反应,产生过氧化亚硝基阴离子($ONOO^-$),并进一步分解成 OH^- 和 NO_2^-。当有金属铁存在时,$ONOO^-$ 能分解产生自由基 NO_2^-,OH^- 和 NO_2^- 具有很强的细胞毒性作用。此外,NO 也可介导谷氨酸的毒性作用,还可通过损害线粒体、蛋白质和 DNA 而直接引起神经元损伤。缺氧缺血时,Ca^{2+} 内流,当细胞内 Ca^{2+} 积聚到一定水平时,可激活一氧化氮合酶(NOS),合成大量的 NO。NOS 有三种不同的亚型,神经元型和诱导型 NOS 分别介导早期和晚期神经毒性作用,而内皮细胞型 NOS 产生的 NO 能扩张血管而起神经保护作用。

(七)凋亡与迟发性神经元死亡

过去认为缺氧缺血后神经细胞损伤是由于急性能量衰竭造成细胞坏死,但不能解释窒息复苏后患儿可有短暂的相对正常期,而于数小时后出现迟发性脑损伤的表现。研究证实缺氧缺血可引起两种不同类型的细胞死亡,即坏死和凋亡。迟发性神经元死亡实质上就是细胞凋亡,在动物模型中检测到一系列凋亡相关基因的表达。

总之,HIE 的发病机制非常复杂,是由多种机制综合作用所致的一系列生化连锁反应的结果。大量研究证实多数神经元不是死于缺氧缺血时,而是死于缺氧缺血后数小时至数天,这种迟发性的细胞死亡可通过缺氧缺血后开始的干预来预防或减轻。

三、病理变化

HIE 的病理变化与胎龄、损伤性质和程度密切相关,主要有以下几种病理类型:

1. 两侧大脑半球损伤

主要见于足月儿,窒息为不完全性,首先发生器官间的血液分流(潜水反射)以保证心、脑血供;随着缺氧持续,血压下降,血流第二次重新分布(脑内分流),即大脑半球的血供由于前脑循环血管收缩而减少,而丘脑、脑干和小脑的血供则由于后脑循环血管扩张而增加。因此,大脑半球较易受损,常伴严重脑水肿。

2.基底节、丘脑和脑干损伤

为完全性窒息,两次血流重新分布的代偿机制失效,脑部损害以丘脑和脑干为主,而脑外器官和大脑半球的损害可不严重,脑水肿较轻。

3.脑室周围白质软化

主要见于早产儿,侧脑室周围缺氧缺血,导致深部白质脑细胞死亡,常呈对称性分布,以后可发生以两下肢受累为主的瘫痪。

4.脑室周围室管膜下/脑室内出血

主要见于早产儿,室管膜下生发组织出血,伴脑室内出血。

四、临床表现

患儿有严重的宫内窘迫或出生时严重窒息史,出生后 12～24 小时内出现神经系统症状,根据意识、肌张力改变、原始反射异常、惊厥和脑干受损等表现,可分为轻、中、重三度(表5-1)。

表 5-1　新生儿缺氧缺血性脑病临床表现分度

	轻度	中度	重度
意识	正常或激惹	抑制、嗜睡	昏迷
肌张力	正常或增高	减弱	松软
拥抱反射	正常或易引出	减弱	消失
惊厥	无	1/2 病例有惊厥	频繁惊厥

1.轻度

主要表现为兴奋,易激惹,肌张力正常,拥抱反射活跃,吸吮反射正常,呼吸平稳,无惊厥。症状多在 3 天内逐渐消失,预后良好。

2.中度

表现为嗜睡或抑制,肌张力降低,吸吮反射和拥抱反射减弱,约 1/2 病例出现惊厥。足月儿上肢肌张力降低比下肢严重,提示病变累及矢状窦旁区。如症状持续 7～10 天以上,可能有后遗症。

3.重度

患儿处于昏迷状态,肌张力极度低下,松软,拥抱反射、腱反射消失,瞳孔不等大,对光反应差,前囟隆起,惊厥频繁,呼吸不规则或暂停,甚至出现呼吸衰竭。重度患儿病死率高,存活者常留后遗症。

若缺氧缺血发生在出生前几周或几个月时,患儿在出生时可无窒息,也无神经系统症状,但在数天或数周后出现亚急性或慢性脑病的表现,临床上较难与先天性脑畸形或宫内病毒感染相区别。

五、诊断

新生儿 HIE 的诊断主要依据病史和临床表现,但同时要做影像学和其他检查,对病情严重程度及预后进行评价。

(一)影像学检查

1.头脑超声检查

HIE 时,可见普遍回声增强,脑室变窄或消失,提示脑水肿;散在的高回声区,提示散在的脑实质缺血;局限性高回声区,提示该部位有缺血性损害;脑室周围高回声区,多见于侧脑室外角的后方,可能有脑室周围白质软化。

2.CT 检查

轻度表现为散在、局灶性低密度影分布于两个脑叶;中度表现为低密度影超过两个脑叶,白质与灰质的对比模糊;重度表现为大脑半球弥散性低密度影,白质与灰质界限消失,侧脑室变窄。正常新生儿(尤其是早产儿)脑水分多,髓鞘发育不成熟,可存在广泛的低密度,因此 HIE 低密度的诊断 CT 值应在 18 以下。

3.磁共振成像(MRI)

MRI 不仅能检出急性期 HIE 的存在、分布和严重性,而且能帮助判断预后,还能发现髓鞘形成是否延迟或异常,以判断神经发育情况。

在 HIE 急性期,脑水肿比较明显,可能会掩盖脑细胞损伤,并且病情还在变化之中,所以早期影像学检查不能反映预后,需在 2～4 周后复查。

(二)脑功能检查

1.脑电图(EEG)检查

表现为节律紊乱、低波幅背景波上的棘慢波爆发或持续弥散性慢活动;出现"爆发抑制"、"低电压"甚至"电静息",则为重度 HIE。

2.脑干诱发电位检查

表现为出波延迟、潜伏期延长、波幅变平及波脱失。

3.多普勒超声脑血流速度(CBV)测定

有助于了解脑灌注情况,高 CBV 提示存在脑血管麻痹和缺乏自主调节,低 CBV 提示存在广泛的脑坏死、低灌注甚至无灌流。

(三)脑代谢监测

1.磁共振频谱(MRS)

MRS 是一种无创伤性检测体内化学成分(如脑组织的 ATP、磷酸肌酸、乳酸等)的方法,能在活体上测得脑组织的代谢情况,比 MRI 能更早期敏感地反映缺氧缺血脑损伤程度。

2.红外光谱测定技术(NIRS)

NIRS 是近年来国外新兴的光学诊断技术,可直接测出脑组织中氧合血红蛋白及还原血红蛋白的变化,实际了解脑内氧合情况,间接反映脑血流动力学状况及细胞内生物氧化过程。

(四)生化指标测定

神经烯醇化酶(NSE)、S-100 蛋白(S-100)和脑型肌酸磷酸激酶(CK-BB)存在于神经组织的不同部位,HIE 后 6～72 小时外周血和脑脊液中的水平升高,与脑损害程度呈正相关,可作为 HIE 早期诊断的标志物。

六、治疗

对 HIE 患儿的治疗原则是在随时进行神经系统评估的基础上,给予对症支持疗法和预防再灌注损伤措施。前者主要包括通过液体治疗建立正常的组织灌注,提供足够的氧和保持良好的通气,以及纠正酸中毒和水、电解质紊乱等;后者则主要包括控制惊厥、控制脑水肿以及纠正低血糖、低血钙、低血镁等代谢异常。最终治疗目的是要通过及时合宜的综合措施,尽力防止 HIE 病变进展到不可逆状态,促进和等待 HIE 患儿的恢复。

提倡对 HIE 患儿的治疗不仅要及早处理,还要有综合措施和足够疗程,同时强调阶段性序贯治疗和新生儿期后延续治疗相结合,以期最大限度地减轻脑损伤,减少后遗症。

(一)疾病极期的治疗

疾病极期的治疗是指出生后 3 天内,尽可能早治疗,维持内环境的稳定。

1. 支持疗法

(1)通气功能的支持疗法:良好的通气有助于维持血气和 pH 在正常范围,既可改善脑氧供应,又可改善脑血液循环,维护良好的通气、换气功能,维持血气和 pH 在正常范围。严重呼吸困难或者 PaO_2 低于 6.67～8.00kPa(50～60mmHg)时应予吸氧。酌情予以不同方式如头罩、鼻塞、CPAP 通气甚至人工通气等进行氧疗。供氧浓度以能维持患儿 PaO_2 在 6.67～9.33kPa(50～70mmHg)为度。氧疗期间应实时监测氧浓度(FiO_2)和 PaO_2,不能连续检测者,可 1～4 小时检测一次 PaO_2。应用呼吸机辅助呼吸时,则应每 15～20 分钟检测一次,根据 PaO_2 结果,随时调节 FiO_2。待呼吸稳定,停止吸氧时无发绀或 PaO_2 不低于 6.67～8.00kPa(50～60mmHg),可停止氧疗。

应用呼吸机的指征:①PaO_2<5.33kPa(40mmHg),$PaCO_2$>9.33kPa(70mmHg)。②出现中枢性呼吸衰竭,呼吸节律不齐,呼吸频率<30min 或出现呼吸暂停。③合并心源性休克或心力衰竭,$PaCO_2$>9.33kPa(70mmHg)或出现明显发绀。呼吸机治疗期间应随时根据血气结果调节呼吸机参数,避免因压力过高导致颅内压增加或过度通气使脑血流量减少,从而加重颅内病变。根据血气结果和临床表现,酌情尽早撤离呼吸机。

根据血气分析结果,酌情应用 5%碳酸氢钠 3.3mL(2mmol)/kg,用 10%葡萄糖对半稀释,缓慢静脉注入,以纠正酸中毒,尽可能在 24 小时内纠正血气至正常范围。

(2)循环功能的支持维持:各脏器血流灌注,使心率、血压保持在正常范围十分重要。病初 2～3 天入液量控制在 60～80mL/(kg·d),避免液体过量。尤其当有肾功能损害出现少尿(<25mL/d 或<1mL/h)或无尿期(<15mL/d 或<0.5mL/h)时,入液量要减少至 40mL/(kg·d)。酌情应用血管活性药物多巴胺 2～5μg/(kg·min),以提高心肌收缩力和动脉压,使组织的血流灌注恢复正常。如效果不佳,可加用多巴酚酊胺 2～5μg/(kg·min)及营养心肌药物如 ATP、细胞色素 C 等维持收缩压在 50mmHg 以上。

治疗期间应监护血压,防止出现高血压,增加并发颅内出血的危险。

(3)营养状况的支持：HIE 患儿血糖值一般处于较低水平。新生儿低血糖常缺乏症状,有时可表现为反应差、嗜睡、不吃等非特异性表现,常被 HIE 的临床症状所掩盖。应严密监测血糖,宜维持血糖水平在正常高值(5.0mmol/L),以保证脑内代谢所需能源,并利于神经细胞能量代谢障碍的恢复。静脉输入葡萄糖浓度一般为 6～8mg/(kg·min)。根据病情尽早开奶或喂糖水,保证热卡摄入。

2.对症处理

(1)控制惊厥：惊厥是新生儿 HIE 的常见症状,60％发生在出生后 12 小时至 12～24 小时惊厥发作频繁并加重,重者甚至出现癫痫持续状态。惊厥主要引起能量代谢障碍,脑内葡萄糖和 ATP 含量大量减少,使脑损害进一步加重。一旦发生惊厥,必须在最短时间内将其控制。

①苯巴比妥：为首选药,负荷量 20mg/kg,10 分钟内静脉推注,有效药物止惊浓度为 20μg/mL,负荷量后 12 小时予维持量 3～5mg/(kg·d),待临床神经症状消失、脑电图恢复正常后停药。若惊厥未能控制,可每 5 分钟予 5mg/kg,直至惊厥停止或负荷量达 40mg/(kg·d),85％有效。

②苯妥英钠：负荷量 15～20mg/kg,首剂 15mg/kg 静脉注射,速度 0.5mg/(kg·min)。如惊厥未控制,10～15 分钟后加用 5mg/kg。有效血浓度为 15～20μg/mL。待控制惊厥后,改用苯巴比妥维持。

③劳拉西泮：剂量每次 0.05～0.10mg/kg,静脉注射＞5min 可在 2～3 分钟起作用,维持 24 小时。

3.控制脑水肿

HIE 脑水肿通常在出生后第 2 天或第 3 天出现,最早在出生后 4 小时出现。头颅 B 超检查对确定脑水肿有较高价值。脑水肿的治疗首先要防止液体摄入过多。

(1)呋塞米(速尿)：若患儿第 1 次排尿时间延迟或出生后第 1 天内持续 8 小时尿量＜3mL,有应用呋塞米的指征。呋塞米剂量每次 1mg/kg,静脉注射或肌内注射,间隔 6～8 小时,连用 2～3 次。呋塞米可降低脑脊液生成率,提高肾小球滤过率,使尿排出增多,达到降低颅内压的目的。

(2)甘露醇：若呋塞米应用后颅内高压没有明显改善,需用脱水疗法,常用甘露醇。甘露醇为渗透性利尿药,可降低颅内压和改善脑灌注压。使脑血灌注压降低至≤25mmHg。有可能引起脑疝者也应即时应用甘露醇。推荐小剂量应用,0.25～0.5g/kg,静脉推注,15 分钟后出现最大的降颅压作用,可降低颅内压 40％～60％,作用持续 4～6 小时。酌情每 6～12 小时给药一次。由于 HIE 常合并颅内出血,一般主张在出生 24 小时后才开始应用甘露醇,以防大幅度降压,加重出血。

(3)在脱水治疗过程必须严密注意维持水电解质平衡,一方面作为脑水肿的治疗应限制入水量,特别是在窒息后头 3 天常见抗利尿激素分泌过多,导致水潴留甚至水中毒和低钠血症,要控制入水量;另一方面由于积极脱水应补回一定的液体丧失量。每天补液量为 50～80mL/kg。应定期做血电解质检查,根据化验结果,补充不足的电解质和调整输液方案。

4.消除脑干症状

当临床出现深度昏迷,呼吸节律异常,瞳孔改变,对光反应消失或眼球震颤等脑干症状时,推荐最好在出生后48小时左右应用纳洛酮0.05～0.1mg/kg,加入5～10mL液体内静脉缓慢推注,随后改为0.03～0.05mg/(kg·h)静脉滴注,持续4～6小时,连用2～4天。

(二)阶段性治疗

阶段性治疗是指最初3天的治疗后,机体内环境基本趋于稳定,神经症状得到减轻或消失。此期治疗的重点是促进神经细胞能量代谢的恢复,逐渐修复和改善脑组织内的缺氧缺血损伤。分成两个阶段,即出生后4～10d和10d后,前者治疗重点促使脑内能量代谢恢复正常和促进神经细胞修复,后者针对恢复不理想的中度以上脑病者进行治疗。

1.出生后4～10d的治疗

主要应用脑细胞代谢激活剂和改善脑血流药物,常选用下列药物。

(1)1,6-二磷酸果糖:1,6-二磷酸果糖(FDP)是细胞内能量代谢物质。外源性FDP可透过血脑屏障和细胞膜,促进细胞膜的代谢调节功能,可提高脑内无氧代谢的ATP生成量,保持细胞膜的完整性,并增加缺血组织对氧的利用。尤在HIE合并缺氧性心肌损害患儿中应用,对心、脑功能的改善有一定帮助。每次250mg/kg静脉滴滴,每日2～3次,连用2～3天。

(2)脑活素:脑活素是由动物脑蛋白水解、提取、精制而成,其分子量小于10000,易透入血脑屏障,直接入脑,可提供损伤神经元的修复材料,促进蛋白质合成,改善线粒体呼吸链,保持高能量物质的正常产生,促进神经元存活和生长,并改善脑内血循环。因而在防止神经细胞死亡、减少神经系统后遗症方面有一定作用。一般推荐在出生后24小时左右即可应用,一律静脉点滴,不主张静脉注射,以免因注射过快而引起不良反应。2～5mL加入5%葡萄糖50mL静脉点滴,维持2小时左右,每日1次,10～14天为1个疗程,重度患儿可连用2个疗程。

(3)胞二磷胆碱:胞二磷胆碱是卵磷脂生物合成所必需的辅酶,卵磷脂是细胞生物膜的重要组成成分。在做好支持疗法和对症处理的基础上,一般推荐在24小时后便可应用,中度HIE患儿可连续应用10～14天,重度HIE患儿可酌情延长。100～125mg加入5%葡萄糖50～100mL静脉点滴,维持2～4小时,每日1次。

(4)施捷因(GM-1):施捷因的活性成分为单唾液酸四己糖神经节苷脂(简称GM-1),后者是人体细胞膜的重要组成成分。对HIE急性期及恢复期损伤脑神经的修复有促进作用。20mg(2mL)/d,加入5%葡萄糖100mL缓慢静脉点滴,也可肌内注射。给药2小时左右脑内含量达高峰,4～8小时后减半。一般15天为1个疗程。神经节苷脂累积病患儿禁用该药。

2.出生10d后的治疗

主要针对重度HIE患儿对上阶段治疗效果不满意者。治疗原则为在维持内环境稳定的基础上,应用上述促进脑细胞代谢的药物。一般中度HIE总疗程为10天至2周,重度3～4周。

(三)新生儿期后的治疗及早期干预

2岁以前,脑处于快速发育的可塑期,利用这一时期进行恰当治疗,将有利于开发围生期脑损伤患儿的潜力,改善脑的功能。

1.智能发育的早期干预

应采纳科学性教材,循序渐进,有计划地进行早期干预。不可急于求成,拔苗助长。

2.体能康复训练

对有脑瘫早期表现的小儿及时开始体能康复训练,在3～4个月内尽早接受治疗。

3.促进脑代谢的药物治疗

对有明显神经症状或者影像和脑电图检查仍呈明显的脑结构、功能、脑发育异常者,在出生后6个月内继续应用促进脑细胞代谢及脑发育的药物4～6个疗程,每个疗程10～15天,间隔15～20d。

一般6个月后血脑屏障通透性减低,永久性脑病变已经形成,药物治疗恐已难奏效,此时治疗手段应以早期干预和功能训练为主。

(四)亚低温治疗的进展

亚低温疗法和有效药物联合应用,也将是今后有希望应用于新生儿临床对因治疗脑缺氧缺血损伤的治疗方法之一。

1.亚低温疗法的理论根据

亚低温治疗新生儿HIE有下列理论上的诠释:①脑部温度下降1℃,脑代谢率可降低5%～7%,由此可减少脑内ATP的消耗和乳酸的积聚,改善酸中毒。②抑制谷氨酸释放,减缓兴奋性脑损伤。③抑制一氧化氮合酶,减少NO的生成。④减少游离脂肪酸释放和自由基产生。⑤稳定内源性氧化系统,提高抵御自由基攻击的能力。⑥抑制白三烯及内皮素-1的产生,降低血小板活化因子的生成,抑制白细胞的黏附和渗出,由此改善脑循环,保护血脑屏障,减轻血管源性脑水肿。⑦延迟缺氧缺血所引起的能量衰竭和细胞凋亡等。也有学者认为,亚低温主要延迟再灌注损伤,但不能预防损伤细胞和血管的预后。

2.亚低温疗法的治疗时间和温度

适宜治疗时间在出生后6小时内,疗程为72小时。治疗温度一般降至33～34℃。

3.治疗方式

主要有两种:选择性头部降温与全身降温。

(1)选择性头部降温:使用水循环降温帽进行头部局部降温。降温帽置于新生儿头部,降温帽温度设为5～10℃,在30～60分钟内使新生儿鼻咽温度达到34℃、肛温34.5～35℃,头部降温至34±0.2℃并维持72小时。选择性头部降温时,脑温可明显低于体温,这样既可保护脑细胞,也可避免因体温下降导致硬肿症的发生。

(2)全身降温:使用水循环降温垫进行全身降温。新生儿裸体放在与制冷系统相连的冰垫上,冰垫温度设为5～10℃,在30～60分钟内使新生儿肛温达到33.5℃,并维持72小时。全身降温方法被认为降温速度快,随着全身体温的降低,脑部也可达到预期的下降温度。由于缺氧缺血常引起全身器官损伤,应用全身降温方法不仅可保护脑细胞,也可保护缺氧缺血常同时伴有的各受损脏器。

4.治疗监护

维持稳定的亚低温度和生命体征极为重要。治疗期间应观察患儿的意识、瞳孔、肢体活动及对疼痛刺激的反应;持续监测温度、心率、心律、呼吸频率、经皮血氧饱和度、血压等;定时测血糖、血气及电解质,常规镇静止惊,维持内环境的稳定等。

5.复温方法

亚低温治疗 72 小时后,主张自然复温,必要时给予远红外辐射复温。自然复温时,室温维持在 25～26℃,湿度为 55%～60%。由于快速复温易引起低血容量性休克、反跳性高血钾及凝血功能障碍等,因而复温宜缓慢,速度不超过 0.5℃/h,总的复温时间≥5h。复温过程应监测肛温,体温恢复正常后应每隔 4 小时测量体温。

第二节　新生儿颅内出血

颅内出血(ICH)为围生期新生儿期最常见的颅内病变,常引起新生儿死亡和其后神经系统的发育障碍。ICH 主要见于早产儿。

一、病因

产前、产时及产后一切能引起胎儿或新生儿产伤、脑缺氧缺血或脑血流改变的因素,均可导致 ICH,有时几种因素同时存在。国内新生儿感染率高,整个新生儿期重症感染亦可引起颅内出血。

1.产伤

多见于足月儿,常为胎头过大、头盆不称、先露异常(臀位、横位)、骨盆狭窄、急产、滞产、不适当助产(吸引产、钳产、不合理应用催产素)、产道肌肉僵硬等所致。

2.缺氧

多见于早产儿。

(1)母亲因素:母亲患糖尿病、妊娠期高血压疾病、重度贫血、心肾疾病、低血压、产时用镇静药和镇痛药。

(2)胎儿、胎盘因素:胎盘早剥、产程延长、脐带受压、宫内窘迫。

(3)新生儿因素:窒息、反复呼吸暂停、呼吸窘迫综合征,其中以新生儿窒息最常见。

3.脑血流改变

(1)波动性脑血流:见于不适当机械通气、各种不良刺激(剧烈疼痛、汽车上头部的振动或摇晃、气道刺激致剧咳等),可致脑灌注压剧烈波动。

(2)脑血流增快:见于血细胞比容低下(血细胞比容每减少 5%,每 100g 脑组织脑血流量增加 11mL/min)、体循环血压升高、动脉导管开放、高血压、快速扩容、快速输注高渗液、高碳酸血症、低血糖、惊厥等,可明显增加脑血流。

(3)脑血流减慢:见于低血压、低碳酸血症、低体温、心力衰竭等。

(4)脑静脉压升高:阴道分娩、钳产、高 PEEP 通气、气胸等,可使颅内静脉压升高。

4.感染

重症肺炎、败血症等。

5.其他

维生素 K 缺乏症,弥散性血管内凝血等。

二、临床表现

(一)共同症状与体征

重度窒息及产伤所致的 ICH,常于出生后 2~3 天出现症状,表现为:

1.神经系统兴奋症状

呻吟、四肢抖动、激惹、烦躁、抽搐、颈强直、四肢强直、腱反射亢进、角弓反张、脑性尖叫等。

2.神经系统抑制症状

反应低下、吸吮无力、反射减弱、肌张力低下、嗜睡、软瘫、昏迷等。

3.眼部症状

凝视、斜视、眼球震颤、瞳孔扩大或大小不等、对光反射迟钝等。

4.其他

呼吸与心率快或慢、呼吸暂停、发绀、呕吐、前囟饱满、体温不稳定等。

早产儿 ICH 症状多不典型,常表现吸吮困难、肢体自发活动少或过多、呼吸暂停、皮肤发灰或苍白、血压与体温不稳;心率增快或持续减慢、全身肌张力消失。

(二)颅内出血部位与相应临床表现

1.脑室内出血

多见于胎龄<32 周、出生体重<1500g 的早产儿中,IVH 多在 72 小时内发生,是早产儿颅内出血中最常见的类型,也是早产儿脑损伤最常见的病因。

(1)临床类型

①急剧恶化型:症状在数分钟至数小时内急剧进展。病初呈意识障碍,严重肌张力低下和呼吸功能不全,继之出现昏迷、前囟凸起,呼吸停止及强直性惊厥。此型出血多为重度,其急剧恶化原因可能与并发急性脑积水有关。半数及以上患儿于 72~96 小时死亡,幸存者于第 4~5 天渐趋于稳定。

②继续进展型:症状在数小时及数日内断断续续进展,并有症状好转的间隙。神态略为异常,自发动作减少,四肢张力减低,眼球偏斜。此型出血多为轻度,预后较急剧恶化型明显为好,个别患儿以后发展成脑积水。

③无症状型:有 25%~50% 的患儿可如早产儿一样无明显症状,易被临床忽视,多为轻度出血。因而对所有早产儿进行常规头颅 B 超筛查尤为重要。

(2)并发症

①出血后脑积水:脑室内出血的主要并发症是出血后脑室扩大(头围每周增加<2cm)及出血后脑积水(头围每周增加>2cm)。其发生主要与脑脊液吸收障碍有关:出血后脑脊液中大量血细胞成分及纤维蛋白,可凝成血块,堵塞脑脊液循环通道如第四脑室流出道及天幕孔周围脑池等处,使脑脊液循环不良和积聚,导致以梗阻为主的脑室扩大及早期脑积水,若不及时清除,更可致蛛网膜炎而发生以交通性为主的脑室扩大及晚期脑积水。脑室的进行性扩大,可压迫脑室周围组织致其缺血性坏死,最终导致患儿死亡或致残。国外报道脑室内出血伴脑室扩大/脑积水的发生率为 49%,其中Ⅲ、Ⅳ级脑室内出血引起者分别占 40% 及 70%,常于出血

后 15～70 天发生。

②慢性脑室扩大：有 25％的脑积水可发展为慢性脑室扩大（PVD，脑室扩大持续 2 周以上）。Ⅲ级以上脑室内出血的慢性脑室扩大发生率可高达 80％，有 38％自然停止发展、48％非手术治疗后停止发展，34％最终必须手术治疗。

③脑室周围出血性梗死（PHI）/脑室周围白质软化（PVL）：80％的严重 SEH-IVH 常于发病第 4 天，伴发脑室周围出血——脑室周围出血性梗死（PVH-PHI）或脑室周围白质软化（PVL）。PHI 位于与脑室内出血同侧的侧脑室角周围，呈扇形分布，与静脉回流血管分布一致（静脉梗死）。

2.蛛网膜下隙出血

单独发生而非继发于硬膜下或脑室内出血是 ICH 中最常见类型，多见于早产儿，多由缺氧所致，少由产伤引起。临床分型如下。

（1）轻型：早产儿多见，在 SAH 中可能为最常见的一种。临床症状多不明显或仅有轻度烦躁，哭声弱，吸吮无力，预后好。

（2）中型：足月儿多见，常在出生后第 2 天发生，生后 2 天起出现烦躁、吸吮无力、反射减弱，少有发绀、抽搐、阵发性呼吸暂停，检查偶见前囟胀满、骨缝裂开、肌张力改变，全身状态良好，症状与体征多于 1 周内消失，预后良好。约 1/3 病例可并发缺氧缺血性脑病，偶可发生出血后脑积水。

（3）重型：罕见，可迅速致死。常有重度窒息或产伤史。

3.硬脑膜下出血

（1）小脑幕撕裂：又称后颅窝内 SDH，多有产伤史。其临床可分为两种。①迅速致命型：出生时即出现脑干受压症状，多在出生后 2 天内死亡。②较少恶化型：在出生后 3～4 天可无明显症状，慢慢出现颅压增高及脑干功能紊乱症状或出现惊厥。倘患儿在 1 天内症状迅速恶化，则可致命。

（2）脑镰撕裂：少见，出血如不波及小脑幕下，常无临床症状，出血进入幕下时，可能与脑幕撕裂症状相似。

（3）大脑表浅桥静脉撕裂：出血多发生于大脑凸面，常伴蛛网膜下隙出血。少量出血者无明显症状。大量出血可致颅内压增高，常在出生后第 2 天或第 3 天出现惊厥，伴有局部运动障碍，前囟饱满。存活者大多预后良好。慢性硬膜下渗出时新生儿期症状不明显，数月后出现慢性的硬膜下渗出，可能与血肿机化后形成半透膜，慢慢吸收膜外液体，致血肿不断缓慢增大。数月后，血肿可形成致密的胶原结构。形成局部脑膜粘连和脑受压萎缩，导致局限性抽搐，可伴贫血和发育迟缓。

4.脑实质出血（IPH）

它为产伤或缺氧所致。

（1）大脑实质出血：可见于足月儿，为血管周围点状出血；或见于早产儿，多为生发基质大面积出血，并向前、外侧扩展，形成额顶部脑实质出血，少数为生发基质出血并向下扩展进入丘脑，形成丘脑部脑实质出血。余临床表现为早期活动少，呼吸与脉搏慢弱，面色尚好，持续 6～10 天后，转为激惹、肌张力低下、脑性尖叫，有 15％的患儿无症状。本型特点为起病缓慢，病程较长,死亡较迟。

(2)小脑实质出血:多见于出生体重<1500g 或孕龄<32 周的早产儿,由缺氧所致,发病率为 15%～25%,可为灶性小出血或大量出血。临床分 3 型:①原发性小脑出血;②小脑静脉出血性梗死;③脑室内出血或硬膜下出血蔓延至小脑的继发性出血。症状于出生后 1～2 天出现,主要表现为脑干受压征象,常有脑神经受累,多于 12～36 小时死亡。

5. 硬膜外出血(EDH)

多见于足月儿,常由产伤所致,为脑膜中动脉破裂,可同时伴有颅骨骨折。出血量少者可无症状,出血量多者亦可表现为明显的占位病变表现、颅内压增高、头部影像学见明显中线移位,常于数小时内死亡。

6. 混合性出血

可同时发生上述 2 个或 2 个以上部位的出血,症状可因出血部位与出血量的不同而异。由产伤所致者主要为硬膜下出血、脑实质出血及蛛网膜下隙出血;由缺氧窒息所致者主要为脑室内-脑室周围出血。胎龄<3 周以脑室内-脑室周围出血及小脑出血为主,胎龄 32～36 周以脑实质出血、脑室内-脑室周围出血及蛛网膜下隙出血为主,胎龄≥37 周以脑实质出血、硬膜下出血及蛛网膜下隙出血为主。

三、辅助检查

(一)头颅 B 超

头颅 B 超用于诊断 ICH 及其并发症,其敏感性及特异性高,是 ICH 最有效的筛选方法。因 ICH 多在出生后 1～7 天发生,故检查宜在此期进行,并应每隔 3～7 天复查 1 次,直至出血稳定后,仍须定期探查是否发生出血后脑积水。超声(US)对诊断 SEH 和 IVH 的敏感性最高,这与 US 对颅脑中心部位高分辨率的诊断特性以及对低血红蛋白浓度具有较高敏感性有关。US 诊断颅内出血的时间通常可延至出血后 3 个月或更久,故头颅 B 超在很大程度上已可代替 CT 检查。

SEH-IVH 的头颅 B 超表现及诊断标准,按 Papile 分级法分为 4 级。

Ⅰ级:单侧或双侧室管膜下生发基质出血。

Ⅱ级:室管膜下出血穿破室管膜,引起脑室内出血,但无脑室增大。

Ⅲ级:脑室内出血伴脑室扩大(脑室扩大速度以枕部最快,前角次之),可测量旁矢状面侧脑室体部最宽纵径,6～10mm 为轻度扩大,11～15mm 为中度扩大,>15mm 为重度扩大;也可由内向外测量旁矢状面脑室后角斜径,≥14mm 为脑室扩大;或每次测量脑室扩大的同一部位以做比较。

Ⅳ级:脑室内出血伴脑室周围出血性梗死:后者于沿侧脑室外上方呈球形或扇形强回声反射,多为单侧。

SEH-IVH 按出血程度分为:

轻度出血:单纯生发基质出血或脑室内出血区占脑室的 10% 以下。

中度出血:脑室内出血区占脑室的 10%～50%。

重度出血:脑室内出血区占脑室的 50% 以上。

(二)头颅 CT

适用于早期快速诊断颅内出血,但分辨率及对脑实质病变性质的判断不及磁共振显像,一般在出生后 1 周内分辨力最高,故宜于出生后 1 周内检查。头颅 CT 可检查到各部位的出血,对 SEH-IVH 分级与 B 超分级相同,但分辨率明显逊于 US,对室管膜下及少量脑室内出血敏感性亦不及 US。7~10 天后随着出血的吸收,血红蛋白逐渐减少,血肿在 CT 中的密度也明显降低,等同于周围组织的密度。此时 CT 对残余积血不敏感。

(三)头颅磁共振显像(MRI)

对各种出血均有较高诊断率,分辨率高于头颅 B 超与 CT,并可准确定位及明确有无脑实质损害。但对新鲜出血敏感性较差,故宜在出血 3 天后检查。由于新鲜血肿内主要为氧合血红蛋白,T_1 加权像上仅表现为等信号或稍低信号,在 T_2 加权像上表现为高信号。7~10 天后,氧合血红蛋白转变为脱氧血红蛋白和高铁血红蛋白,血肿在 MRI 中的信号也随之变化,在 T_1 和 T_2 加权像上均表现为高信号。因此,MRI 中不同的出血信号,可以估计出血时间。

四、诊断

(一)病史

重点了解孕产妇病史、围产史、产伤史、缺氧窒息史及新生儿期感染史。

(二)临床分析

对有明显病因且临床出现抽搐者易于诊断,但有部分病例诊断困难,包括以下几点:以呼吸系统症状为主要特征,神经系统症状不明显者,易误诊为肺部疾病;晚期新生儿 ICH 多与其他疾病并存,尤以感染为多见,由于感染症状明显,常致忽略 ICH 的诊断,漏诊率达 69.7%;轻度 ICH 亦可因无临床症状而漏诊。故应提高警惕,对可疑病例加强检查。由于窒息缺氧既可引起肺部并发症、又可引起 ICH,两病亦可同时并存,故仅靠病史、体检常难以做出诊断,多误诊为呼吸系统疾病。

(三)影像学检查

它是确诊 ICH 的重要手段,头颅 B 超使用方便,可在床边进行,可做连续监测,可对各项治疗的效果进行追踪与评估,价格便宜,应作首选。头颅 CT 会有 X 线辐射,头颅 MRI 诊断率高,但扫描时间长,价格较贵。可根据实际情况选用。

(四)脑脊液检查

急性期脑脊液常为均匀血性,红细胞呈皱缩状,糖定量降低且与血糖比值 <0.6,蛋白升高。脑脊液改变仅可考虑蛛网膜下隙出血,但仍未能明确是原发或继发,故诊断价值有限。1 周后脑脊液转为黄色,一般可持续 4 周左右。

(五)临床观察要点

临床可以通过观察患儿的意识状态、反应性、肌张力及有无惊厥等,来判断新生儿是否存在颅内出血以及可能系何种出血类型。

1. 意识状态

少量的大脑表浅硬脑膜下出血,少量的蛛网膜下出血,以及部分室管膜下出血(即Ⅰ级脑室内出血)或Ⅱ级脑室内出血患儿,其意识状态可完全正常,并常不伴其他症状,临床极易忽视。大脑表浅较大量的硬脑膜下出血患儿(常伴前囟饱满及局部的运动障碍)以及Ⅰ级或Ⅱ级脑室内出血患儿(时有好转间隙)可以出现轻度意识障碍。Ⅲ级或Ⅳ级即严重脑室内出血患儿出生后早期即可由轻度意识障碍迅速转为昏迷,并出现脑干生命中枢受压症状,其恶化原因与并发急性脑积水有关。因脑幕撕裂引起的后颅窝内硬脑膜下出血患儿,出生后即可出现严重意识障碍,可伴颈亢和角弓反张表现,多在出生后2天内死亡。

2.反应性

大脑表浅较大量的硬脑膜下出血患儿常呈过度兴奋状态,表现为易激惹,对刺激的反应过强,以及自发性Moro反射增多等。严重脑室内出血和小脑内出血患儿常呈抑制状态,表现为表情淡漠,肢体无自发活动,对刺激的反应低下,以及各种反射不易引出或引出不完全等。

3.肌张力

少量的硬脑膜下出血、蛛网膜下隙出血及部分Ⅰ级脑室内出血患儿,其肌张力可正常,且无其他明显临床症状。较大量的大脑表浅硬脑膜下出血,其肌张力可增高,提示有肌肉的早期痉挛。严重的脑室内出血、后颅窝内硬脑膜下出血及小脑内出血,其肌张力则多降低或呈严重低下,提示大脑呈抑制状态。

4.惊厥

几乎所有ICH惊厥患儿均可同时伴有轻微型惊厥,表现为两眼强直性偏斜或凝视、眨眼、吸吮、咂嘴、上肢游泳或划船动作,以及呼吸暂停等。临床诊断早产儿轻微型惊厥较足月儿更为困难,早产儿常表现为持续睁眼、口-颊-舌动作(发出响声,流涎,咀嚼)、踏脚动作及做鬼脸等。轻微型惊厥类型临床极易忽视,需经脑电图佐证。严重脑室内出血患儿在临终状态时可出现强直型惊厥,表现为突发性四肢张力性伸直或上肢屈曲下肢伸直姿势,常伴呼吸暂停和眼球上翻。较大量的大脑表浅硬脑膜下出血患儿常在出生后第2天或第3天出现多灶性阵挛型惊厥,表现为由一侧肢体移向另一侧肢体的游走性阵挛性抽动。蛛网膜下隙出血患儿可在出生后第2天出现局灶性阵挛型惊厥,表现为定位明确的同侧肢体或面部的抽动,不伴意识丧失。这类患儿除惊厥外,一般状况良好,90%的患儿其后发育可正常。

五、新生儿颅内出血的治疗

(一)一般性治疗

对颅内出血的新生儿,常规采用止血药物,多用维生素 K_1 3~5mg,肌内或静脉注射或应用巴曲酶注射液等其他止血药物。有惊厥时可给予苯巴比妥等对症治疗,按需采用不同形式氧疗,及时纠正缺氧和酸中毒,维持体内代谢平衡。为防治感染,可选用适当抗生素。

(二)特殊针对性治疗

1.外科治疗

对于危及生命的较大血肿,包括严重的硬膜下血肿、蛛网膜下隙出血、脑实质出血、小脑出血等,可能出现脑干压迫症状,需由神经外科紧急处理。

2.出血后梗阻性脑积水的治疗

对严重的早产儿脑室周围脑室内出血,强调要进行颅脑超声的动态监测,观察脑室变化,早期发现脑积水,及时予以治疗。对脑室内出血后发生梗阻性脑积水的患儿,无论接受何种治疗,原则上至少应随访至 1 岁,除全面的体格检查外,重要的是通过影像学方法观察脑室的大小,如处于静止状态,可以暂不处理,一旦有进行性加重趋势,应予以恰当措施积极治疗。

(1)药物治疗:口服乙酰唑胺,作用是减少脑脊液的分泌,剂量 10~30mg/(kg・d),分 2~3 次口服,疗程不宜超过 2 周。也可应用呋塞米 1mg/(kg・d),肌内或静脉注射。给药期间要防止水、电解质紊乱。目前对此药治疗脑积水的作用仍有不同意见,已较少应用。

(2)连续腰椎穿刺(腰穿):是出血后梗阻性脑积水的传统治疗方法之一,于 20 世纪 80 年代初问世。目的是放出积聚在脑室内和脑脊液中的陈旧出血、增多的蛋白质和过多的脑脊液,缓解脑室内压力,保持脑脊液循环通路的畅通,减轻对脑组织的压迫。此种方法在临床治疗中相对易行,在改善脑积水患儿的预后方面起到了积极作用。据报道,其控制脑室内出血后脑积水的成功率为 75%~91%,某医院自 1988 年以来,已对数十例出血后脑积水患儿进行了连续腰穿治疗,成功率达 84.2%。

①腰穿的指征:Ⅲ度以上颅内出血,经影像学检查确诊有梗阻性脑积水存在,而且侧脑室进行性增大,呈现高张力改变。每次放液量宜在 8~10mL 左右,最多可达 14mL,否则难以达到治疗效果。腰穿频率酌情掌握,因人而异,最初可每日一次,以后间歇时间逐渐延长,过渡到隔日一次,隔 2 日一次,隔 3 日一次,使脑室不继续增大,并在原有的基础上有一定程度的缩小。总疗程一般为 2 周至 1 个月。在整个治疗过程中,需要有超声的动态监测,以便正确指导治疗进程并评价治疗效果。

②连续腰穿存在的问题:首先是容易继发感染和反复腰穿给患儿造成的痛苦。但并非所有患儿均能接受此种治疗,如孕周较小且病情危重的早产儿,在有创性操作时,会有呼吸暂停或其他意外发生。另外,因操作方法或梗阻程度等各种原因,有些小儿在腰穿时难以达到预期的有效脑脊液放出量。在这些情况下,不宜盲目进行此种操作,应暂缓或选择其他治疗方法。出血后非进行性脑室扩大不是连续腰穿治疗的适应证。

(3)侧脑室外引流:适用于出血量较多,因各种原因不能进行连续腰穿的患儿,为引流出血凝块,减轻脑室进一步扩张,可采用此种方法缓解病情。手术由神经外科医师进行,将引流管穿过颅骨,一端置于侧脑室内,另一端接无菌、密闭防反式脑脊液收集器,接通后,立刻见血性脑脊液流出,对流速要适当控制,以保持患儿一般状况处于平稳状态为原则,床边颅脑超声检测中可见脑室缩小,甚至完全恢复正常。之后引流瓶宜悬挂在患儿头上方 10~15cm 处,当脑室内脑脊液积聚过多可自然流出,引流出的脑脊液多为黄色,其中常混有陈旧、机化的小出血团块。随引流日数的增加,脑脊液循环通路逐渐畅通,可见自然流出脑脊液量日见减少,最终无新的脑脊液流出,脑脊液颜色转清,而且颅脑超声显示脑室未增宽,提示梗阻状况已得到缓解。在此基础上夹闭引流管 1~3 日,超声确认病情无反复,则可拔管。总疗程 5 天至 2 周不等。在治疗过程中,辅以超声的动态监测十分重要,适时调整放液量和速度,观察患儿反应状况,同时应特别注意防止感染。对于脑室外引流仍不能缓解症状的患儿,应及时改用其他方法治疗。

(4)侧脑室帽状腱膜下引流:极小早产儿常常因病情危重,不易搬动,故而可在床旁进行简易侧脑室-帽状腱膜下引流,利用帽状腱膜下间隙吸收侧脑室脑脊液,以达缓解脑积水的目的。本方法操作简单,可不用进入手术室,局部麻醉下即可完成,并不用每天抽吸脑脊液,有效减少了感染,并可防止体液丢失造成的内环境失衡,尤其适合在 NICU 中推广使用。

(5)储液囊(Ommaya 储液囊)的使用:通过外科手术,在顶骨区帽状腱膜下埋植储液囊,将储液囊的引流管插入侧脑室,脑脊液从侧脑室前角引入囊内。术后可用注射针头经头皮穿刺储液囊,引出中存留的脑脊液,经无菌管连接到引流瓶。持续脑室引流 7~10 天,以后每隔 3~4 天时穿刺储液囊放液,直至脑脊液蛋白含量<0.5g 时结束疗程。总疗程一般为 2 个月,有时可达数月。

(6)侧脑室腹腔分流:是将侧脑室内的脑脊液通过分流管引入腹腔,以达到持续分流缓解脑室内压力的目的。近年在分流管方面有了很大的改进,主要体现在不同机制分流阀门的出现,包括压力调节阀、流量调节阀、抗虹吸调节阀、重力驱动阀等,这些分流阀门起到了更敏感地调节脑脊液流出量和速度的作用,也更适合不同年龄的人在不同状态和体位时的治疗。

(7)神经内镜技术的应用:神经内镜技术使许多手术可在微创条件下直视进行,操作时对脑组织损伤极小。可根据脑积水程度和梗阻部位,应用神经内镜行室间孔穿通术、导水管重建术、神经内镜下第三脑室底造瘘术等,形成新的脑脊液循环通路,有效地缓解脑积水。内镜三脑室造瘘术是治疗小儿脑积水的新方法。手术经侧脑室进入第三脑室,在三脑室底部与脚间池之间造一瘘孔,使脑脊液流入脑脚间池而形成新的脑脊液循环通路。这种方法可避免传统分流术的各种并发症。上海交通大学附属上海儿童医学中心已开展此项技术,治疗患儿数十例,临床症状好转及脑室缩小率达 95% 以上。

3. 对出血后脑实质损伤的治疗

新生儿颅内出血除急剧出血短时内危及生命外,遗留后遗症的根本原因是出血造成脑实质损伤,包括前述脑积水脑室扩张对脑组织的挤压、早产儿Ⅳ度脑室内出血所致的脑室周围白质损伤、出血性梗死、较大的脑实质出血引发的更大范围脑组织水肿等。因此,在对这些小儿进行止血等恰当的医疗护理措施同时,应对脑实质损伤予以积极的治疗,如适当的脱水、选用营养脑细胞药物等。

第三节　新生儿惊厥

新生儿惊厥是中枢神经系统疾病或功能失常的一种临床表现,是新生儿期常见急症之一,既可为良性,也可为病情险恶的表现,对脑发育有一定影响,常提示存在严重的并发症,需要迅速地诊断和治疗。

一、病因

缺氧缺血性脑病占近年来新生儿惊厥病因的首位,感染和单纯代谢因素所占的比例较早年有明显下降。常见病因如下:

1. 感染

各种病原体所致脑膜炎、脑炎、脑脓肿、感染中毒性脑病,破伤风,高热。

2.围生期并发症

缺氧缺血性脑病,颅内出血,颅脑损伤,脑梗死,脑血管意外,脑积水。

3.代谢-内分泌因素

低血钙,低血镁,低血钠,高血钠,低血糖,碱中毒,维生素 B_6 缺乏症,核黄疸,尿毒症,甲状旁腺功能低下。

4.脑缺氧

肺透明膜病,胎粪吸入综合征,肺出血,急性心源性脑缺血综合征,高血压,红细胞增多症,意外窒息。

5.颅脑异常

先天性脑发育不良、局灶性脑皮质发育不良、颅脑畸形、颅内肿瘤。

6.先天性酶缺陷

枫糖尿症、尿素循环障碍、高甘氨酸血症、丙酸血症、甲基丙二酸血症、异戊酸症、半乳糖血症、维生素 B_6 依赖症、先天性低磷酸酶血症等。

7.基因缺陷

良性家族性新生儿惊厥(钾通道 KCNQ2、KCNQ3 基因畸变),全身性癫痫伴热性惊厥(钠通道 SCNIA、SCN2A、SCNIB、7 氨丁酸 A 的 72 等亚单位的基因畸变),夜发性额叶癫痫(神经元尼古丁-乙酰胆碱受体 CHRNA4 或 CHRNB 亚单位基因畸变),其他基因缺陷引起的良性家族性癫痫,肾上腺白质萎缩,神经皮肤综合征,Zellwegen 综合征,Smith-LemLi-Opitz 综合征,Ohtahara 综合征,I 型葡萄糖递体综合征,新生儿肌阵挛性脑病,线粒体脑病。

8.药物

呼吸兴奋药、氨茶碱、局麻药、有机磷,撤药综合征等。

另有 2% 的新生儿惊厥患者原因不明。

二、临床表现

新生儿惊厥的临床表现常不典型,且与正常活动不易区分,其表现形式和脑电图改变也与成人或儿童有很大差别,因而其发作类型很难归入成人或儿童的癫痫类型。目前常用的分类如下。

(一)微小型

是新生儿惊厥中最常见的类型,发作时抽搐细微、局限而隐晦,见于足月儿和早产儿。

1.面、口、舌的异常动作

眼皮颤动,反复眨眼,皱眉,面肌抽动,咀嚼,吸吮,噘嘴,伸舌,吞咽,打哈欠。

2.眼部异常运动

凝视,眼球上翻,眼球偏向一侧而固定,眼球震颤。

3.四肢异常运动

上肢划船样、击鼓样、游泳样动作,下肢踏步样、踩自行车样动作,肢体的旋转运动。

4.自主神经性发作

呼吸暂停,屏气,呼吸增强,鼾声呼吸,心率增快,血压升高,阵发性面红或苍白,流涎,出汗,瞳孔扩大或缩小。

绝大部分隐晦型惊厥患儿无皮质异常放电,但脑电图常见背景波异常,表现为波幅低平和暴发抑制。常见于缺氧缺血性脑病、严重颅内出血和感染患儿。

(二)多灶性痉挛型

见于足月儿,以多个肢体振幅小,频率为每秒 1～3 次的肌肉痉挛为特征,可由一侧转到另一侧肢体,多伴意识丧失。本型多见于缺氧缺血性脑病、颅内出血和感染患儿。脑电图表现为多灶性尖波或慢节律电波由皮质的一个区游走到另一个区。

(三)局灶性痉挛型

多见于足月儿,以同侧单或双肢体局限性痉挛为特征,但无定位意义,多不伴意识丧失。常提示局部脑损伤如出血、梗死、蛛网膜下隙出血及代谢异常等。脑电图表现为局灶性尖、棘波。

(四)强直型

见于早产儿,为单肢或四肢强直性抽搐或双下肢强直而双上肢屈曲。多伴意识丧失,表示病情严重,有脑器质性病变。常见于脑室出血、破伤风、胆红素脑病(核黄疸)等。脑电图表现为高幅慢波。

(五)肌阵挛型

见于足月儿和早产儿,以单个或多个肢体同步,对称性急速屈曲性抽搐,上肢比下肢明显。表明有弥散性脑损害。脑电图表现为暴发抑制。但本型少见。

(六)混合型

约 17% 的患儿具有一种以上的惊厥形式,可表现为不同类型交替出现,其中以微小型伴多灶性痉挛型最常见。

三、辅助检查

(一)实验室检查

(1)血常规,须注意血细胞比容和新生儿感染的血象特点。

(2)血电解质(钙、镁、钠),血糖,血气。

(3)脑脊液,常规和离心后取沉淀涂片染色找细菌。如脑脊液为血性,在离心后上层液呈深黄色,应考虑蛛网膜下隙出血;上层液色淡,多为穿刺损伤。

(4)黄疸患儿应查血清胆红素;肾功能不全患儿应查血尿素氮;怀疑感染时应做血和脑脊液细菌培养;怀疑病毒感染可做病毒分离或特异性抗体的血清学检查。

(5)怀疑先天性代谢缺陷病时,可选择性做尿筛查、2,4-二硝基苯肼试验、尿和血中氨基酸分析、有关的酶学检查。如怀疑基因缺陷,必要时可进一步做相关基因检测。

(二)脑电图检查

脑电图检查有助于惊厥的诊断和分类,还可发现仅有皮质异常放电并无临床惊厥表现的亚临床型,对指导治疗、判断疗效和预后都有重要的参考价值。根据临床惊厥和脑电信号之间的关系,可分为以下三类。

1.惊厥发作伴皮质异常放电

(1)局灶阵挛型:单灶性,多灶性(交替型、游走型),半身性,轴性。

(2)局灶强直型:不对称躯干强直,眼球偏斜固定。

(3)肌阵挛型:全身性,局部性。

(4)呼吸暂停。

2.惊厥发作不伴皮质异常放电

(1)肌阵挛型:全身性,局部性,节段性。

(2)全身强直型:伸仰,俯屈,混合性。

(3)不自主动作:口-颊-舌部的异常动作,眼部征象,行进运动(划船、脚踩、踏步)、上肢旋转。

(4)复杂的无目的动作。

(5)自主神经性发作。

3.皮质异常放电,无临床惊厥发作

(1)皮质异常放电未达到引起临床发作的阈值。

(2)用抗惊厥药后临床惊厥停止,皮质异常放电仍存在。

(3)用肌肉松弛药后惊厥动作消失,皮质异常放电仍存在。

近年国外采用床边脑电图多图像监护仪进行动态监护,可同时录下皮质异常放电和惊厥动作,大大减少了惊厥的漏诊率。

(三)头颅透光检查

对脑积水、水脑、硬脑膜下积液或血肿的诊断有一定帮助。硬脑膜下穿刺对硬脑膜下积液或血肿可立即明确诊断。

(四)X线检查

头颅平片可发现颅骨骨折、颅脑畸形、TORCH感染的钙化点。

(五)其他

B型超声波、电子计算机断层扫描(CT)、正电子断层扫描(PAT)、核磁共振(MRI)、近红外光谱仪(NIRS)等对诊断缺氧缺血性脑病、颅内出血、脑水肿、脑积水、脑萎缩、脑脓肿、脑肿瘤、脑畸形等脑实质病变极有价值。B超可做床边检查,尤适用于危重患儿。

四、诊断

新生儿惊厥是急症,一经发现,应通过病史、体检、必要的实验室检查和器械检查迅速查明病因,以利治疗。在紧急情况下,应先控制惊厥,再追查病因。

(一)病史

应着重询问以下内容:惊厥家族史和父母是否近亲婚配,有助于评估先天性或遗传性疾病的可能性;母药瘾史或吸毒史有助于早期发现撤药综合征;母孕期妊高征、胎儿宫内窒迫、产程延长、难产、羊水胎粪污染、产伤、产时窒息史等,对判断缺氧缺血性脑病和颅内出血极为重要;窒息复苏时是否误用过呼吸兴奋药;有无母儿感染史和胎膜早破史;如有旧法接生史要警惕破伤风；喂养史有助于判断低血糖、低血钙的可能性；出生 3 天内出现惊厥，最常见的病因是缺氧缺血性脑病、颅内出血，可合并低血糖、低血钙、低血钠，先天性弓形体、病毒（TORCH）感染、维生素 B_6 依赖症也可在出生后不久发生惊厥；出生 4 天后出现的惊厥，以脑膜炎、败血症、破伤风和低血钙、低血镁较多见。

（二）体检

除全面体检外，着重注意以下项目。

1. 惊厥类型

因其与病因学有一定的关系。

2. 精神、意识

如有嗜睡、昏迷，常示大脑受损。

3. 四肢运动和肌张力

并注意两侧是否对称。如有异常，提示中枢神经系统损害。

4. 原始反射

如吸吮、觅食、拥抱、抓握等反射消失，表明脑干受损。

5. 囟门和颅缝

增宽和饱满是颅内压增高的证据。

6. 瞳孔和眼底

应注意瞳孔大小、两侧是否对称和对光反应。视网膜下出血提示颅内出血可能，视网膜脉络膜炎提示巨细胞病毒、风疹病毒、弓形体感染。

7. 皮肤和脐部

皮肤重度黄染应想到核黄疸，肤色深红应想到红细胞增多症，严重发绀应考虑脑缺氧，特殊皮损见于神经皮肤综合征，头皮针眼结合母亲尾椎麻醉史，应考虑局麻药误注入胎儿头皮的可能，皮肤和脐部的感染可能是败血症、脑膜炎的原发灶，脐部不洁加旧法接生史应高度警惕破伤风。

8. 心肺情况和血压

有助于判断是否有脑缺氧，肺部感染应考虑并发败血症、脑膜炎的可能。

9. 体温

新生儿发热、体温不稳（早产儿可表现体温不升），多由感染引起。

10. 特殊气味

伴呕吐、进行性神志障碍，应想到先天性代谢缺陷病的可能。

五、治疗原则

（一）一般措施

因为其他的两种情况（颤动和良性肌阵挛）是良性疾病，一旦确定惊厥发作，必须采取下列措施。

即刻的处理包括：

1. 纠正缺氧

进行血气分析，并给予氧疗；评估婴儿的呼吸道和呼吸情况；必要时给予气管插管和机械通气，来维持通气和氧的供应；纠正代谢性酸中毒。

2. 测定血糖

通过纸片法测定血糖，排除低血糖。另外，也可以静脉血进行测定，证实纸片法测定的结果。如果纸片法血糖测定值低于正常，在静脉血糖结果回报之前，可给予 10% 葡萄糖 1～2mL/kg，静脉注射。

3. 测定血钙、钠和镁

如果测定值低于早期的正常值，且高度怀疑惊厥发生的原因为代谢紊乱，在进一步的化验结果检出之前，可以提前给予相应的治疗。如果血清镁低，也可以给予镁治疗。

4. 抗惊厥治疗

如果缺氧和各种代谢性疾病已经处理，血气分析和代谢性疾病的相关检查正常，应给予抗惊厥治疗。

(1) 苯巴比妥应作为一线药物，首剂 20mg/kg，如果惊厥不能控制，可以每次增加 5mg/kg，直到 30mg/kg。

(2) 如果惊厥持续存在，给予苯妥英钠，20mg/kg，速度为 1mg/(kg·min) 或更低。

(3) 给予维生素 B_6 试验性治疗。

(4) 如果惊厥仍不能控制，可以应用下列药物。如果应用苯二氮䓬类药物，对于未行机械通气患儿应注意呼吸抑制问题。地西泮可以连续静脉滴注，0.3mg/(kg·h)；劳拉西泮静脉给予，24 小时内可重复 4～6 次；咪达唑仑静脉给予。副醛，灌肠，作为最后的治疗选择。

(二)特殊治疗

1. 缺氧缺血性脑损伤

继发于出生时窒息导致的惊厥，通常发生在生后 6～18 小时。

(1) 仔细观察惊厥发作的情况。

(2) 应用苯巴比妥控制惊厥。

(3) 限制液量，60mL/(kg·d)。监测血电解质和尿量。

2. 低血糖

明确病因并进行治疗。

3. 低钙血症

葡萄糖酸钙 100～200mg/kg，静脉缓慢推注。患儿应该给予 50mg/kg 维持治疗，每 6 小时 1 次。连续监测心率，确保静脉通路位置正确。

4. 低镁血症

静脉给予硫酸镁 0.2mmol/kg，每 6 小时 1 次，直到镁浓度正常或临床症状恢复。

5. 低钠血症

静脉给予 3% 氯化钠。

6.高钠血症

如果高钠血症继发于液体量不足,增加游离水的输注速率。降低钠的含量,时间应超过48小时,避免脑水肿的发生。

7.高钙血症

一般的治疗方法如下。

(1)增加液体量。增加 20mL/(kg·d)。

(2)应用利尿剂。呋塞米 1~2mg/kg,每 12 小时 1 次。

(3)给予磷。静脉注射或口服,30~40mg/(kg·d)。

8.维生素 B_6 依赖症

在脑电图的监护下静脉给予维生素 B_6 50~100mg。治疗期间脑电图上惊厥停止可以证明是维生素 B_6 依赖症。

9.感染

如果怀疑败血症,应给予相应的实验室检查并给予经验性的广谱抗生素治疗。实验室检查包括白细胞计数和分类、血培养、尿和血清抗原检测、腰椎穿刺进行脑脊液培养。

10.蛛网膜下隙出血

仅需要给予支持治疗。

11.硬膜下出血

仅需要给予支持治疗。如果患儿存在大脑镰或小脑幕的撕裂,必须立即进行外科处理。出血超过大脑的凸面应给予硬膜下引流。

12.脑积水

需要反复地腰椎穿刺或者给予分流。

13.红细胞增多症

需要部分血浆置换。

14.脑梗死

(1)支持治疗。

(2)治疗惊厥。有些患儿恢复,有些发展为癫痫。

(3)密切随访,可能出现神经系统后遗症(偏瘫,认知障碍,语言发育延迟,发育迟缓)。

第四节 病毒性脑炎与脑膜脑炎

一、临床表现

病毒性脑炎大多同时累及脑膜,如脑膜炎的表现较为明显则称为脑膜脑炎。病毒性脑炎或脑膜脑炎有许多与无菌性脑膜炎相似的临床表现,如发热、头痛以及疲倦等。典型的脑炎患者具有明显的脑实质受累症候。常见的有严重意识障碍、行为异常、持续或频繁惊厥、弥散性或局灶性神经体征。在疾病早期即可出现严重的颅内压增高,可见视盘水肿。

腮腺炎脑膜脑炎中晚期可出现脑积水。系由于中脑导水管室管膜肉芽形成所引起的脑脊液循环受阻所致,故脑积水为梗阻性。临床特点是在病情趋于平稳后再次出现进行性颅内压增高的症候,神经影像学检查可见侧脑室和第三脑室扩张。

某些病毒易于侵犯小脑,甚至仅出现共济失调的症候,VZV所致者最为常见。局限性小脑炎也可见于其他病毒,如腮腺炎病毒、EBV、脊髓灰质炎病毒、肠道病毒和麻疹病毒等。接种后脑炎综合征也可出现急性小脑炎的症候。

二、实验室检查

病毒性脑炎或脑膜脑炎多出现颅内压增高。其形成机制主要是弥散性脑水肿,因此发生脑疝者不多。故腰穿一般较为安全。脑脊液主要表现为细胞增多,多以淋巴细胞为主,但HSV脑炎早期常以中性粒细胞为主并可伴有出血性改变。蛋白质常轻中度升高。糖浓度改变一般不明显,但脑实质损害严重者可有轻微下降。脑脊液病毒培养阳性率低。

脑电图均有异常改变,主要为高波幅慢活动,呈弥散性分布。痫样放电的阳性率也明显高于无菌性脑膜炎。还可以用于诊断临床表现不典型的癫痫发作。在疱疹病毒性脑炎,脑电图可记录到特征性的异常改变,例如周期性一侧痫样放电。

神经影像学检查对急性脑炎的诊断与评价有重要意义。对于HSV脑炎CT可见高密度强化性病变,位于额叶底部或额叶。这种病变在MRI的T_2加权像可能更为明显,表现为多发性病灶。CT或MRI均可能发现继发性出血性脑梗死。

三、治疗

(一)一般治疗

1. 护理

对于昏迷卧床的患者,要定时翻身、拍背、吸痰,防止吸入性肺炎和压疮的发生。对于有惊厥发作的患者,将患者扶至床上,来不及就顺势使其躺倒,防止意识突然丧失而跌伤,迅速移开周围硬物、锐器,减少发作时对身体的伤害;将缠有纱布的压舌板放在患者上、下磨牙之间,以免咬伤舌头;使患者平卧,松开衣领,头转向一侧,以利于呼吸道分泌物及呕吐物排出,防止误吸入气管引起呛咳及窒息。

2. 营养管理

由护士对患者的营养状况进行初始评估,记录在《住院患者评估记录》中。总分≥3分,有营养不良的风险,需在24小时内通知营养科医师会诊,根据会诊意见采取相应的措施,防止营养不良;总分<3分,每周重新评估其营养状况,病情加重应及时重新评估。

3. 疼痛管理

由护士对患者的发热伴头痛等疼痛情况进行初始评估,记录在《住院患者评估记录》和《疼痛评估及处理记录单》中。评估结果应及时报告医师,疼痛评分在4分以上的,应在1小时内报告医师。未进行药物治疗及物理治疗的患者,疼痛评分为0分,每72小时评估1次并记录;

疼痛评分 1～3 分,每 24 小时评估 1 次并记录;疼痛评分 4～6 分,至少每 8 小时评估 1 次并记录;疼痛评分≥6 分,至少每小时再评估 1 次并记录。对有疼痛主诉的患者随时评估。

(二)对症治疗

1.维持生命体征稳定

当患者存在呼吸衰竭、呼吸节律异常或呼吸困难时要给予氧疗,必要时给予机械通气、呼吸机辅助通气等高级技术生命支持。存在循环障碍时要及时纠正。

2.控制高热

可给予物理降温或化学药物降温。

3.控制惊厥

根据病情可选择使用地西泮、苯巴比妥等。

4.保证热量供给、维持水、电解质平衡

当患儿意识障碍或延髓性麻痹,存在吞咽困难、进食障碍;存在颅内压增高,使用脱水疗法时,要注意动态观察患者的水、电解质情况,通过液体疗法维持水、电解质平衡,保证内环境稳定。如果病情需要,及时给予鼻饲喂养和静脉营养,保证热量供给。

5.控制颅内压增高

由脑实质炎性病变、脑水肿引起的颅内压增高可酌情使用甘露醇、呋塞米、白蛋白等药物,通过渗透疗法达到缓解颅内压增高、防止脑疝形成的目的。

6.肾上腺皮质激素

除外禁忌证后,危重急性期使用可抑制炎症反应,减轻脑水肿,降低颅内压。

7.其他治疗

当患儿存在尿潴留时可留置导尿管,注意会阴部清洁。对于昏迷患者,急性期及恢复期要定期翻身、拍背防止吸入性肺炎、压疮。酌情活动下肢,防止深静脉血栓形成、关节挛缩畸形和骨质疏松等。

(三)病因治疗

对于单纯疱疹病毒性脑炎,可给予阿昔洛韦,每次 10mg/kg,每 8 小时 1 次,疗程为 1～2 周。对于其他病毒性脑炎,可根据病情,选择使用更昔洛韦、利巴韦林、静脉注射用免疫球蛋白等。

第五节　化脓性脑膜炎

化脓性脑膜炎以下简称化脑,是由化脓菌引起的脑膜炎症。本病常为败血症的一部分或继发于败血症,但也可作为一种局部感染而存在。主要发生在儿童时期,是常见的危害生命的感染性疾病之一,迄今仍具有较高的死亡率与致残率。早期诊断以及及时合理的抗生素治疗决定患儿的预后。

一、流行病学

1.发病率

其发病率与年龄、社会经济状况、地理分布和免疫接种状况有关。近年来由于抗生素的广泛使用,本病的发病率已有所下降。发达国家的发病率现为 4/10 万~5/10 万,而发展中国家仍高达 40/10 万~50/10 万。不同病原脑膜炎的发病随着免疫接种的实施而改变。随着新生儿加强监护技术的应用和生存率的提高,由院内感染引起的新生儿败血症和化脓性脑膜炎逐渐增多,成为其发病的主要原因。

2.病原学

在发达国家,新生儿化脑的主要病原菌仍是 B 群链球菌(GBS),其次为革兰阴性肠杆菌。在发展中国家,虽然革兰阴性肠杆菌及金黄色葡萄球菌仍是主要致病菌,但 GBS 脑膜炎的发病率也在逐渐增加。院内感染的细菌主要有克雷伯杆菌、沙门杆菌、肠杆菌、绿脓杆菌、黄质菌以及沙雷菌等。

3.发病的高危因素

①有明显感染病灶,如脐炎、肺炎、肠炎、皮肤脓疱病以及中耳炎等;②围产因素如早产儿、新生儿窒息、羊水早破或污染、母亲有产时感染或发热等;③解剖异常:解剖异常及脑脊液鼻漏等。

二、发病机制和病理

新生儿以及低龄儿童的免疫功能尚不成熟,血脑屏障通透性大,补体浓度低,中性多形核粒细胞吞噬及趋化功能差,血液循环相对旺盛,病原菌极易通过血脑屏障。大多数脑膜炎病例是由血行播散引起。也可由脑脊膜膨出、神经管缺损、先天性窦道、胎儿头皮采血标本穿透伤或因胎内心电图监测致邻近播散所引起。另外少数是由病原菌直接侵入脑膜引起,如肺炎链球菌脑膜炎。

新近研究表明,细菌侵入脑脊液增殖、扩散和降解,释放毒素(G^-菌)或磷壁酸质(G^+菌),这些物质刺激炎性反应,激活星形胶质细胞、毛细血管内皮细胞和室管膜细胞,释放细胞因子如 TNF-α、IL-1β 以及血小板活化因子(PAF)等,引起多形核粒细胞黏附至毛细血管内皮细胞,释放氧化物质损伤内皮细胞,使毛细血管通透性增加,血脑屏障通透性增大,最终发生脑水肿、颅内压增高以及脑血流减慢等。

细菌进入脑膜。蛛网膜、软脑膜普遍受累,充血、水肿等炎性渗出。在脑组织表面和底部有脓性液体。同时可见血管炎、脑室内膜炎及脑实质炎症。因炎症后粘连,阻塞脑室孔,产生脑积水。炎症侵犯视神经、面神经及听神经,可致失明、面瘫和耳聋。

三、临床表现

(一)症状

1.前驱症状

发病前数日常有急性上呼吸道感染症状或胃肠道症状,具有非特异性。

2.全身感染中毒症状

大多数为暴发性或急性起病。主要表现出高热、惊厥、精神萎靡、疲倦、嗜睡、眼球活动障碍或肢体活动障碍、拒奶、呕吐、少哭、哭时声调高尖、少动、易激惹、情绪改变、行为异常,流行性脑脊髓膜炎时皮肤出现淤点、淤斑等。

(二)体征

1.生命体征

当疾病本身、疾病引起的严重并发症导致急性颅内压增高或病原菌直接侵犯脑干生命中枢时,可出现呼吸次数和(或)呼吸节律异常,心动过缓或心动过速、心律失常,血压过高或过低等血压不稳定,体温过高或过低等体温调节异常,引起循环障碍,足背动脉搏动和毛细血管充盈时间(CRT)异常。

2.神经系统阳性体征

对于前囟未闭合的婴幼儿可出现前囟隆起,张力增高。脑膜刺激征阳性(颈抵抗,克氏征、布氏征阳性)。当细菌性炎症波及脑实质引起化脓性脑膜脑炎或者合并脑脓肿时会表现出脑实质受损的体征,即不同程度的意识内容和意识水平障碍,年长儿可发现高级认知功能损害的体征,如语言障碍、记忆力障碍、计算力障碍、注意力障碍、逻辑思维能力障碍等。脑神经受损的体征(以眼球运动障碍多见,如眼睑下垂、眼外肌麻痹、斜视、复视、瞳孔不等大、对光反应迟钝甚至消失、视盘水肿、鼻唇沟不对称、伸舌向一侧歪斜,出现吞咽困难和构音障碍时判断是真性延髓性麻痹还是假性延髓性麻痹、耳聋等),肢体瘫痪,感觉障碍,锥体束征阳性,深反射活跃或亢进,浅反射减弱或消失,病理征阳性等。在脑膜炎双球菌性脑膜炎中 70% 患者皮肤黏膜有淤斑、淤点,大小为 $1\sim10mm$。病情严重时淤斑、淤点会迅速扩大,甚至造成皮肤大片坏死。

四、辅助检查

(一)一般检查

血常规、血培养、肝肾功能、血气分析、电解质、红细胞沉降率(ESR)、C反应蛋白等。

(二)脑脊液检查

脑脊液压力增高。外观浑浊,白细胞数目明显增高,多数超过 $1000\times10^6/L$,分类中以中性粒细胞为主。糖含量降低,常在 1.1mmol/L 以下,甚至为 0mmol/L;蛋白质含量增高,在 1.0g/L以上;氯化物病程后期降低。脑脊液涂片可发现阳性病原菌。在应用抗生素前行脑脊液培养阳性率高,病原学培养结果及药敏结果可为临床抗感染治疗提供重要的参考依据。

(三)病原学检查

可使用对流免疫电泳测定抗原、酶联免疫吸附、乳胶凝集试验、免疫荧光抗体染色法、放射免疫等方法检测脑脊液中的细菌抗原、抗体。

(四)影像学检查

头颅 MRI 或头颅CT。定期检查除可以发现患者病变的部位、范围、性质等外,也可及早发现脑积水、硬膜下积液或积脓、脑脓肿、脑室管膜炎等合并症。

(五)神经电生理检查

脑电图、脑干听觉诱发电位和颅内多普勒血流测定。化脓性脑膜炎或化脓性脑膜脑炎时脑电图主要表现为高波幅慢波,呈弥散性或局灶性分布,部分患者可有尖波、棘波、尖-慢波或棘-慢波等癫痫样放电。肺炎链球菌引起的化脓性脑膜炎患者治疗不及时会有听力受损的表现,脑干听觉诱发电位的应用使临床医师能够及早发现病变。经颅多普勒血流测定可间接测定颅内压力,化脓性脑膜炎急性期出现脑水肿时,可通过此项检查监测颅内压力。

(六)神经心理评估

对于出现高级认知功能损害的患者,则需选择相应的神经心理评估量表套餐予以评估,如H-R成套神经心理测验、韦氏智力测验、韦氏记忆检测、Gesell测验、语言功能评定等。

(七)运动功能评估

对于出现运动功能损害的患者,则需选择运动功能评估量表套餐予以评估。

五、诊断标准

急性起病,出现发热、呕吐、惊厥、意识障碍、易激惹等主要症状,脑膜刺激征阳性、前囟隆起,脑脊液常规、生化符合化脓性改变,脑脊液涂片和培养发现病原菌,结合患儿年龄特征可予以诊断。

六、鉴别诊断

确诊化脓性脑膜炎前要注意与结核性脑膜炎、真菌性脑炎、病毒性脑炎等鉴别。除了病史、病情进展、病程、流行病学资料外,脑脊液是鉴别诊断的主要依据(表5-2)。

表5-2 各种脑膜炎、脑炎脑脊液状况比较

	化脓性脑膜炎	结核性脑膜炎	真菌性脑膜炎	病毒性脑炎
压力	升高	升高,阻塞时低	升高	正常或升高
外观	浑浊	清或毛玻璃样	清或稍浑浊	清
白细胞数	数百至数万,中性粒细胞为主	数十至数百,淋巴细胞为主	数十至数百,单核细胞为主	数十至数百,淋巴细胞为主
微量蛋白	明显升高	明显升高	升高	正常或轻度升高
葡萄糖	降低	明显降低	降低或正常	正常
氯化物	早期正常,后期降低	明显降低	降低或正常	正常
涂片	常可阳性	可阳性	可阳性	阴性
培养	可阳性	可阳性	可阳性,但需多次培养	阴性

七、并发症

1.硬脑膜下积液

治疗过程中脑脊液检查好转,而体温持续不退,临床症状不消失;病情好转后又出现高热、抽搐及呕吐。前囟饱满或隆起;硬脑膜下穿刺有黄色液体>1mL;颅骨透照及头颅CT有助诊断。

2.脑室炎

年龄愈小、化脑的诊断和治疗愈延误者则发病率愈高。临床可有以下表现：化脓性脑膜炎患儿经常规治疗后，疗效和化验结果不见好转；病情危重，频繁惊厥，出现呼吸衰竭或脑疝；脑脊液培养出少见细菌(大肠杆菌、流感杆菌，以及变形杆菌等)；颅内压增高，已排除硬脑膜下积液及化脓性脑膜炎复发者。确诊必须行脑室穿刺术取脑脊液检查。

3.脑性低血钠

由于炎症累及下丘脑和神经垂体(垂体后叶)，可发生抗利尿激素不适当分泌，临床出现低钠血症及血浆渗透压降低，可使脑水肿加重而产生低钠性惊厥和意识障碍加重，甚至昏迷。

4.脑积水

炎性渗出物阻碍脑脊液循环，可导致交通与非交通性脑积水，头颅 CT 扫描可以证实。

5.脑脓肿

中毒症状与颅高压征象明显、神经系统局灶定位体征出现，神经影像学检查帮助诊断。

6.其他

脑神经受累可产生耳聋、失明。脑实质病变可致继发性癫痫及智力发育障碍。

八、治疗

(一)使用抗生素

遵循以下原则使用抗生素：尽早规则、静脉使用大剂量抗生素。对不同病原菌所致的脑膜炎采取不同足量疗程的抗生素治疗。致病菌不明 10～14 天；革兰阴性杆菌及金黄色葡萄球菌脑膜炎的疗程 21～28 天，而革兰阳性菌的脑膜炎的疗程至少 2 周。

1.病原菌尚未明确的脑膜炎

采用经验性用药：过去常用氨苄西林[300mg/(kg·d)]加氨基糖苷类，由于后者的有效血浓度与中毒浓度比较接近，又不易进入脑脊液，且有耳和肾毒性。根据目前国内检出病原(肺炎链球菌、脑膜炎双球菌及流感杆菌为主)，首选头孢三嗪或头孢噻肟，头孢三嗪[100mg/(kg·d)，分 2 次]，具有广谱、高效、半衰期长、对革兰阴性杆菌作用效果好以及使用方便等优点，已成为治疗婴幼儿化脓性脑膜炎的常用药物，但其可与胆红素竞争白蛋白，有增加核黄疸的危险，在新生儿黄疸时少用。对其过敏者，用美罗培南替代治疗。

2.病原菌明确的脑膜炎

可参照药敏试验结合临床选用敏感的抗生素。GBS首选氨苄西林或青霉素；葡萄球菌可选新青霉素Ⅱ或万古霉素；耐氨苄西林的 G⁻ 菌可选第三代头孢菌素，如头孢噻肟或头孢三嗪；绿脓杆菌首选头孢他定，次选头孢哌酮钠；厌氧菌可选甲硝唑和青霉素。

3.硬脑膜下积液

明确硬脑膜下积液时，应进行硬脑膜下穿刺放液，每次不超过 15mL，穿刺无效时可考虑手术治疗。

4.脑室膜炎

因新生动物实验表明病菌从脉络丛进入侧脑室再扩散至蛛网膜下隙。由于脑脊液循环由上至下单向流动,鞘内注射药物不易到达脑室,故现多不再用鞘内给药,可放保留导管于侧脑室注入抗生素。较多的国内外报道显示脑室内给药可提高治愈率,减少后遗症,每次可用庆大霉素或阿米卡星 1～5mg,氨苄西林 10～50mg。

(二)降颅压

颅内压明显增高时可用呋塞米每次 1mg/kg 静推,20％甘露醇每次 0.5～1g/kg 快速静脉滴注,两者可交替应用,但不主张多用,因多次使用易使脑脊液黏稠,增加炎症后的粘连。

(三)肾上腺皮质激素的应用

近来有研究表明,当应用抗生素治疗化脑时细菌大量溶解可刺激机体产生更多的炎性介质,而加用地塞米松治疗可抑制上述炎性介质的产生,从而减轻炎症,减少细菌性脑膜炎的后遗症和病死率。一般选用地塞米松每次 0.1～0.2mg/kg,首剂最好在开始抗生素治疗前 15～20 分钟应用,以后每 6～8 小时 1 次,维持 2～4 天。建议①流感嗜血杆菌脑膜炎推荐使用;②大于 6 周龄的肺炎链球菌脑膜炎患儿,权衡利弊再考虑使用;③由其他病菌引起的脑膜炎,不建议常规使用高剂量地塞米松;④部分治疗后脑膜炎,耐 β 内酰胺酶的肺炎链球菌脑膜炎以及小于 6 周龄的化脑均不宜使用糖皮质激素治疗。

(四)支持疗法

1. 维持水、电解质平衡

不能进食时静脉补液,早期严格控制输液量(一般可用 70％的维持量),因病初常因抗利尿激素分泌过多引起液体潴留而导致稀释性低钠血症,且常伴有脑水肿。

2. 新鲜血或血浆

每次 10mL/kg,根据重症病情可少量多次应用。

3. 丙种球蛋白

有资料表明静脉输注丙种球蛋白在治疗化脓性脑膜炎有一定疗效,推荐的剂量为 500mg/(kg·d),共 3～5 天。可能的作用机制如下:①提高血清和呼吸道 IgG 水平;②激活补体系统;③加强吞噬功能和 Fc 介导的黏附作用;④对细菌感染引起的免疫缺陷状态有调节作用;⑤通过调理及抗原物异性抗体,增强患儿对细菌的免疫反应。静脉输注丙种球蛋白的不良反应有皮肤潮红、恶心、呕吐、头痛以及呼吸短促等过敏反应,通常发生在输液早期,而且与静脉注射速度有关。

第六节　癫痫

癫痫是一组由已知或未知病因所引起,脑部神经元高度同步化,且常具有自限性的异常放电所导致的综合征。癫痫以反复、发作性、短暂性、通常为刻板性的中枢神经系统功能失常为特征。由于异常放电神经元的位置不同,放电扩展的范围不同,患者的发作可表现为感觉、运动、意识、精神、行为、自主神经功能障碍或兼而有之。每次发作称为癫痫发作,持续存在的癫痫易感性所导致的反复发作称为癫痫。

一、病因

癫痫的病因是复杂的,有遗传性的、结构异常或代谢因素,其中结构异常可为获得性的,如肿瘤、感染、外伤等,也可为遗传相关的,如神经皮肤综合征、皮质发育不良,还有一些不明原因的。

二、临床表现

(一)发作类型

癫痫发作类型很多,常见的有以下几种:

1. 失神发作

多见于4～10岁小儿,突然发生的短暂的意识丧失,正在进行的活动停止。语言中断,不跌倒,两眼茫然凝视。大约有1/3病例伴其他类型发作。发作持续数秒(很少超过30秒)后意识恢复,继续原来的活动,对发作不能回忆。脑电图为双侧对称、同步的3Hz棘慢波,过度换气后明显。

2. 强直阵挛发作

发作时突然意识丧失,全身肌肉强直收缩,眼睁大,瞳孔散大,眼球上翻,呼吸暂停,发绀。持续数秒或数十秒后转入阵挛期。表现为肢体有节律的抽动,持续1～5分钟。阵挛停止后有数秒钟无力期,此时可出现尿失禁。发作后有短暂意识混浊或入睡,清醒后常感疲倦、头痛等。

3. 肌阵挛发作

表现为肌肉快速有力的收缩,出现突然快速的点头、弯腰或头后仰或肢体快速的甩动、抽动,站立时发作常可引起摔到。

4. 强直发作

表现为肌肉突然强直收缩,形成某种姿势持续5～20秒,常表现为躯干前屈伸颈、头前倾、两臂旋前、屈肘或伸肘。有时呈弯腰两臂抬起,呈抱球状,同时屈髋屈膝。小婴儿还可呈角弓反张状。

5. 阵挛性发作

发作时肢体或面部肌肉呈有节律的收缩。

6. 失张力发作

表现为突然发生的一过性肌肉张力丧失,站立时表现为头前垂、两肩放松、两臂下垂、手半张、屈髋屈膝,由于不能维持直立姿势而摔到。摔到后意识恢复,肌张力正常,能立即站立,有时可连续发作。

7. 强直痉挛发作

这种发作多见于婴儿痉挛,表现为同时发生的点头、弯腰、四肢屈曲或伸的动作,每次收缩持续时间较肌阵挛略长,但短于强直发作,往往为成串的连续发作。

8. 局灶性运动发作

发作时意识不丧失,表现为面部或某个肢体或一侧肢体抽动;也可先从某个局部开始,逐渐扩展到其他部位。这种发作常扩展为全身阵挛发作。

9. 局灶性感觉性发作

发作时表现为躯体感觉(如痛觉、触觉、温度觉)或特殊感觉(如视、听、嗅、味)异常,意识不丧失。

10. 自动症

意识障碍下的一些不自主的运动,发作后常有遗忘。在复杂部分性发作常可见到。可表现为舔嘴、咂嘴、咀嚼、吞咽等简单动作,也可表现为拍手、摸索衣物、解开衣扣等复杂的动作,还可表现为继续原来的动作,但动作质量下降。

11. 癫痫持续状态

各种癫痫发作如持续 30 分钟以上或频繁发作,发作之间意识没有恢复,超过 30 分钟以上,均称为癫痫持续状态,多由于感染、外伤或突然停用抗癫痫药物所引起。对持续状态需作紧急处理,以防意外。

(二)小儿时期特有的一些癫痫综合征

1. 大田原综合征

新生儿及小婴儿起病,常表现为强直痉挛发作,也可为局灶性运动发作。预后不良,常伴有严重智力发育障碍。脑电图表现为反复出现的爆发性高波幅慢波、棘波随后出现一平坦的抑制波。

2. 婴儿痉挛

婴儿时期发病,表现为成串的强直痉挛发作,多伴有精神运动发育落后,预后不良,常转变其他类型的发作,脑电图表现为"高度失律"。

3. Lennox-Gastaut 综合征

幼儿期起病,发作形式多样。可有强直、失张力、肌阵挛或不典型失神发作,每日发作数次至数十次,常伴有智力低下。脑电图为 2～2.5Hz 棘慢波或多棘慢波。本综合征治疗较困难,预后较差。

4. 伴中央颞区棘波的小儿良性癫痫

发病多为学龄前至学龄期儿童。多在睡眠不久或清醒前后发病,发作开始为面部或一侧肢体抽搐,很快扩展为全身抽动。脑电图表现在中央区或中颞区有棘波或棘慢波,单个或成簇出现。本综合征患儿精神运动发育良好。治疗易奏效,预后良好。

三、辅助检查

(1)临床疑似继发性癫痫者应常规进行血常规、尿常规、大便常规、血氨、血乳酸、微量元素检查和遗传代谢筛查(尿有机酸分析、血氨基酸分析、酰基肉碱及染色体等);血液生化检查及肝、肾功能等检查。

(2)疑似颅内感染者应行 CSF 检查。

(3)脑电图:均应进行脑电图检查,其对癫痫有诊断意义,并有助于确诊、定位、分类和鉴别诊断,以及与非癫痫发作性疾病相鉴别。必要时做各种诱发试验,如过度换气、闪光刺激、睡眠及药物诱发等。

(4)神经影像学检查:有助于明确病因。CT 及 MRI 可明确颅内钙化、畸形、占位病变、血管异常及脑发育异常(如灰质异位和脑回异常)等。单光子发射断层扫描(SPECT)和阳电子发射断层扫描(PET)可检测脑血流(CBF)和脑代谢率(CMR)的功能,可找出癫痫发作期低代谢率的癫痫起源区。小婴儿在必要时可先做头颅 B 型超声检查。

(5)神经心理评估:根据患儿癫痫的类型、发病年龄及共患症进行相应的神经心理评估,其中包括有儿童智能、儿童发育、儿童行为、儿童情绪及人格等方面。

四、诊断

结合患儿的病史、临床表现和辅助检查,癫痫的诊断需要具备 3 个要素:①至少 1 次的癫痫发作;②能够增加发作可能性的脑部持久性病变,即具有反复癫痫发作的倾向;③伴随的状态,如长期癫痫发作导致的神经心理和社会功能等诸多方面的影响。

完整的癫痫诊断需要明确发作类型(部分性或全面性)、癫痫综合征(1989 年或 2010 年 ILAE 癫痫综合征分类)、病因、癫痫造成的身体或心理的损伤。

五、鉴别诊断

1.晕厥

是短暂全脑灌注不足导致短时间意识丧失和跌倒,偶可引起肢体强直阵挛性抽动或尿失禁。常有头晕、恶心、眼前发黑和无力等先兆,跌倒较缓慢,面色苍白、出汗,有时脉搏不规则。单纯性晕厥发生于直立位或坐位,卧位也出现发作提示痫性发作。晕厥引起意识丧失极少超过 15 秒,以意识迅速恢复并完全清醒为特点,不伴发作后意识模糊。

2.假性癫痫发作

如癔症发作,可有运动、感觉和意识模糊等类似癫痫发作症状,常有精神诱因,具有表演性,视频脑电图有助于鉴别。

3.发作性睡病

可引起猝倒,易误诊为癫痫。根据发作合并有不可抑制的睡眠、睡眠瘫痪、入睡前幻觉及可唤醒等可以鉴别。

4.低血糖症

血糖低于 2mmol/L 时可产生局部癫痫样抽动或四肢强直发作,伴意识丧失,常见于胰岛 B 细胞瘤或长期服降血糖药物的非胰岛素依赖型糖尿病患者,病史有助于诊断。

六、治疗

治疗目的是控制癫痫发作,改善患者生活质量。

(一)一般治疗

1.护理

有发作预兆的患者,将患者扶至床上,来不及就顺势使其躺倒,防止意识突然丧失而跌伤,迅速移开周围硬物、锐器,减少发作时对身体的伤害。将缠有纱布的压舌板放在患者上、下磨牙之间,以免咬伤舌头。使患者平卧,松开衣领,头转向一侧,以利于呼吸道分泌物及呕吐物排出,防止吸入气管引起呛咳及窒息。平时养成良好的生活习惯,保证充足睡眠,避免过度劳累。注意锻炼身体,提高健康水平,预防上呼吸道感染等疾病。

2.营养管理

由护士对患者的营养状况进行初始评估,记录在《住院患者评估记录》中。总分≥3分,有营养不良的风险,需在24小时内通知营养科医师会诊,根据会诊意见采取营养风险防治措施;总分<3分,每周重新评估其营养状况,病情加重应及时重新评估。

3.疼痛管理

由护士对患者癫痫发作伴肢体痛等疼痛情况进行初始评估,记录在《住院患者评估记录》和《疼痛评估及处理记录单》中。评估结果应及时报告医师,疼痛评分在4分以上的,应在1小时内报告医师,医师查看患者后,联系麻醉科医师会诊。未进行药物治疗及物理治疗的患者,疼痛评分为0分,每72小时评估1次并记录;疼痛评分1~3分,每24小时评估1次并记录;疼痛评分4~6分,至少每8小时评估一次并记录;疼痛评分≥6分,至少每小时再评估1次并记录。对有疼痛主诉的患者随时评估。

4.心理治疗

甚为重要,鼓励患儿参加正常的活动和上学,以增强他们的自信心。

(二)药物治疗

药物治疗对控制本病至关重要。临床上应用抗癫痫药物治疗的总原则为:控制癫痫发作且不产生明显的不良反应。

(1)第1次发作原则上不予治疗,需要结合脑电图所见以及脑部有无器质性疾病和患者的态度。

(2)2次以上的癫痫发作,可以开始抗癫痫药物(AEDs)治疗;但不能诊断癫痫的发作(如热性惊厥、酒精或药物戒断后发作等),不主张应用抗癫痫药物治疗。

(3)根据癫痫发作和癫痫综合征类型选择用药,缓慢增加药量,根据疗效和安全性,结合既往用药情况调整。由专科医师进行长期随访,决定剂量调整、何时减药停药。有条件时应测定药物血浓度以调整剂量。

(4)注意抗癫痫药物的不良反应,定期检查肝、肾功能和血常规。定期测定药物血浓度可减少毒性反应,提高疗效。长期服用抗癫痫药物可引起营养物质的相对缺乏,因此应及时补充维生素D、维生素K。

(5)抗癫痫药物的种类

①苯巴比妥:对所有年龄的全身性强直性发作、阵挛性发作,强直-阵挛性发作均有良效,对简单部分性发作及精神运动型发作效果良好,可控制癫痫持续状态。常用维持量为2~6mg/(kg·d),全日量分1~2次口服,需12天达稳态。其抗癫痫有效血药浓度为65~172μmol/L(15~40μg/mL)。中毒血药浓度为>50mg/L。不良反应一般较轻,最常见的不良反应是嗜睡,常在治疗开始时明显,大多在1~2周能耐受。有些儿童服用后,表现为兴奋不安、活动过多。久用可产生耐受性和依赖性。因其对认知能力、行为的影响,现在临床上少用

于首选。

②丙戊酸:属广谱药物,对各型癫痫发作均有效,尤其对原发性全身性发作、失神、肌阵挛、少年肌阵挛均可首选。对部分性发作、全身性发作也有效;对失张力发作、强直性发作、Lennox-Gastaut 综合征稍差。临床常用剂量为 15～60mg/(kg·d),分 2～3 次口服。有效血浓度为 349～698μmol/L,中毒血药浓度为＞150mg/L。不良反应有中毒性肝炎、厌食、恶心、食欲差、嗜睡、眩晕、震颤、共济失调、复视、脱发、肥胖、白细胞计数减少、谷丙转氨酶升高、谷草转氨酶升高(多于服药后数月内出现)等。

③卡马西平:是简单部分性发作尤其是复杂部分性癫痫的首选药物。对全身强直-阵挛性发作及混合型的疗效同苯妥英钠,对肌阵挛和失神发作效果不佳。口服剂量 10～30mg/(kg·d)。用药后 3～4 天可达稳态血浓度。其抗癫痫有效血浓度为 17～51μmol/L。中毒血浓度为＞12mg/L。不良反应多发生于开始用药前几天。消化系统反应如恶心、呕吐、胃肠不适、腹痛;中枢神经系统反应有眩晕、嗜睡、运动失调、复视、头痛等。中毒表现为震颤、颜面潮红、抽搐、皮疹、再生障碍性贫血等。严重的不良反应有 Stevens Johnson 综合征、中毒性表皮坏死溶解症。

④氯硝西泮:也称氯硝安定。对各型癫痫均有效,作用比地西泮和硝西泮至少强 5～10 倍,尤其对失神发作和肌阵挛发作效果显著。对失张力发作、Lennox 综合征也有效。静脉注射用以治疗癫痫持续状态,可使脑电图的癫痫样放电立即停止。口服剂量开始小量,逐日增加,开始剂量为 0.01～0.03mg/(kg·d),每天 2～3 次口服,维持量为 0.05～0.2mg/(kg·d)。不良反应有倦乏、运动失调、肌无力、行为异常、肝功能异常、健忘、白细胞计数减少、呼吸抑制等。用药超过 1～3 个月可产生抗癫痫作用的耐受性(疗效降低)和依赖性,突然停药可加剧癫痫发作。

⑤硝西泮:主要用于婴儿痉挛症、肌阵挛发作、失张力发作、不典型失神发作和反射性癫痫。常用剂量为 0.25～1mg/(kg·d),最大量＜2mg/(kg·d),分 3 次口服。开始用小量,逐渐加量。主要不良反应有镇静、嗜睡、呼吸抑制、肌张力低下及共济失调。

⑥托吡酯:对单纯部分性发作、复杂部分性发作、继发性强直-阵挛性发作均有效,也可用于治疗 Lennox-Gastaut 综合征。单药口服治疗时每天 1～2 次,小量开始,从 0.5～1mg/(kg·d)开始,每周或每 2 周增加 1mg/(kg·d),直至 5～8mg/(kg·d)。常见不良反应有头晕、疲倦、头痛、思维异常、无汗、共济失调等,大多出现在快速加量期。

⑦拉莫三嗪:对儿童为广谱抗癫痫药,对所有发作类型均有效,尤其对失神、非典型失神和失张力发作效果好,对 Lennox-Gastaut 综合征也有效。初始剂量为 0.3mg/(kg·d),每日 1 次或分 2 次服用,连服 2 周,接着增加剂量至 0.6mg/(kg·d),每日 1 次或分 2 次服用,连服 2 周。此后每 1～2 周增加 1 次剂量,每天最大增加量为 0.6mg/(kg·d),直至达到最佳疗效。通常达到最佳疗效的维持量为每天 1～10mg/kg,每日 1 次或分 2 次服用,每日最大剂量为 200mg。若与丙戊酸合用,初始剂量为 0.15mg/(kg·d),每日服用 1 次,连服 2 周;随后 2 周每日 1 次,每次 0.3mg/kg。此后,应每 1～2 周增加剂量,最大增加量为 0.3mg/kg,直至达到最佳的疗效。通常达到最佳疗效的维持量为 1～5mg/(kg·d),单次或分 2 次服用。常见不

良反应有困倦、皮疹、呕吐和发作频率增加,还有复视、共济失调、头痛、情绪障碍和攻击行为等。

⑧奥卡西平:抗癫痫作用同卡马西平,起始的治疗剂量为 8～10mg/(kg·d),分为 2 次给药。每隔 1 周增加每天的剂量,每次增量不要超过 10mg/(kg·d),最大剂量为 46mg/(kg·d)。不良反应包括嗜睡、皮疹、头痛、头晕、复视、恶心、呕吐和疲劳。

⑨左乙拉西坦:属于全面性抗癫痫药物,起始治疗剂量是每次 10mg/kg,每日 2 次。单次剂量可增加至 30mg/kg,每日 2 次。剂量变化应以每 2 周增加或减少 10mg/kg,每日 2 次。不良反应有嗜睡、敌意、神经质、情绪不稳、易激动、食欲减退、乏力和头痛。

(6)癫痫持续状态:指出现 2 次或多次的癫痫发作而在发作间期患者的意识状态不能恢复到基线期水平或者癫痫发作持续 30 分钟或更长时间。癫痫持续状态应在 30 分钟内终止发作,一般选用静脉药物治疗。

①地西泮为首选药物,每次 0.3～0.5mg/kg,可于 15 分钟后反复给药。也可选用劳拉西泮和苯妥英钠。

②丙戊酸 15～30mg/kg 静脉注射后改 1mg/(kg·h)静脉维持。

③水合氯醛灌肠。

④癫痫持续状态后的维持给药:苯巴比妥 5mg/kg,肌内注射,每 8 小时 1 次。尽早开始根据癫痫综合征及发作选择口服 AEDs,一般通过鼻饲给药,达到有效血药浓度后,逐渐停用肌内注射苯巴比妥。

(三)病因治疗

继发于脑肿瘤、脑炎、脑血管病等疾病的癫痫,在药物治疗的同时,应去除病因。

(四)手术治疗

对于药物难治性癫痫,特别是有明确结构异常的患儿,可以考虑进行术前综合评估。

(五)生酮饮食

对于药物难治性癫痫,尤其是儿童复杂性肌阵挛癫痫,特别检测到有丙酮酸脱氢酶缺乏、葡萄糖转运蛋白缺乏的异常时,可以考虑应用此方法。

(六)预防

(1)积极治疗,减少和控制癫痫发作。

(2)避免癫痫诱发因素,如疲劳、暴饮暴食、失眠、情绪激动、感染发热、惊恐等。

(3)长期规律服用合适的抗癫痫药物,直至完全控制 2～3 年考虑减停抗癫痫药物,防止过早停药而出现反复。

第六章　血液系统疾病

第一节　新生儿贫血

足月儿出生时血红蛋白为170g/L(140～200g/L)。出生后由于入量少、不显性失水等原因,可致血液浓缩,血红蛋白值上升。通常生后24小时达峰值,约于第1周末恢复至出生时水平,以后逐渐下降。生后1周内静脉血血红蛋白<140g/L(毛细血管血红蛋白高20%)诊断为贫血。

一、病因

可由红细胞生成障碍、失血或红细胞破坏过多引起。

1.红细胞生成减少

如先天性纯红细胞再生障碍性贫血,先天性感染(如TORCH感染),铁、叶酸等缺乏性营养缺陷以及先天性白血病等。

2.失血性

包括出生前、出生时、出生后出血以及医源性失血。

(1)出生前失血:如胎-母输血、胎-胎输血、胎-胎盘输血。

(2)出生时失血:如前置胎盘、胎盘畸形(如帆状胎盘)、脐带畸形(脐带血管瘤)等;产伤性颅内出血、帽状腱膜下出血、肝脾破裂等。

(3)出生后出血:包括凝血因子缺乏、血小板减少引起的出血;脐带结扎不紧或脐带残端重新开放出血;应激性溃疡、先天性胃破裂引起的消化道出血,医源性失血等。

3.红细胞破坏过多

(1)免疫性溶血:如Rh或ABO溶血病,药物性溶血性贫血等。

(2)感染:如细菌性或TORCH感染。

(3)维生素E缺乏:维生素E对维持红细胞膜完整性很重要,缺乏时细胞易发生脂质过氧化,细胞膜受损、破裂。

(4)红细胞膜缺陷:如遗传性球形红细胞增多症。

(5)红细胞酶缺陷:G-6-PD缺陷。

(6)血红蛋白病:海洋性贫血。

4.早产儿贫血

早产儿出生后前几周均经历了Hb下降,且出生体重越低,贫血出现越早,程度越严重(生后 4～8 周 Hb 可降至最低水平 70～90g/L),持续时间也越长,故早产儿贫血又称"生理性贫血"。其病因为:①红细胞寿命较短;②体重增长较快,血液稀释;③医源性失血量相对较大;④先天性铁储备少、维生素 E 缺乏等;⑤血清红细胞生成素(EPO)水平低下。其中血清 EPO 水平低下是早产儿贫血的最主要原因。患儿临床上常出现组织缺氧的表现,如苍白、气急、烦躁不安、食欲下降、喂养困难和体重不增等,出现临床症状的早产儿贫血应称病理性贫血。

二、诊断

1. 根据引起贫血的病史

家中成员有无出血史、母婴血型不合史,母孕期有无感染、阴道流血、前置胎盘、胎盘早剥史,新生儿是否早产、胎龄,有无窒息、产伤、黄疸史,以及贫血出现的时间等。

2. 根据贫血的症状和体征

与病因、失血量及贫血速度有关。新生儿溶血症除苍白外,尚有黄疸、肝脾肿大,甚至核黄疸。急性、大量出血可伴有气急、心率增快、低血压,甚至休克。内出血除伴有黄疸外,同时可有出血脏器相应的症状,如颅内出血的神经系统表现,肝包膜下出血腹部可触及包块等。

3. 实验室检查

(1)血常规:确定有无贫血、程度及性质。

(2)网织红细胞计数:失血或溶血性贫血者网织红细胞计数常增加,减少者要考虑先天性再生障碍性贫血;早产儿贫血、Rh 或严重 ABO 溶血病引起的晚发性贫血时网织红细胞计数减少。

(3)周围血涂片:球形红细胞增多症细胞形态为球形;低色素性贫血红细胞中心淡染区扩大,测量中心淡染区大小可估计血红蛋白含量等。母亲外周血涂片作酸洗脱试验可提示有无胎-母输血及输血量。

(4)失血性贫血:如为急性失血,血细胞比容(Hct)和网织红细胞计数正常,24 小时血液稀释后 Hct 下降;如失血为慢性,血容量正常、Hct 下降、网织红细胞计数上升。

(5)溶血性贫血:Hct 下降、网织红细胞计数和胆红素均升高。

(6)红细胞生成减少性贫血:Hct 下降、网织红细胞计数减少,胆红素水平正常。

(7)其他:如有黄疸可测胆红素、抗人球蛋白试验、抗体释放试验、游离抗体;G-6-PD酶缺乏行 G-6-PD 酶活性检测;如疑有感染可作相应的病原检查。

三、治疗

贫血的治疗首先应确定病因,选择治疗措施;其次应了解贫血程度及临床表现,决定是否输血或给予其他对症治疗。

1. 溶血性贫血

最常见的是同族免疫性溶血性贫血,早期换血可移去抗体及胆红素以纠正贫血。

2. 红细胞生成减少性贫血

如为先天性纯红细胞再生障碍,早期可用肾上腺皮质激素治疗,无效者应考虑输血。

3.失血性贫血

应根据失血的严重程度及急性或慢性贫血来决定治疗措施。轻度慢性贫血,患儿无窘迫现象,无须立即治疗,但急性失血患儿,可能有低血压或休克,应立即采取紧急治疗措施。

(1)输血疗法:输血是治疗新生儿贫血的传统方法。输血的危害除了过敏反应以外,最大的问题是导致经血液传染的传染病增加,如艾滋病、传染性肝炎等。

①输血指征:临床存在争议。大多数学者的意见:a. 出生 24 小时内,静脉血红蛋白<130g/L。b. 急性失血≥10%总血容量。c. 患肺部疾病时,应维持其血红蛋白≥130g/L,可增加氧输送至全身,减少氧的利用。d. 先天性心脏病室间隔缺损有大量左向右分流者,维持其血红蛋白≥130g/L,可增加肺血管阻力,使左至右分流及肺血流减少。肺血管阻力增加尚可促使开放的动脉导管关闭,但应注意输血时可加重心力衰竭。e.血红蛋白降低本身并非输血指征,早产儿即使血红蛋白<70g/L 也可能表现正常。患病新生儿(如败血症、肺炎或支气管肺发育不良)可以适当放宽指征,可能需要为提高血液携氧能力而输血。如果早产儿出现与贫血有关的症状(如气急、呼吸困难、呼吸暂停、心动过速或过缓、体重不增、淡漠)可能也需要输血。尽管采用相同的输血标准,新生儿重症监护病房的具体输血实践存在较大差异。

②输血量的计算及血源的选择:输血量=体重(kg)×血容量(mL/kg)×(预期 Hct-实际 Hct)/所用血制品 Hct。

输注 3mL 浓缩红细胞可增加血红蛋白量 10g/L。

新生儿平均血容量为 80mL/kg;浓缩红细胞的 Hct 为 60%~80%,输血前应进行检查。一般输 15~20mL/kg,更大量时需要分次输入。

对体重小于 1200g 的早产儿,尤其是母亲血清抗体阴性缺乏免疫保护时,易患输血后严重巨细胞病毒感染,应使用去除白细胞的红细胞制品,可以降低患儿的巨细胞病毒感染概率。

③输血的不良反应:包括溶血反应、传递感染,特别是乙型肝炎、丙型肝炎、HIV 及巨细胞病毒感染,还有移植物抗宿主反应等。

(2)铁剂的治疗:大量失血患儿,无论急性或慢性均要补充铁剂,以使其储存在体内备用。硫酸亚铁,含铁量高,吸收较好,但硫酸亚铁是一种游离的铁离子,有明显的不良反应(如胃肠道刺激、口腔异味、铁中毒等)。琥珀酸亚铁含铁率高于硫酸亚铁,其吸收率较好,对胃肠黏膜的刺激作用较小,不良反应的出现率较低。剂量为 20~25mg/(kg·d),分 2 次口服或鼻饲。

(3)重组人红细胞生成素(rh-EPO)疗法:其可改善早产儿贫血。rh-EPO 能刺激早产儿红细胞生成并减少红细胞输入的次数和输入量,但我们不推荐常规应用。许多研究证明,一旦确定严格的输血标准,红细胞生成素治疗对减少输血次数作用有限,但这种治疗在某些选择性病例有作用。对某些需要维持相对较高的 Hct 新生儿,譬如伴有支气管肺发育不良或发绀型心脏病患儿,应用红细胞生成素治疗对降低后期输血有效。

为了与快速生长同步及补偿医源性失血,早产儿比儿童和成人需要更高剂量的红细胞生成素,按 200~250U/kg,皮下注射,每周 3 次,疗程 4~6 周,可以刺激红细胞生成。因此,给予红细胞生成素治疗的早产儿需要至少补充 6mg/(kg·d)的元素铁。

(4)维生素 E:维生素 E 是一种脂溶性维生素,也是一种抗过氧化剂,对维持红细胞膜的完整性很重要。新生儿(特别是早产儿)在出生后第 2 个月出现的贫血,可能部分与维生素 E 缺乏有关。其特点是:早产儿贫血较一般表现得严重,伴有网织红细胞增加,红细胞形态异常、水肿,维生素 E 治疗有效,用量为 25U/d,共 2 周。

第二节　新生儿溶血病

新生儿溶血病(HDN)是指母婴血型不合引起的胎儿或新生儿同族免疫性溶血。临床以胎儿水肿和(或)黄疸、贫血为主要表现,严重者可致死或遗留严重后遗症。至今人类已知的 33 个红细胞血型系统中,以 ABO 血型不合最常见,其次为 Rh 血型不合,MN(少见血型)血型不合较罕见。有报道新生儿溶血病中,ABO 溶血病占 85.3%,Rh 溶血病占 14.6%,MN 溶血病仅占 0.1%。

新生儿溶血病为母婴血型不合引起的抗原抗体反应,由于母亲体内不存在胎儿的某种父源性红细胞血型抗原,当胎儿红细胞通过胎盘进入母体循环后,母体被该抗原致敏,产生相应的抗体,当此抗体(IgG)经胎盘进入胎儿血液循环时,与胎儿红细胞膜表面的相应抗原结合(致敏红细胞),这些被免疫抗体覆盖的红细胞随后在单核-吞噬细胞系统内被破坏,引起溶血。溶血严重时出现贫血、水肿和黄疸等一系列表现。若胎儿红细胞在分娩时进入母血,则母亲产生的抗体不使这一胎发病,而可能使下一胎发病。

一、ABO 血型不合溶血病

(一)病因

(1)主要发生在母亲是 O 型血,胎儿是 A 型血或 B 型血。如果母亲是 AB 型血或胎儿是 O 型血则不发生 ABO 溶血。如果母亲是 A 型或 B 型血,胎儿或新生儿的血型是 B 型或者是 A 型极少发生溶血。

(2)ABO 抗体进入胎儿或新生儿体内的途径:①O 型血的母亲曾经接受过不同血型红细胞抗原的刺激,如在怀孕、分娩或流产时不同血型胎儿的血液进入到母体;②O 型血母亲曾经接受过非特异性抗原的刺激,如预防接种、某些植物或寄生虫等产生抗 A 或抗 B 抗体(IgG);③O 型血的母亲曾经接受过含有 A、B 血型物质的胎儿组织、体液的刺激。这些母亲的抗 A 或抗 B 的 IgG 抗体通过胎盘进入到胎儿或新生儿体内引起胎儿或新生儿红细胞的聚集和溶血。ABO 溶血可以发生在第一胎。

(3)由于胎儿红细胞的抗原数量较少,仅为成人数量的 1/4,不足以与相应的免疫抗体结合产生明显的溶血,只有 10% 左右发生溶血。而且溶血的程度相对较轻。

(二)临床表现

新生儿溶血病的病情轻重与溶血程度相一致,多数较轻。

1.黄疸

为 ABO 溶血病的主要症状甚或是轻症者的唯一症状,为红细胞破坏产生大量未结合胆红素所致。因未结合胆红素能通过胎盘进入母体排泄,胎儿娩出时可呈贫血貌而无黄疸。因溶血程度多数较轻,新生儿黄疸大多数于生后 2～3 天出现,约 25% 黄疸在生后 24 小时内出现,迅速升高,达高胆红素血症。血清胆红素以未结合胆红素升高为主,可达 $256\mu mol/L$ 以上,少数发展为重症高胆红素血症,血清胆红素超过 $342\mu mol/L$。如不及时处理,尤其存在其他高危因素时,可发生胆红素脑病。

2. 贫血

当溶血导致红细胞破坏的速度超过其生成的速度时,临床出现贫血的表现。程度轻重不一,多数程度较轻,重度贫血(血红蛋白 100g/L)仅占少数。此外,有些病例在生后 2～6 周出现晚期贫血,甚至可持续数月。这是由于免疫抗体持续存在,引起持续溶血所致。

3. 髓外造血

是胎儿对红细胞破坏过多的代偿性反应,贫血使肾合成促红细胞生成素增加,刺激肝、脾、骨髓等部位红细胞产生和释放增多,从而出现肝脾大。

4. 胎儿水肿

在 ABO 溶血病较为少见。当胎儿血红蛋白下降至 40g/L 以下时,由于严重缺氧、充血性心力衰竭、肾重吸收水盐增加、继发于肝功能损害的低蛋白血症等,可出现胎儿水肿。此外,门静脉和脐静脉梗阻导致胎盘灌注下降也是胎儿水肿的原因。

(三)辅助检查

1. 产前检查

(1)父母亲血型鉴定:凡既往有不明原因的流产、早产、死胎、死产史或前一胎有重症黄疸史的产妇,应警惕有无母子血型不合。测定父母亲血型,若父母血型不合,应测母亲血型抗体。

(2)母亲血型抗体测定:怀疑胎儿可能发生溶血病的孕妇应进行抗血型抗体测定。一般在妊娠第 4 个月首次测定,以后每月测一次;妊娠 7～8 个月隔周测定一次;第 8 个月后每周测定一次。当抗体效价达 1:32 时,宜行羊水检查或其他检查。由于自然界中存在类似 A、B 抗原物质,母亲体内可存在天然的抗 A 或抗 B 抗体,通常将抗 A 或抗 B 抗体效价 1:64 作为可疑病例。母亲的抗体效价维持不变提示病情稳定。

(3)羊水检查:胎儿溶血程度越重,羊水胆红素的含量就越高,故羊水胆红素含量可用来估计病情和决定是否终止妊娠。羊水在波长 450nm 处的光密度与羊水中胆红素含量呈一定相关性,可用分光光度计测定羊水在波长 450nm 处的光密度代表羊水胆红素水平的高低。由于羊水胆红素的含量随孕周增加而降低,故在不同孕周所测得的光密度的数值有不同意义。

(4)影像学检查:全身水肿胎儿的 X 线片可见软组织增宽的透明带,四肢弯曲度较差。B 超检查显示胎儿肝大、胸腔积液和腹水。但在 ABO 溶血的胎儿少见。

2. 生后检查

对于出生 24 小时内出现黄疸、黄疸迅速加深达到干预标准的新生儿或出生时有水肿、贫血的新生儿,应考虑新生儿溶血病,需做血常规、母婴血型、血清胆红素检查和 Coombs 试验。

(1)血液学检查:红细胞和血红蛋白多数在正常范围,血红蛋白在 100g/L 以下者仅占 5% 左右,贫血患儿网织红细胞增高,重症病例有核红细胞可达 10% 以上。红细胞形态特点是出现球形红细胞,而且红细胞盐水渗透脆性和自溶性都增加。

(2)胆红素测定:ABO溶血病溶血程度差异较大,故血清胆红素增高的程度也不一致。血清胆红素以未结合胆红素升高为主。如果溶血严重,造成胆汁淤积,结合胆红素也可升高。如出生时即疑为溶血病,可进行脐血胆红素测定,明显增高者提示溶血病。

(3)溶血三项试验

①改良Coombs试验(直接抗人球蛋白试验):充分洗涤后的受检红细胞盐水悬液与最适稀释度的抗人球蛋白血清混合,如有红细胞凝聚为阳性,表明红细胞已致敏,ABO溶血病阳性率低。该项为该新生儿溶血病的确诊试验。

②抗体释放试验:通过加热使新生儿致敏红细胞膜上的母血型抗体释放,再将释放液与同型成人红细胞混合,发生凝结为阳性。该试验可检测新生儿红细胞是否已致敏,也是溶血病的确诊试验。

③血清游离抗体试验:在患儿血清中加入同型的成人红细胞,再加入抗人球蛋白血清,红细胞凝聚为阳性,检测新生儿血清中来母体的血型抗体。血清游离抗体试验阳性只表明患儿血清中存在游离的血型抗体,并不一定致敏,故不能作为确诊试验。该项实验有助于估计是否继续溶血或换血后的效果评价。

(4)呼气末一氧化碳(ETCOc)测定:是监测内源性一氧化碳(CO)产生的很好指标。从衰老的红细胞和血红蛋白产生的血红素经血红素氧化酶转化为胆绿素的过程中释放CO,每代谢一个克分子的亚铁血红素就会产生等克分子数的CO。CO在血液中与血红蛋白结合形成COHb,然后到达肺部,CO由呼吸排出。ETCOc水平与溶血病程度直接相关,可以用气相色谱法检测,其敏感度和特异度均较好,是一种无创的检测方法。在临床上对严重高胆红素血症的患儿,监测内源性CO的生成可以更直观地反映血清胆红素的生成。

(四)诊断

依据母婴ABO血型不合(常为母O型、子A或B型),孕妇A或B抗体效价增高;生后新生儿出现黄疸早,进展快,伴或不伴贫血、网织红细胞增高,血清学检查改良Coombs试验和(或)抗体释放试验阳性可确诊。主要的鉴别诊断包括生理性黄疸、感染、非血型物质抗体所致新生儿溶血病。后者包括孕母患自身免疫性溶血性贫血、含IgG类药物性抗体、风疹病毒、水痘病毒、巨细胞病毒(CMV)、丙型肝炎病毒(HCV)等导致的新生儿溶血病。

(五)治疗

包括产前治疗和生后治疗。产前治疗主要有宫内输血、静脉丙种球蛋白(IVIG)使用和孕母血浆置换疗法,但ABO溶血病多因程度不重而无需应用。生后治疗根据病情轻重选择光照疗法、换血疗法、输血疗法、IVIG应用等治疗方法。

1.光照疗法

ABO溶血病多数为轻到中度,仅光疗即能达到降低血清胆红素、防止胆红素脑病的目的。对血胆红素水平达光疗干预标准者及时采用光疗;对达到换血标准者,在明确病因诊断以及准备换血的同时予以强光疗。

2.换血疗法

可置换出患儿血循环中的胆红素、致敏红细胞和免疫抗体,纠正贫血,并提供白蛋白,以结合患儿血中新产生的胆红素。

换血的指征参考 2014 年《中华儿科杂志》发表的《新生儿高胆红素血症诊断和治疗专家共识》：①出生胎龄≥35 周的早产儿和足月儿的可参照 2004 年美国儿科学会推荐的换血参考标准；②准备换血的同时给予强光疗 4～6 小时，若血清胆红素水平未下降甚至持续升高或光疗后 TSB 下降幅度未达 34～50μmol/L(2～3mg/dL)，立即给予换血；③出生前已明确溶血病诊断，脐血胆红素>76μmol/L(4.5mg/dL)，血红蛋白<110g/L，伴有水肿、肝脾大和心力衰竭者；④已出现胆红素脑病症状者无论胆红素水平是否达换血标准或胆红素在准备换血期间已明显下降，都应给予换血；⑤在上述指标基础上，还可以胆红素与白蛋白之比(B/A)作为换血决策的参考，溶血病新生儿胎龄≥38 周 B/A 值达 7.2，胎龄 35～38 周者 B/A 值达 6.8，可作为考虑换血的附加依据。

3.药物治疗

(1)静脉丙种球蛋白(IVIG)：IVIG 可抑制孕妇血型抗体的产生，并阻止其进入胎儿，封闭巨噬细胞膜上的 Fc 受体，从而减轻溶血，阻止贫血进一步加重。IVIG 可用于已被致敏的孕母，也可直接用于已发生严重溶血的胎儿和新生儿。用于重症 ABO 溶血病的早期，剂量为 1g/kg，2～4 小时静脉持续输注。必要时可 12 小时后重复一剂。IVIG 仅减轻溶血，阻止贫血进一步加重，不能降低胆红素水平，故须联用光疗等措施。

(2)白蛋白：对于严重高胆红素血症，尤其存在高危因素的新生儿，可使用人血白蛋白，白蛋白剂量为 1.0g/kg，加入 10%葡萄糖溶液中静脉滴注；或输血浆，每次 10～20mL/kg，每日 1 次。输注白蛋白或血浆可增加胆红素的蛋白结合位点，减少游离的未结合胆红素，防止胆红素脑病。同时还要避免使用与胆红素竞争蛋白结合位点的药物。

4.定期随访

ABO 溶血病的新生儿出院后需定期随访，复查血红蛋白及胆红素，了解有无胆红素的反跳和贫血。当出现贫血不耐受的临床表现，如心动过速、气促、喂养困难或体重不增等，应予以输血纠正。

二、Rh 血型不合溶血病

Rh 血型抗原来源于第 1 对染色体短臂上 3 对紧密连锁的等位基因，其中 D 抗原最早被发现，且抗原性最强，凡具有 D 抗原时称为 Rh 阳性，其中 45%为纯合子，55%为杂合子。Rh 阴性是由于两条 1 号染色体上均无 RhD 基因，使红细胞膜缺乏 RhD 蛋白。Rh 血型系统存在遗传多态性。Rh 阳性有两类变异：一类为弱 D，另一类为部分 D。Rh 阴性也有三类多态性：RhD 基因完整、RhD 基因部分缺失、RhD 基因缺失。

(一)病因

(1)Rh 血型抗原有 5 种 D、E、C、c、e，其抗原强度依次为 D>E>C>c>e，Rh 溶血中 RhD 最常见。红细胞缺乏 D 抗原者为 Rh 阴性，有 D 抗原者为 Rh 阳性。

(2)即使 Rh 阳性的母亲，也可因缺乏 Rh 系统的其他抗原，因胎儿具有 D 以外的抗原时，也可能发生 Rh 溶血。

（3）母亲暴露 Rh 血型不合的抗原发生于①曾有输过 Rh 血型不合的血液；②分娩或流产接触过 Rh 血型不合的抗原；③孕期胎儿 Rh 血细胞经胎盘进入母体。

（4）未暴露于不同 Rh 血型的母亲，理论上第 1 胎不发生新生儿 Rh 溶血病。如果曾经暴露过第 1 胎有可能发病。

（二）临床表现

症状的轻重程度与溶血程度相关，其典型的临床表现有：

1. 贫血

贫血程度常较重。新生儿贫血：轻度溶血者脐带的血红蛋白＞140g/L；中度＜140g/L，重症则低于 80g/L 且常伴有胎儿水肿。出生后溶血继续进行，贫血刺激患儿造血组织产生较多未成熟红细胞、网织红细胞和有核红细胞，并出现在外周血中。部分 Rh 溶血病患儿在 2～6 周发生明显贫血（血红蛋白＜80g/L，成为晚期贫血或迟发性贫血。这是 Rh 血型抗体在体内持久存在（超过 1～2 个月，甚至达 6 个月）而继续溶血所致。有些患儿虽经过换血治疗使体内抗体含量减少，但不能完全消除，也可使溶血持续存在引起晚期贫血。部分换血的患儿，低氧血症得到改善，导致促红细胞生成素产生减少，而使贫血持续数月。也有人认为，早期使用大剂量 IVIG 使溶血暂缓，随着 IVIG 的逐渐消失，在疾病后期血型抗体再次发挥作用而导致晚期贫血。

2. 胎儿水肿

多见于溶血严重者。严重的贫血导致胎儿组织缺氧、心力衰竭，肾重吸收水、盐增加。因缺氧和髓外造血增加，出现肝脏大、门静脉压升高、门静脉阻塞，肝细胞受损使白蛋白合成减少而致低蛋白血症。心力衰竭致静脉压增高，胎儿缺氧导致血管内皮受损，使血管内蛋白漏出，以致体腔内液体潴留。患儿全身水肿、苍白、皮肤淤斑、胸腔积液、腹水、心音低、心率快、呼吸困难。出现腹水时，血细胞比容一般≤0.15，血红蛋白≤50g/L。严重贫血和胎儿水肿最终可致胎儿脏器功能衰竭，甚至胎死腹中。活产者多为早产，出生时多有窒息，最终出现呼吸窘迫综合征，如不及时治疗，常在生后不久死亡。

3. 黄疸

黄疸出现早、进展快是本病的特点。由于胎儿溶血产生的未结合胆红素经胎盘转运至孕母循环中，通过母体代谢为结合胆红素排泄，故胎儿及刚出生的新生儿黄疸一般不明显。但出生后新生儿肝对胆红素的代谢能力低下，难以将溶血所产生的大量胆红素进行代谢，因此在 24 小时内（常在 4～5 小时）出现黄疸并迅速加深，于生后第 3、4 天黄疸达峰值，可超过 $340\mu mol/L$（20mg/dL）。当过多的游离未结合胆红素透过血脑屏障，可引起胆红素脑病。

4. 肝脾大

贫血使肾合成促红细胞生成素增加，刺激胎儿骨髓、肝、脾产生和释放更多的红细胞，故致肝脾大。轻症者不明显，重症者肿大明显。

（三）辅助检查

1. 产前检查

（1）孕母血抗体测定：Rh 阴性的孕妇若与其配偶的 Rh 血型不合，需要妊娠期监测血型抗体。在妊娠第 16 周左右行第 1 次测定，于 28～30 周再次测定，以后每隔 2～4 周重复一次。

抗体效价持续上升者提示母儿 Rh 血型不合溶血病。当抗体效价达 1：16 时宜行超声检查评估胎儿贫血程度。

(2)分子生物学方法：用于血型基因型鉴定。常用聚合酶链反应(PCR)检查羊水或脐带血中胎儿红细胞血型的基因型。由于对羊水和绒毛膜取样会增加母体致敏风险，使胎儿更易产生溶血，且有流产和死胎的可能，故须慎重评价。近年来，国内外采用无创胎儿 Rh 基因型检测方法。

(3)产前 B 超检查：当母体血清抗体效价超过界值(多数定为 1：32～1：8)，建议监测胎儿大脑中动脉收缩期峰值流速(MCA-PSV)，评估胎儿贫血程度。采用 MCA-PSV 诊断胎儿重度贫血的敏感性为 75.5%，特异为 90.8%。如测得 MCA-PSV≥1.5MoM，则建议行脐静脉穿刺明确胎儿贫血程度。目前国际上胎儿宫内输血的指征为血细胞比容＜0.30，首选血管内输血。

2.生后诊断

依据病史及典型临床体征考虑本病时，应进一步进行相关实验室检查。

(1)血液检查：脐血或新生儿血红细胞及血红蛋白减少，网织红细胞和有核红细胞增加，血清未结合胆红素进行性升高，均提示患儿可能存在溶血。需进一步检测血清特异性抗体。

(2)溶血三项试验：改良 Coombs 试验、抗体释放试验及血清游离抗体试验。前两项阳性可确诊。

(3)呼气末一氧化碳(ETCOc)测定：监测内源性 CO 的生成，可直观反映血清胆红素的生成。

(四)诊断

根据母婴 Rh 血型不合、出生后黄疸出现早并迅速加深，伴或不伴贫血和网织红细胞升高，可考虑诊断。结合溶血三项试验，若改良 Coombs 试验和红细胞抗体释放试验阳性，即可确诊。

(五)治疗

包括出生前和生后治疗。前者主要防治严重贫血和低氧血症，有宫内输血和孕母血浆置换疗法，极少数重症患者在宫内已开始接受治疗，以减轻病情、防止死胎，绝大多数治疗在生后进行。后者主要是高胆红素血症和贫血的治疗，包括光照疗法、换血疗法、输血疗法、静脉丙种球蛋白的应用以及药物治疗等。

1.出生前治疗

(1)宫内输血：宫内输血时机对胎儿预后非常重要。困难在于准确评估贫血程度，判断最佳输血时机。根据监测大脑中动脉收缩期峰值流速、脐血检测等手段，目前多认为，胎儿中/重度贫血但尚未出现水肿时是宫内输血的最佳时机。这时可一次输入较多血，从而减少输血次数，并避免过早干预导致的并发症。以往曾主张妊娠 32 周时考虑分娩，但由此带来了早产的并发症、高胆红素血症、需要换血等问题，近年主张宫内输血进行到妊娠 34～35 周，无其他终止妊娠指征时，可于妊娠 37～38 周后分娩，以增加胎儿肝和血脑屏障的成熟度，降低高胆红素血症及胆红素脑病的发生，减少换血机会。

血源选择 O 型(或与孕母、胎儿同型，如均为 A 或 B 型)、Rh 阴性且与母亲血清不凝集的浓缩红细胞。以新鲜洗涤红细胞(<7 天)为佳。血源应为巨细胞病毒阴性,与母血清进行交叉配血试验阴性;并于输注前先予 γ 射线照射,以杀灭淋巴细胞,预防移植物抗宿主病。

(2)静脉丙种球蛋白(IVIG)应用:可用于已被致敏的孕母,也可直接用于已发生严重溶血的胎儿。一般于妊娠 28 周前,给孕妇注射 IVIG 400mg/(kg · d)×(4~5)天,每间隔 2~3 周可重复应用,直至分娩。

(3)母亲血浆置换术:若孕母血型抗体效价高于 1:64,且有过 Rh 溶血病病史,应考虑行血浆置换术。若羊水测定 A450 值提示为溶血病,应及时行血浆置换术,可将母体血液中的抗体分离去除,但不能终止抗体的继续产生,也不能逆转胎儿的病情。术后检测孕母抗体水平,如再次升高,可再行血浆置换术。

(4)提前分娩:当羊水分光光度计测定胆红素表明胎儿受累程度重且孕周>32 周,可测定羊水卵磷脂/鞘磷脂(L/S),以判断胎肺成熟度,必要时考虑提前分娩。

2.新生儿治疗

产前已确诊者,在胎儿娩出时立即钳扎脐带,以防胎盘血流入患儿体内加重溶血。再根据病情及症状,选用下列各种措施。

(1)光照疗法:有助于降低血清胆红素、防止胆红素脑病。但不能阻止溶血及纠正贫血,故不能代替换血疗法。强光疗优于普通光疗,光疗期间密切监测胆红素水平,如胆红素持续升高达到换血水平,及时进行换血。

(2)换血疗法:胎儿期重度受累,出生时有水肿、腹水、贫血、心肺功能不全者,如不及时处理常生后不久死亡。应保持有效的通气、抽腹水、尽快进行交换输血。换血疗法的目的为置换出患儿循环血中的未结合胆红素、致敏红细胞和免疫抗体,同时纠正贫血,并提供白蛋白以结合患儿血中新产生的胆红素。

(3)IVIG 的应用:确诊 Rh 溶血病后尽早应用 IVIG,以减轻溶血反应。早期应用 IVIG 联合强光疗可减少换血。应用剂量为 1g/kg,必要时重复应用。

(六)预防

以多克隆的抗 D 免疫球蛋白作为预防剂,这种多克隆抗体主要来自高度免疫化的 RhD 阴性母亲的血浆。预防对象是分娩过 RhD 阳性胎儿的 RhD 阴性母亲或有其他原因导致 RhD 阴性孕妇接触 RhD 阳性胎儿血液的致敏事件,如流产、羊膜穿刺、绒毛活检、脐带穿刺和产前出血等,这些产妇也需进行预防。一般在分娩后或发生致敏事件后 72 小时内尽早使用。多克隆抗体的预防作用机制可能是注射的抗 D 抗体与输入的 RhD 阳性红细胞结合,这种复合物被脾的单核巨噬细胞清除,使 D 抗原在被免疫系统识别之前破坏。

产后广泛应用抗 D 免疫球蛋白减少了约 90% 的 RhD 同种免疫及随后发生的 Rh 相关的胎儿和新生儿溶血等问题。28~29 孕周预防性应用 Rh 免疫球蛋白可将孕晚期 RhD 同种免疫发生率从 2% 降至 0.1%,将随后发生的 Rh 相关胎儿和新生儿问题阻断率从 95% 升高至 99%。

Rh(D)同种免疫一旦发生,使用抗 D 免疫球蛋白无效。故 Rh 阴性孕妇一旦妊娠 Rh 阳性胎儿,如存在发生母胎输血的风险,即可应用抗 D 免疫球蛋白。

三、其他血型不合溶血病

红细胞抗原有 33 个系统,共 400 多种抗原,包括常见的 ABO 血型系统、Rh 血型系统,以及少见的 MN、Ss、P. Lutheran、Lewis、Diego、Kell、Duffy、Kidd、Xg、Ii 等血型系统。各血型系统的抗原强度不同,除了 ABO 血型系统和 Rh 血型系统抗原性较强外,其他血型系统抗原性较弱,血型不合溶血病发病率低,偶有报道。

(一)MN 血型不合溶血病

在我国及全球有零星报道。MN 血型系统包含 40 个血型抗原,其中 M、N、S、s 和 U 是最常见的导致新生儿溶血病的血型抗原。抗 M 主要为 IgM,但并存 IgG 成分时可致新生儿溶血病,其发生率不高,但一旦发生,症状很重,甚至发生死胎。有报道 MN 溶血病可发生严重高胆红素血症和贫血,也有黄疸不重而贫血严重,严重贫血、胎儿水肿可致生后不久死亡。抗 S 导致的新生儿溶血病往往较轻,也偶有重症的报道。抗 U 导致的新生儿溶血病仅在黑人中有报道。

(二)Kell 血型不合溶血病

Kell 血型系统有 24 个血型抗原,其中 K_1(Kell,K)和 K_2 是最常见的导致新生儿溶血病的血型抗原,其他抗原,如 K_3、K_4、K_5、K_6、K_7 和 K_{10} 等也可引起溶血。因 Kell 血型抗原表达于红系造血祖细胞,故其抗体不仅引起溶血,还有抑制红细胞生成的作用。因此本病贫血重而黄疸轻,两者不成比例。临床表现为溶血,但网织红细胞可不升高,同时伴造血抑制而非髓外造血亢进。超声检查发现胎儿水肿及羊水检查胆红素更有诊断价值。

(三)Kidd 血型不合溶血病

与新生儿溶血病相比,Kidd 血型抗体在临床上以引起溶血性输血反应为多。文献报道 Kidd 血型抗体(包括抗 Jk^a 和抗 Jk^b)常与其他血型抗体并存。其在体内和体外的凝集效价都易降低,且属补体依赖性抗体,并有明显的剂量效应,在测定时应注意。Kidd 血型不合所致溶血病往往较轻。

(四)Duffy 血型不合溶血病

Duffy 血型系统有 2 个血型抗原,即 Fy^a 和 Fy^b。仅前者的抗体可导致新生儿溶血病。抗 Fy^a 阳性者有 18% 发生溶血,其中 1/3 需输血治疗。

临床上新生儿黄疸出现早、程度重,同时伴有贫血时,如果母子 ABO 和 Rh 血型相合,也仍需要完善抗人球蛋白试验,查找是否存在其他少见血型不合性溶血病。

第三节　新生儿血小板减少症

一、概述

新生儿血小板减少症(NT)是新生儿时期常见疾病,一般认为,当患儿血小板计数高于 150×10^9/L 时为正常;$100 \times 10^9 \sim 150 \times 10^9$/L 之间者为可疑异常,需动态观察;低于 $100 \times$

$10^9/L$ 为新生儿血小板减少症。虽然仅有约 1% 的足月新生儿存在血小板减少症,但有 25%~30% 的 NICU 患儿罹患该病。临床表现多为皮肤广泛性淤斑、淤点,可能存在消化道或颅内出血等程度不同的脏器出血表现。导致新生儿血小板减少症的病因多样,既往多以感染性疾病为主,但近年来发现免疫因素(包括同族免疫及自身免疫)逐步取代感染等因素,成为该病主要且高危的发病原因。严重血小板减少症常使患儿出现颅内出血等严重并发症,导致死亡或遗留严重后遗症。及时、正确评估及治疗新生儿血小板减少症是围产医学的重要任务。

二、病因

患儿生后 72 小时内发生的血小板减少症称为早发性血小板减少症,出生 72 小时后发生者称为晚发性血小板减少症。导致新生儿血小板减少症的相关疾病很多,总体可归纳为以下几种:

(一)先天性因素所致血小板减少

1. 染色体病

如 13 三体综合征、18 三体综合征、21 三体综合征、Turner 综合征及 Jacobsen 综合征等。

2. 遗传性疾病

如遗传性血小板减少症、Wiskott-Aldrich 综合征、X 连锁血小板减少症、无巨核细胞性血小板减少症及范科尼贫血等。

3. 代谢性疾病

如甲基丙二酸血症等。

其中染色体病及遗传性疾病所致血小板减少症多为早发性,程度各异,代谢性疾病所致血小板减少症则多为轻-中度,发病时间各异。

(二)后天/获得性因素所致血小板减少

1. 免疫相关疾病

包括同族免疫性疾病及自身免疫性疾病,如新生儿同族免疫性血小板减少症(NAIT)、母亲存在特发性血小板减少性紫癜(ITP)、系统性红斑狼疮等,多数为早发性,血小板减少症程度中-重度。

2. 感染相关疾病

包括细菌、病毒、真菌及寄生虫等感染。例如 B 族链球菌(GBS)、革兰阴性杆菌、链球菌、巨细胞病毒、单纯疱疹病毒、人类免疫缺陷病毒(HIV)、肠道病毒、念珠菌、弓形虫等感染。其中真菌感染所致血小板减少症多数程度较重,而其他感染所致血小板减少症则程度各异,多数感染所致血小板减少症为早发性。

3. 孕母胎盘功能不全相关疾病

如孕母罹患先兆子痫、子痫、慢性高血压、宫内发育迟缓等,此类血小板减少症多数程度为轻-中度,且多为早发性。

4. 弥散性血管内凝血(DIC)

多由围生期缺氧、败血症或先天性血栓性血小板减少症所致,此类血小板减少程度较重,缺氧所致血小板减少多数为早发性。

5.医源性血小板减少症

包括使用抗生素,如应用阿莫西林及其衍生物、万古霉素或甲硝唑等;使用肝素、抗惊厥药物,如苯妥英或苯巴比妥及 H_2 受体拮抗剂等。药物所致血小板减少症多为晚发性,程度各异。

6.其他

如血管性肿瘤、坏死性小肠结肠炎、血栓等,其发生时间及程度视相关疾病有所不同。

三、发病机制

血循环中血小板直径仅为红细胞直径的 1/5,体积为 7~9fl。血小板在循环中寿命较短,仅有 7~10 天,每天约更新总量的 1/10。血小板的主要功能是凝血和止血,修补破损的血管。血小板的表面糖衣能吸附血浆蛋白和凝血因子Ⅲ,血小板颗粒内含有与凝血有关的物质。当血管受损害或破裂时,血小板受刺激,由静止相变为机能相,迅即发生变形,表面黏度增大,凝聚成团;同时在表面第Ⅲ因子的作用下,使血浆内的凝血酶原变为凝血酶,后者又催化纤维蛋白原变成丝状纤维蛋白,与血细胞共同形成凝血块止血。血小板颗粒物质的释放,则进一步促进止血和凝血。

血小板减少症可能由于血小板生成减少、破坏增多或消耗增多所致。免疫性血小板减少症发病机制为产妇血中存在抗血小板抗原的同族免疫性抗体(仅破坏胎儿血小板)或自身免疫性抗体(同时破坏母亲和胎儿血小板)IgG,其可通过胎盘进入胎儿体内,覆盖在胎儿血小板上,导致血小板被吞噬细胞破坏,引起血小板减少症。感染所致血小板减少症的发病机制较为复杂。可能与病原在巨核细胞内繁殖,骨髓生成血小板受抑有关,也可能与抗血小板抗体的产生、脾大致血小板破坏增多或因并发 DIC 使血小板消耗过多所致。

四、临床表现

依血小板减少的程度起病可急可缓,部分轻症者无临床症状体征;主要症状为出血,常见皮肤淤点、淤斑、紫癜,重者生后数小时内迅速出现广泛性淤斑,以受压和穿刺部位最为多见,可同时有便血、呕血、脐残端出血,头颅血肿及颅内出血。出血量少者经数天后逐渐好转,出血量大者病情转重,皮肤黏膜和甲床苍白发绀,心率增快,呼吸困难,发生颅内出血时有神经系统症状如意识改变、肌张力增高和抽搐,常有较重度黄疸,可致死亡或后遗症。一般无肝脾淋巴结肿大。发病在生后 72 小时内为早发型,需考虑先天性感染、脓毒血症、DIC、母亲疾患和染色体病;发病在 72 小时之后为晚发型,需考虑生后重症感染(细菌或真菌、CMV)、中心导管血栓和遗传性疾患。

五、辅助检查

该病实验室检查主要为动态监测外周血血小板计数,可协助评估疾病严重程度、病情变化及治疗效果等。同时应根据不同类型病因做相应检查,例如凝血分析、骨髓检查及抗原抗体检测。

1. 血小板代谢

相关检查目前常用的反映血小板代谢的指标包括血小板计数(PC)、平均血小板容积(MPV)、血小板分布宽度(PDW)及网织血小板数(RP)。PC可直接反映血小板生成与破坏间的平衡状态。血小板减少症患儿外周血存在不同程度的PC降低,RP明显增加和MPV增大,其中RP是反映骨髓巨核细胞形成血小板能力的重要指标,MPV反映血小板的大小和血小板的体外功能。综合分析上述指标,有助于准确评估血小板代谢状态,协助明确血小板减少症的病因。正常新生儿的MPV在7～11fl,PDW在14%～18%。RP正常值则与新生儿的成熟度有关:胎龄<30周的早产儿为0.088±0.051,30～36周早产儿为0.046±0.017,≥37周的足月儿为0.040±0.024。

2. 凝血分析

患儿出血时间延长,血块收缩时间延长且不完全,但凝血时间正常。

3. 血小板抗原或抗体

如新生儿出现不明原因血小板减少症、不明原因的颅内出血或其母曾生育过血小板减少症的婴儿,应检测父母及患儿的HPA抗原性及母婴体内HPA-IgG。免疫性血小板减少症患儿母亲的HPA-1a多为阴性,父亲为阳性;如果父母双方HPA-1a均为阳性,则可检测HPA-5b或HPA-15b等血小板抗原。另外可检测患儿血清血小板抗体,如母婴血小板抗体阳性,则可确诊同族免疫性血小板减少症。检测血小板抗体时需注意以下问题:①部分孕妇HPA-IgG水平在到达预产期时可能已明显下降,故母儿血清HPA-IgG可呈阴性反应,但在分娩后6周重新测定可能呈阳性反应,因此母婴生后HPA-IgG阴性不能完全除外免疫性血小板减少症诊断。②患儿血清HPA-IgG滴度与疾病的严重程度不成正比。

4. 骨髓象

对于单纯血小板减少患儿一般不作为常规检查项目。骨髓巨核细胞数增加或正常,少数患儿的巨核细胞可能对同族免疫性抗体亦敏感,发生破坏而减少。出血严重的患儿红细胞系统增生活跃。粒细胞系统一般无明显改变。

5. 其他

如出血严重,往往合并高胆红素血症,应检测血胆红素水平。出血严重患儿多有贫血,网织红细胞增高。除非同时存在抗白细胞抗体,否则粒细胞及淋巴细胞计数正常。如怀疑患儿存在颅内出血等,可行相应影像学检查。如怀疑患儿存在先天性或遗传性血小板减少症,可行染色体核型分析或基因等检测。如患儿母亲血小板正常,怀疑宫内感染,可行TORCH检查。

六、诊断和鉴别诊断

在进行新生儿血小板减少症的相关检查前,应详细了解患儿围生期病史及其家族病史,特别是其母亲是否患ITP或自身免疫性疾病病史,母亲有无妊娠期高血压、慢性高血压、子痫或先兆子痫、HELLP综合征等病史,同胞患血小板减少症的情况等。多数NICU的血小板减少症患儿为非免疫性,与一些常见新生儿疾病有关,如慢性宫内缺氧、败血症、坏死性小肠结肠炎以及病毒感染病史。进行详细的全身体格检查,除检查引发血小板减少症的原因外,尚需注意评估患儿发生出血相关并发症的风险,注意有无先天畸形相关表现,如血小板减少伴桡骨缺失综合征、范科尼贫血、13 三体综合征、18 三体综合征、21 三体综合征或 Turner 综合征等。

当新生儿一般情况有所改善后,血小板减少症也多在 5~7 天内相应会有所改善。如果血小板减少症持续无缓解,应注意积极寻找其他病因。

晚发性血小板减少症多数由细菌性或真菌性败血症或(和)坏死性小肠结肠炎所致。还需警惕单纯疱疹病毒、巨细胞病毒、DIC、导管相关血栓、药物所致血小板减少、肝素诱导血小板减少或其他遗传异常。

七、治疗

治疗原则为尽可能寻找病因、去除致病因素,防治感染、出血及相关并发症。如血小板$>30\times10^9$/L,出血不严重,可不作特殊治疗仅严密观察及病因治疗;如血小板$<30\times10^9$/L,为预防颅内出血,可考虑以下治疗:

1.输血小板

使用洗涤过的母亲血小板最为有效而安全,剂量为每次 10~15mL/kg。

2.输新鲜血

输入与患儿血小板同型的新鲜全血,所输鲜血中的血小板虽然可被患儿血中抗体破坏,但实际上消耗了抗体,有利于病情恢复;发生严重出血时,本法可作为急救措施。

3.静脉用免疫球蛋白(IVIG)

可保护血小板免受破坏,剂量为 1g/(kg·d),连续 2 天。对感染或免疫因素导致的血小板减少使用 IVIG 冲击疗法更为有效。

4.肾上腺皮质激素

能降低毛细血管通透性,减少出血,抑制巨噬细胞破坏有抗体吸附的血小板,促使血小板较快回升。应在输血小板和 IVIG 无效、排除细菌或病毒感染的情况下才考虑使用。甲基泼尼松龙 1mg/kg bid,连用 3~5 天或在使用 IVIG 当天 1mg/kg,q8h 静脉注射;也有推荐口服泼尼松 1~3mg/(kg·d),视病情恢复逐渐减停。

5.换血

最理想的血源是血小板抗原匹配的血,可清除抗体并提供不被破坏的血小板;对合并高胆红素血症者还可清除血中胆红素。

大多数患儿经保守治疗后病情稳定,出血停止,血小板逐渐回升至正常。少数出血严重者需反复多次输注血小板和 IVIG,必要时加用较长疗程的口服皮质激素。

八、不同类型的血小板减少症

1.新生儿免疫性血小板减少症

(1)新生儿同族免疫性血小板减少症:NAIT 发病率约为所有新生儿血小板减少症的 1/4,其是足月健康新生儿发生中-重度血小板减少症的常见原因。NAIT 的发病机制与 Rh 溶血病相似，即母儿存在血小板抗原性不合所致，只是 NAIT 常在初次妊娠即可发生。人类血小板具有多种抗原，胎儿血小板如果携带父源性血小板抗原，其母缺乏此血小板抗原（HPA），则当胎儿血小板通过胎盘进入母体血循环时，会导致母体产生针对外源性抗原的血小板抗体。这些抗体通过胎盘重新进入胎儿血循环，并破坏胎儿血小板，导致胎儿及新生儿血小板减少症。人类共有 16 种 HPA，其中三种，即 HPA-1a、HPA-5b 和 HPA-15b，可导致约 95% 的 NAIT。白种人血小板减少症患儿中约 75% 存在母婴 HPA-1a 不相合。HPA-1a 不相合在孕妇中发生比例约为 1：350，其中仅 1：1500～1：1000 发生血小板减少症。

NAIT 患儿的母亲血小板正常且无出血倾向，患儿多为健康足月儿，无其他可导致血小板减少的疾病，如感染、低氧血症及 DIC 等表现，患儿生后数分钟至数小时内出现出血表现，以皮肤黏膜出血为主，多数无其他异常表现，Coombs 试验多为阴性。父母及患儿血 HPA 和（或）HPAIgG 测定结果可作为确诊依据。

轻症患儿可仅有血小板减少，无出血表现；重症患儿（10%～30%）可有各脏器出血表现，例如颅内出血、头颅血肿、呕血、便血、脐带残端出血、穿刺部位渗血。患儿血小板计数在生后数天内多低于 50×10^9/L，此后 1～4 周内，随着抗体滴度的降低，血小板计数即恢复正常。NAIT 最严重的并发症为颅内出血，其发生率在出生前约为 10%，颅内出血一旦发生则病情危重，预后不良，因此 NAIT 导致的严重血小板减少症患儿均应行头颅 B 超除外颅内出血可能。

本病为自限性疾病，如患儿血小板计数高于 30×10^9/L，且无严重出血，可不做特殊处理，仅需每日监测血小板，患儿血小板计数多于生后数日至 2 个月（平均 2 周）恢复正常。如血小板计数低于 30×10^9/L，因有自发出血可能，为避免出现严重并发症，应积极治疗。

此类患儿最佳的治疗方案为输注 HPA-1a 及 HPA-5a 阴性血小板，对 95% 的患儿有效。当血小板计数低于 30×10^9/L 或血小板计数在 30×10^9～50×10^9/L 且有明显出血时，应立即给予血小板输注，0.1～0.2U/kg，30～60 分钟内输入，必要时 2～3 天后再次输注，直至血小板计数稳定于 100×10^9/L 以上。如患儿有发热、严重感染、DIC 等存在时，应放宽血小板输注指征，且输注剂量加倍。对于严重血小板减少症的患儿，即便含有相关抗原的血小板也可用于治疗。最易获得 HPA-1a 阴性血小板的供体是患儿母亲，但其血浆中含有 HPA-IgG，故需进行洗涤，以减少其中抗 HPA-1a 抗体滴度。

肾上腺皮质激素可使血小板回升，降低血管通透性，减轻出血倾向。常用泼尼松 1～2mg/（kg·d），重症可加至 2～3mg/（kg·d），再逐步减量，疗程约 1 个月。

使用免疫球蛋白治疗此类患儿亦有效，但疗效弱于血小板输注，免疫球蛋白提高血小板速度快、止血作用快，但作用时间较短，一般用于激素治疗无效、用药后有明显不良反应及预防危及生命的大出血时。常用剂量 1g/（kg·d），连用 1～3 天。

一旦患儿确诊 NAIT，应明确其父母基因型，以便提供基因相关治疗。当生育过 NAIT 患儿的母亲再次怀孕，如患儿父亲是相关抗原纯合子，则应在胎龄 13 周左右开始进行治疗，方法为孕妇每周注射免疫球蛋白，如第一胎新生儿存在严重血小板减少症或存在颅内出血，则可加用激素。如果患儿父亲为杂合子，则新生儿发生血小板减少症的风险应通过对孕母血液循环中的胎儿细胞进行分子水平分析进行评估或通过行绒毛膜活检或羊水穿刺了解胎儿受累的程度,因以上方法均为有创操作,可能导致母婴并发症的发生,需谨慎选用。

可给予与患儿血小板同型的新鲜血输注,目的是中和患儿血清中的抗体并补充红细胞,对严重出血或有颅内出血风险的患儿,输注新鲜血是急救措施之一。换血疗法用于重症患儿。最理想的血源为血小板抗原匹配的血液,使用枸橼酸-磷酸-葡萄糖而非肝素抗凝的新鲜血。

(2)新生儿自身免疫性血小板减少症:新生儿自身免疫性血小板减少症或称先天被动免疫性血小板减少症,多发生于产妇存在自身免疫性疾病的情况下,如合并 ITP 或系统性红斑狼疮等,产妇体内抗血小板抗体通过胎盘进入胎儿体内,对产妇及胎儿血小板均有破坏作用。发生率为所有妊娠的 1/1000~2/1000。该病严重程度明显低于 NAIT。患儿发生此病的风险主要取决于其母血小板程度及其母自身免疫性疾病活动程度,孕妇 ITP 处于活动期时,其婴儿发生此病风险大大增加,反之则明显减少。孕妇脾切除后,虽然其自身血小板计数可正常,但由于抗体可通过胎盘进入胎儿体内,胎儿脾可发挥正常作用,故胎儿可发生血小板减少。该病临床表现与 NAIT 相似。值得注意的是,有时产妇并无明确相关阳性病史,部分血小板减少症的产妇无明显症状,故新生儿应在生后常规进行血小板计数的监测。轻症患儿无需治疗,如血小板计数低于 $30×10^9/L$ 或出血严重,可给予肾上腺皮质激素(尤其对母亲患 SLE 相关的血小板减少症患儿),如泼尼松 $1~2mg/(kg \cdot d)$,口服;地塞米松每次 $0.5~1mg/kg$,每日 $1~2$ 次,静滴或静脉注射。多数情况下,患儿在生后 7 天内血小板计数逐渐恢复正常,总病程 4~8 周。当患儿存在严重血小板减少症时,推荐应用免疫球蛋白进行治疗(用法同 NAIT)。如患儿血小板计数 $<10×10^9/L$ 或出血严重,可能危及生命,可给予血小板、新鲜血输注或换血。

如果新生儿存在无法解释的血小板减少症,多提示其存在自身免疫性异常,对可明确除外 NAIT 的新生儿,应常规对其母进行自身免疫性疾病的筛查,因为新生儿血小板减少症有时可能为产妇自身免疫性疾病的首发表现。

2. 先天性或遗传性血小板减少症

(1)非整倍体染色体病血小板减少症:常见于 13 三体综合征、18 三体综合征、21 三体综合征及 Turner 综合征患儿。此类患儿发生血小板减少症的发病机制尚不明确,可能与慢性胎儿缺氧相关发病机制相似,与血小板生成减少有关。

(2)巨大血小板综合征:巨大血小板综合征(BSS)患儿多存在中-重度血小板功能缺陷,临床上存在轻度血小板减少、巨型血小板、皮肤黏膜出血等表现,该病发病率极低,世界范围内发病率约为 1/1000000,可在新生儿期出现临床表现,但出血表现多不严重。该病为常染色体隐性遗传疾病,患者大多来自近亲婚配家庭,自发突变少见。定位于 17 号染色体的 GPIba 基因、22 号染色体的 GPIbp 以及 3 号染色体的 GPIX 基因缺陷是导致 BBS 患儿血小板缺陷的原因。其中 vW 因子受体 GPIb 异常是导致本病血小板功能缺陷的原因。22 号染色体缺陷及 GPIbp 基因异常是导致 DiGeorge 综合征和心脏疾病的原因,其合并 BSS 可能致患儿严重出血。流式细胞分析如提示患儿存在 CD41a 或 GPⅠb-Ⅸ-Ⅴ 缺失,则可确诊 BSS。治疗以对症支持治疗为主,当患儿出现威及生命的出血时,应进行血小板输注。如果产妇存在 BSS,可能产生针对 GPⅠb-Ⅸ-Ⅴ 的自身免疫性抗体,该抗体可通过胎盘,其所产婴儿可能发生 NAIT。

(3)Wiskott-Aldrich 综合征:Wiskott-Aldrich 综合征(WAS)是由于 X 染色体短臂(Xp11.23)

上 WAS 蛋白相关基因的突变所致的一种伴性隐性遗传病。患儿多有家族史,女性为传递者,男性发病。典型表现为血小板减少及小血小板、湿疹、免疫缺陷(反复细菌或病毒感染)。除非存在明确家族史,大部分患儿在新生儿期无明显异常表现。患儿多在生后 1 年内出现出血症状。血小板减少是由于其血小板本身存在缺陷而被破坏所致。出血与血小板功能异常、寿命缩短及血小板减少症相关。80％的患儿存在异位性湿疹,反复感染。该病预后较差,多因严重感染、出血或恶性淋巴瘤死亡。治疗以预防感染、提高免疫力及对症支持治疗为主。可局部应用激素治疗异位性湿疹,应用敏感抗生素治疗感染,同时应用免疫球蛋白预防感染。脾切除疗效不一,肾上腺皮质激素治疗无效。

(4)范科尼贫血:新生儿存在持续血小板减少症往往提示存在范科尼贫血。多数范科尼贫血(FA)为常染色体隐性遗传病,患儿初期往往仅表现为血小板减少,随后出现全血细胞减少症表现。合并先天畸形表现包括皮肤色素沉着或片状棕色斑、小头畸形、尿道畸形、骨骼畸形,如拇指阙如或畸形、第一掌骨发育不全、尺骨畸形、脚趾畸形等。如患儿有上述畸形表现,应警惕其存在 FA 可能。该病在新生儿期往往无需治疗。

(5)血小板减少伴桡骨缺失综合征:血小板减少伴桡骨缺失综合征(TAR)综合征是一种罕见的遗传性疾病,临床特征为血小板减少伴双侧桡骨阙如。1929 年由 Greenwald 等首次描述 TAR 综合征,最初被认为是范科尼贫血的一种类型。大多数 TAR 病例为常染色体隐性遗传,少数为常染色体显性遗传;其发生率为 0.42/100000～1/100000,无性别差异;患儿常为小于胎龄儿。发病机制尚不明确,由于本病存在家族性,可能与遗传有关;也可能与孕妇感染或服药病史有关。该病症状往往在生后早期即出现,所有患儿均可出现血小板减少症,多数发生时间为生后 4 个月左右。与 FA 患儿不同,双侧桡骨阙如为 TAR 患儿最具特征的常见表现,常导致双手内翻。亦可有其他骨骼改变,患者大多身材矮小。其预后与出血严重程度相关,血小板输注可降低因严重出血致死的风险,是本病的主要治疗措施;脾切除有助于治疗成人血小板减少,对难以控制的出血可考虑行骨髓移植;骨骼畸形可通过手术纠正;血小板减少导致的出血常发生于 1 岁以内的婴幼儿,而 1 岁之后,随患儿年龄增长,血小板减少可逐渐改善,维持于正常底限,10 岁后接近正常成人水平。如患儿存活到 2 岁以上,预后较好。

(6)先天性无巨核细胞性血小板减少症:先天性无巨核细胞性血小板减少症(CAMT)是一种罕见的常染色体隐性遗传病,患儿多在新生儿期出现血小板减少症,出现淤斑或其他出血表现,约 50％的患儿会在婴幼儿期逐渐出现再生障碍性贫血。骨髓中巨核细胞减少或阙如,而红系及粒系增生正常。新生儿期有症状者可予血小板输注治疗,干细胞移植是根本的治疗手段。

(7)May-Hegglin 异常(杜尔小体白细胞异常)综合征:该病为罕见的常染色体显性异常性疾病,常在外周血中发现畸形的巨大血小板,中性粒细胞、嗜酸粒细胞及嗜碱粒细胞中可见大而边界清楚的嗜碱性包涵体(Dohle 小体)。患儿可有血小板减少症,但多无明显出血倾向,脾切除可使血小板增加,但不改变出血倾向。该病预后良好,一般不需治疗。

(8)MYH-9 相关血小板减少症:该病为常染色体显性遗传性疾病,是定位于 22q12～13 的 MYH-9 基因异常所致。该基因编码非肌性肌球蛋白重链ⅡA 蛋白,该蛋白是细胞骨架收缩蛋白。该病包含四种类型。其临床表现为轻-中度血小板减少、巨大血小板、中性粒细胞包涵体,伴或不伴感音神经性聋等。该病出血症状较轻,巨大血小板和中性粒细胞包涵体是主要的诊断线索,基因检测有助于确诊,输注血小板是主要的治疗措施。

3. 血小板消耗过多所致新生儿血小板减少症

(1)卡梅现象:卡梅现象(KMP)是新生儿期发生血小板减少症的重要病因之一。由Kasabach和Merritt于1940年首次提出,其典型表现为与血管畸形相关的严重血小板减少症、微血管病性贫血及DIC。该病患儿的平均发病年龄为生后5周,病变起始部位多位于四肢、躯干体表部位,有巨大血管瘤,少数生长在内脏及腹膜后。当血管畸形发生于皮肤表面时,诊断不难,但当血管畸形累及脏器,则诊断较为困难。既往认为KMP是婴儿血管瘤引起,但近年来的研究表明,KMP是由卡波西样血管内皮瘤(KHE)或丛状血管瘤(TA)引发,而非婴儿血管瘤,其发病无性别差异,多见于1岁以内的婴儿。该病发病原因为血液在血管瘤局部停留或并发DIC,导致血小板消耗过多。治疗手段以输注血浆、血小板为主。如血管畸形具有侵袭性特征,则需用激素、干扰素、长春新碱或其他化疗。目前最新研究发现,血管生成抑制剂贝伐珠单抗及mTOR抑制剂西罗莫司(雷帕霉素)可能对该病有效,但尚未用于临床。

(2)血栓性疾病:近年来NICU住院患儿发生获得性血栓较前明显增加,主要与NICU中患儿往往需要留置导管及存在其他导致血栓的相关疾病有关。留置导管常需要肝素封管,是导致肝素相关血小板减少症的重要原因,且与动脉血栓生成有关。另外,vW因子裂解酶ADAMTS13的遗传性缺陷是导致新生儿血栓性血小板减少症的因素之一。当患儿同时存在血小板减少及肾衰竭时,临床上亦须警惕肾静脉血栓可能。

4. 药物性血小板减少症

(1)先天性:一般与母亲妊娠期用药有关(与剂量无关),新生儿多存在免疫性血小板减少。该病患儿的母亲多为过敏体质,服用某些药物后可能被致敏,产生特异性IgG抗体,抗体通过胎盘进入胎儿体内后,可附着于胎儿血小板表面。当孕妇再次服用同种药物时,发生抗原抗体反应,致使孕妇血小板减少,同时当该药可通过胎盘时,则药物作为抗原进入胎儿体内,与胎儿血小板表面的抗体产生抗原抗体反应,破坏胎儿血小板,导致新生儿血小板减少症。此类药物包括磺胺类、奎宁、奎尼丁、对氨基水杨酸及苯巴比妥等。

(2)后天性:某些半抗原药物,如青霉素、奎宁、苯妥英钠、苯巴比妥、磺胺类、解热镇痛药、抗结核药等,可吸附于血小板膜形成抗原复合物,使新生儿产生相应抗体,抗原抗体复合物在补体参与下附着于血小板表面或直接破坏血小板,导致血小板减少症。

孕妇或新生儿应用噻嗪类利尿药时,可能由于中毒产生新生儿血小板减少症。

在妊娠期或新生儿期用药应十分谨慎。一旦发现新生儿存在由于药物所致血小板减少症,应立即停药,并采取措施促进其排泄。一般停药后症状即可减轻,病程多在2~3周。

5. 感染性血小板减少症

细菌及病毒均可导致新生儿血小板减少症。宫内病毒感染,如孕母存在风疹病毒感染或巨细胞病毒感染,病原体可通过胎盘进入胎儿体内,引起宫内发育迟缓、先天畸形、血小板减少、肝脾大、溶血等表现。血小板减少的发病机制较复杂,可能与病毒导致的骨髓生长受抑或血小板抗体产生有关。患儿多为小于胎龄儿,生后不久即出现不明原因皮肤淤点淤斑及血小板减少,需尽早行 TORCH 及相关病毒检测协助明确病因。皮肤淤斑淤点多于 1 周左右消退,但血小板减少可能需数周方可恢复。

细菌感染以金黄色葡萄球菌及革兰阴性杆菌最常引发新生儿血小板减少症。重症感染在发病早期即可出现血小板减少,出血程度与血小板减少程度相关。如出现肺出血、大量消化道出血、颅内出血等,则预后不佳。治疗以积极抗感染治疗原发病为主,必要时可输注血小板或新鲜全血。静脉应用丙种球蛋白可协助控制感染,对该病有较好疗效。

6. 新生儿溶血病合并血小板减少症

严重新生儿溶血病,如 Rh 血型不合溶血病,常合并血小板减少症的发生,可能为患儿血中同时存在红细胞及血小板同族免疫性抗体,导致红细胞和血小板同时破坏。红细胞大量破坏时,可释放红细胞素,其具有与血小板第Ⅲ因子类似的作用,可加速凝血过程,使血小板消耗增加。故对于存在溶血病的新生儿,应常规监测血小板计数的变化情况。严重病例可行换血,在换出胆红素和抗体同时,血小板计数也可部分恢复,但血源不宜选择库存血,因可能导致数天后再次出血和血小板减少。

第四节　急性淋巴细胞白血病

其克隆中的白血病细胞失去进一步分化成熟的能力而停滞在细胞发育的不同阶段,在骨髓和其他造血组织中大量增生积聚并浸润其他器官和组织,使正常造血受抑制,临床表现为贫血、出血、感染及各器官浸润症状。

一、病因

白血病病因目前尚不明确,可能的致病因素有:①遗传因素;②胎内起源;③感染因素;④环境因素(理化因素),如电离辐射、化学致癌剂等;⑤生活方式。

二、临床表现

(1)起病可急可缓,症状可轻可重,有时是在体检验血时才被发现。

(2)主要表现为不规则的发热;面色苍白、乏力;皮肤及黏膜出血,牙龈出血或鼻出血;约 1/4 患儿初始以骨关节疼痛为首发症状,甚至出现跛行、骨折。

(3)浅表淋巴结可轻度肿大,多局限于颈部、颌下、腋下及腹股沟等处;30%～50%患儿有明显的肝和(或)脾大;不到 5%患儿就诊时伴有中枢神经系统受累表现,如头痛、恶心、呕吐、嗜睡等症状;还有个别患儿伴有纵隔浸润或睾丸无痛性肿大。纵隔肿大明显常提示 T 细胞白血病。

三、辅助检查

1.外周血象

白细胞计数可不同程度的增高或减低,约 1/3 病例在正常范围。白细胞增高者,分类以淋巴细胞为主,可见数量不等的幼稚细胞。部分伴嗜酸性粒细胞增多。血红蛋白多降低。贫血为正细胞正色素性。多数血小板计数降低,约 25% 患儿血小板正常。

2.骨髓象

是确诊 ALL 的重要依据。骨髓增生多活跃、明显活跃甚至极度活跃,部分增生低下。骨髓增生减低者多伴骨髓纤维化或出现骨髓"干抽"现象,此时应行骨髓活检以明确诊断。骨髓原始淋巴细胞及幼稚淋巴细胞比例增高,高者达 80% 以上,$\geqslant 30\%$ 即可确诊为本病。而红细胞系及巨核细胞系增生受抑。

3.组织化学染色

常用以协助鉴别细胞类型。ALL 的特征为过氧化物酶阴性,糖原染色阳性至强阳性,非特异性酯酶阴性或弱阳性,苏丹黑染色阴性,碱性磷酸酶积分增高。

4.免疫学分型

应用流式细胞术进行骨髓细胞免疫分型,可将 ALL 分为 B 细胞及 T 细胞两大类。前者可细分为早前 B 细胞型、前 B 细胞型、普通 B 细胞型、成熟 B 细胞型。免疫学分型有助于确定白血病细胞的类型及其分化阶段,与其他类型白血病相鉴别,还可判断预后,对临床有显著的指导意义。

5.细胞遗传学或分子遗传学分型

ALL 患儿多数伴有染色体数目或结构的异常,由此产生基因结构、表达异常是影响预后的重要因素。通过分子生物学方法检测这些基因异常可作为追踪微小残留病、判断预后的指标。

四、危险度分型

根据 ALL 患儿初诊时年龄、外周血白细胞及初步治疗反应等因素,临床分为标危、中危、高危 3 个组别,以此进行分层、个体化治疗。

1.标危(SR)

符合以下各点:①泼尼松反应佳(PGR,即化疗第 8 天外周血幼稚淋巴细胞数$<1\times10^9/L$);②年龄$\geqslant 1$ 岁,<6 岁;③初诊时血白细胞$<20\times10^9/L$;④诱导化疗第 15 天,骨髓 M_1(原始淋巴细胞+幼稚淋巴细胞$<5\%$)或 M_2(原始淋巴细胞+幼稚淋巴细胞为 $5\%\sim25\%$);⑤诱导化疗第 33 天,骨髓 M_1。

2.中危(IR)

泼尼松反应佳,且符合以下任一点:①年龄<1 岁,$\geqslant 6$ 岁;②初诊时血白细胞$\geqslant 20\times10^9/L$;③诱导化疗第 15 天,骨髓 M_1 或 M_2;④诱导化疗第 33 天,骨髓 M_1;⑤T 细胞型;⑥或符合 SR 标准,但诱导化疗第 15 天骨髓 M_3(原始淋巴细胞+幼稚淋巴细胞$>25\%$),而诱导化疗第 33

天骨髓 M_1 者。

3.高危(HR)

符合以下任一点:①IR 且诱导化疗后第 15 天骨髓 M_3(非 SR 及诱导化疗后 15 天骨髓 M_3);②泼尼松反应差(即化疗第 8 天外周血幼稚细胞≥1.0×10^9/L);③化疗第 33 天骨髓 M_2 或 M_3;④t(9:22)(BCR/ABL)或 t(4:11)(MLL/AF4)异常;⑤诊断时有睾丸白血病或纵隔大肿块,化疗后+33 天评价病灶缩小不足 70%。

五、诊断标准

目前国际上采用 ALL 的形态学(M)、免疫学(I)、细胞遗传学(C)、基因分型(M)(即 MICM)的分型标准,对于判断疾病预后、指导治疗及微小残留白血病细胞的检测有重要意义。

六、特殊危重指征

(1)高白细胞血症:指初诊时外周血白细胞>50×10^9/L 的状态。

(2)血小板低下并伴有严重出血倾向,尤其血小板<20×10^9/L 时。

(3)粒细胞<0.5×10^9/L 并伴严重感染。

(4)中枢神经系统浸润:初诊时伴颅内高压、颅内出血征象。

七、鉴别诊断

1.再生障碍性贫血

需与低增生性白血病鉴别。本病肝、脾、淋巴结不大;骨髓有核细胞增生低下,无幼稚细胞增生,骨髓检查可确诊。

2.传染性多核细胞增多症

本病肝、脾、淋巴结常肿大,外周血白细胞增高并出现异型淋巴细胞,易与 ALL 混淆。但本病病程经过一般良好,血象多在 1 个月左右恢复正常;血清嗜异性凝集反应阳性;EB 病毒或单纯疱疹病毒等病毒学检查阳性;骨髓无幼稚细胞可鉴别。

3.类白血病反应

为造血系统对感染、中毒和溶血等刺激反应的一种异常反应,以外周血出现幼稚白细胞或白细胞增高为特征。原发病控制后,血象即恢复正常。此外,血小板数多正常,白细胞中有中毒颗粒,中性粒细胞碱性磷酸酶积分显著升高,可与之鉴别。

4.风湿性关节炎

ALL 患儿以发热伴骨关节疼痛为初发症状的易与风湿性关节炎混淆,应注意鉴别。尤其诊断不明时应慎用激素,因这两种病激素治疗均有效,如应用后可能暂时缓解症状,从而掩盖了病情,导致误诊。本病贫血程度轻,无出血,肝、脾、淋巴结肿大较少见,外周血中无幼稚细胞,疼痛仅限于关节。疑诊时应做骨髓检查。

八、治疗

(一)治疗原则

ALL 以化学治疗(化疗)为主要手段。化疗的主要原则是按临床危险型选择不同强度的治疗方案,强调早期连续合理强烈化疗和坚持长期持续化疗,同时给予鞘内化疗预防 CNSL 的发生。化疗过程中应密切观察,进行有效的对症治疗和并发症的预防和治疗,包括瘤细胞性栓塞,肿瘤溶解综合征,水、电解质平衡,贫血,出血,DIC,各脏器特别是心、肝、肾正常功能的维持,各种感染及各种化疗药物毒副反应的防治。同种异体造血干细胞移植适用于难治性及复发性 ALL,宜在 CR 后进行移植。

(二)化疗

ALL 化疗基本组成部分包括诱导缓解治疗、缓解后巩固治疗、CNSL 预防性治疗、再诱导治疗、和维持治疗。

1. 诱导缓解治疗

ALL 诱导缓解治疗首选国内外常用的标准方案 VDLP 方案:即长春新碱(VCR) $1.5mg/m^2$,每周 1 次×4 次;柔红霉素(DNR) $30mg/m^2$,每周 1 次,共 2～3 次(HR-ALL 用 3 次,SR-ALL 用 2 次);左旋-门冬酰胺酶(L-ASP) $6000～10000U/m^2$,隔天 1 次共 6～8 次(HR-ALL 用 8 次,SR-ALL 用 6 次);泼尼松每天 $60mg/m^2$,分三次口服,共 28 天,减停 7 天。95% 患者在 28 天至 35 天时能达完全缓解(CR)。

2. 缓解后巩固治疗

推荐用 CAT 方案,环磷酰胺(CTX) $800～1000/m^2$ 第 1 天,阿糖胞苷(Ara-C)每日 $100mg/m^2$ ×7 天,每日分 2 次(q12h),皮下注射;6-硫鸟嘌呤(6-TG)或 6-鸟嘌呤(6-MP),每日 $75mg/m^2$,晚间顿服×7 日;HR-ALL 时可采用中、大剂量 Ara-C, $1～2g/m^2$,q12h×4～6 次,CTX 和 6-MP 同上。

3. CNSL 及其他髓外白血病

预防采用头颅放疗预防 CNSL 者越来越少。推荐用大剂量甲氨蝶呤(HDMrIX)和鞘内化疗进行 CNSL 预防。HDMTX 在巩固治疗结束后开始,每隔 10～15 天 1 次,用 3 次,高危(HR-ALL)共用 5～6 次,低危(LR-ALL)共用 3～5 次。每次 MTX 剂量为 3000～5000mg (HR)/ m^2 ,1/6 静脉推注 15 分钟(不超过 500mg),余量于 24 小时内均匀滴入。在推注后 30～120 分钟之间鞘内注入"三联"化疗。于治疗起第 37 小时用四氢叶酸钙(CF) $15mg/m^2$ 共 6～8 次,首剂静脉注射,以后可改 q6h 口服。有条件者检测血浆 MTX 浓度(<0.1mol/L 为无毒性浓度),以调整 CF 应用的次数和剂量。若 44 小时<1mol,68 小时<0.1mol,则 CF 用 6 次即可,否则要延长并增加解救剂量。预防毒性措施包括水化、碱化,化疗前 3 天起口服碳酸氢钠 0.5～1.0g,每日 3 次,化疗当天起用 5%碳酸氢钠 5mL/kg 静脉滴注,每天补液 1/5 张含钠溶液 3000mL/ m^2 ,24 小时内均匀滴入,共 4 天。用药前肝、肾功能必须正常。

鞘内化疗:诱导治疗开始后 2～5 天起每周鞘内注射 MTX、Ara-c、地塞米松(DX)"三联"化疗 1 次,共 5～6 次,以后每 3 月 1 次至治疗结束。MTX 剂量为 $12.5mg/m^2$ (最大 12.5mg);

Ara-C 1mg/kg(最大 50mg);DX 0～2 岁为 2.5mg,＞2 岁为 5mg。

4. 再诱导治疗

一般在第 3 次 HDMrIX＋CF 10～14 天起,HR-ALL 的早期强化治疗分 2 个阶段,第一阶段用 VDJP,与诱导治疗的不同之处在 DNR 和 VCR 每周 1 次共 2 次,泼尼松剂量每天 45mg/m² 共 14 天,逐渐减量,7 天内停药,口服。第二阶段用 VP-16 每次 200mg/m²,Ara-c 每次 300mg/m²,每 3 天 1 次,共 3 次,静脉滴注。SR-ALL 的早期强化只用 VDLP。

5. 维持治疗

MTX 肌内注射或口服 20～30mg/m² 每周 1 次共 3 周,同时 6-巯基嘌呤(6-MP)每天 75mg/m² 共 21 天,口服;后接 VCR 1.5mg/m²1 次,泼尼松剂量每天 45mg/m² 共 7 天;如此每 4 周 1 个周期,周而复始,并根据个体外周血白细胞计数调整 MTX 和 6-MP 剂量,使白细胞计数维持在(2.8～3.0)×10⁹/L。ALL 总治疗期限男孩为 2.5～3 年,女孩 2～2.5 年。

6. CNSL 治疗

按剂量"三联"鞘注化疗 8 次,隔天 1 次至脑脊液中肿瘤细胞消失(一般鞘注 2～3 次后脑脊液大多转阴),以后每周 2 次至总共 8 次。如 CNSL 发生在骨髓 CR 期,则需在脑脊液转阴后增加 1 次全身强化治疗,以避免 CNSL 后全身复发,然后作全颅放疗(⁶⁰Co 或直线加速器)治疗,总剂量为 18Gy,分成 15 次照射,对已有足够身高的大年龄患儿同时作全脊髓放疗,对小年龄患儿则在全颅放疗的同时增加鞘内化疗每周 1 次共 2 次。

7. 睾丸白血病(TL)治疗

睾丸异常肿大,怀疑为 TL 时,最好能作活检以确诊。如为双侧 TL,则作双侧睾丸放疗,总剂量为 24～30Gy。若是单侧 TL,可作病侧睾丸手术切除。如起病时已有 TL,应按原治疗方案进行全身性诱导、巩固等治疗,在诱导结束后作 TL 局部治疗。若 CR 中发生 TL,在治疗 TL 的同时,给予 VDLDX 和 VP-16＋Ara-c 方案各一个疗程作全身治疗,以免由 TL 引发骨髓复发。

8. 并发症的预防及支持治疗

(1)防止肿瘤细胞溶解综合征:淋巴细胞白血病细胞对化疗常十分敏感,在化疗开始时大量的肿瘤细胞被药物杀伤破坏溶解,因此而诱发肿瘤细胞溶解综合征,此种情况常发生在化疗刚开始 1 周内,主要表现为高尿酸血症、高血钾、高血磷、低血钠、低血钙等电解质紊乱,酸碱平衡失调和少尿、无尿、DIC 等。为减慢肿瘤细胞溶解的速度,避免肿瘤细胞溶解综合征形成,对于外周血白细胞计数大于 50×10⁹/L 者初始化疗应相对减弱,如仅给泼尼松和长春新碱,在 3～7天后才给予较强的化疗。对所有诱导期第 1～2 周的新患者均应给予 3000mL/m² 水化、5％碳酸氢钠 5mL/kg 碱化血液和尿液,监测电解质、尿酸、DIC 指标,保证水、电解质平衡,同时服用别嘌呤醇 200～300mg/(m²·d),以减少尿酸的形成,防止尿酸性肾小管栓塞所致的肾功能不全。

(2)预防感染:注意食品及环境卫生,减少感染机会。应用 SMZco 25～50mg/(kg·d),诱导期可全程应用,缓解后每周用 3 天,防止发生卡氏肺囊虫肺炎。静脉应用丙种球蛋白每次 200～400mg/kg 可能减少某些感染的机会。化疗期间禁止接种活疫苗,以避免疫苗布散感染。加强口腔和肛门护理,及时治疗如龋齿等潜在感染灶以减少内源性感染。及时处理浅表真菌感染以减少深部真菌感染。

（3）应用 L-ASP 时宜低脂饮食，减少合并急性胰腺炎的机会；注意血白蛋白水平，明显低下时及时补充，以避免低蛋白血症加重感染。定期进行心、肝、肾功能检查，避免脏器功能不全。

（4）适当应用造血刺激因子缩短骨髓抑制期，可能减少感染机会。可应用粒-单刺激因子或粒细胞刺激因子（GM-CSF 或 C-CSF），对缓解中患者在强化疗 48 小时后根据化疗强度适时应用 $3\sim5\mu g/(kg\cdot d)$ 至白细胞 $>3.0\times10^9/L$。

9. 其他

随访与患者管理应将白血病治疗视作一个系统性工程，随访及患者管理是其中十分重要的部分，以保证按时实施治疗计划。要做到正确记录临床实验室检查结果和所有的治疗，详细向患者交代下一阶段的治疗计划及离院后的注意事项。未按时来院接受治疗及随访时主动与家长联系，减少失访者，以提高治愈率和统计的正确性。

第五节　血友病

一、概述

血友病是一类由于遗传性凝血因子缺乏所引起的出血性疾病。其中由于因子Ⅷ（AHG，AHF）缺乏所致者称血友病甲，又名凝血因子Ⅷ缺乏症；因子Ⅸ（PTC）缺乏所致者称血友病乙，又名因子Ⅸ缺乏症；两者均为伴性隐性遗传。常染色体显性遗传的因子Ⅺ缺乏以往称为血友病丙，现多称为因子Ⅺ或血浆凝血活酶前质（PTA）缺乏症，常与血管因子缺陷并存。

二、发病机制

血友病甲、乙均为 X 连锁隐性遗传，女性传递，男性发病。血友病丙为常染色体显性或不完全性隐性遗传，男女均可发病或是传递者。约 1/3 患者无家族史，这可能是隔代遗传或基因突变所致。

因子Ⅷ基因很大，长 186kb，常见的突变方式是点突变、基因缺失、插入异常片段及内含子 22 倒位，由于因子Ⅷ基因缺陷导致血友病的发生，重型患儿中约 50% 发病与内含子 22 倒位有关。

因子Ⅷ是一种大分子复合物，在血浆中由小分子量具有促凝血活性的Ⅷ:C 和大分子量的 von Willebrand 因子（vWF）以非共价键的形式相结合形成复合物，其中Ⅷ:C 只占复合物的 1%。因子Ⅷ是一种水溶性糖蛋白，可被 Xa 或凝血酶激活为Ⅷa。内源性凝血系统中，在 Ca^{2+} 及磷脂存在的条件下，Ⅷa 以辅酶的形式参与因子Ⅸa 对因子 X 的激活，使因子 X 被因子Ⅸa 激活的速度大大提高。

缺乏因子Ⅷ或因子Ⅸ时，凝血活酶生成减少，纤维蛋白凝块形成延迟，凝血时间延长，引起出血症状。vWF 作为因子Ⅷ的载体对其起稳定作用，并参与血小板的黏附、聚集。vWF 水平或功能降低时,可引起因子Ⅷ缺乏及出血倾向。

Ⅷ:C 80%由肝窦内皮细胞合成,其余由脾、肺、肾、单核-巨噬细胞等合成;其活性极不稳定,在 4℃贮存 24 小时后可丧失 20%,Ⅷ:C 血浆含量 50μg/L,活性 50%～150%,半寿期 8～12 小时。因子Ⅸ由肝脏合成,属于依赖维生素 K 的凝血因子,半寿期 18～24 小时,血浆活性 80%～120%。因子Ⅺ由肝脏合成,半寿期为 40～48 小时,4℃下稳定,故本病患儿替代治疗时输入库存血浆即可补充因子Ⅺ。

(一)临床特征

出血症状为本病的主要表现,终身轻微损伤或手术后有持久出血倾向。血友病甲、乙临床表现相似,出血症状出现越早病情越重。血友病甲多在婴儿开始学爬、学走时发病,生后 9 个月内发者少,偶见新生儿断脐时出血不止,轻症患儿可至成年后才发现。血友病乙重型患儿少见,轻症患儿多,多在 2 岁内发病,少数迟至 5～6 岁。

关节出血是血友病甲患儿的特殊表现之一,约见于 75%的血友病甲患者。常发生在运动及创伤后,婴儿多为踝关节受累,儿童以膝关节受累常见。出血前有轻度不适,继而关节局部红、肿、热、痛,活动受限。如出血量少,治疗及时,关节血肿可被吸收。但关节的反复出血常导致关节软骨破坏,关节腔变窄,关节周围肌肉萎缩形成慢性血友病性关节炎,甚至关节畸形、功能丧失。

血友病肌肉出血和血肿以下肢、前臂、臀部多见。深部血肿有相应部位疼痛、压迫症状。如出血量多,可引起休克、贫血、黄疸及全身发热。皮下、齿龈、口腔及鼻黏膜易于受伤故为出血多发部位,但皮肤黏膜出血并非为本病的特征,皮肤淤点、淤斑少见。如出血发生在咽、喉易引起窒息。消化道出血、血尿亦常见,小儿血尿易误诊为"肾炎"。儿童脱牙或外科手术如拔牙、扁桃体摘除术等若不采取相应措施,会引起持久的渗血或出血。颅内出血少见,可以是自发性,但通常由外伤引起,常危及生命。对伴有剧烈头痛的血友病患儿应警惕颅内出血或硬膜下出血的可能。

血友病丙纯合子患儿有出血倾向,出血较轻,多发生在手术后或外伤后,自发性出血少见;偶有皮肤黏膜出血,青春期女性可有月经过多,出血程度与因子Ⅺ浓度无明显关系,患儿常合并因子Ⅴ、因子Ⅶ等凝血因子缺乏。杂合子患儿无出血症状。

(二)血友病临床分型

1.重型

因子Ⅷ或因子Ⅸ活性<1%,多在 1 岁前出现自发性出血,出血部位多且严重,反复关节内或深部组织(肌肉、内脏)出血,关节畸形多见。

2.中间型

因子Ⅷ或因子Ⅸ活性为 1%～5%,多在 1～2 岁时发病,创伤后可引起大出血,关节、肌肉出血多见,但反复发作次数少,很少在未成年前出现关节畸形。自发性出血少见。

3.轻型

因子Ⅷ或因子Ⅸ活性为 6%～25%,多在 2 岁后发病,轻微损伤或手术后有出血不止,无自发性出血及关节出血。

4. 亚临床型

因子Ⅷ或因子Ⅸ活性为 26%～45%，仅在严重创伤、大手术后出血不止才发现本病，容易漏诊。

（三）辅助检查

（1）凝血常规检查：血小板计数、血小板功能、出血时间、凝血酶原时间均正常。凝血时间延长（轻型病例可正常），凝血酶原消耗不良（约占 70%），白陶土部分凝血活酶时间（KPTT）延长。凝血活酶生成试验不良。根据凝血活酶生成试验的纠正试验可区分三种不同类型的血友病。血友病甲可被正常血浆、硫酸钡吸附血浆纠正，而不被正常血清纠正；血友病乙可被正常血浆、正常血清纠正，而不被硫酸钡吸附血浆纠正；血友病丙均可被以上三种纠正物纠正。

（2）凝血因子测定：测定血中因子Ⅷ:C 和因子Ⅸ活动度，Ⅷ:C<2% 为重型，2%～5% 为中型，5%～25% 为轻型，25%～45% 为亚临床型，>50% 与正常人相似。

三、诊断

根据出血症状、病史和家族史即能初步确立血友病的诊断，进一步的出、凝血方面的有关检查可以印证诊断。血友病甲、乙、丙的鉴别可用凝血酶原消耗试验和凝血活酶生成试验的纠正试验来鉴别。如需作遗传咨询或产前诊断时，可进一步作基因分析。本病需注意与 vWD 相鉴别，后者因 vWF 质或量的异常引起血小板功能障碍，可借助于阿司匹林耐量试验、血小板对瑞斯托霉素的诱导无凝集反应及 vWF 因子抗原（vWF:Ag）测定等鉴别。

四、治疗

本病为先天性遗传性疾病，尚无根治疗法。

（一）一般治疗

患儿自幼需加强护理，避免外伤及肌内注射，避免使用阿司匹林、非甾体类消炎药物及其他影响血小板聚集的药物。外科手术前、术中、术后应补充所缺乏的凝血因子。

（二）局部治疗

皮肤外伤、鼻、齿龈出血可局部压迫止血或用纤维蛋白泡沫、明胶海绵等蘸鲜血或新鲜血浆敷于伤口处，大而深的伤口清创消毒后以消毒棉球蘸凝血酶、组织凝血活酶或新鲜血浆涂于伤口，并加压包扎，局部冷敷。早期关节出血者，宜卧床休息，患肢夹板固定，置于功能位，冰袋和弹力绷带包扎。严重关节出血在补足所缺乏的因子和严密消毒后，可抽出积血，加压包扎。出血停止、肿痛消失后需进行适当体疗或牵引，防止关节畸形。

（三）替代治疗

是治疗血友病的有效方法，目的是将患儿缺乏的因子提高到止血水平。

1. 输血及血浆

轻型及亚临床型的血友病甲或乙患者，治疗上多先采用输新鲜血或新鲜血浆，病儿每输入新鲜血浆 1mL/kg 可提高患者血浆中因子Ⅷ浓度 2%，提高因子Ⅸ浓度 1%，因此血友病甲患儿输新鲜血浆 10mL/kg，每天二次；血友病乙患儿输等量的血浆，每天仅需 1 次。根据临床的病情变化,总量共 1～3 次即可。新鲜血中因子含量低,用量应增加。

血友病丙大手术或严重外伤时需用替代疗法,以鲜血或血浆效果为佳。因子 XI 在体外较稳定,可用库存血。输入血浆 7～20mL/kg 可使因子 XI 水平提高到 25%～50%,手术前输血浆 30mL/kg,以后每天 5mL/kg 或隔日 10mL/kg,维持至伤口愈合。

2. 冷沉淀物

系从冰冻新鲜血浆中分出,包括原有血浆中 3% 的血浆蛋白、20%～85% 的 Ⅷ:C 和大量纤维蛋白原。各药厂产品及剂量不一,用前应详细参阅说明书。通常以 400mL 血中冷沉淀物含因子Ⅷ100 单位(u)计算(1u＝1mL 正常新鲜血浆所含因子Ⅷ的量),输入 1u/kg 可提高血浆中因子Ⅷ水平 2%。用量因出血轻重、部位不同而有差异,适用于轻、中型血友病甲。

3. 因子Ⅷ浓缩剂

多用人血浆冻干浓缩剂,所需因子Ⅷ的剂量按以下公式计算:所需剂量(u)＝体重(kg)×所需提高的水平(%)×0.5,每 12 小时 1 次。

4. 因子Ⅸ浓缩剂

可按 1u/kg 输入,每 24 小时 1 次。

5. 重组抗血友病因子

基因工程制备的重组因子Ⅷ效果好,反应少,不传播病毒性疾病,适用于血友病甲。输入 1u/kg 可提高因子Ⅷ2.7%。

替代治疗不良反应是约 3.6%～25% 血友病甲患儿可产生因子Ⅷ抗体;1% 血友病乙患儿产生因子Ⅸ抗体。经常使用血液制品,使患儿易并发肝炎、艾滋病。足量因子Ⅷ制品治疗后,仍不能控制出血或反而加重,提示有因子Ⅷ抗体存在,机体对外源性因子Ⅷ产生免疫反应。根据患者免疫应答反应的不同分为高反应者(血中抗体效价高)和低反应者(抗体效价低)。对这些患者治疗的目的是制止出血、去除抗体。对低反应者可大剂量输入因子Ⅷ,每次 50～100u/kg,8～12 小时 1 次,部分用于中和抗体,部分用于维持止血水平。高反应者的治疗包括①持续性输入因子Ⅷ,每次 100u/kg,每日 2 次,疗程 7～10 天;②输入凝血酶原复合物(75u/kg,每日 2 次)或活化凝血酶原复合物(75u/kg,6～12 小时 1 次),可改善止血功能且止血效果与因子Ⅷ抗体效价无关,但有诱发高凝和血栓的危险;③猪因子Ⅷ浓缩剂,每日 20～100u/kg 静滴,疗程 2～4 周;④重组因子Ⅶa,可与组织因子共同作用激活 X 因子,促进凝血活酶的形成。按 70～100μg/kg,每 2～4 小时静脉给药 1 次;⑤免疫抑制剂,如环磷酰胺。⑥血浆置换术,作为辅助治疗措施,清除因子Ⅷ抗体。

产生因子Ⅸ抗体者输入活化凝血酶原复合物及重组因子Ⅶa 有效。

(四)药物治疗

1. 凝血酶原复合物

含有因子Ⅸ,适用于血友病乙中、重度出血患者。剂量同因子Ⅷ浓缩剂,每 24 小时一次,直至达到止血效果。新生儿慎用,因可诱发血栓性栓塞。

2. 1-脱氨-8-精氨酸加压素(DDAVP)

可提高因子Ⅷ水平 4 倍,是轻型血友病患者有效的替代治疗。剂量为 0.3～0.4μg/kg,溶于 20mL 生理盐水中缓慢静脉注射,每日 2 次,每疗程 2～5 次;或用滴鼻剂,体重低于 50kg

者,每次 $150\mu g$ 滴鼻;超过 50kg 者,每次 $300\mu g$ 滴鼻,每日 2 次。不良反应有轻微心率加快,颜面潮红。应避免摄入过多液体并监测尿液中药物浓度,以防止低钠血症和脑水肿。

3. 抗纤溶疗法

保护少量已形成的凝血块不被溶解,用于黏膜出血及拔牙术后的替代治疗。氨基己酸(EACA)0.1g/kg,每日 4 次口服。氨甲环酸(AMCA) 5mg/kg,每日 3 次口服;静脉注射 5mg/kg,每日 1~2 次。

上述两种药物应在 DDAVP 治疗或因子Ⅷ替代治疗的情况下使用,连用 7 天或直至血止。忌与凝血酶原复合物同用,血尿患者不宜使用。

4. 其他

达那唑是一种合成的 17-烷基化雄性激素,男性化作用弱,可提高因子Ⅷ浓度,降低出血倾向,疗效逊于替代疗法。雷尼替丁 0.1~0.15g/d 口服,剂量随年龄递增,疗程 4 天以上,可提高因子Ⅷ:C 的活性,适用于轻、中型血友病患者,重型患者常无效。

5. 血友病乙基因治疗

我国于 1991 年以反转录病毒为载体,进行世界首次血友病乙基因治疗的临床Ⅰ期实验,取得了成功。

第七章 内分泌代谢疾病

第一节 新生儿高胆红素血症

一、早期新生儿高胆红素血症

新生儿在出生早期，由于胆红素代谢的特点，在正常发育过程中发生一过性黄疸，是新生儿期的生理现象，以往称之为新生儿生理性黄疸。90%的新生儿生后血清胆红素高于34.2μmol/L(2mg/dL)，超过成人水平[成人为3.42～17.1μmol/L(0.2～1.0mg/dL)]。当胆红素达到68.4～85.5μmol/L(4～5mg/dL)时，肉眼即可观察到黄疸。

足月儿约有50%、早产儿约有80%出现肉眼可见的短暂的黄疸。足月儿黄疸多于生后2～3天出现，生后4～5天黄疸最明显。黄疸程度较轻，先见于面颈部，可延及躯干或四肢，巩膜也黄染，粪便色黄，尿色不黄，无其他症状。生后7～10天逐渐消退。早产儿由于血浆白蛋白偏低，肝功能更不成熟，黄疸程度较重，可延迟到2～4周才消退。血清胆红素主要是未结合胆红素增高，红细胞、血红蛋白、网织红细胞都在正常范围，尿中无胆红素或过多的尿胆原，肝功能正常。

新生儿生理性黄疸的程度受许多因素的影响，不仅有个体差异，也与种族、地区、遗传、喂养方式等有关。在此期间有很多因素，如围生期因素、溶血因素、感染因素等可引起病理性黄疸，致使新生儿黄疸的正常血清胆红素高限值很难有统一的标准。另外，新生儿出生后的胆红素水平是一个动态变化过程，故胆红素增高的生理范围也应随日龄而异，不能仅凭胆红素指标，尤其是只依据胆红素某一个限值来界定生理性或病理性黄疸，必须结合胎龄、日龄(或小时龄)以及是否存在引起高胆红素血症的高危因素等综合判断。早产儿有病理因素存在时，胆红素值在较低水平即可发生胆红素脑病。相反，正常足月儿胆红素值虽然超过生理性黄疸的最高限值，但却找不到原因，可能仍属于生理性黄疸。

鉴于上述原因，近年来国内外学者已倾向于弱化对新生儿生理性黄疸诊断标准的制订，而更重视和强调对新生儿高胆红素血症的诊断及干预标准的界定。

(一)诊断标准

新生儿高胆红素血症的诊断标准以往是根据健康新生儿出生后血清胆红素(TSB)峰值的第95百分位值来界定的，即足月儿血清胆红素浓度超过220.6μmol/L(12.9mg/dL)、早产儿超过256.5μmol/L(15mg/dL)诊断为新生儿高胆红素血症。近年来国内外已普遍认同和采用健康足月儿及晚期早产儿的胆红素水平超过相应小时龄的第95百分位值作为高胆红素血症的诊断标准。目前多采用美国 Bhutani 等制作的 TSB 列线图作为诊断依据。

以往的诊断标准存在多方面的问题。Maisels 等于 1981 年提出的诊断标准,即足月儿 TSB 不超过 $220.6\mu mol/L(12.9mg/dL)$,早产儿 TSB 不超过 $256.5\mu mol/L(15mg/dL)$ 一直作为传统的诊断标准沿用至今。目前已不再认同此标准,一方面是其最高限定值不适于我国新生儿人群,另一方面是用一个限值不能体现新生儿在出生后胆红素水平的动态变化过程。2006 年,Maisels 等对 3984 例胎龄≥35 周的正常新生儿[主要为白种人(73.1%)和母乳喂养儿(67.1%)]生后 6~96 小时内监测经皮胆红素(TcB)水平的动态研究发现,TcB 列线图上显示的 96 小时第 95 百分位的 TcB 水平接近以前沿用的 $220.6\mu mol/L(12.9mg/dL)$,认为白种人可用此值作为生理性黄疸 TSB 最高限值,同时也提到其他资料报道的数字高于此值。Bhutani 等报道 2840 例平均胎龄 39 周的正常新生儿(其中白种人 43.4%,美裔非洲人 41.2%,母乳喂养儿 49.5%)在生后 132 小时内监测 TSB,发现在 TSB 列线图上显示 96 小时第 95 百分位的 TSB 为 $299.3\mu mol/L(17.5mg/dL)$。Newman 等和 Maisels 等报道的正常足月儿生后 96 小时第 95 百分位 TSB 值分别为 $299.3\mu mol/L(17.5mg/dL)$ 和 $265.1\mu mol/L(15.5mg/dL)$。我国多中心研究报道了 876 例母乳喂养儿生后 2 周内 TSB 值动态观察的结果,第 95 百分位的 TSB 值为 $303.2\mu mol/L(17.7mg/dL)$。由于各家报道的研究对象的种族、喂养方法以及胆红素的测定方法不同,结论有一定差异,但总体看来,正常足月新生儿生理性黄疸 TSB 最高限值较以前有所提高。

我国新生儿高胆红素血症的诊断和干预/治疗标准经历了三次修订。中华医学会儿科学分会新生儿学组分别于 2001 年、2010 年和 2014 年发表了《新生儿黄疸干预推荐方案》《新生儿黄疸诊疗原则的专家共识》和《新生儿高胆红素血症诊断和治疗专家共识》。在前两者中未针对新生儿生理性黄疸或高胆红素血症的诊断标准进行修订,仍沿用以往的足月儿 TSB 超过 $220.6\mu mol/L(12.9mg/dL)$、早产儿 TSB 超过 $256.5\mu mol/L(15mg/dL)$ 作为新生儿高胆红素血症的诊断标准。美国儿科学会(AAP)2004 年发布的《胎龄≥35 周新生儿高胆红素血症处理指南》中,已不再沿用固定一个限值的诊断和干预标准,而是根据新生儿出生后胆红素水平的动态变化特点,采用 Bhutani 等制作的 TSB 列线图,将 TSB 超过相应小时龄的第 95 百分位值作为新生儿高胆红素血症的诊断标准和干预标准。中华医学会儿科学分会新生儿学组 2014 年发表的《新生儿高胆红素血症诊断和治疗专家共识》提出,TSB 水平对个体的危害性受机体状态和内环境多种因素影响,因此不能简单用一个固定的界值作为干预标准。为此有必要对 2010 年《新生儿黄疸诊疗原则的专家共识》进行补充和修订。此次修订既参考 AAP 2004 年发表的《胎龄≥35 周新生儿高胆红素血症处理指南》,又要适合我国实际情况。2014 年的专家共识中提出,对于胎龄≥35 周的早产儿和足月新生儿,目前采用美国 Bhutani 等制作的小时 TSB 列线图,当胆红素水平超过不同小时龄的第 95 百分位时定义为高胆红素血症,摒弃了以往采用的足月儿不超过 $220.6\mu mol/L(12.9mg/dL)$、早产儿 TSB 不超过 $256.5\mu mol/L(15mg/dL)$ 的固定界值的观念。另外,还根据胆红素水平升高的程度,将新生儿高胆红素血症分为:①重度高胆红素血症,TSB 峰值超过 $342\mu mol/L(20mg/dL)$;②极重度高胆红素血症,TSB 峰值超过 $427\mu mol/L(25mg/dL)$;③危险性高胆红素血症,TSB 峰值超过 $510\mu mol/L$

（30mg/dL）。

早产儿生后早期存在多种高危因素，因此，早产儿 TSB 虽然在正常生理范围内，但完全有可能已存在潜在的病理情况，必须先给予干预。近年来 NICU 中已广泛应用不同出生胎龄、出生体重的早产儿黄疸的不同出生小时龄 TSB 干预指标，有非常重要的临床实用价值。因此，NICU 的高危早产儿生理性黄疸 TSB 诊断标准已失去其临床应用价值。今后临床也将很难监测到完全自然发展过程的早产儿生理性黄疸的 TSB 值。Maisels 在 1999 年就提出，NICU 内的新生儿多为高危儿，生理性黄疸这一名词已被认为无意义和无实用价值。并提出在分析各种影响因素的前提下确定不同 TSB 的干预指标有更重要的临床实用价值。

健康新生儿出生后的黄疸程度与种族关系密切，应加强我国新生儿黄疸流行病学调查和研究，通过多中心、大样本的临床资料，绘制出符合我国新生儿群体特点的干预列线图，同时再通过大量临床实践，不断总结经验，修订出适于我国的更为完善和切实可行的干预标准。

早期新生儿由于各种原因所致的高胆红素血症绝大多数为未结合胆红素（UCB）增高，称高未结合胆红素血症。未结合胆红素有一定毒性，可透过生物膜及血-脑脊液屏障，当未结合胆红素超过 $342\mu mol/L$（20mg/dL）时或是小早产儿有缺氧、酸中毒等合并症，未结合胆红素超过 $171\mu mol/L$（mg/dL）时，如得不到及时诊断和治疗，可引起胆红素脑病，导致中枢神经受损，可产生严重的后果，直接致死致残，严重威胁新生儿的健康和生命，应引起高度重视。因胆红素脑病几乎完全是可以防治的疾病，对早期高危新生儿，如黄疸发生早、进展快、程度重，应监测血清胆红素，密切观察病情，及时诊断，给予相应的防治措施，严重者应按急症处理，如 Rh 血型不合溶血病等。

（二）病因

早期新生儿高未结合胆红素血症的病因较多，常由多种病因所致。根据病因对胆红素生成和各代谢阶段的不同影响可分为胆红素生成过多及肝细胞结合胆红素障碍。

1. 胆红素生成过多

由于红细胞破坏增多，胆红素生成过多，是最多和更为常见的病因。

（1）新生儿溶血病：是母婴 Rh、ABO 或其他血型不合引起的同族免疫性溶血病。大多数由 ABO 血型不合引起，主要见于母为 O 型血，胎儿为 A 型或 B 型者。本病的特点是多于出生后 24 小时内即出现严重黄疸，而且迅速进行性加重，极易发生核黄疸，应及时诊断，按急症处理，尽早光疗，必要时换血。

（2）红细胞酶的缺陷：如红细胞葡萄糖-6-磷酸脱氢酶（G-6-PD）、丙酮酸激酶、己糖激酶缺陷等，其中以 G-6-PD 缺陷较为常见。常因感染、窒息、缺氧、酸中毒、口服或接触氧化剂（如维生素 K_3、水杨酸、磺胺、抗疟药、樟脑等）使黄疸加重。本病较少在出生后 24 小时内出现黄疸，多见于出生后第 3～4 天，以中度黄疸为主。重症伴贫血、肝脾肿大者，不及时治疗，可导致核黄疸。在高发区的新生儿应于出生后即进行高铁血红蛋白还原试验筛查及血清胆红素监测，可及时诊断和采取防治措施。

（3）遗传性红细胞形态异常：如遗传性球形细胞增多症、椭圆形细胞增多症、口形细胞增多症、固缩细胞增多症，由于细胞膜的缺陷，使红细胞过早地被脾脏破坏。本病是一种常染色体显性遗传病，多有家族史，较少见，约半数在新生儿早期发病，黄疸出现于出生后 36 小时之内，一般黄疸不重,但也可高达需要换血程度,以致发生核黄疸。可发生终身性慢性溶血性贫血,也可发生溶血危象。

(4)血红蛋白病:新生儿期见到的主要是由于链数量和质量异常引起。地中海贫血可引起胎儿水肿综合征,黄疸较明显。

(5)体内出血:产程不顺利可直接造成较大的头颅血肿、损伤性颅内出血、皮下血肿或其他部位出血(肝脾破裂),引起血管外溶血,使胆红素产生过多。

(6)维生素 E 及微量元素缺乏:小于 32 周的早产儿维生素 E 水平较低,可影响红细胞膜的功能,引起溶血,使黄疸加重。母血浆锌低,新生儿脐血锌和镁也较低,低锌可使红细胞膜结构有缺陷而致溶血。镁缺乏可影响葡萄糖醛酰转移酶的生成。

(7)催产素引产:催产素用量超过 5U,同时输入大量不含电解质的葡萄糖溶液,可使孕妇血浆渗透压及血清钠降低,胎儿血出现相应的改变。胎儿血的低渗状态可导致红细胞肿胀,失去可变形性及脆性增加,使红细胞破坏,胆红素产生增多。

(8)红细胞增多症:如小于胎龄儿在宫内慢性缺氧、糖尿病母亲的婴儿造血功能旺盛、先天性青紫型心脏病、胎内输血(母-胎,胎-胎)、脐带晚扎(延迟 5 分钟可增加红细胞量 50%)、出生时胎儿体位低于胎盘等,均可导致红细胞增多,破坏也增多。一般出生后 48 小时后出现黄疸。

(9)肠肝循环增多:高危儿喂养延迟,早产儿喂养困难、先天性肠闭锁、幽门狭窄等,均可使胎粪排出延迟,增加胆红素经肠黏膜的重吸收,使胆红素升高。

(10)母乳喂养性黄疸:又称早发性母乳黄疸。黄疸程度超过生理性黄疸,多见于初产妇的婴儿。

(11)感染:细菌毒素可致溶血,如金黄色葡萄球菌、大肠埃希菌感染。病毒感染也可以引起,如巨细胞病毒(HCMV)。

2.未结合胆红素在肝细胞同葡萄糖醛酸结合障碍

(1)家族性暂时性新生儿黄疸:即 Lucey-Driscoll 综合征,本病较少见,有明显的家族史,易发生胆红素脑病。

(2)先天性葡萄糖醛酰转移酶缺乏症:即 Crigler-Najjar 综合征,本病极少见,有两种类型。Ⅰ型属常染色体隐性遗传,完全缺乏此酶。Ⅱ型又称 Arias 综合征,属常染色体显性遗传。

(3)先天性非溶血性未结合胆红素增高症:即 Gilbert 病,为常染色体显性遗传。主要由于肝细胞摄取未结合胆红素的功能障碍或胆红素尿苷酸化作用发生障碍,黄疸较轻,血清胆红素多<85μmol/L。也可伴有葡萄糖醛酰转移酶活性部分减低,则黄疸较重,对酶诱导剂有效。

(三)临床表现

黄疸出现的时间早,于生后 24 小时即可出现,并呈进行性加重,2~3 天即达高峰;或生后黄疸不明显,4~5 天后出现较明显的黄疸;而且黄疸发展快,24 小时内可明显加重,胆红素每天可增加 85μmol/L(5mg/dL)以上;黄疸程度较重,呈杏黄、橘黄或金黄色;分布范围较广,除头颈躯干、巩膜黄染较明显外,四肢及手足心也黄;大便色黄,尿色浅黄,不染尿布等,为早期新生儿高未结合胆红素症的特点。如血清胆红素>220.6μmol/L,常可出现反应较差,食欲低下。如为溶血所致,因贫血而肤色苍白,降低黄疸色泽,呈苍黄色,肝脾常大。如为红细胞增多所致,呈多血貌,皮肤深红色,也可影响黄疸颜色。此外,因病因的不同,可有不同的伴随症状,如感染所致,多伴有发热或体温低下及其他感染中毒症状等。随黄疸加重,出现精神萎靡或易激惹时可能为胆红素脑病的早期表现。

(四)诊断和鉴别诊断

黄疸在整个新生儿时期是一个需要重视的症状,由于其产生原因及机制是多方面的,作好诊断和鉴别诊断需从病史、体格检查及辅助检查入手,将胆红素监测与胎龄、时龄及高危因素等结合起来综合判断。

1.病史

要仔细询问病史,询问母亲妊娠史(胎次,有无流产、死胎和输血史,妊娠并发症,产前有无感染和羊膜早破史)同胞兄妹有无黄疸史或家族史;是否为早产儿、低出生体重儿或糖尿病母亲的婴儿;父母血型;分娩过程(分娩方式,有无难产史,是否用过催产素、镇静剂或麻醉剂,是否输注葡萄糖等);用药史(母婴双方有无用过特殊药物)。注意询问喂养方式(母乳或人工喂养),新生儿食欲、呕吐和粪便排出情况,尿和粪便颜色,体重增加情况。黄疸出现时间极为重要,应详细询问。生后24小时即有明显黄疸,应考虑新生儿Rh或ABO血型不合溶血病;生后2~3天出现黄疸,超过生理性黄疸范围,多由各种围产因素所致;生后出现或4~5天后明显加重,多考虑有感染或胎粪排出延迟。无以上原因者,如为母乳喂养,应考虑母乳喂养性黄疸。如生理性黄疸期已过,黄疸持续不退或加深,应考虑晚发性母乳性黄疸、感染性疾病、球形红细胞增多症、甲状腺功能减退等。如尿黄、粪便发白,应考虑新生儿肝炎、遗传代谢性肝病、胆道闭锁或狭窄、胆汁黏稠综合征等。

2.体格检查

评估黄疸必须在光线明亮的环境下进行。首先观察黄疸的色泽,如色泽鲜艳并有光泽,呈橘黄或金黄色(偶可稍显苍白),应考虑为高未结合胆红素血症所致的黄疸。若黄疸色泽呈灰黄色或黄绿色,则为高结合胆红素血症的特点。其次观察黄疸分布情况,可助粗略估计血胆红素水平,在无条检测胆红素时可帮助参考。但也有人认为肉眼观察评估黄疸不可靠,易被误导,对皮肤较黑的新生儿尤为困难。应同时检查小儿一般情况,有无病态;是否有皮肤苍白、出血点或脓疱疹;有无呼吸困难、肺部啰音;肝脾是否肿大、脐周有无红肿、脐部有无分泌物;对重度黄疸患儿应特别注意有无神经系统症状,如是否精神萎靡或激惹、前囟是否紧张、有无凝视、肌张力有无降低或增高、新生儿各种生理反射是否减弱或消失等。

3.实验室检查

(1)胆红素检测:是新生儿黄疸诊断的重要指标,传统的检验方法为静脉血偶氮法测TSB及直接胆红素值。由于新生儿静脉采血较困难,不易做到反复取血,随时监测,影响及时诊断和临床监测。目前已广泛应用微量血胆红素测定代替TSB,方法简便。现国际已公认,微量血胆红素值可以代替静脉血胆红素值作为诊断指标。采血时应注意避光(日光、蓝光),血标本宜立即检测。无创的经皮测胆红素仪与微量血测胆红素仪的对比观察结果显示,两者也呈良好的线性关系,Maisels用一种新的经皮测胆红素仪对大数量白种人检测,用于流行病学调研,取得了相关性良好的结果。认为白种人TcB可应用于临床的诊断和研究。但由于此法受测定部位皮肤厚薄与颜色的影响,可能会误判黄疸的发病情况,可作为筛查用,不用作临床诊断的指标。

直接胆红素和结合胆红素临床常作为同义词而通用。但实际上直接胆红素是指胆红素与重氮化对氨基苯磺酸起直接反应而得出的胆红素值。而结合胆红素是指未结合胆红素在肝内与葡糖醛酸结合的水溶性结合胆红素。两者在临床评估时意义略有不同。如 TSB≥85.5μmol/L（5mg/dL），直接胆红素＞20%TSB，属不正常；如 TSB＜85.5μmol/L（5mg/dL），直接胆红素＞17.1μmol/L（1mg/dL），也属不正常。如用结合胆红素评估，则无论 TSB 是多少，只要结合胆红素＞17.1μmol/L（1mg/dL）即属不正常。国内临床多采用传统测直接胆红素的方法。国外有人用 Kodak Ektachem 700 方法，可测得结合胆红素值。

近年来国外已开发应用葡萄糖氧化酶（GOD）、过氧化物酶（POD）方法测定血清游离胆红素，有助于胆红素脑病的监测和诊断。

（2）其他实验室检查

①红细胞、血红蛋白、网织红细胞、有核红细胞：在新生儿黄疸时必须常规检查，有助于新生儿溶血病的筛查。有溶血病时红细胞和血红蛋白减少，网织红细胞增多，可达 40%～50%，特别是 Rh 溶血病时；有核红细胞可超过 10 个/100 个白细胞。必要时可做血涂片观察血细胞形态。

②血型：包括父母及新生儿的血型（ABO 和 Rh 系统），特别是可疑新生儿溶血病时非常重要。怀疑新生儿血型不合溶血病者，常同时进行改良直接 Coombs 试验、抗体释放试验和游离抗体试验，简称三项试验。母子血型不合，加前两项试验的任一项即可确诊。必要时，进行母血间接 Coombs 试验（检查游离抗体）及抗体效价检测。

③红细胞脆性试验：怀疑黄疸由溶血引起，但又排除了 Rh、ABO 溶血病者，可做本试验。若脆性增高，考虑遗传性球形红细胞增多症、自身免疫性溶血症等；脆性降低可见于珠蛋白生成障碍性贫血等血红蛋白病。

④尿三胆检查：正常尿不含胆红素，若尿胆红素阳性，提示血清结合胆红素增高。

⑤高铁血红蛋白还原率：正常＞0.75（75%），G-6-PD 缺陷者此值降低，须进一步进行 G-6-PD 活性测定，以明确诊断。

⑥疑为感染所致黄疸者，应做血、尿、脑脊液培养，血清特异性抗体，C 反应蛋白（明显增高）及红细胞沉降率（增快）检查。血常规白细胞增高或降低，有中毒颗粒及核左移。

⑦肝功能检查：测血总胆红素和结合胆红素，谷丙转氨酶是反映肝细胞损害较为敏感的方法，碱性磷酸酶在肝内胆道梗阻或有炎症时均可升高，如同时有 5'-核苷酸酶、γ-谷氨酸转移肽酶的增高，则更有助于诊断。甲胎蛋白升高提示肝功能受损。重症肝功能异常时血浆白蛋白降低，凝血酶原时间延长。

⑧基因检测：用聚合酶链反应（PCR）、等位特异性寡核苷酸探针杂交法（ASO）、限制性片段长度多态性（RELP）等基因检测方法，了解与胆红素代谢有关的 UGT 基因突变情况，有助于新生儿黄疸的基因诊断。

4.影像诊断

（1）超声：腹部 B 超为无创性诊断技术，特别适用于新生儿。胆道系统疾病，如胆管囊肿、胆管扩张、胆结石、胆道闭锁、胆囊阙如等都可显示病变情况。

（2）放射性核素肝扫描：用 ^{99}Tc 标记的亚氨基二乙酸（IDA）衍生物扫描，具有半衰期短

（6小时）、肝所受辐射剂量小等优点。用γ照相机观察肝胆系统的功能状态,肝炎时在1.5～3小时内可见胆囊内出现放射性物质,胆道闭锁时24小时内不出现,但严重肝实质病变时可有类似表现,提示胆汁淤积可能。

（3）CT:对胆道系统疾病显示的图像优于腹部B超,脂肪肝和肝内糖原累积病CT可鉴别,脂肪肝显示密度低,糖原累积病密度高。

5.其他

（1）肝活检:通过肝穿刺取活体组织进行肝组织电镜检查,肝炎时可见肝小叶结构紊乱,有多核巨细胞,胆管增生不明显,可见胆汁淤积。胆管闭锁时肝小叶结构正常,胆管增生和胆汁淤积明显,也可见多核细胞。也可通过肝组织的组织化学、超微结构、免疫病理以及病毒学检查,必要时可做特异性酶的检查等,对肝疾病的诊断和鉴别诊断有较大帮助,但新生儿期一般很少做此项检查。

（2）呼气末一氧化碳测定:根据血红素降解为胆红素过程中,在血红素加氧酶等作用下释放出一氧化碳的原理,通过测定气道中释放的一氧化碳可以早期预测血胆红素生成的速度。可用非分散型紫外线分析法或一氧化碳气体微量法测定。

（3）听、视功能电生理检查:包括脑干听觉诱发电位（BAEP）和闪光视觉诱发电位（FVEP）,可用于评价听觉、视觉传导神经通道功能状态,早期预测胆红素毒性所致脑损伤,有助于暂时性或亚临床胆红素神经性中毒症的诊断。

（五）治疗

治疗方法有光疗、换血及药物。

1.光照疗法

光照疗法简称光疗,是高胆红素血症首选的治疗方法,优点是作用快,方法简便安全,不良反应少,效果明显。自20世纪80年代初此疗法已在国内外普遍采用。

（1）光疗原理:胆红素能吸收光线,在光的作用下使未结合胆红素转化为水溶性异构体,由胆红素4Z,15Z结构主要转变为4Z,15E异构体（占总胆红素浓度的20%）和少量的光红素（占总胆红素浓度的2%～6%）,后者更易溶于水,且不回逆为4Z,15Z结构,不经过肝的结合即可经胆汁排泄到肠腔或从尿中排出,从而使血清胆红素浓度降低。

以波长450～460nm光线作用最强,由于蓝光的波长主峰为425～475nm,故认为是最好的光源,一般均采用蓝光照射。绿光波长主峰为510～530nm,由于皮肤的光学特性,波长较长的光易于穿透皮肤;绿光较蓝光更易穿透皮肤。有研究报道光疗最有效的光源是波长较长的蓝-绿光（490～510nm）,能对胆红素转变成光红素起到联合效应。

（2）光源

①荧光灯管:应用最广泛的荧光灯光源有日光或冷白光、蓝光。其蓝光光谱为300～700nm,输出能量小。适用于控制早产儿或足月儿缓慢升高的血清胆红素。特殊蓝光灯是近年来最有效的光源,其发射的窄光谱蓝光的辐射强度显著高于普通蓝光灯,主要发射蓝-绿光谱的光,常用于治疗严重的高胆红素血症。在此波长下,光对皮肤的穿透性好,最大程度被胆红素所吸收。有别于常用的蓝光灯。特殊蓝光在婴儿皮肤发出淡蓝色彩,可能掩盖发绀。故在NICU使用时,需监测脉搏氧饱和度。

②卤素灯:高压汞蒸汽卤素灯在蓝光范围能提供良好的效能。这种灯装有移动臂,可以随意移动,但不能距婴儿过近(不能短于厂商要求的距离),易造成烫伤。但标准的荧光灯可距离婴儿在 10cm 以内从而增加辐射强度,而不引起温度的增加。另外,多数卤素灯投射的区域相对小,辐射区域内强度不均衡,中心强度高,周边明显降低。

③光纤设备:20 世纪 80 年代末引入的纤维光学光疗仪,也称光纤毯或光疗毯,是由一个钨卤素灯泡发出的光,经过多芯纤维导线输送到一个塑料衬垫内发射出光。因投射面积与辐射强度成反比,因此应减小衬垫的面积来提高辐射强度。故适用于极低出生体重儿。光纤毯比传统光疗优越之处是不需要眼罩,易于护理和抱起。而且体积小,便于家庭光疗。缺点是由于照射面积小使其光谱功率低。

④发光二极管:发光二极管(LEDs)是近来提出的产生窄谱(30nm)高强度的一种新方法。使用高强氮化镓的发光二极管在设定光谱(蓝光、蓝-绿光等)下以最小的热能产生高辐射强度。此装置重量轻、电压低、功率低及便于携带,是在医院或家中能提供高强光疗的有效方法。

⑤家庭光疗:近年来,普遍存在新生儿出院时间提早的情况,在出生后 72 小时之内出院。使新生儿黄疸的高峰时段在医院外度过,家长大多缺乏新生儿黄疸的知识以及对黄疸轻重的识别,因此存在发生严重高胆红素血症的危险性。现国外已广泛使用家庭光疗,国内也有部分地区开展。光纤毯治疗安全、便于护理,适于在家庭中使用,减少了母婴分离,又可不中断母乳喂养。但因光纤毯疗效有限,家庭光疗适用于高胆红素血症的预防而不是治疗。

(3)光疗指征:根据新生儿出生后胆红素的动态变化特点,不同胎龄、不同日龄/时龄的新生儿应有不同的光疗标准,另外还需考虑是否存在胆红素脑病的高危因素。根据 2014 年《新生儿高胆红素血症诊断和治疗专家共识》,对胎龄≥35 周的早产儿和足月儿可参照美国 AAP 推荐的光疗标准或根据 Bhutani 小时胆红素列线图,TSB 超过第 95 百分位值作为光疗标准。在尚未具备密切监测胆红素水平的医疗机构可适当放宽标准。出生体重<2000g 的早产儿光疗标准亦应放宽。在极低出生体重儿或皮肤存在淤斑、血肿的新生儿,可以给予预防性光疗,但对于出生体重<1000g 的早产儿,应注意过度光疗的潜在危害。

(4)光疗方法

①单光治疗:适用于预防性治疗。用 20W 或 40W 蓝色荧光灯管 6~8 只,呈弧形排列,灯管间距 2.5cm,灯管距患儿 25~35cm,可放于开放暖箱上方,不影响其他治疗的进行。患儿需裸体,每隔 2~4 小时翻身一次,周围环境温度维持在 30℃左右。一般开放暖箱上方已配备蓝光装置,也有装备蓝光的闭式暖箱,均为单面光疗。

②双光治疗:适用于胆红素已达高胆红素血症的诊断标准者。选用蓝光箱治疗,箱内上下均有 6 只荧光管,排列同上,上方距患儿 25~35cm,便于对患儿进行护理和操作,下方距患儿 25cm,患儿睡在箱中央有机玻璃板上。因上下方均可受到光照射,而且下方距离缩短,照射到皮肤的强度明显增加,疗效优于单光治疗。

③毯式光纤黄疸治疗仪:近年来国内外均已开始用,适用于母婴同室母乳喂养的早期新生儿或家庭治疗。光垫直接贴于婴儿的胸部或背部,其外包裹衣被,不妨碍喂奶,输液和护理。虽然光垫直接与皮肤接触,但几乎不产生热,也不直接照射脸部,不良反应很小。缺点是照射面积较小。

（5）光疗照射时间：分连续照射和间歇照射两种，过去认为连续照射效果优于间歇照射，故前者用于治疗，后者用于预防。间歇照射方法各异，有的照 6～12 小时，停 2～4 小时，也有照 8～12 小时后停 16 小时或 12 小时，不论何法，应视病情而定。近年来有资料报道间歇照射效果与连续照射效果并无差别，认为也可用于治疗，并可减少不良反应。

（6）光照强度：光疗的效果与皮肤暴露的面积、光照的强度及持续时间有关。光照强度以光照表面所受照度计算，标准光照强度为 $8～10\mu W/(cm^2 \cdot mm)$，强光疗为 $30\mu W/(cm^2 \cdot nm)$。胆红素水平接近换血标准时建议采用持续强光疗。

（7）光疗注意事项：①因光疗时通过体表接受光的照射而使体表组织间隙中的胆红素得到光分解，从而降低胆红素，所以必须充分暴露小儿皮肤，使之有较大接触面积。一般需裸体，用黑布遮住双眼，防止损伤视网膜；用尿布遮盖生殖器，防止损伤生殖器功能；遮盖面积勿过大，可影响疗效。②因患儿需裸体，光疗箱的温度要求 30℃左右，湿度 50%。夏季防止过热，冬季注意保暖，箱内应有降温及保暖设备，每 2～4 小时测体温及箱温一次，以便随时调整。③光疗时不显性失水增加，每天液体入量应增加 15%～20%，并应监测尿量。④光疗的作用部位在皮肤的浅层组织，光疗可降低皮肤黄疸的可见度，不代表血胆红素相应下降程度，需每 12～24 小时监测血胆红素一次。⑤蓝色荧光管照射强度比白色荧光管衰减快，20W 比 40W 衰减更快，使用 2000 小时后，能量减弱 45%，因此每次照射后应做记录，超过 2000 小时应更换新管，以免影响疗效。也可用蓝光辐照计测功率，$<200\mu W/cm^2$ 时必须换管。⑥应详细记录箱温、体温、呼吸、脉搏、进食量、大小便次数。密切观察全身情况，有无呕吐、发绀、皮疹及大便性状。⑦光疗哭闹不安者，可给予苯巴比妥，防止皮肤擦伤。

（8）光疗不良反应：目前认为光疗是一项安全的治疗措施，虽然有一些近期不良反应，但无危害性，停光疗后即消失。

①发热：为常见的表现，约占 47%，体温可达 38～39℃，是由于荧光灯的热能所致，夏季更易发生，易误认为继发感染引起，适当降低箱温，体温即可下降。

②腹泻：也较常见，约占 55%，于光疗 3～4 小时后即可出现，大便每天 4～5 次，呈绿色稀便，是光疗分解产物经肠道大量排出时刺激肠壁引起，稀便量较多时，应注意补充水分。停光疗后腹泻很快停止。

③皮疹：较少见，约占 7%。光疗 1～24 小时即可出现，表现为斑丘疹、色素沉着或淤点，分布于面部、躯干及下肢，原因尚不明，可能与光照射和血小板减少有关。停光疗后很快消退，不留痕迹。

④青铜症：胆汁淤积性黄疸患儿光疗后可使皮肤、血清及尿呈青铜色。青铜症原因尚不清楚，仅发生于胆汁淤积的患儿（但并非所有胆汁淤积者都发生），可能与血浆中卟啉的积聚有关，通常很少有不良后果，光疗停止后，青铜症可以逐渐消退，但时间较长。高胆红素血症存在结合胆红素升高时，光疗并非禁忌证，但因为胆汁淤积，影响光产物经胆汁排泄，从而降低光疗疗效。当胆汁淤积的患儿发生严重高胆红素血症，光疗不能迅速降低胆红素水平时，需考虑换血。换血标准仍以总胆红素水平为准。

⑤DNA 损伤：试验研究发现，光疗可使体外培养细胞的 DNA 链断裂，且存在胆红素情况下辐射使细胞的 DNA 链断裂增加，但人体或动物中未得到证实。因为光能穿透薄的阴囊皮

肤,甚至到达卵巢,虽然有限深度引起生殖腺 DNA 损伤的可能性极小,但建议光疗期间用尿布遮盖生殖腺。

⑥眼:对多组接受光疗的小儿进行随访,结果表明,光疗对生长发育并无不良影响。强光线照射能够损伤视网膜,并导致结膜充血、角膜溃疡等,故光疗时必须用黑布或厚布保护眼睛,只要做好保护,并无影响。

⑦其他:光疗期间还可引起血清维生素 B_2(核黄素)浓度降低,早产儿可发生低钙血症。有报道光疗与极低出生体重儿动脉导管未闭的发生有关,发生机制尚不清楚,可能与氧化亚氮诱导的血管舒张相关。

2.换血疗法

换血是治疗早期新生儿重症高未结合胆红素血症最迅速而有效的方法,列为急救措施之一。主要用于重症母婴血型不合溶血病,可迅速换出血中游离未结合胆红素、抗体和致敏红细胞,减轻溶血,提供白蛋白,防止胆红素脑病,同时可纠正贫血,防止心力衰竭。除上述特殊情况外,换血还用于 G-6-PD 缺乏或其他原因导致的严重高胆红素血症。

(1)换血的指征:①出生胎龄≥35 周的早产儿和足月儿可参照 2004 年美国儿科学会推荐的换血参考标准(高危因素同光疗标准)。在准备换血的同时先给予患儿强光疗 4~6 小时,若 TSB 水平未下降甚至持续上升或免疫性溶血患儿在光疗后 TSB 下降幅度未达到 $34\sim50\mu mol/L(2\sim3mg/dL)$,立即给予换血。②严重溶血,出生时脐血胆红素 $>76\mu mol/L$($4.5mg/dL$),血红蛋白 $<110g/L$,伴有水肿、肝脾大和心力衰竭。③如已有急性胆红素脑的临床表现,无论胆红素水平是否达到换血标准或 TSB 在准备换血期间已明显下降,都应换血。在上述标准的基础上,还可以 B/A 作为换血决策的参考,如胎龄≥38 周新生儿 B/A 值达 8.0,胎龄≥38 周伴溶血或胎龄 35~37 周新生儿 B/A 值达 7.2,胎龄 35~38 周伴溶血新生儿 B/A 值达 6.8,可作为考虑换血的附加依据。

(2)血源选择:①Rh 血型不合者选择 Rh 血型同母亲,ABO 血型同患儿,紧急情况下也可选择 O 型血。在 Rh(抗 D)溶血病无 Rh 阴性血时,亦可用无抗 D(IgG)的 Rh 阳性血,但用 Rh 阳性血液换血时,由于换入的血液又可被 Rh IgG 破坏而影响效果,但 Rh 阳性血至少能换出相当量的胆红素及抗体,同时因消耗游离的 Rh 抗体,能使溶血过程较快结束。②ABO 血型不合者,最好采用 AB 型血浆和 O 型红细胞混合后换血,也可用患儿同型血浆。③建议红细胞与血浆比例为 2:1~3:1。

(3)换血量:换血量应为新生儿全部血容量的 2 倍,新生儿的血容量通常为 80mL/kg,因此换血量为 150~160mL/kg,可换出致敏红细胞 85%,降低胆红素和抗体 50%~60%。

(4)换血途径:过去大多采用脐静脉单管交替抽注法,脐静脉是新生儿生后数天内最容易插入的血管,但因抽注不同步,可致血压波动,影响各脏器的平稳供血,且每次抽注过程中导管内总有约 1mL 新鲜血被浪费。故近年采用双管同步抽注法越来越多,双管的途径有用脐动、静脉,也可用桡动脉和脐静脉或周围静脉,现多采用外周动、静脉同步换血法。

(5)换血前准备:①手术应在严格消毒后的房间进行,房间应具备远红外线辐射保暖台、心肺监护仪、体温表等;②参加人员应为 4~5 名,包括手术者、助手、记录者、巡回护士和手术护士;③药物准备:500mL 生理盐水、1U/mL 肝素生理盐水溶液、10%葡萄糖酸钙、10mL 生理盐水及急救、复苏药品等;④器械准备:三通管 4 个、20mL 注射器 4 个、10mL 注射器若干个、换血塑料导管或硅胶导管 2 根、22～28 号套管针 1 支、输血器 2 套、盛器 3 个(盛放盐水、废血、肝素盐水等)、无菌胶布。

(6)换血的步骤

①将患儿放置辐射保暖台上,取仰卧位,暴露手术部位,将四肢用夹板棉垫绷带固定。术前停喂奶一次,并抽出胃内容物以防呕吐。

②选取好外周动、静脉,常规消毒,用套管针穿刺进入血管后连接上三通管,胶布固定后连接充满肝素生理盐水的注射器抽注润滑。从动脉端抽血,从静脉端输入血。抽与注同时进行,同步、等量、等时。一般在外周动脉端连接上 20mL 注射器,向外抽血或经三通管连接到放置废血的容器;在外周静脉端三通管上分别连接上 20mL 注射器和储血袋,先关闭三通管的储血袋端,将血液慢慢注射入静脉血管。

③换血速度:根据新生儿体重确定换血每次抽注的血量。足月儿一般每次从 10mL 开始,如进行顺利,可增加到 15～20mL;早产儿为 5～10mL,约 2 分钟换一次。一般控制换血全程时间在 90～120 分钟内。

④换血过程中监测心率及呼吸,每换 100mL 血测静脉压一次。将导管与注射器分离,垂直提起导管,立直后根据血柱高低用备好的厘米尺直接读数,即为静脉压。正常新生儿静脉压为 0.78kPa($8cmH_2O$),如＞0.78kPa,考虑血量过多,防止心力衰竭,宜多抽少注。如＜0.78kPa,说明血容量不足,宜少抽多注。一般出入量差额不超过 60～70mL,待静脉压恢复正常再等量换血。

⑤记录员要准确记录每次抽出和注入的血量、时间、静脉压、用药、换血故障等。每 15 分钟记录呼吸、心跳、一般情况一次。

⑥换血前后各采集标本一次,分别检测血清胆红素、血细胞比容、血红蛋白、血小板、血钙、血钠、血钾、血氯及血糖,并进行血气分析。

(7)换血时的注意事项及并发症

①库血未经逐步复温而立即输入,可引起心血管功能障碍。一般将血袋置于室温下预温,应保持在 27～37℃,如血袋外加温水,不能超过 37℃,以免溶血。

②脐静脉插管操作时要求轻巧熟练,勿强力推动导管通过,否则可发生穿孔、出血。导管不能插入过深,如顶端与心肌接触,可发生心律不齐。

③换血过程切忌有空气或凝血块注入,避免出现空气栓子或血栓而突然发生心跳停止。

④注血速度勿过快,换入量勿过多,尤其是对早产儿,负荷过重可致心力衰竭,也可影响脑血流及颅压。

⑤换血过程中严格执行无菌操作,防止发生败血症等感染。

⑥勿使用血库陈旧血(3 天以上,低温保存血除外),否则可发生高钾血症而致心搏骤停。

⑦换血过程中注射血液时门静脉系统产生反压,可影响肠道血流,引起缺血或坏死,可发生坏死性小肠结肠炎及肠穿孔。

⑧引起死亡(0.3%～0.5%),主要死于栓塞及继发感染。

（8）换血后处理

①注意切口感染及出血。拆线前勿洗澡,术后 3 天给予抗生素预防感染。

②每隔 30 分钟测生命体征一次,共 4 次,以后每 2 小时一次,共 4 次,观察心功能情况。

③每隔 1～2 小时测血糖一次,共 2～4 次,以便及时发现低血糖。

④每 4 小时测血清胆红素一次,换血后组织内的胆红素可回入血浆,同时可继续溶血,使胆红素再次升高,又上升至 342μmol/L 以上时,应考虑再次换血。现换血前后均进行光疗,再换血的机会已较少。

⑤换血后应在 NICU 进行监护和光疗,密切观察黄疸程度,有无嗜睡或易激惹、拒奶、抽搐等早期胆红素脑病表现。如术后情况良好,无呕吐等异常情况,8 小时后可恢复喂奶。

3.药物疗法

（1）白蛋白:游离的未结合胆红素升高可能发生胆红素脑病,1g 白蛋白可与 15mg 胆红素联结,因此用白蛋白增加与未结合胆红素的联结,预防胆红素脑病的发生,但不能减轻黄疸。主要适用于早期新生儿,尤其早产儿或重度黄疸儿。用法:白蛋白 1g/kg 加葡萄糖 10～20mL 滴注,心力衰竭者禁用。如无白蛋白,可用血浆,每次 10mL/kg 静脉滴注。白蛋白或血浆一般每天用 1 次,可根据胆红素高低,用 1～2 次。

（2）静脉注射免疫球蛋白（IVIG）:可通过阻断单核-巨噬细胞系统 Fc 受体发挥作用,阻断溶血过程,减少胆红素的形成。适用于血型不合引起的同族免疫新生儿溶血病,早期应用可减少换血。多采用一次大剂量疗法,免疫球蛋白 1g/kg,于 6～8 小时内持续静脉滴注。

（3）酶诱导剂:能诱导肝细胞微粒体增加葡萄糖醛酸转移酶的生成,增加未结合胆红素与葡萄糖醛酸结合的能力;增加肝细胞 γ 蛋白含量及肝细胞膜的通透性,增加肝细胞摄取未结合胆红素的能力。用于 1 周内的新生儿,对 32 周以下的早产儿效果差,服后 3 天才能显效,作用慢。首选药物为苯巴比妥,用量为 5mg/(kg·d),分 2～3 次服,连服 4～5 天。或肌内注射 10mg/g 一次,可代替口服 3 天。或加用尼可刹米,100mg/(kg·d),分 2～3 次口服,可提高疗效。不良反应有嗜睡或吃奶缓慢,影响观察病情。

（4）锡原卟啉:是一种血红素加氧酶的抑制剂,使血红素转变成胆绿素的过程被抑制,减少胆红素的形成。1988 年,Kappas 已有治疗成功的经验报道,国内缺少药源,尚未应用于临床。用量为 0.75μmol/kg,每天肌内注射一次,连续 3 天,有的病例可引起皮肤对光过敏的不良反应。

二、晚期新生儿高胆红素血症

（一）高未结合胆红素血症

出生后 1～4 周的新生儿称晚期新生儿。生理性黄疸多于出生后 7～10d 消退,如迟迟不退,表现为消退延迟或反而日渐加重,2～3 周才达高峰,血胆红素以未结合胆红素增高为主,为晚期新生儿高未结合胆红素血症。

1.病因

（1）胎龄<32 周的极低出生体重儿:由于肝功能不成熟,生理黄疸程度重,常于出生 1 周

才达高峰,可延长到 2~4 周才消退。如伴有其他高危因素,黄疸更加重,血脑屏障功能也尚未成熟,如未经治疗,仍有发生胆红素脑病的可能。

(2)母乳性黄疸综合征:又称晚发性母乳性黄疸。临床特点为生理黄疸高峰期不见减退反而增高,胆红素出生后 2~3 周才达高峰值,如不经治疗,6~12 周才逐渐消退。以未结合胆红素为主,不伴贫血,肝功能正常。患儿无任何症状,吃奶好,体重增长满意。均以母乳喂养为主,停母乳 3 天,换喂牛奶或配方奶,黄疸明显减退,血胆红素可下降 50%。继续母乳喂养,黄疸可稍微加重,胆红素回升 $17.1~51.3\mu mol/L$。

(3)先天性甲状腺功能减退:黄疸常是本病早期症状之一,在生理性黄疸基础上,一方面表现为血胆红素浓度超过正常值,可达 $289\mu mol/L$ 以上,一方面黄疸持续 2~3 周仍不消退,并同时出现体温降低、反应差(很少哭闹)、食欲差、肌张力低、胎粪排出延迟等症状。在新生儿期较少见本病的典型症状(特殊面容,黏液性水肿等)。

(4)肥厚性幽门狭窄:出生时症状不明显,生后 1 周开始呕吐及大便排出延迟,2%~3% 的患儿可出现高胆红素血症,于术后黄疸逐渐消失。

(5)重症感染:晚期新生儿细菌性感染机会增多,如肺炎、肠炎、败血症等,以金黄色葡萄球菌、大肠埃希菌、沙门菌等多见,而且可造成院内流行。

(6)其他:垂体功能减退、21-三体综合征、半乳糖血症、酪氨酸代谢紊乱等早期也可表现为生理性黄疸消退延迟,较少见。重症血型不合溶血病未经治疗,就诊较晚者,1 周后仍可有明显黄疸,溶血可持续 2~3 周。

2.临床表现

主要表现为生理黄疸消退延迟或逐渐加重,高峰期可达 2~3 周或黄疸已消退又重新出现。黄疸程度轻重不等,重症胆红素可高达 $289\mu mol/L$ 以上,消退时间可迟至 6~12 周。胆红素以未结合胆红素为主,故皮肤黄疸色泽仍呈浅杏黄色,粪便色黄,尿色不深。以母乳性黄疸最常见,常不伴有任何症状。由其他原因所致者伴相应症状。多为非溶血性,所以不伴贫血征。肝功能除感染外多正常。由于日龄较大,除早产儿外,不出现核黄疸症状。除重症感染黄疸进展快,病情危重外,一般预后较好。

3.辅助检查

(1)血胆红素检测:晚期新生儿黄疸程度不重且常伴有结合胆红素增高,应尽快测血总胆红素、结合及未结合胆红素值,同时检测谷丙转氨酶,明确为高未结合或高结合或混合性高胆红素血症,并判断有无肝损害。

(2)血红蛋白及红细胞比容:明确为溶血性或非溶血性。免疫抗体检查大多数于 1 周内转阴,但重症 1 周后仍可阳性。

(3)排除性检查

①疑为甲状腺功能减低时,测血清 T_4 及 TSH 含量。如 $T_4<127nmol/L(9.8g/dL)$ 可疑甲低,同时做 TSH,如$>20mU/L(20U/mL)$即可诊断。也可用 X 线检查骨龄,摄 X 线膝关节平片,如股骨远端和胫骨近端骨化中心仍未出现,表示胎儿骨发育迟缓,有助甲低诊断。B 超检查可鉴别甲状腺是否阙如,并可测量甲状腺大小及位置。

②疑为幽门狭窄:低氯、低钾性碱中毒,血中游离钙降低。但脱水严重,肾功能低下,酸性

代谢产物滞留,也可出现代谢性酸中毒。腹部 X 线平片立位时可见胃扩张,胃下界可达第 2 腰椎水平以下,肠内气体少。用稀钡造影可见胃扩张,排空延迟,幽门管细长,4~6 小时后尚有 95% 钡剂留在胃内,即可确诊。超声检查也有助于诊断。

4. 诊断

晚期新生儿发生黄疸者较早期新生儿明显减少,如有黄疸大多属病理性黄疸。晚期新生儿生理性黄疸已基本消退,个别尚余有轻度黄疸。溶血或围产因素所致黄疸多发生于出生后 1~2 天,经治疗大多数已消退,重症或未完全消退,均有病史及治疗史可提供。重点应了解出生后 1 周内情况,如黄疸史、喂养史等。近期内有无黄疸消退延迟、加重或消退后又出现;粪便及尿颜色;全身情况;有无感染史等。

体检:生长发育情况,全身反应。皮肤有无苍白及感染灶、黄疸程度及分布情况、黄疸色泽(杏黄色或灰黄色)。前囟门凹陷或膨隆。肺部有无啰音、心脏有无杂音,心音是否低钝。腹部有无肠型、蠕动波、肿物,脐轮有无红肿或分泌物,肝脾有无肿大。四肢肌张力及握持反射、拥抱反射是否正常。除黄疸外,无其他异常体征,又为母乳喂养可考虑为母乳性黄疸。如反应低下,多由甲状腺功能减低所致;如有明显感染灶及中毒感染症状多由感染所致;如有脱水及腹部异常所见多考虑幽门狭窄。如黄疸为灰黄色或黄绿色则为高结合胆红素血症的特征。

5. 治疗

除体重<1500g 早产儿伴有合并症或重症感染患儿发生重度高胆红素血症需积极治疗外,其他原因引起胆红素超过 $342\mu mol/L$ 时,一般也不需要换血或静脉输注丙种球蛋白、白蛋白或血浆等治疗,因晚期足月新生儿血脑屏障功能已相对成熟,发生核黄疸的机会很少,主要以去除病因为主,必要时给予光疗。母乳性黄疸一般认为血胆红素>$342\mu mol/L$ 或满月后仍>256.5mol/U 对可停止喂母乳 3 天代以配方奶或将母乳挤出加热至 56℃ 15 分钟(破坏母乳中葡萄糖醛酸苷酶),胆红素于 2~3 天后可下降 50%,95% 有效。以后继续喂母乳,胆红素可略升高 $17.1~51.3\mu mol/L$,待自然消退,不需其他治疗。

(二)高结合胆红素血症

高结合胆红素血症在早期新生儿中极少见,主要见于晚期新生儿。临床以阻塞性黄疸为特征,表现为皮肤及巩膜呈黄色,粪便色泽变浅呈灰白色,尿色深黄如茶色可染尿布,肝脾肿大、肝功能异常、血胆红素以结合胆红素为主。引起上述症候群的原因较多,故又称新生儿肝炎综合征。出生后 1~4 周均可发病。本症需及时明确病因,因采取治疗方法不同,但预后均较差。

1. 病因

(1)肝胆道阻塞

①新生儿肝炎:是最常见的原因,发病于新生儿晚期,均属宫内感染,病因以病毒感染为主,如弓形虫、风疹病毒、巨细胞病毒、疱疹病毒,梅毒螺旋体等病原的检测,以巨细胞病毒引起者更为多见。

②总胆管囊肿:女婴发病率高于男婴,新生儿期发病者极少,黄疸呈间歇性,腹部可触及囊肿,可伴哭闹、呕吐等症状。超声检查可确诊,应及时手术治疗。

③先天性胆道闭锁:多见于女婴。肝内闭锁极少见。血胆红素早期结合胆红素增高,晚期

肝功能受损,才出现未结合胆红素增高,谷丙转氨酶也逐渐增高。

④总胆管结石:NICU中常使用全静脉营养,可致胆管结石,应用时间较长可因胆石继发胆道梗阻。

⑤胆汁黏稠(胆栓)综合征:总胆管被黏液或稠厚浓缩的胆汁所阻塞,多见于严重的新生儿溶血病后期。

⑥总胆管穿孔:由于总胆管狭窄或有腔内阻塞。出生后1~8周均可发病。临床除有梗阻性黄疸外,可见进行性腹胀、腹壁被胆汁染黄,腹腔穿刺有黄染腹水可确诊,需进行外科引流术。

⑦外源性胆管受压:可由于腹腔淋巴结、肿瘤或梗阻肠管等压迫总胆管而致胆道梗阻,可经CT或B超确诊,经手术进一步证实。

(2)遗传代谢紊乱

①半乳糖血症:常染色体隐性遗传,表现肝肿大和黄疸。可同时损害脑及肾,影响智力发育,出现蛋白尿、电解质紊乱及低血糖。新生儿期即可出现症状,进食乳类后出现黄疸、呕吐、体重不增、低血糖等症状。尿中无葡萄糖的还原物质及血中1-磷酸半乳糖尿苷转移酶低可确诊,需停用乳类制品,以豆类代乳品。

②果糖血症:临床出现低血糖症状,持续时间长可引起黄疸、肝大、厌食、体重不增等症状。奶中需去除蔗糖。

③糖原累积病Ⅳ型:常染色体隐性遗传,累积于肝导致肝硬化,出生时肝大而坚实,此型常呈进行性快速性肝衰竭而死亡。肝穿刺可确诊。

④Nieman-Pick病:常染色体隐性遗传,临床类似肝炎,出生后头几天即可出现肝大、黄疸、喂养困难、体重不增,继而出现进行性神经系统障碍、脾大,多于婴儿期死亡。肝、脾、骨髓、淋巴结中可见泡沫细胞,是确诊的依据。

⑤Gaucher病:缺乏葡萄糖脑苷脂酶,导致葡萄糖神经酰胺累积于细胞,形成Gaucher细胞,因压迫肝正常结构,致肝脏纤维化。少数病例出生后即有肝脾大,食欲差,反应低下和黄疸。

⑥Wolman病:出生后1~2周出现黄疸、呕吐、体重不增、脂肪泻、肝脾大、肾上腺钙化等,常在3~6个月死亡。

⑦酪氨酸血症:常染色体隐性遗传,由于延胡索酰乙酸水解酶缺乏,使血酪氨酸及尿酪氨酸代谢产物增高,蛋氨酸也增高,肝脏有脂肪浸润、肝细胞坏死,进行性肝硬化,急性型在出生后1~2周发病,黄疸、肝大、肝功能异常、出血倾向、腹水,多于1岁内死亡。

⑧染色体病:如18、21-三体综合征,除有各自的特殊表现外,常伴发肝炎和胆道闭锁,可能与宫内感染有关。

⑨α_1抗胰蛋白酶缺乏症:常染色体隐性遗传,在出生后不久即可出现厌食、呕吐、黄疸、肝脾肿大等,重症可很快出现肝衰竭而死亡。也可并发败血症,出现出血倾向。

⑩垂体功能低下:垂体先天性发育不全或不发育,可有类似肝炎表现,结合胆红素增高,转氨酶升高、低血糖或有甲状腺功能减低表现,但肾上腺皮质激素和生长激素并不缺乏。需用替代疗法治疗。

（3）先天性持续淤胆

①动脉、肝发育不良：常染色体显性或隐性遗传，40%有家族性。临床有特殊面容、淤胆、后发性角膜青年环、椎弓似蝇样缺损，外周或主干动脉发育不全。50%智能落后。

②肝内胆管阙如：肝活检可见叶间胆管少或阙如。临床表现为梗阻性黄疸，转氨酶及碱性磷酸酶、胆固醇增高，胆道造影可明确诊断。多于婴儿期夭折。

③Byler病：家族性肝内胆汁淤积。表现为进行性淤胆、脂肪痢、生长发育落后，智能落后、出血症状，最后死于肝硬化。

（4）获得性肝内淤胆

①感染：除宫内感染外，新生儿期也可因细菌感染，如败血症等细菌或毒素直接侵犯肝细胞引起肝内淤胆，出现相应症状，早期积极控制感染，多可恢复。

②药物：可因药物毒性或特异反应导致肝脏损害，引起淤胆的药物有利福平、无味红霉素、新青霉素Ⅱ、呋喃妥因、吩噻嗪等。

③全静脉营养：低体重儿持续2周以上全静脉营养可发生淤胆。停止输液1～4周后肝功能逐渐恢复。

2.临床表现

出生后1周内出现黄疸者极少见，多于出生后2周开始出现黄疸，逐渐加重。黄疸色泽不鲜艳。略呈暗黄色以至黄绿色。粪便由黄色变为灰白色，尿色由黄色变为茶色。除肝炎可同时出现低热、厌食、呕吐、腹胀、肝大等症状外，一般无全身症状，病程进展缓慢，多于新生儿期后黄疸逐渐加重，因皮肤瘙痒而烦躁，最后出现肝硬化症状和体征。肝大可达肋下5～7cm，质硬，脾大可达6～7cm，腹壁静脉怒张，腹水征，会阴及下肢水肿，发展到肝昏迷或发生大出血而死亡。由感染、药物、全静脉营养所致者，及时治疗，4～6周可逐渐恢复。由遗传代谢或先天胆管发育异常所致者多伴有各种不同体表特征及智力落后表现，由于治疗困难，预后差。少数可在新生儿期急性发病，病情凶险，很快发生大出血和肝衰竭。

3.辅助检查

（1）肝功能检测：若谷丙转氨酶及碱性磷酸酶增高，提示肝功能已受损。肝炎发病后即有改变；胆道闭锁及遗传代谢病多于后期才有改变，碱性磷酸酶持续增高，而且增高较明显。新生儿期甲胎蛋白均呈阳性反应，如新生儿期后仍阳性，提示肝功能受损。肝炎>35g/mL，胆道闭锁<10g/mL。阳性反应可持续5～6个月，随病情好转转阴。如临床症状无好转，而呈阴性反应，提示肝脏受损严重，以致不能再生，预后差。重症患儿白蛋白降低，凝血酶原时间延长。

（2）胆红素检测：测血清总胆红素、结合和未结合胆红素浓度。本症以结合胆红素增高为主。肝炎结合胆红素大多<68.4mol/L，未结合胆红素也增高；胆管闭锁结合胆红素大多>68.4mol/L，后期未结合胆红素才增高。二者尿胆红素均呈阳性。

（3）核素试验：肝胆显影物氮亚胺乙酸（IDA），用锝标记后，用照相机观察肝胆系统的功能状态，肝炎时在1.5～3小时可见胆囊内出现放射性物质，胆道闭锁时24小时内尚未出现。

（4）低密度脂蛋白X：肝炎时可呈阳性，血浓度>400mg/dL。如重症肝炎血浓度较高时，与胆道闭锁不易鉴别。可给患儿服胆酪胺，每日4g，共服2周，如下降支持肝炎，无变化支持胆道闭锁。

（5）过氧化氢(H_2O_2)溶血试验：肝炎时呈阴性，少数可阳性。胆道闭锁时多呈阳性。

（6）$5'$-核苷酸酶：肝炎时正常或稍高，胆道闭锁时明显升高，>251U/L。

（7）十二指肠液的检测：肝炎时十二指肠引流液先为白色黏液状分泌物，4～8小时后变黄，2小时后又呈白色，交替出现。胆道闭锁时无胆色素出现。同时可测胆酸，肝炎为阳性，胆道闭锁为阴性。

（8）胆道造影：口服或静脉造影，由于新生儿肝脏浓缩能力差，均不能显影。

（9）病因学检查

①宫内感染：检测病原，如测乙肝表面抗原；弓形虫、巨细胞病毒、风疹病毒、单纯疱疹病毒、EB病毒等。可用PCR法测病原，用ELISA法测特异性IgG及IgM抗体或病毒分离。细菌感染应做血、尿、脊髓液培养。

②总胆管囊肿、结石、外源性胆管受压：腹部B超或CT有助于诊断。

③胆汁黏稠综合征、总胆管穿孔、肝内胆管阙如：胆道造影确诊。

④半乳糖血症：尿中无葡萄糖的还原物质，血及尿中半乳糖增高，红细胞1-磷酸半乳糖尿苷转移酶含量低。

⑤果糖血症：果糖耐量试验血葡萄糖急速下降，果糖、脂肪酸、乳酸上升或进行果糖1-磷酸醛缩酶测定。

⑥糖原累积症：血内糖原与乳酸明显增高，血糖降低，胰高血糖素试验30分钟内血糖升高<1.65mol/L。

⑦囊性纤维性变：可测胰腺功能，胰蛋白酶、糜蛋白酶及淀粉酶均低下。

⑧Niemann-Pick病、Gaucher病：可在骨髓中找典型的泡沫细胞及Gaucher细胞。

⑨18、21-三体：应做染色体检查。

⑩Wolman病、酪氨酸血症：依据溶酶体酸性脂酶及延胡素酰乙酸水解酶活性测定确诊。

⑪Zellweger综合征：血清中极长链脂肪酸增高，除肝功能异常外，脑电图、头颅CT均异常，肾脏B超可发现囊肿。

4.诊断

详细了解母亲妊娠史，妊娠期间有无感染和用药史，前一胎有无淤胆及畸形儿史，有无家族史。了解患儿临床表现，如黄疸出现时间、进展情况、大小便颜色。有无发热、吃奶差、呕吐等全身症状。生理黄疸已消退又出现，肝炎的可能性大；生理黄疸持续不退，胆道闭锁的可能性大。出生后粪便色黄，以后变白，肝炎的可能性大；出生后粪便即色白，胆道闭锁的可能性大。肝炎伴有全身症状，胆道闭锁则无。

体格检查：注意生长发育有无落后情况，全身反应是否低下，有无体表畸形，尤其是特殊面容（前额突出、眼距宽、眼裂上吊、小下颌、耳低位、通贯手等）。皮肤及巩膜黄疸色泽及程度。肝脏大小及质硬程度，脾脏大小，腹部有无肿物，有无腹水征。肺有无啰音，心音是否低钝，有无心律不齐或杂音。四肢肌张力低下或增高，神经反射有无异常。肝炎常伴肺炎、心肌炎等多脏器损害体征，胆道闭锁或遗传代谢病则常伴体表及多脏器畸形，智力低下，肝脾明显肿大。

5.治疗

治疗原则：一根据不同病因治疗原发病，二清除胆汁淤积，防止肝硬化和肝衰竭。

（1）肝炎的治疗

①加强营养：可酌加糖的供应，但不宜过多。蛋白质供应一般量即可。脂肪摄入量应减少，新生儿应以母乳喂养或配方奶为主，后者可选用低脂配方奶。适当加喂一些葡萄糖水。此外，还应适量补充脂溶性维生素 D、维生素 K、维生素 E，肌内注射较易吸收。重症可静脉点滴葡萄糖、支链氨基酸（可在肝外组织代谢，促进蛋白合成）和脂肪乳剂（补充必需的脂肪酸）。

②肾上腺皮质激素：泼尼松，每日 1～2mg/kg 口服，症状好转逐渐减量，一般疗程为 4～8 周，需注意预防其他感染。

③利胆药：胆酸钠，每次 50mg，每日 2～3 次。

④保肝药：可用肝泰乐，每日 2 次，每次 25mg。多酶片，每日 1～2 片。

⑤病原治疗：明确为病毒感染者可选用广谱抗病毒药治疗，如三氮唑核苷，每日 10～20mg/kg，分 2 次肌内注射；如为疱疹病毒属可选用更昔洛韦，10mg/(kg·d)，与干扰素合用效果更好；如为弓形虫引起，可用大环内酯类药物治疗，如螺旋霉素、阿齐霉素等；出生后严重感染由细菌引起者，需选用广谱抗生素积极控制感染。

（2）先天性胆道闭锁的治疗：尽早手术治疗。手术时日龄不超过 60d 者预后较好。术后需用去氢胆酸或泼尼松促进胆汁分泌，静点头孢菌素或氨基糖苷类药物预防胆管炎。术后黄疸不退或退而复现，应在 2 个月内再做手术或进行经皮肝内胆管引流，并可进行胆道冲洗，长期留置导管，获得较好的疗效。仍不能恢复者，可考虑肝移植。

（3）其他病因治疗

①手术治疗：总胆管囊肿、结石、穿孔、外源性压迫（肿瘤、淋巴结、肠梗阻）；胆汁黏稠综合征、囊性纤维变（可进行胆管冲洗）。

②饮食治疗：半乳糖血症（停用乳类食品，代以豆类配方奶）、果糖血症（停用蔗糖，代以加乳糖配方奶）、酪氨酸血症（低酪蛋白、低苯丙胺酸、低蛋氨酸膳食）。

③替代疗法：垂体功能低下。

④对症及支持疗法：α_1 抗胰蛋白酶缺乏、Zellweger 综合征、糖原累积症、Niemann-Pick 病、Gaucher 病、Wolman 病、Alagille 综合征、Byler 病。

三、新生儿胆红素脑病

新生儿胆红素脑病是指在新生儿期非结合胆红素在基底节和脑干的神经元沉积所导致的神经系统损伤的一组综合征。胆红素水平增高可造成早期神经功能障碍，如果未能及时治疗，可能造成永久性神经损伤。胆红素脑病和核黄疸分别用于描述胆红素中枢神经系统毒性的临床表现和病理改变。

（一）病因

高胆红素血症的严重程度、持续时间、白蛋白结合胆红素的能力、血脑屏障的完整性及神经元细胞损伤的易感性等因素，对于胆红素脑病的发生都是重要的。胎龄和体重越小，发生胆红素脑病的危险性越大。其他因素，如窒息、颅内出血、溶血可能与胆红素竞争白蛋白位点的药物，都会增加胆红素脑病的易感性。很难对所有的新生儿设定一个精准的安全胆红素水平，但胆红素脑病很少会发生在健康的、胆红素水平低于 $428\mu mol/L$ 的新生儿。胆红素脑病常常在生后 1 周发生,但也有可能延迟至 2~3 周。

(二)临床表现

1.警告期

活动减少、吸吮减弱、嗜睡、激惹、哭声改变等为先兆症状。一旦进入痉挛期,其预后往往不良。

2.痉挛期

四肢强直、双手握拳、两腿伸直交叉及高声尖叫,可伴有角弓反张、抽搐,出现呼吸困难或暂停。发热与抽搐同时发生。此期症状持续加重可导致死亡;存活的患儿进入恢复期,以后可能留下严重的后遗症。一般出现在生后 1 周,持续 2~3 个月。

3.恢复期

肌张力增高症状逐渐减轻,吃奶及对外界的反应逐渐恢复。

4.后遗症期

第一年常表现为角弓反张、肌肉强直、不自主运动及反复发作的抽搐。第二年不规则、不自主运动及肌张力减弱。到 3 岁时,大部分神经系统症状已经十分明显了,包括舞蹈手足徐动症,锥体外系症状,抽搐,智力障碍,构音障碍,高频失聪,斜视,眼球上转困难。

(三)治疗

(1)监测血清胆红素,全面评估患儿的临床状态,尽可能在神经可逆性损伤之前或早期进行积极干预治疗,包括光照疗法、药物疗法和换血疗法。

(2)对于出现急性胆红素脑病的患儿,在生命体征稳定 48 小时后采用脑细胞代谢激活剂和改善脑血流的药物及高压氧治疗,及时阻断神经细胞凋亡,恢复神经细胞能量代谢,促使神经细胞的修复与再生。

(3)根据 NBNA 评分,进行有目的、有计划的外界刺激,可使一些损伤的神经所支配的肌肉更协调地运动,调节肌张力,促进正常姿势出现,抑制异常姿势的形成。

(四)胆红素脑病的磁共振影像诊断

(1)累及部位:基底神经节区,特别是苍白球区,其次为丘脑下核群、海马。

(2)急性胆红素脑病常见双侧苍白球区对称性 T_1WI 高信号,T_2WI 等信号或稍高信号。早产儿的表现与足月儿相似。

(3)慢性胆红素脑病主要表现为苍白球对称性 T_2WI 上高信号,T_1WI 上无明显变化。

四、新生儿胆汁淤积症

(一)概述

新生儿胆汁淤积症临床常见,目前被定义为:新生儿期患儿总胆红素≤5mg/dL(85.5 $\mu mol/L$)时直接胆红素≥1.0mg/dL($17.1\mu mol/L$)或当血清总胆红素>5mg/dL($85.5\mu mol/L$)时直接胆红素≥总胆红素的 20%。当新生儿黄疸持续时间延长,超过 2~4 周时,应考虑胆汁淤积症的可能。新生儿在任何情况下发生胆汁淤积症均为病理性过程,需及时得到诊断并明确病因,针对病因及时治疗至关重要。

(二)流行病学和病因

新生儿胆汁淤积症的发病率为 1/2500 活产婴儿。引起新生儿胆汁淤积的病因复杂多样,1970—1990 年英国伦敦国王学院医院诊治的 1046 例新生儿胆汁淤积症中胆道闭锁占 32%,抗胰蛋白酶缺乏 18%,Alagille 综合征 5.8%,胆总管囊肿 3.3%,特发性婴儿肝炎 31.6%,其他疾病 9.3%。1991—2008 年的 1625 例新生儿胆汁淤积症中,特发性婴儿肝炎占 40%,胆道闭锁 20%,抗胰蛋白酶缺乏 11%,Alagille 综合征 4%,胆总管囊肿等阻塞性疾病 5%,其他病因,包括儿童胃肠外营养相关性肝病 6%,进行性家族性肝内胆汁淤积症 5%,垂体功能低下 2%,各种感染 2%,交通性海绵状肝内胆管扩张 1%,其他少见原因 4%。国内缺少大样本的调查资料,南方地区某医院因胆汁淤积症住院的患儿 63 例,其明确的胆汁淤积症病因以遗传代谢病为主,其中希特林蛋白缺乏症最多;而胆道闭锁仅 3 例,巨细胞病毒和梅毒等感染因素仅 4 例。这与国外文献报道明显不同,与该数据来源于我国广东地区一家以开展希特林蛋白缺乏症研究为主的医院有关。

婴儿胆汁淤积症病因可归纳划分为:感染性、结构性、代谢性、内分泌病、染色体病、肿瘤性、中毒性、血管性、免疫性和特发性。

(三)临床表现

1. 皮肤巩膜黄染和皮肤瘙痒

直接胆红素超过≥3mg/dL(51.3μmol/L)时皮肤呈现肉眼可见的黄染,皮肤黏膜均可黄染,皮肤色暗,胆汁酸在皮肤沉积导致胆汁性瘙痒,无论病情进展轻重,直接胆红素均不会造成神经毒性。

2. 尿色加深

尿胆红素增高后尿色加深呈茶色。

3. 大便颜色变浅和白陶土便

肠道中直接胆红素降低,大便颜色变浅,呈现淡黄色,甚至白陶土样大便。

4. 肝脾大

肝大、脾大和腹水陆续出现。

5. 营养不良(特别是营养素缺乏)

(1)脂溶性维生素缺乏:维生素 A、维生素 E、维生素 D、维生素 K 吸收不良。

(2)钙缺乏:严重者出现惊厥、急性喉痉挛。

(3)低蛋白血症:组织水肿。

6. 出血倾向

凝血因子缺乏导致出血。

(四)辅助检查

1. 实验室检查

(1)肝功能:总胆红素≤5mg/dL(85.5μmol/L)时直接胆红素>1.0mg/dL(17.1μmol/L)为异常;血清总胆红素>5mg/dL(85.5μmol/L)时,直接胆红素≥总胆红素的 20% 为异常。肝酶升高,特别是谷丙转氨酶升高提示肝损伤,但肝酶升高在胃肠外营养相关性胆汁淤积症

(PNAC)和胆道闭锁早期不出现,缺少特异性,极低出生体重儿 PNAC 发生在出生 32±21(14～90)天,故临床上应定期监测黄疸患儿的肝功能,尤其对于胃肠外营养>2 周的患儿。肝、肾及骨碱性磷酸酶含量高,胆道闭锁的碱性磷酸酶升高明显,但需除外骨骼疾病。γ 谷氨酰转肽酶(γ-GGT)存在于胆管上皮细胞,γ-GGT 升高提示胆道闭锁、α 抗胰蛋白酶缺乏、特发性新生儿肝炎和 Alagille 综合征,进行性家族性肝内胆汁淤积 1 型和 2 型(PFIC-1 和 PFIC-2)中 γ+GGT 并不升高,PFIC-3 中则显著升高。

(2)胆汁酸:血清总胆汁酸浓度升高是 PNAC 的早期信号,血清石胆酸的浓度是所有类型的新生儿肝胆疾病的标志物。

(3)凝血酶原时间:胆汁淤积症患儿往往存在严重凝血功能异常,提示凝血因子缺乏,特别是维生素 K 依赖性凝血因子缺乏严重。

(4)全血分析、细菌培养(血、尿)、TORCH、病原核酸检测:判断感染是否存在,考虑感染疾病导致的胆汁淤积症时需进一步检测病原。

(5)垂体功能和甲状腺功能检测。

(6)代谢筛查:血糖、血氨、血气分析、血清和尿氨基酸分析,血、尿胆汁酸及前体物质分析。

(7)染色体分析/单基因检测/基因筛查:染色体疾病、Allagille 综合征、PFIC、希特林蛋白缺乏症及不明原因的胆汁淤积症等。

2. 辅助检查

(1)腹部超声:对于评估肝大小、质地,胆道结石、肝内泥沙样结石和胆总管囊肿非常直接,通过间接观察测量胆囊大小是否有收缩可帮助诊断胆道闭锁,胆囊不可见、胆囊小提示胆道闭锁的敏感性仅有 23%;肝门外三角形高密度回声提示该区域纤维化,这是胆道闭锁的特征性表现,据文献报道,此征象敏感性为 73%～100%,特异性达到 98%～100%。

(2)肝胆管同位素扫描:用锝标记的亚氨二醋酸衍生物做胆管扫描常用于观察胆管树,胆管闭锁者不能将同位素排到肠腔,胆道闭锁时肝细胞的摄取和正常排泄受阻,而肝炎患者摄取延迟、排泄正常,两篇回顾性研究报道敏感性为 83%～100%,特异性较低,为 33%～80%。检查前 5 天开始苯巴比妥 5mg/(kg·d)提高敏感性,此项检查耗时费力,临床不作为首选。

(3)磁共振胆道造影技术:被越来越多用于新生儿胆汁淤积,其软件和技术已经得到很好改进,能够使胆道成像,临床使用价值尚未得到证实。磁共振胆道造影技术在 15 例胆汁淤积症患儿中的研究结果显示,6 例胆道闭锁均未看到胆道图像,9 例非胆道闭锁患儿中仅有 1 例出现假阳性结果。早期 PNAC 的磁共振影像特点为肝细胞脂肪变性,磁共振有益于早期诊断 PNAC。

(4)胆管造影:在胆汁淤积症的鉴别诊断中,胆道造影术是诊断胆道闭锁的最可靠方法,内镜逆行胆管造影对于评估胆道梗阻意义重大,多数研究认为敏感性和特异性高,但在儿科失败率占 10%,且需要专门技术和患者全身麻醉,临床应用受限。部分专家认为应该首先获得经皮肝组织活检结果,肝组织活检如果不能得到诊断,可建议此项检查。目前很多医院采用微创腹腔镜下胆道造影和胆管冲洗术,因其安全性好、创伤小、成功率高、敏感性和特异性高,应用日渐广泛。

(5)十二指肠引流液分析:分析引流液中胆红素浓度可以判断胆道是否存在梗阻,胆道梗阻者引流液胆红素浓度低于血胆红素浓度,有文献认为其敏感性等同于同位素扫描,而且费用低,但因其为有创检查,在儿科应用不多。

(6)经皮肝组织活检:经皮或腹腔镜下肝组织活检是诊断新生儿胆汁淤积的重要检查之一,1974 年,Brough 等研究了 181 例手术或死后尸检证实病因的胆汁淤积患儿,这些患儿之前进行了经皮肝组织活检,148 例符合最后诊断结果,准确率为 93.7%,在此报道中肝组织活检对于胆道闭锁诊断的敏感性为 99%,特异性为 92%,但对新生儿肝炎的诊断敏感性较差。PNAC 组织病理改变:肝细胞内和毛细胆管内胆汁淤积,细胞脂肪变性和门静脉周围纤维化,其他可以见到的征象包括肝细胞受损,呈现气球样变或多核巨细胞样变性,门脉区炎性改变,急性胆管炎,髓外造血,胆管增生和严重纤维化。胆道闭锁的组织病理特点为:胆小管增生,胆栓形成,汇管区纤维化和水肿。在特发性肝炎患者,肝组织呈弥散性肝细胞肿胀,巨细胞化和局部肝坏死。此外,活检肝组织特殊染色见到 PAS 阳性颗粒在 α 抗胰蛋白酶缺乏中是特异性的,肝内胆管阙如是 Allagille 综合征的特异性表现,胆管的炎性坏死是硬化性胆管炎的特征,对于遗传代谢病,肝组织活检同样可发现特异性的诊断依据。在胆道闭锁病程早期,肝组织活检对于鉴别胆道闭锁、PNAC 及肝炎非常困难。

(五)诊断和鉴别诊断

(1)对怀疑新生儿胆汁淤积者,应及时测定直接胆红素水平,以确定胆汁淤积是否存在。任何新生儿黄疸生后 2 周不能消退,需怀疑胆汁淤积。纯母乳喂养者如果仅仅间接胆红素升高且查体无其他异常发现,可等到 3 周时再次评估。

(2)胆汁淤积症诊断后应进行评估,从病史和临床表现来选取最合适的辅助检查,最终确定诊断和治疗方案,目前国内尚无统一的诊断管理方案,但可参照美国儿科学会制定的诊断指南并结合我国实际。

新生儿确定胆汁淤积症诊断后,首先要除外感染性疾病,如败血症、巨细胞病毒感染等。其次要确定是否为代谢及内分泌疾病等急需治疗的疾病,还要及时评估是否为胆道闭锁,其预后取决于是否在肝硬化发生前获得手术机会。

胆汁淤积表现为黄疸消退延迟或黄疸消退后再次出现,早期可仅有间接胆红素升高,后期表现为直接胆红素升高,大便颜色变浅,尿色加深,白陶土大便是胆道闭锁特征。胆汁淤积症患者通常有凝血因子缺乏,可表现有出血倾向。如果伴随神经系统表现,如易激惹、嗜睡、惊厥或喂养困难,常常是遗传代谢病或败血症合并中枢神经系统感染表现。黄疸、肝大、脾大常常提示肝病变进行性加重。先天性感染或先天性综合征常常表现有发育迟缓或特殊面容,胆总管囊肿往往在右上腹有包块。

(六)治疗

1. 保证能量足够和平衡

早产儿能量供给以 110～120kcal/kg 为宜,避免过度营养,其中糖速 11～12mg/(kg·min),蛋白 3.5～4g/(kg·d),脂肪 2～3g/(kg·d)。大约 60% 的患儿出现营养不良,应及时对患儿营养状态做出评估。胆汁酸的缺乏导致肠腔内脂肪分解、溶解和长链脂肪酸吸收障碍,脂肪泻加重能量消耗,所以胆汁淤积的患儿尽早经口喂养为首选,能量供给应该为推荐量的 110%～

125%,中链脂肪酸可不经胆汁盐溶解而直接被肠道吸收,所以含有中链脂肪酸的配方奶为首选。

2. 补充必要脂溶性维生素

新生儿胆汁淤积患儿脂溶性维生素缺乏显著,应该适当补充,维生素 E 水溶剂即聚乙二醇 1000-琥珀酸酯(TPGS),与其他脂溶性维生素同服可以提高其他维生素的利用度,用量为 15~25IU/kg,维生素 K 2.5~5mg/(kg·d)隔日 1 次或每周 2 次,维生素 D_3 800~5000IU/d 或 1,25-二羟胆骨化醇 0.05~0.2μg/(kg·d),维生素 A 3000~10000IU/d。

3. 胆汁淤积药物治疗

胆汁性瘙痒原因不清,但血清中胆汁酸的降低可有效改善症状,国内中药使用广泛,常用茵栀黄 5~10mL/d 口服用于利胆治疗。其他治疗胆汁性瘙痒的方法有:利福平,可抑制肝细胞对胆汁的摄取并且诱导肝微粒体酶,剂量为 10mg/(kg·d),不良反应为肝毒性,易和其他药物配伍禁忌;苯巴比妥刺激胆酸排泄和合成,诱导肝微粒体酶,可降低循环胆汁酸血浓度,剂量为 1~3mg/(kg·d);考来烯胺可在肠道结合胆酸,抑制肝肠循环,促进排泄,并且降低对肝的负反馈,提高胆固醇向胆酸转化,常用于长期淤胆患者,剂量为 0.25~0.5mg/(kg·d)。

美国食品药品管理局唯一通过的用于成人胆汁淤积症的药物是熊去氧胆酸,熊去氧胆酸为亲水性胆酸,可替代疏水性胆酸,不良反应为腹泻、腹痛、恶心,剂量为 10~20mg/(kg·d),其有效性在儿童还需进一步验证。

有报道手术后应用胃肠外营养出现胆汁淤积的新生儿 8 例,停止全肠外营养后用胆囊收缩素治疗 3~5 天,有 7 例黄疸和高结合胆红素血症在 1~6 周内完全缓解。Teitelbaum 等用八肽胆囊收缩素治疗腹部和心脏大手术后的新生儿 PNAC,发现患儿血清直接胆红素水平降低,且肝损害未进一步加重,提示胆囊收缩素应用于新生儿 PNAC 也是安全有效的。

S-腺苷甲硫氨酸是甲硫氨酸代谢的主要产物,研究显示,静脉滴入外源性 S-腺苷甲硫氨酸后,血浆中转硫化产物、半胱氨酸、牛磺酸、谷胱甘肽含量明显升高。其中谷胱甘肽是重要的肝细胞保护物质,可直接避免胆汁酸及其他肝毒性物质对肝细胞的损害。S-腺苷甲硫氨酸还有促进转甲基作用,使肝细胞膜磷脂生物合成能力提高,肝细胞膜流动性增加,同时亦可使细胞膜表面 Na^+-K^+-ATP 酶活性增加,共同促进了肝细胞向胆小管分泌胆汁酸的能力。S-腺苷甲硫氨酸应用于胆汁淤积小鼠能够提高胆汁流动性,降低血清总胆汁酸水平和 γ-GGT,减少肝的病理损害,清除胆管内的胆栓。经体外细胞培养发现,S-腺苷甲硫氨酸可抑制胆汁酸诱导的肝细胞凋亡。国内在新生兔 TPN 的实验研究中发现,S-腺苷甲硫氨酸可明显降低血清胆汁酸、胆红素水平,并可显著减少肝细胞凋亡的发生。

4. 胆汁淤积症特殊病因特异性治疗

(1)感染:细菌、病毒、螺旋体等,进行抗生素、抗病毒治疗。

(2)半乳糖血症:无半乳糖饮食。

(3)酪氨酸血症:低酪氨酸及低苯丙氨酸饮食,补充尼替西农。

(4)遗传性果糖不耐受:无果糖和蔗糖饮食。

(5)甲状腺功能减退:甲状腺素补充治疗。

(6)囊性纤维化:补充胰酶和熊去氧胆酸。

（7）垂体功能低下：补充甲状腺素和生长激素。

（8）胆汁酸合成异常：熊去氧胆酸或胆酸补充治疗。

（9）胆道闭锁：肝肠吻合术。

（10）胆总管囊肿或穿孔：手术治疗。

（11）单纯胆汁黏稠：胆道冲洗术。

胆汁淤积症对因治疗是关键，药物的使用要根据患儿的实际情况慎重选择，例如胆道闭锁患儿、家族性进行性胆汁淤积症及先天性胆汁酸合成障碍等不宜积极利胆，应以反馈抑制胆汁酸分泌和排泄、减少胆汁酸合成为主要治疗原则。

第二节　新生儿糖代谢异常

一、新生儿低血糖症

新生儿低血糖症是指血糖水平低于同胎龄新生儿平均数的 2 个标准差以下。许多疾病都会导致新生儿低血糖的发生，低血糖可使脑细胞失去基本能量来源，脑代谢和生理活动无法进行，如不及时纠正会造成永久性脑损伤。新生儿低血糖的界限值尚存争议，过去定为低血糖症的标准是：足月儿最初 3 天内的血糖低于 1.7mmol/L（30mg/dL），3 天后低于 2.2mmol/L（40mg/dL）；小于胎龄（SGA）儿和早产儿生后 3 天内血糖低于 1.1mmol/L（20mg/dL），3 天后低于 2.2mmol/L（40mg/dL）。但目前认为上述低血糖症的诊断界限值偏低，多主张采用不论胎龄和日龄，低于 2.2mmol/L（40mg/dL）诊断低血糖症。而低于 2.6mmol/L（47mg/dL）为临床需要处理的界限值。

低血糖的发生率取决于患儿的胎龄、筛查时间、喂养方案和低血糖的定义等，如定义为不论胎龄和日龄血糖＜2.2mmol/L 时发生率为 21%。Lucas 的多中心大样本研究提示，出生体重＜1850g 的早产儿中 10% 至少有 1 次血糖水平＜0.6mmol/L，28%＜1.7mmol/L，66%＜2.5mmol/L，血糖低于 0.6mmol/L、1.7mmol/L 和 2.5mmol/L 持续超过 3 天的婴儿比例分别为 1%、4% 和 16%。

（一）病因和发病机制

1. 糖原和脂肪储存不足

主要见于①早产儿：胎儿肝糖原的储备主要发生在胎龄最后 4~8 周，因此，胎龄越小，糖原储存越少，易发生低血糖症。②SGA 儿：除糖原储存少外，已证实 SGA 儿糖原合成酶系统的活性较低，糖原形成障碍，而一些重要器官组织的代谢需糖量却相对较大。研究发现，SGA 儿脑葡萄糖的需要量和利用率明显增高，Leew 曾报道生后发生低血糖的 SGA 儿中，血清游离脂肪酸及甘油含量均低于正常儿。孕母发生过妊娠高血压疾病或胎盘功能不全者，其婴儿低血糖症的发生率更高。

2. 耗糖过多

新生儿患严重疾病，如窒息、呼吸窘迫综合征（RDS）、新生儿硬肿病和败血症等易发生低血糖。这些应激状态常伴有：①代谢率增加；②缺氧；③低体温；④摄入减少。Lub-cho 和 Bard 提出缺氧可促使低血糖症发生。Guth-er 等发现 Apgar 评分 1～3 分的新生儿中发生低血糖症的均是足月儿，因在应激状态下足月儿可迅速利用释放的葡萄糖，而早产儿利用葡萄糖的能力差，说明缺氧对足月儿和早产儿糖代谢的影响是不同的。国内学者证实，处于寒冷或低体温状态下的新生儿低血糖发生率高，这与低体温时产热能力不能满足体温调节需要有关。Leake 提出新生儿感染时糖代谢率增加，平均葡萄糖消耗率比正常儿增加 3 倍左右。新生儿糖原异生酶活性低，而感染时可加重糖原异生功能障碍，氨基酸不易转化成葡萄糖。新生儿糖原异生主要靠棕色脂肪释出更多的甘油，感染严重时，棕色脂肪耗竭，血糖来源中断，从而促使血糖水平降低。此外，感染时患儿摄入、消化吸收功能均减弱，均易导致低血糖症。

3.高胰岛素血症

①暂时性高胰岛素血症：常见于母亲患糖尿病的婴儿，这些婴儿有丰富的糖原和脂肪储备，孕母血糖高，胎儿血糖随之增高，胎儿胰岛细胞代偿性增生，胰岛素增加，胰岛素血糖激素分泌失衡及生后来自母亲的糖原中断，可致低血糖。严重溶血病的胎儿由于红细胞破坏致谷胱甘肽释放入血，对抗胰岛素作用，也可使胎儿胰岛细胞代偿性增生，发生高胰岛素血症。高胰岛素血症还可见于胎儿宫内生长迟缓(IUGR)、围生期窒息及红细胞增多症。②持续高胰岛素血症：最常见的是先天性高胰岛素血症，迄今已发现 9 种导致胰岛素异常分泌的突变基因。另外，诸如 Beckwith-Weidemarm 等综合征可有胰腺过度增生和胰岛素分泌增加。罕见的高胰岛素血症也可由其他方面都正常的局灶性胰岛细胞腺瘤所致。

4.内分泌疾病

如先天性垂体功能减退、肾上腺皮质功能减退、甲状腺功能减退、胰高糖素缺乏、生长激素缺乏等影响血糖含量。

5.遗传代谢性疾病

主要见于①半乳糖血症：新生儿半乳糖血症时因血中半乳糖增加，葡萄糖相应减少。②糖原贮积症：患儿糖原分解减少，血中葡萄糖量低。③亮氨酸代谢缺陷：母亲乳汁中的亮氨酸可使新生儿胰岛素产生增加。

(二)临床表现

1.无症状性低血糖

新生儿低血糖常缺乏症状，无症状低血糖症较症状性低血糖多 10～20 倍，一般预后较好；如低血糖持续时间较长，有潜在神经系统损伤倾向。

2.症状性低血糖

症状性低血糖见于严重、反复发作的低血糖或低血糖同时伴有其他病因而应激的新生儿，症状和体征常为非特异性，多出现在生后数小时至 1 周内或由于伴发其他疾病过程而被掩盖，包括异常的呼吸类型(呼吸暂停、呼吸不规则、呼吸困难)、心血管体征(末梢循环差，血压不稳定、心动过速或心动过缓)、神经系统症状(激惹、震颤、眼球不正常转动、哭声尖、嗜睡、吸吮无力或拒乳、惊厥、昏迷)及低体温或体温不稳定、反应差、苍白、反应低下等全身症状。

(三)类型

1.早期过渡型低血糖症

通常发生在母亲来源的底物突然中断后的 6～12 小时，系因患儿对宫内过渡到宫外生活的代谢变化不能做出适当的适应。主要见于母亲临产时接受过大量葡萄糖输注的婴儿、糖尿病或非糖尿病母亲的大于胎龄儿、低体温或窒息的新生儿及延迟开奶者；低血糖出现早，持续时间短，程度较轻，对葡萄糖供给反应迅速，只需补充少量葡萄糖（$<6mg/min$）即可纠正，血糖常于12小时内达正常水平。80％的患儿仅血糖低而无症状。极少出现低血糖相关的临床症状，预后取决于伴随疾病。

2. 继发性低血糖症

是NICU中新生儿常见的临床情况，主要见于各种患病的新生儿，如窒息、新生儿硬肿病、败血症、低钙血症、低镁血症、颅内出血、先天性畸形、败血症和先天性心脏病等。低血糖开始于生后第1天（略迟于早期过渡型），持续时间相对短暂，程度相对较轻，对葡萄糖治疗反应迅速。50％以上的患儿可出现症状，但与低血糖的相关性很难界定，预后取决于伴随疾病。

3. 经典型或暂时性低血糖症

是宫内营养不良的延续，主要见于SGA儿，发病系因糖原和脂肪储存减少致使葡萄糖和能量产生不足，以及患儿相对较大的脑肝比例而致过多的葡萄糖利用。还可伴发于红细胞增多症、低钙血症、中枢神经系统病变或先天性心脏病。80％的患儿为症状性低血糖，开始于生后第1天末，低血糖程度为中到重度，持续时间较长，需要相对较大剂量的葡萄糖治疗。预后取决于低血糖持续时间、严重程度以及开始治疗的早晚。

4. 严重反复发作性低血糖症

多继发于葡萄糖体内平衡涉及酶的原发缺陷或代谢内分泌异常。主要见于先天性高胰岛素血症、Beckwith综合征和胰岛细胞腺瘤。低血糖开始时间随原发病而异，但程度严重，持续时间长，症状重，预后取决于诊断的时间和低血糖处理的及时恰当。

（四）辅助检查

（1）血糖测定：高危儿应在生后2小时内监测血糖，根据血糖稳定的程度，以后每隔30分钟～4小时复查，直至血糖浓度稳定。由于床旁微量血糖检测仪（纸片法）检测简便、快速、可作为高危儿的筛查，但确诊需依据实验室静脉血糖检测（化学法）测定的血清葡萄糖值。须注意：①取标本后应及时测定，因室温下红细胞糖酵解增加，血糖值以每小时下降$0.83～1.1mmol/L（15～20mg/dL）$；②由于新生儿红细胞多，且其中还原型谷胱甘肽含量高，红细胞糖酵解增加，故全血糖值较血清糖低10％～15％，当血糖值$<1.7mmol/L（30mg/dL）$时，这种差异更大。目前有研究表明，动态血糖监测仪（CGMS）可提供大量更加详细的连续监测数据，在早产儿应用中耐受性好，其血糖测量值与床旁血糖监测仪的测量结果偏差很小，但在临床常规应用前还需要进行临床实践验证。

（2）持续性或反复低血糖者应酌情检测血胰岛素、胰高血糖素、T_4、TSH、生长激素、皮质醇，血、尿氨基酸及有机酸等。

（3）高胰岛素血症时可行胰腺B超或CT检查，疑有糖原贮积症时可行肝活体组织检查测定肝糖原和酶活力。

（五）诊断

主要根据低血糖发生的高危病史、临床表现和血糖值检测确诊。

1.病史

母亲糖尿病史,妊娠高血压疾病史,婴儿患红细胞增多症、ABO 或 Rh 血型不合溶血病、围生期窒息、感染、新生儿硬肿病、RDS 等病史,特别是早产儿、SGA 儿以及开奶晚、摄入不足等情况。

2.临床表现

有上述临床表现,特别是经滴注葡萄糖液症状好转者或具有无原因解释的神经系统症状和体征的患儿均应考虑此病。

3.血糖测定及其他检查

血糖测定是确诊和早期发现本症的主要手段。

(六)治疗与监护

低血糖治疗的开始时机和规范的治疗方案对预防脑损伤的发生至关重要。目前的观点认为新生儿低血糖的干预阈值为 2.6mmol/L,近年来国内外对新生儿低血糖的治疗进行了广泛的研究和报道,现将常用的诊疗方案介绍如下:

1.能量摄入(包括口服及静脉途径)

对可能发生低血糖能喂养者应从生后 30~60 分钟即开始喂奶(或鼻饲),可喂母乳或婴幼儿配方奶,24 小时内每 2 小时喂一次,并密切监测血糖。对不能喂养者或建立有效喂养(奶量每次 10mL/kg 后):①如血糖低于需要处理的界限值 2.6mmol/L,患儿无症状,应静脉滴注葡萄糖液 6~8mg/(kg·min),每 30~60 分钟检测一次微量血糖,直至血糖正常后逐渐减少至停止输注葡萄糖,并逐渐延长血糖监测时间。②如血糖低于界限值,患儿有症状,应立即静脉注入 10% 葡萄糖液 2mL/kg,速度为 1mL/min,随后继续滴入 10% 葡萄糖液 6~8mg/(kg·min)。如经上述处理,低血糖不缓解,则逐渐增加输注葡萄糖量至 10~12mg/(kg·min)。外周静脉输注葡萄糖最大浓度为 12.5%,如超过此浓度,应放置中心静脉导管,通过中心静脉输液,治疗期间每 30~60 分钟一次监测微量血糖,每 4~6 小时检测静脉血糖,根据血糖值调节输糖速度,如症状消失,血糖正常 12~24 小时,逐渐减少至停止输注葡萄糖,并及时喂奶。出生 24~48 小时后溶液中应给与生理需要量的氯化钠和氯化钾。

2.激素应用

如用上述方法补充葡萄糖仍不能维持血糖水平,可加用氢化可的松 5~10mg/(kg·d)静脉滴注或泼尼松 1~2mg/(kg·d)口服,至症状消失、血糖恢复后 24~48 小时停止,激素疗法可持续数日至数周。

3.其他治疗

当出现顽固、持续性低血糖时或葡萄糖输注速度提高至 20~30mg/(kg·min)以上才能维持血糖浓度在正常范围,可给于:①静脉注射胰高血糖素 0.02mg,/kg,间断给药;或 1~20μg/(kg·h)静脉维持输注,并进一步检查除外高胰岛素血症。②高胰岛素血症可用二氮嗪,每日 5~20mg/kg,分 3 次口服,常见不良反应有体液潴留和多毛症;或用奥曲肽(生长抑素),5~25μg/(kg·d),持续静滴 6~8 小时或皮下注射,常见不良反应包括呕吐、腹泻、腹胀及胆石症。

4.积极治疗各种原发病

先天性高胰岛素血症如内科治疗失败,则需请小儿外科会诊,讨论拟行胰腺次全切除手术;先天性代谢病患儿应积极稳定生命体征、纠正代谢紊乱,给予特殊饮食疗法。

二、新生儿高血糖症

(一)概述

全血血糖>7.0mmol/L(125mg/dL)或血浆血糖>8.12mmol/L(145mg/dL)称为高血糖,常发生于低出生体重早产儿接受肠外补糖或其他疾病者。高血糖常无特异症状,临床主要问题是高渗透压和渗透性利尿。在较小体重或胎龄的早产儿可很快出现脱水症状。

(二)病因

1.血糖调节功能不成熟

新生儿早期,尤其是早产儿和SGA儿,因胰岛β细胞功能不完善、胰岛素反应不稳定、糖原酵解酶不成熟所致的胰岛素抵抗等原因,葡萄糖的利用与清除率均较低,在静脉输注葡萄糖液血糖升高,ELBW儿葡萄糖输注速度超过4~5mg/(kg·min)即可发生高血糖。

2.疾病应激

窒息缺氧、全身感染、低温、机械通气、手术、外伤、疼痛性操作等情况下,机体处于应激状态,皮质醇、儿茶酚胺和胰高糖素等应激激素以及细胞因子或内皮素增高,糖生成增加,同时由于胰岛素释放受抑制,导致葡萄糖利用降低。

3.药物等影响

最常见是糖皮质激素,其他有咖啡凶、茶碱、苯妥英钠和二氮嗪,脂肪乳剂中游离脂肪酸也可致血糖水平升高。

4.胰腺损伤性

糖尿病如胰腺发育不良或胰腺β细胞阙如等,多见于SGA,常伴其他先天缺陷,生后早期即发病,很少能存活。

5.真性糖尿病

新生儿期少见。

(三)诊断

临床表现轻症者常无症状,重症高渗血症、渗透性利尿,继而出现不安、烦渴、脱水、多尿、消瘦、酸中毒,甚至颅内出血。测定全血血糖>7.0mmol/L(125mg/dL)即可确诊。尿糖阳性。

(四)鉴别诊断

主要需与其他原因引起的高渗性脱水进行鉴别,如腹泻、高热、尿崩症等,及时测血电解质以及血糖可资鉴别。

(五)治疗

(1)预防高血糖:合理静脉营养及补糖是预防新生儿高血糖的主要措施。输液方案、速度要个体化,尤其是超低体重儿糖耐受较差,输糖初始速度以每分钟4~6mg/(kg·min)为宜,同时应密切监测血糖变化。尽早喂养可以使促进胰岛素分泌的一些激素分泌增加。低体重儿不能经口喂养者应尽早开始肠外营养,早期输注氨基酸也可促进胰岛素分泌。

（2）新生儿高血糖多为暂时性,一般不需改变输糖速度。如血糖＞10mmol/L(180mg/dL)或尿糖＞＋或出现高血糖症状时,可略减少补糖速度或浓度,每4～6小时减少2mg/kg·分,降至4～6mg/(kg·min),同时继续监测血糖,一般均可纠正。必要时暂停葡萄糖液输入。

（3）血糖持续＞14mmol/L(250mg/dL)或尿糖强阳性者,可加用胰岛素。新生儿对胰岛素相当敏感,使用小剂量即可,以避免血糖下降过快导致体液急剧迁移。使用方法有两种:

①静脉输入正规胰岛素15U(0.15mL)加入150mL生理盐水中(浓度0.1U/mL),剂量0.05～0.1U/kg每隔4～6小时以微泵推注,持续15分钟以上,每30分钟到1小时监测血糖。注意输液管道事先应以胰岛素溶液冲洗。如使用3次后血糖仍然＞200mg/dL则考虑持续静脉微泵维持:每小时0.01～0.2U/kg,通常以每小时0.05U/kg开始。每30分钟监测血糖,根据结果进行速度调节。如血糖仍＞180mg/dL,每次增速0.01U/(kg·h)。如出现低血糖,立即停用胰岛素并静脉推注10％葡萄糖液每次2mL/kg。输注胰岛素过程中需监测血钾水平。

②皮下注射除新生儿糖尿病外,一般少用。当血糖＞200mg/mL时,可用优泌乐(赖脯胰岛素)每次0.03U/kg皮下注射,15～30分钟起效,30分钟～2.5小时达高峰。每次间隔不小于3小时,以免发生低血糖。注意轮换注射部位,注射后第1、2、4小时测血糖,每6小时测电解质包括血钾。

③重症高血糖多有脱水,应及时补充电解质和水分。

④去除诱发因素,治疗原发病。

第三节　新生儿钙、磷、镁代谢紊乱

胎盘能主动地向胎儿运输钙、磷、镁,在妊娠最后3个月,胎儿每天从母亲得到钙100～150mg/kg,足月儿脐血的总钙和离子钙均比母亲高0.25mmol/L(1mmol/L＝4mg/dL)左右,平均达2.6～2.8mmol/L;脐血磷水平为母血的4倍;脐血镁亦高于母亲。出生后,因母亲的营养供应中止,新生儿的血钙、磷、镁水平均呈下降趋势,持续24～48小时,血总钙和离子钙大约各为2.3mmol/L和1.1mmol/L,最低可降至1.4mmol,/L,然后逐渐上升,足月儿至生后5～10天血钙恢复正常,血磷仍保持比母亲高的水平,生后1周母乳喂养儿血磷平均为2.1±0.3mmol/L(6.5±1.0mg/dL),生后1周内血清钙、镁浓度的变化成正比,而与血磷成反比。钙、磷、镁在体内的代谢呈互相竞争关系,共同在肠道吸收、从肾排泄。钙摄入增加时,镁吸收减少;过多的磷又可减少钙、镁的吸收。三者都受甲状旁腺激素(PTH)、降钙素(CT)和维生素D[1,25-(OH)$_2$D$_3$]的调节。PTH能促进肾对钙的吸收和增加磷的排出,促进骨质溶解,加速1,25-(OH)$_2$D$_3$的合成,使血钙升高。胎儿的高血钙状态抑制了PTH的释放,脐血及出生几天的新生儿PTH水平低,靶器官对PTH的反应也低,容易导致低血钙。PTH对镁的作用与钙相似,但程度要小。CT有利于钙和镁向骨转移,促使尿钙、镁排泄,使血钙、镁下降。新生儿期CT较高,窒息和高血糖素刺激时更高,易导致低钙血症。1,25-(OH)$_2$D$_3$增加钙、磷、镁在肠道的吸收及在骨中沉着,并促使肾对磷的吸收以维持正常的血钙、磷、镁水平。PTH增强或血磷低时,1,25-$(OH)_2D_3$ 生成增加;PTH、CT 和 1,25-$(OH)_2D_3$ 对血清钙、磷、镁的调节相互配合,以保证动态平衡。血钙、镁降低时,PTH 分泌增加,促使肾对钙、镁的吸收和磷排出,促进骨质溶解,同时加速 25-$(OH)_2D_3$ 转变成 1,25$(OH)_2D_3$,使肠中钙吸收增加,促使血钙、镁上升;血磷升高时,PTH 分泌增加,1,25-$(OH)_2D_3$ 生成减少,使血磷下降;血磷降低时,1,25-$(OH)_2D_3$ 的生成增加,使血磷上升。

一、新生儿高钙血症

血清钙高于 2.75mmol/L(11.0mg/dL)或游离钙高于 1.4mmol/L(5.6mg/dL)时称高钙血症。新生儿高钙血症较少见,在病理状态下,血清游离钙升高常与血钙升高同时出现。血中蛋白结合钙增加,可升高血钙水平,可不伴有游离钙的升高。

(一)病因和发病机制

1.低磷血症

常见病因是磷摄入不足,易见于早产儿及不适当的肠外营养。患儿血中 1,25-$(OII)_2D_3$ 升高,促使肠道内钙吸收增加,磷缺乏时骨的再吸收增强,钙不易向骨沉着,使血钙水平增高。

2.甲状旁腺功能亢进

原发性甲状旁腺功能亢进(HPT)罕见,由于甲状旁腺细胞增生,大量 PTH 分泌释放入血,促进肠道和肾对钙的再吸收,导致严重高钙血症(可达 15～30mg/dL),血磷常低于 3.5mg/dL,PTH 水平很高,普遍骨矿化不全,多发病理性骨折,肾钙质沉着,可为散发性或家族遗传性;新生儿暂时性 HPT 为孕母甲状旁腺功能减退导致胎儿 HPT,多为低出生体重儿。

3.其他

维生素 D 过量会促进肠道、肾对钙的再吸收,如克汀病、婴儿特发性高钙血症、结节病等。长期过量应用维生素 A、母亲低钙血症以及应用甲状腺素治疗先天性甲状腺功能减退时均可发生高钙血症。其他还有 Williams 综合征、家族性低尿钙性高钙血症、新生儿皮下脂肪坏死、蓝色尿布综合征(色氨酸吸收障碍)。

(二)临床表现

起病可在早期或延至生后数周或数月,临床表现依血钙增高程度、病程缓急及伴随疾病而异。轻者(11～13mg/dL 或 2.75～3.25mmol/l)多无症状,仅在化验检查时被发现;重者(>15mg/dL)可发生高血钙危象而致死,可累及各系统,出现食欲缺乏、吃奶少或拒乳、恶心、呕吐、便秘(少数情况腹泻)、腹痛,神经系统由嗜睡、烦躁到意识模糊,甚至木僵或昏迷,肾对抗利尿激素抵抗而导致多尿(肾性尿崩症,可致脱水、体重不增),呼吸急促,呼吸困难,发热等;有时出现高血压、胰腺炎;可有肾小管功能损害,严重者肾实质钙化、血尿,甚至出现不可逆性肾衰竭。也出现其他部位软组织钙化,如皮肤、肌肉、角膜及血管等。血清总钙、游离钙、镁、磷、碱性磷酸酶及血清蛋白、PTH、25-(OH)D 水平异常,尿钙、磷异常改变。PTH 介导性高钙血症时 X 线呈特征性骨病变:普遍脱钙,骨膜下骨质吸收,囊性变,颅骨板溶骨呈点状阴影。维生素 D 中毒或过量时长骨干骺端临时钙化带致密、增宽,骨干皮质及骨膜增厚,扁平骨及圆形骨周缘增厚呈致密环状影。超声、CT 或核素扫描可能发现甲状旁腺瘤或腹部肾钙化等;心电图示 QT 间期改变；血、尿肌酐、BUN、肾小球滤过率等可异常。高血钙危象是指血钙大于 3.75mmol/L(15mg/dL)，患者呈木僵或昏睡、昏迷，重度脱水貌，心律失常，高血压，甚至惊厥、心力衰竭，若不及时抢救，病死率高，可遗留神经系统后遗症。

(三)诊断

对于家族或母亲有与钙磷代谢有关的疾病史、难产史，母亲或新生儿长期摄入过量钙、磷、维生素 A 和 D，母亲长期应用噻嗪类利尿剂的新生儿，应尽早检测血钙，当血清钙高于 2.75mmol/L(11.0mg/dL)或游离钙高于 1.4mmol/L(5.6mg/dL)时可诊断高钙血症。

(四)治疗与监护

急性高钙血症或危重病例可用生理盐水 10～20mL/kg 静脉注射，再用呋塞米 1～2mg/kg，每天 3～4 次。应对患儿血清钙、镁、钠、钾、肌酐、渗透压及出入水量进行监测，每 6～8 小时检测一次，以防止体液和电解质紊乱。低血磷者每日口服补充元素磷 0.5～1.0mmol/kg，应防止给予磷酸盐过量，以避免腹泻或低钙血症。对维生素 D 中毒、肉芽肿病、白血病、淋巴瘤等引起的高钙血症，可给予强的松 1～2mg/(kg·d)或静脉滴注氢化可的松每次 1mg/kg，每日 4 次，有一定疗效，疗程至少 2～3 周。依地酸二钠 15～50mg/kg，静脉滴注祛除钙，注意可致肾衰竭。少数病例采用甲状旁腺切除术治疗。

轻症无症状者主要是病因治疗，限制维生素 D 和钙的摄入量，采用低钙、低维生素 D(钙含量低于 10mg/100kcal 或不含维生素 D)，防止日晒以减少内源性维生素 D 的生成。镁是钙的拮抗剂和竞争剂，可加速钙从肾排出、阻滞钙通过血管平滑肌细胞的受体通道内流、减少骨骼肌内钙从肌质网中释放，可用 25％硫酸镁 0.2～0.4mL/kg 加入 5％葡萄糖氯化钠中稀释成 2.5％，以 0.5～1mL/min 的速度静滴，每日 1～2 次，直至症状明显好转，血钙恢复正常。

二、新生儿低磷血症

磷是机体重要组成成分之一，骨骼的构成、细胞能量转换、细胞膜功能完整以及其他细胞的构成都需要磷的参与。磷作为腺苷三磷酸(ATP)和其他三核苷酸的组成成分，对细胞的能量代谢非常重要。磷主要在细胞内和骨骼中，血浆中只占 1％。低血磷可引起多系统损害，如发生红细胞溶解；影响红细胞释放氧，损害白细胞骨架，影响机体抵抗力；使血小板寿命缩短；使平滑肌收缩无力而发生肠麻痹；可发生代谢性碱中毒；还可引起中枢神经缺氧和肌无力。重度低磷血症能引起呼吸衰竭、机械通气脱机困难、横纹肌溶解、心肌收缩能力下降。当血磷低于 0.48mmol/l 时，临床上出现低磷血症的症状。

(一)病因和发病机制

血清磷的浓度取决于以下几种因素：食物中磷的摄入，生长发育阶段和血磷节律。影响磷代谢的主要因素包括 $1,25-(OH)_2D_3$(促进肠道和肾吸收磷)、甲状旁腺素(抑制肾重吸收磷)、胰岛素、生长激素、甲状腺素、降钙素和糖皮质激素。血清中磷主要以有机磷或磷脂(70％)及无机磷形式(30％)存在，通常测定的血磷指无机磷。由于生长发育的需要，儿童血磷水平高于成人(正常值为 0.96～1.45mmol/L)，新生儿高于儿童。婴儿正常血清磷浓度为 1.45～3mmol/L)。低磷血症与磷酸盐摄入减少、磷从细胞外至细胞内的重新分布、肾磷的丢失增加或同时存在以上几种情况有关。

1. 磷摄入减少

进食量少和低磷配方奶可使磷摄入减少,口服抗酸药和磷吸附剂均能导致肠道磷吸收减少。单纯磷摄入减少很少引起低磷血症,机体可通过增加肾重吸收磷来补偿磷摄入的减少。

2. 磷在体内重新分布

呼吸性碱中毒时,细胞内 CO_2 减少导致细胞内 pH 值升高,刺激糖酵解途径,尤其是糖酵解关键限速酶-磷酸果糖激酶活化,糖磷酸化产物增加促使血清磷进入细胞内,从而导致血清磷浓度下降。急性呼吸性碱中毒时,过度呼吸 10 分钟,血磷可很快降至 0.32mmol/L,说明磷自细胞外转移到细胞内的速度非常快。低磷血症也与其他疾病引起的过度通气有关,如败血症、心肌梗死和肝昏迷。葡萄糖和胰岛素输注可促使葡萄糖与磷进入细胞内,参与葡萄糖的代谢,如在葡萄糖酵解的过程中,产生葡糖-6-磷酸、磷酸果糖,造成低磷血症。

3. 磷排泄增加

原发性甲状旁腺功能亢进、低钙血症继发性甲状旁腺亢进(肾功能正常)患者均可出现尿磷排泄增加,范科尼综合征出现低磷血症与近曲小管磷重吸收受损有关。应用糖皮质激素及利尿剂皆可因排尿增多导致排磷也增多,肾小管重吸收磷减少,而发生低磷血症。

维生素 D 缺乏及维生素 D 依赖性佝偻病、X 连锁低磷性佝偻病时,磷的吸收减少,排出增加,发生低磷血症。

4. 早产儿低磷血症

早产儿因生活能力低下,经胃肠道摄入磷较少,可发生低磷血症;早产儿长期胃肠外营养(无磷),输注脂肪乳和氨基酸等 5～14 天即可发生低磷血症。故胃肠道补充营养时应补磷。早产儿普遍缺乏维生素 D,由于肠道吸收磷功能障碍,伴尿磷排出多而出现低磷血症,糖皮质激素及利尿剂的应用促进磷的排出。早产儿快速骨骼生长使磷的需要量大大增加,易发生低磷血症。

5. 危重新生儿发生低磷血症的原因

①应激状态下儿茶酚胺增加,导致磷在体内重新分布(跨细胞移动);②磷丢失增多,代谢性碱中毒、维生素 D 缺乏、糖皮质激素和利尿剂的应用导致尿磷排出增多;③肠道磷吸收减少,如禁食、腹泻、呕吐、服用氢氧化铝及胃肠减压;④与葡萄糖代谢有关,长期输入葡萄糖导致胰岛素释放,促使葡萄糖与磷进入细胞内,并进入骨骼肌和肝,如未及时补充磷,会使血磷下降,导致严重甚至致命的低磷血症。

低磷血症可改变红细胞糖酵解的中间产物和氧运输,使红细胞 ATP 和 2,3-二磷酸甘油酸(2,3-DPG)显著减少,ATP 是维持红细胞凹形结构和变形能力所必需的能量产物,其缺乏将减弱红细胞膜的可变性,缩短其生存期,从而导致溶血;低磷血症也可使白细胞内 ATP 减少,中性粒细胞吞噬能力、细胞内杀伤能力下降,从而影响白细胞功能;低磷血症可导致膈肌收缩功能减弱,重度低磷血症是导致呼吸衰竭和机械通气脱机困难的原因之一。

(二)临床表现

轻、中度低磷血症多无明显临床症状,易被其他基础疾病的临床表现所掩盖。严重低磷血症可出现肌无力、反射低下、惊厥或昏迷;可出现呼吸衰竭及呼吸机撤机困难,纠正低磷血症后可顺利撤机,建议对机械通气患儿评估血磷水平。

低磷血症可导致横纹肌溶解现象,通常表现有近端肌无力,碱性磷酸酶升高,肌酸激酶(CK)浓度正常,血钙浓度正常或下降;低磷JOL症和中枢神经系统功能异常相关,可导致包括脑神经受累在内的多发性神经元病、癫痫和中枢脑桥脱髓鞘病。

慢性低磷血症,当血磷降低到一定程度才出现临床表现,如食欲缺乏、恶心、呕吐、腹胀、精神弱、反应差、易激惹、抽搐、阵发性青紫和意识障碍等。长期低磷血症可发生佝偻病。

(三)诊断

血清磷浓度在0.8~1.45mmol/L,为轻度低磷血症,0.32~0.8mmol/L为中度低磷血症,低于0.32mmol/L为重度低磷血症。根据营养史、疾病及用药史、家族史、PTH和25-(OH)D水平、血钙、尿磷、尿糖、血气等可帮助判断低磷血症的病因。有明显低血磷,但尿磷在1.29mmol/L以下,可除外尿磷排出增多的疾病;若低血磷伴有尿磷排出增加,则为肾疾病对磷的回吸收不良引起,应注意检查是否为肾小球病变或甲状旁腺功能亢进所致;低血磷同时伴有高血钙,常见于甲状旁腺功能亢进;范科尼综合征则同时有代谢性酸中毒、糖尿和氨基酸尿。

(四)治疗与监护

无症状的低磷血症,主要治疗其原发疾病。长期胃肠道外营养时应注意补磷,以防止发生低磷血症。机械通气患者须监测血磷,并应补充至正常范围。低磷血症时不能应用与磷结合的口服药物。轻度低磷血症一般不需要治疗,除非有证据表明存在慢性摄磷不足和磷继续丢失过多,可口服磷酸盐,注意口服磷可引起腹泻,应分次服用。严重低磷血症,当血磷低于0.32mmol/L时,应立即治疗。静脉滴注磷制剂如磷酸钾或磷酸钠,根据血钾水平选择不同制剂,早产儿以静滴途径为主,急性且病因较单一者初始剂量为2.5mg/kg,慢性且病因较复杂者5mg/kg,但输注时间须超过6小时。在应用磷制剂时,一定要监测血磷、血钙变化,以判断用药是否适当。对维生素D缺乏性佝偻病要用维生素D治疗,对X连锁的低磷佝偻病要用25-(OH)D和磷制剂联合治疗。

三、新生儿高磷血症

(一)病因和发病机制

高磷血症最常见的原因是肾功能不全,其严重程度与肾损害的程度成正比,胃肠道大量吸收饮食中的磷,通过肾排泄,当肾功能受损超过1/3时,可发生高磷血症。磷酸钠作为泻药过量使用或同时合并肾功能不全、低磷血症治疗时使用过量的磷均可导致高磷血症。维生素D中毒可使肠道钙、磷吸收增多,高钙抑制PTH分泌,从而减少肾排磷,也可导致高磷血症。甲状旁腺功能减退或假性甲状旁腺功能减退症时,PTH缺乏使近端肾小管重吸收磷增加,导致高磷血症。甲状腺功能亢进和生长激素过多对磷也有同样影响。

(二)临床表现

高磷血症的主要临床表现是低钙血症和全身组织钙化的症状。低钙血症可能是组织钙、磷沉积,抑制1,25-(OH)$_2$D$_3$产生和骨质吸收减少所致。症状性低钙血症往往出现在血磷急剧升高或同时存在容易引起低钙的疾病,如慢性肾衰竭、横纹肌溶解时。当血钙×血磷>70

(mg/dL)时可发生全身组织钙化,通常在结膜部位较明显,严重者可因肺钙化导致缺氧,肾钙化导致肾衰竭。

(三)诊断

血磷>3.0mmol/L 为高磷血症。高磷血症的患儿应同时监测血肌酐和尿素氮,病史应注意磷摄入史和可能引起高磷的慢性疾病史。如怀疑横纹肌溶解和溶血时检测血钾、尿酸、钙、胆红素、乳酸脱氢酶(LDH)、CK。轻度高磷血症合并显著低钙血症者,测血 PTH 水平可以鉴别甲状旁腺功能减退和假性甲状旁腺功能减退症。

(四)治疗与监护

急性高磷血症的治疗取决于其严重程度和病因,轻者如肾功能正常,可自行恢复,限制饮食中磷的含量可促进其恢复;甲状旁腺功能减退或轻度肾功能不全时,限制饮食磷摄入;如果肾功能正常,静脉补液可增加肾排磷。重度高磷血症或持续有内源性磷产生时(如横纹肌溶解),口服抑制磷吸收的制剂可减少肠道吸收食物中的磷,并同时通过肠道排出磷,此类制剂有氢氧化铝、碳酸钙、醋酸钙等,与食物同服更有效,如同时有低钙则首选碳酸钙;伴随慢性病者不用氢氧化铝,以防铝中毒。横纹肌溶解时保护肾功能、碱化尿液,可促进磷排泄。如上述保守治疗无效,同时伴肾功能不全时,通过透析治疗可清除过多的磷。

四、新生儿高镁血症

血清镁大于 4mmol/L(10mg/dL)称为高镁血症,血清镁大于 2.5mmol/L 时临床上即可出现症状,多为医源性。

(一)病因和发病机制

1.镁盐摄入过多

新生儿用硫酸镁灌肠时,镁盐经肠吸收增加;静脉输注硫酸镁速度过快或剂量过大时,可引起血镁浓度过高;母亲患妊娠高血压综合征子痫时连续用硫酸镁可致胎儿和新生儿早期的高镁血症。

2.镁排泄减少

围生期窒息或早产儿以及生后早期新生儿的肾廓清能力低下,如此时摄入镁负荷过多,可发生高镁血症。

(二)临床表现

血镁超过 2.5mmol/L 时可出现症状,高血镁可抑制神经肌肉接头处的乙酰胆碱释放而导致肌张力降低、反射减弱,甚至瘫痪;中枢神经系统表现为倦怠、嗜睡、吸吮无力、呼吸抑制、昏迷;血管扩张导致低血压、面红,严重高血镁(>6mmol/L)可导致完全性心脏传导阻滞和心跳骤停,其他表现包括恶心、呕吐、胃肠蠕动缓慢、胎粪延迟排出、尿潴留、呼吸肌麻痹和低钙血症。临床表现与血镁升高程度相关。症状可持续数日,且较难与围生儿窒息引起的抑制相区别。心电图改变包括心率变化(早期心率增快,晚期缓慢)、房室传导阻滞和心室内传导阻滞、QT 间期延长、T 波高耸及室性期前收缩。

(三)诊断

对于有相应病史和临床表现者要高度警惕高镁血症,血清镁大于 4mmol/L(10mg/dL)可诊断为高镁血症。

(四)治疗与监护

对肾功能正常者,充分的水分供给及适当使用利尿剂可加速镁的排泄,应监测心肺功能及血压、血电解质。血压降低时用升压药。严重病例,特别是肾功能不全时用透析或用枸橼酸化的血制品进行换血治疗。有心脏表现者用10%葡萄糖酸钙2mL/kg加5%葡萄糖液等量稀释后缓慢静脉注射,同时给予心电监护。呼吸抑制、换气功能不足者予以机械通气。

五、新生儿低钙血症

(一)概述

低血钙是新生儿期较常见的电解质紊乱。因胎盘能主动向胎儿转运钙,胎儿钙储备主要是在妊娠中后期。新生儿出生后母亲钙供给突然中断,常有血钙水平暂时性降低,如早产儿由于钙储备不足,更易发生,一般认为,血清总钙低于1.75mmol/L(7mg/dL)或血清游离钙低于1mmol/L(4mg/dL)为低钙血症。

(二)病因

1.早发性低钙血症

发生于生后72小时内,常见于早产儿、低出生体重儿或母亲有糖尿病或妊娠高血压的婴儿。有窒息、缺氧、感染及产伤史者也易发生。主要由于降钙素水平偏高、甲状旁腺功能低下或因组织破坏血磷升高所致。

2.晚发性低钙血

发生于生后72小时后,常见于人工喂养儿,因磷摄入过多和肾脏磷排泄不足等因素所致。

3.其他低钙血症

见于维生素D缺乏、甲状旁腺功能低下、医源性碱中毒、枸橼酸盐抗凝血换血、大量利尿或肝肾功能障碍等。

(三)诊断

1.有低血钙的病因

2.临床表现

早期低血钙可无症状。急性低血钙表现为神经肌肉兴奋性增高的症状,如激惹、震颤、抽搐、喉痉挛、惊厥等。慢性低钙可有佝偻病表现,如骨钙化不良、骨骼畸形、血碱性磷酸酶升高等。

3.辅助检查

血清总钙低于1.75mmol/L(7mg/dL)或血清游离钙低于1mmol/L(4mg/dL)。因游离钙是唯一生物活性形式,故其诊断价值更大,尤其是生后1周内。心电图可出现QT间期延长(早产儿>0.2秒,足月儿>0.19秒),但在新生儿期临床价值不大。

(四)鉴别诊断

早期低血钙易出现神经肌肉兴奋性增高的症状,尤其是发生惊厥时,应注意与缺氧缺血性脑病、颅内出血、颅内感染、先天遗传代谢病等进行鉴别。应注意询问产科和分娩史,如宫内窘迫、Apgar 评分以及家族遗传病史等，及时检测血钙及血镁水平，因低钙与低镁常合并存在。必要时进行 TORCH 抗体、头颅超声、头颅 MRI、脑脊液检查等以资鉴别。

（五）治疗

（1）血游离钙监测：对 VLBW、IDM、产时抑制（如 RDS、窒息、脓毒性休克、PPHN）等具有低钙血症高危因素的新生儿生后 12、24 和 48 小时应该进行血游离钙监测。最好在生后通过中心静脉持续补充钙剂，维持游离钙水平在 $1\sim1.4$ mmol/L（BW<1500g）/ $1.2\sim1.5$ mmol/L（BW>1500g），以预防低钙血症的发生。

（2）补充钙剂：当游离钙水平<1mmol/L（BW>1500g）或<0.8mmol/L（BW<1500g）时，应持续静脉补充元素钙 $40\sim50$ mg/(kg·d)。当发生惊厥、呼吸暂停等低钙危象时，立即用 10% 葡萄糖酸钙 2mL/kg 缓慢静脉注射（$10\sim15$ 分钟以上），同时监测心率，以防心动过缓或心搏骤停。如临床症状无改善，可间隔 10 分钟重复注射 1 次，注意避免渗出引起皮肤坏死。如惊厥仍不缓解，可加用镇静剂。惊厥控制后再静脉持续补充元素钙 $40\sim50$ mg/(kg·d)，维持游离钙水平在 $1.2\sim1.5$ mmol/L 待血钙稳定数天后逐渐减量停用，以免反跳。补钙治疗无效者，应采血检测血镁。

（3）晚期低血钙的治疗：应停喂牛奶或其他高磷饮食，改用人乳或低磷配方乳。同时增加钙摄入，$20\sim40$ mg/(kg·d)元素钙，$2\sim4$ 周后根据血钙和血磷水平逐渐停用。血清 25-(OH)D 水平低于 $10\sim12$ ng/mL 者应每天补充维生素 D 1000IU，2 周与 3 周时复查。

（4）甲状旁腺功能不全者需要长期口服补充钙剂，并同时给予维生素 D_2 $1000\sim2500$ IU/d 或二氢速固醇 $0.05\sim0.1$ mg/d 或 $1,25-(OH)_2D_3$ $0.25\sim0.5\mu g/d$。疗程中应定期监测血钙水平，及时调整剂量。

六、新生儿低镁血症

（一）概述

新生儿血清镁低于 0.6mmol/L(1.5mg/dL)称为低镁血症。新生儿低镁血症不常见，但常伴发于晚发性低钙血症。

（二）病因

1. 先天贮存不足

如早产、胎儿生长受限、多胎妊娠、母亲孕期镁摄入不足等，导致胎儿镁储备不足。

2. 摄入减少

多见于重症疾病，尤其是消化道疾病、各种肠道手术后引起的镁吸收不良。

3. 丢失增加

严重腹泻、肠瘘、枸橼酸抗凝血换血等导致镁丢失增加。

4. 内分泌代谢紊乱引起

高磷配方乳喂养儿血磷升高，各种原因导致的甲状旁腺功能低下也可使血磷增高，均可使血镁降低。

（三）诊断

临床表现与低钙血症相似，以肌肉神经兴奋性增高为主，包括激惹、惊跳、烦躁、惊厥等，但无特异性。心电图表现与低钙血症不同,呈非特异性。ST-T 改变,Q-T 间期正常。低镁血症与低钙血症常常同时存在,故当症状性低钙血症用钙剂治疗无效时,应考虑有低镁血症的可能。测血清镁低于 0.6mmoL/L(1.5mg/dL)即可诊断。

(四)鉴别诊断

低镁血症与低钙血症症状相似,也以神经肌肉兴奋性增高表现为主,且两者常常同时存在,故当症状性低钙血症用钙剂治疗无效时,应考虑有低镁血症的可能。及时测定血镁水平可明确,同时需排除缺氧缺血性脑病、颅内出血、颅内感染、先天遗传代谢病等。

(五)治疗

(1)无症状性低镁血症不需治疗,主要是治疗原发病,口服含镁食物即可。

(2)有低镁症状时应进行补镁治疗,可给 25％硫酸镁 0.2～0.4mL/kg 深部肌内注射或 2.5％硫酸镁 2～4mL/kg 缓慢静脉注射(＜每分钟 1mL),每 8～12 小时 1 次。待抽搐控制后,改为静脉滴注维持或口服 10％硫酸镁每次 1～2mL/kg,每天 2～3 次。总疗程需 7～10 天左右。注射硫酸镁后应注意毒副作用,如发生肌张力减退、腱反射消失或呼吸抑制等表现时,应立即静脉缓慢注射 10％葡萄糖酸钙 2mL/kg。

第四节 生长激素缺乏症

一、概述

身材矮小是指在相似生活环境下,儿童身高低于同种族、同年龄、同性别个体正常身高 2 个标准差(s)以上或者低于正常儿童生长曲线第 3 百分位数。在众多因素中,内分泌的生长激素(GH)对身高的影响起着十分重要的作用。患儿因 GH 缺乏所导致的矮小,称为生长激素缺乏症,以前又称为垂体性侏儒症。GH 缺乏症是儿科临床常见的内分泌疾病之一,大多为散发性,少部分为家族性遗传。

二、流行病学

特发性 GH 缺乏症在英国、德国和法国人群中的发病率约为 18/100 万～24/100 万人,瑞典的发病率约 62/100 万人,美国报道的发病率最高,约 287/100 万人。各国发病率的不同与诊断标准差异有关。在 20 世纪 80 年代末,北京协和医院调查了 103753 名年龄在 6～15 岁的中小学生身高,发现 202 人低于第 3 百分位数,其中 12 例诊断生长激素缺乏症,发病率为 115/100 万人。

三、病理生理和病因分类

(一)病理生理

1. 生长激素基因

生长激素由腺垂体嗜酸性粒细胞分泌,其基因 GH_1 的表达产物含 191 个氨基酸,分子量

22kD,属非糖基化蛋白质激素,GH 的半衰期为 15～30 分钟。人类 GH 基因定位于第 17 号染色体长臂 q22～24 区带,由 5 个外显子和 4 个内含子组成。GH 基因突变包括错义突变、无义突变及移码突变等。

2.GH 的分泌

在胎龄 3 个月内,垂体尚无 GH 分泌,其后血中 GH 水平逐步增高。至 12 周时,GH 血浓度可达到 $60\mu g/L$,30 周时达 $130\mu g/L$,以后 GH 浓度逐渐下降,出生时为 $30\mu g/L$,以后进一步下降。GH 分泌一般呈脉冲式释放,昼夜波动大,在分泌低峰时,常难以测到,一般在夜间深睡眠后的早期分泌最高。在血循环中,大约 50% 的 CH 与生长激素结合蛋白(GHBP)结合,以 GH-GHBP 复合物的形式存在。

3.GH 的分泌调节

在垂体生长激素细胞中,GH 基因的表达受三种下丘脑激素的控制:生长激素释放激素(GHRH)刺激 GH 释放,生长抑素则抑制 GH 释放,以及 Ghrelin 的调节。CHRH 和生长抑素的交替性分泌可以解释 GH 的节律性分泌。GH 的分泌高峰发生在 CHRH 的分泌高峰,同时又是生长抑素分泌的低谷。GH 分泌呈脉冲式,其高峰在睡眠期间。Ghrelin 由下丘脑的弓形核产生,胃部也产生较大量的 Ghrelin。GH 的释放受下丘脑-垂体-门脉循环和体循环的 Ghrelin 水平的影响,饥饿能刺激 Ghrelin 释放入体循环,而进食能抑制 Ghrelin 释放入体循环。

4.GH 与受体的结合

GH 通过与靶细胞表面的受体分子相结合而发挥作用。GH 受体是一个具有 620 个氨基酸的单链分子;GH 受体有细胞外区,单体的跨膜区以及胞质区。细胞外区的蛋白水解片段,循环于血浆中,充当为一种 GH 结合蛋白。与细胞因子受体族的其他成分一样,GH 受体的胞质区缺乏内在的激酶活性,而 CH 的结合,可以诱导受体的二聚作用和一种与受体相连的 Jak2 的活性。该激酶和其他蛋白质底物的磷酸化作用可引起一系列的反应。

5.GH 的生理作用

GH 的生理作用非常广泛,既促进生长,也调节代谢。其主要作用是:

(1)促进骨生长。

(2)促进蛋白质合成。

(3)促进脂肪降解。

(4)对糖代谢作用复杂,能减少外周组织对葡萄糖的利用,亦降低细胞对胰岛素的敏感性。

(5)促进水、矿物质代谢。

(6)促进脑功能效应,增强心肌功能,提高免疫功能等作用。

6.类胰岛素生长因子-1(IGF-1)

IGF-1 为肝脏对 GH 反应时产生的一种多肽,这是一种单链多肽,由 70 个氨基酸组成,基因定位于第 12 号染色体长臂,含有 6 个外显子,IGF-1 与胰岛素具有相当的同源性。血中 90% 的 IGF-1 由肝脏合成,其余由成纤维细胞及胶原等细胞在局部合成。GH 通过增加 IGF-1 的合成,介导其促进有丝分裂的作用。循环中的 IGF-1 与数种不同的结合蛋白相结合,其中主要的一种是分子量为 150kD 的复合物 $IGFBP_3$,$IGFBP_3$ 在 GH 缺乏症的儿童中是降低的,但在因其他原因引起矮小的儿童中则仍在正常范围。

(二)病因分类

根据下丘脑-CH-IGF 生长轴功能缺陷,病因可分为原发性、继发性 GH 缺乏症,单纯性 GH 缺乏症或多种垂体激素缺乏。

1. 原发性

(1)遗传:正常生长激素功能的维持,需要下丘脑 GHRH 的分泌到 GH、IGF-1 的分泌,受体效应都要完整,目前下丘脑-垂体-IGF-1 轴的多种基因都已发现突变,导致功能障碍,包括与垂体发育有关的基因缺陷、GH、IGF-1 的编码基因和受体基因,例如 PROP-1、POU1F1、GHRH、GHRH 受体、GH、GH 受体、IGF-1 以及 IGF-1 受体等。

(2)特发性:下丘脑功能异常,神经递质-神经激素信号传导途径的缺陷。

各种先天原因引起的垂体不发育、发育不良,空蝶鞍及视中隔发育异常等。

2. 继发性

(1)肿瘤:下丘脑、垂体或颅内其他肿瘤,例如颅咽管瘤、神经纤维瘤以及错构瘤等可影响 GH 的分泌,造成 GH 缺乏。

(2)放射性损伤:下丘脑、垂体肿瘤放疗后,有一大部分存在生长激素缺乏,患急性淋巴细胞白血病的儿童,接受预防性头颅照光者也属于这一类。放疗和化疗引起典型的生长缓慢见于治疗 1～2 年后,由于 GH 缺乏,患者身高逐渐偏离正常。除 GH 缺乏外,亦可有 TSH 和 ACTH 缺乏发生。

(3)头部创伤:任何疾病损伤下丘脑、垂体柄及腺垂体均可导致垂体激素缺乏。由于这种病变是非选择性的,常存在多种垂体激素缺乏,例如在产伤、手术损伤以及颅底骨折等情况发生时。创伤还包括儿童受虐待、牵引产、缺氧及出血性梗死等损伤垂体、垂体柄及下丘脑。

四、临床表现

GH 缺乏症的部分患儿出生时有难产史、窒息史或者胎位不正,以臀位和足位产多见。出生时身长正常,5 个月起出现生长减慢,1～2 岁明显。多于 2～3 岁后才引起注意。随年龄的增长,生长缓慢程度也增加,体型较实际年龄幼稚。自幼食欲低下。典型者矮小,皮下脂肪相对较多,腹脂堆积,圆脸,前额略突出,小下颌,上下部量正常,肢体匀称,高音调声音。学龄期身高年增长率不足 5cm,严重者仅 2～3cm,身高偏离在正常均数－2s 以下。患儿智力正常。出牙、换牙及骨龄落后。青春发育大多延缓(与骨龄成熟程度有关)。

伴有垂体其他促激素不足者,多为促性腺激素缺乏,表现为青春发育延缓,男孩小阴茎、小睾丸,女孩乳房不发育,原发闭经;若伴有 ACTH 缺乏,则常有皮肤色素沉着和严重的低血糖表现;伴有促甲状腺激素不足,则表现为甲状腺功能低下。部分病例伴有多饮多尿,呈部分性尿崩症。

多种垂体激素缺乏患者根据病因有不同的激素缺乏和相应的临床表现。垂体 MRI 表现多数为腺垂体发育不良,蝶鞍常增大或正常,但患者中也有少数表现出增大的垂体(腺垂体增生)、垂体囊性肿物(似颅咽管瘤或 Rathke 囊肿)或插入垂体前后叶之间的信号不增强的垂体肿物。

继发性 GHD 可发生于任何年龄,并伴有原发疾病的相应症状。当病变是一个进展性的肿瘤时,可有头痛、呕吐、视力障碍、行为异常、癫痫发作、多尿及生长障碍等表现。生长缓慢出现在神经系统症状体征出现前,尤其多见于颅咽管瘤。但以垂体激素缺乏症状为主诉就诊者仅约 10%。颅咽管瘤的儿童常见有视野缺损、视神经萎缩、视盘水肿及中枢神经瘫痪。外科手术后可首先出现垂体功能减退。

五、实验室检查

(一)血 GH 测定

血清 GH 呈脉冲式分泌,半衰期较短,随机取血检测 GH 无诊断价值,不能区别正常人与 GH 缺乏症。通过 GH 刺激试验,GH 缺乏或低水平可明确诊断。临床多采用药物激发试验来判断垂体分泌 GH 状况,常用药物激发剂有胰岛素、精氨酸、L-多巴及可乐定。由于各种药物激发 GH 反应途径不同,各种试验的敏感性及特异性亦有差异,故通常采用至少 2 种作用途径不同的药物进行激发试验才能作为判断的结果。当两个不同激发试验的 GH 峰值均低于 $10\mu g/L$ 时可确诊为 GHD。一般认为两种试验若 GH 峰值均 $<5\mu g/L$,为完全性 GH 缺乏症;GH 峰值在 $5.1\sim9.9\mu g/L$ 为部分性 GH 缺乏;GH 峰值 $\geqslant10\mu g/L$ 为正常反应。单次试验约有 20% 的正常儿童呈阴性反应。GH 激发试验前需禁食 8 小时以上。

(二)血清 IGF-1 及 IGFBP₃ 测定

血循环中 IGF-1 大多与 $IGFBP_3$ 结合(95% 以上),$IGFBP_3$ 有运送和调节 IGF-1 的功能,两者分泌模式与 GH 不同,IGF-1 呈非脉冲性分泌和较少日夜波动,故血中浓度稳定,并与 GH 水平呈一致关系,是检测下丘脑-GH-IGF 生长轴功能的指标。IGF-1 浓度与年龄有关,亦受其他内分泌激素和营养状态影响。

(三)影像学检查

颅脑磁共振显像(MRI)可显示蝶鞍容积大小,垂体前、后叶大小,可诊断垂体不发育、发育不良,空蝶鞍及视中隔发育不良等,在区分蝶鞍饱满还是空蝶鞍上 MRI 优于 CT。并且可发现颅咽管瘤、神经纤维瘤及错构瘤等肿瘤。生长激素缺乏者,骨成熟常明显延迟。骨龄落后实际年龄。TSH 和 GH 同时缺乏者骨龄延迟更加明显。

(四)染色体检查

对女性矮小伴青春期发育延迟者应常规作染色体检查,以排除染色体病,如 Turner 综合征等。

(五)其他垂体功能检查

除了确定 GHD 诊断外,根据临床表现可选择性地检测血 TSH、T_3、T_4、PRL、ACTH、皮质醇及 LHRH 激发试验等,以判断有无甲状腺和性腺激素等缺乏。垂体功能减退时血浆 PRL 水平升高,强烈提示病变在下丘脑而不是垂体。

六、诊断与鉴别诊断

(1)对身高低于同种族、同年龄、同性别正常儿童平均身高 2 个标准差或第 3 百分位数以下者都应分析原因,仔细了解母亲孕期、围生期、喂养和疾病等情况,结合体格检查和实验室资料,进行综合分析诊断和鉴别诊断。GHD 患儿的年增长速率往往<5cm,骨龄延迟一般可大于 2 年以上,GH 激发峰值<10μg/L。

(2)家族性矮小症:父母身高都矮,身高常在第 3 百分位数左右,但其年增长速率>5cm,骨龄与年龄相称,智能与性发育均正常,GH 激发峰值>10μg/L。

(3)体质性青春期延迟:属正常发育中的一种变异,较为常见。多见男孩。出生时及生后数年生长无异常,以后则逐年的身高增长及成熟缓慢,尤于青春发育前或即将进入青春发育期时,性发育出现可延迟数年。骨龄落后与性发育延迟相关,亦与身高平行。父母中大多有类似既往史。

(4)宫内发育迟缓:本症可由母孕期营养或供氧不足、胎盘存在病理性因素、宫内感染以及胎儿基因组遗传印迹等因素导致胎儿宫内发育障碍。初生时多为足月小样儿,散发起病,无家族史,亦无内分泌异常。出生后极易发生低血糖,生长缓慢。

(5)染色体异常:典型 Turner 综合征不难鉴别,但部分患儿系因 X 染色体结构异常(如等臂畸形及部分缺失等)或各种嵌合体所致病。其临床表现不甚典型,常仅以生长迟缓为主,应进行染色体核型分析鉴别。21-三体综合征除身材矮小外,同时伴有智能落后及特殊面容等特征,故临床诊断一般不易混淆。

(6)骨骼发育异常:如各种骨、软骨发育不良等,都有特殊的体态和外貌,可选择进行骨骼 X 线片及相关溶酶体酶学测定、基因分析等,以明确诊断。

(7)其他:包括心、肝、肾等慢性疾病,长期营养不良,遗传代谢病(如黏多糖病及糖原累积症等),以及精神心理压抑等因素导致者,都应通过对病史、体检资料分析和必要的特殊检查予以鉴别。

七、治疗

(1)生长激素:基因重组入生长激素(rhGH)替代治疗已被广泛应用,目前大都采用 0.1U/kg,每晚临睡前皮下注射 1 次(或每周总剂量分 6~7 次注射)的方案。为改善身高,GHD 患儿的 rhGH 疗程宜长,可持续至身高满意或骨骺融合。治疗时年龄越小,效果越好,以第 1 年效果最好,身高增长可达到每年 10~12cm 以上,以后生长速率可有下降。

约 30%~50%的 GHD 患儿成人后生长激素缺乏状态仍持续存在,发展为成人 GHD。一旦成人 GHD 诊断确立,为改善脂代谢紊乱、骨代谢异常、心功能等,应继续 rhGH 治疗。但治疗剂量较小。

rhGH 治疗过程中可能出现甲状腺功能减退,故须进行常规监测,必要时加用左甲状腺素维持甲状腺功能正常。治疗前需全面评价甲状腺功能,若存在甲状腺功能减退,在 rhGH 治疗前,需调整甲状腺功能至正常。

rhGH 长期治疗可降低胰岛素敏感性,增加胰岛素抵抗,部分患者出现空腹血糖受损、糖耐量受损。但多为暂时可逆的,极少发展为糖尿病。绝大多数患者在 rhGH 治疗过程中血糖维持在正常范围。在 rhGH 治疗前及治疗过程中均需定期进行空腹血糖、胰岛素水平的检查,必要时行 OGTT 试验,排除糖尿病及糖代谢异常。有糖尿病、高血脂等代谢性疾病家族史的患者以及 TS、PWS、SGA 等 2 型糖尿病的高危人群,应根据病情权衡利弊,在充分知情同意的前提下决定是否进行 rhGH 治疗,并在治疗过程中密切监测患儿糖代谢相关指标。

血清 IGF1 水平检测可作为 rhGH 疗效和安全性评估的指标。在治疗过程中应维持 IGF1 水平在正常范围内。在依从性较好的情况下,若生长情况不理想,且 IGF1 水平较低,可在批准剂量范围内增加 rhGH 剂量;在最初治疗 2 年后,若血清 IGF1 水平高于正常范围,特别是持续高于 2.5SDS,可考虑减量。

应用 thCH 治疗的不良反应较少,主要有:①注射局部红肿,与 rhGH 制剂纯度不够以及个体反应有关,停药后可消失;②少数患者注射后数月会产生抗体,但对促生长疗效无显著影响;③暂时性视盘水肿、颅内高压等,比较少见;④股骨头骺部滑出和坏死,但发生率甚低。

目前临床资料未显示 rhGH 治疗可增加肿瘤发生、复发的危险性或导致糖尿病的发生,但对恶性肿瘤及严重糖尿病患者建议不用 rhGH 治疗。rhGH 治疗前应常规行头颅 MRI 检查,以排除颅内肿瘤。

(2)同时伴有性腺轴功能障碍的生长激素缺乏症的患儿骨龄达 12 岁时可开始用性激素治疗。

男性可注射长效庚酸睾酮 25mg,每月 1 次,每 3 个月增加 25mg,直至每月 100mg;女性可用炔雌醇 1～2μg/d 或妊马雌酮,自每天 0.3mg 起酌情逐渐增加,同时需监测骨龄。

第八章　感染性疾病

第一节　新生儿败血症

新生儿败血症是指新生儿期细菌或真菌侵入血循环并在其中生长繁殖，产生毒素造成的全身性感染。随着全身炎症反应综合征（SIRS）研究的深入，败血症的定义也在不断地扩大，包括内源性感染因子（如肠道菌丛）启动以后所引起的全身炎症与感染。在新生儿中尽管已有SIRS的报道，但败血症一般主要是指血液中有细菌存在并持续繁殖，通过血培养可获得阳性细菌结果的一种病理过程，在具有细菌-免疫学诊断方面的证据而并未获得阳性血培养结果时也可做出诊断。

一、临床流行病学

（一）发病率

败血症的发病率在发达与发展中国家之间差别很大；发达国家足月儿的发病率一般为1‰~4‰；早产儿可达100‰~300‰。在东南亚和非洲，足月儿的发病率为5‰~30‰，早产儿达300‰~400‰；中国台湾与香港地区的发病率与发达国家相似；中国内地发病率的完整资料较少，一般报告足月儿为5‰~10‰，早产儿与极低体重出生儿则可达150‰~200‰。值得引起重视的是，随着对早产儿的加强监护技术应用和生存率的提高，由院内感染引起的新生儿败血症不断增多，有些中心报告的发生率可达50‰~100‰。

（二）病原学

病原学的变迁和地域间的差别越来越明显。20世纪80~90年代，发达国家的资料表明败血症的主要病原为B族溶血性链球菌（GBS）、大肠埃希菌、李斯特菌、凝固酶阴性的葡萄球菌以及假单胞菌。在发达国家，与发病有关的病原菌特征是：≤4天内发病的主要以母亲阴道内菌丛为主，而≥5天的病原则包括母亲阴道内菌丛以及新生儿生后环境中的致病菌。发展中国家的病原学资料：在东南亚与非洲，极早发生型败血症（VOS；≤12~24小时发病）主要为母亲产道内菌丛即革兰阴性细菌为主，如大肠埃希菌、克雷伯杆菌和少量的GBS；早发型败血症（EOS；24~48小时发病）则革兰阴性与阳性细菌几乎占相同数量，主要病原包括大肠埃希菌、克雷伯杆菌、GBS以及金黄色葡萄球菌；而迟发型败血症（LOS；≥48小时发病）则以革兰阳性细菌占绝对优势，其中大多数为CBS和金黄色葡萄球菌，少量为李斯特和假单孢菌属。国内研究资料显示凝固酶阴性葡萄球菌（CONS）已成为新生儿血培养的首位菌，革兰阴性菌败血症为 15.1‰～26.2‰,其中大肠埃希菌仍占有重要地位,为 20.5%～31.8%;新生儿克雷伯菌属败血症在发达城市呈上升趋势(31.6%～40.9%);其次为铜绿假单胞菌(11.4%～22.7%)。

(三)发病的高危因素

确定新生儿败血症发病的相对危险因素比较困难,因而资料不尽相同。报告比较一致的相对危险因素包括:新生儿产时有呼吸抑制而经过复苏干预,羊膜破水时间过长(>24 小时),母亲有产时感染或发热,男婴和低出身体重儿等相对容易获得感染。同一病原菌的易感人群有明显差别,如北美和欧洲新生儿对 GBS 易感,且其中非白种人发病率更高,并随出生体重的下降而发病率与病死率逐渐增高;中国内地的新生儿对 GBS 似乎并不易感。

(四)病死率与预后

各地区由新生儿败血症造成的死亡率报告并不一致。最近一项研究发现,在亚洲 8 个国家的早发型败血症病死率为 10.4%,占活产婴的 0.69‰,而晚发型败血症发生率占活产婴的 11.6‰,病死率为 8.9%。中国内地缺乏大样本的死亡率报告,一般资料的报告为 10%～20%,其中早产儿(尤其极低体重儿)可达 30% 以上;发达国家的总体病死率在足月儿为 3%,在早产儿与低体重儿为 11%。预后的相关因素除与出生体重、地区差别有关以外,还与病原菌的耐药性明显有关,特别是院内获得性感染的多重耐药机制是造成感染扩散与死亡的重要原因。感染扩散的最重要与最易获得的系统为中枢神经(脑膜炎);其严重结果往往为多脏器功能障碍综合征(MODS)。

二、发病机制和病理生理

新生儿败血症引起炎性反应的主要机制是由两方面因素造成的结果:其一是由于细菌毒素对全身各系统(尤其是受累脏器)的直接作用,主要是毒素对相关脏器、细胞的损害;另一方面是由各种炎性介质和细胞因子引起炎性反应和多脏器功能损害,包括肿瘤坏死因子(TNF)、降钙原素、活化补体、血小板活化因子(PAF)以及多种白细胞介素(IL-1、6、8 等)。在成熟新生儿,尤其在重症感染的新生儿中,炎性介质与细胞因子已成为引起 SIRS 与 MODS 的主要病因机制。另一方面,早产儿、低体重儿与未成熟儿的炎性反应功能不健全,尤其是与炎性反应有关的免疫细胞功能不全,包括中性粒细胞趋化、集聚过程中所需的一些黏附分子(如选择素)功能不全也可成为感染扩散和预后不良的重要因素。

三、临床表现

新生儿败血症的早期临床表现常不典型,早产儿尤其如此。表现为进奶量减少或拒乳、溢乳、嗜睡或烦躁不安、哭声低、发热或体温不升,也可表现为体温正常、反应低下、面色苍白或灰暗、神萎、体重不增等非特异性症状。

由于细菌毒素作用表现为精神食欲欠佳,哭声减弱、体温不稳定、体重不增等常出现较早,且进展较快、较重,很快即进入不吃、不哭、不动、面色不好、精神萎靡、嗜睡等状态。

(一)全身表现

(1)体温改变:可有发热或低体温。体壮儿可有发热,体弱儿、早产儿常体温不升。

（2）少吃、少哭、少动、面色欠佳、四肢凉、体重不增或增长缓慢。

（3）黄疸：有时是败血症的唯一表现，常为生理性黄疸消退延迟或1周后开始出现黄疸，黄疸迅速加重或退而复现，不能用其他原因解释的黄疸，均应怀疑本症，严重时可发展为胆红素脑病。

（4）肝脾大：一般为轻至中度肿大。

（5）出血倾向：皮肤黏膜淤点、淤斑、紫癜、针刺处流血不止、呕血、便血、肺出血、严重时发生弥散性血管内凝血（DIC）。

（6）休克表现：休克常常是败血症病程发展到全身炎症反应综合征（SIRS）和（或）多系统器官功能衰竭（MSOF）的表现。患儿面色苍白，四肢冰凉，皮肤出现大理石样花斑，脉细速，股动脉搏动减弱，毛细血管充盈时间延长，肌张力低下，尿少、无尿，血压降低，严重的可有DIC。体重<2000g者血压<30mmHg，体重>2000g者血压<45mmHg。

（二）各系统表现

1. 皮肤、黏膜

出现硬肿症、皮下坏疽、脓疱疮、脐周或其他部位蜂窝织炎、甲床感染、皮肤烧灼伤、淤斑、淤点。

2. 消化系统

厌食、腹胀、呕吐、腹泻，严重时出现中毒性肠麻痹或坏死性小肠炎，后期可出现肝脾大，一般为轻至中度肿大。

3. 呼吸系统

气促、发绀、呼吸不规则或呼吸暂停。

4. 中枢神经系统

易合并化脓性脑膜炎，表现为嗜睡、激惹、惊厥、前囟张力及四肢肌张力增高等。

5. 心血管系统

感染性心内膜炎、感染性休克。

6. 血液系统

可合并贫血、粒细胞减少、血小板减少、出血倾向。

7. 泌尿系统

出现尿少、无尿，血尿或脓尿等。

8. 其他

包括骨关节化脓性炎症、骨髓炎及深部脓肿等

四、实验室检查

（一）细菌学检查

1. 血培养

血培养仍是诊断新生儿败血症的"金标准"。血培养阳性可确诊新生儿败血症，但培养阴性不能除外败血症诊断。留取血培养要求，尽量在应用抗生素前严格消毒下采血，最好从两个

不同静脉部位取两份血培养以除外标本污染之可能。疑为肠源性感染者应同时作厌氧菌培养,有较长时间用青霉素类和头孢类抗生素者应做 L 型细菌培养。所有疑似败血症的新生儿单份血培养血量要充足。数据表明,使用单个血培养瓶最少应取 1.0mL 血送检。若把血分装于需氧瓶和厌氧瓶进行培养可能会降低诊断的灵敏度。有学者通过体外试验数据表明,0.5mL 血无法可靠检测出低载量的菌血症。足量血进行培养,其阳性率可提高到 2 倍。因此,做血培养要求至少取血 1mL 立即注入特殊培养瓶中送检。

采血操作时间越长,污染机会越多。有条件单位可采用全自动封闭式微生物检测系统,该系统能自动培养、震荡、连续检测来自需氧及厌氧血标本。文献报道,56.5% 的阳性结果在 12 小时内报告,60%~70% 在 24 小时内,85%~90% 在 48 小时出结果,其检测敏感性远远高于传统方法。

数据表明,分娩时使用双重钳夹脐带,脐带留取长度足够长,由脐静脉血样代替外周静脉取血培养是一个可靠的选择。如需脐动脉置管,置管后立即经脐动脉导管取血培养也可替代外周静脉血培养,但污染风险高于脐静脉血做血培养。

2. 尿培养

对于一个怀疑 EOS 的新生儿,同时留取尿培养并非败血症的常规检查。因新生儿不同于年长儿的尿路感染(通常是上行性感染),新生儿尿路感染往往是由于菌血症播散至肾所致。尿培养最好从耻骨上穿刺膀胱取尿液,以免污染,尿培养阳性有助于诊断。

3. 脑脊液检查

对怀疑 EOS 的新生儿是否行腰椎穿刺检查仍有争议。国外研究报道,对于高危因素而临床表现健康的婴儿,其发生脑膜炎的可能性极低。新生儿临床表现若为非感染性疾病所致,如呼吸窘迫综合征,其发生脑膜炎的可能性也很低。然而败血症的新生儿,其脑膜炎的发生率可高达 23%;反之,高达 38% 的化脓性脑膜炎患儿的血培养可为阴性。

血培养阳性者、患儿临床过程或实验室数据证实是细菌性败血症、初始的抗生素治疗无效等情况,均提示需要行腰椎穿刺。对于任何危重、可能存在循环或呼吸系统抑制的新生儿,腰椎穿刺可推迟到患儿生命体征稳定后进行。

4. 病原菌抗原及 DNA 检测

应用抗原抗体反应原理,用已知抗体检测体液中未知的抗原。对 GBS 和大肠埃希菌 K_1 抗原可采用对流免疫电泳、乳胶凝集试验及酶链免疫吸附试验等方法,对已使用抗生素者更有诊断价值;采用细菌相同引物-16SrRNA 基因的聚合酶链反应(PCR)分型、DNA 探针等分子生物学技术,可协助早期诊断。

(二)非特异性检查

1. 白细胞计数与分类

白细胞(WBC)计数的检时间至关重要。新生儿白细胞总数在生后早期正常范围波动很大,生后 6~12 小时的计数比出生时计数变化更明显,故在诊断 EOS 中价值不大,阳性预测值较低,出生 12 小时后采血结果较为可靠。若 WBC 减少(5×10^9/L)或 WBC 增多(≤3 天者 WBC>25×10^9/L;>3 天者 WBC>20×10^9/L 儿败血症)。

许多研究者分析了白细胞计数中的绝对中性粒细胞计数、绝对杆状核细胞计数和杆状核细胞/中性粒细胞(I/T),以确定是否感染。

中性粒细胞减少是新生儿败血症一个较好的参考值,比中性粒细胞升高更有特异性。中性粒细胞减少症的定义因胎龄而变化。分娩方式(剖腹产出生婴儿的白细胞计数低于阴道分娩婴儿),采取标本部位(动脉血标本的中性粒细胞计数较低)和海拔高度(婴儿出生地海拔高有较高的中性粒细胞计数)等因素都可影响中性粒细胞计数。在晚期早产儿和足月儿,Manroe 等推荐的中性粒细胞减少的定义最常用(出生时 $<1800/mm^3$ 和生后 $12\sim14$ 小时内 $<7800/mm^3$)。对于 EOS 的诊断,不成熟中性粒细胞的绝对计数敏感性和阳性预测值较差。如骨髓储备耗尽时,不成熟的粒细胞数也会降低。

I/T 的诊断敏感性最好,96% 的胎龄 <32 周的健康早产儿的 I/T <0.22。正常出生时 I/T 最大(0.16),随着日龄增长降到最小值为 0.12。健康足月儿在第 90 百分位的 I/T 为 0.27。单次测定的 I/T 的阳性预测值较低(约 25%),但阴性预测值高达 99%。如 I/T $\geqslant0.16$ 应注意除外新生儿败血症;如高度怀疑新生儿败血症而 I/T 比值未升高,可 $6\sim8$ 小时后复查。25% $\sim50\%$ 无感染的新生儿 I/T 也可升高。

有报道,白细胞中毒颗粒的阳性率为 63%,而正常者仅 11%。

2.血小板计数

25% 的新生儿败血症病例可出现血小板减少($\leqslant150\times10^9/L$),随着病情进展,阳性率会增加;随着感染控制,血小板会逐渐上升。血小板计数降低为非特异性指标,出现较晚,敏感性差。

使用多个实验室检测值(如白细胞计数、白细胞分类和血小板计数)作为血液评分系统已被推荐为有用的辅助诊断工具。Rodwell 等对 7 条指标进行评分,包括白细胞计数、中性粒细胞总数、未成熟的中性白细胞计数、未成熟白细胞与中性粒细胞总数比值、未成熟与成熟的中性白细胞比值 $\geqslant0.3$、血小板计数以及中性粒细胞退行性变(如有中毒颗粒),每一条为 1 分,评分 $\geqslant3$ 分的新生儿,发生败血症的可能性为 31%,不同胎龄与生后日龄有差异(24 小时以内,早产儿和足月儿分别为 34% 和 8%,24 小时后为 65%)。分值越高,败血症的可能性越大。分值 $\leqslant2$ 时,不发生败血症的可能性为 99%。小规模的临床研究显示,新生儿败血症筛选试验的阳性预测值低($<30\%$),但阴性预测值高($>99\%$)。败血症筛查试验的价值在于决定"高风险"的健康新生儿是否需要抗菌药物或是否可以安全停药。

3.C 反应蛋白

在组织损伤急性期,肝合成的一些血浆蛋白显著增加,这些蛋白质通称为急性时相蛋白,其中 C 反应蛋白(CRP)是急性时相蛋白中变化最显著的一种。CRP 在正常人血清含量极微;在组织损伤、炎症、感染或肿瘤破坏时,CRP 可在 $6\sim8$ 小时后即升高,高峰在 24 小时,可增高数倍或数百倍。白细胞介素(IL)-1b、1L-6 以及肿瘤坏死因子是其合成的最重要的调节因子。CRP 半衰期为 19 小时。一旦炎症控制,其血中水平迅速下降,故可作为早期感染诊断的指标,亦可提示治疗有效。但其在非感染性疾病(如窒息、手术等)中以及约 8% 的正常新生儿早期也可升高,故建议在生后 12 小时采血。推荐行 CRP 系列测定,如 CRP 测定持续正常,说明细菌性败血症的可能性不大,抗生素可安全停用。

4.降钙素原

降钙素原(PCT)主要由甲状腺外组织,如神经内分泌细胞、肺和肝组织产生。正常人血清含量极微,当机体发生微生物感染和各种炎性反应时,降钙素原在血循环中的水平可升高几千倍,但降钙素不升高。细菌感染时,PCT由细菌内毒素诱导产生,2小时内升高,峰值在12小时内。PCT升高与感染的严重性和死亡率相关。新生儿生后24小时内,由于出生应激,PCT一过性增加,某些非感染性疾病(如呼吸窘迫综合征、湿肺等)血清PCT浓度也会增加。PCT早于CRP出现,较CRP和白细胞计数等临床常用指标有更高的特异性和敏感性。有效的抗生素治疗可快速降低血PCT水平。因此,PCT也可作为评估预后和指导抗菌素的疗程指标。

5.其他检查

感染发生后,IL-6先于CRP迅速升高,但半衰期短,可于24小时内恢复正常。诊断敏感性90%,阴性预测值>95%,但需数小时才能完成检查。

微量红细胞沉降率(ESR)≥15mm/h提示新生儿败血症,但不如CRP敏感。

怀疑产前感染者,生后1小时内取胃液及外耳道分泌物培养或涂片革兰染色找多核细胞和胞内细菌。行暴露感染灶采样或脐部、深部脓液、穿刺液涂片和培养。浆膜腔液以及所有拔除的导管头均应送培养。可酌情行咽拭子、皮肤拭子、肺泡灌洗液(气管插管患儿)等细菌培养。但临床意义难以确定,往往提示局部细菌定植,而非真正感染。

五、诊断

因为新生儿败血症的临床表现无特异性,导致其诊断比较困难。常需结合临床病史、体检和辅助检查进行综合评估。

(一)确定诊断

具有临床表现并符合下列任一条:

(1)血培养或无菌体腔内培养出致病菌。

(2)如果血培养标本培养出条件致病菌,则必须与另次(份)血或无菌体腔内或导管头培养出同种细菌。

(二)临床诊断

具有临床表现且具备以下任一条:

(1)非特异性检查≥2条。

(2)血标本病原菌抗原或DNA检测阳性。

六、治疗与监护

(一)抗生素治疗

抗菌药物治疗原则包括早用药、合理用药、联合用药,采用静脉途径给药,疗程足够,注意药物的不良反应。对临床拟诊为败血症的新生儿,不必等血培养结果即应开始使用抗生素。病原菌未明确前可选择既针对革兰阳性(G^+)菌又针对革兰阴性(G^-)菌的抗生素。

1.主要针对G^+菌的抗生素

包括:①青霉素与青霉素类:如为链球菌属(包括GBS、肺炎链球菌等)感染,首选青霉素

G。对于葡萄球菌属,包括金黄色葡萄球菌和凝固酶阴性葡萄球菌,青霉素普遍耐药,宜用耐酶青霉素,如苯唑西林、氯唑西林(邻氯青霉素)等。②第一、二代头孢菌素:头孢唑林主要针对G⁺菌,对G⁻菌有部分作用,但不易进入脑脊液。头孢拉定对G⁺和G⁻球菌作用好,对G⁻杆菌作用较弱。第二代中常用头孢呋辛,对G⁺菌比第一代稍弱,但对G⁻及β内酰胺酶稳定性强,故对G⁻菌更有效。③万古霉素:作为二线抗G⁺菌抗生素,主要针对耐甲氧西林葡萄球菌(MRS)。

2. 主要针对G⁻菌的抗生素

包括①第三代头孢菌素:优点是对肠道杆菌最低抑菌浓度低,极易进入脑脊液,常用于G⁻菌引起的败血症和化脓性脑膜炎,但不宜经验性地单用该类抗生素,因为对葡萄球菌、李斯特杆菌作用较弱,对肠球菌完全耐药。常用的第三代头孢菌素有头孢噻肟、头孢哌酮(不易进入脑脊液)、头孢他啶(常用于铜绿假单胞菌败血症并发的化脓性脑膜炎)、头孢曲松(可作为化脓性脑膜炎的首选抗生素,但新生儿黄疸时慎用)。②哌拉西林:对G菌及GBS均敏感,易进入脑脊液。③氨苄西林:虽为广谱青霉素,但因对大肠埃希菌耐药率较高,建议对该菌选用其他抗生素。④氨基糖苷类:主要针对G⁻菌,对葡萄球菌灭菌作用亦较好,但进入脑脊液较差。因其易造成耳毒性、肾毒性,有药敏试验的依据且有条件监测其血药浓度的单位可慎用,并注意临床监护,目前在我国基本不用。⑤氨曲南:为单环β内酰胺类抗生素,对G⁻菌的作用强,G内酰胺酶稳定,不良反应少。⑥甲硝唑:主要针对厌氧菌应用。

3. 其他广谱抗生素

包括:①碳青霉烯类:包括美罗培南和亚胺培南,为新型的针对青霉素结合蛋白(PBPs)的抗生素,不被产头孢菌素酶或超广谱β内酰胺酶(ESBLs灭)活,对绝大多数G⁺及G⁻需氧和厌氧菌有强大杀菌作用,对产超广谱β内酰胺酶的细菌有较强的抗菌活性,常作为第二、三线抗生素。碳青霉烯类抗生素是治疗头孢菌素酶与ESBL介导耐药菌的理想选择。亚胺培南不易通过血脑屏障,且有引起惊厥的不良反应,故不推荐用于化脓性脑膜炎。②头孢吡肟:为第四代头孢菌素,抗菌谱广,对G⁺菌及G⁻菌均敏感,对β内酰胺酶稳定,且不易发生耐药基因突变,但对MRS不敏感。

4. 抗真菌治疗

最常用的药物是两性霉素B,其能结合细菌的麦角甾醇,导致细胞通透性改变,诱导细胞变形和死亡;氟康唑,其能结合并抑制麦角甾醇的产生。较新的抗菌药物如棘白菌素类的安全性和有效性正在进行新生儿的临床研究。卡泊芬净是棘白菌素类,其主要作用机制是非竞争性抑制β-(1,3)-D-葡聚糖合成酶,是真菌细胞壁合成所必需的酶。

5. 病原菌尚未明确的治疗

可选择既针对G⁺菌又针对G⁻菌的抗生素,可联合青霉素族及第三代头孢菌素,但应掌握不同地区、不同时期有不同优势致病菌及耐药谱,经验性地选用抗生素;若疗效不满意而培养阳性,可根据药敏结果选用敏感抗生素;如临床治疗有效、虽然药敏结果不敏感,亦可暂不换药。美国EOS最常见的病原体是GBS和大肠埃希菌。通常是氨苄青霉素和氨基糖苷类(通常庆大霉素)联合作初始治疗,这种组合对GBS和李斯特菌也有协同作用。革兰阴性脑膜炎治疗应包括头孢噻肟和氨基糖苷类,直到得到药敏试验结果。血培养阴性的新生儿抗生素治疗的疗程有争议,应考虑临床病程以及较长时间应用抗菌药物的风险。一般血培养阴性者经抗生素治疗病情好转后应继续治疗 5～7 天。Cord-ero 等的一项回顾性研究显示,血培养阴性的 695 名新生儿(<1000g)平均治疗时间为 5±3 天。疑似 EOS 而血培养阴性的新生儿,较长时间应用抗生素(>5 天)与新生儿死亡和发生坏死性小肠结肠炎有相关性。

6.病原菌明确的治疗

对于病原菌明确的新生儿败血症,根据药敏结果选取合适的抗生素。血培养阳性者至少治疗 10～14 天;没有明确感染灶的败血症一般治疗疗程 10 天;若形成迁徙病灶,疗程应适延长;有并发症者应治疗 3 周以上。对于 GBS 感染,不伴有合并症的 GBS 脑膜炎的治疗疗程至少 14 天;其他继发于 GBS 的局灶感染(如脑炎、骨髓炎、心内膜炎)治疗时间要长。革兰阴性菌脑膜炎培养阴性后至少治疗 14～21 天或可更长时间。

7.注意药物不良反应

第三代头孢菌素类抗生素常见的不良反应包括静脉注射部位疼痛、静脉炎、发热、呕吐、腹泻、肝酶增高和胆石症等。严重不良反应包括癫痫、溶血性贫血、血小板减少和白细胞减少。头孢曲松钠蛋白结合率高,可置换胆红素,有导致核黄疸的危险,在伴有黄疸的新生儿应慎用。此外,有新生儿用药出现肺和肾头孢曲松钙沉淀的报道。长时间滥用第三代头孢菌素是发生侵袭性念珠菌感染的高危因素。头孢菌素的耐药率正在增加,头孢菌素类易于被头孢菌素酶和超广谱 β-内酰胺酶降解。碳青霉烯类不良反应包括血栓性静脉炎和癫痫发作。碳青霉烯类抗生素是头孢菌素酶的强效诱导剂,将会导致后续的头孢菌素类治疗无效。碳青霉烯类还会破坏定植菌群,导致真菌血症的危险性增加。

8.新生儿应用抗生素的注意事项

(1)新生儿体内许多酶系统不足或缺乏,以致抗生素的体内代谢过程与其他年龄组有很大不同。如氯霉素需通过肝葡萄糖醛酰转移酶的作用与葡萄糖醛酸结合而灭活。新生儿期由于该酶活性不足,加上肾排泄差,使血中结合的和游离的氯霉素浓度明显升高,从而发生循环衰竭(灰婴综合征)。

(2)小儿年龄越小,细胞外液所占比例越大,如新生儿细胞外液占体重的 40%～50%,11 岁时占 30%,14 岁以上才接近成人 20%～25%的水平。由于细胞外液所占比例大,药物的分布容积大和体表面积大,故新生儿药物用量按体重计算的剂量略高。同时由于肝肾功能不成熟,排泄相对缓慢,致药物生物半衰期延长。故生后 1 周内的新生儿,尤其是早产儿,可每 12～24 小时给药一次,1 周后每 8～12 小时给药一次。

(3)有些抗菌药物(如头孢曲松、磺胺类)与血浆蛋白的结合率较高,可夺去胆红素的结合位点,使血清游离胆红素升高,易进入并沉积在脑组织,产生胆红素脑病。

(4)新生儿肾功能不良是影响药代动力学的重要因素,许多抗生素如青霉素类、氨基糖苷类抗生素主要由肾排出,由于新生儿肾小球滤过率低,药物排出少,血浓度高和半衰期延长,易致中毒。

(5)新生儿对化学刺激耐受性差,肌内注射给药易引起局部硬结而影响吸收,故新生儿不宜肌内注射给药。

（二）清除感染灶

脐炎局部可用 3% 过氧化氢、聚维酮碘（碘伏）及 75% 乙醇消毒，每日 2～3 次；皮肤感染灶可涂抗菌软膏；口腔黏膜亦可用 3% 过氧化氢或 0.1%～0.3% 雷佛尔液洗口腔，每日 2 次。

（三）保持机体内、外环境的稳定及对症治疗

如注意保暖、供氧、纠正酸碱平衡失调，维持营养、血糖、电解质平衡及血循环稳定等，病情较重者可给多巴胺[5～7μg/（kg·min）]和（或）多巴酚丁胺[5～15μg/（kg·min）]，以增强心肌收缩力和改善循环。提供足够能量和液体，如抗利尿激素分泌过多导致稀释性低钠血症，应限制液量。生后头几天新生儿常有低血钙，应注意补钙。黄疸较重者应及时光疗，必要时换血，以预防胆红素脑病。肾上腺皮质激素只用于有感染性休克者。

（四）辅助免疫治疗

①早产儿及严重感染者可用静脉注射免疫球蛋白（IVIG）提高免疫球蛋白水平，每日 300～500mg/kg，连用 3～5 日。②重症患儿可行换血疗法，用新鲜肝素化血，换血量 100～150mL/kg。③中性粒细胞明显减少者可输中性粒细胞集落刺激因子（G-CSF），10μg/（kg·d），皮下注射。④大肠埃希菌、铜绿假单胞菌、金黄色葡萄球菌三种联合免疫核糖核酸正试用于临床，期待其疗效验证。

（五）监测目标

1. 生命体征

呼吸、心率、血压、毛细血管再充盈时间、经皮氧饱和度。

2. 一般情况

面色、反应、吸吮能力、呕吐、腹胀、排便等情况。

3. 神经系统

前囟张力、吸吮、拥抱反射等，四肢肌张力、惊厥发作情况。

4. 监测

监测出入量、血糖、电解质和血气分析等指标。

第二节　新生儿破伤风

新生儿破伤风是由破伤风厌氧芽孢梭状杆菌由脐部侵入引起的一种急性感染性疾病。常在生后 7 天左右发病，临床上以全身骨骼肌的强直性痉挛、牙关紧闭为特征，故有"脐风""七日风""锁口风"之称。

一、临床流行病学

（一）发病率和病死率

新生儿破伤风在世界各国的发病率有很大差异，自 19 世纪 80 年代无菌接生法和妊娠期破伤风免疫预防的推广，其发病率和死亡率已有所下降。据 WHO 调查，在 1994 年每年有约

51万名新生儿死于破伤风,其中约80%发生于东南亚和非洲的国家。全球有83个国家的发病率低于1‰,57个国家为1‰~5‰,24个国家大于5‰,与1985年相比,病死率下降了29%。最近又有报道在某些地区通过改变一些传统的接生方法,其发病率又有所下降。我国新中国成立前每年约100万新生儿死于破伤风,建国后发病率和死亡率显著下降,但在边远农村、山区及私自接生者新生儿破伤风仍不罕见。

(二)病原学

1.病原菌特点

破伤风杆菌为革兰染色阳性、产芽孢的梭形厌氧菌,长2~5μm,宽0.3~0.5μm,无荚膜,有周身鞭毛,能运动。本菌广泛分布于自然界各地的土壤、尘埃和各种动物的消化道内。它的一端形成芽孢,形似鼓槌状或网球拍状,抵抗力极强,在无阳光照射的土壤中可几十年不死,能耐煮沸60分钟、干热150℃1小时、5%苯酚10~15小时,需高压消毒,用碘酒等含碘的消毒剂或气体消毒剂环氧乙炔才能将其杀灭。破伤风杆菌不是组织侵袭性细菌,仅通过破伤风痉挛毒素致病;破伤风毒素是已知毒素中排位第二的毒素,仅次于肉毒毒素,其致死量约10^{-6}mg/kg。

2.感染方式

用未消毒的剪刀、线绳来断脐、结扎脐带;接生者的手或包盖脐带残端的棉花纱布未严格消毒时,破伤风梭菌即可由此侵入。新生儿破伤风偶可发生于预防接种消毒不严之后。

二、发病机制

坏死的脐残端及其上的覆盖物使该处氧化还原电势降低,有利于破伤风梭菌出芽繁殖并产生破伤风痉挛毒素而致病。随着毒素的释放,产生毒素的细菌死亡、溶解。破伤风毒素经淋巴液中淋巴细胞入血,附在球蛋白到达中枢神经系统;也可由肌肉神经结合处吸收,通过外周神经的内膜和外膜间隙或运动神经轴上行至脊髓和脑干。此毒素一旦与中枢神经组织中的神经节苷脂结合,抗毒素也不能中和。毒素与灰质中突触小体膜的神经节苷脂结合后,使它不能释放抑制性神经介质(甘氨酸、氨基丁酸),以致运动神经系统对传入刺激的反射强化,导致屈肌与伸肌同时强烈地持续收缩。活动越频繁的肌群,越先受累,故咀嚼肌痉挛使牙关紧闭,面肌痉挛而呈苦笑面容,腹背肌当痉挛较强后,形成角弓反张。此毒素亦可兴奋交感神经,导致心动过速、高血压、多汗等表现。

三、临床表现

潜伏期大多4~8天(3~14天)。潜伏期与出现症状到首次抽搐的时间越短,预后越差。一般以哭吵不安起病,患儿想吃,但口张不大,吸吮困难。随后牙关紧闭,眉举额皱,口角上牵,出现"苦笑"面容,双拳紧握,上肢过度屈曲,下肢伸直,成角弓反张状。强直性痉挛阵阵发作,间歇期肌肉收缩仍继续存在,轻微刺激(声、光、轻触、饮水、轻刺等)常诱发痉挛发作。呼吸肌与喉肌痉挛引起呼吸困难、青紫、窒息;咽肌痉挛使唾液充满口腔;膀胱及直肠括约肌痉挛可导致尿潴留和便秘。

患儿神志清醒,早期多不发热,以后体温升高可因全身肌肉反复强直痉挛引起,亦可因肺炎等继发感染所致。经及时处理能渡过痉挛期者,其发作逐渐减少、减轻,数周后痊愈。否则,因越发越频,缺氧窒息或继发感染而死亡。

四、实验室检查

常规实验室检查多正常,周围血象中白细胞可因脐带继发感染或持续痉挛引起的应激反应而升高。脐部分泌物培养仅部分患儿阳性。

五、诊断

破伤风的症状最有特征性,根据消毒不严的接生史、出生后典型发作表现,一般容易诊断;早期尚无典型表现时,可用压舌板检查患儿咽部,若越用力下压,压舌板反被咬得越紧,也可确诊。

六、治疗

(一)一般处理

(1)控制痉挛,预防感染,保证营养。

(2)保持室内安静,禁止一切不必要的刺激,必需的操作如测体温、换尿布、翻身等尽量集中同时进行。及时清除痰液,保持呼吸道通畅及口腔、皮肤清洁。病初应暂时禁食,从静脉供给营养及药物(包括葡萄糖酸钙),痉挛减轻后再胃管喂养。

(3)每次喂奶要先抽尽残余奶,残余奶过多可暂停一次,以免发生呕吐窒息。

(二)控制痉挛

控制痉挛是治疗本病的成败关键。

1. 安定

首选,不适于做维持治疗。口服用量 $0.1\sim0.3mg/kg$(平均为 $0.25mg/kg$);静脉注射为 $0.3\sim0.5\ mg/kg$。

2. 苯巴比妥

治疗新生儿其他惊厥的首选药,负荷量 $15\sim20mg/kg$,而维持量不应大于 $5mg/(kg \cdot d)$,以免蓄积中毒。

3. 水合氯醛

止惊作用快,不易引起蓄积中毒,比较安全,价廉易得。常用 10% 溶液每次 $0.5mL/kg$,临时灌肠或由胃管注入。

4. 副醛

有肺炎时不宜采用。多为临时使用一次,每次可 $0.1\sim0.2mL/kg$(稀释成 5% 溶液)静脉注射或 $0.2\sim0.3mL/kg$ 肌内注射或灌肠。

5. 硫喷妥钠

以上药物用后仍痉挛不止时可选用。每次 $10\sim20mg/kg$(配成 2.5% 溶液)肌内注射或缓慢静脉注射,边推注边观察,惊止即停止再推。静脉注射时不要搬动患儿头部,以免引起喉痉挛。一旦发生,立即静脉注射或肌内注射阿托品 0.1mg。

6. 帕菲龙

是神经肌肉阻滞药。对重症患儿仅在使用人工呼吸机的情况下可以采用。可静脉注射0.08～0.1mg/kg,必要时每 30～60 分钟以 0.01～0.15mg/kg 维持。

(三)抗毒素

中和尚未与神经组织结合的毒素。

1. 马血清破伤风抗毒素(TAT)

精制 TAT 20000U 可静脉推注,也可 3000U 集中封闭。

2. 人体破伤风免疫球蛋白

不会产生血清病等过敏反应,其血浓度较高,半衰期长达 24 天,故更理想。

(四)抗菌药

1. 青霉素

能杀灭破伤风梭菌,可 10 万～20 万 U/kg,每日 2 次,共用 10d。

2. 甲硝唑

有报道其疗效略优于青霉素。

(五)其他治疗

(1)用氧化消毒剂(3%过氧化氢或 1:4000 高锰酸钾溶液)清洗脐部,再涂以碘酒以消灭残余破伤风梭菌。

(2)有缺氧及青紫时给氧。

(3)新生儿气管切开一般不如采用气管插管和呼吸机安全。使用呼吸机的指征为:使用止惊药效果不佳或严重呼吸抑制。有脑水肿时应用甘露醇等脱水药。

第三节　新生儿化脓性脑膜炎

新生儿化脓性脑膜炎系指出生后 4 周内化脓菌引起的脑膜炎症。可能与早产儿、极低出生体重儿存活率增高,细菌性耐药性增加等多种因素有关。幸存者可留下失听、失明、癫痫、脑积水、智力和(或)运动障碍等后遗症。

一、病因

产前其母患有严重的细菌感染,出生时分娩时间长,羊膜早破或助产过程中消毒不严格。出生后细菌通过脐部、皮肤、黏膜、呼吸道及消化道侵入人体而发病。少数病例细菌从中耳炎、颅骨裂、脊柱裂、脑脊液膨出、皮肤黏膜窦道直接进入脑膜引起炎症。其感染途径如下。

1. 产前感染

罕见,该菌可通过胎盘导致流产、死胎、早产,化脓性脑膜炎偶可成为胎儿全身性感染的一部分。

2. 产时感染

患儿常有胎膜早破、产程延长、难产等生产史。大肠埃希菌、GBS可由母亲的直肠或阴道上行污染羊水或胎儿通过产道时吸入或吞入。多在出生后3天内以暴发型败血症、肺炎发病。

3. 产后感染

病原菌可由脐部、受损皮肤与黏膜、结合膜、呼吸道、消化道等侵入血循环再到达脑膜。晚发型GBS败血症90%为Ⅲ型所致,75%~85%并发脑膜炎。临床经过常进展较慢,病死率10%~20%。金黄色葡萄球菌脑膜炎很常见,尤其是医院出生者,因金黄色葡萄球菌在新生儿鼻腔、脐部定植率极高。有中耳炎、感染性头颅血肿、颅骨裂、脊柱裂、脑脊膜膨出、皮肤窦道(少数与蛛网膜下隙接通)的新生儿,病原菌可由此直接侵入脑膜引起脑膜炎。

二、临床表现

1. 一般表现

精神食欲欠佳、哭声减弱、面色不好、体温异常等表现与败血症相似,但常常更重,发展更快。

2. 特殊表现

因前囟、后囟及骨缝未闭,新生儿颅骨缝较其他年龄患儿更易分离,故呕吐、前囟隆起或饱满等颅内压增高表现出现较晚或不明显;新生儿颈肌发育很差,故颈强直更少见。

(1)神志异常:精神萎靡、嗜睡、易激惹、惊跳、可突然尖叫、感觉过敏。

(2)眼部异常:两眼无神,可双目发呆凝视远方,眼球可上翻或向下呈落日状,眼球震颤或斜视,瞳孔对光反应迟钝或大小不等。

(3)颅内压增高征:前囟紧张、饱满,隆起已是晚期表现。失水时前囟平也提示颅内压增高。骨缝可进行性逐渐增宽。

(4)惊厥(30%~50%):可仅眼睑抽动或面肌小抽如吸吮状,亦可阵发性面色改变、呼吸暂停。惊厥亦可因低血糖(未进食)、低血钙(出生后头几天血钙降低)、低血钠(颅内疾病抗利尿激素分泌增多,尿少可致稀释性低钠)引起。

3. 其他表现

败血症的较特殊表现如黄疸、肝脾大、淤点、腹胀、休克等均可出现。李斯特菌脑膜炎患儿皮肤可出现典型的红色粟粒样小丘疹,主要分布在躯干,皮疹内可发现李斯特菌(G-杆菌,菌体短小长0.5~2μm,宽0.4~0.5μm直或稍弯,常呈V字形成对排列,有时呈丝状)。

三、诊断

对早产儿、胎膜早破、产程延长、脑脊膜膨出、颅骨裂、脊柱裂、皮肤窦道(多位于腰骶中部,该处皮肤微凹,常有一撮毛或一小血管瘤)的新生儿,要特别警惕脑膜炎的发生。一旦出现难以解释的体温不稳定、精神、吮乳、哭声、面色不好时,应仔细检查有无嗜睡、激惹、惊跳、尖叫、凝视或前囟紧张、饱满、骨缝增宽等提示颅内感染的表现。颈强直、前囟隆起不一定出现,诊断败血症者出现惊厥一定要做腰穿。

四、辅助检查

(一)脑脊液检查

脑脊液检查是新生儿化脓性脑膜炎诊断的"金标准"。对任何稍有脑膜炎可疑患儿,均应立即做腰椎穿刺,决不可等待较典型表现出现时再做。可用斜面较短而锐利的皮下注射针头做腰穿针,但针管内应有针芯,宜从第4、5腰椎间隙逐渐进针,突然进针易致损伤。针柄可连接一透明无色塑料管,一见管中有脑脊液时即停止进针。将塑料管弯曲与针垂直,患儿安静时其液面高度即脑脊液压力。不应以滴数多少来判定压力高低,因管径不同差别较大。

1. 常规

新生儿脑脊液的正常值头几天差别较大,蛋白质在足月儿平均0.9g/L(0.1～1.7g/L),早产儿1.15g/L(0.65～1.5g/L),白细胞可高至32×10^9/L,多核细胞可达57%～61%,日龄越大,越接近乳儿的正常值。患儿所有常规数值均正常者<1%,一般总有几项异常。

(1)压力常>2.94～7.89kPa(30～80mmHg)。

(2)外观不清或浑浊,早期偶可清晰透明,但培养甚至涂片可发现细菌。

(3)白细胞常>20×10^9/L,多核白细胞>60%。

(4)潘迪氏试验常(++)～(+++)。

(5)蛋白质常>1.5g/L,若>6.0g/L则预后较差,脑积水发生率高;葡萄糖常>1.1～2.2mmol/L(20～40mg/dL)或低于当时血糖的40%;乳酸脱氢酶常>1000U/L,其同工酶第4及第5均升高(新生儿正常值分别为500U/L、3%、1%),乳酸增高,但当脑缺血、缺氧糖无氧酵解后均可增高乳酸含量。

2. 新生儿腰穿

较易损伤,血性脑脊液也应作细胞计数,如白细胞与红细胞之比明显高于当日患儿周围血白细胞与红细胞之比,可认为脑脊液中白细胞增高。

3. 涂片及培养

用过抗生素患儿培养可阴性,但有时涂片可发现已死的细菌。鉴别细菌应以形态为主,革兰染色必须注意操作,以免阴性阳性倒置。肺炎球菌呈矛头状,钝端相对,尖端相背,数目多,一般在细胞外,而脑膜炎球菌形似肾脏或咖啡豆状数目少,常在细胞内。很少做革兰染色者,不如作美蓝染色,以上形态很容易鉴别。大肠埃希菌、GBS数一般10^4～10^8/mL,镜检易找到细菌,GBS涂片阳性可达85%,G⁻杆菌可达78%,但李斯特菌数常仅10^3/mL,故镜检常阴性。损伤血性脑脊液的涂片及培养有时亦可阳性。两者均阴性时,以下检查仍可阳性。

4. 用已知抗体检测脑脊液中相应抗原

(1)乳胶凝集(LA)试验:将特异性抗体吸附在乳胶颗粒上加入脑脊液,如其中有相应的细菌抗原则发生凝集为阳性。

(2)对流免疫电泳(CIE):用已知的特异免疫抗血清(含特异抗体)在电泳池内与脑脊液中相应的细菌抗原相遇作用出现沉淀线来确定病原菌。本法不如LA试验容易及敏感。

(3)免疫荧光技术:用已知特异免疫荧光抗体测脑脊液,如其中有相应的细菌抗原则抗体抗原结合发出荧光而确诊。如用此法可检测出大肠埃希菌 KK_1 抗原。

5. 鲎溶解物试验(LLT)

鲎溶解物系从鲎血中的变形细胞溶解后提出,它与极微量的内毒素相遇即可凝固为阳性,可确诊为 G^- 细菌脑膜炎,而 G^+ 菌(包括结核杆菌)、真菌、病毒均为阴性。

(二)血培养

阳性率可达 $45\%\sim85\%$,尤其是早发型败血症及患病早期未用过抗生素者,其阳性率很高。亦可做尿培养,有时可以为阳性。

(三)颅骨透照试验

在暗室用手电筒作光源,罩上中央有圆孔的海绵,紧按头皮上,有硬脑膜下积液时手电外圈光圈较对侧扩大,积脓时较对侧缩小。硬脑膜下穿刺必须做涂片及培养,其阳性率颇高。

(四)其他检查

B超及CT对确定有无脑室膜炎、硬脑膜积液、脑脓肿、脑囊肿、脑积水等均有帮助。B超不能肯定时再做CT检查。放射性核素脑扫描对复发性脑脓肿很有价值。磁共振(MRI)对多房性及多发性小脓肿价值较大。硬脑膜下穿刺液应做涂片镜检及培养,其阳性率可分别为5/7、6/8。

五、鉴别诊断

1. 病毒性脑炎

新生儿期引起脑炎的病毒较多,包括肠道病毒(EV)、柯萨奇病毒、埃可病毒以及巨细胞病毒等,可表现为败血症样症状和体征,脑脊液检查可压力增高,外观清亮或微混,白细胞总数最多没有化脓性脑膜炎明显,分类以单核细胞为主,生化检测蛋白增加,但糖和氯化物一般不低,柯萨奇病毒脑炎有时脑脊液化验结果难与化脓性脑膜炎区别,但血或脑脊液培养阴性,C-反应蛋白(CRP)阴性,不成熟/总中性粒细胞不超过 0.16。

2. 缺氧缺血性脑病

有宫内窘迫和(或)产时窒息病史,生后不久出现神经系统表现,可抽搐和昏迷,但血培养阴性,败血症非特异性检查很少阳性,脑脊液化验没有化脓性脑膜炎的改变。

3. 颅内出血

有宫内窘迫和(或)产时窒息病史,可出现神经系统表现,颅脑影像学检查可发现出血病灶。

4. 新生儿期的癫痫与癫痫综合征

部分有遗传家族史,脑电图可以鉴别。

六、并发症

1. 脑室管膜炎诊断标准

①脑室液细菌培养或涂片阳性,与腰椎穿刺液结果一致;②脑室液白细胞 $\geqslant50\times10^6$/L,以多核细胞为主;③脑室液糖<1.66mmol/L 或蛋白质>0.4g/L;④腰穿脑脊液已接近正常,

但脑室液仍有炎性改变。确诊只需满足①或②加上③和④之一。年龄越小,延误诊治时间越长,脑室管膜炎的并发率越高,多为 G⁻ 菌感染。

2.硬脑膜下积液

由于硬膜血管通透性增加,硬脑膜及脑血管浅表静脉尤其是桥静脉炎性栓塞导致静脉内压增加,局部渗出增加所致,做腰穿抽出脑脊液过多,也可促进硬脑膜下积液的形成。诊断标准:硬脑膜下腔的液体如超过 2mL,蛋白定量$>$0.6g/L,红细胞$<100\times10^6$/L。常由脑膜炎链球菌、流感杆菌所致。

七、治疗

(一)一般治疗

维持能量、水、电解质和酸碱平衡。保持皮肤、黏膜清洁,呼吸道通畅,定时更换体位,及时退热、止惊、降低颅内压等。

(二)抗生素疗法

选择敏感,能透过血脑屏障,在脑脊液中达到并保持有效浓度的抗生素,以杀菌药为优选。应及早、足量、足疗程,静脉分次给药,必要时可两种抗生素联合应用。密切观察 3～5 天,决定治疗方案取舍。一般体温正常,临床症状、体征消失,脑脊液检查正常 1～2 周或以后停药,总疗程 3～4 周。革兰杆菌及铜绿假单胞菌脑膜炎时一般疗程为 4～6 周。

1.病原菌未明者

首选头孢曲松钠 100mg/(kg·d)、头孢噻肟 200mg/(kg·d)。疗效不显著者尽早联合用药,如万古霉素、头孢吡肟,病情严重者可联合应用美洛培南、斯沃等。2000 年国家药监局宣布临床谨慎使用氯霉素。化脓性脑膜炎顽固者、经济条件差者可在完全知情同意基础上选用氯霉素 50～100mg/(kg·d)或加青霉素 40 万～80 万 U/(kg·d)或氨苄西林 300mg/(kg·d),静脉分次滴注,氯霉素易通过血脑屏障,对脑膜炎双球菌、肺炎球菌、流感杆菌、葡萄球菌、大肠埃希菌均有效,但易发生骨髓抑制及婴儿灰色综合征。青霉素不易透过血脑屏障;氨苄西林易出现皮疹等,用前应向家属交代清楚。应当指出,近年来,头孢曲松钠、头孢噻肟出现耐药菌株,如疗效不好时应及时更换或联合其他药物或根据院外用药情况选择适当药物。

2.已知病原菌的治疗

见表 8-1。

表 8-1　常见病原菌化脓性脑膜炎的抗生素选择

病原菌	首选	替换治疗
脑膜炎双球菌	青霉素、磺胺类药物	第二、三代头孢霉素
肺炎链球菌	青霉素	头孢曲松、头孢哌酮、万古霉素,氯霉素
葡萄球菌	氯唑西林、苯唑西林	第三代头孢霉素、万古霉素
流感杆菌	氨苄西林、氯霉素	头孢曲松、头孢哌酮、万古霉素、氯霉素

病原菌	首选	替换治疗
大肠埃希菌	氨苄西林、庆大霉素、阿米卡星、头孢呋辛钠	头孢吡肟、美洛培南
铜绿假单胞菌	头孢唑肟、庆大霉素	头孢吡肟、美洛培南、奎诺酮类

（三）激素疗法

既往多用于顽固性高热、颅内压增高、中毒状重或中毒性休克及肺炎链球菌脑膜炎以防止蛛网膜粘连。现在认为在治疗化脓性脑膜炎使用抗生素足量的同时应给予激素。地塞米松1次0.2～0.4mg/kg，每日2～3次；或氢化可的松5～8mg/(kg·d)；或甲泼尼龙1～5mg/(kg·d)。一般疗程3～5天即可，过长使用有害无益。

（四）硬膜下穿刺

对于硬膜下积液患儿既是诊断措施又是治疗措施，当液体较多，有临床症状、体征时可做穿刺放液。一侧穿刺时总放液量不超过30mL，双侧时不超过50mL，可每日、隔日或间断放液数次。一般2～3周液体量明显减少，如3～4周无好转，考虑神经外科手术治疗，如持续硬膜下引流、硬膜下冲洗、硬膜下钻孔抽脓等。

（五）鞘内注射

用于诊断延误未及时治疗的晚期病例或起病凶险，脑脊液中细胞数不甚高而细菌很多的危重病例以及患有脑室管膜炎者。每次选用：青霉素5000～10000U，氨苄西林30～50mg，庆大霉素2000～5000U。耐药病例可选用万古霉素、头孢曲松、头孢吡肟、美洛培南等，但临床经验有限，应根据患者年龄、体重、药敏情况谨慎用药。鞘注同时加用地塞米松1mg，每日1次，5～7天为1个疗程，必要时可重复2～3个疗程。

（六）对症治疗

1. 发热

给予适当药物降温，高热不退者应迅速物理降温，如冰帽、冰枕、中枢降温仪及温水浴等。

2. 颅内压增高

首选20%甘露醇，每次0.5～1.0g/kg。根据病情需要选用每6小时1次、8小时1次、12小时1次或每日1次给药。还应适时使用地塞米松、利尿药。

3. 惊厥

除去颅内压增高引起的惊厥外，可给予5%水合氯醛、地西泮止惊，必要时可5%水合氯醛、地西泮与苯巴比妥交替使用，重者可短期使用抗癫痫药物。

第四节　新生儿常见病毒感染

一、先天性风疹综合征

孕妇在妊娠早、中期感染风疹病毒(RV),通过胎盘引起胎儿全身持续性、进行性感染,新生儿可伴有畸形和(或)多器官功能损害,称先天性风疹综合征(CRS)。

(一)诊断

1.病史

感染好发于冬末和春季,母孕期有风疹感染史或有流产、死胎或畸形儿史。

2.临床表现

常为早产儿或足月小样儿,其致畸率高于其他病原体,临床表现和畸形出现的频度依次为心血管畸形(以动脉导管未闭或肺动脉狭窄多见)、眼疾、耳聋、脑损害(小头畸形、脑膜脑炎等)、间质性肺炎、肝炎、长骨干骺端骨化缺损、贫血、血小板减少性紫癜、肝脾肿大、黄疸、甲状腺疾病、隐睾、多囊肾等。一般认为孕早期感染的胎儿易发生心脏畸形及眼、耳畸形三联征,后期感染的胎儿易发生中枢神经系统感染。

3.辅助检查

(1)实验室检查:①取鼻咽分泌物、尿、脑脊液或组织活检做病毒分离,阳性率较高。②脐血或新生儿血风疹病毒特异性 IgM 抗体阳性,可诊断为先天性风疹。

(2)X 线检查:可见股骨远端及胫骨近端的骨骺密度减低。

(3)眼科检查:可有小眼球、白内障、脉络膜视网膜炎、青光眼、视网膜黑色素斑。

(二)治疗

主要为对症及支持治疗。感染新生儿在生后 6～12 个月内仍排病毒,需注意隔离。如母体孕期前 5 个月发生风疹感染,建议中止妊娠;孕 20 周后感染,需密切随访,尤其是在新生儿出生后反复进行视、听检测。

二、巨细胞病毒感染

新生儿巨细胞病毒(CMV)感染源于母亲原发或复发感染,经孕期胎盘、产时产道或生后母乳喂养等途径感染导致全身多器官功能损害。受累细胞的细胞质及细胞核体积巨大,并能找到核内包涵体,电镜检查包涵体为许多病毒颗粒组成,感染主要累及中枢神经系统、眼、耳和肝脏,是最常见的先天感染,是世界范围智力低下和感觉神经性耳聋最常见的病因,巨细胞病毒感染还常与 HIV 感染伴随,使艾滋病病程进展加速。

(一)诊断

1.病史

母孕期有病毒感染史或既往有流产、死胎、死产史,住院早产儿有输血液制品史。

2.临床表现

根据感染途径和发病时间分以下四种情况：

(1)先天性感染：90％为隐性感染，10％病情严重，出现全身多器官功能损害，典型特征为伴小头畸形的黄疸小样儿，可为早产儿，一般反应差，出血、淤斑、呼吸困难、黄疸、肝脾肿大、皮肤蓝紫色结节(髓外造血现象)，肝功异常，结合胆红素升高，血小板减少；CMV感染是新生儿和小婴儿肝炎的主要病因之一；可出现中枢神经系统损害如瘫痪、抽搐、肌张力异常、脑室周围钙化、视神经萎缩、脱髓鞘病变等，严重感染病死率高达30％，主要死因是肝衰竭和DIC。隐性感染病例也可出现智力低下、学习困难、脑积水和感觉神经性耳聋等后遗症。

(2)围产期感染可经以下4个途径感染：①产时经产道接触感染；②生后接受感染的母乳喂养；③接受感染的血液制品；④经医院内接触污染分泌物。从感染到发病约4～12周，足月儿常无症状，尤其是来自母体的病毒激活感染者；早产儿可出现贫血、白细胞减少、肝脾、淋巴结肿大、听力损失等严重损害。

(3)输血获得性感染：CMV血清学阴性妇女所生的早产儿，由于缺乏保护性抗体，接受CMV感染者血液制品后可发生严重感染，常在输血后3～6周出现典型症状如呼吸困难、黄疸、贫血、肝脾肿大、溶血、血小板减少和异型淋巴细胞增多，持续2～3周逐渐缓解。VLBW婴儿病死率可达20％。

3.辅助检查

(1)病原学检查：一旦发生感染，血标本病毒检测首先阳性，由于尿液病毒滴度高，对诊断敏感性更好，还可经唾液查找病毒；血样病毒检测阴性不能除外感染，但未经治疗者连续4周尿液病毒检测阴性，可除外感染。主要有以下几种检测技术：①CMV-PCR，实时定量PCR法可检测病毒载量；②尿载玻片培养，24～72小时出结果，比普通病毒培养技术时限明显缩短；③免疫荧光法测血清CMV早期抗原PP65，阳性结果可确诊病毒血症，阴性结果不能除外感染，该方法可帮助判断药物治疗效果，因需血液样本量大，在新生儿的应用受到限制；④血清抗体检测，母婴血清特异性IgG均阴性，可除外先天性感染；新生儿IgG阳性可能来自母体，未感染的婴儿一般在1个月内IgG滴度下降，4～12个月消失；感染者抗体滴度持续升高；特异性IgM抗体敏感性差，但可帮助确诊。

(2)影像学检查：胸部X线平片可有间质性肺炎改变，头颅MRI或CT扫描示脑室管膜区域有散在钙化影。

(3)眼科检查：可发现白内障、视网膜脉络膜炎或视神经萎缩。

(4)脑干听觉诱发电位：可早期发现渐进性感觉神经性耳聋，3岁内需定期随访。

4.诊断标准

(1)先天性CMV感染生后2周内从体液中分离到CMV。

(2)同产期CMV感染生后2周内未分离到CMV，4周后CMV阳性者。

(二)治疗

更昔洛韦可抑制CMV播散，改善听力损害的疗效达70％～80％。新生儿应用更昔洛韦治疗的主要指征：①严重CMV感染如间质性肺炎、胆汁淤积性肝炎或脑炎；②视网膜脉络膜炎;③伴有神经系统损伤者。剂量每天 6mg/kg,分 2 次静点,疗程 4～6 周,为提高用药依从性,恢复期可用口服制剂缬更昔洛韦,16mg/kg,每天 2 次,与更昔洛韦静脉应用等效;注意监测血常规和肝肾功能,如黄疸加重和肝功能恶化,血小板≤25×10⁹/L,粒细胞≤0.5×10⁹/L 应停药。

需评估母乳喂养和获得 CMV 感染风险的利弊,易感早产儿接受母乳喂养的潜在益处远远超出症状性感染的潜在危险;将母乳在－20℃冻存 3～7 天可显著降低 CMV 滴度,但不能完全消除其感染性。

三、单纯疱疹病毒感染

(一)感染途径

大多数新生儿 HSV 感染(约 70%)是从无症状的母亲排毒所致。单纯疱疹病毒 1 型(HSV-1),主要感染口、唇的皮肤和黏膜,以及中枢神经系统,偶可见于外生殖器;单纯疱疹病毒 2 型(HSV-2),一般为外生殖器感染。新生儿 HSV 感染的病毒主要是 HSV-2 型。新生儿HSV 感染的主要传播方式是出生时经产道感染,也可经家庭患 HSV 感染、患者接触传染。

(二)临床表现

新生儿感染 HSV 病原后,约 1/3 患儿常先在入侵的门户即皮肤、眼、耳或口腔黏膜处产生病变。

1.局部症状

皮肤脓疱疹和角膜炎,疱疹可在皮肤任何处出现,但常成串的见于头皮及面部,也可传播全身,类似脓疱疹样在全身皮肤散在,病程数日或延至数月。

2.全身症状

如肺炎、休克、肝炎等,全身症状多在出生后 5～17 天出现。重者可于出生后 14～18 天出现中枢神经系统症状,如嗜睡、抽搐,脑脊液中常有中性粒细胞增高或蛋白增加。但疱疹性脑膜脑炎较少见。

(三)诊断

新生儿 HSV 感染的诊断主要依据:

1.典型表现

出生后 1 周内皮肤出现典型疱疹皮损,囊泡涂片发现多核巨噬细胞,可初步诊断。

2.双亲病史

双亲有生殖器疱疹病史,有助于新生儿 HSV 感染诊断。

3.病毒分离

从感染病损处(皮肤、口腔或眼)采取标本,经细胞培养,24～72 小时病毒分离阳性可确诊,其他标本(尿、粪、脑脊液或母亲宫颈拭子)做病毒分离,有助于诊断。最新 DNA 技术聚合物酶链反应(PCR)可协助诊断。

(四)治疗

1.一般治疗

保持口腔及皮肤清洁,纠正脱水、酸中毒及对症治疗。继发细菌感染时可给予短期抗生素治疗。大剂量丙种球蛋白治疗未见确切疗效。

2.特异治疗

无环鸟苷和阿糖腺苷是治疗新生儿 HSV 感染有特异疗效的药物,尤以无环鸟苷以毒性低及使用方便为首选药物。

(1)无环鸟苷:即阿昔洛韦为合成的核苷类似物,具有选择性抗病毒活力和低毒性。新生儿用药剂量每日 30mg/kg,分三次静脉注射,共 2～3 周,全身或合并中枢性 HSV 感染时疗程适当延长。药物及其代谢产物从肾脏排泄,应适当补足液量,预防药物对肾等脏器的损伤。

(2)阿糖腺苷:对疱疹病毒性脑炎和新生儿疱疹病毒感染早期疗效较好,剂量为 15mg/(kg·d)静脉点滴,每日滴注 12 小时,连续 10d。

无环鸟苷与阿糖腺苷两种药物能提高中枢神经系统感染和全身播散性感染患儿的存活率。此外,对预防局部病变的全身播散及降低后遗症均有疗效。但阿糖腺苷对晚期病例无效,应注意有时症状在皮疹前出现,应强调早期治疗。

四、肠道病毒感染

人肠道病毒是种类最多的病毒,新生儿主要通过胎盘、羊水和产道感染,也可因交叉感染在婴儿室引起暴发流行,常见病原为柯萨奇病毒 B 组和埃可病毒等。

(一)诊断

1.病史

多发病于夏秋季节,孕妇有不明原因低热、胃肠道症状史,婴儿室有肠道病毒感染暴发流行史。

2.临床表现

多数感染发生于围产期,潜伏期约为 2～7 天。患儿多于生后 1 周内出现症状。症状轻或无特异性,少数出现危重症状造成猝死。主要有发热、精神差、拒奶等败血症样表现,可伴有消化道症状如呕吐、腹泻、肝功损害;呼吸道症状如咳嗽、鼻塞、流涕、呼吸困难;心血管系统症状如心律不齐、心音低钝、奔马律、心脏杂音、心脏扩大、心电图异常危重表现;中枢神经系统损害如脑膜脑炎或脑膜炎的临床表现。致死病因为休克、肝细胞坏死和 DIC。

临床主要有三种类型:①脑膜脑炎;②心肌炎;③败血症综合征。其中柯萨奇 B 组病毒感染以心血管系统和神经系统症状为多见;埃可病毒感染以神经系统、消化道和呼吸道症状多见,70% 的严重病例南埃可病毒 Ⅱ 型导致。

3.辅助检查

(1)病原学检查:PCR 法检测血、便、尿和脑脊液中病毒 RNA 为最敏感和快速的诊断方法;病毒分离至少需要 1 周时间;ELISA 法检测血清特异性 IgM 抗体阳性或双份血清 IgG 抗体滴度 4 倍以上增加有助诊断。

(2)其他:合并心肌炎、脑膜炎、肺炎者,心肌酶谱升高,心电图有 ST 段和 T 波异常改变,脑脊液白细胞数增高,细胞分类早期以中性为主,蛋白增高。X 线胸片可见片状阴影。

(二)治疗

主要为对症和支持疗法。严重病例应用 IVIG、干扰素可增强免疫功能,减轻症状。中枢神经系统感染出现惊厥时可给苯巴比妥、地西泮止惊,甘露醇降颅压。并发心肌炎时给维生素 C、ATP、辅酶 A 等静脉滴注;Pleconaril 为近年来研制的抗 RNA 病毒制剂,有防止病毒脱壳和 RNA 复制作用,早期应用效果好,剂量为 5mg/kg,疗程 7 天。在新生儿期尚缺乏多中心、双盲对照试验依据。

五、微小病毒感染

微小病毒可通过接触呼吸道分泌物、输血或血制品以及垂直传播感染。母婴垂直传播约占 1/3,从母亲感染到胎儿发生非免疫性水肿的间期约 2～17 周。该病毒的细胞受体是红细胞的 P 血型抗原,分布于红细胞、有核红细胞、巨核细胞、内皮细胞、胎盘组织细胞和胎儿肝脏和心肌细胞上,其组织靶向性决定其临床表现,胎儿感染后常出现贫血、肝炎和心肌炎,造成胎儿水肿和死胎。

(一)诊断

1.病史

好发于晚冬或早春季节,有一半以上孕妇易感原发感染,可无任何症状,也可出现发热、流感样症状、皮疹和关节痛,传染性红斑是其典型表现。

2.临床表现

胎儿感染后常出现严重贫血,可有血小板减少、肝炎和心肌炎,10% 的胎儿水肿为该病毒感染所致。

3.辅助检查

(1)血清学检查:血清特异性 IgM 抗体或 IgG 抗体水平是最常用的方法。急性感染后 3 天即出现 IgM 抗体,恢复期 3～6 个月抗体滴度逐渐降低;易感者缺乏 IgG 抗体,在感染后数天 IgM 抗体升高后出现 IgG 抗体,并持续数年之久。

(2)病原学检查:可用 PCR 方法测定病毒 DNA。

(3)胎儿贫血的检查:超声多普勒测定胎儿大脑中动脉收缩期血流峰速是诊断胎儿贫血的敏感指标,且早于水肿的发生。在胎龄 32 周左右可疑胎儿贫血或水肿,可考虑脐带穿刺以确定胎儿血红蛋白水平。

(二)鉴别诊断

需与其他引起胎儿水肿的疾病如 Rh 血型不合、遗传性溶血性贫血等疾病鉴别。

(三)治疗

主要是支持、对症治疗,当发现胎儿水肿,需密切监测,胎儿血红蛋白<8g/dL 可考虑宫内输血,并进行胎儿心功能监测。不推荐孕期应用 IVIG。

六、人免疫缺陷病毒感染

人类免疫缺陷病毒(HIV)主要通过性接触、静脉吸毒和母婴传播感染。以人体 CD4 细胞为受体,黏附 CD4$^+$ 细胞(如胸腺细胞、外周血 T 细胞和巨噬细胞),在 CD4$^+$ 淋巴细胞中复制、整合 DNA 基因组至宿主细胞基因组中,合成病毒蛋白并装配成病毒颗粒从宿主细胞中释放,造成宿主细胞死亡,释放病毒再感染另一细胞,开始新一轮的复制。在初始感染后,病毒可通过淋巴组织迅速扩散。HIV 感染最严重的影响是损伤细胞介导的免疫反应,同时由于失去了 T 细胞的辅助而不能介导抗体产生。HIV 在吞噬细胞和单核细胞内表现为持续、慢性感染,并成为病毒的长期潜伏地。

儿童感染 HIV 的主要途径(>90%)为母婴垂直传播,HIV 感染的孕妇垂直传播感染胎儿有三种途径:①宫内通过胎盘感染,占 20%;②分娩过程接触污染母血或体液,占 50%;③出生后通过污染的母乳传播,占 14%。母婴传播主要发生在妊娠后期和分娩时(胎盘屏障破损)。母血中病毒载量(HIV-RNA 水平)高及 NK 和 CD4$^+$ 计数和 HIV 中和抗体少、羊膜早破、阴道产使婴儿接触母血、母乳喂养等可能增加母婴传播的机会。

(一)诊断

1.病史

孕母有性乱史或性伴侣有感染病史或有接受污染血液制品或静脉吸毒史。

2.临床表现

可有以下不同表现:

(1)先天性 HIV 感染综合征:常见颌面畸形包括小头畸形、前额明显突出、扁鼻梁、鼻子扁而短、三角形人中、突出朱砂色边缘的厚嘴唇。

(2)产时感染:在新生儿期可无临床表现,也可出现生长迟缓、肝脾、淋巴结肿大或脑炎表现。

(3)HIV 感染:一般为慢性多系统感染,临床分潜伏期、前驱期和发作期三个阶段。平均发病年龄为 9 个月,未经诊治者,50% 患儿在 1 岁以内发病,80% 在 3 岁内发病,20% 患儿死于 1 岁前。临床表现多样,取决于病毒载量,生后前 5 年由于免疫系统逐渐完善,病毒载量可呈下降趋势。一旦发病,病情进展迅速。

早期症状往往无特异性,逐渐出现全身淋巴结肿大、肝脾肿大、持续口腔念珠菌感染、再发或慢性腹泻、腮腺炎,可表现为卡氏肺囊虫肺炎、念珠菌食管炎、中枢神经系统异常,头颅影像学显示皮层萎缩和(或)基底节钙化。HIV 感染儿童可反复发生细菌感染,如脑膜炎、化脓性关节炎、骨髓炎、肺炎、尿道感染、中耳炎、深部或表皮脓肿等。机会感染还包括播散性巨细胞病毒感染、分枝杆菌感染、隐孢子虫感染、反复单纯疱疹感染等。HIV 感染者可有肾病综合征、肾衰竭、心肌病、全血减少、恶性肿瘤等。

3.辅助检查

(1)病原学检查:生后 3 天内 PCR 检测到外周血 HIV-DNA 或 RNA 载量>10000copy/mL,诊断为宫内感染;3 天后 HIV-DNA 阳性为围产期感染。2 个月内反复 PCR 检测阴性可排除 HIV 感染。

(2)血清学检查:由于母体 IgG 抗体可通过胎盘,并持续 1 年以上,血清学检查对 15 个月以下婴儿的诊断有限。

(二)治疗

1.孕产妇抗病毒治疗方案

(1)推荐方案

①孕期或临产发现感染、尚未接受抗病毒治疗的孕产妇,应即刻给予抗病毒治疗。治疗方案推荐选择以下两种方案中的任意一种,也可根据实际情况进行调整。

方案一:齐多夫定(AZT)＋拉米夫定(3TC)＋洛匹那韦/利托那韦(LPV/r),或

方案二:替诺夫韦(TDF)＋拉米夫定(3TC)＋依非韦伦(EFV)

表 8-2 常用抗病毒药物剂量及使用方法

药物	单次剂量	使用方法
AZT	300mg	1天2次
3TC	300mg	1天1次
LPV/r	200mg/50mg/片,2片	1天2次
TDF	300mg	1天1次
EFV	600mg	1天1次

②孕前已接受抗病毒治疗的孕产妇,根据病毒载量检测结果进行病毒抑制效果评估。如果病毒抑制效果理想(即病毒载量小于最低检测限),可保持原治疗方案不变;否则,调整抗病毒治疗用药方案。

(2)注意事项

①一旦发现艾滋病感染孕产妇,无论其是否进行 $CD4^+$ T 淋巴细胞计数和病毒载量检测,也无论其检测结果如何,都要尽快开始抗病毒治疗。在分娩结束后,无论采用何种婴儿喂养方式,均无需停药,尽快将其转介到抗病毒治疗机构,继续后续抗病毒治疗服务。特别强调,对于选择母乳喂养的产妇,如因特殊情况需要停药,应用抗病毒药物至少要持续至母乳喂养结束后一周 。

②当孕产妇血红蛋白低于 90g/L 或中性粒细胞低于 $0.75 \times 10^9/L$,建议不选或停用 AZT。应用 TDF 前,须进行肾脏功能评估。

2.婴儿抗病毒用药方案

婴儿应在出生后尽早(6～ 12 小时内)开始服用抗病毒药物,可以选择以下两种方案中的任意一种(详见表 8-3 和表 8-4)。婴儿若接受母乳喂养,应首选 NVP 方案。

表 8-3 婴儿预防用药建议剂量:奈韦拉平(NVP)

出生体重	用药剂量	用药时间
≥2500g	NVP 15mg(即混悬液 1.5mL),每天 1 次	母亲孕期即开始用药者,婴儿应服药至出生后 4～6 周;
<2500g 且≥2000g	NVP 10mg(即混悬液 1.0mL),每天 1 次	母亲产时或者产后才开始用药者,婴儿应服用6～12 周。
<2000g	NVP2mg/kg(即混悬液 0.2mL/kg),每天 1 次	母亲哺乳期未应用抗病毒药物,则婴儿持续应用抗病毒药物至母乳喂养停止后 1 周。

表 8-4 婴儿预防用药建议剂量：齐多夫定(AZT)

出生体重	用药剂量	用药时间
≥2500g	AZT 15mg(即混悬液 1.5 mL),每天 2 次	母亲孕期即开始用药者,婴儿应服药至出生后 4～6 周;

出生体重	用药剂量	用药时间
＜2500g且≥2000g	AZT 10mg（即混悬液 1.0 mL），每天 2 次	母亲产时或者产后才开始用药者,婴儿应服用 6～12 周。
＜2000g	AZT 2mg/kg（即混悬液 0.2mL/kg），每天 2 次	母亲哺乳期未应用抗病毒药物,则婴儿持续应用抗病毒药物至母乳喂养停止后 1 周。

3.孕产妇抗病毒治疗的相关检测

孕产妇抗病毒用药前、用药过程中应进行相关的检测,并结合临床症状对孕产妇感染状况进行评估,以便确定用药方案和监测治疗效果。

用药前,进行 CD4+ T 淋巴细胞计数、病毒载量检测及其他相关检测(包括血常规、尿常规、肝功能、肾功能、血脂、血糖等)。

用药过程中,每三个月进行 1 次 CD4+ T 淋巴细胞计数及其他相关检测(同前)。

孕晚期,进行 1 次病毒载量检测,并在分娩前获得检测结果。

七、新生儿病毒性肝炎

急性肝炎诊断需符合以下指标:①出现病毒性肝炎的相应症状;②血清转氨酶升高超过正常上线 2.5 倍;③除外其他病因的肝脏疾患。

按常见肝炎病毒分述如下:

1.B 型肝炎

母婴垂直传播一般发生于分娩时接触污染产道血液或分泌物;孕早、中期感染,新生儿感染概率不大,因抗原血症刺激产生抗体,出生时已清除病毒;孕妇妊娠晚期或分娩时急性感染,新生儿感染高达 50%～75%。

HBV 急性感染以出现临床表现和 HBsAg 或 HBc-IgM 阳性作为诊断依据;慢性携带者为间隔 6 个月 2 次检查 HBsAg 阳性或 HBsAg 阳性不伴有 HBc-IgM 阳性。

孕妇有 HBV 高载量者可应用拉米夫定、替诺福韦或依那西普治疗以降低感染传播概率。新生儿于出生后 12 小时内、1～2 个月、6 个月分别接种乙肝疫苗三次,同时在出生 12 小时内给予 HBV 免疫球蛋白(HBIG)1 次;早产儿需根据胎龄和体重调整剂量。选择性剖宫产可降低垂直传播概率;由于母乳喂养传播概率小,是否母乳喂养取决于个体化情况。

2.C 型肝炎

母婴传播率为 5%,可经宫内或围产期感染,母乳中可分离到该病毒,但 HCV 感染并非母乳喂养禁忌证。感染后潜伏期 40～90 天,症状隐匿,转氨酶水平常波动并持续升高达 1 年。确定母亲感染的婴儿应行 PCR 法检测 HCV-RNA 和 ELISA 法检测 HCV 抗体,并随访至 1 岁。治疗包括应用干扰素和利巴韦林治疗 1 年,注意毒副作用如发热、肌痛等,需评估疗效与风险,上述药物不得用于妊娠期,不推荐应用 IVIG。

八、水痘-带状疱疹病毒感染

孕妇感染水痘-带状疱疹病毒(VZV)后,可经胎盘传播,导致母儿均出现严重并发症,感染带状疱疹则很少引起胎儿感染。

(一)诊断

1.临床表现

(1)孕早期感染可造成流产、死胎,孕 7~20 周期间感染可致先天性水痘综合征,出现皮肤损害、肢体、关节畸形、脉络膜视网膜炎、眼畸形、癫痫、智力低下,易致低出生体重和早产。

(2)孕妇产时感染水痘,25%新生儿发病,一般在母体皮疹后 13~15 天出现症状;如皮疹在生后 10 天内出现,考虑为宫内晚期感染。孕妇水痘 5 天后出生的新生儿水痘一般较轻,因有母体保护性抗体作用;母体水痘出现前 2 天和水痘后 4 天之间出生的新生儿水痘常较重,病死率为 30%;与母亲以外的水痘患者接触很少会使婴儿感染水痘,因为多数婴儿的母亲有保护性血清抗体,可发生亚临床感染,以后发病表现为带状疱疹。

2.辅助检查

(1)血清学检查:取疱疹基底部组织细胞,应用免疫荧光抗体法检测抗原,敏感性和特异性好,是目前快速诊断的推荐方法;VZV 抗体呈 4 倍以上升高可作为诊断依据。

(2)病原学检查:疱疹液病毒分离敏感性不高。

(二)治疗

VZV 宫内感染不推荐应用抗病毒治疗;产时感染危害严重,推荐应用阿昔洛韦治疗,剂量为 60mg/(kg·d),每 8 小时 1 次,疗程 14~21 天。

美国 FDA 推荐在水痘接触后 96 小时内应用 VZV 高价免疫球蛋白(VariZIG);也可应用 IVIG 400mg/(kg·d)作为预防用药;乳母患水痘,需暂停母乳喂养。

九、呼吸道合胞病毒感染

(一)病因

呼吸道合胞病毒(RSV)属于副黏病毒属,含有单股 RNA 基因组,人类是唯一宿主,经呼吸道分泌物的飞沫或污染物传播,是儿科最重要的呼吸道感染病原体,对早产儿、复杂先天性心脏病、肺动脉高压、慢性肺疾病和免疫低下者危害较大。

(二)诊断

1.病史

好发于冬季和早春,常有呼吸道感染流行病史,潜伏期 2~8 天。

2.临床表现

可出现非特异性上呼吸道感染、毛细支气管炎、肺炎表现,病情从轻微表现到危及生命的征象,小婴儿可表现为败血症,如嗜睡、易激惹、拒食,呼吸道症状不明显。

3.辅助检查

(1)血清学检查:取呼吸道分泌物应用免疫荧光抗体法检测抗原是目前快速诊断的推荐方法。

(2)病原学检查:病毒分离需要 3~5 天。

(三)鉴别诊断

需与其他呼吸道感染病原相鉴别。

(四)治疗

主要是支持、对症治疗,包括维持水和电解质平衡、氧疗,必要时给予机械通气治疗。支气管扩张剂雾化吸入治疗还有争议,利巴韦林雾化吸入因潜在环境污染作用需考虑应用利弊。美国儿科学会(AAP)推荐高危婴儿应用帕利珠单抗的指征包括:①慢性肺疾病在 RSV 流行季节需要治疗者;②胎龄<32 周无慢性肺疾病的早产儿生后 6～12 个月内;③2 岁前的无明显血流动力学异常的先天性心脏病患儿;④32～35 周出生的早产儿,生后 6 个月前参加日间护理机构或者家中有儿童、存在气道畸形或神经肌肉病者。药物剂量为 15mg/kg,肌内注射,每月 1 次(本年 11 月至次年 4 月),该药不影响常规免疫接种计划。

第五节　流行性感冒

流行性感冒(简称流感),是由流行性感冒病毒(简称流感病毒)引起的一种常见急性呼吸道传染病。儿童发病率及病死率较高,可引起多种临床表现。

一、病原和流行病学

流感病毒属正黏病毒科,基因组为单股正链 RNA,其结构包括核衣壳(含 NP 蛋白)、蛋白壳(含 M_1 蛋白)和包膜。包膜来自病毒复制的宿主细胞,带有 3 种蛋白突起:①血凝素(HA);②神经氨酸酶(NA);③基质蛋白(M_2)。HA 具有亚型和株特异性,能识别靶细胞表面受体,与靶细胞膜融合和诱导保护性中和抗体。NA 亦具亚型和株特异性,其功能尚未完全明了,可使病毒从含唾液酸结构中游离出来,通过黏液层结合上皮靶细胞;促进 HA 被蛋白酶水解;还可破坏宿主细胞的 HA 受体,协助新生病毒颗粒再吸附于易感细胞,并防止病毒本身发生聚积。根据病毒 NP 和 M_1 蛋白抗原性不同,流感病毒分为甲、乙、丙 3 个型,根据 HA 和 NA 抗原性又分为若干亚型。流感病毒抗原性变异主要指 HA 和 NA 抗原性变异,有两种形式:①抗原性漂移:变异幅度小,属量变,往往引起中小型流行;②抗原性转换:变异幅度大,系质变,形成新亚型。分子流行病学研究显示,与流感流行关系最为密切的是 HA 基因。具流行病学意义变异株的 HA 分子至少有 4 个以上氨基酸发生替换,并分布在 2 个以上抗原决定簇区。流感病毒在鸡胚中生长较迅速,但传代易发生抗原性变异。病毒分离可采用原代人胚肾细胞、猴肾细胞和传代犬肾及牛肾细胞等。病毒对热、紫外线、乙醚等有机溶剂、甲醛和常用消毒剂均很敏感。－70℃可保存数年,冷冻干燥后 4℃可长期保存。

传染源主要是患者和隐性感染者。患者自潜伏期末即有传染性,持续约 1 周;隐性感染者带毒时间短。病毒主要通过空气飞沫传播。患者呼吸道分泌物中的颗粒可达 1000000/mL 以上,直径<10μm 的飞沫在空气中悬浮时间长,故在人群密集场所感染率高。分泌物污染环境可间接传播病毒。人群普遍易感,6～15 岁发病率最高,新生儿同样易感,可发生比成人和年长儿更严重的疾病。病后或接种后获同型病毒的免疫力,维持时间不超过 2 年。我国流感流行存在南北地区差异:长江以南主要在冬、春季,长江以北主要在冬季。

二、发病机制和病理改变

流感病毒进入上呼吸道后停留于上皮细胞表面的黏液中。若过去感染过类似毒株,其呼吸道局部抗体(主要为 sIgA)能将病毒清除;若未感染过,病毒则进入细胞内复制,释放大量感染性病毒侵入邻近细胞,在 1～2 天内引起呼吸道广泛炎症。在少数抵抗力差者,感染下行造成间质性肺炎。当呼吸道黏膜被破坏时,部分病毒及其产物如 HA、NA 等进入血液,引起全身中毒症状。流感病毒感染后,近 100％的感染者产生局部抗体 sIgA,能中和同亚型内不同毒株;约 50％产生血清 IgA。特异性 IgM 和 IgA 在感染后 2 周内达峰值;而特异性 IgG 约在4～8周内达峰值。抗 HA 抗体是主要的保护性中和抗体;抗 NA 抗体不能中和病毒,但能抑制病毒从感染细胞释放。特异性细胞毒性 T 细胞(CTL)可直接杀伤感染靶细胞,控制病毒在体内扩散;特异性 CTL 回忆反应能迅速清除再次感染的病毒而对再次感染有保护作用。流感时,由于细胞免疫功能受抑制,易继发细菌感染。流感所致死亡多见于继发细菌感染或体弱并有其他慢性疾病者。呼吸道黏膜早期有单核细胞浸润及水肿,晚期见广泛上皮细胞坏死和出血性渗出物,但基底层细胞正常。肺间质有水肿及炎性细胞浸润,肺泡内可有肺透明膜形成。

三、临床表现

流感的潜伏期一般为 1～7 天,多数为 2～4 天。

(一)典型流感

最常见,突然起病,高热,体温可达 39～40℃,可有畏寒、寒战,多伴头痛、全身肌肉及关节酸痛、极度乏力、食欲减退等全身症状,常有咽喉痛及干咳,可有鼻塞、流涕及胸骨后不适等。颜面潮红,眼外眦部球结膜轻度充血。如未出现并发症,多呈自限性过程,多于发病 3～4 天或以后体温逐渐恢复,全身症状好转,但咳嗽及体力的恢复常需 1～2 周。轻症者如普通感冒,症状轻,2～3 天可恢复。

(二)中毒型流感

极少见,表现为高热、休克及弥散性血管内凝血(DIC)等,病死率高。

(三)胃肠型流感

除发热外,以呕吐、腹泻为显著特点,儿童多于成年人。2～3 天即可恢复。

(四)特殊人群流感

1.儿童流感

在流感流行季节,有超过 40％的学龄前儿童及 30％的学龄儿童罹患流感。一般健康儿童感染流感病毒可能表现为轻型流感,主要症状为发热、咳嗽、流涕、鼻塞及咽痛、头痛,少部分出现肌痛、呕吐、腹泻。婴幼儿流感的临床症状往往不典型,可出现高热惊厥。新生儿流感少见,但易合并肺炎,常有败血症表现,如嗜睡、拒奶、呼吸暂停等。在小儿,流感病毒引起的喉炎、气管炎、支气管炎、毛细支气管炎、肺炎及胃肠道症状较成年人常见。

2.免疫缺陷人群流感

免疫缺陷人群如器官移植人群、艾滋病患者、长期使用免疫抑制药者,感染流感病毒后发生重症流感的危险性明显增加,由于易出现流感病毒性肺炎,发病后可迅速出现发热、咳嗽、呼吸困难及发绀,病死率高。

(五)重症病例

1.流感病毒性肺炎

季节性甲型流感(H_1N_1,H_2N_2 和 H_3N_2 等)所致的病毒性肺炎主要发生于婴幼儿、老年人、慢性心肺疾病及免疫功能低下者。2009 年甲型 H_1N_1 流感在青壮年、肥胖人群、有慢性基础疾病者和妊娠妇女等人群中引起严重的病毒性肺炎,部分患者发生难治性低氧血症。人感染高致病性禽流感病毒引起的肺炎常可发展成急性肺损伤(ALI)或急性呼吸窘迫综合征(ARDS),病死率高。

2.肺外表现

(1)心脏损害:心脏损伤不常见,主要有心肌炎及心包炎,可见肌酸激酶水平升高,心电图异常,而肌钙蛋白异常少见,多可恢复,重症病例可出现心力衰竭。

(2)神经系统损伤:包括脑脊髓炎、横断性脊髓炎、无菌性脑膜炎、吉兰-巴雷综合征。

(3)肌炎和横纹肌溶解综合征:在流感中罕见,主要症状有肌无力及肾衰竭,肌酸激酶水平升高。危重症患者可发展为多器官功能不全综合征(MODF)和 DIC 等,甚至死亡。

四、辅助检查

1.血象

白细胞总数大多减少,中性粒细胞显著减少,淋巴细胞相对增多,大单核细胞也可增加,此种特殊血象在发病最初数日即出现,往往持续 10～15 天。合并细菌性感染时,白细胞和中性粒细胞增多。

2.病毒分离

将起病 3 天内患者的含漱液或上呼吸道分泌物接种于鸡胚或组织培养,进行病毒分离。

3.血清学检查

分别测定急性期及 2 周后血清中的抗体,进行补体结合试验或血凝抑制试验,如有抗体滴度 4 倍以上增长,则为阳性。

4.免疫荧光法测抗原

起病 3 天内鼻黏膜压片染色查包涵体,荧光抗体检测抗原可阳性。

五、诊断标准

(一)需要考虑流感的临床情况

(1)在流感流行时期,出现下列情况之一,需要考虑是否为流感:①发热伴咳嗽和(或)咽痛等急性呼吸道症状;②发热伴原有慢性肺部疾病急性加重;③婴幼儿和儿童发热,未伴其他症状和体征;④重病患者出现发热或低体温。

(2)在任何时期,出现发热伴咳嗽和(或)咽痛等急性呼吸道症状,并且可以追踪到与流感相关的流行病学史,如患者发病前 7 天内曾到过有流感暴发的单位或社区,与流感可疑病例共同生活或有密切接触,从有流感流行的国家或地区旅行归来等。

(二)需要进行病原学检查的病例

若有条件,对出现以上情况的病例,可进行病原学检查以确诊。对于确诊与否会对临床处理产生影响的病例,宜积极进行病原学检查:①需决定是否应及时启动抗病毒治疗的高危病例;②是否确诊对进行其他诊断检查有影响的病例;③需决策是否应用抗生素治疗的病例;④等待诊断结果实施相应感染控制措施的病例;⑤进行流行病学采样调查的病例。

(三)确诊标准

具有以下 1 种或 1 种以上病原学检测结果阳性的患者,可以确诊为流感:①流感病毒核酸检测阳性(可采用实时 RT-PCR 和 RT-PCR 方法);②流感病毒快速抗原检测阳性(可采用免疫荧光法和胶体金法),需结合流行病学史进行综合判断;③流感病毒分离培养阳性;④急性期和恢复期双份血清的流感病毒特异性 IgG 抗体水平呈 4 倍或 4 倍以上升高。

(四)重症流感的判断标准

流感病例出现下列 1 种或 1 种以上情况者为重症流感病例。①意识改变:反应迟钝、嗜睡、躁动及惊厥等。②呼吸困难和(或)呼吸频率加快:5 岁以上儿童＞30/min,1～5 岁＞40/min,2～12 月龄＞50/min,新生儿至 2 月龄＞60/min。③严重呕吐、腹泻,出现脱水表现。④少尿:小儿尿量＜0.8mL/kg;或每日尿量婴幼儿＜200mL/m²,学龄前儿童＜300mL/m²,学龄儿童＜400mL/m²,14 岁以上儿童＜17mL/h;或出现急性肾衰竭。⑤血压＜90/60mmHg(1mmHg=0.133kPa)。⑥动脉血氧分压(PaO_2)＜60mmHg 或氧合指数＜300mmHg。⑦X线胸片显示双侧或多肺叶浸润影或入院 48 小时内肺部浸润影扩大 50%。⑧肌酸激酶及其同工酶等水平迅速升高。⑨原有基础疾病明显加重,出现脏器功能不全或衰竭。

六、鉴别诊断

(一)普通感冒

多种病毒引起,多为散发,起病较慢,上呼吸道症状明显,全身症状较轻。感冒俗称伤风,又称急性鼻炎或上呼吸道卡他,是以鼻咽部卡他症状为主要表现。病原体以鼻病毒多见,还可有其他病毒如副流感病毒、呼吸道合胞病毒、艾柯病毒、柯萨奇病毒等。起病较急,初期有咽干、咽痒或烧灼感,发病同时或数小时后,可有喷嚏、鼻塞、流清水样鼻涕,2～3 天后变稠。可伴咽痛,有时由于耳咽管炎使听力减退,也可出现流泪、味觉迟钝、呼吸不畅、声嘶、少量咳嗽等。一般无发热及全身症状或仅有低热、不适、轻度畏寒和头痛。检查可见鼻黏膜充血、水肿、有分泌物,咽部轻度充血。如无并发症,一般 5～7 天痊愈。与轻型流感鉴别相对困难,确切鉴别需行病原体的相关检查。普通流感的流感病毒相关检查呈阴性。

(二)其他类型上呼吸道感染

包括急性咽炎、扁桃体炎、鼻炎和鼻窦炎。感染与症状主要限于相应部位。局部分泌物流感病原学检查阴性。急性扁桃体炎咽部红肿,扁桃体肿大,有脓性分泌物,颌下淋巴结肿大,白细胞总数或中性粒细胞比例增高,血培养可呈阳性,抗菌药物治疗有效。

(三)下呼吸道感染

流感有咳嗽症状或合并气管支气管炎时需与急性气管-支气管炎相鉴别;合并肺炎时需要

与其他肺炎,包括细菌性肺炎、衣原体肺炎、支原体肺炎、病毒性肺炎、真菌性肺炎、肺结核等相鉴别。根据临床特征可做出初步判断,病原学检查可资确诊。

(四)流感伤寒型钩体病

夏秋季多发,有疫水接触史,临床除发热外,腓肠肌压痛,腹股沟淋巴结肿大、压痛,实验室检查可通过显凝实验检测抗体,若抗体效价为 1∶400 以上增高,考虑该病,通过血培养可诊断。

(五)其他非感染性疾病

流感还应与伴有发热,特别是伴有肺部阴影的非感染性疾病相鉴别,如结缔组织病、肺栓塞、肺部肿瘤等。

七、治疗

(一)一般治疗

按呼吸道隔离患者 1 周或至主要症状消失。卧床休息,多饮水,给予流食或半流质饮食,进食后以温盐水或温开水漱口,保持鼻、咽、口腔清洁卫生。

(二)对症治疗

有高热、烦躁者可给予解热镇静药,酌情选用阿司匹林、安乃近、苯巴比妥等。高热显著、呕吐剧烈者应予以适当补液。儿童忌用阿司匹林或含阿司匹林的药物以及其他水杨酸制剂,因为此类药物与流感的肝和神经系统并发症(即 Reye 综合征)相关,偶可致死。

(三)抗病毒治疗

1. 神经氨酸酶抑制药

大量临床研究结果显示,神经氨酸酶抑制药能有效缓解流感患者的症状,缩短病程和住院时间,减少并发症的发生,节省医疗费用,并有可能降低某些人群的病死率,特别是在发病 48 小时内早期使用。奥司他韦为口服剂型,批准用于＞1 岁的儿童和成年人,＜1 岁的儿童其安全性和有效性缺少足够资料,在紧急情况下,对于＞3 个月的婴儿可使用奥司他韦。即使时间超过 48 小时,也应进行抗病毒治疗。治疗年龄≥1 岁、体重≤15kg 者,每次 30mg,每天 2 次;15～23kg 者,每次 45mg,每天 2 次;24～40kg 者,每次 60mg,每天 2 次;＞40kg 者,每次 75mg,每天 2 次(6～11 个月者,每次 25mg,每天 2 次;3～5 个月者,每次 20mg,每天 2 次;＜3 个月者,每次 12mg,每天 2 次)。疗程均 5 天。不良反应包括胃肠道症状、咳嗽、支气管炎、头晕、疲劳以及神经系统症状(头痛、失眠、眩晕),曾有抽搐和神经精神障碍的报道,主要见于儿童和青少年,但不能确定与药物的因果关系。此外,偶有皮疹、过敏反应和肝胆系统异常。扎那米韦为粉雾吸入剂,用于＞5 岁(英国)或＞7 岁(美国)的儿童和成年人,对照研究结果证明其与奥司他韦疗效没有差别。治疗,＞7 岁者,每次吸入 10mg,每天 2 次;预防,＞5 岁者,每次吸入 10mg,每天 1 次。偶可引起支气管痉挛和过敏反应,对有支气管哮喘等基础疾病的患者要慎重,其他不良反应较少。

2. 离子通道 M_2 阻滞药

代表药物金刚烷胺,只对甲型流感病毒有效。其机制是抑制病毒复制,使患者排毒量减少,排毒期和病程缩短。早期用药疗效好。1～9岁,5～8mg/(kg·d)(不超过150mg/d),1次或分2次口服;≥10岁,200mg/d,1次或分2次口服,均用至症状消失后24～48小时。有口干、头晕、嗜睡、失眠和共济失调等不良反应。

(四)抗生素应用

避免盲目或不恰当使用抗菌药物,仅在流感继发细菌性肺炎、中耳炎和鼻窦炎等时才有使用抗生素的指征。药物选择原则如前述。重症流感患者住院期间(包括应用机械通气期间)发生肺炎,则按医院获得性肺炎(含呼吸机相关性肺炎)恰当、合理地选用抗生素。

(五)免疫调节药

如胸腺素、人源干扰素、白细胞介素等治疗病毒性感染有极大发展。流感流行时对体弱、年幼、年老及免疫低下者应用免疫调节药可增加机体免疫功能促进康复。

(六)重症病例的治疗

重症病例可发生呼吸衰竭或循环衰竭(休克),需要进重症监护室进行液体复苏或机械通气治疗。

此外,中草药治疗实验室筛选证明对流感病毒有抑制作用或灭活作用的中草药有板蓝根、紫草、桉叶、贯众、鹅不食草、茵陈、金银花、黄连、连翘等数种,可酌情选用。

第六节　幼儿急疹

一、概述

幼儿急疹是婴幼儿期常见的一种以高热数天、热退出疹为特点的疾病。

二、病因及流行病学特征

幼儿急疹的病原主要为人类疱疹病毒6型(HHV-6),少数为HHV-7,均属疱疹病毒科。传染源主要是患有该病毒感染的人,经唾液传播是最重要的传播途径。95%以上幼儿急疹发生于3岁之内,6～18个月为发病高峰年龄。感染后病毒在宿主体内长期潜伏,在一定情况下可发生潜伏病毒活化及再感染。

三、诊断

(一)临床表现

潜伏期一般为5～15天。

1. 发热期

常突起高热,持续3～5天。高热初期可伴惊厥。此期除有食欲减退、不安或轻咳外,体征不明显,仅有咽部和扁桃体轻度充血和头颈部浅表淋巴结轻度肿大。表现为高热与轻微的症状及体征不相称。

2. 出疹期

病程第 3～5 天体温骤然退至正常,同时或稍后出现皮疹。皮疹散在,为玫瑰红色斑疹或斑丘疹,压之褪色,很少融合。首现于躯干,然后迅速波及颈、上肢、脸和下肢。皮疹持续 24～48 小时很快消退,无色素沉着,也不脱皮。偶有并发脑炎和血小板减少性紫癜的报告。

(二)实验室检查

血常规显示白细胞总数减少,淋巴细胞相对增多。伴热性惊厥者脑脊液检查正常。

(三)病原学检查

1. 血清特异性 IgM 和 IgG 抗体

因部分患者特异性 IgM 会持续阳性,一般不单独依靠特异性 IgM 阳性诊断 HHV-6 原发感染,而靠特异性 IgG 由阴性转为阳性或者抗体效价≥4 倍升高来诊断。

2. 病毒抗原

可用免疫酶法检测外周血单个核细胞、唾液或病变组织中的病毒早期抗原。

3. 病毒核酸

可用 PCR 技术检测血浆中的病毒核酸。

4. 病毒分离

取发热期外周血单个核细胞或唾液分离病毒。

第七节　蛔虫病

一、概述

蛔虫病是由似蚓蛔线虫寄生于人体小肠内所引起的儿童最常见的寄生虫病。临床上可无症状或出现反复发作的脐周疼痛和食欲缺乏,重者可影响儿童的生长发育,因其有钻孔习性,可引起多种并发症。

二、病因及流行病学特征

蛔虫是寄生于人体肠道内最大的线虫,形似蚯蚓,雌雄异体。雌虫的虫卵随粪便排出。虫卵对外界抵抗力强,常用化学消毒剂或化肥不影响它的发育。食用的腌菜、泡菜的盐水不能杀死虫卵。加热至 60～65℃ 5 分钟可将虫卵杀死。蛔虫病呈世界性分布,与环境卫生、个人卫生密切相关。儿童高于成人。蛔虫病患者和感染者为传染源。经口吞入感染期虫卵是人体感染的主要途径。人群普遍易感。

三、诊断

(一)流行病学史

有排虫或吐虫史,喜欢生食含有虫卵的蔬菜或瓜果。

（二）临床表现

大多数蛔虫感染无症状，称为蛔虫感染者。长期中到重度感染者可出现营养不良和生长发育迟缓，出现临床症状者称蛔虫病，常有两种表现形式。也可引起多种并发症。

1. 肠蛔虫病

表现为非特异性胃肠道症状，如脐周反复发作性腹痛、无压痛及腹肌紧张、食欲缺乏、恶心、呕吐、腹泻或便秘、荨麻疹。大便中排出蛔虫。可有惊厥、夜惊、磨牙及异食癖。成虫在某些情况（如发热、疾病及麻醉时）和一些驱虫药的刺激下也可引起移行症。

2. 幼虫移行症

短期内生食了含有大量虫卵的蔬菜、瓜果者，经 7～9 天出现全身及肺部症状，如低热、乏力，少数伴荨麻疹或皮疹。咽部异物感，阵咳，常呈哮喘样发作，痰少，偶尔痰中带血丝，胸部闻及干啰音，持续 7～10 天，逐渐缓解。

（三）并发症

在严重感染时，蛔虫扭集成团可造成如下并发症。

1. 胆道并发症

蛔虫钻入胆道形成胆道梗阻，以胆总管最多见。表现为突然出现的剑突下或右上腹剧烈疼痛，呈阵发性，并向右肩及腰部放射。患儿辗转不安，大汗淋漓，面色苍白，痛苦难忍。常伴呕吐，有时可吐出蛔虫。体检仅剑突下有轻压痛，腹肌轻度紧张，表现为腹部症状与体征不符的特点。黄疸少见，绝大多数虫体可自行从胆管退出，而腹痛缓解，但可反复发作。还可引起急性胆囊炎、急性胆管炎、急性胰腺炎与肝脓肿等。

2. 肠道并发症

大量蛔虫扭结成团堵塞肠管或寄生部位的肠段蠕动障碍，表现为机械性肠梗阻，多为不完全性。表现为阵发性脐周痛，频繁呕吐，明显腹胀，肠型及蠕动波。腹部触及条索状肿块为本病特征。梗阻时间过长可并发肠穿孔及肠扭转。蛔虫钻入阑尾可引起阑尾炎。

3. 蛔虫性腹膜炎

蛔虫可穿过小肠壁进入腹腔，引起腹痛、腹胀及全腹压痛等腹膜炎表现。

（四）血常规

有幼虫移行症时，常有嗜酸性细胞增高。

（五）病原学检查

粪便直接涂片或浓集法查蛔虫卵。有时可从大便中排出蛔虫成虫。

四、鉴别诊断

1. 肠蛔虫病需与肠系膜淋巴结炎等疾病相鉴别

肠系膜淋巴结炎往往缺乏典型的临床表现，明确诊断比较困难；高频彩色超声可清晰显示肿大的肠系膜淋巴结及其内部血流情况及淋巴结与周边脏器的关系。

2. 蛔虫病并发症需与以下疾病鉴别

（1）肠套叠：患儿表现为阵发性哭闹不安、呕吐及果酱样血便，腹部检查触到腊肠样包块，必要时完善腹部超声等辅助检查。

（2）急性阑尾炎：急性发病，转移性右下腹痛或初起即为右下腹痛，查体右下腹固定压痛和反跳痛、肌紧张。白细胞总数及中性粒细胞不同程度增高。腹部 B 超发现阑尾肿胀，积液或包裹积液（脓）。

（3）结核性腹膜炎：常有结核病史或结核接触史，原因不明的长期低热，伴有腹痛、腹胀、腹水、腹部包块或腹壁柔韧感；腹水检查，胸、腹部 X 线检查，PPD 皮试，诊断性抗结核治疗 2～4 周有效等可助鉴别。

此外，还需注意与急性胆囊炎及急性胰腺炎等相鉴别。

五、治疗

（一）驱虫治疗

1. 苯咪唑类

阿苯达唑 400mg，单次顿服或甲苯咪唑 200mg/天，连服 3 天。2～4 天可排出蛔虫。目前关于 2 岁以下儿童的安全性研究较少，因此在 2 岁以下服用时应权衡利弊。

2. 噻嘧啶

10mg/kg，单次顿服。

3. 伊维霉素

体重大于 15kg 儿童可按 150～200mg/kg，单次顿服。

（二）胆道蛔虫病治疗

绝大多数可经非手术解痉、驱虫、抗感染治疗痊愈。非手术治疗包括禁食、补液、解痉。解痉使用阿托品 0.01mg/kg 肌内注射、维生素 K_3 及山莨菪碱肌内注射，镇痛使用哌替啶 0.5mg/kg 或氯丙嗪 1mg/kg、异丙嗪 1mg/kg 肌内注射。为防止胆道感染，加用抗生素。还可以配合中药治疗。并补充适量液体及电解质，腹痛缓解不再发作时，予左旋咪唑、哌嗪（驱蛔灵）或阿苯达唑（肠虫清）等驱虫药治疗。

纤维胃十二指肠镜既可检查与诊断，又可夹取蛔虫，但操作困难。

有以下指征者应考虑手术治疗：①经非手术治疗一周后仍不能缓解；②体温升高，白细胞增多，有明显感染或其他合并症，如并发化脓性胆管炎、肝脓肿；③胆道内有死虫而不能排出者。手术方法：切开胆总管取出蛔虫检查胆道是否通畅，后置"T"形管引流。胆囊除有明显病变或已被蛔虫侵入外，一般不需切除。

（三）蛔虫性肠梗阻

禁食、胃肠减压、解痉止痛、纠正失水及酸中毒。腹痛缓解后驱虫。驱虫常用哌嗪。并发肠坏死、穿孔、腹膜炎及完全性肠梗阻者应及时手术。

第八节　霍乱

一、概述

霍乱是由 O1 或 O139 霍乱弧菌引起的一种烈性肠道传染病。临床表现为剧烈腹泻和呕吐，典型大便为米泔水样。可伴有脱水、电解质紊乱及低血容量性休克，病情发展迅速，不及时救治可死于多脏器功能衰竭。本病传播快，可大规模流行，属于国际检疫传染病，我国将其列为甲类传染病。

二、病因及流行病学特征

霍乱弧菌为弯曲呈弧状或逗点状革兰阴性弧菌，包括两个生物型：古典生物型和埃尔托生物型。根据"O"抗原的不同将其分为三个血清。O1 群霍乱弧菌能分泌活性极强的外毒素——霍乱肠毒素，作用于肠黏膜上皮细胞使肠液过度分泌，是霍乱剧烈腹泻的主要原因。夏秋季为流行季节，以 7~10 月为多。流行地区主要是沿海一带。患者及带菌者是主要传染源，真正的慢性带菌者罕见。主要通过污染的水源或食物经口传播，公用水源污染是造成暴发流行的重要原因。人群普遍易感，病后产生抗体维持时间短，故有再感染可能。O139 霍乱疫情来势猛，传播快，病情较重，病例散发，无家庭聚集性；在地方流行区，儿童发病率较成人高。死亡的主要原因为严重脱水。现有的霍乱菌苗对 O139 霍乱无保护作用。

三、诊断

(一)流行病学史
来自流行区，有与霍乱患者密切接触史。

(二)临床表现
潜伏期 1~3 天。

1. 典型霍乱

发病急骤，以剧烈腹泻开始，继之连续呕吐。腹泻多为无痛性，不伴里急后重，典型大便开始为黄色稀水样，迅速成为米泔水样，少数重患者可有血便。呕吐物初为胃内容物，继之米泔水样。很快出现脱水、电解质紊乱，代谢性酸中毒及循环衰竭。少数患者可因腹直肌痉挛而引起腹痛。

2. 临床分型

根据脱水程度分型：①轻型：仅有腹泻症状，大便次数不超过 10 次/天，一般不伴呕吐，无脱水征象。腹泻持续 3~5 天；②中型：吐泻次数较多，大便次数在 10~20 次/天，有典型米泔水样大便，有中度脱水征象；③重型：吐泻频繁，大便次数 20 次/天以上，有重度脱水及低血容量性休克的临床表现。

（三）实验室检查

1. 血液检查

白细胞总数增至$(25\sim60)\times10^9/L$,中性粒细胞及大单核细胞增多,血浆比重和红细胞压积升高。血清钾、钠、氯化钠、碳酸氢盐降低,尿素氮增高。

2. 尿液检查

可有蛋白、红细胞、白细胞及管型。

3. 粪便检查

(1)常规镜检:可见黏液和少许红白细胞。

(2)涂片染色:取粪便涂片,可见革兰阴性稍弯曲的弧菌。

(3)悬滴检查:将新鲜粪便作悬滴成暗视野显微镜检,可见运动活泼呈穿梭状的弧菌。

4. 血清制动试验

可鉴定 O1 群或非 O1 群及 O139 型霍乱弧菌。

5. 分离培养

治疗前取呕吐泻物送培养,若阳性则可诊断。

（四）诊断标准

1. 确定诊断

凡符合下列 3 项之一者可以确诊为霍乱:①有腹泻症状,粪便培养霍乱弧菌阳性。②在霍乱疫区、流行期间有典型霍乱临床表现。虽然粪便培养未发现霍乱弧菌,但并无其他原因者。如有条件可做双份血清凝集素试验,滴度≥4 倍升高者可诊断。③疫源检索中发现粪便培养阳性前 5 天内有腹泻症状者,可诊断为轻型霍乱。

2. 疑似诊断

符合下述两项之一者:①首发病例具有典型的临床表现但尚未获得病原证实者。②霍乱流行期间与霍乱患者有明确接触史,并发生泻吐症状,而无其他原因者。

四、鉴别诊断

1. 急性细菌性食物中毒

多数有食用不洁食物史,同餐者常集体发病,起病急骤,早期常有发热及中毒症状。常为水样或脓血便,无米泔样大便,粪便细菌培养可鉴别。

2. 病毒性肠炎

多见于婴幼儿,好发于秋冬季,水样便,粪常规正常,粪便培养无致病菌,但能分离到轮状病毒等病毒或检测出其抗原。

3. 鼠伤寒沙门菌肠炎

多见 6 个月以内婴儿,大便性状多样,可为稀水便,亦可有脓血便,典型为白色胶冻样大便,常有不同程度脱水,大便培养可检出鼠伤寒沙门菌。

4. 产肠毒素性或致病性大肠埃希菌肠炎

水样便,腥臭味,粪便细菌培养为相应的大肠埃希菌。

五、治疗

1.隔离

按甲类传染病要求进行疫情报告及隔离治疗。危重患者应先就地抢救,待病情稳定后在医护人员陪同下送往指定的隔离病房。直至症状消失后 6 天,并隔天粪便培养 1 次,连续 3 次阴性方可解除隔离。确诊病例与疑似病例应分开隔离。

2.补液治疗

预防脱水、纠正脱水及纠正电解质紊乱是治疗本病的关键。原则应早期、快速、足量、先盐后糖、先快后慢、适时补碱、及时补钾及补钙。

(1)口服补液:适应于轻型和中型病例以及经静脉补液纠正休克而情况改善的重症患者。口服经典配方 ORS,最初 4 小时用量(mL)=75mL×体重(kg),以后口服补液总量为腹泻量 1.5 倍。

(2)静脉补液:适用于中度、重度脱水及剧烈呕吐患儿。

两个阶段输液完成后需重新评估累积丢失量,继续静脉或口服补液。纠正低钾血症及低钙血症和纠正酸中毒。

3.抗菌药物

常用第三代头孢菌素如头孢哌酮-舒巴坦,60～100mg/(kg·d),分 2 次静脉滴注或用头孢曲松钠,50～100mg/(kg·d),1 次静脉滴注。如头孢菌素过敏,可在家长知情同意下选用环丙沙星或诺氟沙星,剂量均为 10～15mg/(kg·d),分 3 次口服。8 岁以上儿童可选用多西环素,6mg/(kg·d),分 2 次口服。疗程 3 天。

4.抑制肠黏膜分泌

可用抗分泌药有氯丙嗪,1～2mg/kg 口服或肌内注射;小檗碱 10～20mg/(kg·d),分 3 次口服。

5.并发症的治疗

对于中毒性休克或重度脱水患儿经输液估计液体已补足但血压仍低或测不出者,可用糖皮质激素如氢化可的松或地塞米松,并加用血管活性药物多巴胺静脉滴注。出现肺水肿或心衰时,除暂停输液外,行镇静、利尿、强心等抗心衰治疗。对急性肾衰竭者应纠正酸中毒及电解质紊乱。对伴有高血容量、高血钾及严重酸中毒者可采用透析治疗。

第九节　病毒性肠炎

一、概述

是一组由多种病毒引起的急性肠道传染病。其中研究较多的是轮状病毒(RV)肠炎和诺如病毒(NV)肠炎。此外,肠腺病毒、星状病毒及杯状病毒等亦可引起肠炎。各种病毒所致肠炎的临床表现基本类似,起病急,可有发热、恶心呕吐及腹泻稀水样便。一般病程短、病死率低。但病情严重者可出现脱水及电解质紊乱。

二、诊断

1. 病史

在流行季节有稀水便腹泻患者接触史或有医院就诊或住院的可疑接触史或有群体发病的特征。

2. 临床表现

起病急,以腹泻、恶心呕吐为主要症状,可有发热。腹泻每天 10 次~数 10 次不等,大便多为水样、蛋花样或黄绿色稀便,无腥臭味,常伴轻、中度脱水及代谢性酸中毒。部分病例在出现消化道症状前有上呼吸道感染症状。部分患儿可有肠道外表现,以呼吸道、心脏及神经系统受累常见。本病为自限性疾病。少数患儿短期内伴有双糖尤其是乳糖吸收不良,腹泻可持续数周。少数患儿可并发肠套叠、直肠出血、溶血尿毒综合征、脑炎及 Reye 综合征等。除肠腺病毒肠炎外,重复感染普遍存在。

3. 实验室检查

外周血白细胞多为正常。大便常规:偶有少量白细胞,可见脂肪球。

4. 病原学检查

(1)电镜或免疫电镜:直接找病毒颗粒。

(2)病毒抗原检测:用免疫标记技术如 ELISA 法或胶体金免疫层析法检测粪便上清液中病毒抗原。

(3)分子生物学检查:用核酸杂交法、PCR 或 RT-PCR 法可检测粪便中病毒特异性 DNA 或 RNA 片段。

(4)凝胶电泳分析:用聚丙烯橡胺凝胶电泳(PAGE)检测轮状病毒 11 个片段的 dsRNA 可鉴定其群别。

三、鉴别诊断

主要与稀水便样腹泻病相鉴别。

1. 生理性腹泻

多见 6 个月以内母乳喂养婴儿,生后不久出现腹泻,但无其他症状,不影响生长发育,添加辅食后,腹泻逐渐好转。

2. 小肠消化吸收功能障碍性疾病

如乳糖酶缺乏症和过敏性腹泻等。去除不耐受营养物或过敏源即可缓解病情。

3. 产毒性或致病性大肠埃希菌肠炎

多发生在夏季,水样或蛋花汤样大便,但有腥臭味,大便细菌培养检出相应细菌可确诊。

4. 霍乱

在霍乱流行期间有明确的霍乱接触史;先腹泻后呕吐,腹泻剧烈,排泄米泔样水便;大便涂片染色镜检见革兰阴性弧菌,培养可检出霍乱弧菌。

5.抗生素相关性腹泻

继发于抗生素应用后并排除其他病因的腹泻。大便肠道菌群检查可见菌群紊乱。若为特殊病原感染如金葡菌、艰难梭菌或真菌,需做大便细菌或真菌培养;艰难梭菌肠炎需做 A 毒素及 B 毒素检测。

四、治疗

主要采用饮食疗法、液体疗法、对症治疗和纠正脱水及电解质紊乱。

1.饮食疗法

母乳喂养婴儿继续哺乳,暂停辅食;人工喂养儿建议改为去乳糖奶方,腹泻好转后恢复原有喂养方式。呕吐严重可暂时禁食 4～6 小时,但不禁水。

2.肠黏膜保护剂

常用八面体蒙脱石散,腹泻停止后可停用。如果稀水便严重可适当加量。

3.微生态制剂

可选用双歧杆菌、乳酸杆菌、芽孢杆菌、酪酸梭菌及布拉酵母菌等活菌制剂。

4.补锌治疗

能进食后应立即补锌。6 个月以下婴儿每天补充元素锌 10mg,6 个月以上婴儿每天补充元素锌 20mg,疗程 10～14 天。

5.液体疗法分为口服补液和静脉补液

(1)口服补液:适用于中度以下脱水且呕吐不严重者;也可用于重度脱水快速补液后的补液。有明显休克、心肾功能不全或其他严重并发症者及新生儿不宜口服补液。主要用于补充累积损失量和继续损失量:①累积损失量:轻度脱水 50～80mL/kg,中度脱水 80～100mL/kg;②继续损失量:遵循丢多少补多少的原则。WHO 推荐采用低渗型口服补液盐(ORS)配方。采用少量多次(每 5～10 分钟 1 次,每次 10～20mL)方法,在 8～12 小时完成。在口服补液过程中要随时观察病情变化,4 小时后重新评估脱水情况,如病情加重,随时改用静脉补液。

(2)静脉补液:适用于严重呕吐、腹泻伴中、重度脱水的患儿。输液的种类、量和速度根据脱水程度和性质来决定。在补液过程中每 1～2 小时评估脱水程度,随时调整补液速度,一旦可以口服补液,即改为口服低渗 ORS。常用简易配制的静脉补液混合溶液(表 8-5)。

表 8-5　几种混合液的简便配制

溶液种类	张力	加入溶液(mL)		
		5%或 10%葡萄糖	10%氯化钠	5%碳酸氢钠
2∶1 等张含钠液	等张	加至 100(或用蒸馏水)	6	10
1∶1 含钠液	1/2 张	加至 100	4	—
1∶2 含钠液	1/3 张	加至 100	3	—
1∶4 含钠液	1/5 张	加至 100	2	—

溶液种类	张力	加入溶液(mL)		
		5%或10%葡萄糖	10%氯化钠	5%碳酸氢钠
2:3:1含钠液	1/2张	加至100	3	5
4:3:2含钠液	2/3张	加至100	4	7

注:为了配制简便,加入的各液量均为整数,配成溶液是近似浓度。

①第1天补液方案

a. 补液量:补液总量=累积损失量+继续损失量+生理维持液(表8-6)。先按1/2~2/3计算量给予,余量根据病情决定。营养不良、肺炎、心肾功能不全和学龄期儿童(其体液组成已接近成人),补液总量应酌减1/4~1/3。

表8-6 第1天静脉补液量

脱水程度	累积损失量	继续损失量	生理需要量	补液总量
轻度脱水	30~50mL/kg			90~120mL/kg
中度脱水	50~100mL/kg	10~30m/kg	60~80m/kg	120~150mL/kg
重度脱水	100~120mL/kg			150~180mL/kg

b. 补液的种类:低渗性脱水(血钠<130mmol/L)给予2/3张(4:3:2含钠液);等渗性脱水(血钠130~150mmol/L)给予1/2张(2:3:1或1:1含钠液);高渗性脱水(>150mmol/L)给予1/5~1/3张(1:4或1:2含钠液)。未知血钠浓度时可先按等渗脱水补液。一旦脱水纠正、血电解质正常后,应改用1/5~1/4张液体。

c. 补液速度:原则先快后慢,步骤和速度见表8-7。低渗性脱水时,补液速度可稍快;出现明显低钠血症时,需用3%氯化钠液滴注,12mL/kg可提高血清钠10mmol/L,以提升至血清钠125mmol/L为宜。高渗性脱水时,补液速度要慢,以每天降低血清钠10mmol/L为宜,以免引起脑水肿,使病情突然恶化。

表8-7 第1天补液方案

补液阶段	溶液种类	补液量	补液总时间(速度)
扩容	2:1等张含钠液或1.4%碳酸氢钠	20mL/kg(总量≤300mL)	30~60分钟
累积损失量	取决于脱水性质	总量−扩容量或1/2总量	8~12小时[10mL/(kg·h)]
维持补液	1/3~1/2张	总量−扩容−累积损失量	12~16小时[5mL/(kg·h)]

d. 纠正代谢性酸中毒:pH<7.3时可静脉补给碱性液体,常首选碳酸氢钠($NaHCO_3$)。按简易公式计算:5% $NaHCO_3$(mL)=(40−CO_2CP)×0.5×BW(kg)或ABE绝对值×0.5×BW(kg)。先给半量,再根据CO_2CP或血气分析进行调整。紧急情况下可给5% $NaHCO_3$ 5mL/kg或1.4% $NaHCO_3$ 20mL/kg均可提高HCO_3^- 5mmol/L或CO_2CP 10vol%。重度代酸伴重度脱水时,可用1.4% $NaHCO_3$ 20mL/kg(总量不超过300mL)扩容。

e. 补钾:见尿补钾,膀胱中有潴留尿或治疗开始前6小时内曾排过尿即为有尿。治疗过程中如病情好转,可由静脉补钾改为口服补钾(表8-8)。

表8-8 补钾的方法

程度	每天补钾量	补钾浓度	补钾速度	补钾时间
轻度	200～300mg/kg,口服	≤0.3%(新生儿 0.15%～0.2%)	总量≥8小时, 禁忌静脉推注	4～6天或更长
重度	100～300mg/kg, 静脉滴注			

f.补钙及补镁:纠正脱水,尤其在纠正酸中毒期间或其后,注意补钙,缓慢静脉滴注或推注10%葡萄糖酸钙,每次1～2mL/kg,最大量不超过10mL/次。如补钙无效,即需补镁。

②第2天以后的补液方案:经第1天补液后,脱水和电解质紊乱已基本纠正,第2天以后主要是补充继续损失量和生理需要量。一般可改为口服补液。若腹泻仍频繁或口服量不足者,仍需静脉补液。补液量需根据吐泻和进食情况估算。继续损失量按"丢多少补多少"和"随时丢随时补"的原则,用1/3～1/2张含钠溶液补充;生理需要量给予1/5～1/4张液体,这两部分相加于12～24小时内均匀静脉滴注。仍要注意继续补钾、纠正代谢性酸中毒以及供给热量。

五、轮状病毒

人轮状病毒(HRV)是1973年澳大利亚人Bishop等用电镜从9名急性腹泻患儿十二指肠活检标本中发现的病毒,直径70nm,当时称为环状病毒样颗粒。1974年英国人Flewett等从76名患者中15名急性胃肠炎及1名非患者大便提取物中用电镜发现有呼肠病毒样颗粒,同年Flewett等根据病毒形态特点,病毒颗粒外形似车轮状(具有辐条状结构及一个非常清晰的平滑的周边),建议命名为轮状病毒。1975年,Davidson称此病毒为十二指肠病毒,还有学者称为婴幼儿胃肠炎病毒及人呼肠病毒样因子。1974年,Kapikian指出,轮状病毒与EDIV、NCDV形态相似。1978年,国际病毒命名与分类委员会将这组病毒正式命名为轮状病毒,它属于呼肠病毒科中的轮状病毒属。现已知轮状病毒属可分为7组,所有轮状病毒均可感染动物引起动物疾病,而仅A、B、C三组病毒可引起人类疾病,所以轮状病毒为人畜共患病病毒。A、B、C组病毒的基因全序列已查清。世界各地资料显示,A组轮状病毒是婴幼儿严重腹泻尤其是秋冬季腹泻最主要的病原,预防A组轮状病毒腹泻成为预防婴幼儿严重腹泻的重要课题。B组病毒在一些地区(如中国、孟加拉国)引起腹泻暴发流行,C病毒引起散发病例。

(一)病毒特性

1. 形态大小

完整的病毒颗粒直径为70nm,由三层蛋白壳(外壳、内壳和核心)组成,有感染性。此外,在电镜(EM)下还可见到没有外壳的双层颗粒,外缘粗糙,内壳的三体亚单位在表面突起,不具感染性;单层核颗粒较少见,常缺乏基因组RNA,并且聚集在一起,这类颗粒不具感染性。三层或双层的颗粒可以通过氯化铯或蔗糖梯度离心分开。成熟的病毒颗粒没有包膜。氯仿处理可略微减低病毒的感染性,但是破坏病毒的血凝素活性。0.1%十二烷基硫酸钠(SDS)破坏病毒的感染性,但是暴露于非离子型去污剂时可以增强感染性。

2.理化特性

(1)组成:病毒核酸和病毒蛋白。

(2)对理化因子作用稳定性:轮状病毒的感染性对 pH 和温度相对稳定。病毒的感染性可以被消毒剂(如酚、甲醛、氯和 β-丙内酯)灭活。95％的乙醇可能是最有效的消毒剂,因为它可以去除病毒的外壳。

3.生物学特性

(1)抗原成分:轮状病毒的抗原成分较复杂,有组、亚组和血清型之分。

(2)亚群、电泳型和血清型

①亚群:根据 A 组轮状病毒基因组 RNA 的第 10、11 节段在 PAGE 上迁移速度快、慢可将轮状病毒 RNA 分为长型和短型两大类。1984 年 WHO 公布了 A 组轮状病毒的分亚群和血清型。

②电泳型:按病毒 RNA 的 11 节段在 PAGE 上分布情况又可分成许多不同的电泳型,两个毒株 RNA 的 11 个节段大小相同,可呈现同一电泳型,若两毒株的 RNA11 个节段大小不等可呈现不同型,因此电泳型可用于确定病毒毒株及分子流行病学调查。

③血清型:根据 A 组病毒颗粒外壳上 VP7 和 VP4 两个糖蛋白的抗原性不同可将轮状病毒分成许多血清型,以 VP7 分轮状病毒有 15 个血清型(G1～G15),其中人有 10 个血清型,即 G1、G2、G3、G4、G5、G6、C8、G9、C10、G12,以 G1～G4 型多见,世界流行的血清型以 G1、G2 型为主。不同地区、不同时间流行的病毒型也不尽相同。

(3)血凝特性:人轮状病毒 KuN、Mo、Wa 株可凝集 1 天雏鸡和成年鹅红细胞,合适的 pH 为 6.6(6.4～7.2),不凝集人、成年鸡、豚鼠、大鼠、兔、非洲绿猴红细胞。病毒血凝素与双壳病毒颗粒有关,定位于 VP4 上。轮状病毒血凝素活性受胰蛋白酶作用;活性下降,冻融也能导致血凝活性下降,可导致病毒不凝集任何红细胞。人血清中存在非特异性抑制物和凝集物,可用白陶土和红细胞吸附去除,利凡诺尔也可移去非特异性抑制物。红细胞凝结抑制试验有型特异性,与中和试验相关性好。

(4)生长特性:A 组病毒可在 MA104、CV-1、原代非洲绿猴肾、cynomogus 猴肾细胞、BSC-1、BGM、CaCO₂、HepG2、HT-29 等细胞中繁殖,并引起细胞病变。细胞病变表现为细胞圆缩、胞质内颗粒增多、从管壁脱落等。病毒对 LLcMK2、Vero、L929、RK13 细胞不敏感。总体而言,以原代细胞较传代细胞对病毒敏感,用 $10～30\mu g/mL$ 胰蛋白酶处理病毒液可增强病毒的感染力,有人认为 HT-29 细胞比 MA104 敏感。

(5)鸡胚生长:尚未见人轮状病毒可在鸡胚上生长的报道。

(6)对动物的致病性:人轮状病毒可引起许多动物发生实验性腹泻,如新生无菌牛、小猪、羊、恒河猴以及中国云南树嗣等;也可从多种腹泻的动物,例如牛、幼鼠、小马、羊、幼兔、猴、新生鹿、新生羚羊、幼猩猩、大猩猩、幼火鸡、幼山羊、鸡、幼猫等体内检出轮状病毒,因此 A 组轮状病毒腹泻是人畜共患病病毒病。

(二)流行病学特点

1.病毒感染广泛

轮状病毒感染的分布广泛,可从患者中检出病毒以及人血清流行病学调查两方面来了解。

现已知 A 组轮状病毒是婴幼儿严重腹泻尤其是秋冬季腹泻中最主要的病原,世界各地均有报道,呈世界性分布。

2.轮状病毒感染率高,病死率低

这点是轮状病毒感染的一大流行病学特点。近年来轮状病毒腹泻患病人数虽然有所下降,但 Lynch 等估计,全球每年由轮状病毒腹泻引起死亡的人数仍约 50 万。美国轮状病毒感染引起的腹泻占 5 岁以内小儿腹泻的 5%～10%,严重腹泻中 30%～50% 由轮状病毒引起。我国小儿腹泻病病死率低于 1%,而轮状病毒腹泻的病死率更低。

3.感染季节性

温带地区轮状病毒感染有明显的季节性,多发生在寒冷季节。我国以秋季,尤其是 11 月份病例数最多,冬季次之,春、夏季少。

4.易感人群

各年龄组人群都可患病,但轮状病毒感染多见于 2 岁以内小儿。国内外均有从成年人腹泻中检出 A 组轮状病毒的报道,其检出病毒阳性率各处报道不一,国内从成年人腹泻中检出 A 组轮状病毒的阳性率波动在 7.7%～12.4%。

5.传播途径

病毒传播途径以粪口为主,可能存在呼吸道传播途径。

(三)临床表现

1.一般临床表现

轮状病毒肠炎的临床表现从无症状的亚临床感染、轻微腹泻至严重的伴脱水的腹泻,甚至可致死。潜伏期一般 1～3 天,起病急,先有呕吐,继而腹泻,呈水样便。大多数病例有发热,可达 37～39.5℃,患者中有 30%～50% 出现呼吸道症状。呕吐在腹泻前出现,持续 2～3 天,大多数<10 次/日,个别呕吐超过 20 次/日;胃纳差,进食少,可发生等渗性脱水和代谢性酸中毒;精神萎靡,体重下降,腹胀,肠鸣音亢进。病程一般 5～8 天(1～10 天)。恢复期可产生吸收不良,尤其对双糖吸收不良。

2.不同症状的发生率

(1)A 组轮状病毒感染:有不少报道称轮状病毒亚群Ⅰ、Ⅱ病毒感染患儿的临床表现不尽相同。两亚群病毒感染患儿的临床表现为轮状病毒亚群Ⅱ病毒感染患儿腹泻次数比较多、呕吐次数也多、发热>39℃比例高,呼吸道症状、粪便脂肪球比例高;而轮状病毒亚群Ⅰ病毒腹泻次数比较少、粪便黏液比例高,可能提示两病毒毒性有所不同。新生儿出生后不久有排出轮状病毒的,多无症状或症状轻微。

(2)B 组轮状病毒感染:国内有学者在发现成年人轮状病毒后描述了我国成年人中流行性腹泻的临床表现,病例数目大、临床表现全面,因未做病毒学检查,尚难肯定全是 B 组轮状病毒感染的临床表现。

(3)C 组轮状病毒感染:国外有报道称,A 组和 C 组轮状病毒感染的腹泻患者症状出现率相类似,但 A 组轮状病毒感染高于 C 组轮状病毒,成年人感染两组病毒的临床症状出现率相似。

(四)实验室诊断

从患者标本中检出轮状病毒作为诊断该病毒感染的标准。常用方法有电镜(EM)、酶联免疫吸附试验(ELISA)、聚丙烯胺凝胶电泳(PAGE)、核酸杂交、PCR、乳胶凝集、分离培养病毒等。目前临床检查以 ELISA、PAGE 法常用,而 PAGE 法优于 1 法,其优点是:同时可查出 A、B、C 组病毒、病毒基因的片段变化,检出 2 株病毒同时感染。ELISA 用于检查新生儿便标本时有假阳性,是由于胎粪便中含有母乳抗体等所致。

六、杯状病毒

人杯状病毒是 1975 年 Madeley 和 Cosgrove 发现的。1979 年第三届国际病毒分类会议正式命名为一个独立的杯状病毒科,含有许多人和动物的病毒。1990 年完成了克隆诺瓦克病毒 RNA 基因,确定了诺瓦克病毒属于杯状病毒后,人杯状病毒可分为两组,即诺瓦克样病毒(NLV 代表株为 NV)和札幌样病毒(代表株为 SV)。2002 年国际病毒分类委员会将以往名为诺瓦克样病毒更名为诺如病毒,将以往名为札幌样病毒更名为札如病毒。

(一)病毒特性

1. 形态大小

病毒颗粒边缘较模糊呈羽毛状,单个病毒颗粒有时可见明确边缘,呈六角形或大致圆形外廓,有时为扇状。表面结构呈三角星状,中央有深色的凹陷,四周有六个凹陷,因形如"大卫星形状"得名。

病毒颗粒直径为 30～35nm,平均 31nm。动物杯状病毒直径为 35～40nm,在氯化铯中密度为 1.36～1.39g/mL,蔗糖中沉淀系数 170～183 秒。

2. 理化特性

(1)组成:①病毒核酸:杯状病毒基因组为不分节段的单股正链 RNA。约有 7437～7696bp 组成,不同基因组病毒,RNA 长短略有不同,人 CVsRNA 为 7431bp,结构形式同 SRSVs 基因组,有 3 个 ORF,1 个病毒结构蛋白,FCV 为 7690bp,RHDV 为 7437bp 也有 3 个 ORF。病毒基因组 5'→3',依次为非翻译区、ORF1、ORF2、ORF3、非翻译区、poly(A)。1996 年 Green 等进一步报道,杯状病毒科不同属病毒 RNA 长短不一,变动于 7.3～8.3kp。诺瓦克样病毒属为 7338～7708bp,札幌样病毒属为 7320～7431bp,兔出血症病毒属为 7437～7442bp,Vesi 病毒为 7690～8304bp。②病毒蛋白:杯状病毒有一个病毒结构蛋白。

(2)对理化因子作用稳定性:冻融破坏病毒特有形态,4℃能保存 1 年,病毒形态仍无改变,以 4℃保存最好。病毒对氯仿、乙醚不敏感。

3. 生物学特性

(1)抗原性:最初用 IEM 鉴定不同杯状病毒的不同抗原性,Norwalkvirns 和 Hawaiivirus 抗原性不同,第 3 组是英国分离的 SRSV(标记 SRSVUkl-UK4)。SLV 病毒的关键抗原也是在病毒蛋白壳上,按病毒主要衣壳蛋白全基因的基因相关性划分 SLV。

(2)生长特性:HCV、CaCV、FCV 可在海豚肾细胞系 NBL10 上复制,HCV 也可在原代人胚肾(HeK)上复制和传代。

（二）流行病学特点

1. 急性腹泻的主要病原

现已知杯状病毒是年长儿、成年人、家庭中暴发的非细菌性急性腹泻的主要病原，在散发性小儿腹泻的病原中作用不及轮状病毒。非细菌性散发急性腹泻中病毒检出率波动于 2.5%～4%，采用分子生物学方法病毒检出率要高。从患者中检出病毒的阳性率，与病例、地区、季节、检测方法等有关。

2. 传播途径

病毒主要经粪-口途径传播，小儿触摸患者排泄物污染环境器皿、衣被、玩具等也可传播。患者呕吐物形成的飞沫也有传染作用。人与人紧密接触继发扩散常见。

3. 流行季节

暴发流行多见于疗养院和医院，全年均有发生，澳大利亚以晚冬到初夏多。

4. 医源性感染

对 1991 年 11 月至 1992 年 1 月间暴发的医源性杯状病毒腹泻进行系统病毒学检查，32 名患者中 8 名粪便标本杯状病毒阳性，而无腹泻的 10 名儿童杯状病毒阴性。42 名工作人员和杯状病毒腹泻患儿家庭成员中 9 名杯状病毒阴性，部分患者在腹泻停止后仍有 3～6 天排毒时间。

（三）临床表现

杯状病毒肠炎主要症状为腹泻、呕吐、发热等。Pang 等分析了 148 例单纯杯状病毒感染患儿的临床表现，杯状病毒腹泻比轮状病毒腹泻轻，但呕吐与轮状病毒腹泻相似，不同症状的发生率如下：呕吐 89%、水样便 79%、发热 21%、口渴（需口服补液）28%、需住院治疗者为 1.4%。Rockx 等报道，诺瓦克样病毒和札幌样病毒腹泻患者的临床表现大体相似，但各种症状发生率不尽相同，每种临床症状发生率的高低与患者年龄有关。

（四）实验室诊断

可采用 EM、IEM、重组抗原 ELISA、RT-PCR 等方法检查病毒，以 RT-PCR 法敏感，但以 ELISA 法常用，重组抗原 ELISA 有试剂盒，具体操作按说明书。

七、诺如病毒

1968 年，美国俄亥俄州诺瓦克地区暴发一次冬季呕吐症疾病，2 天期间在 1 所小学里，232 名小学生中半数儿童和教师发病，与始发患者接触的家庭中第二代发病率为 32%，潜伏期为 48 小时，病程 48 小时，当时称为流行性呕吐症，亦被称为冬季呕吐症、流行性腹泻和呕吐症。患者的主要症状为恶心（85%）、呕吐（84%）、腹痛（62%）、嗜睡（57%）、腹泻（44%）、发热（32%）、寒战（5%）。1972 年 Kapikian 等人用免疫电镜（IEM）技术从暴发的腹泻患者大便滤液中发现有 27nm 圆型病毒颗粒，此病毒不能在细胞上生长，用患者大便滤液感染志愿者，志愿者可发病，并从志愿者的大便中找到病毒，从此推动了人们用电镜（EM）、免疫电镜（IEM）技术来研究腹泻病的病毒病原，揭示了腹泻病毒在医学中的重要性。以后用 EM 和 IEM 技术相继发现了许多引起腹泻的新病毒，例如：夏威夷病毒（HV，1971）、蒙哥马利病毒（MCV，1977）、底特林病毒(DV,1977)、沃蓝病毒、马林病毒、雪山病毒(SMV,1982)、陶顿病毒、帕拉马他病毒、克可鲁病毒等 50 多株形态上类似小圆结构病毒(SRSV),由此将类似这组病毒命名为 Norwalk 样病毒(NLV),2002 年国际病毒分类和命名委员会正式将诺瓦克样病毒改名为诺如病毒,标准株为 NV,属杯状病毒科杯状病毒属。诺如病毒是引起各年龄组人群急性感染性腹泻暴发流行的主要病原(估计占 60%～80%),同样也可引起散发性腹泻。

(一)病毒特性

1. 形态大小

诺如病毒颗粒直径为 27～35nm,在 CsCl 中浮力密度为 $1.36～1.41g/cm^3$(也有报道为 $1.38～1.40g/cm^3$),病毒颗粒无包膜,边缘呈羽毛状,无明确表面结构。

2. 理化特性

(1)组成:①病毒核酸:诺如病毒基因组为单股正链 RNA,由 7654bp 组成,有 3 个 ORF,3' 末端有一个 polyA 尾巴。②病毒蛋白:一个 58～62kDt 病毒结构蛋白。ORF1 编 RNA 构蛋白,用病毒 3C 类蛋白酶可能切成 6 个蛋白,包括病毒 RNA 依赖 RNA 多聚酶(RdRp)。ORF2 和 ORF3 分别编码病毒衣壳的主要(VP1)和小的(VP2)蛋白。

(2)对理化因子作用稳定性:病毒耐酸、耐乙醚。病毒暴露在 pH 2.7 液体中 3 小时,20% 乙醚 4℃ 18 小时,60℃ 30 分钟对志愿者仍有感染性。病毒对处理自来水的氯浓度(3.75～6.2ng/L氯,相当游离氯 0.5～1.0ng/L)有抵抗,而被 10ng/L 氯灭活(处理污水的氯浓度),病毒对氯灭活的耐力强于 PolioⅠ、人轮状病毒(Wa 株)、猴轮状病毒(SA11 株)或 F2 噬菌体。

3. 生物学特性

(1)抗原性:目前还不能用细胞来培养病毒,又无明确的关于诺如病毒抗原性分类标准。目前可以按照病毒蛋白衣壳基因全序列特性暂时将诺如病毒分为 5 个基因组即基因组Ⅰ、基因组Ⅱ、基因组Ⅳ病毒都是从暴发的腹泻患者粪便中发现的,基因组Ⅲ、基因组Ⅴ病毒分别是从腹泻的牛和鼠中发现的。

(2)生长特性:病毒不能在细胞上复制。

(3)动物敏感性:病毒经口感染小白鼠、豚鼠、家兔、牛、恒河猴、绒猴,动物不发病,只有人、猩猩敏感。Rocx 等报道,Norovirus 可在普通的狨和小绢猴体内低效价复制,暂时排毒、无临床表现和抗体反应。cynomolgus macaques 不敏感。恒河猴对 NV 感染敏感,口服病毒后排毒时间长,体内可产生 IgG 和 IgM 抗体。

(二)流行病学特点

1. 诺如病毒感染呈世界性分布

(1)多见局部暴发病例,少见散发病例:诺如病毒是成年人、学龄儿、家庭内暴发的急性非细菌性腹泻的主要病原,占急性非细菌性腹泻暴发病例的 68%～80%,有的地方可能超过 80%。在婴幼儿散发腹泻的病原中不及轮状病毒重要。

(2)血清流行病学调查:人群中普遍有抗体。美国、比利时、瑞士、前南斯拉夫、孟加拉、尼泊尔、日本、澳大利亚、巴拿马、智利、泰国、中国台湾、北京、菲律宾、厄瓜多尔等国家和地区人群中均有抗体。GⅡ型病毒抗体阳性率比 GⅠ型病毒抗体高。

2.多发季节

NV 感染一般秋季到春季多。而美国全年均有发生。

3.多发地

Norwalk 病毒腹泻多发生在集体性单位,例如娱乐场所、旅游船上、学校、机关、家庭等。多与进食生冷食品(如贝类、凉拌菜、未煮食物等)、污染的食品、饮水等有关。

4.传染模式

Glass 等报道,美国 1996—1997 年暴发的 90 次腹泻中,传染模式为食源性 21%,人传入 11%,吃牡蛎 6%,水源性 3%,不清楚 16%,无资料者 43%。Goodgame 等报道,污染食品占 37%,人与人接触 20%,吃牡蛎 10%,污染水 6%,不清楚 27%。

(三)临床表现

Norwalk 病毒肠炎潜伏期 24~48 小时,个别超过 48 小时,大多数起病出现恶心、呕吐、厌食、腹痛、腹泻,部分患者发热、寒战、头痛、肌肉痛。大便呈黄色水样便,无脓血或黏液,每日平均 4~8 次,很少发生脱水。一般症状轻,持续时间 1~2 天(12~60 小时),大多数自愈,无需住院。

(四)实验室诊断

不同检查方法敏感性不一。一般采用重组抗原 EI. ISA 法,RT-PCR 法等,在 RT-PCR 引物设计方面多选用病毒基因组保守区来设计引物,如病毒 RNA 依赖 RNA 多聚酶(RdRp)基因。按选用病毒 RNA 依赖 RNA 多聚酶基因不同位置又可分为 A~D 区引物,D 区引物可检出 GⅠ和 GⅡ病毒。Ando 等报道,设计的引物和杂交的探针可查出两个亚组病毒和 4 个型病毒。

在未检查病原时,为初步快速确定暴发的急性腹泻的病原为 Norwalk 病毒,以便及时采取有效的防控措施、预防疫情扩大,可根据 Kaplan 等提出如下 4 点原则。即大便细菌培养阴性,病例中呕吐者≥50%,病程平均 12~60 小时,如知道潜伏期,则潜伏期平均 24~48 小时即可认为引起这次暴发的急性腹泻的病原为 Norwalk 病毒。

八、腺病毒

人腺病毒是 1953 年 Rowe 等发现的。肠道腺病毒有两个型,即 Ad40 及 Ad41 型。Ad40 型由 Johansen 等从格拉斯哥(Dugan 株)和赫尔辛基(Hovi 株)小儿腹泻患者中分离出,Ad41 型由 Kidd 和 Madely 分离出,文献中还分别出现 Ad40 型 Dugan-HoVi 类似病毒和 Ad41 型 Tak 类似病毒。

(一)病毒特性

1.形态大小

肠道腺病毒颗粒与一般腺病毒形态大小无区别,为无包膜、20 面体、立方对称、直径为 70~80nm 的 DNA 病毒,病毒衣壳由 252 个壳粒组成,其中 240 个为六邻体,其余 12 个为五邻体,位于 20 面体的顶点,并由此顶点伸出 12 个突出纤维。不同组病毒纤维的长度不尽相同,肠道腺病毒比一般腺病毒略长。完整病毒颗粒在氯化铯中密度为 1.337g/mL,不完整型颗粒为 1.229g/mL。

2. 理化特性

(1)病毒组成:病毒由核酸和蛋白质组成。

(2)对理化因子的稳定性:肠道腺病毒对热、乙醚、脂溶剂的耐力与 7 型病毒相似。耐 pH 范围广(pH 3~9),病毒最适宜 pH 为 6~9,在酸性环境中比在碱性环境中稳定。对脂溶剂(氯仿、乙醚)有耐力,对紫外线、甲醛溶液敏感。

(3)生物学特性

①抗原性:肠道腺病毒的特异性抗原亦可用中和试验和红细胞凝集试验与其他型腺病毒分开。按病毒抗原性一些特性又可将人腺病毒分为 6 个亚组,各亚组及血清型的特性。

②血凝特性:腺病毒可凝集猴红细胞、大白鼠红细胞或其他红细胞,按病毒凝集猴和大白鼠红细胞的能力,Rosen 将腺病毒分成 4 个亚组:凝集猴红细胞的病毒为血凝Ⅰ组,即 3、7、11、14、16 等型;完全凝集大白鼠红细胞的病毒为血凝Ⅱ组,即 8、9、10、13、15、17 等型;部分凝集大白鼠红细胞的病毒为血凝Ⅲ组,即 1、2、4、5、6 型;不凝集猴或大白鼠红细胞的为血凝Ⅳ组,即 12、18、31 型。1973 年 Hierhoher 等将腺病毒凝集猴、人、大白鼠红细胞的能力(滴度)分为 3 组:血凝Ⅰ组又分成 A、B 两亚组,血凝Ⅱ组又分成 A~F 六亚组,血凝Ⅲ组又分成 A、B 两亚组。我们发现 3、7、14 型腺病毒凝集猴红细胞能力受不同猴个体差异较 11、16 型腺病毒明显。肠道腺病毒可凝集大白鼠红细胞,不凝集猴和人"O"型红细胞,属于血凝Ⅱ组病毒。

③致癌性:用 Ad40 型 Dugan 株 0.05mL[(3×10^7)TCID50/mL]皮下注射出生 24 小时新生仓鼠,观察 15 个月,16 只仓鼠均存活未见仓鼠发生肿瘤,而 31 型病毒也常常从腹泻患者中分离出,它属于高致肉瘤的腺病毒。

④生长特性:一般腺病毒可在人的多种原代和传代细胞(例如:HeK、Hela、KB、人羊膜细胞)上生长并可引起明显的细胞病变(CPE),而肠道腺病毒与一般腺病毒不同之处在于它不能在 HeK 或多数人传代细胞上生长,虽有一些毒株可在 KB、Hela 细胞上生长,但仅少数细胞(<1/10000)受感染,且不能连续稳定地传代。其原因是 EAds 在 KB、Hela 细胞中病毒复制周期中复制早期受阻。细胞对病毒的敏感性取决于病毒株、细胞类型、亚系、批号以及细胞维持液的成分等。

⑤鸡胚生长:未见肠道腺病毒在鸡胚中生长的报道。

⑥对动物致病性:未见肠道腺病毒在动物中生长引起动物发生症状的报道。

(二)流行病学特点

1. 感染分布广泛

病毒感染的分布可从患者中分离病毒及血清流行病学两方面来了解。

(1)分离病毒:从腹泻患儿粪便中检出腺病毒(肠道腺病毒)阳性率与不同国家、地区、时间、年份、病例(散发或暴发)、取标本时间及种类、检查方法均有关。各地流行的肠道腺病毒型别,可因不同时间、地点、季节、检测方法不同而异。

(2)人群血清抗体:不同地区儿童血清中抗体阳性率不同,不同年龄儿童血清中肠道腺病毒抗体的阳性率亦不同。

2.季节性

从腹泻患儿粪便中检出腺病毒及肠道腺病毒感染者无明显季节性波动。我们的资料显示,在春末夏初时腺病毒及肠道腺病毒感染略多。

3.易感人群

任何年龄人群均可患病,但多发生在3岁以内小儿。

4.传播途径

肠道腺病毒感染的传播途径同其他肠道病毒一样,主要靠粪-口途径传播,由人经口食入污染病毒的食物、水、蔬菜等而感染。通过人与人接触也可感染,还可发生医院内感染,不排除呼吸道感染的可能。

(三)临床表现

肠道腺病毒腹泻潜伏期约1周(3~10天),病程1周左右,主要临床表现为腹泻、呕吐、发热,部分患儿有腹痛、呼吸道症状等。有报道腺病毒41型病毒腹泻患者病程比腺病毒40型腹泻患者长,达12天。大便次数腺病毒40型病毒腹泻患者多于腺病毒41型腹泻患者,腹泻症状出现前7天和症状出现后11天患者排毒。但总的看来,肠道腺病毒腹泻症状不及轮状病毒腹泻重。不同学者报道各种临床症状的出现率不一。

(四)实验室诊断

肠道腺病毒腹泻症状与其他病毒性腹泻相似,如要确定肠道腺病毒感染,必须从小儿腹泻患儿粪便中检出肠道腺病毒或进行血清学检查。现从小儿腹泻患儿粪便中检出肠道腺病毒的具体方法可采用:①用电镜(EM)查患儿便中腺病毒颗粒,这些腺病毒不能在供一般腺病毒生长的细胞上生长,最初被认为这是确定肠道腺病毒的准则,后来发现有例外,有部分肠道腺病毒可在Hep2等细胞上生长;②电镜查见标本中腺病毒,再用肠道腺病毒特异性单抗进行免疫电镜确定;③肠道腺病毒特异单抗EIA或ELISA检查或用Adenolex检查(ELISA可查出ng/mLhexon,比LA敏感100倍,比EM敏感10倍);④肠道腺病毒特异性探针杂交试验(如Hammond用41型BglⅡ-D探针可查出20pg DNA);⑤肠道腺病毒特异性PCR法;⑥PAGE法;⑦细胞培养分离病毒等。以EIA及ELISA法为方便、常用。

九、星状病毒

现已知人星状病毒至少有8个血清型,世界上流行的病毒以1型为主,已有不少型别星状病毒序列已清楚。根据流行病学资料显示可从2.5%~9.0%的腹泻住院患儿中检出星状病毒,因此现在有一些学者提出星状病毒可能是小儿病毒性腹泻的病毒病原中仅次于轮状病毒的第二个重要病原。成年人也可感染星状病毒,多为轻症。

(一)病毒特性

1.形态大小

病毒颗粒直径为27~34nm,人和动物星状病毒在氯化铯中浮力密度为$1.35~1.40g/cm^3$。病毒颗粒外形边缘光滑,呈圆形,表面偶有长5nm棒状突起物,外形呈5或6角星状突起,星角之间可见三角凹陷,粪便中含大量病毒有时呈类结晶排列,而有典型结构的病毒颗粒仅占少数(约10%)。

2. 理化特性

(1)病毒的组成:病毒由核酸和蛋白质组成。

(2)对理化因子的稳定性:病毒对热相对稳定,60℃ 5 分钟人星状病毒可存活,而 60℃ 10 分钟可灭活,保存于 -70℃~85℃6~10 年仍有活性。但反复冻融使病毒裂解,病毒在 pH3 液体中稳定,对氯仿及各种变性剂(非离子、阴离子、两性离子)有耐力。病毒对 3M 尿素敏感。

3. 生物学特性

(1)抗原性:已知的人星状病毒至少有 8 个血清型,1~5 型病毒参考株最初来自英国,6~7 型病毒参考株是 1989 年和 1991—1992 年鉴定的。

(2)生长特性:人星状病毒可在人胚肾细胞(HeK)、PLC/PRF/5、CaCO$_2$、PBK、LLc-MK2 等细胞上生长,维持液中需存在胰蛋白酶,胰蛋白酶最适浓度为 5~10μg/mL。分离原始标本用人胚肾细胞,也可用 PLC/PRF/5。动物星状病毒可在原始感染动物的细胞上生长。

(二)流行病学特点

1. 广泛分布、散发病例为主

星状病毒引起的腹泻,在世界范围内许多地方都有报道,主要发生在年幼儿,以散发病例为主,也可引起小暴发,多见于年长儿和免疫抑制成年人。

2. 流行季节

温带地区病毒感染多发生在寒冷的冬季,与轮状病毒感染多发季节相似,热带地区多发生在雨季。

3. 传播途径

粪-口途径传播。通过污染食物和水传播、人传人、污染物亦可传播。Unicomb 等报道,如检查星状病毒阴性患者,住院期间再检查星状病毒,则病毒阳性率为 16%,提示存在医源性感染。

4. 暴发流行

病毒也可引起腹泻暴发流行,是托幼机构中腹泻暴发流行的病原之一。有报道称,星状病毒亦可引起成年人的腹泻暴发流行。

(三)临床表现

星状病毒腹泻临床表现比轮状病毒腹泻轻,是自限性疾病。潜伏期一般为 3~4 天,最短为 24~36 小时;轻度水样便,持续 2~3 天;其他症状有呕吐、发热、厌食、腹痛等,持续时间不超过 4 天。年幼儿或极少数成年人有脱水,口服或静脉给液体。部分患儿无临床腹泻表现也可检出星状病毒。不同学者报道星状病毒腹泻患者的不同临床表现发生率不一。

(四)实验室诊断

实验室诊断星状病毒感染主要是靠检查患者粪便标本中的病毒,其方法有 EM(IEM)、EIA、RT-PCR、探针杂交、细胞培养等方法,以 RT-PCR 方法敏感。一般多用 Jiang 等报道的 4 对引物 RT-PCR 等,可检出多型病毒。也用 Belliot 等报道的 4 对引物 RT-PCR。还可用探针杂交初筛、RT-PCR 确认或先将粪便标本用 CaCO$_2$ 细胞培养 2 天,再用 RT-PCR 确认。

第十节　细菌性痢疾

一、急性细菌性痢疾

细菌性痢疾(简称菌痢),是由志贺菌属引起的急性肠道传染病。临床上以发热、腹痛、腹泻及黏液、脓血便为主要表现。本病全年均可发生,但多流行于夏秋季节。各年龄组小儿均易感,多见于 3 岁以上儿童。本病可分为:急性菌痢、慢性菌痢及中毒型痢疾(简称毒痢)。其中毒痢病情经过极为凶险,常起病急骤,突然高热、发生惊厥或休克,如抢救不当,可迅速发生呼吸或循环衰竭而死亡,对此,应引起高度重视。

(一)病原学

痢疾的记述始于古希腊希波克拉底时代(公元前 5 世纪)。19 世纪曾出现全世界大流行。1899 年,日本人志贺首先发现是痢疾杆菌引起。为纪念志贺的贡献,将痢疾杆菌称之为志贺菌。

病原为痢疾杆菌,属肠杆菌科志贺菌属。为革兰阴性、需氧、无鞭毛、不能运动、无荚膜、不形成芽孢的杆菌。长 1～3μm;水中可生存 5～9 天、食物中可生存 10 天,对阳光极敏感,经照射 30 分钟即死亡;在 60℃时 10 分钟,在 100℃ 即刻即可将其杀灭。在低温潮湿的地方,可生存几个月。在蔬菜、瓜果、食品及被污染的物品上可生存 1～2 周。采用苯扎溴铵(新洁尔灭)、含氯石灰(漂白粉)、过氧乙酸、石灰乳、苯酚均可将其杀灭。在 37℃ 条件下,培养基上生长良好。应用去氧胆酸盐 SS 培养基和伊红亚甲蓝培养基可获纯培养。用木糖赖氨酸去氧胆酸盐琼脂培养基阳性率较高。

根据菌体 O 抗原的结构不同,可分为 A、B、C、D 4 个群,群内又分为 47 个血清型(包括亚型)。

A 群:志贺痢疾杆菌,此群对甘露醇不发酵,无鸟氨酸脱羧酶,与其他各群无血清学联系。此群有 1～12 个血清型。A 群 1 型为志贺菌,2 型为施密次菌,其余为副志贺痢疾杆菌。

B 群:福氏痢疾杆菌,发酵甘露醇,无鸟氨酸脱羧酶,各型间有交叉凝集。已有 13 个血清型(包括亚型和变种)。

C 群:鲍氏痢疾杆菌,发酵甘露醇,有鸟氨酸脱羧酶,各型间无交叉凝集。有 1～18 个血清型。

D 群:宋内痢疾杆菌,发酵甘露醇,有鸟氨酸脱羧酶,迟缓发酵乳糖。仅有 1 个血清型。但近年来按其发酵木糖的能力可分两株,依其产生大肠菌素的能力又可分 16 个型。

所有痢疾杆菌均能产生内毒素,志贺菌还能产生外毒素。以上几种痢疾杆菌在临床上都能引起普通型与中毒性痢疾。鉴定病菌血清型,有助于追查传染源、传播途径和判断预后,也有助于抗菌药物的选用。

有关耐药性的研究:近年来国内外研究表明,痢疾杆菌对多种抗菌药物的耐药性日渐增高,由于各地应用的抗菌药物不同,各地报道的耐药性亦有差异。

对于痢疾杆菌,喹诺酮类药敏感,价格便宜仍不失为首选药。盐酸小檗碱始终保持稳定的中度敏感。与其他抗生素联合应用有协同与减少耐药性的作用。头孢噻肟钠(头孢氨噻肟)等三代头孢霉素有较好的敏感性,重症患者可考虑应用。

(二)流行病学

菌痢分布很广,遍布世界各地。1988 年国外曾有报道菌痢年发病数有几千万例,主要在发展中国家广为流行。我国解放前与解放初期(20 世纪五六十年代)常见菌痢流行,病死率也很高。70 年代后已基本控制了菌痢的流行。但近年来由于环境污染及防治工作不落实,菌痢的发病又有回升趋势。我国于 1990 年统计菌痢年发病率为 200 万~300 万例,但实际病例数可能还要多。

1.传染源

患者和带菌者是传染源。非典型患者的症状较轻,不易诊断,容易忽视,在痢疾的传播上关系重大。病后带菌者亦有一定的传播作用。带菌期长短不一,成年人较小儿为长。福氏菌痢较宋内菌痢长,没有经过正规治疗的患者带菌时间也比较长。小儿慢性菌痢虽较成年人少,但大多呈潜隐、非典型性,往往不易被人发现,容易在集体儿童中诱发流行。成年人慢性痢疾、恢复期带菌者或健康带菌者无典型腹泻症状粪便有排菌,若从事饮食或保育工作、则对儿童是严重的威胁。

2.传播途径

病菌随患者或带菌者粪便排出,易感者通过污染的手、生活接触、食物、水源或借苍蝇传播,经口感染。由于地区不同传播方式可有不同。发展中国家食物及水型传播较常见,而在发达国家水型传播则不多见。

(1)食物传播:食物可通过手、水、蝇受到污染。在适当温度下痢疾杆菌可在一些肉食品、蔬菜、瓜果、凉粉等食品上繁殖。误食这些被污染的食品可引起痢疾散发;如果集体食堂食物被污染则可引起菌痢暴发。夏季炎热适合痢疾菌生长,容易引起食物传播。食物传播的特点是:常引起暴发流行;发病仅限于进食该食品者;发病菌型一致;潜伏期与流行期均较短。

(2)经水传播:痢疾杆菌能在水中生活繁殖。若水源保护不好,粪便处理不当,水源受污染,则可导致水源传播。水源传播的特点是:常引起大规模暴发流行;流行范围限于饮用同一水源的人群;潜伏期较长;当被污染水源停止使用或进行消毒后,流行即趋平息。

(3)生活传播:由患儿或带菌者的粪便污染生活用品或通过接触患者被污染的手传播,是最常见的传播方式。居住拥挤、卫生条件差或托幼机构、病房消毒制度不严格,容易通过接触方式引起暴发流行。接触传播的特点是:可发生于任何季节,粪便细菌培养,常出现不同菌型;一般呈散发或连锁性,常限于同一居室或病房;如居室或病房消毒措施得当,发病即可得到控制。

(4)昆虫传播:苍蝇是常见的传播媒介,易于污染用具和食物,造成传播。首都儿科研究所腹泻科研组监测发现在病房蟑螂也是传播媒介。

3.人群易感性

人对痢疾有普遍易感性,加上痢疾型别很多,因此可以多次重复感染。

4.季节及年龄分布

痢疾有明显的季节性,夏秋季多见,7、8、9 三个月形成高峰,但其他季节均可散发。菌痢在小儿多见于大年龄组。中毒型痢疾主要发生在 3 岁以上儿童,这与儿童机体对菌痢毒素敏感、反应性过高有关。

5.流行特征

以夏秋炎热季节多见,与下述因素有关:①夏秋湿热适合于痢疾杆菌繁殖,有人报道,在 20~30℃条件下,痢疾菌在多种食品中均有不同程度的繁殖,在米饭、馒头、猪肉、马铃薯、西瓜等食品中,2 小时增长 2~5 倍,4 小时为 100~800 倍,8 小时为 1 万~2 万倍,10 小时可达 5 万倍以上,观察到第 5 天菌数未见减少;在白菜、萝卜、黄瓜等食品中,亦可增长 20~200 倍;②与苍蝇作为媒介有关,夏季苍蝇孳生,有人监测发现苍蝇的密度变动曲线与痢疾发病率变动曲线是平行的;③热天人们好喝生水、冷饮,好食凉菜、瓜果导致感染痢疾的机会增多;④夏天炎热,人胃酸分泌减少或大量饮水使胃酸稀释导致胃内杀菌作用减弱。因此,依据季节性增高的规律便于抓好相应的预防措施。

(三)发病机制

痢疾杆菌经口进入胃肠后,必须突破胃肠道的防御屏障才能致病。痢疾杆菌有较强的耐酸能力,因此容易经胃侵入肠道,在肠液碱性环境中很快繁殖,痢疾杆菌依靠自己的侵袭力直接侵入肠黏膜上皮细胞并在其内繁殖。然后进入固有层继续繁殖,并引起结肠的炎症反应。痢疾菌在固有层中被吞噬细胞吞噬,少量痢疾杆菌到达肠系膜淋巴结,也很快被单核吞噬细胞系统消灭,因而痢疾杆菌败血症极为少见。除结肠组织的炎症外,尚可引起固有层微循环障碍,使上皮细胞变性、坏死,形成浅表性溃疡,因而产生腹痛、腹泻、里急后重、黏液和脓血便等。

(四)病理变化

1.急性菌痢

急性菌痢病变常累及整个结肠,以乙状结肠及直肠最为显著。严重时可波及回肠下段。以渗出性炎症为主,可分为:①充血水肿期:初起以卡他炎症,表现为黏膜及黏膜下层充血、水肿及中性粒细胞浸润,黏液分泌增多。②溃疡形成期:黏膜上皮假膜脱落后形成溃疡。③溃疡愈合期:随着治疗及人体抵抗力的增强,炎症消散,溃疡逐渐愈合。有时瘢痕周围黏膜增生,呈现息肉。肠内病变由于感染的菌群不同而异。志贺菌痢的主要病变是结肠炎;宋内菌痢及福氏菌痢则多为小肠结肠炎。急性非典型菌痢分期不明显,病变较轻微,有的仅有肠黏膜的充血水肿。

2.慢性菌痢

病变部位以直肠、乙状结肠最常见,其次是升结肠和回肠下段。肠黏膜水肿增厚亦可形成溃疡,溃疡常迁延不愈,有时虽渐愈合,但因溃疡面积较大,可形成凹陷性瘢痕,周围有息肉形成。有时瘢痕组织收缩,可引起肠腔狭窄。有的溃疡愈合不完全,黏膜上可见肠腺黏液囊肿形成。囊肿内可不断排出痢疾杆菌,使病情反复发作。

(五)临床表现

起病急,典型症状为严重的腹痛、高热、呕吐、食欲缺乏、全身中毒症状重,体征有腹胀、压痛、肠鸣音亢进。指诊时直肠触痛,大便开始为稀水样,继而见黏冻样、脓冻样或脓血便,便次多,量小,便数不等,年长儿有里急后重,婴幼儿可无脓便及脓血便,易误诊为其他细菌引起的肠炎或病毒性肠炎,病程5～7天。非典型痢疾不发热或只有微热,也无中毒症状,只有粪便培养阳性才能确诊,以被忽视,常为痢疾的传播者。

(六)并发症

急性菌痢患儿如呕吐、腹泻严重时,可并发水和电解质紊乱(脱水、酸中毒、低钾、低钠、低钙等)。慢性菌痢发生并发症较多,主要是机体营养不良和免疫功能低下所致。最常见的有营养不良及营养不良性水肿,多种维生素与微量元素缺乏,表现为干燥性眼病、营养不良性贫血、佝偻病,严重者可出现脚气病(维生素 B_1)及维生素 C 缺乏症。后者在我国已很少见到。肠部溃疡深者可致大量肠出血,腹泻频繁者可致脱肛,用抗生素过久可致肠道菌群紊乱或合并真菌感染。个别严重营养不良患儿肠道溃疡长久不能修复,可发生肠穿孔。

(七)诊断与鉴别诊断

普通型菌痢见到脓血便诊断并不困难。应注意下列几点:①夏秋季节腹泻伴有发热、粪便带黏液脓血者。②家中或同居室最近有了痢疾患者,应予警惕。③大便镜检按北京市标准:脓细胞>15 个并见有红细胞。门诊即可诊断菌痢并填报传染病卡片。④严格说来准确诊断要靠粪便培养。作培养时要采取新鲜脓血便,最好在床边即接种培养,若不能即时做,可将标本放入缓冲甘油盐水液中保存,尽快送细菌室培养。⑤PCR 快速诊断:最近已研制出 PCR 快速诊断法,但需集中多份标本一起检查,尚不能广泛用于临床。

细菌性痢疾以脓血便为其特征。但是仅凭脓血便诊断菌痢,误诊率可达 30% 左右。最容易与以下肠炎相混淆。

1.侵袭性大肠埃希菌(EIEC)肠炎

本病发病季节与临床症状极似菌痢,也表现为发热、腹泻、脓血便,也发现有类似中毒型痢疾的表现。鉴别需依据粪便培养,培养结果:痢疾杆菌阴性,发现有大肠埃希菌,再用此菌液滴入豚鼠眼结膜囊内 24 小时后如发现豚鼠结膜充血有炎症反应,即可确诊为侵袭性大肠埃希菌。

2.空肠弯曲肠炎

本病发病季节与临床经过也类似菌痢。多见于 3 岁以上小儿。症状表现发热、腹泻,先为稀便,以后可表现为脓血便,类似痢疾。鉴别需依据粪便培养。采用微需氧培养法,可培养出空肠弯曲菌。

3.沙门菌肠炎

以小婴儿多见,粪便多样化为其特点,开始为稀便,以后可表现为黏液、脓血便。易误诊为菌痢。鉴别首先是发病年龄不同,痢疾多见于 3 岁以上儿童,2 岁以下小婴儿极少见。准确鉴别需依据粪便培养。

4.金黄色葡萄球菌肠炎

常表现为高热、腹泻,粪便开始为稀便,以后可为黏液脓血便。但典型粪便为海蓝色可伴有脱落肠上皮。粪便涂片、革兰染色,可见大量革兰阳性球菌。常伴有金黄色葡萄球菌败血症,高热,中毒症状重,粪便及血培养葡萄球菌阳性。

（八）治疗

（1）一般治疗：消化道隔离至临床症状消失，粪便连续培养2次阴性。全身中毒症状严重者必须卧床休息。继续原来饮食，忌食生冷、油腻及刺激性食物。

（2）抗菌治疗：轻型菌痢可不用抗菌药物。抗生素的选择宜参照当前流行菌株的药物敏感试验或粪培养结果。疗程原则上不宜短于5～7天。如果抗菌治疗48小时内症状明显改善，认为有效，否则提示可能耐药。常用药物：①三代头孢菌素：如头孢哌酮-舒巴坦，60～100mg/（kg·d），分2次静脉给药；或用头孢噻肟、头孢曲松钠，50～100mg/（kg·d），1次静脉给药。②喹诺酮类药物：若三代头孢菌素过敏，可在家长知情同意情况下，严格掌握适应证使用。可口服环丙沙星或诺氟沙星，剂量为10～15mg/（kg·d），疗程不超过7天。③小檗碱：10～20mg/（kg·d），分3次口服，疗程3～7天，可减少肠道分泌。

（3）对症治疗：①发热：＞38.5℃给予布洛芬或对乙酰氨基酚治疗；②呕吐：给予多潘立酮口服，每次0.3mg/kg；③腹痛：轻者可给颠茄合剂或山莨菪碱（654-2）口服，重者给予山莨菪碱肌内注射，每次1mg/kg。

二、中毒性痢疾

中毒性痢疾（简称毒痢）是细菌性痢疾的一种严重类型，多见于3～7岁儿童。各型痢疾杆菌均可引起中毒性痢疾。起病急骤，初起表现有高热、脸色差、神志模糊、嗜睡、昏迷或有抽搐。多数毒痢早期腹泻不明显，需用生理盐水灌肠才能发现脓血便。病情经过极为凶险，如治疗不及时患儿可很快发生呼吸和（或）循环衰竭而死亡。我国学者对此进行了重点研究，首创人工冬眠疗法，以后又发现其发病机制为急性微循环障碍，采用以山莨菪碱（654-2）为主的综合疗法取得巨大进展，使病死率大幅度下降到1‰以下。近年来由于卫生条件的改善，毒痢流行得到了控制，但仍然有散发病例发生，若不认识毒痢的症状表现，不能及时诊断或不掌握正确的治疗方法，则会带来严重后果。

（一）发病机制

人体受痢疾杆菌感染后，在细菌毒素的作用下，机体发生一系列剧烈的病理生理变化（称应激反应或超敏感反应），大致过程如下：细菌毒素→激动内脏自主神经节前副交感神经系统→兴奋交感与副交感神经→乙酰胆碱及儿茶酚胺分泌增多→副交感M受体及交感性α受体兴奋→微血管舒缩紊乱→全身急性微循环障碍。

微循环指的是微动脉-毛细血管网-微静脉之间的血液循环。微循环的功能主要是向器官组织细胞提供营养物质和氧气并带走代谢产物，是器官、组织、细胞赖以生存的物质基础。微循环发生急性功能障碍，则会引发器官组织细胞五期病理变化。

1. 微循环缺血期

疾病早期交感神经被激动，此时儿茶酚胺分泌增多，α受体兴奋，使皮肤及内脏小动脉、微动脉、前毛细血管及肌性微静脉痉挛，引起外周血管阻力增加，微血管内容积减少，使组织血液灌注减少，造成脑组织缺血、缺氧。临床表现面色发灰、嗜睡、昏迷、抽搐。

2. 微循环淤血期

缺血与缺氧刺激微血管壁上的肥大细胞释放组胺，组胺具有舒张血管的作用。同时缺血期产生代谢性酸中毒,酸中毒也有舒张血管的作用。这些因素使微动脉、前毛细血管等前阻力血管舒张,而肌性微静脉对组胺和酸中毒作用不敏感,仍处于收缩状态。前阻力降低后阻力仍高,使微循环内只灌不流,造成微循环内淤血与缺氧。毛细管内静水压升高,通透性增高,血管内液向外渗出,形成脑组织水肿。临床表现颅内压升高,患儿昏迷加重,抽搐频繁,脑水肿与颅内压升高压迫脑神经,诱发脑疝使瞳孔一侧大、一侧小,严重者可发生呼吸衰竭而死亡。

3. 休克期

有的患儿由于皮肤内脏微循环障碍,大量血液淤积在胸腹内脏,回心血量减少,有效循环量不足,另外骨骼肌的血管主要是 M 受体与 β₂ 受体支配,休克时这两种受体被激动引起骨骼肌内血管扩张造成骨骼肌血液过度灌注,这部分血液约占心排出量的 1/3,因此骨骼肌内淤血也是有效循环量减少的重要原因之一。在休克期临床表现心排血量减少,血压下降,脉搏细速,四肢发凉,皮肤发花,肢端可出现发绀,表情淡漠,严重者可出现循环衰竭而死亡。

4. 弥散性血管内凝血(DIC)期

微循环障碍进入淤血期后,由于毛细血管内液体外渗,血液浓缩,血液黏稠度增加,酸性代谢产物堆积,血小板聚集破坏,释放凝血活酶,严重乳酸血症使肝素灭活,同时血管内皮细胞受损,暴露胶原纤维,激活 XII 因子。以上因素引起血液呈高凝状态促成了 DIC。此时广泛的微血栓阻塞毛细血管,使微循环障碍进一步恶化。在凝血过程中消耗了大量凝血因子,血小板减少,机体为对抗 DIC 而继发纤溶亢进,故 DIC 后期血液凝固性降低,诱发出血倾向。

5. 器官功能衰竭期

微循环障碍得不到解除或继续恶化,随着失代偿的继续发展,细胞代谢与功能障碍越来越严重,组织内乳酸堆积、pH 下降、能量耗竭、酶的活性降低、细胞功能衰竭,溶酶体破裂释放出溶酶体酶,造成细胞损伤与坏死。此时胰腺释放出心肌抑制因子(MDF),使心功能更差。所以微循环障碍先是引起脏器功能改变,继而引起组织细胞坏死发生脏器功能衰竭。中毒型痢疾是全身性微循环障碍,因而严重病例可引发全身多脏器功能衰竭。

(二)病理改变

中毒型痢疾由于全身应激反应来势迅猛,胃肠道炎症病变则轻微,并不严重,主要见于结肠,其次为小肠及阑尾。肉眼可见肠黏膜充血,水肿,镜下可见固有层内有局限性出血灶,黏膜下小血管扩张,并有血液淤滞和水肿。有的病例浆膜下也有比较明显的充血和水肿,但溃疡少见。

死亡病例内脏器官病理改变显著。可见心、脑、肺的损害严重,其中脑水肿尤为明显,且以脑干部第四脑室附近水肿更为明显,这种改变可能是中枢性呼吸衰竭而致早期死亡的原因,此外尚可见脑细胞变性。肺脏可见肺内淤血、肺泡内出血、肺泡及间质水肿、小血管内有凝血或血栓,这些改变在肺型病例尤为明显。心肌改变有淤血、间质水肿、细胞变性。肝脏有脂肪变性。肾上腺有时可见出血和皮质萎缩。

(三)临床表现

本病多见于 2~7 岁小儿,起病急骤,高热甚至超高热,在 24 小时内出现惊厥、昏迷为主的脑型或以循环衰竭为主的休克型或两者俱存的混合型,有或无脓血便,甚至不出现腹泻。

(1)脑型:以惊厥、头痛、反复呕吐、昏迷、血压增高为主,引起这种颅内高压的原因尚不清楚。严重者可发生脑水肿、脑疝而发生呼吸衰竭、反复惊厥。

（2）休克型：以循环衰竭为主，常发生在年幼儿、体弱儿，也是毒血症和弥漫血管内凝血过程，表现为面色灰、肢端发凉、皮肤有花纹、血压下降、脉细、心率快。病程中尚可出现多脏器衰竭、休克肺、休克心、休克肾、休克脑、休克肝等。

（四）辅助检查

1. 实验室检查

（1）外周血象：白细胞总数和中性粒细胞大多增高。

（2）粪便常规检查：肉眼观察为黏液、黏液血便、脓血便等。镜检有较多白细胞及红细胞并可见吞噬细胞。

（3）粪便细菌培养：采取粪便脓血或黏液部分立即送检选用适当培养基及反复多次培养可提高阳性率。阳性者宜常规进行菌群鉴定和药敏试验。

（4）快速诊断方法：可采用荧光抗体染色法、免疫染色法或玻片固相抗体吸附免疫荧光技术等快速检测方法。其优点是快速、敏感、简便，但其敏感性与特异性尚有待进一步提高。现在可采用 PCR 快速诊断。

（5）血清电解质及二氧化碳结合力测定：血钠、血钾、血氯及二氧化碳结合力多偏低。

2. 特殊检查

（1）甲皱微循环和眼底观察：毒痢患儿脑型早期可见甲皱毛细血管样数减少，视野模糊。休克型可见血色变紫，血流缓慢不均匀，严重者有凝血。

（2）眼底检查：可见小动脉痉挛。重者视网膜水肿，颅内压增高者可见视盘水肿。

（3）中心静脉压（CVP）测定：正常值 $0.59 \sim 1.18$ kPa（$6 \sim 12$ cmH$_2$O）。CVP 主要反映回心血量和右心室排血功能之间的动态关系，不能表示左心功能。

（4）DIC 检测：毒痢患者易并发 DIC，根据需要送检。

（5）其他检查：包括血培养、心电图、X 线检查等，可按需要进行。

（五）诊断与鉴别诊断

1. 诊断

起病急，发展快，突然高热，粪便（自然排便或灌肠）检查发现较多白细胞及红细胞。具有下述情况之一者如能排除类似疾病，可诊断为中毒型痢疾。

（1）有中枢神经系统中毒症状：如精神萎靡、嗜睡、躁动、谵妄、抽搐、半昏迷或昏迷等。

（2）循环系统症状：如面色苍白，四肢发凉，脉弱，脉压小，血压下降等。

（3）呼吸系统症状：如呼吸浅快、不规则、叹息样呼吸、双吸气、呼吸减慢、呼吸暂停等。

2. 并发 DIC 的诊断标准

实验室检查：以下 5 项中有 3 项异常即可诊断。①血小板进行性减少，<8 万/mm³。②凝血时间（试管法）异常：正常为 $5 \sim 10$ 分，高凝状态时 <3 分，低凝状态时 >12 分。③红细胞形态异常。呈盔形、三角形、芒刺状或碎片。④凝血酶原时间延长：正常 12 秒，异常时 >15 秒或比正常对照延长 3 秒以上。⑤纤维蛋白原减少，正常为 $200 \sim 400$ mg/dL。

在上述化验项目中，如仅有两项异常，则需加以下纤溶亢进指标中的任一项方可诊断。①凝血酶凝结时间，正常为 20 秒，异常时 >25 秒或比正常对照延长 3 秒以上；②3P 试验阳性

③优球蛋白溶解试验时间缩短,<2 小时即为阳性;④全血块溶解试验。正常人全血凝固后,一般 24 小时内不溶解,DIC 纤溶亢进时可在 0.5~2 小时内溶解。

3.鉴别诊断

应与下列疾病作鉴别。

(1)高热惊厥:本病多见于婴幼儿,过去常有高热惊厥史,惊厥发生在体温上升时且多不反复发作,惊厥后面色好,神志正常,并常可找到引起高热的疾病。

(2)大叶肺炎:该病与毒痢均为急性起病,外周血白细胞总数及中性粒细胞升高。但肺炎则有咳嗽,呼吸增快。肺部叩诊有浊音,X 线检查肺部可有炎性病变。

(3)流行性脑脊髓膜炎:流脑与毒痢均为急起高热,均有内毒素所致微循环障碍表现,合并惊厥。但下列特征有助鉴别。

①流行性脑脊髓膜炎多发于冬末春初,而毒痢则多见于夏末秋初。

②流行性脑脊髓膜炎患者 70％以上可见皮肤、黏膜出血点及淤斑。

③流行性脑脊髓膜炎常有头痛、颈强直等中枢神经系统感染的症状。

④可问流脑疫苗接种史,如已接种疫苗则很少患流行性脑脊髓膜炎。

(4)流行性乙型脑炎:毒痢与乙脑由于发病年龄及好发季节大致相同,首发症状均为急起高热,伴有精神萎靡、嗜睡、惊厥等神经系统症状,为此需要做好鉴别。

①发病时间不同,毒痢多在起病当日发生惊厥,而乙脑多在起病第 3~4 天后才发生惊厥。

②乙脑有颈强直、Kernig 征(＋)、Babinski 征(＋)等神经系统体征。

③乙脑社会上有流行疫情。

④问疫苗接种史,如接种过疫苗一般可排除乙脑。

⑤如确有怀疑,可作脑脊液检查,乙脑脑压升高,蛋白及白细胞增多,糖及氯化物一般正常。

(六)治疗

由于毒痢起病急骤,发展快,病情危重应分秒必争,全力以赴地抢救,病程早期及时抢救是提高存活率的关键。救治过程中要严密观察病情,综合分析,抓主要矛盾,采取相应的综合治疗措施。

监护:应成立专门抢救小组,患儿多时应成立重病监护室(ICU)。最好实行三级护理。Ⅰ级护理(入院初及病情最危重时):每 15 分钟观测一次,记录体温,血压,脉搏,呼吸,并记录面色、瞳孔变化、尿量等变化;Ⅱ级护理(病情稳定或好转时):每 30 分钟观测记录一次;Ⅲ级护理(病情恢复期):每 1 小时观测记录一次。由于毒痢在发病 24 小时内,随时可发生病情突然恶化。三级护理的目的就是有制度地密切观察病情,发现变化及时处理。

1.脑型(脑微循环障碍型)

(1)积极改善微循环:这是解决毒痢主要矛盾,抢救患儿的最主要措施。首选山莨菪碱(654-2)。①用药指征:凡确诊为毒痢,均用 654-2 治疗,愈早用效果愈好,且可防止病情恶化。②用药途径:直接静脉注射,不用稀释。③剂量:轻度,每次 0.5~1mg/kg;重度,每次 1~2mg/kg。每10~15 分钟静脉注射一次,直至面色变红润、呼吸、循环好转,然后延长到 0.5~1 小时静脉注射一次,如病情稳定则可停药观察。如病情又恶化,可再重复给药。如连用 10 次,病情仍不见好转,应分析原因,各项辅助措施是否得当,考虑是否加用其他措施。

其他莨菪类药:毒痢合并严重呼吸衰竭或伴反复惊厥者可选用东莨菪碱,每次 0.03～0.05mg/kg。毒痢病情十分危重,需用大剂量莨菪类药时,可选用阿托品(1mg 阿托品相当于 10mg 654-2)。阿托品,每次 0.03～0.05mg/kg。用法同上。

(2)止惊:可采用地西泮,每次 0.3～0.5mg/kg 缓慢静脉注射。密切观察呼吸改变,地西泮每次最大量不超过 10mg;也可用复方冬眠灵,每次 1mg/kg,静脉注射;或副醛每次 0.1～0.2mL/kg,肌内注射。

(3)脱水:由于脑微循环障碍的结果,毒痢患儿多伴有脑水肿。在采用 654-2 疗法的基础上及时给予脱水疗法是必要的,采用 20％甘露醇,每次 1g/kg 缓慢静脉注射,必要时每隔 4～6 小时重复应用(甘露醇的有效作用时间是 4～6 小时)。对严重脑型出现脑疝时(瞳孔一侧大、一侧小、呼吸节律不整),要加强应用脱水药,采用 30％尿素,每次 1g/kg,静脉注射;更严重者采用 20％甘露醇来溶解尿素,剂量仍按尿素计算,每隔 4～6 小时 1 次,静脉注射。连用 2 次,以后继用甘露醇。如心肺功能不好,脱水药可选用呋塞米,每次 1mg/kg 静脉注射(呋塞米不增加心肺负荷)。一般给脱水药后 20～30 分钟则见效、排尿,排尿量若多于脱水剂量以 2/3 张液(4:3:2 液)补充。

(4)呼吸兴奋药的应用:当出现严重中枢性呼吸衰竭,如呼吸次数减慢,节律不整或有呼吸暂停时,此时一方面需加大 654-2 剂量,同时采用洛贝林,开始给 0.5mL/次,静脉注射,如有效则表现憋一下气,咳嗽一声随即呼吸加深、加快;如无反应,可加大洛贝林剂量,每次 1～2mL/次,每隔 5 分钟一次静脉注射,直至呼吸好转。

(5)强心:重症患儿,一般多伴有心功能障碍,及早给一次毒毛花苷 K 0.007～0.01mg/kg,必要时 8～12 小时后再重复一次。

(6)抗凝血:重症患儿应早做 DIC 检验(血小板计数、试管法凝血时间、纤维蛋白原、凝血酶原时间等)。如确诊有 DIC,在应用 654-2 及低分子右旋醣酐基础上加用肝素治疗。

①高凝阶段:没有出血,凭化验诊断,试管法凝血时间<3 分钟(正常 5～10 分),采用肝素每次 1mg/kg(1mg=130 单位),每隔 4～6 小时一次,稀释成 10mL 缓慢静脉注射。

监护:应用肝素后应使试管法凝血时间保持在 17～25 分钟,达不到 17 分钟,应加大肝素剂量,超过 30 分钟则要减量。如果出血现象加重,凝血时间>2h,则为肝素过量,应立即停用肝素,并用鱼精蛋白中和肝素,1mg 鱼精蛋白中和 1mg 肝素。

②低凝阶段:试管法凝血时间>12 分钟,表现有少量出血现象(鼻出血、牙龈出血等),继续用肝素,并输一次新鲜血 10mL/kg,以补充凝血因子。

③纤溶亢进阶段:出血现象明显,纤溶指标阳性。此时以止血为主,用 6-氨基己酸每次 0.1g/kg;或对羧基苄氨每次 8～12mg/kg,;或用氨甲苯酸每次 20mg/kg;或氨甲环酸(止血环酸)每次 10mg/kg。任何一种加入小壶静脉滴注。每 4～6 小时一次。

(7)抗感染:如能日服,采用诺氟沙星(氟哌酸)或环丙沙星,方法同急性菌痢;重症不能口服者可采用三代头孢霉素如头孢噻肟钠(也叫头孢氨噻肟 Claforan),每日 100～150mg/kg,静脉滴注。

(8)低温疗法:目前常用亚冬眠疗法:给复方冬眠灵(氯丙嗪与盐酸异丙嗪等量)每次各 1～

2mg/kg,肌内注射,一般每 2～3 小时给药一次,同时在头部、双侧腋窝及颈部两侧放置冰袋适当降温。

(9)维持水和电解质平衡:应维持每日生理需要量,重症患儿多伴有代谢性酸中毒、低钾或低钠等电解质紊乱,应每日作血液生化测定,发现问题及时纠正。

(10)其他措施:给予吸痰、吸氧,保持呼吸道通畅。如呼吸停止,应立即给予气管插管采用人工呼吸器。

2.休克型

此型以皮肤内脏微循环障碍为主。

(1)血管活性药的应用:立即采用血管活性药以改善微循环解决主要矛盾,同时给予扩容纠酸。

①首选 654-2:剂量:轻度,每次 0.5～1mg/kg;重度,每次 1～2mg/kg,每隔 10～15 分钟静脉注射一次,直至面色变红润,四肢循环好转血压开始回升,尿量增多,即延长给药时间,每隔 0.5～1 小时给药一次,然后每 1～2 小时一次静脉滴注,维持用药直至休克症状消失。如用 8～10 次后病情不见好转,应分析原因考虑换用或增加其他措施。其他莨菪类药:阿托品,用于极重度休克需要大剂量莨菪药时。东莨菪碱,用于伴反复惊厥的患儿。

②多巴胺:有些学者主张采用,中小剂量(每次 10～20mg)能增加心肌收缩力,对心肾血管有扩张作用,如无效可逐渐增加剂量,最大剂量不得超过 40mg,均加于 100mL 葡萄液中静脉滴注。速度不超过 $20\mu g/(kg \cdot min)$ 开始滴注速度为每分钟 30 滴左右,血压回升后逐步稀释浓度,并调整滴速。对重度休克患儿,在应用多巴胺及"扩容"的基础上并用间羟胺(阿拉明)其剂量为 5～10mg 加入 100mL 溶液中与多巴胺同时静脉滴注、经过治疗血压回升稳定者,应首先停用间羟胺,然后逐渐停用多巴胺。本法改善微循环不如山莨菪碱(654-2)直接。

③异丙基肾上腺素:本药可加强心肌收缩力及扩张血管。降低外周阻力,在休克经"解痉""扩容""纠酸"等综合治疗后病情仍不见好转,以心力衰竭为突出表现时,可采用本药治疗。剂量为 0.4～0.8mg 加入生理盐水或 5% 葡萄糖液 100～200mL 内,按 2～3$\mu g/min$ 的速度滴注。要随时根据病情调整速度,并注意有无心率加快或心律失常等不良反应。

④酚妥拉明:用于经一般治疗后休克症状仍不见好转的病例。剂量为每次 0.1～0.2mg/kg(年长儿一次量不超过 10mg),常与间羟胺合用,后者剂量为每次 0.1～0.2mg/kg。两药同时加入 10% 葡萄糖液 20mL 内缓慢静脉注射,随之可用上述剂量加入 10% 葡萄糖液 50mL 内静脉滴注,1～2 小时一次,至病情好转后减量至停药,由于酚妥拉明有快而强的扩血管作用,故在应用前必须补足血容量。它又有易致低血糖的不良反应,用时必须适当补充高张葡萄糖液。

⑤去甲基肾上腺素:此药目前国内外已较少首选或单独应用,但在某些重度患儿经"解痉""扩容""纠酸"及强心等综合治疗后休克症状仍不见好转时,可用小剂量可增强心肌收缩力,使血管收缩,以提高血压,改善休克。剂量为 1mg 加入 100～200mL 葡萄糖液中静脉滴注。待血压上升,病情好转,巩固数小时后,再将滴速减慢,逐渐稀释至停药。

(2)扩充有效循环血量及纠正代谢性酸中毒:休克患儿不论有无体液丢失,都有体液分布失调及有效循环血量减少。代谢性酸中毒的程度也与休克的轻重相平行发生。因此,补充有效循环量纠正酸中毒是改善循环的重要措施之一。对轻度休克患儿,可先用等张液(2:1

液),20～30mL/kg 静脉快速滴注,继用 2/3 张液(4∶3∶2 液)静脉滴注至休克纠正为止。重度患儿则按以下步骤进行。

①首批快速输液:输液量按 20～30mL/kg(或 300～400mL/m²)计算,首批总量不超过300～400mL;先输入低分子右旋糖酐(分子量为 40000)10mL/kg,30 分钟静脉缓慢注射。然后给 5%碳酸氢钠 5mL/kg,及 2∶1 溶液 15mL/kg 静脉滴注,首批快速输液一般于 60 分钟内输完。

②继续输液:经首批快速输液后,继用 1/2～2/3 张液体静脉滴注,直至休克纠正为止。此阶段总量为 30～60mL/kg。然后参考血生化继续纠正。患儿有尿后注意补钾及补钙。

③维持输液:休克基本纠正后,继用含钾维持液(4 份 10%葡萄糖,1 份 0.9%氯化钠,内含0.15%～0.3%氯化钾)静脉滴注,第一个 24 小时的含钾维持液量为 50～80mL/kg。

输液时注意事项:①首批快速输液时要输含钠液,因为单纯葡萄糖液无张力,不能维持有效循环量,而且休克早期常有高血糖症,不宜再补大量葡萄糖。休克晚期糖原几乎被耗尽,则需补充葡萄糖。②休克纠正前常有高钾血症,故不用含钾液,有尿后再给钾,如有明显低钾血症,则要相应增加含钾液的用量。③重度休克患儿在补充有效循环血量后,淤滞于毛细血管床内的酸性产物被"洗出"。可使酸中毒暂时加重,此时只要循环明显改善,肾功能恢复尿量增加,不必再给予过多的碱性液。④判定所输液体的质与量是否合适,以观察外周循环及酸中毒的恢复情况,尤其是尿量渐增较为可靠。此外,还可参考尿比重、尿 pH(6.7～7.0)、血二氧化碳结合力、中心静脉压或血液气体分析等。⑤休克纠正后,因过多的细胞间液回到血管内,故要控制维持液的输液量。

(3)强心药物的应用:休克患儿心脏功能多受损害,重度休克更为明显。除适当掌握输液速度及输液量外,一般在首批快速输液后常先应用一次强心药物(已有心功能不全者则提前用)可用毒毛花苷 K,每次 0.007～0.01mg/kg,一日量不超过 0.25mg,稀释在 10～20mL 液体中缓慢静脉注射,必要时可于 4～8 小时后根据病情重复用半量至全量。也可用毛花苷 C,饱和量:2 岁以上为 30μg/kg,2 岁以下 40μg/kg,首剂用 1/3～1/2 饱和量,注射方法同毒毛花苷K,余量分 2 次间隔 4～6 小时静脉注射。

(4)抗感染:抗菌药的应用同脑型。

(5)抗凝血:对 DIC 的诊断与治疗同脑型。

(6)氧气吸入:休克患儿都有不同程度组织缺氧,故应给予氧气吸入。常用鼻管供氧,流量为 1L/min;或用面罩供氧,流量为 2～4L/min,如用氧时间较长,最好通过雾化器给氧,温度最好保持在 20～22℃,还要随时保持呼吸道通畅,以保证吸氧效果。

3.肺型(呼吸窘迫综合征、ARDS)的治疗

以肺微循环障碍为主。此型严重,应积极抢救。

(1)山莨菪碱(654-2)加大用量每次 2～3mg/kg,每 10～15 分钟一次静脉注射,直至症状改善,然后再延长给药时间,病情稳定后逐渐减量至停用。

(2)合并应用酚妥拉明,每次 0.2～0.5mg/kg,缓慢静脉注射,直至症状改善。

(3)因有肺水肿,应控制输液量,必要时应用呋塞米,每次 1mg/kg 静脉注射,必要时 3～4小时后再重复应用 1 次。

（4）合并应用地塞米松，每次 0.3～0.5mg，每 8 小时 1 次，加于小壶静脉滴注。

（5）抗凝治疗：肺型都伴有 DIC，应采用肝素抗 DIC 治疗。

（6）改善肺的换气功能：经过积极给氧（3～5L/min）后，血气分析如动脉血氧分压仍低于 50mmHg 时，可应用持续呼吸道正压呼吸（CPAP）。如患儿同时有通气功能障碍，动脉血二氧化碳分压明显升高时，可用呼气终末正压呼吸（PEEP）。

4.混合型的治疗

此型多伴有多脏器功能衰竭，病情更为复杂，应随时分析病情，根据需要及时治疗。

第十一节　手足口病

手足口病（HFMD）是由肠道病毒引起的一种常见传染病，主要症状为手、足、口和肛周有皮疹，口腔黏膜出现疱疹。少数患儿可引起心肌炎、肺水肿、无菌性脑膜脑炎等并发症。个别危重症患儿病情发展快，可出现神经源性肺水肿，导致死亡。

一、病因

引发手足口病的肠道病毒有 20 多种（型），柯萨奇病毒 A 组的 16、4、5、9、10 型，B 组的 2、5 型，以及肠道病毒 71 型均为手足口病较常见的病原体。其中以柯萨奇病毒 A16 型（Cox A16）和肠道病毒 71 型（EV71）最为常见。重症病例多由肠道病毒 71 型（EV71）感染引起，病情凶险，病死率高。其感染部位是包括口腔在内的整个消化道，通过污染的食物、饮料、水果等经口进入体内并在肠道增殖。

二、流行病学

人是肠道病毒唯一宿主，传染源包括患者和隐性感染者。流行期间，患者为主要传染源。该病传播方式多样，以通过人群密切接触传播为主。病毒可通过唾液、疱疹液、粪便等污染的手、毛巾、手帕、牙杯、玩具、食具、奶具以及床上用品、内衣等引起间接接触传播；患者咽喉分泌物及唾液中的病毒可通过飞沫传播；如接触被病毒污染的水源，亦可经水感染；门诊交叉感染和口腔器械消毒不合格亦是造成传播的原因之一。人群普遍易感，感染后可获得免疫力。由于不同病原型别感染后抗体缺乏交叉保护力，因此，人群可反复感染发病。成年人大多已通过隐性感染获得相应抗体，因此，手足口病的患者主要为学龄前儿童，尤以≤3 岁年龄组发病率最高。据国外文献报道，每隔 2～3 年在人群中可流行一次。此病分布广泛，无明显的地区性；四季均可发病，以夏秋季高发。本病常呈暴发流行后散在发生；流行期间，幼儿园和托儿所易发生集体感染，家庭亦可发生聚集发病现象。该病传染性强，传播途径复杂，在短时间内可造成较大规模流行。

三、诊断

(一)病史

在流行季节发病,有手足口病接触史或去人群密集区域特别是医院的病史。

(二)临床表现

潜伏期为 2～14 天,平均 3～5 天。

1.普通病例

初有发热和口痛,可伴轻咳、流涕和咽痛。口腔黏膜见散在小疱疹或浅溃疡;手足皮疹初为斑丘疹,后转为丘疱疹,可延至臀部或肢体,呈离心性分布。部分病例仅表现为皮疹或者疱疹性咽峡炎。

2.重症病例

可分为重型和危重型。

(1)重型:出现神经系统受累表现。如精神差、嗜睡、易惊及谵妄;头痛、呕吐;肢体抖动,肌阵挛、眼球震颤、共济失调及眼球运动障碍;无力或急性弛缓性麻痹;惊厥。可有脑膜刺激征,腱反射减弱或消失。

(2)危重型:出现下列情况之一者:①频繁抽搐、昏迷及脑疝;②呼吸困难、发绀、血性泡沫痰及肺部啰音等;③休克等循环功能不全。

3.EV71 感染的临床分期

(1)第 1 期(手足口出疹期):主要表现为发热,手、足、口及臀等部位出疹(斑丘疹、丘疹及小疱疹),可伴咳嗽、流涕及食欲缺乏等症状。部分仅表现为皮疹或疱疹性咽峡炎;个别病例可无皮疹。

(2)第 2 期(神经系统受累期):多发生在病程 1～5 天内,表现同上述重症病例。脑脊液检查为无菌性脑膜炎改变。脑脊髓 CT 扫描可无阳性发现;MRI 检查可见异常。

(3)第 3 期(心肺功能衰竭前期):多发生在病程 5 天内。表现为心率、呼吸增快,出冷汗、皮肤花纹及四肢发凉,血压升高,血糖升高,外周血白细胞升高,心脏射血分数可异常。

(4)第 4 期(心肺功能衰竭期):多发生在病程 5 天内,年龄以 0～3 岁为主。病情继续发展,出现心肺功能衰竭,临床表现为心动过速(个别心动过缓)、呼吸急促、口唇发绀、咳粉红色泡沫痰或血性液体、持续血压降低或休克。亦有病例以严重脑功能衰竭为主要表现,肺水肿不明显,出现频繁抽搐、严重意识障碍及中枢性呼吸循环衰竭等。

(5)第 5 期(恢复期):体温逐渐恢复正常,对血管活性药物的依赖逐渐减少,神经系统受累症状和心肺功能逐渐恢复,少数可遗留神经系统后遗症状。

(三)病原学诊断

临床诊断病例具有下列之一者即可确诊:①肠道病毒(CoxA16 及 EV71 等)特异性核酸检测阳性;②分离出肠道病毒,并鉴定为 CoxA16、EV71 或其他可引起手足口病的肠道病毒;③急性期与恢复期血清 CoxA16、EV71 或其他可引起手足口病的肠道病毒中和抗体有 4 倍以上的升高。

四、辅助检查

(一)实验室检查

1.末梢血白细胞

白细胞计数升高或降低。

2.血生化检查

部分病例可有轻度转氨酶、心肌酶升高,血糖升高。

3.脑脊液检查

外观清亮,压力增高,白细胞正常或增多,蛋白正常或轻度增多,糖和氯化物正常。

4.病原学检查

咽拭子、肛拭子特异性肠道病毒核酸阳性或分离到肠道病毒。

5.血清学检查

特异性肠道病毒抗体检测阳性。

(二)物理学检查

1.X线胸片

可表现为双肺纹理增多,网格状、点片状、大片状阴影,部分病例以单侧为著,快速进展为双侧大片阴影。

2.磁共振

以脑干、脊髓灰质损害为主。

3.脑电图

无特异性改变,可表现为弥散性慢波,少数可出现棘(尖)慢波。

4.脑干诱发电位

异常。

5.经颅多普勒

显示大脑血液灌注异常。

6.心电图

无特异性改变。可见窦性心动过速或过缓,ST-T改变。

五、诊断标准

1.临床诊断病例

(1)在流行季节发病,常见于学龄前儿童,婴幼儿多见。

(2)发热伴手、足、口、臀部皮疹,部分病例可无发热。

极少数重症病例皮疹不典型,临床诊断困难,需结合病原学或血清学检查做出诊断。

无皮疹病例,临床不宜诊断为手足口病。

2.确诊病例

临床诊断病例具有下列之一者即可确诊。

(1)肠道病毒(Cox A16、EV71等)特异性核酸检测阳性。

(2)分离出肠道病毒,并鉴定为 Cox A16、EV71 或其他可引起手足口病的肠道病毒。

(3)急性期与恢复期血清 Cox A16、EV71 或其他可引起手足口病的肠道病毒中和抗体有4倍以上的升高。

六、鉴别诊断

根据流行病学特点、皮疹形态、部位、出疹时间、有无淋巴结肿大以及伴随症状等进行鉴别,以皮疹形态及部位最为重要,最终可依据病原学和血清学检测进行鉴别。

在大规模流行时,诊断不困难,但散在发生时,须与下列疾病相鉴别。

(一)麻疹

是麻疹病毒所致的小儿常见的急性呼吸道传染病。以发热、上呼吸道炎(咳嗽、流涕)、结膜炎、口腔麻疹黏膜斑(又称柯氏斑)及皮肤特殊性斑丘疹为主要临床表现。本病传染性强,易并发肺炎,多在发热后 3～4 天出皮疹,体温增高至 40～40.5℃,全身毒血症状重,嗜睡或烦躁不安,甚至谵妄、抽搐、咳嗽加重。皮疹先出现于耳后、发际、颈部,逐渐蔓延至额面、躯干及四肢。疹形是玫瑰色斑丘疹,继而色加深呈暗红,可融合成片,疹间可见正常皮肤,同一部位皮疹持续 2～3 天,不伴痒感。此期肺部有湿性啰音,X 线检查可见肺纹理增多或轻重不等弥散性肺部浸润。出疹 3～4 天皮疹按出疹顺序开始消退。若无并发症发生,食欲、精神等其他症状也随之好转。疹退后,皮肤有糠麸状脱屑及棕色色素沉着,7～10d 痊愈。病后免疫力持久,大多终身免疫。

麻疹抗体检测:ELISA 测定血清特异性 IgM 和 IgG 抗体,敏感性和特异性均好。

(二)脊髓灰质炎

是由脊髓灰质炎病毒引起的小儿急性传染病,多发生在 5 岁以下的小儿,尤其是婴幼儿,故又称小儿麻痹症。主要表现为双峰热,病程第 2 周退热前或退热过程中出现弛缓性瘫痪,无皮疹。自从口服的脊髓灰质炎减毒活疫苗投入使用后,发病率已明显降低,许多国家已消灭本病。

实验室检查:起病后 1 周内,从患儿鼻咽部、血、脑脊液及粪便中可分离出病毒。

血清学检查:用中和试验或补体结合试验检测血中特异性抗体,病程中双份血清抗体滴度4倍以上增高有诊断意义。

用 ELISA 法检测血及脑脊液中特异性 IgM 抗体,阳性率高,第 1～2 周即可出现阳性,可作早期诊断。

(三)水痘

是一种传染性极强的儿童期出疹性疾病,通过接触或飞沫传染。易感儿童接触水痘患儿后,几乎均可患病,感染后可获得持久的免疫力,但以后可以发生带状疱疹。冬春季多发。潜伏期多为 2 周左右。前驱期仅 1 天左右,表现为发热、全身不适、食欲缺乏等。次日出现皮疹,初起于躯干部,继而扩展到面部及四肢,四肢末端稀少,呈向心性分布,系水痘皮疹的特征之一。开始为红色斑丘疹或斑疹,数小时后变成椭圆形水滴样小水疱,周围红晕。约 24 小时水疱内容物变为浑浊,且疱疹出现脐凹现象,水疱易破溃,2～3 天迅速结痂。病后 3～5 天,皮疹陆续分批出现,瘙痒感较重。由于皮疹演变过程快慢不一,故同一时间内可见上述 3 种形态皮疹同时存在,这是水痘皮疹的又一重要特征。皮疹脱痂后一般不留瘢痕。黏膜皮疹可出现在口腔、结膜、生殖器等处,易破溃形成浅溃疡。水痘多为自限性疾病,10d 左右自愈,一般患者全身症状和皮疹均较轻。PCR 检测患者呼吸道上皮细胞和外周血白细胞中的特异性病毒DNA,是敏感快捷的早期诊断方法。

(四)口蹄疫

口蹄疫的病原体为口蹄疫病毒,属于人畜共患病原体。口蹄疫病毒只引起偶蹄类动物牛、羊、猪、鹿、骆驼等发生口蹄疫,成为人患口蹄疫的传染源。只有先出现兽疫,才有可能使人患病。口蹄疫是通过接触病畜口腔、蹄冠部的溃疡烂斑,经皮肤黏膜感染的。偶尔也有食用了被病毒传染而又未加热(巴氏消毒)的奶感染的。因此,人患口蹄疫是极为散在发生的。口蹄疫起病后主要表现为全身中毒症状和局部疱疹损害两大特征。出现发热、头痛、全身不适,1～2天在口腔黏膜、舌边、手指间、足趾端发生水疱,再 1～2 天水疱破溃,形成烂斑,继发感染成脓疱,然后结痂、脱落,一般不留瘢痕。手足口病大多无发热或低热,但有呼吸道感染症状。先在口腔黏膜出现疱疹,分布于颊黏膜、牙龈、舌边,并破溃成溃疡。随即在手指、足部、臀部、膝部出现丘疹,第 2 天只有少部分丘疹形成疱疹,如绿豆、赤小豆大,单个性、不融合,内含透明液体,终不破溃,3～5 天自行吸收收缩。

七、治疗

EV71 感染重症病例从第 2 期发展到第 3 期多在 1 天以内,偶尔在 2 天或以上。从第 3 期发展到第 4 期有时仅为数小时。因此,应当根据临床各期不同病理生理过程,采取相应救治措施。

(一)一般治疗

注意隔离,避免交叉感染;清淡饮食,做好口腔和皮肤护理;药物及物理降温退热;保持患儿安静;惊厥病例使用地西泮、咪达唑仑、苯巴比妥等抗惊厥;吸氧,保持呼吸道通畅;注意营养支持,维持水、电解质平衡。

(二)手足口病各期的治疗

1. 第 1 期(手足口出疹期)

无须住院治疗,以对症治疗为主。注意隔离,避免交叉感染;清淡饮食,做好口腔和皮肤护理;药物及物理降温退热;鼓励进食,维持水、电解质平衡。此期病例属于手足口病普通病例,绝大多数病例在此期痊愈,病程 1 周左右。常用药物有鱼腥草颗粒、抗病毒口服液、康复新液含服,补充多种维生素等。

2. 第 2 期(神经系统受累期)

需住院治疗。

(1)控制液体入量:一般补充生理需要量 60～80mL/(kg·d)(脱水药不计算在内),建议匀速给予,即 2.5～3.3mL/(kg·h)。

（2）出现颅内高压时：①20％甘露醇，单次剂量为 0.5～1.0g/kg；每 4～8 小时 1 次，20～30 分钟快速静脉注射。严重颅内高压或脑疝时，可加大剂量至每次 1.5～2g/kg，每 2～4 小时 1 次。②利尿药。呋塞米，单次剂量为 1～2mg/kg。③人血白蛋白，每次 0.4g/kg，常与利尿药合用。

（3）对持续高热、肢体抖动频繁或病情进展较快的病例建议应用：①丙种球蛋白 1.0g/(kg·d)，连续应用 2 天；②糖皮质激素，甲泼尼龙 5～10mg/(kg·d)，连续应用 2～3 天；③惊厥、惊跳频繁病例使用苯巴比妥镇静，每次 5～8mg/kg。

（4）密切观察体温、呼吸、心率、血压及四肢皮肤温度变化等可能发展为危重型的高危因素，尤其是 3 岁以内、病程 5 天以内的伴有持续发热、手足凉、肢体有惊跳、抖动的病例。

3. 第 3 期（心肺功能衰竭前期）

应收入 PICU 治疗。

（1）血管活性药物使用：①米力农，负荷量 50～75μg/kg，维持量 0.25～0.75μg/(kg·min)，一般使用不超过 72 小时。②血压高者将血压控制在该年龄段严重高血压值以下、正常血压以上，可用酚妥拉明 1～20μg/(kg·min)或硝普钠 0.5～5μg/(kg·min)，一般由小剂量开始逐渐增加剂量，逐渐调整至合适剂量。

（2）根据机械通气指针及早应用呼吸机，进行正压通气或高频通气。

（3）机械通气时机。早期气管插管应用机械通气，尤其是呼气末正压（PEEP）对减少肺部渗出、阻止肺水肿及肺出血发展、改善通气和提高血氧饱和度非常关键。有下列表现之一者建议机械通气：①神志改变伴有呼吸急促、减慢或节律改变等中枢性呼吸出现时。②出冷汗，四肢末梢凉，毛细血管再充盈时间＞2s，常规生理盐水 10～20mL/kg×2 组，进行液体复苏 4～6 小时改善不明显伴有反应差、精神萎靡，嗜睡时。③短期内肺部出现湿性啰音，胸部 X 线检查提示肺部渗出性病变时。④频繁抽搐伴深度昏迷。⑤血气分析异常，pH＜7.25，$PaCO_2$ 示过度换气或 CO_2 升高，PaO_2 降低。

学者认为，患儿出现脉搏容积血氧饱和度（SpO_2）或动脉血氧分压（PaO_2）明显下降；气道分泌物呈淡红色或血性时进行机械通气，时机已晚，预后差。

（4）机械通气模式：常用压力控制通气，也可选用其他模式。有气漏或顽固性低氧血症者可使用高频振荡通气。

（5）机械通气参数调节

目标：维持 PaO_2 在 60～80mmHg 或以上，二氧化碳分压（$PaCO_2$）在 35～45mmHg，控制肺水肿和肺出血。

有肺水肿或肺出血者，建议呼吸机初调参数：吸入氧浓度为 60％～100％，PIP 20～30cmH_2O(含 PEEP)，PEEP 6～12cmH_2O，通气频率 20～40/min，潮气量 6～8mL/kg。呼吸机参数可根据病情变化及时调高与降低，若肺出血未控制或血氧未改善，可每次增加 PEEP 2cmH_2O，一般不超过 20cmH_2O，注意同时调节 PIP，确保潮气量稳定。

仅有中枢性呼吸衰竭者，吸入氧浓度为 21％～40％，PIP 15～25cmH_2O(含 PEEP)，PEEP 4～5cmH_2O，通气频率 20～40/min，潮气量 6～8mL/kg。

呼吸道管理：避免频繁、长时间吸痰造成气道压力降低，且要保持气道通畅，防止血凝块堵塞气管导管。

此外,适当给予镇静、镇痛药,常用药物包括:咪达唑仑 $0.1\sim0.3mg/(kg\cdot h)$,芬太尼 $1\sim4\mu g/(kg\cdot h)$;预防呼吸机相关性肺炎及呼吸机相关性肺损伤。

(6)撤机指征:①自主呼吸恢复正常,咳嗽反射良好;②氧合指数($OI=PaO_2/FiO_2\times100$)$\geq300mmHg$,X线胸片示病情好转;③意识状态好转;④循环稳定;⑤无其他威胁生命的并发症。

4.第4期(心肺功能衰竭期)

此期病例属于手足口病重症病例危重型,治疗困难,病死率较高。

(1)肺水肿和肺出血病例,应适当增加 PEEP;不宜频繁吸痰。如血压下降,低于同年龄正常下限,停用血管扩张药。低血压休克患者可给予多巴胺 $5\sim15\mu g/(kg\cdot min)$、多巴酚丁胺 $2\sim20\mu g/(kg\cdot min)$、肾上腺素 $0.05\sim2\mu g/(kg\cdot min)$、去甲肾上腺素 $0.05\sim2\mu g/(kg\cdot min)$ 等。儿茶酚胺类药物应从低剂量开始,以能维持接近正常血压的最小剂量为佳。以上药物无效者,可试用左西孟旦和血管加压素等。左西孟旦起始以 $12\sim24\mu g/kg$ 负荷剂量静脉注射,而后以 $0.1\mu g/(kg\cdot min)$ 维持。血管加压素,每4小时静脉缓慢注射 $20\mu g/kg$,用药时间视血流动力学改善情况而定。

(2)亦有病例以严重脑功能衰竭为主要表现,肺水肿不明显,出现频繁抽搐、严重意识障碍及中枢性呼吸循环衰竭等,预后差。

(三)预防

(1)预防手足口病的关键是注意家庭及周围环境卫生,讲究个人卫生。饭前便后、外出后要用肥皂或洗手液洗手;不喝生水,不吃生冷的食物;居室要经常通风;要勤晒衣被。流行期间不带孩子到人群密集、空气流通差的公共场所,要避免接触患病儿童。

(2)流行期可每天晨起检查孩子皮肤(主要是手心、足心)和口腔有没有异常,注意孩子体温的变化,发现患者,及时隔离治疗。

(3)家庭预防。如果家里没有孩子患手足口病,采用一般家庭的预防方法即可,不需要使用消毒剂。如果家里有孩子患手足口病,可采用以下方法消毒:奶嘴、奶瓶、餐具、毛巾等物品用 $50℃$ 以上的热水浸泡30分钟或者煮沸3分钟;污染的玩具、桌椅和衣物等使用含氯的消毒剂(84消毒液或漂白粉)按使用说明每天清洗;孩子的痰、唾液和粪便、擦拭用纸等都最好倒入适量消毒剂,搅拌消毒后再如厕。

护理篇

第九章　新生儿与新生儿疾病的护理

第一节　正常足月儿和早产儿的特点与护理

正常足月儿是指出生时胎龄满 37～42 周、体重≥2500g、无疾病的活产婴儿。早产儿又称未成熟儿,指胎龄不足 37 周的活产婴儿,母亲孕期疾病、外伤、生殖器畸形、过度劳累、胎盘异常、多胎及胎儿畸形等均是引起早产的原因。

一、足月儿与早产儿的生理特点

(一)呼吸系统

胎儿肺内充满液体,出生时经产道挤压,约 1/3 肺液由口鼻排出。肺表面活性物质有减少肺泡表面张力的作用,使肺泡不易萎缩塌陷。胎儿娩出后在外界刺激下,开始第一次吸气,啼哭,肺泡张开。足月儿生后第一小时内呼吸频率可达 60～80 次/分,甚至有三凹征、口周青紫、呻吟;一小时后呼吸频率降到 40～60 次/分,因主要靠膈肌运动,故呈腹式呼吸,其他症状和体征除周围青紫可继续存在数小时外,余皆应消失。早产儿因呼吸中枢相对不成熟,咳嗽反射弱,呼吸肌力弱,肺膨胀不全,呼吸常不规则,肺表面活性物质少,常导致呼吸表浅,节律不整,易出现呼吸暂停及青紫,易发生肺透明膜病和肺不张等。

(二)循环系统

原始心管在胚胎 8～12 周基本发育完善,出生后血液循环途径和动力学发生重大改变。足月新生儿在睡眠时心率为 120 次/分,清醒时可以增至 140～160 次/分,且波动范围较大;早产儿安静时心率较快,平均为 120～140 次/分。足月儿血压平均为 9.3/6.7kPa(70/50mmHg),早产儿较低。

(三)消化系统

足月儿吞咽功能基本完善,但食管下部括约肌松弛,胃呈水平位,幽门括约肌较发达,故易溢乳。肠壁较薄、通透性高,有利于吸收母乳中的免疫球蛋白,但肠腔内毒素和消化不全的产物也易进入血循环。消化道已能分泌大部分消化酶,但淀粉酶到生后 4 个月才达到成人水平,因此不宜早喂淀粉类食物。生后 10～12 小时开始排胎便,约 2～3 天排完。胎便呈糊状,为墨绿色。多数生后出现生理性黄疸。

早产儿吸吮能力差,吞咽反射弱,贲门括约肌松弛,胃容量小,故易发生呛咳、呕吐。消化酶含量接近足月儿,但对淀粉、脂肪的消化和吸收能力较差。肝内各种酶的量及活力比足月儿更低,生理性黄疸较重,持续时间较长。肝脏合成蛋白质能力差,常发生低蛋白血症和水肿,易引起核黄疸。糖原储备少,易发生低血糖。

(四)泌尿系统

足月儿出生时肾小球滤过率低,肾小管浓缩功能差,不能迅速有效地处理过多的水和溶质,易造成水肿或脱水状态。新生儿排磷功能差以及牛乳含磷高、钙磷比例失调,故牛乳喂养儿易发生血磷偏高和低钙血症。生后2~4小时开始排尿,如果在48小时后仍不排尿应查明原因。

早产儿肾浓缩功能更差,葡萄糖阈值低,易发生糖尿。由于碳酸氢根阈值低和肾小管排酸能力差,在用普通牛奶喂养时,蛋白质量多且酪蛋白含量高,内源性氢离子的产生增加超过肾小管排泄能力时,即可发生晚期代谢性酸中毒,患儿表现为面色灰白、反应差、生长迟缓和体重不增等。

(五)血液系统

新生儿血容量的多少与脐带结扎的早晚有关。足月儿血容量平均为85mL/kg。出生时脐血血红蛋白平均值为170g/L,胎儿血红蛋白(HbF)约占70%,5周后占55%,随后逐渐被成人血红蛋白(HbA)代替。

早产儿血容量范围为89~105mL/kg。早产儿生后几天,外周血红细胞及血红蛋白迅速下降,其下降幅度较足月儿大。有核红细胞在外周血中持续存在的时间较长。

(六)神经系统

新生儿脑相对较大,脊髓相对较长,其末端约在第3、4腰椎下缘,故腰椎穿刺应在第4、5腰椎间隙进针。足月儿出生时已具备一些原始反射如觅食反射、吸吮反射、握持反射和拥抱反射等,新生儿神经系统成熟程度与胎龄有密切关系,胎龄越小,以上原始反射越难引出或反射不完整。在新生儿期,年长儿的一些病理性神经反射如克氏征、巴氏征和佛斯特征等均可呈阳性反应,而腹壁反射、提睾反射则不稳定,偶可出现阵发性踝阵挛。早产儿胎龄越小,反射越弱;各种生理反射不敏感,肌张力低,觉醒程度低。此外,早产儿易发生颅内出血。

(七)体温调节

新生儿体温调节功能差,皮下脂肪薄,体表面积相对较大,容易散热,早产儿尤甚;产热依靠棕色脂肪,其分布多在中心大动脉、肾动脉周围,以及肩胛间区、颈部和腋窝等部位。早产儿棕色脂肪少,常表现为低体温,甚至体温不升。

适宜的环境温度,能保持新生儿正常体温,使机体耗氧量最少以及新陈代谢最低,同时蒸发热量亦少。暴露在寒冷环境中的新生儿可产生代谢性酸中毒、低氧血症、低血糖症和寒冷损伤综合征等。如果环境温度适中,体温可以逐渐回升。如果环境温度过高,可使新生儿出现脱水、体温升高等,称为"新生儿脱水热"。

(八)能量和体液代谢

新生儿需要的热量取决于维持基础代谢和生长的能量消耗,在适中环境温度下,基础热量消耗为209kJ/kg(50kcal/kg),加上活动、特殊动力作用、大便丢失和生长需要等,每日共需热量约为 418～502kJ/kg(100～120kcal/kg)。早产儿因为吸吮力较弱,食物耐受力差,常在生后 1 周内不能达到上述需要量。

初生婴儿液体需要量与其体重及日龄有关。新生儿体内含水量占 70%～80%,并随着日龄增加逐渐减少,新生儿生后几天的生理需要量为每日 50～100mL/kg。出生数天内由于体内水分丢失较多,导致体重逐渐下降,称为"生理性体重下降",一般 7～10 天后恢复到出生体重。早产儿体液总量约为体重的 80%,高于足月儿,按千克体重计算所需液量高于足月儿,摄入 418kJ(100kcal)的热量一般应摄入 100～150mL 水。

(九)免疫系统

新生儿的特异性和非特异性免疫功能均不够成熟。皮肤黏膜薄,易损伤;脐部为开放伤口,细菌易繁殖并进入血液;血清补体含量低,缺乏趋化因子,故白细胞吞噬作用差;T 细胞对特异性外来抗原应答能力差;免疫球蛋白 IgG 虽然可以通过胎盘,但与胎龄增长有关,早产儿体内含量低,IgA 和 IgM 不能通过胎盘,特别是分泌型 IgA 缺乏,使新生儿易患各种感染性疾病,尤其是呼吸道及消化道感染。

(十)常见的几种特殊生理状态

1.生理性黄疸

由于新生儿胆红素代谢特点,有 50%～60% 的足月儿和 >80% 的早产儿于生后 2～3 天出现黄疸,4～5 天达高峰;一般情况良好,足月儿黄疸在 2 周内消退,早产儿可延迟到 3～4周。目前对既往沿用的新生儿生理性黄疸的血清胆红素上限值,即足月儿 <205.2μmol/L (12mg/dL)和早产儿 <257μmol/L(15mg/dL),已经提出异议,因较小的早产儿即使胆红素 <171μmol/L(10mg/dL),也可能发生胆红素脑病。

2."马牙"或"板牙"

在新生儿上腭中线和齿龈部位可见上皮细胞堆积或黏液腺分泌物积留所致的散在黄白色、米粒大小隆起颗粒,于生后数周或数月自行消失,属正常现象,不可硬性擦拭及挑破,以免发生感染。

3.乳腺肿大

男女足月儿均可发生,生后 3～5 天出现,如蚕豆到鸽蛋大小,是因为母亲的孕酮和催乳素经胎盘至胎儿,而出生后来自母体的雌激素中断所致,多于 2～3 周后自行消退,不需处理。如强烈挤压,可致继发感染。

4.假月经

部分女婴在生后 5～7 天可见阴道流出乳白色黏液分泌物,有时为血性,可持续 1 周,此系母亲雌激素在孕期进入胎儿体内,生后突然中断所致,一般不必处理。如同时有新生儿出血症、阴道出血量多时,则按新生儿出血症处理。

5.新生儿粟粒疹

生后 1～2 天,在鼻尖等部位皮肤常见到因皮脂腺堆积形成的小米粒大小黄白色皮疹,脱皮后自然消失。

二、正常足月儿和早产儿的护理

(一)护理评估

1.健康史

正常新生儿生后各器官功能不完善,适应能力差,保暖、喂养、护理不当和消毒隔离制度不严,常成为新生儿致病的危险因素。

2.身体状况

具有正常新生儿的特点。

3.心理-社会状况

出生的新生儿已能对母亲给予的各种形式的爱做出回应。初为父母的双亲由于对新生儿特点及护理知识缺乏,不知道如何护理孩子,感到十分紧张,甚至胆怯。早产儿常需要特殊监护及治疗,会使家属感到照料困难或恐惧。

(二)护理诊断

1.有体温失调的危险

与体温调节功能差有关。

2.有窒息的危险

与呛奶、呕吐有关。

3.自主呼吸受损

与早产儿呼吸中枢不成熟、肺发育不良、呼吸肌无力有关。

4.有感染的危险

与免疫功能低下和皮肤黏膜屏障功能差有关。

5.营养失调

低于机体需要量与吸吮、吞咽、消化功能差有关。

6.潜在的并发症

出血。

(三)护理措施

1.维持体温稳定

(1)环境:新生儿室应干净、清洁、整齐、阳光充足、空气流通,温度 22～24℃,湿度 55%～65%。早产儿室内温度应保持在 24～26℃,晨间护理时,提高到 27～28℃,相对湿度55%～65%。

(2)保暖:新生儿出生后应立即擦干身体,用温暖的毛巾包裹,以减少辐射、对流及蒸发散热,并应因地制宜采取不同的保暖措施,使新生儿处于"适中温度"。如冬季头戴绒帽,棉被包裹,外置热水袋。必要时应用婴儿暖箱、远红外线辐射床。每 4 小时监测体温 1 次。

应根据早产儿的体重及病情,给予不同的保暖措施。一般体重小于 2000g 者,应尽早置婴儿暖箱保暖,体重大于 2000g 在箱外保暖。每日测体温 6 次,注意体温的变化。

表 9-1 不同出生体重早产儿的中性温度

出生体重(kg)	暖箱温度			
	32℃	35℃	34℃	33℃
1.0	初生 10 天内	10 天以后	3 周以后	5 周以后
1.5		初生 10 天内	10 天以后	4 周以后
2.0		初生 2 天内	2 天以后	3 周以后
>2.5			初生 2 天内	2 天以后

2.保持呼吸道通畅,维持有效呼吸

(1)新生儿出生后,应迅速清除口、鼻的分泌物及羊水,防止吸入性肺炎。保持新生儿舒适体位,仰卧位时避免颈部前屈或过度后仰;俯卧位时头侧向一侧,双上肢自然屈曲在头两侧(切记不可将上肢固定在包被中),专人看护,经常检查清理鼻孔,保持呼吸道通畅,不可随意将物品放在新生儿口、鼻处或按压胸部。

(2)早产儿有缺氧症状者给予氧气吸入,吸入氧浓度及时间,应根据缺氧程度及用氧方法而定,主张间断低流量给氧,常用氧气浓度 30%～40%,吸入氧浓度以维持血氧分压 50～70mmHg(6.7～9.3kPa)或经皮血氧饱和度在 85%～93% 为宜。一旦缺氧症状改善应立即停用,防止氧中毒并发症的发生。呼吸暂停者给予拍打足底、托背、刺激皮肤等处理,条件允许放置水囊床垫,利用水振动减少呼吸暂停的发生。反复发作者可遵医嘱给予氨茶碱静脉滴注。

3.预防感染

(1)建立消毒隔离制度:接触新生儿前后均应洗手,避免交叉感染。入室时应更换衣、鞋。每日用紫外线进行空气消毒 1 次,每次 30～60 分钟。每月做空气培养 1 次。呼吸道与消化道疾病的患儿应分室居住,并定期对病房进行消毒处理。

(2)做好皮肤护理:新生儿出生后,可用消毒的植物油轻擦皮肤皱折处和臀部,擦干皮肤给予包裹。每日沐浴 1～2 次。脐部经无菌结扎后,逐渐干燥,残端 1～7 天内脱落。每日检查脐部,并用 75% 乙醇消毒,保持脐部皮肤干燥,防止脐炎发生。

(3)预防接种:出生后 2～3 天接种卡介苗,出生 1 天、1 个月、6 个月时,各注射乙肝疫苗 1次,每次 10μg。早产儿预防接种应在体重达 2000g 以上再进行。

早产儿免疫力低下应严格执行消毒隔离制度,工作人员相对固定,室内物品定期更换消毒,强化洗手意识,防止交叉感染。加强早产儿的口腔、皮肤、脐部的护理,保持皮肤完整和清洁。

4.合理喂养

(1)正常新生儿出生后 30 分钟内可抱至母亲处给予吸吮,鼓励母亲按需哺乳。母亲无法哺乳时,首先试喂 10% 葡萄糖水 10mL,吸吮及吞咽功能良好者,可给配方奶,每 3 小时 1 次,乳量根据婴儿的耐受情况和所需热量计算。按时测量体重,了解新生儿的营养状况。

(2)早产儿应尽早开奶,出生体重在 1500g 以上而无青紫的患儿,可于出生后 2～4 小时喂10% 葡萄糖水 2mL/kg,无呕吐者,可在 6～8 小时喂乳。出生体重在 1500g 以下或伴有发绀者,可适当延迟喂养时间。提倡母乳喂养,无法母乳喂养者以早产儿配方奶为宜。喂乳量应根据消化道的消化及吸收能力而定,以不发生胃内潴留及呕吐为原则。胎龄越小,出生体重越低,每次喂乳量越少,喂奶间隔越短。有吸吮无力及吞咽功能不良者,可用滴管或鼻饲喂养,必要时,静脉补充高营养液。准确记录 24 小时出入量,每日晨起空腹测体重 1 次(理想者每日增长 10~15g)。

表 9-2　早产儿喂乳量和间隔时间

出生体重(g)	<1000	1000~1499	1500~1999	2000~2499
开始乳量(mL)1~2	3~4	5~10	10~15	
每日隔次增加量(mL)	1	2	5~10	10~15
喂乳间隔时间(h)	1	2	3	3

5. 预防出血

出生后应补充维生素 K,肌内注射维生素 K_1,连用 3 天,预防出血症。

6. 密切观察及记录

(1)严密观察新生儿的面色、哭声、精神、皮肤、呼吸、脉搏、奶量、睡眠及大小便等,如有异常应及时报告医生。

(2)早产儿病情变化快,常出现呼吸暂停等生命体征的变化,除应用监护仪监测体温、脉搏、呼吸等生命体征外,还应注意观察患儿的进食情况、精神、哭声、反射、面色、皮肤颜色、肢体末梢的温度等情况。在输液过程中,最好使用输液泵,严格控制补液速度,定时巡回记录,防止高血糖、低血糖发生。

7. 健康指导

(1)向家长介绍新生儿喂养、保暖、预防感染、预防接种、促进发育等知识。教会母亲母乳喂养或人工喂养的方法。

(2)鼓励母亲参与到孩子日常护理中,通过哺乳,抚摸皮肤,与孩子眼神交流、说话等增加母婴的密接交往,促进母婴相依感情的建立,从而促进婴儿体重增长和智能的发育。

(3)护士应指导家长了解新生儿筛查的疾病,如先天性甲状腺功能减退症。苯丙酮尿症和半乳糖症等,向家长解释尽早筛查的重要性。

(4)强调早产儿出院后要定期随访,定期检查眼底、智力、生长发育等的重要性。

第二节　新生儿黄疸的护理

新生儿黄疸又称新生儿高胆红素血症,是因胆红素在体内积聚而引起皮肤、巩膜或其他器官黄染的现象。分为生理性黄疸和病理性黄疸两类,生理性黄疸由新生儿胆红素代谢特点所致;若在某些诱因作用下或患某些疾病时黄疸加重,发展成病理性黄疸。严重病理性黄可导致胆红素脑病(又称核黄疸),常引起死亡或严重后遗症。

一、新生儿胆红素代谢特点

1. 胆红素生成较多

每日生成的胆红素约为成人的 2 倍以上,其原因:①生后过多的红细胞破坏。②新生儿红细胞寿命比成人短。③肝脏和其他组织中的血红素及骨髓红细胞前体较多。

2. 运转胆红素能力不足

刚出生的新生儿常有不同程度的酸中毒,影响胆红素与清蛋白的联结。早产儿清蛋白数量较足月儿少,影响胆红素的联结运送。

3. 肝功能发育未完善

①新生儿刚出生时肝脏 Y、Z 载体蛋白含量低,影响肝细胞对胆红素的摄取;②肝细胞内尿苷二磷酸葡萄糖醛酸基转移酶不足且活力低,不能将未结合胆红素有效转变为结合胆红素,以至于未结合胆红素潴留在血液中;③肝脏排泄结合胆红素的功能差。

4. 肠肝循环特点

刚出生的新生儿肠道内正常菌群尚未建立,不能将进入肠道的胆红素还原成尿胆原、粪胆原排出体外,加之新生儿肠道内 β-葡萄糖醛酸苷酶活性较高,将结合的胆红素水解成葡萄糖醛酸及未结合胆红素,后者再被肠壁吸收经门静脉到达肝脏,加重肝脏负担。

当患儿饥饿、缺氧、便秘、脱水、酸中毒及颅内出血时,则更易发生黄疸或使黄疸加重。

二、新生儿黄疸的分类

1. 生理性黄疸

由于胆红素代谢特点,60%足月儿和 80%以上早产儿在生后 2~3 天即出现黄疸,4~5 天达高峰,5~7 天消退,但最迟不超过 2 周;未成熟儿可延迟至 3~4 周,血清胆红素足月儿不超过 205.2μmol/L(12mg/dL);早产儿<257μmol/L(15mg/dL);小儿一般情况良好,食欲正常。

2. 病理性黄疸

具备下列任何一项即为病理性黄疸。①黄疸出现过早(24 小时内);②黄疸程度重:血清胆红素迅速增高,血清胆红素>205.2μmol/L(12mg/dL);③黄疸进展快:每日上升>85μmol/L(5mg/dL);④黄疸持续时间过长或黄疸退而复现,足月儿>2 周,早产儿>4 周;⑤黄疸退而复现;⑥血清结合胆红素>34μmol/L(2mg/dL)。

三、护理评估

1. 健康史及相关因素

了解患儿胎龄、分娩方式、Apgar 评分,母婴血型,出生体重、进食情况,大小便颜色和次数,药物使用情况。母亲以往的分娩史。

2. 症状体征

评估皮肤黄染程度,观察患儿反应、精神状态、吸吮力、肌张力等情况,监测生命体征和胆红素值的变化。

3.辅助检查

评估母婴血型、血红蛋白、网织红细胞、血清总胆红素、未结合胆红素值,抗人球蛋白试验、红细胞抗体释放试验,红细胞脆性试验,肝功能检查结果。血常规、C反应蛋白、血培养,宫内感染病原学检查等感染指标。

4.心理-社会状况

了解家长的心理状况和对疾病的了解程度,尤其是胆红素脑病患儿家长的心理变化和焦虑程度。

四、护理问题

1.潜在并发症

胆红素脑病。

2.有皮肤完整性受损的危险

与光疗箱较硬、光疗时不穿衣服及光疗易诱发患儿皮疹有关。

3.有体液不足的危险

与光疗中患儿不显性失水增加有关。

4.家长知识缺乏:缺乏黄疸相关知识的认识。

五、护理措施

(1)密切观察病情:注意皮肤黏膜、巩膜的色泽,皮肤黄染的部位、范围和程度。至少每日1次经皮测胆红素仪检查胆红素水平的动态变化。注意神经系统的临床症状,如拒食、嗜睡、肌张力减退等是胆红素脑病的早期表现。观察大小便次数、量、颜色及性状,促进患儿及早排出胎便。

(2)合理喂养:通过刺激肠蠕动促进胎粪的排出,可建立肠道的正常菌群,减少胆红素的肠肝循环。

(3)注意保暖:维持体温在$36.0 \sim 37.0℃$,以避免低体温时游离脂肪酸过高与胆红素竞争和白蛋白的结合点。

(4)纠正酸中毒和低氧血症。

(5)预防感染。

六、健康教育

(1)交代病情、治疗效果及预后,取得家长配合。

(2)对于新生儿溶血症做好产前咨询及监测。

(3)可能有后遗症者,指导家长早期进行功能锻炼。

(4)为G6PD缺陷者,乳母需忌食蚕豆及其制品。

(5)TCB<$256.5\mu mol/L$(15mg/dL)的母乳性黄疸不需要停母乳喂养;胆红素过高时可暂停母乳3天,改为人工喂养,黄疸减轻后尽快恢复正常母乳喂养。

（6）出院指导

①继续监测：出院后 48 小时内应到社区或医院复查胆红素，以监测胆红素水平。足月新生儿黄疸一般 2 周内消退，若患儿皮肤黄疸加深或退而复现，需及时就诊。

②用药指导：出院时黄疸仍明显需口服酶诱导剂的，告知家长服药方法。贫血者注意补充铁剂。若为红细胞 C6PD 缺陷者，患儿衣物保管时勿放樟脑球，并注意药物的选用，避免使用维生素 K_3、磺胺类药物、解热镇痛药物，以免诱发溶血。肝炎综合征患儿出院后需服用保肝药物。

③定期随访：疑有或确诊胆红素脑病者，应定期神经内科随访，尽早做康复治疗。溶血病患儿定期复查血红蛋白，一般生后 2～3 个月内每 1～2 周复查。肝炎综合征患儿每隔 1～2 个月复查肝功能。

④溶血症患儿母亲再次妊娠，需做好产前监测与处理。

第三节　新生儿肺炎的护理

一、疾病概述

（一）定义

新生儿肺炎是由于感染或吸入等原因引起的肺部炎症。可分为感染性肺炎和吸入性肺炎两大类。

（二）主要病因

1. 产前感染的病因

①妊娠晚期患菌血症或病毒血症，病原体通过胎盘至胎儿循环而到达肺部引起感染，以病毒感染为主，如巨细胞病毒、风疹、水痘和肠道病毒等；②羊膜早破时，引起羊水污染，胎儿在宫内吸入污染的羊水而感染。

2. 产时感染

胎儿在分娩过程中吸入产道被病原体污染的分泌物引起肺炎，断脐不当可引起血行感染。

3. 产后感染的病因

①新生儿与呼吸道感染患者如父母、家人或医护人员密切接触后受到感染；②新生儿患败血症，经血行传播到肺部而致肺炎；③在复苏抢救过程中，因医疗器械、用物等消毒不严或不遵守无菌操作原则而导致医源性感染。出生后感染的肺炎以金黄色葡萄球菌、链球菌、肺炎链球菌为主，亦可有病毒和真菌感染。

（三）主要临床表现

1. 感染性肺炎

①初起时呼吸道症状不典型，有发热、拒奶、少哭、少动，继而出现呛咳、青紫、气促、鼻翼扇动、点头样呼吸、三凹征、口吐泡沫、体温异常、反应差、吃奶差；②早产儿可见呼吸暂停，日龄大

的新生儿可有咳嗽;③双肺可闻及干湿啰音;④严重者出现呼吸衰竭、心力衰竭、酸碱失衡和水电解质紊乱。

2.吸入性肺炎

①除有气道阻塞、呼吸困难为主要临床表现的综合征外,胸片表现为持续时间较长的肺部炎症改变。②羊水吸入量少者可无症状或轻度呼吸困难,吸入量多者常在窒息复苏后出现呼吸窘迫、青紫、口吐泡沫,肺部可闻及粗湿啰音。③胎粪吸入性肺炎的患儿呼吸困难,明显气促、发绀、鼻翼扇动、吸气性三凹征、胸廓饱满呈桶状胸,肺部听诊呼吸音粗,闻及湿啰音或呼吸音降低。可伴有全身皮肤、指趾甲、脐带被胎粪污染呈黄绿色。当并发气胸或纵隔气肿时,呼吸困难突然加重,发绀明显,心音减低,移位,血压下降等危急症状。④乳汁吸入性肺炎患儿可有咳嗽、喘憋、气促、发绀、肺部啰音等临床表现,严重者可导致窒息。

(四)诊疗原则

(1)根据病原菌选择敏感药物。

(2)早期治疗、联合用药,足量、足疗程、静脉给药。

(3)用药时间一般持续至症状、体征消失后 3 天停药。

(4)加强呼吸道护理及合理供氧,胸部物理治疗。

(5)供给足够的营养及液体。

(6)对症治疗。

二、护理评估

1.健康史及相关因素

评估患儿出生胎龄、体重、分娩方式、Apgar 评分,询问母亲孕期尤其是孕后期感染病史如巨细胞病毒或弓形体等感染,有无羊膜早破,询问羊水颜色、性质,有无宫内窘迫或产时窒息。了解生后新生儿感染病史,呼吸道感染性疾病接触史,喂养史和喂养后呕吐情况,有无长期住院、人工气道等医源性感染的因素。

2.症状体征

评估患儿反应情况、体温变化,注意呼吸频率、节律、深浅度,观察有无口唇发绀、鼻翼扇动、呻吟、口吐泡沫、呼吸急促、三凹征、咳嗽、呼吸暂停等症状。

3.辅助检查

了解患儿氧合情况,监测血氧饱和度,必要时进行血气分析和电解质测定以指导治疗。了解胸部拍片结果,评估疾病严重程度。了解呼吸道分泌物检查和血感染指标的化验结果。

4.心理-社会状况

新生儿肺炎多数预后良好,痊愈出院。对于少数宫内感染性肺炎、胎粪吸入性肺炎、呼吸机相关性肺炎等病情危重、病死率高或病程迁延者应注意评估家长焦虑与恐惧情绪。

三、常见护理诊断

1.清理呼吸道无效

与呼吸急促、呼吸道炎症分泌物排出受阻有关。

2.气体交换受损

与肺部炎症有关。

3.体温调节无效

与感染后机体免疫反应有关。

4.营养失调

与摄入困难、消耗增加有关。

四、护理措施

(一)保持呼吸道通畅,合理用氧,改善呼吸功能

(1)及时有效地清除呼吸道分泌物和吸入物。胎头娩出后立即吸净口、咽、鼻黏液;无呼吸及疑有分泌物堵塞气道者,配合医生立即进行气管插管,通过气管内导管将黏液吸出。

(2)经常更换体位,取头高侧卧位,促进肺部分泌物的排出。若分泌物较多,可用手掌轻轻叩击患儿胸、背部使附着于管壁的痰液松动脱落。若分泌物黏稠、不易排出者可行雾化吸入,以湿化气道,稀释痰液。雾化液中常加入 α-糜蛋白酶、地塞米松及相应的抗生素,雾化吸入每次不超过 20 分钟,以免引起肺水肿。

(3)对痰液过多、无力排痰者及时吸痰,吸痰的压力<13.3kPa(100mmHg),每次吸痰时间不能超过 15 秒,吸痰时要注意无菌操作和勿损伤黏膜。

(4)根据病情和血氧监测情况采用鼻导管、面罩、头罩等方法给氧,使 PaO_2 维持在 7.9~10.6kPa(60~80mmHg)。重症并发呼吸衰竭者,给予正压通气。

(5)保持空气清新,温湿度适宜,遵医嘱应用抗生素、抗病毒药物,并密切观察用药后的反应。

(二)维持正常体温

体温过高时可采取物理降温,体温过低时给予保暖。

(三)保证足够的热量、营养和水分

病情轻者可少量多次喂养,不宜过饱,防止呕吐引起窒息;病情重者可鼻饲喂养或静脉补充营养物质和液体。

(四)密切观察病情

注意观察患儿的反应、呼吸、心率等的变化,如出现烦躁不安、心率加快、呼吸急促、肝脏在短时间内迅速增大时,提示可能合并心力衰竭,应立即吸氧,遵医嘱给予强心、利尿药物;若突然出现呼吸不规则、呼吸暂停成发绀加重,可能为呼吸道梗阻,应及时吸痰。

五、健康教育

(1)向家长介绍与疾病相关的知识,减轻家长的焦虑。

(2)宣传母乳喂养的益处,告知家长母乳喂养的方法和注意事项,鼓励母亲患儿住院期间继续保持母乳喂养。正确怀抱孩子,减少喂养时的呛咳,防止奶液误吸。

(3)教会家长胸部物理疗法和处理口鼻腔分泌物的方法,采用合适的体位保持气道通畅。

（4）出院指导

①呼吸道护理：如肺炎治疗期或恢复期指导正确拍背，可在脊柱两侧由下而上，由外向内用弓状手掌拍其背部。经常检查鼻孔是否通畅，清除鼻腔内的分泌物。患儿一般取右侧卧位，如仰卧时要避免颈部前屈或过度后伸。

②合理喂养：少量多餐，细心喂养，奶头孔大小要适宜，防止呛咳窒息。喂奶后，将患儿竖直，头伏于母亲肩上，轻拍其背以排出咽下的空气，避免溢乳和呕吐，待打嗝后再取右侧卧位数分钟。发生呕吐时，迅速将头侧向一边，轻拍其背部，及时清除口鼻腔内的奶汁，防止奶汁吸入。

③预防感染：气候变幻时，应注意增减衣物，感冒流行季节，避免到人多的公共场所。居家护理时注意患上呼吸道感染的人员不要参与新生儿照护。定时健康检查，按时预防接种。

第四节　新生儿颅内出血的护理

新生儿颅内出血是新生儿期常见的严重疾患，系由于产伤和缺氧引起，病死率高，存活者常有神经系统后遗症。主要表现为硬脑膜下出血、蛛网膜下出血、脑室周围-脑室内出血、脑室质出血、小脑出血和混合型出血。

一、病因和发病机制

产前、产程中及产后一切可以引起胎儿或新生儿缺氧、缺血的因素都可导致颅内出血，早产儿多见。胎头过大、头盆不称、急产、臀位产、胎头吸引、产钳助产或吸引器助产使胎儿头部受挤压，局部压力不均或头颅在短时间内变形过速，可使大脑镰、小脑天幕或脑表面静脉撕裂而造成硬脑膜下出血或蛛网膜下隙出血；缺氧、酸中毒可直接损伤毛细血管的内皮细胞，并使脑血流量改变，脑血管的自动调节系统受损，血管壁通透性增加，从而血管破裂引起出血。同时早产儿脑室周围的室管膜下及小脑软脑膜下的生发层基质有丰富的毛细血管网，由于该处血管壁缺乏结缔组织支持，对缺氧、酸中毒极为敏感，易坏死崩解，由以上因素而引起颅内出血；新生儿的凝血机制未成熟也是原因之一。

二、临床表现

症状与出血量及出血部位有关，轻者可无症状，重者可有明显颅内压增高及脑干受压表现。常见临床表现包括：

1. 意识改变

可表现为激惹、兴奋、嗜睡、昏迷等。

2. 呼吸改变

增快或减慢，不规则或呼吸暂停等。

3.肌张力改变

轻度或早期颅内出血时可正常,后期或较大的硬脑膜下出血时可增高,肌张力降低常提示大脑呈抑制状态。

4.颅内压增高表现

如尖叫、角弓反张、前囟隆起、惊厥等。

5.眼症状

凝视、斜视、眼震颤等。

6.瞳孔

不对称,固定或散大,对光反应不良。

7.其他

也可出现黄疸和贫血等。

三、治疗

(一)加强护理

保持安静,减少干扰,保证液体及热卡供给。注意保暖及呼吸道通畅。

(二)对症治疗

有凝血障碍时,肌内注射或静脉注射维生素 K_1 5~10mg,并输新鲜血或血浆每次 10mL/kg。有惊厥时给予苯巴比妥和安定等镇静药。有脑水肿症状者可给地塞米松,首剂 1~2mg 静脉注射,以后 0.2~0.4mg/kg 给予;必要时用甘露醇。有硬膜下血肿时,可行硬膜下穿刺,一般放液量不宜超过 15mL。

(三)恢复脑细胞功能药物

出血停止后,可给予胞二磷胆碱静脉滴注,0.1g/次,每日 1 次,10~14 天一疗程。

恢复期可给脑复康 0.2g/d,连续服药 3~6 月。

四、护理评估

1.健康史

了解患儿是否在宫内、产程中及产后缺氧的情况;了解母亲生产史及患儿生后有无输入高渗液体及机械通气不当等。

2.身体状况

是否有兴奋和抑制症状及颅压增高症状。

3.心理-社会状况

家长对本病的严重性、预后缺乏知识,如果孩子致残,家长可能会出现焦虑、内疚、悲伤、愤怒、失望等反应。对患儿存活后遗留的后遗症,表现出厌恶甚至遗弃,带来一系列的社会问题。

五、护理诊断及医护合作性问题

1.潜在并发症

颅内压增高。

2.低效性呼吸形态

与呼吸中枢受抑制有关。

3.营养失调

低于机体需要量与摄入量减少和呕吐有关。

4.体温调节无效

与感染、体温调节中枢受损有关。

六、预期目标

(1)患儿不发生颅内压增高或发生时被及时发现。

(2)患儿呼吸正常,缺氧状态纠正。

(3)患儿摄入充足营养,体重不降或增加。

(4)患儿体温维持在正常范围。

七、护理措施

(一)密切观察病情,降低颅内高压

(1)保持安静:保持绝对静卧,减少噪声。使患儿头肩抬高15°~30°,侧卧位,头偏向一侧时,头应处于正中位。入院后3天内除臀部护理外免除一切清洁护理,护理操作要轻、稳、准,尽量减少对患儿移动和刺激,哺乳时不宜抱喂,静脉穿刺选用留置针,减少反复穿刺,以防止加重颅内出血。

(2)严密观察病情:注意生命体征的变化,观察患儿神志、瞳孔、呼吸、肌张力及囟门张力等变化,定时测量头围,及时记录阳性体征并立即报告医生,并作好抢救准备工作。

(3)遵医嘱给予镇静剂、止血剂、脱水剂。

(二)合理用氧

根据缺氧的程度给予用氧,维持血氧饱和度在85%~95%即可。防止氧浓度过高或用氧时间过长导致的氧中毒症状。呼吸衰竭或严重的呼吸暂停时需气管插管、机械通气并做好相关护理。

(三)合理喂养

病情重者喂养时间延至生后72小时,禁食期间按医嘱静脉输液,液体量60~80mL/kg,输液速度宜慢,并在24小时内均匀输入。吸吮力差者可用滴管喂养,病情稳定后先喂糖水,然后喂乳。保证患儿热量及营养物质的供给,准确记录24小时出入量。

(四)维持体温稳定

体温过高可选用松开包被,通风降温;体温过低时用远红外线辐射床、暖箱等保温。

(五)健康教育

(1)向家长讲解本病的严重性、预后及可能出现的后遗症,并给予心理上的安慰,减轻他们的焦虑、悲伤。

（2）向家长解释患儿病后及早进行功能训练和智能开发，可减轻后遗症症状；为家长提供心理、社会的支持，改变家庭的应对能力。教会家长给患儿功能训练的技术，增强战胜疾病的自信心。

第十章　呼吸系统疾病的护理

第一节　急性上呼吸道感染的护理

急性上呼吸道感染简称上感,俗称"感冒",是小儿的最常见疾病。病原体主要侵犯鼻、鼻咽和咽部而引起炎症,根据炎症局限的部位常诊断为急性鼻咽炎、急性咽炎、急性扁桃体炎等,也可统称为上呼吸道感染。

一、病因

以病毒感染为多见,占 90% 以上,主要有呼吸道合胞病毒、流感病毒、副流感病毒、腺病毒、鼻病毒、柯萨奇病毒、埃可病毒、冠状病毒、单纯疱疹病毒、EB 病毒等。病毒感染后可继发细菌感染,最常见为溶血性链球菌,其次为肺炎球菌、流感嗜血杆菌等。在支原体流行季节亦可见到支原体所致上感。

婴幼儿时期由于上呼吸道的解剖生理特点和呼吸道局部免疫功能低下易患本病。营养不良、佝偻病等疾病或过敏体质、护理不当、气候改变和不良环境因素等,则使小儿易致反复感染或使病程迁延。

二、治疗

(一)一般治疗
休息、多饮水;注意呼吸道隔离;预防并发症。

(二)病因治疗
常用抗病毒药物:

1. 双嘧达莫

对 RNA 病毒及某些 DNA 病毒均有抑制作用,每日 $3\sim5\text{mg/kg}$。

2. 利巴韦林

具有广谱抗病毒作用,每日 $10\sim15\text{mg/kg}$,每日 3 次,疗程为 $3\sim5$ 日。亦可口服中草药如银翘散、羚羊感冒片、板蓝根冲剂等或静脉点滴炎琥宁、喜炎平、莪术油等中药制剂,但要注意药物的纯度、配伍禁忌等,避免输液反应等不良反应。

抗生素常用于病情重、有继发细菌感染或有并发症者,常用青霉素、红霉素、先锋霉素等,疗程为 $3\sim5$ 天。如证实为溶血性链球菌感染或既往有风湿热、肾炎病史者,青霉素疗程应为

10～14 天。

（三）对症治疗

高热可口服对乙酰氨基酚或阿司匹林，每次剂量为 10mg/kg。亦可用冷敷、温湿敷或 3％～5％酒精擦浴降温；如发生高热惊厥者可给予镇静、止惊等处理。咽痛者可含服咽喉片。鼻塞者可用 0.5％麻黄素液在喂奶前滴鼻，不致影响吸乳。

三、护理评估

（一）健康史

询问患儿发病前是否有受凉史，有无类似疾病接触史；评估患儿的身体素质及营养状况，是否有佝偻病、营养不良、先天性心脏病、贫血等病史。有无反复上呼吸道感染史。

（二）身体状况

因患儿年龄、病原体、感染部位及机体抵抗力不同，临床表现轻重不一。

1. 一般类型急性上呼吸道感染

（1）症状：①局部症状：鼻塞、流涕、喷嚏、咳嗽、咽部不适、咽痛等，多于 3～4 天自愈；②全身症状：畏寒、发热、烦躁不安、头痛、乏力及食欲减退等，可伴呕吐、腹泻、腹痛等消化道症状。腹痛多为脐周阵发性疼痛，无压痛，可能与发热所致肠痉挛所致；若腹痛症状持续存在可能与肠系膜淋巴结炎有关。

婴幼儿一般起病急，以全身症状为主，常有明显消化道症状，局部症状较轻。多有高热，部分患儿可出现高热惊厥。年长儿以局部症状为主，无全身症状或全身症状较轻。

（2）体征：可见咽部充血，扁桃体肿大，有时颌下、颈淋巴结肿大且有触痛。肺部听诊呼吸音一般正常。肠道病毒感染者可出现不同形态的皮疹。

2. 两种特殊类型的急性上呼吸道感染

（1）疱疹性咽峡炎：由柯萨奇 A 组病毒引起，好发于夏秋季。起病急骤，高热、咽痛、流涎、厌食、呕吐等。体检可见咽充血，在咽腭弓、软腭、悬雍垂等处可见数个直径约 2～4mm 的灰白色疱疹，周围有红晕，疱疹破溃后形成小溃疡，疱疹也可出现在口腔的其他部位。病程 1 周左右。

（2）咽-结合膜热：由腺病毒感染引起。好发于春夏季，散发或在集体儿童机构中发生小流行。以发热、咽炎、结膜炎为特征，有时伴消化道症状。体检可见咽充血及白色点块状分泌物，周边无红晕，易于剥离；一侧或双侧眼结合膜炎；颈及耳后淋巴结肿大。病程 1～2 周。

3. 并发症

病变若向邻近器官组织蔓延可引起中耳炎、鼻窦炎、咽后壁脓肿、扁桃体周围脓肿、颈淋巴结炎、喉炎、气管炎、支气管炎及肺炎等，以婴幼儿多见。年长儿感染 A 组 β 溶血性链球菌易引起急性肾小球肾炎、风湿热等。

（三）辅助检查

1. 血常规

病毒感染者外周白细胞计数正常或偏低，中性粒细胞减少，淋巴细胞计数相对增高。细菌感染者外周血白细胞和中性粒细胞增高。

2. 病毒分离和血清学检查

病毒分离可明确病原。免疫荧光、免疫酶及分子生物学技术有助于病原的早期诊断。

3. 咽拭子培养

在使用抗菌药物前行咽拭子培养可发现致病菌。

4. 其他

C 反应蛋白(CRP)和降钙素原(PCT)有助于细菌感染的确定。

(四)心理-社会状况

家长在患儿起病初期多不重视,当患儿出现严重表现后,因担心病情恶化而产生焦虑、抱怨等情绪;此外,应注意评估患儿及家长对病因、预防及护理知识的了解程度,了解当地流行病学情况;同时应做好社区及家庭生活环境的评估,了解当地有无空气污染或患儿有无被动吸烟的情况发生。

四、常见护理诊断/问题

(一)体温过高

与上呼吸道炎症有关。

(二)舒适的改变

与咽痛、鼻塞等有关。

(三)潜在并发症

高热惊厥、中耳炎等。

五、护理措施

(一)维持体温正常

1. 居室环境

每日定时通风,保证室内温湿度适宜、空气新鲜,注意避免对流风。

2. 保证入量

鼓励患儿多饮水,给予富含维生素、易消化的清淡饮食,注意少量多餐。必要时静脉补充营养和水分。

3. 密切监测体温变化

发热患儿每 4 小时测量体温一次并准确记录,如为超高热或有高热惊厥史者,每 1~2 小时测量一次;及时给予物理降温,如头部冷敷,腋下、腹股沟处置冰袋,温水擦浴,冷盐水灌肠等或遵医嘱给予退热剂,防止高热惊厥的发生。及时更换汗湿的衣被并适度保暖。

4. 遵医嘱应用抗感染药物。

(二)促进舒适

1. 注意休息

患儿应减少活动,高热者应卧床休息,勤换体位;各种治疗和护理操作集中进行。

2.保持呼吸道通畅

及时清理呼吸道分泌物。①鼻咽部护理:及时清除鼻腔及咽喉部分泌物,保持鼻孔周围清洁,用凡士林、液状石蜡等涂抹鼻翼部黏膜及鼻下皮肤,减轻分泌物刺激;②鼻塞严重者,于清除鼻腔分泌物后用0.5%麻黄碱液滴鼻,每次1~2滴,每天2~3次;如因鼻塞而妨碍吸吮,可在哺乳前10~15分钟滴鼻,使鼻腔通畅,保证吸吮;③预防并发症:嘱患儿及家长勿用力擤鼻,以免炎症经咽鼓管蔓延引起中耳炎。

3.保持口腔清洁

婴幼儿饭后喂少量温开水以清洗口腔,年长儿可用温盐水漱口,咽部不适时给予润喉含片或行雾化吸入。

(三)密切观察病情变化

注意体温变化,警惕高热惊厥的发生。备好急救物品和药品,如高热患儿出现烦躁不安等惊厥先兆,应立即通知医生,遵医嘱给予镇静剂并同时采取降温措施。注意患儿出现与疾病严重程度不相符的剧烈哭闹、抓耳等表现,应考虑并发中耳炎的可能。注意咳嗽的性质,皮肤有无皮疹及口腔黏膜变化,以便早期发现麻疹、猩红热、百日咳、流行性脑脊髓膜炎等急性传染病。注意观察咽部充血、水肿、化脓等情况,若疑有咽后壁脓肿时,应及时报告医生,防止脓肿破溃,脓液流入气管而引起窒息。

(四)健康教育

指导家长学习预防上感的知识。居室环境经常通风,保持室内空气新鲜,避免室内吸烟;科学喂养,及时引入转换食物,保证营养均衡;加强体育锻炼,多进行户外活动,多晒太阳;呼吸道感染高发季节,避免到人群拥挤的公共场所。季节交替,气温骤变,注意及时增减衣物。积极防治佝偻病、营养不良、贫血等慢性疾病。

第二节　急性感染性喉炎的护理

急性感染性喉炎为喉部黏膜急性弥散性炎症,以犬吠样咳嗽、声音嘶哑、喉鸣、吸气性呼吸困难为特征,多发生在冬季、春季,婴幼儿多见。本病大多为上呼吸道感染的一部分。

一、病因

本病由病毒或细菌感染引起,亦可并发于麻疹、百日咳和流感等急性传染病。常见的病毒为副流感病毒、流感病毒和腺病毒,常见的细菌为金黄色葡萄球菌、链球菌和肺炎链球菌。由于小儿喉部解剖特点,炎症时易充血、水肿而出现喉梗阻。

二、临床表现

本病起病急、症状重,可有发热、犬吠样咳嗽、声嘶、吸气性喉鸣和三凹征。严重时可出现发绀、烦躁不安、面色苍白、心率加快。咽部充血,间接喉镜检查可见喉部、声带有不同程度的充血、水肿。一般白天症状轻,夜间入睡后加重,喉梗阻者若不及时抢救,可窒息死亡。

按吸气性呼吸困难的轻重,将喉梗阻分为四度。

Ⅰ度:患儿仅于活动后出现吸气性喉鸣和呼吸困难,肺呼吸音及心率无改变。

Ⅱ度:患儿于安静时亦出现喉鸣和吸气性呼吸困难,肺部听诊可闻及喉传导音或管状呼吸音,心率加快。

Ⅲ度:除上述喉梗阻症状外,患儿因缺氧而出现烦躁不安、口唇及指趾发绀,双眼圆睁,呈惊恐状,头面部出汗,肺部呼吸音明显降低,心率快,心音低钝。

Ⅳ度:患儿渐现衰竭、昏睡状态,由于无力呼吸,三凹征可不明显,面色苍白发灰,肺部听诊呼吸音几乎消失,仅有气管传导音,心律不齐,心音低钝。

三、实验室检查

1.血常规检查

病毒感染时白细胞计数可正常或偏低,C反应蛋白含量正常。细菌感染者血白细胞计数升高,中性粒细胞比例升高,C反应蛋白含量升高。用咽拭子或喉、气管吸出物做细菌培养,结果可为阳性。

2.其他检查

间接喉镜检查可见声带肿胀,声门下黏膜呈梭形肿胀。

四、治疗

1.保持呼吸道通畅

可用1‰～3‰麻黄素和糖皮质激素做超声雾化吸入,促进黏膜水肿消退。

2.控制感染

及时静脉输入抗生素,一般给予青霉素、大环内酯类或头孢菌素类等,严重者给予两种以上抗生素。

3.糖皮质激素

糖皮质激素有抗炎和抑制变态反应等作用,能及时减轻喉头水肿,缓解喉梗阻,可口服泼尼松、静脉点滴地塞米松或氢化可的松。

4.对症治疗

缺氧者予以吸氧,烦躁不安者可用苯巴比妥钠注射,除镇静外还有减轻喉头水肿的作用,痰多者可止咳去痰,必要时直接用喉镜吸痰,不宜使用氯丙嗪。

5.气管切开

经上述处理仍有严重缺氧征或有Ⅲ度以上喉梗阻者,应及时行气管切开术。

五、护理评估

1.健康史

了解有无上呼吸道感染史,既往有无反复发作史、湿疹或其他过敏史,是否为特异性体质,有无免疫功能下降、营养障碍性疾病等。

2.身体状况

本病以咳嗽为主要症状,开始为刺激性干咳,以后咳痰,伴发热、纳差、乏力、呕吐、腹泻等。体格检查:双肺呼吸音粗糙,可闻及不固定散在的干啰音、中粗湿啰音或喘鸣音。

3.心理-社会状况

患儿常因呼吸困难而烦躁不安。住院患儿可因环境陌生以及与父母分离而出现焦虑、恐惧。家长因担心患儿会发生窒息而产生恐惧与担忧。

六、常见护理诊断

1.低效性呼吸型态

与喉头水肿有关。

2.有窒息的危险

与喉梗阻有关。

3.体温过高

与感染有关。

4.舒适度的改变

与频繁咳嗽、呼吸困难等有关。

七、护理措施

1.改善呼吸功能,保持呼吸道通畅

(1)保持室内空气清新,温湿度适宜,以减少对喉部的刺激,有利于缓解喉头痉挛。患儿需卧床休息,抬高床头以保持体位舒适,持续低流量吸氧,必要时给予1‰～3‰的麻黄素和肾上腺皮质激素超声雾化吸入。

(2)遵医嘱给予抗生素、激素治疗,以控制感染,减轻喉头水肿,缓解症状。

2.密切观察病情变化

根据患儿三凹征、喉鸣、青紫及烦躁等的表现正确判断缺氧的程度,及时抢救喉梗阻,随时做好气管切开的准备,以免因吸气性呼吸困难窒息而死。

3.维持正常体温,改进舒适度

(1)监测患儿体温,若超过38.5℃时给予物理降温。

(2)喉炎患儿容易呛咳,应耐心喂养,如口入不足,必要时应静脉补液。

(3)将所需的检查和治疗集中进行,尽量不打扰患儿休息。急性感染性喉炎患儿因呼吸困难、缺氧,多烦躁不安,宜用镇静药。可遵医嘱给予异丙嗪口服或注射,除有镇静作用外,还可减轻喉水肿及喉痉挛。氯丙嗪及吗啡有抑制呼吸的作用,影响观察呼吸困难的程度,最好不用。

八、保健指导

(1)给家长讲解急性感染性喉炎的相关知识,指导家长正确护理患儿。

(2)小儿平时应有适当户外活动,加强体格锻炼,提高机体抗病能力。定期预防接种,积极预防上呼吸道感染和各种传染病。

第三节　支气管哮喘的护理

支气管哮喘(简称哮喘)是由嗜酸性粒细胞、肥大细胞、T淋巴细胞等多种炎性细胞和细胞组分参与的气道慢性炎症性疾病。这种慢性炎症导致气道高反应性,引起可逆性气道阻塞。临床表现为反复发作性喘息、呼吸困难、胸闷或咳嗽。发病率近年呈上升趋势,以1~6岁多见,3岁前发病者占小儿哮喘的50%。

一、病因和发病机制

(一)病因
哮喘的病因复杂,与遗传和环境有关。

1.遗传因素

哮喘是一种多基因遗传病,患儿多具有特异反应性体质及家族史。

2.环境因素

主要包括:①吸入性变应原,如尘螨、花粉、真菌、动物毛屑、二氧化硫、氨气等;②呼吸道感染,如细菌、病毒、原虫等;③食物,鱼、虾、蟹、蛋、牛奶等;④药物,如阿司匹林、磺胺类药等;⑥其他,如冷空气刺激、过度兴奋、剧烈运动等。

(二)发病机制

气道高反应是哮喘基本特征,气道慢性(变应性)炎症是哮喘的基础病变。机体在发病因子的作用下,免疫因素、神经和精神因素以及内分泌因素导致了哮喘的基本病损的形成。本症存在由免疫介质、淋巴细胞、嗜酸粒细胞和肥大细胞参与的气道黏膜病理改变过程。

二、临床表现

婴幼儿多为呼吸道病毒感染诱发,起病较慢;年长儿大多在接触过敏源后发作,呈急性过程。支气管哮喘以咳嗽、胸闷、喘息和呼吸困难为典型症状,发病时往往先有刺激性干咳、流涕、喷嚏,发作时呼气性呼吸困难和哮鸣声,严重者恐惧不安、大汗淋漓、面色青灰、被迫坐位。体征为胸廓饱满,呈吸气状,叩诊过清音,听诊全肺布有哮鸣音。间歇期可无任何症状和体征。哮喘发作以夜间更为严重,一般可自行或用平喘药物后缓解。若哮喘急性严重发作,经合理应用拟交感神经药物仍不能在24小时内缓解,称作哮喘持续状态。

病久反复发作者可并发肺气肿,常伴营养障碍和生长发育落后。约50%病例到成年期后症状体征完全消失,部分患者可留有轻度肺功能障碍。小儿哮喘有三种常见类型即婴幼儿哮喘、3岁以上儿童哮喘及咳嗽变异性哮喘(又称过敏性咳嗽)。

三、辅助检查

1. 血液常规检查

发作时嗜酸粒细胞可增高,如并发感染白细胞可增高。

2. 痰液检查

可见较多嗜酸粒细胞。

3. 血气分析

哮喘发作时 PaO_2 降低,病初 $PaCO_2$ 可降低,病情严重时 $PaCO_2$ 升高,pH 降低。

4. 肺功能测定

在哮喘发作时有关呼吸流速的全部指标均显著下降。各指标在缓解期可逐渐恢复。

5. 胸部 X 线检查

早期在哮喘时可见两肺透亮度增加,呈过度充气状态,在缓解期无明显异常。

四、治疗

包括去除病因、控制发作和预防复发。坚持长期、持续、规范和个体化的治疗。发作期可使用支气管扩张剂、肾上糖腺皮质激素类、抗生素等解痉和抗感染治疗,达到控制哮喘发作的目的。吸入治疗是首选的药物治疗方法。缓解期应坚持长期抗炎和自我保健,避免接触过敏源。

五、护理评估

(一)健康史

急性发作入院者需仔细询问本次哮喘发作的时间、次数、持续时间;咳嗽和咳痰情况;有无喘息、呼吸困难,是否被迫坐起或呈端坐呼吸;是否烦躁不安、大汗淋漓等。评估发病前有无变应原接触史或感染史。家中是否养宠物;家具和玩具的类型;运动后是否有呼吸短促及喘鸣现象。了解过去发作的情形与严重程度及既往用药情况。慢性门诊随访患儿主要评估用药情况,哮喘控制状况。既往是否有湿疹、过敏史及家族史。

(二)身体状况

婴幼儿哮喘起病较缓慢,多为呼吸道感染后诱发的喘息;年长儿则多呈急性过程,大多在接触变应原后发作。患儿在发作间歇期可无任何症状和体征。发作前常有流泪、鼻痒、流涕、打喷嚏和刺激性干咳等症状。急性发作期典型表现为:咳嗽、喘息、气促和胸闷,伴呼气性呼吸困难和哮吼声,常在夜间和(或)清晨发作或加剧。严重者出现烦躁不安、强迫坐位或端坐呼吸、恐惧不安、大汗淋漓、面色青灰。体检可见桶状胸、三凹征,听诊过清音,两肺满布哮鸣音。

若哮喘发作经合理应用常规缓解药物治疗后仍不能在24小时内缓解者,称为哮喘持续状态(哮喘危重状态)。重症患儿呼吸困难加剧时,呼吸音明显减弱,哮鸣音亦消失,称"闭锁肺",

是哮喘最危险的体征。

（三）辅助检查

1.肺功能检查

主要用于 5 岁以上儿童,是确诊哮喘,亦是评估哮喘病情严重程度和控制水平的重要依据之一。主要检测第一秒用力呼气量(FEV_1)、第一秒用力呼气量占用力肺活量比值($FEV_1/FVC\%$)、最大呼气中期流速(MMEF)、呼气峰值流速(PEF),哮喘患儿以上指标均下降。

2.过敏状态检测

2016 年《儿童支气管哮喘诊断与防治指南》指出:吸入变应原致敏是儿童发展为持续性哮喘的主要危险因素,儿童早期食物致敏可增加吸入变应原致敏的危险性。对于所有反复喘息怀疑哮喘的儿童,均推荐进行变应原皮肤点刺试验或血清以了解患儿的过敏状态,协助哮喘诊断。外周血嗜酸性粒细胞分类计数对过敏状态的评估有一定价值。

3.胸部 X 线检查

急性发作时双肺透亮度增加,呈过度充气状态;合并感染时,肺纹理增加及小片状阴影。通过 X 线检查还可排除肺结核、支气管异物等。

（四）心理-社会状况

了解患儿及家长对疾病相关知识的认识程度。患儿及家长有无因患儿反复哮喘而产生焦虑、抑郁或恐惧情绪。评估家长文化知识水平、家庭居住环境、经济状况;评估家庭功能及其对哮喘儿童的管理水平。

六、常见护理诊断/问题

（一）低效性呼吸型态

与支气管痉挛、气道阻力增加有关。

（二）清理呼吸道无效

与呼吸道分泌物多且黏稠有关。

（三）潜在并发症

呼吸衰竭。

（四）焦虑

与哮喘反复发作有关。

（五）知识缺乏

缺乏哮喘相关的防护知识。

七、护理措施

处于慢性持续期或临床缓解期的哮喘儿童主要以促进患儿家庭功能正常,提高家庭管理水平为主。对急性发作期的哮喘儿童主要以改善通气、缓解症状为主。

（一）维持有效呼吸

1.遵医嘱正确使用糖皮质激素和支气管扩张剂

吸入治疗是首选的药物治疗方法。使用吸入型药物时应注意:①根据患儿年龄选择合适的吸入装置,指导患儿正确掌握吸入技术,确保临床疗效;②使用时嘱家长或患儿充分摇匀药物,在按压喷药于咽喉部的同时深吸气,闭口屏气 10 秒钟,然后用鼻呼气,使药物吸入细小支气管而发挥最佳疗效;③吸入型糖皮质激素(ICS)的局部不良反应包括声音嘶哑、咽部不适及口腔念珠菌感染。嘱患儿吸药后清水漱口或加用储雾罐、选用干粉吸入剂等方法来降低其发生率;④切忌盲目增加喷吸药物次数,如使用吸入型速效 β 受体激动剂,通常一天内不应超过 3～4 次。过量使用,可引起心律失常,甚至猝死;⑤糖皮质激素宜在饭后服用,用药后应注意观察其疗效及不良反应。

2.吸氧

根据病情给予鼻导管或面罩吸氧,氧浓度以 40% 为宜,根据血气分析调整氧流量,使 PaO_2 保持在 9.3～12.0kPa(70～90mmHg)。

3.保证休息

发作期应绝对卧床,取坐位或半卧位。教会并鼓励患儿做深而慢的呼吸运动。

(二)保持呼吸道通畅

(1)保持病室空气清新,温湿度适宜,避免有害气体、花草、地毯、皮毛、烟及尘土飞扬等诱因。

(2)评估患儿咳嗽情况、痰液性状和量,对咳痰困难、痰液黏稠者,可遵医嘱用祛痰药及雾化吸入。指导患儿进行有效咳嗽、协助叩背,促进痰液的排出。对痰液过多而无力咳出者应及时吸痰。

(3)保证能量和水分供给。哮喘急性发作时,患儿常伴有脱水、痰液黏稠,形成痰栓阻塞小支气管而加重呼吸困难,应鼓励患儿多喝水,重症患儿应静脉补液,纠正水、电解质和酸碱平衡紊乱。

(三)密切观察病情变化

哮喘急性发作时应密切监测患儿的生命体征及呼吸型态的改变,同时给予患儿连续的心电监护,做好记录,防止并发症的发生。若出现呼吸困难加剧、呼气性呻吟、脉搏细速、血压下降,并伴有嗜睡、昏睡等意识障碍常提示呼吸衰竭的可能,应立即报告医生并协助医生进行抢救。若严重哮喘经有效支气管扩张剂治疗后持续 24 小时(或以上)仍不缓解者,应警惕有哮喘持续状态的可能。应做好抢救准备,遵医嘱用药,必要时行机械通气。

(四)心理护理

支气管哮喘是一种与心理因素密切相关的疾病。哮喘患儿往往有烦躁不安、焦虑、恐惧等表现。应保证病室安静、舒适、清洁,避免刺激,尽可能集中进行护理操作,以利于患儿休息。哮喘发作时,陪伴并安慰患儿使其保持安静,尽量满足患儿一些合理要求,缓解其紧张、恐惧心理。采取不同的方式与患儿及其家长进行交流、沟通,了解其心理状态,并根据个体情况提供相应的心理护理,消除患儿及家长的焦虑情绪。

(五)健康教育

虽然目前哮喘尚不能根治,但通过有效的哮喘防治教育与长期合理的管理,建立医-患-护之间的良好伙伴关系,是达到哮喘控制目标最基本的环节。需反复叮嘱随身携带支气管扩张剂,指导吸入技术及储雾罐的使用方法,教会家长和年长儿童紧急情况下的自救措施。

第四节　急性支气管炎的护理

急性支气管炎是支气管黏膜的急性炎症,临床以发热、咳嗽、肺部可变的干湿性啰音为主,常与气管炎同时发生,故又称为急性气管支气管炎。多继发于上呼吸道感染后或为麻疹、百日咳等急性传染病的一种临床表现。

一、病因

凡能引起上感的病原体皆可引起支气管炎,包括病毒、细菌、肺炎支原体等,也可在病毒感染的基础上继发细菌感染,即混合感染。特异性体质、免疫功能低下、营养不良、佝偻病、鼻窦炎等均为本病的诱发因素。

二、临床表现

1. 症状

起病可急可缓,大多先有上呼吸道感染症状,之后以咳嗽为主要表现。初为干咳,以后有痰。婴幼儿全身症状较重,常有发热、精神不振、食欲减退及伴随咳嗽后的呕吐、腹泻等。

2. 体征

一般无明显的呼吸困难和发绀。两肺部呼吸音粗糙,可闻及不固定(随体位变化或咳嗽而发生改变)的散在干性啰音和少量粗中湿性啰音。

婴幼儿可发生一种伴有喘息的、特殊类型的支气管炎,称为喘息性支气管炎。患儿除有上述临床表现外,主要特点如下:①多见于3岁以下,有湿疹或其他过敏史的患儿;②有类似哮喘的症状和体征,如呼气性呼吸困难,肺部叩诊呈鼓音,听诊两肺布满哮鸣音及少量粗湿性啰音;③有反复发作趋向,大多与感染有关;④预后大多较好,一般随年龄增长发作渐少,多数于学龄期痊愈,少数可发展为支气管哮喘。

三、实验室及其他检查

病毒感染者白细胞计数正常或偏低,细菌感染者白细胞总数和中性粒细胞均增高。胸部X线检查多无异常改变或有肺纹理增粗。

四、治疗

主要是控制感染和对症治疗。

1. 控制感染

年幼体弱儿或有发热、黄痰、白细胞增多等细菌感染表现时使用抗生素。

2. 对症治疗

注意经常变换体位,止咳祛痰可用复方甘草合剂、急支糖浆;止喘可口服氨茶碱;痰液黏稠不易咳出者,可进行超声雾化吸入。一般不用镇咳剂或镇静剂,以免抑制咳嗽反射,影响痰液咳出。

五、常见护理诊断

1.清理呼吸道无效

与痰液黏稠不易咳出有关。

2.体温过高

与细菌或病毒感染有关。

六、护理措施

(一)保持呼吸道通畅

(1)保持室内空气清新,温湿度适宜,避免对流风,减少对支气管黏膜的刺激,以利于排痰。

(2)卧位时可抬高头胸部,并常变换患儿体位,拍击背部,指导并鼓励患儿有效咳嗽,以利于痰液排出。

(3)若痰液黏稠可适当提高病室湿度,以湿化空气,稀释分泌物。也可给予超声雾化吸入,以湿化气道,促进排痰。必要时用吸引器及时清除痰液,保持呼吸道通畅。

(4)遵医嘱给予抗生素、化痰止咳剂、平喘剂,密切观察用药后的疗效及不良反应。

(5)对哮喘性支气管炎的患儿,注意观察有无缺氧症状,必要时给予吸氧。

(二)发热护理

(1)密切观察体温变化,体温超过38.5℃时给予物理降温或遵医嘱给予药物降温,防止发生惊厥。

(2)保证充足的水分及营养。鼓励患儿多饮水,必要时由静脉补充。发热期间以进食流质或半流质为宜。

(3)保持口腔清洁。婴幼儿可在进食后喂适量开水,以清洁口腔;年长儿应在晨起、餐后、睡前漱洗口腔。

七、保健指导

适当户外活动,进行体格锻炼,增强机体对气候变化的适应能力;根据气候变化增减衣服,避免受凉或过热;在呼吸道疾病流行期间,避免到人多的公共场所,避免交叉感染;积极预防佝偻病、营养不良、贫血和各种传染病,按时预防接种。

第五节 肺炎的护理

肺炎系由不同病原体或其他因素所引起的肺部炎症。以发热、咳嗽、气促、呼吸困难以及肺部固定湿啰音为共同临床表现。肺炎是儿科常见病,也是我国城乡婴儿及5岁以内儿童死亡的第一位原因,故加强对小儿肺炎的防治十分重要。

目前小儿肺炎尚无统一的分类方法,常用者包括:①病理分类:分为支气管肺炎、大叶性肺炎、间质性肺炎、毛细支气管肺炎等。②病因分类:可分为病毒性肺炎、细菌性肺炎、肺炎支原体肺炎、衣原体肺炎、真菌性肺炎、原虫性肺炎、吸入性肺炎等。③病程分类:分为急性肺炎(病程<1月者)、迁延性肺炎(1~3月)、慢性肺炎(>3月)。④病情分类:轻症肺炎和重症肺炎。

临床上如病原体明确,则按病因分类,以便指导治疗,否则按病理分类。

支气管肺炎是小儿时期最常见的肺炎,以冬、春寒冷季节多见,营养不良、佝偻病、低出生体重儿等易患本病。

一、病因

肺炎的病原微生物为细菌和病毒,发达国家中小儿肺炎病原体以病毒为主,常见病毒主要为呼吸道合胞病毒、副流感病毒、流感病毒、疱疹病毒、肠道病毒等。发展中国家则以细菌为主,细菌感染中肺炎链球菌多见,近年来肺炎支原体和流感嗜血杆菌感染有增多趋势。

二、发病机制

当炎症蔓延到支气管、细支气管和肺泡时,支气管因黏膜炎症水肿而管腔变窄,肺泡壁因充血水肿而增厚,肺泡腔内充满炎症渗出物,影响了通气与气体交换。由于小儿呼吸系统的特点,当炎症进一步加重时,可使支气管管腔更狭窄,甚至堵塞,导致通气与换气功能障碍,从而导致各器官系统发生一系列的变化。

(一)呼吸功能

通气不足引起低氧血症(PaO_2 降低)和高碳酸血症($PaCO_2$ 增高);换气功能障碍则主要引起低氧血症。为代偿缺氧,患儿呼吸和心率加快,以增加每分钟通气量。为增加呼吸深度,呼吸辅助肌亦参与活动,出现鼻翼翕动和三凹征。若既有缺氧、PaO_2 降低,又有 CO_2 排出受阻、$PaCO_2$ 增高,则可产生呼吸衰竭。

(二)循环系统

常见心肌炎、心力衰竭及微循环障碍。病原体和毒素侵袭心肌,引起心肌炎。缺氧使肺小动脉反射性收缩,肺循环压力增高,形成肺动脉高压,使右心负担增加,同时低氧血症使心肌能量代谢障碍,降低心肌收缩力。肺动脉高压和中毒性心肌炎是诱发心力衰竭的主要原因。重症患儿常出现微循环障碍,甚至弥散性血管内凝血(DIC)。

(三)中枢神经系统

缺氧和 CO_2 潴留引起脑毛细血管通透性增加,致使颅内压增高。严重缺氧和脑供氧不足使脑细胞无氧代谢增加,造成乳酸堆积、ATP 生成减少和 Na-K 离子泵转运功能障碍,引起脑细胞内钠、水潴留,形成脑水肿。病原体毒素作用亦可引起脑水肿。严重脑水肿可抑制呼吸中枢而发生中枢性呼吸衰竭。

(四)消化系统

低氧血症和毒血症时胃肠黏膜最易受累,导致黏膜屏障功能破坏,使胃肠功能紊乱,出现厌食、呕吐及腹泻症状,甚至产生中毒性肠麻痹,严重者可引起消化道出血。

(五)水、电解质和酸碱平衡失调

严重缺氧发生代谢障碍、酸性代谢产物增加,加上高热、吐泻等因素,常可引起代谢性酸中毒;通气和换气功能障碍又可导致呼吸性酸中毒,因此严重肺炎时常为混合性酸中毒。缺氧和CO_2潴留又会导致肾小动脉痉挛而引起水、钠潴留,加上缺氧使细胞膜通透性改变、钠泵功能失调,使Na^+进入细胞内,可造成稀释性低钠血症。吐泻严重时,可造成钠摄入不足和排钠增多,引致脱水和缺钠性低钠血症。因酸中毒、H^+进入细胞内和K^+向细胞外转移,血钾通常增高或正常;但如伴吐泻及营养不良时,则血钾常偏低。

三、临床表现

(一)一般症状

大多起病较急,发病前数日多有上呼吸道感染症状。发热较高,热型不定,多为不规则发热,亦可为弛张热或稽留热,新生儿、重度营养不良儿可不发热或体温不升。患儿还常有精神不振、食欲减退、烦躁不安、轻度腹泻或呕吐等全身症状。

(二)呼吸系统

咳嗽较频,在早期为刺激性干咳,以后咳嗽有痰。新生儿、早产儿则表现为口吐白沫。重者呼吸急促,并有鼻翼扇动、点头状呼吸、三凹征、唇周发绀等,严重者可出现呼吸衰竭。肺部体征在早期可不明显或仅有呼吸音粗糙,以后可闻及固定的中、细湿啰音,以背部两肺下部及脊柱旁较多。当病灶融合扩大累及部分或整个肺叶时,则出现相应的肺实变体征,叩诊浊音,听诊呼吸音减弱或出现支气管呼吸音。

(三)循环系统

常见心肌炎和心力衰竭。前者表现为面色苍白、心动过速、心音低钝、心律不齐,心电图显示ST段下移和T波低平、倒置。如出现以下表现应考虑心力衰竭:①呼吸突然加快,大于60次/分;②心率突然大于180次/分;③骤发极度烦躁不安,明显发绀,面色发灰,皮肤苍白、发灰、发凉;④心音低钝,奔马律,颈静脉怒张;⑤肝脏迅速增大;⑥尿少或无尿,颜面、眼睑或双下肢水肿。

(四)神经系统

轻度缺氧表现为烦躁不安或嗜睡。合并中毒性脑病时可出现不同程度的意识障碍,惊厥、呼吸不规则、前囟隆起、脑膜刺激征及瞳孔对光反应迟钝或消失等。脑脊液检查除压力增高外,其余均在正常范围内。

(五)消化系统

常有纳差、吐泻、腹胀等。若发生中毒性肠麻痹,则肠鸣音减弱或消失,而腹胀明显,加重呼吸困难。消化道出血时呕吐咖啡样物,大便隐血试验阳性或排柏油样便。

四、并发症

若在肺炎治疗过程中,中毒症状或呼吸困难突然加重,体温持续不退或退而复升,应考虑有并发症的可能。常见的并发症有脓胸、脓气胸、肺大泡、化脓性心包炎和败血症等,多由金黄色葡萄球菌引起。应及时拍摄胸片及作其他相应检查以明确诊断。

五、实验室检查

细菌性肺炎的白细胞总数和中性粒细胞数目增高,甚至可见核左移,胞质中可见中毒颗粒。但幼婴、体弱儿及重症肺炎者,白细胞总数可正常或反而降低。病毒性肺炎白细胞总数正常或降低,有时可见异型淋巴细胞。应予起病 7 天内取鼻咽或气管分泌物标本作细菌培养或病毒分离,阳性率高,但需时较长,不能用作早期诊断。目前病毒病原学快速诊断技术已普遍开展,可以直接测定标本中的病毒病原或病毒颗粒或者直接测定感染急性期出现的特异性 IgM、IgG 抗体以判断抗原。

X 线检查早期可见肺纹理增粗,以后出现小斑片状阴影,以两肺下野、中内带及心膈区多见,斑片状阴影亦可融合成大片,甚至波及节段,常伴有肺不张或肺气肿。

六、治疗

应采取综合措施,积极控制炎症以改善肺的通气功能,防止并发症。

(一)一般治疗

保持室内空气流通,室温以 20℃ 左右为宜,相对湿度为 60%。及时清除上呼吸道分泌物,变换体位,以利痰液排出,从而保持呼吸道通畅。加强营养,饮食应富含蛋白质和维生素,少量多餐。重症不能进食者,可给予静脉营养。病情严重的患儿还可给予静脉免疫球蛋白输注,以增强免疫能力。

(二)病原治疗

1.抗生素

绝大多数重症肺炎是由细菌感染引起或在病毒感染的基础上合并细菌感染,故需采用抗生素治疗。使用原则如下:①根据病原菌选用敏感药物;②早期足量;③联合用药;④静脉给药。

WHO 推荐的一线抗生素有复方新诺明、青霉素、氨苄青霉素和羟氨苄青霉素,其中青霉素是治疗肺炎的首选药;氨苄青霉素和羟氨苄青霉素为广谱抗生素;复方新诺明不能用于新生儿。金黄色葡萄球菌所致肺炎者可用氨苄青霉素、苯唑青霉素或邻氯青霉素等。对革兰阴性杆菌可选用氨基式类抗生素,但要注意其不良反应。

我国卫生部对轻症肺炎推荐使用头孢氨苄(先锋霉素Ⅳ)。从抗菌作用看,第一代头孢菌素对革兰阳性球菌作用较强;第二代比第一代抗菌谱广,包括革兰阳性和阴性菌;第三代有较强的抗革兰阴性杆菌的作用。对支原体肺炎、衣原体肺炎可选用红霉素等。用药时间应持续至体温正常后 5～7 天,临床症状基本消失在后 3 天。

2.抗病毒治疗

常用的有:

(1)三氮唑核苷:每日 10mg/kg,肌内注射或静脉滴注,亦可超声雾化吸入,对合胞病毒、腺病毒有效。

(2)干扰素:人 α-干扰素治疗病毒性肺炎有效,雾化吸入局部治疗比肌内注射疗效好。

（3）其他尚有聚肌胞、乳清液等。

（三）对症治疗

（1）氧疗。对病情重、有呼吸困难、喘憋者应立即给氧。一般采取鼻前庭导管给氧，氧流量为 0.5～1L/min，氧浓度不超过 40%，氧气应湿化。三凹征及明显发绀者可用面罩给氧，氧流量为 2～4L/min，氧浓度为 50%～60%，若出现呼吸衰竭，则应使用人工呼吸机。

（2）保持呼吸道通畅。包括：①祛痰剂：氯化铵、复方甘草合剂、羚羊清肺散（金振口服液）等，痰多时可吸痰；②雾化吸入：地塞米松、庆大霉素和糜蛋白酶等；③支气管解痉剂：如 β_2 受体激动剂沙丁胺醇、特布他林等对喘憋严重者可选用；④保证液体摄入量，有利于痰液排出。

（3）镇静。对烦躁不安或有惊厥的患儿，可给镇静剂，常用苯巴比妥钠、异丙嗪或地西泮等。

（4）心力衰竭的治疗。除镇静、给氧外，还要增强心肌的收缩力，减慢心率，增加心搏出量；必要时可使用利尿剂和血管扩张剂减轻体内水、钠潴留，以减轻心脏负荷。

（5）腹胀的治疗。严重者肛管排气或胃肠减压，若为中毒性肠麻痹应禁食，皮下注射新斯的明，每次 0.04mg/kg；亦可联用酚妥拉明（0.5mg/kg）及阿拉明（0.25mg/kg）加入 10% 葡萄糖 20～30mL 静脉滴注，2 小时后可重复应用，一般 2～4 次可缓解。伴低钾血症者应及时补钾。

（6）中毒性脑病。主要是纠正低氧，减轻脑水肿，可静脉注射甘露醇每次 0.5～1g/kg，每 4～8 小时可重复，一般不超过 3 日。必要时可使用地塞米松，每次 2～5mg。其他还可用利尿剂、冬眠药物和能量合剂等。

（7）纠正水、电解质与酸碱平衡失调。

（四）糖皮质激素的应用

一般肺炎不用糖皮质激素，适应证为：①中毒症状明显；②严重喘憋；③伴有脑水肿、中毒性脑病、感染性休克、呼吸衰竭等。常用地塞米松，每日 2～3 次，每次 2～5mg，疗程 3～5 天。

七、护理评估

1. 健康史

评估有无上呼吸道感染或支气管炎病史，有无麻疹、百日咳等病史，有无发热、咳嗽、气促、发绀等症状，食欲情况有无变化，生长发育情况，有无营养障碍性疾病、先天性心脏病等。

2. 身体状况

评估有无发热、咳嗽、气促、呼吸困难、鼻翼翕动、三凹征、唇周发绀及肺部听诊有无固定的中、细湿啰音等症状和体征，注意热型及痰液情况，有无循环、神经、消化系统受累的表现。及时了解血常规、胸片等辅助检查的结果和意义。评估用药效果、药物敏感度和不良反应。

3. 心理-社会状况

本病病情较重，发病率、死亡率较高，病程较长，常需住院治疗。患儿表现为呼吸困难、烦躁不安、哭闹、食欲差、对吸氧不合作等。家长表现为焦虑、自责、忧虑、抱怨等心理反应。

八、护理诊断

1. 气体交换受损

与肺部炎症导致通气、换气功能障碍有关。

2. 清理呼吸道无效

与呼吸道分泌物过多、黏稠,咳嗽无力,痰液不易排出有关。

3. 体温过高

与肺部感染有关。

4. 营养失调:低于机体需要量

与摄入量不足、消耗增加有关。

5. 潜在并发症

心力衰竭、中毒性脑病、中毒性肠麻痹、脓胸、脓气胸、肺大疱等。

九、护理措施

(一)改善呼吸功能

1. 环境与休息

保持室内空气新鲜流通,室温为 $18\sim22℃$,相对湿度以 $50\%\sim60\%$ 为宜。病室要定时通风换气(应避免对流)。嘱患儿卧床休息,减少活动。被褥要轻软,内衣应宽松,以免影响呼吸。各种操作应集中进行,尽量使患儿安静,以减少氧的消耗。

2. 按医嘱给氧

凡有低氧血症、呼吸困难、喘憋、口唇发绀、面色灰白等情况应立即给氧。新生儿或鼻腔分泌物多者可用面罩给氧、鼻导管给氧、头罩给氧或氧帐给氧。婴幼儿可用面罩法,年长儿可采用鼻导管法。采用鼻导管给氧时,氧流量 $0.5\sim1L/min$,氧浓度不超过 40%。重症肺炎缺氧严重者应用面罩给氧,氧流量为 $2\sim4L/min$,氧浓度为 $50\%\sim60\%$。氧气应湿化,避免损伤呼吸道黏膜。若出现呼吸衰竭,则使用机械通气正压给氧。

3. 抗感染

按医嘱给予抗生素或抗病毒药物,消除肺部炎症,并注意观察药物疗效及不良反应。

(二)保持呼吸道通畅

(1)调节室内空气的湿度,并嘱患儿多饮水,避免呼吸道干燥。

(2)协助患儿按时更换体位,一般每 2 小时一次,用手轻拍患儿背部,促使痰液排出。具体方法是:五指并拢、掌指关节略屈,由下向上、由外向内轻拍背部,边拍边鼓励患儿咳嗽。若呼吸道分泌物较多而排出不畅时,可进行体位引流,使分泌物借助重力和振动排出。

(3)指导患儿有效咳嗽,促进痰液排出。

(4)及时清除呼吸道分泌物,对痰液黏稠不易咳出者,可按医嘱给予超声雾化吸入,以稀释痰液利于咳出。雾化吸入器中可加入庆大霉素、利巴韦林、地塞米松、α-糜蛋白酶等药物,2

次/天,每次 20 分钟。因雾化吸入必须深呼吸才能达到最佳效果,故应对患儿进行指导。

(5)必要时给予吸痰,吸痰不能过频和过慢(过频可刺激呼吸道使黏液产生过多,过慢可妨碍呼吸使缺氧加重),注意勿损伤黏膜。吸痰宜在哺乳前或哺乳 1 小时后进行,以免引起呕吐。因吸痰时的刺激,患儿多有咳嗽、烦躁,吸痰后宜立即吸氧。

(6)按医嘱给予祛痰药促进排痰。

(三)维持体温正常

保证患儿摄入充足水分,若体温超过 38.5℃时应采取物理降温或按医嘱给予退热剂,密切观察患儿体温变化并警惕热性惊厥的发生。

(四)营养及水分的补充

(1)给予患儿营养丰富、易消化的半流质饮食,少量多餐,防止过饱而影响呼吸。

(2)鼓励患儿多饮水使呼吸道黏膜湿润,以利于痰液的咳出,同时防止发热导致的脱水。

(3)哺喂时将患儿头部抬高或抱起,防止食物呛入气管发生窒息。重症患儿不能进食时,采取肠道外静脉营养,以保证液体的摄入量,避免呼吸道黏膜干燥、分泌物黏稠。输液时应严格控制输液量及滴注速度,最好使用输液泵,保持均匀滴入。

(五)密切观察病情,防止并发症

(1)如患儿突然出现烦躁不安、面色苍白、气喘加剧、呼吸大于 60 次/分、心率大于 180 次/分、肝在短时间内增大大于 1.5cm、颜面水肿等心力衰竭的表现,应立即报告医生,同时控制输液速度小于 5mL/kg,做好给氧、强心、利尿等抢救准备。若患儿口吐粉红色泡沫样痰为肺水肿的表现,可给患儿吸入 20%~30%乙醇湿化的氧气。

(2)密切观察意识、瞳孔等变化,如患儿出现烦躁或嗜睡、惊厥、昏迷、呼吸不规则、瞳孔不等大,提示颅内压增高,可能发生了中毒性脑病,应立即报告医生,配合抢救。

(3)密切观察有无呕吐以及呕吐物的性质、有无腹胀、肠鸣音是否减弱或消失、有无便血等。若腹胀明显伴低血钾者,按医嘱补钾。有中毒性肠麻痹时给予腹部按摩、热敷、肛管排气、禁食、胃肠减压等。

(4)若患儿突然出现烦躁不安、剧烈咳嗽、呼吸困难、胸痛、发绀、患侧呼吸运动受限,提示并发了脓胸或脓气胸,应积极配合医生进行胸腔穿刺术或胸腔闭式引流。

(六)健康指导

(1)向患儿及其家长介绍患儿的病情以取得家长配合,协助观察患儿病情变化。讲解肺炎的护理要点,如经常更换体位的重要性,示范轻拍背部协助排痰等。指导合理喂养,婴儿期提倡母乳,多进行户外活动。

(2)注意气候变化,及时增减衣服,避免着凉,一旦上呼吸道感染,及时治疗,防止继发肺炎;让家长了解肺炎的临床特点,治疗要点,治疗药物的名称、剂量、不良反应,说明早期规律服药的重要性。积极宣传肺炎预防的相关知识,教育患儿咳嗽时用手帕或纸捂嘴,不随地吐痰,防止病原菌污染空气而传染他人。在冬、春季节注意室内通风,尽量避免带小儿到公共场所,必要时用食醋熏蒸进行房间空气消毒,1 次/天,连续 3~5 天。

第六节　气管异物的护理

气管异物是指异物因误吸滑入气管和支气管，产生以咳嗽和呼吸困难为主要表现的临床急症，多见于 5 岁以下儿童。

一、病因

(1) 婴儿牙齿没有发育完好，不能完全咬碎硬食物，食物易吸入气管和支气管。

(2) 婴幼儿在进食或口含物品时，因说话、哭、笑、跌倒等原因不慎将异物吸入气管和支气管。常见异物有花生、黄豆、果核、笔帽、纽扣、硬币等，少数为全麻或昏迷患者误吸呕吐物所致。

(3) 进食果冻、螺蛳等食物时，由于吸食过猛这类食物会吸入气管和支气管。

二、临床表现

1. 异物进入期

异物经过声门进入气管、支气管时，立即引起剧烈呛咳、喘憋、面色青紫和不同程度的呼吸困难，随异物深入，症状可缓解。

2. 安静期

异物停留在气管或支气管内，经过一段时间可无症状或仅有轻微咳嗽及喘鸣，若异物较小，停留在小支气管内时，可无任何症状。

3. 刺激与炎症期

阵发性、痉挛性咳嗽是气管、支气管异物的一个典型症状。异物刺激局部黏膜产生炎症反应，并可合并细菌感染引起咳喘、痰多等症状。

4. 并发症期

常见支气管肺炎、肺不张、肺气肿、肺脓肿。

三、实验室检查

1. 胸部 X 线检查

胸部 X 线检查是常用的检查方法，但除金属异物外，多数异物不能直接在 X 线胸片中显示具体位置。

2. CT 检查

通过三维重建的仿真支气管镜可以显示出异物所在的部位及大小，对于难以诊断和形态特异的异物的手术具有指导意义。

3. 支气管镜检查

如疑有气管、支气管异物时，应做支气管镜检查。

四、治疗

治疗原则:及时取出异物,控制感染,保持呼吸道通畅。

1.拍背法

让小儿趴在救护者膝盖上,头朝下,托其胸,拍其背部4下,使小儿咳出异物。

2.催吐法

用手指伸进口腔,刺激舌根催吐,适用于较靠近喉部的气管异物。

3.迫挤胃部法

救护者抱住患儿腰部,用双手示指、中指、无名指顶压其上腹部,用力向后上方挤压,压后放松,重复而有节奏地进行,以形成冲击气流,把异物冲出。此法为美国海默来克医生所发明,故称"海默来克手法"。

五、护理评估

1.健康史

了解患儿有无玩耍及吸入碎小食物、纽扣等,有无突然发作呛咳、喘憋及呼吸困难、面色青紫等。

2.身体状况

身体状况以突然呛咳为主要症状,继之有喘憋、呼吸困难、发绀。若异物堵塞一侧支气管,可闻及该侧肺部呼吸音低。

3.心理-社会状况

本病病情较危急,可发生窒息死亡,常需气管插管甚至气管切开治疗。患儿表现为呼吸困难、烦躁不安、发绀等。家长表现为焦虑、自责、忧虑、抱怨等心理反应。

六、护理诊断

1.有窒息的危险

与气管、支气管内异物有关。

2.气体交换受损

与异物阻塞气管、支气管有关。

3.有感染的危险

与异物刺激气管、支气管黏膜,影响分泌物排出有关。

4.知识缺乏

缺乏气管、支气管异物的预防知识,对其危害性认识不足。

七、护理措施

(一)随时做好抢救准备

要充分认识呼吸道异物的危险性。一侧支气管异物,如果刺激性不大,可以暂时无症状,但可随时由干咳嗽、患儿哭闹等原因而引起异物移位至总气道或声门下,瞬间发生窒息,甚至死亡。如一旦诊断为气管异物就应和家属做好交代,并得到手术室、麻醉师的充分支持,同时要做好抢救的一切准备,以防措手不及。曾遇一例支气管枣核异物,在做术前交代时家长见患儿一般状态较好,并无呼吸困难,正对是否同意手术犹豫间,患儿突然咳嗽,异物窜至声门下,患儿当即窒息,幸好已做好抢救准备,及时取出异物,经人工呼吸抢救,患儿得救。

(二)术前准备

(1)认真阅读分析影像检查结果,仔细听诊,明确异物存在部位。

(2)详细询问病史,明确异物性状。特殊异物最好找来样品,在支气管镜下模拟钳取或制备特殊器械(如电灼器、异物钩等)。

(3)麻醉选择:除紧急情况下,总气管、声门下异物发生阻塞性呼吸困难者应立即争分夺秒,直接检喉暴露声门钳取异物久,只要情况允许,推荐全身麻醉。全身麻醉手术时,患儿相对安静,避免由于挣扎等引起憋气和加重副损伤,这样有利于耐受手术操作,并减少喉水肿的发生,同时可避免和减少由于器械刺激引起的迷走神经反射,全身麻醉可能通过支气管镜给氧,改善患儿缺氧状态,适当延长了手术操作时间,提高了抢救成功率。通过麻醉师对心电、呼吸、血压、血氧饱和度的全面观察,使术者可以集中精神进行手术。

(三)术前、术后监护

如果条件允许,术前、后应在 PICU 内监护治疗,监测心电、呼吸、血压、血氧饱和度等,注意呼吸变化情况、呼吸困难的程度及肺部体征的情况。

(四)注意手术并发症

1.唇齿损伤

不用全麻者较多或初学者行直接喉镜检查时以上牙齿为支点所造成。

2.窒息

手术麻醉时,异物突然嵌顿于声门下发生窒息,所以强调器械与人员都准备好后才开始麻醉。发生这种情况时应立即用直接喉镜取出可推下,窒息缓解后再取出。

3.喉水肿

注意支气管镜检查的时间和次数。随着医学的发展、支气管镜的改进及全身麻醉的应用,支气镜检时间可延长至1~2小时,甚至更长。但也要注意操作动作要轻巧,尽量减少镜检次数。术中或术后再适当给予地塞米松可减少喉水肿的发生。

4.手术并发气肿

为一种严重的并发症,必须及时发现和适当处理,手术呼吸运动加大,异物活瓣作用更加明显,容易引起气肿。手术时密切观察患儿和听诊两侧肺呼吸音很重要,处理不当可致死亡。

5.缺氧

异物取出前可有 SpO_2 明显下降,特别是取出困难和手术时间久的患儿。手术要争取时间短,注意缺氧情况。术中窒息时间长者可引起脑缺氧或其他神经系统并发症。

6.出血

手术损伤黏膜可引起出血,一般皆较轻微,无需特殊处理。

7.手术后并发肺炎、肺不张

常由于异物未取净或分泌物未吸净和感染所致。必要时应再次行支气管镜检查。

8.心搏骤停

多是由迷走神经反射所致,手术时加强喉部麻醉,可以防止发作。

9.异物脱落

异物,尤其是较大异物,通过声门时易被声带卡落,有的卡于声门或声门下区,可发生窒息,应立即在直接喉镜或前联合镜下用喉异物钳取出或推下,有的又被吸入支气管内也可引起窒息。

10.麻醉意外

应做好各种监护,以防麻醉意外发生。

第七节　急性呼吸衰竭的护理

一、发病机制

(一)缺氧

1.通气障碍

肺泡通气量严重不足既导致缺氧,又可造成 CO_2 潴留。它主要因肺扩张受限制或气道阻力增加引起。正常肺扩张有赖于呼吸中枢驱动、神经传导、吸气肌收缩、横膈下降、胸廓和肺泡的扩张。上述任何一个环节的障碍如呼吸中枢抑制、呼吸肌疲劳、胸廓和肺顺应性降低等均可导致肺扩张受限,出现限制性肺泡通气不足。阻塞性肺泡通气不足主要因气道阻力增加而引起。

2.换气障碍

通气血流比例失调:比值<0.8见于肺水肿、肺炎、肺不张等;比值>0.8见于肺栓塞、肺毛细血管床广泛破坏、部分肺血管收缩等。弥散障碍:见于呼吸膜增厚(如肺水肿)和面积减少(如肺不张、肺实变)或肺毛细血管血量不足(肺气肿)及血液氧合速率减慢(贫血)等。单纯换气障碍所致的血气变化特点:仅有 PaO_2 下降,$PaCO_2$ 正常或降低;肺泡气-动脉血氧分压差 $P(A-a)O_2$ 增大。

3.氧耗量增加

发热、呼吸困难、抽搐等均可增加氧耗量,是加重缺氧的重要原因。

(二)CO_2 潴留

$PaCO_2$ 的水平取决于 CO_2 的生成量与排出量。CO_2 的生成量增加如发热、甲状腺功能亢进症等,极少引起 $PaCO_2$ 升高。CO_2 潴留主要因肺泡通气不足引起。因此,$PaCO_2$ 是反映肺泡通气量的最佳指标,其升高必有肺泡通气不足。

二、诊断

(一)病史

有导致呼衰的原发疾病,见表 10-1。常可通过仔细询问病史而明确。

表 10-1　不同年龄小儿呼衰常见病因

新生儿期	其他年龄期
1.呼吸窘迫综合征	1.呼吸系统疾病肺炎、毛细支气管炎,脓气胸、血胸,纵隔气肿,上呼吸道梗阻,气管异物,哮喘持续状态,ARDS
2.先天畸形鼻、咽、气管畸形,支气管肺发育不良,横膈疝,气管-食管瘘,先天性心脏病	2.严重感染败血症、脑膜炎、脑炎、吉兰-巴雷综合征
3.产伤、窒息颅内出血,缺氧缺血性脑病,膈神经麻痹,血、气胸,吸入综合征	3.胸廓畸形,先天性心脏病
4.感染肺炎,脓、气胸,败血症,化脓性脑膜炎	4.颅脑、胸廓外伤及占位性病变
5.药物抑制母孕期用镇静剂,药物中毒	5.意外捂热综合征、烧伤、溺水
6.硬肿症、肺出血	6.各种中毒、休克

(二)临床表现

除有原发病表现外,主要是低氧血症和高碳酸血症所致各脏器功能的紊乱。

1.呼吸系统

①周围性呼衰:呼吸困难、急促、费力、鼻扇、三凹征明显、点头状呼吸、呼吸音消失、发绀。早期呼吸浅速,后呼吸无力,但节律整齐。②中枢性呼衰:呼吸节律不齐、深浅不匀、早期潮式呼吸,晚期出现抽泣样、叹息样、毕欧式呼吸、呼吸暂停及下颌运动等。呼衰晚期常为混合性。当呼吸减至 6～8 次/分钟提示呼吸将停止。

2.神经系统

烦躁、呻吟、头痛、多汗、肌震颤、谵妄、表情淡漠,重者昏迷、惊厥、瞳孔变化、视神经乳头水肿、结合膜充血、脑水肿等。

3.循环系统

早期心率增快、血压上升,后则下降,心音低钝,严重者心律失常。

4.其他系统

可出现消化道出血,肝、肾功能损害等。

5.水电解质及酸碱紊乱

可有呼吸性及代谢性酸中毒、低血钠、低血氯、低血钙,早期有高血钾,纠酸利尿后可致低血钾。

(三)辅助检查

1.血气分析

Ⅰ型呼衰 $PaO_2 < 6.67kPa$;Ⅱ型呼衰 $PaCO_2 > 6.67kPa$,$PaO_2 < 6.67kPa$。此时氧合指数 $PaO_2/FiO_2 < 33.3kPa$。

2.血生化检查

常有呼吸性和代谢性酸中毒及电解质紊乱,严重者可有肝、肾功能指标异常。

三、治疗

(一)治疗原则

积极治疗引起呼衰的原发病和诱因,改善呼吸功能,纠正缺氧、CO_2潴留和酸碱失衡及电解质紊乱,维持心、脑、肺、肾功能,防治并发症。

(二)治疗措施

1. 保持呼吸道通畅(A-airway)

(1)清除呼吸道分泌物,湿化、雾化气道及排痰。超声雾化液:抗生素、地塞米松、α-糜蛋白酶或异丙肾上腺素加上生理盐水,每天 2~3 次,每次 15~20 分钟,同时加强翻身、拍背和吸痰。必要时使用纤维支气管镜将分泌物吸出。

(2)解除支气管痉挛和水肿。可用地塞米松 0.5~1mg/(kg·次),每天 3~4 次静滴或者使用甲泼尼龙,短疗程。氨茶碱或多索茶碱每次 3~5mg/kg,溶于 10%葡萄糖液中静滴;或用 0.5%喘乐宁溶液 0.25~1mL,加生理盐水至 2mL,氧气雾化吸入。

如上述无效,应该迅速建立人工气道。

2. 保持呼吸和大脑功能

(1)氧气吸入:输氧原则为既能缓解缺氧,又不抑制颈动脉窦和主动脉体对低氧血症的敏感性为准。一般可应用鼻导管、鼻塞、漏斗、面罩、头罩等给氧;鼻前庭导管供氧时氧浓度(FiO_2)计算方法为:(%)=21+4(或 5)×氧流量(L/min),慢性缺氧给予一般浓度:30%~40%(FiO_2 0.3~0.4),氧流量 2~4L/min。急性缺氧给氧浓度需达 50%~60%(FiO_2 0.5~0.6),可用头罩吸氧。注意吸纯氧不超过 6 小时,吸 60%氧不超过 24 小时,防止氧中毒。一般主张低流量持续给氧,氧疗期 PaO_2 应保持在 8.65~11.31kPa(65~85mmHg)。

(2)应用呼吸兴奋剂,增加通气:适用于呼吸道通畅、呼吸浅表无力、早期呼衰患儿或呼吸节律不齐的中枢性呼衰者,对神经肌肉病变者无效。尼可刹米 0.25~0.5g/次,洛贝林 0.3~3mg/次,二甲弗林 2~4mg/次,肌内或静脉注射。

(3)气管插管及机械通气,改善通气:经给氧、吸痰、纠酸、呼吸兴奋剂等处理后,呼吸状况无改善时可建立人工气道。插管过久病情未见好转,应考虑气管切开,必要时机械通气。

(4)降低颅内压,控制脑水肿:用脱水剂,做到"既补又脱""快脱慢补""边脱边补"。对伴发心衰、肾衰可加用利尿剂。亦可采用过度通气降颅压。

3. 维持心血管功能

(1)强心剂:并发心衰时用快速制剂如毛花苷丙、毒毛旋花子苷 K,增强心肌收缩力,减慢心率,减少心脏耗氧量,呼衰时心肌缺氧导致洋地黄中毒,用量宜偏小。亦可加用呋塞米。

(2)血管活性药物:可使小动脉扩张,减低心排血阻力即减轻后负荷;扩张小静脉减少回心血量,调整前负荷;减轻肺动脉高压,肺淤血、肺水肿;改善微循环,提高氧输送能力,解除支气管痉挛,改善通气功能。酚妥拉明 0.3~0.5mg/(kg·次),一般不超过 10mg/次,可 4~6 小时一次静滴。东莨菪碱尚有兴奋呼吸中枢及镇静作用,多巴胺和多巴酚丁胺可提高氧供给。

4. 其他药物治疗

(1)糖皮质激素:增加应激功能,减少炎症渗出,解除支气管痉挛,改善通气;降低颅压、减轻脑水肿;稳定细胞膜、溶酶体膜活性。选用地塞米松 0.5~1mg/(kg·次),每天 3~4 次静滴,短疗程。或者选用甲泼尼龙。

（2）能量合剂:维持细胞功能。

（3）肺表面活性物质:增加肺的顺应性,避免肺不张。

5.病因治疗

治疗原发病,如感染性疾病应选用抗生素、抗病毒药;张力气胸、脓胸应作胸腔闭式引流等。

6.液体治疗

（1）纠正酸中毒:纠正酸中毒可用 5‰碳酸氢钠,直接提供 HCO_3^-,按 $NaHCO_3(mmol)=0.3×BE(碱缺失)×体重$ 计算,通常为 5‰$NaHCO_3$:2~5mL/(kg·次),先用半量,稀释成1.4‰。

（2）维持水及电解质的平衡:呼吸衰竭时液量可按 50~80mL/(kg·d)供给,脑水肿以 30~60mL/(kg·d)为宜。根据病史,及时补充钾、氯、钙等电解质。

四、护理评估

1.健康史

询问引起呼吸衰竭的原发疾病及诱发原因。

2.身体状况

评估患儿呼吸衰竭的类型,临床表现中呼吸系统表现、低氧血症表现和高碳酸血症表现。

3.心理-社会状况

患儿会因抢救时气管插管或气管切开,无法表达自己的需要而烦躁、焦虑和恐惧;家长会因患儿病情危重及对疾病的知识缺乏,若看到医护人员的抢救过程更会紧张、焦虑、恐惧和悲观失望,对医护人员的言行、态度及情绪过于敏感。

五、护理诊断

1.气管交换受损

与肺通气、换气功能障碍有关。

2.清理呼吸道无效

与呼吸道分泌物黏稠、无力咳嗽及呼吸功能受损有关。

3.不能维持自主呼吸

与呼吸肌麻痹或呼吸中枢功能障碍有关。

4.恐惧

与病情危重及缺乏本病的知识有关。

六、护理措施

（一）改善呼吸功能

1.安置患儿体位

立即送患儿入重症监护室,取半卧位或坐位休息,患儿衣服应宽松,被褥要松软、轻、暖。

2.保持呼吸道通畅

指导清醒患儿用力咳嗽;对咳嗽无力或不会咳嗽者,可根据病情协助患儿翻身,并轻拍胸、背部。按医嘱给予超声雾化吸入。无力咳嗽、昏迷、气管插管或切开者应用吸痰器吸痰。按医嘱应用氨茶碱、地塞米松等解除支气管痉挛。

3.合理用氧

一般选择鼻导管法,氧流量为 0.5～1L/min,氧浓度不超过 40%;新生儿、鼻腔分泌物多者及需要长期吸氧者最好选用面罩给氧或头罩给氧。头罩给氧者,氧流量为 2～4L/min,氧浓度为 50%～60%,效果不佳时可考虑面罩加压持续正压给氧。可用 60%～100% 的纯氧,但持续时间以不超过 4～6 小时为宜。氧疗期间对动脉血气分析进行监护,一般要求氧分压在 65～85mmHg 为宜。

4.按医嘱用呼吸中枢兴奋药物

中枢性呼吸衰竭的患儿可按医嘱用尼可刹米、洛贝林等药物;用药后应观察患儿有无烦躁不安、反射增强、局部肌肉抽搐等表现,发现后及时报告医生处理。

5.严密观察病情

利用心肺监护仪、血气分析仪、经皮氧分压或血氧饱和度监测仪等监测呼吸及循环功能。观察小儿皮肤及口唇颜色、末梢循环情况、肢体温度。准确记录出、入液量。

(二)应用辅助呼吸

1.人工呼吸

当患儿呼吸即将停止或已经停止,而且不具备抢救条件时,应立即进行胸外心脏按压或口对口人工呼吸。

2.气管插管或气管切开护理

当吸氧的浓度达 60%,而动脉血氧分压仍达不到 60mmHg 时,应及时建立人工气道,进行机械通气。

人工辅助呼吸的护理:①根据患儿血气分析结果或按医嘱调整各项参数,每小时检查 1 次并记录;②注意观察患儿的胸廓起伏、神态、面色、周围循环等,观察有无堵管或脱管现象;③用甲醛熏蒸或用苯扎溴铵浸泡消毒呼吸机管道,1 次/天;④保持呼吸道通畅,为患儿翻身、拍背、吸痰等;⑤按医嘱做好撤离呼吸机前的准备,如自主呼吸锻炼及抢救物品准备。

(三)病情观察和生活护理

(1)监测患儿生命体征、精神状态、皮肤颜色、肢体温度及尿量变化,记录患儿呼吸频率、节律、类型、心率及心律,及时进行血气分析,发现异常及时通知医生。

(2)密切观察患儿有无中毒性肠麻痹、心力衰竭、心源性休克和颅内压增高等并发症的发生,及时通知医生正确处理。

(3)环境:病室内要保持安静、舒适、空气清新、适当的温度和湿度,以利于呼吸道的湿化和分泌物的排出。

(4)饮食:鼓励患儿多饮水,防止痰液黏稠不易排出,耐心哺乳;防止呛咳导致窒息;给予易消化、营养丰富的流质或半流质食物,少量多餐;病情危重患儿给予静脉补充营养。

（四）心理护理

关心体贴患儿,态度和蔼可亲,可酌情抚摸患儿的身体,对患儿的听觉、视觉及皮肤感觉给予良性刺激,树立患儿信心,以减轻恐惧感;耐心向家长解释患儿的病情、治疗方法及护理措施,减轻家长的恐惧心理;对病情较重的患儿及其家长应给予同情和安慰,让他们感受到医护人员所付出的辛苦和努力,增强信任感;医护人员加强与家长的沟通,减轻家长的自责、紧张和焦虑情绪。

第十一章　循环系统疾病的护理

第一节　先天性心脏病的护理

一、概述

先天性心脏病是胎儿时期心脏及大血管发育异常而导致的畸形，是婴幼儿最常见的心脏病。本病发病率占活产婴儿的 7‰～8‰。据统计，我国每年有 10 余万先天性心脏病患儿出生。近半个世纪以来，由于心血管造影术、超声心动图、介入治疗等的应用及在低温麻醉和体外循环下心脏直视手术的发展，使临床对复杂先天性心脏病的诊断和治疗均发生了根本的变化，先天性心脏病的预后大为改观。

二、病因

胎儿时期，任何因素影响了心脏在胚胎期的发育，使心脏的某一部分发育停顿或异常，即可造成先天性畸形。这类因素大致可分为内在因素和外在因素两类，以后者为多见。内在因素主要与遗传有关，外在因素中较重要的为宫内感染，特别是风疹病毒的感染，另外还有流行性感冒、流行性腮腺炎和柯萨奇病毒感染等；其他还有孕妇接触大量放射线，代谢性疾病（糖尿病、高钙血症等）药物影响（抗癌药、甲糖宁等）及引起胎儿宫内缺氧的慢性疾病等。总之，先天性心脏病是胎儿周围环境因素与遗传因素相互作用所致。

三、血流动力学变化及其分类

根据畸形所在的位置和左、右心腔及大血管之间有无分流将先天性心脏病分为三类。

（一）左向右分流型（潜在青紫型）

此型是临床最常见的类型，常见有室间隔缺损、房间隔缺损和动脉导管未闭等。正常情况下，体循环压力高于肺循环压力，左室压力大于右室压力，血液从左向右分流时，临床上不出现青紫。但在病理情况下如肺炎或屏气哭闹时，肺动脉或右心压力超过主动脉或左心压力时，血液便从右向左分流，出现暂时青紫，故称为潜在青紫型。随着病情的进展，肺血流量的持续增加使肺小动脉发生痉挛，产生动力型肺动脉高压，日久肺小动脉肌层和内膜增厚，形成梗阻性肺动脉高压，产生反向分流而出现持续性青紫，称为艾森曼格综合征。

（二）右向左分流型（青紫型）

此型是临床病情重、死亡率高的类型，常见有法洛四联症、大动脉错位等。由于畸形的存在,使大量的静脉血流入体循环,出现持续性青紫,组织器官发生严重的缺氧。

(三)无分流型(无青紫型)

此型指心脏左、右心腔之间和大血管之间无异常通路或分流,故无青紫,如肺动脉狭窄和主动脉狭窄等。

四、室间隔缺损

室间隔缺损(VSD)是先天性心脏病中最常见的类型,发病率占先天性心脏病的 25%～40%。根据缺损位置不同,临床上常归纳为以下三种类型:①干下型缺损(缺损位于室上嵴下方,肺动脉瓣或主动脉瓣下);②室间隔膜部缺损(缺损位于室上嵴下方,三尖瓣的后方);③室间隔肌部缺损,可单独存在,也可与心脏其他畸形并存。

(一)临床表现

本病的具体临床表现决定于缺损的类型及大小。小型缺损(缺损小于 0.5cm),患儿无症状,多在体检时意外发现胸骨左缘第 3～4 肋间有一响亮的收缩期杂音;中型缺损(缺损 0.5～1.5cm),体循环流量减少,影响生长发育,患儿多消瘦、乏力、多汗、气短,易患肺部感染和心力衰竭。胸骨左缘第 3～4 肋间收缩期粗糙杂音,向四周广泛传导,杂音最响部位触及收缩期震颤;大型缺损(缺损大于 1.5cm),婴儿期即出现心衰、肺水肿,患儿多呼吸急促、吮吸困难、面色苍白、自汗,肝脏增大,易并发肺部感染。当出现青紫时,说明有右向左分流。室间隔缺损者易并发支气管肺炎、充血性心力衰竭、肺水肿及亚急性细菌性心内膜炎。

(二)辅助检查

1.X 线检查

小型室间隔缺损 X 线检查无明显改变。较大缺损典型改变为心胸比率增大,肺动脉段明显突出,肺血管影增粗,搏动强烈,称为肺门舞蹈征。左、右心室增大,左心房也常增大,主动脉影缩小。

2.超声心动图

超声心动图显示缺损的位置、大小及分流量,了解肺动脉压。合并复杂畸形者需进一步进行心导管检查。

3.心电图

心电图间接反映缺损大小和肺循环的阻力。一般新生儿期心电图不能反映血液的动力学改变;2 岁以内约有半数心电图上显示双室增大。2 岁以后大型缺损心电图表现为左、右心室同时肥大。

(三)治疗原则

小型缺损患儿不主张外科手术,此型自然关闭率可达 75%～80%,大多在 2 岁以内关闭。中型缺损患儿临床上有症状者,宜于学龄前期在体外循环心内直视下行修补术。大型缺损患儿,在出生 6 个月内发生难以控制的充血性心力衰竭,反复肺部感染和生长发育缓慢者,应及时手术治疗。过去因条件限制,只能在体外循环心内直视下做修补术,随着介入医学的发展,如今使用可自动张开和自动置入的装置经心导管堵塞缺损已成为非开胸治疗的新技术。

五、房间隔缺损

房间隔缺损(ASD)占先天性心脏病发病总数的 20%～30%,根据解剖病变的不同分为卵圆孔未闭、原发孔(第一孔)缺损和继发孔(第二孔)缺损,以后者多见。房间隔缺损由于小儿时期症状较轻,仅在体检时发现胸骨左缘 2～3 肋间有收缩期杂音。部分小儿 1 岁以内可自然闭合,1 岁后闭合的可能性极小,需要手术。

(一)临床表现

本病症状出现的迟早和轻重决定于缺损的大小。缺损小者终身无症状,仅在体检时发现胸骨左缘第 2～3 肋间有收缩期杂音。缺损较大或原发孔缺损者,影响生长发育,表现活动后心悸、气促、易疲劳,部分患者有咳嗽,频发呼吸道感染,声音嘶哑等。体格检查:心前区隆起,胸骨左缘 2～3 肋间有Ⅱ～Ⅲ级喷射性收缩期杂音,特征性的听诊指征为肺动脉瓣区第二音亢进和固定分裂音(分裂不受呼吸影响)。

(二)辅助检查

1. X 线检查

心脏外形轻度至中度扩大,以右心房和右心室为主,左室和主动脉影缩小,肺动脉段突出,肺门血管影增粗,透视下可见肺动脉血管影搏动增强,称为肺门舞蹈征。

2. 超声心动图

超声心动图显示缺损的位置、大小、分流方向,且能估计分流量的大小。

3. 心电图

典型患者表现为电轴右偏和不完全性右束支传导阻滞,部分病例有右心房和右心室肥大。

(三)治疗原则

房间隔缺损宜在学龄前予以手术修补,亦可通过介入导管用微型折伞关闭房缺,目前临床近期效果比较好。

六、动脉导管未闭

动脉导管为胎儿肺动脉和降主动脉之间的正常通道,出生后就自行关闭。若持续开放,并产生病理生理改变,即为动脉导管未闭(PDA);动脉导管未闭占先天性心脏病总数的 15%～20%,女孩多见。根据未闭的动脉导管的大小、长短、形态不同一般分为三型,即管型、漏斗型和窗型。

(一)临床表现

本病症状取决于动脉导管的粗细。导管口径较细者,临床可无症状,仅在体检时发现心脏杂音。导管粗大者分流量大,患儿多消瘦、气急、咳嗽、乏力、多汗、心悸等。体检胸骨左缘第 2 肋间闻及粗糙响亮的连续性机器样杂音,占据整个收缩期和舒张期,以收缩末期最响,向左锁骨下、颈部和肩部传导,最响处可触及震颤。肺动脉瓣区第二心音亢进。婴幼儿期因肺动脉压力较高,主、肺动脉压力差在舒张期不明显,因而往往仅听到收缩期杂音。此外,合并肺动脉高压或心力衰竭时,可仅有收缩期杂音。因肺动脉分流,舒张压降低,收缩压多正常,脉压增大可出现周围血管征,如轻压指甲床可见毛细血管搏动、触及水冲脉等。脉压显著增大可闻及股动脉枪击音。有显著肺动脉高压,其压力超过主动脉时,即产生右向左分流,出现下半身青紫,称为差异性青紫。动脉导管未闭的常见并发症为支气管肺炎、亚急性细菌性心内膜炎、分流量大者早期并发充血性心力衰竭。

(二)辅助检查

1. X 线检查

典型病例可显示左心室和左心房增大,肺动脉段突出,肺门血管影增粗、搏动增强,肺野充血。有肺动脉高压时,右心室增大,主动脉弓亦有所增大,通过这一特征可将本病与室间隔缺损、房间隔缺损进行鉴别。

2. 超声心动图

超声心动图显示动脉导管的位置和粗细,血液分流的方向和大小。

3. 心电图

心电图可正常或者左心室肥大或者双室肥大。

(三)治疗原则

手术结扎或截断导管即可治愈,宜于学龄前期施行,必要时任何年龄均可手术。非开胸手术治疗可首选介入导管以蘑菇伞或微型弹簧伞堵闭动脉导管。新生儿、早产儿可于生后一周内试用消炎痛治疗促使动脉导管收缩而关闭。

七、法洛四联症

法洛四联症(TOF)是一组先天性心血管的复合畸形,包括四种病理变化:①肺动脉狭窄;②室间隔缺损;③主动脉骑跨;④右心室肥厚,其中肺动脉狭窄最重要。本病是小儿先心病中最常见的青紫型先天性心脏病,其发病率占各类先天性心脏病的 10%～15%,男女发病比例接近。

(一)临床表现

1. 青紫

青紫为主要表现,其程度和出现的早晚与肺动脉狭窄程度有关。患儿表现为唇、指(趾)甲、耳垂、鼻尖、口腔黏膜等毛细血管丰富的部位发绀。

2. 气促和缺氧发作

患儿在喂养、啼哭、行走、活动后气促加重。20%～70%患儿有缺氧发作史,表现为阵发性呼吸困难和青紫加重,重症可突然昏厥和抽搐。

3. 蹲踞现象

蹲踞时下肢屈曲,增加体循环阻力,使静脉回心血量减少,减轻了心脏负荷,从而右向左分流量减少,因而缺氧症状得到暂时缓解,故患儿常喜欢采用蹲踞,这是一种无意识的自我缓解缺氧和疲劳的体位。体格检查可发现多数患儿生长发育落后,杵状指(趾)。胸骨左缘 2～4 肋间可听到Ⅱ～Ⅲ级收缩期杂音。肺动脉瓣区第 2 音减弱或消失。法洛四联症常见并发症为脑血栓、脑脓肿、亚急性细菌性心内膜炎。

（二）辅助检查

1.X线检查

右心室肥厚,心尖圆钝上翘,肺动脉凹陷,呈靴形心。肺门血管影缩小,两侧肺纹理减少,肺透亮度增强。

2.超声心动图

超声心动图直接显示主动脉骑跨的程度、肺动脉及右室流出道狭窄和室间隔缺损的情况。多普勒彩色血流显像可见分流情况,必要时可行导管检查和心血管造影。

3.心电图

电轴右偏,右心室肥大。大型室间隔缺损伴轻度肺动脉狭窄患者可显示双室肥厚图形。

4.血液检查

末梢血红细胞数增多,血红蛋白升高,红细胞比容增高。

（三）治疗原则

本病根本的治疗是外科手术。手术时机一般选择在 2～3 岁或以上。在体外循环下做心内直视手术,切除流出道肥厚部分、修补室间隔缺损、纠正主动脉右置。若肺血管发育较差不宜做根治手术,可先给予姑息分流术,以增加肺血流量。待年长后一般情况改善时再做根治术。内科治疗原则是对症处理,预防与处理并发症,使婴儿能持续存活并争取在较好的条件下进行手术。

阵发性呼吸困难或缺氧发作时处理原则如下:①立即置患儿于膝胸位;②及时吸氧保持安静;③皮下注射吗啡 0.1～0.2mg/kg;④静脉应用碳酸氢钠纠正酸中毒;⑤仍不能终止发作时可用普萘洛尔(心得安)0.1～0.2mg/kg 静脉注射,以解除流出道痉挛。注意纠正代谢性酸中毒,切忌使用洋地黄。

八、常见先天性心脏病患儿的护理

（一）护理评估

1.健康史

了解母亲妊娠期,尤其妊娠初期 2～3 个月有无感染史,接触放射线、用药史及吸烟,饮酒史;母亲是否患有代谢性疾病,家族中是否有先天性心脏病患者。了解发现患儿心脏病的时间,详细询问有无青紫、出现青紫的时间;小儿发育的情况,体重的增加情况,与同龄儿相比活动耐力是否下降,有无喂养困难、声音嘶哑、苍白多汗、反复呼吸道感染,是否喜欢蹲踞、有无阵发性呼吸困难或突然昏厥发作。

2.身体状况

体检注意患儿精神状态、生长发育的情况,皮肤黏膜有无发绀及其程度有无周围血管征;有无呼吸急促,心率加快、鼻翼扇动,以及肺部啰音、肝脏增大等心力衰竭的表现;有无杵状指(趾),胸廓无畸形,有无震颤。听诊心脏杂音位置、时间、性质和程度,特别注意肺动脉瓣区第二心音是增强还是减弱,是否有分裂。

了解 X 线、心电图、超声心动图、血液检查的结果和临床意义。较复杂的畸形还应该取得心导管检查和心血管造影的诊断资料。

3. 心理社会状况

评估患儿是否因患先天性心脏病生长发育落后，正常活动、游戏、学习受到不同程度的限制和影响而出现抑郁、焦虑、自卑、恐惧等心理。了解家长是否因本病的检查和治疗比较复杂、风险较大、预后难于预测、费用高而出现焦虑和恐惧等。

（二）常见护理诊断/问题

1. 活动无耐力

与体循环血量减少或血氧饱和度下降有关。

2. 生长发育迟缓

与体循环血量减少或血氧下降影响生长发育有关。

3. 有感染的危险

与肺血增多及心内缺损易致心内膜损伤有关。

4. 潜在并发症

心力衰竭、感染性心内膜炎、脑血栓。

5. 焦虑

与疾病的威胁和对手术担忧有关。

（三）预期目标

（1）患儿活动量得到适当的限制，能满足基本生活所需。

（2）患儿获得充足的营养，满足生长发育的需要。

（3）患儿不发生感染。

（4）患儿不发生并发症或发生时能被及时发现，得到及时适当的处理。

（5）患儿或（和）家长能获得本病的有关知识和心理支持，较好地配合诊断检查和手术治疗。

（四）护理措施

1. 建立合理的生活制度

安排好患儿作息时间，保证睡眠、休息，根据病情安排适当活动量，减少心脏负担。集中护理，避免引起情绪激动和大哭大闹。病情严重的患儿应卧床休息。

2. 供给充足营养

注意营养搭配，供给充足能量、蛋白质和维生素，保证营养需要，以增强体质，提高对手术的耐受。对喂养困难的小儿要耐心喂养，可少量多餐，避免呛咳和呼吸困难。心功能不全时有水钠潴留者，应根据病情，采用无盐饮食或低盐饮食。

3. 预防感染

注意体温变化，按气温改变及时加减衣服，避免受凉引起呼吸系统感染。注意保护性隔离，以免交叉感染。做各种口腔小手术时应给予抗生素预防感染，防止感染性心内膜炎发生，一旦发生感染应积极治疗。

4. 注意观察病情，防止并发症发生

（1）观察病情：防止法洛四联症患儿因活动、哭闹、便秘引起缺氧发作；一旦发生应将小儿置于膝胸卧位,此体位可增加体循环阻力,使右向左分流减少,同时给予吸氧,并与医生合作给予吗啡及普萘洛尔抢救治疗。

(2)法洛四联症患儿血液黏稠度高,发热、出汗、吐泻时,体液量减少,加重血液浓缩易形成血栓,因此要注意供给充足液体,必要时可静脉输液。

(3)观察有无心率增快、呼吸困难、端坐呼吸、吐泡沫样痰、浮肿、肝大等心力衰竭的表现,如出现上述表现,一立即置患儿于半卧位,给予吸氧,及时与医生取得联系。并按心衰护理。

5.心理护理

对患儿关心爱护、态度和蔼,建立良好的护患关系,消除患儿的紧张。对家长和患儿解释病情和检查、治疗经过,取得他们理解和配合。

6.健康教育

指导家长掌握先天性心脏病的日常护理,建立合理的生活制度,合理用药,预防感染和其他并发症。定期复查,调整心功能到最好状态,使患儿能安全到达手术年龄,安度手术关。

第二节　病毒性心肌炎的护理

病毒性心肌炎是病毒侵犯心脏所致的炎性过程,除心肌炎外,部分病例可伴有心包炎和心内膜炎。本病临床表现轻重不一,轻者预后大多良好,重者可发生心力衰竭、心源性休克、甚至猝死。近年统计,小儿病毒性心肌炎的发病率在上升,但重症患儿仍占少数。

一、病因和发病机制

很多病毒感染可引起心肌炎。主要是肠道和呼吸道病毒,尤其是柯萨奇病毒 B1~6 型最常见,约占半数以上,其次为埃可病毒。其他病毒如腺病毒、脊髓灰质炎病毒,流感和副流感病毒、单纯疱疹病毒、腮腺炎病毒等均可引起心肌炎。轮状病毒是婴幼儿秋季腹泻的病原体,也可引起心肌的损害。本病发病机制尚不完全清楚,一般认为与病毒及其毒素早期经血液循环直接侵犯心肌细胞有关,另外病毒感染后的变态反应和自身免疫也与发病有关。

二、病理变化

病变分布可为局灶性、散在性或弥散性,多以心肌间质组织和附近血管周围单核细胞、淋巴细胞和中性粒细胞浸润为主,少数为心肌变性,包括肿胀、断裂、溶解和坏死等变化。慢性病例多有心脏扩大、心肌间质炎症浸润和心肌纤维化形成的疤痕组织。心包可有浆液渗出,个别发生粘连。病变可波及传导系统,甚至导致终身心律失常。

三、临床表现

病毒性心肌炎临床表现轻重悬殊,轻症患儿可无自觉症状,仅表现心电图的异常;重症者则暴发心源性休克、急性心力衰竭常在数小时或数天内死亡。典型病例在起病前数日或1～

3周多有上呼吸道或肠道等前驱病毒感染史,常伴有发热、胸痛、周身不适、咽痛、肌痛、腹泻和皮疹等症状;心肌受累时患儿常诉疲乏无力、气促、心悸和心前区不适或腹痛。检查发现心脏扩大、心搏异常,安静时心动过速,第一心音低钝,出现奔马律,伴心包炎者可听到心包摩擦音。严重时甚至血压下降,发展为充血性心力衰竭或心源性休克。

多数患儿预后良好,病死率不高。半数经数周或数月后痊愈。少数重症暴发病例,因心源性休克、急性心力衰竭或严重心律失常在数小时或数天内死亡。部分病例可迁延数年,仅表现为心电图或超声心动图改变。

四、辅助检查

(一)实验室检查

1.血象及血沉

急性期白细胞总数轻度增高,以中性粒细胞为主;部分病例血沉轻度或中度增快。

2.血清心肌酶谱测定

病程早期血清肌酸激酶(CK)及其同工酶(CK-MB)、乳酸脱氢酶(LDH)及其同工酶(LDHI)、血清谷草转氨酶(SGOT)均增高。心肌肌钙蛋白 T(cTnT)升高,具有高度的特异性。恢复期血清中检测相应抗体,多有抗心肌抗体增高。

3.病毒分离

疾病早期可从咽拭子、粪便、血液、心包液或心肌中分离出病毒,但阳性率低。

4.PCR

在疾病早期可通过 PCR 技术检测出病毒核酸。

(二)X 线检查

透视下心搏动减弱,胸片示心影正常或增大,合并大量心包积液时心影显著增大。心功能不全时两肺呈淤血表现。

(三)心电图检查

呈持续性心动过速,多导联 ST 段偏移和 T 波低平、双向或倒置 QT 间期延长、QRS 波群低电压。心律失常以早搏为多见,尚可见到部分性或完全性窦房、房室或室内传导阻滞。

五、治疗

本病为自限性疾病,目前尚无特效治疗,主要是减轻心脏负担,改善心肌代谢和心功能,促进心肌修复。

(1)休息十分重要,减轻心脏负担。

(2)抗生素和抗病毒药物治疗急性期可加用抗生素,有报道联合应用三氮唑核苷和干扰素可提高生存率。

(3)保护心肌和清除自由基的药物治疗。

①大剂量维生素 C 和能量合剂:维生素 C 有清除自由基的作用,可改善心肌代谢及促进心肌恢复,对心肌炎有一定疗效。剂量为每日 100～200mg/kg,以葡萄糖稀释成 10%～20%

溶液静脉注射。每日1次,疗程3~4周。病情好转可改维生素C口服。能量合剂有加强心肌营养、改善心肌功能的作用,常用三磷酸腺苷20mg,辅酶A 50单位,胰岛素4~6单位及10%氯化钾8mL溶于10%葡萄糖液250mL中静脉滴注,每日或隔日1次。

②辅酶Q_{10}:有保护心肌和清除自由基的作用,1mg/kg·d,分二次口服,疗程3个月以上。

③1,6-二磷酸果糖(FDP):可改善心肌细胞代谢,150~250mg/kg·d,静脉滴注,疗程1~3周。

④中药:在常规治疗的基础上加用丹参或黄芪等中药。

(4)应用肾上腺皮质激素:激素有改善心肌功能、减轻心肌炎性反应和抗休克作用,一般病程早期和轻症者不用,多用于急重病例,常用泼尼松,每日1~1.5mg/kg口服,共2~3周,症状缓解后逐渐减量至停药。对于急症抢救病例可采用静脉滴注,如地塞米松每日0.2~0.4mg/kg或氢化可的松每日10~20mg/kg。

(5)应用丙种球蛋白:用于重症病例,2g/kg,单剂24小时静脉缓慢滴注。

(6)控制心力衰竭:强心药常用地高辛或毛花苷丙。由于心肌炎时对洋地黄制剂比敏感,容易中毒,故剂量应偏小,一般用有效剂量的2/3即可。重症患儿加用利尿剂时,尤应注意电解质平衡,以免引起心律失常。

(7)救治心源性休克:静脉大剂量滴注肾上腺皮质激素或静脉推注大剂量维生素C常可取得较好的效果,如效果不满意可应用调节血管紧张度的药物如多巴胺、异丙肾上腺素和阿拉明等加强心肌收缩、维持血压和改善微循环。

六、护理评估

(一)健康史
评估患儿有无呼吸道或消化道感染病史;起病情况;用药情况;生长发育史;接种史等。

(二)身体状况
本病临床表现轻重不一。

(1)轻症患儿可无自觉症状,仅表现为心电图的异常。

(2)重者则会因暴发心源性休克、急性心力衰竭而在数小时或数天内死亡。

(3)典型病例在起病前1~3周内多有前驱病毒感染史,如上呼吸道或肠道感染等。常伴有发热、周身不适、胸痛、咽痛、肌痛、腹泻和皮疹等症状;心肌受累时患儿常诉疲乏无力、气促、心悸和心前区不适或腹痛。会有烦躁不安、面色苍白、血压下降等体征。

体格检查发现心脏扩大、心搏异常,心尖区第一心音低钝或奔马律,心动过速,伴心包炎者还可听到心包摩擦音。

(4)并发症:严重时会有心力衰竭及心源性休克体征。多数患儿预后良好,病死率不高。

(三)辅助检查
1.心电图检查

可见心律失常:包括各种期前收缩、室上性和室性心动过速、房颤和室颤、二度或三度房室传导阻滞。心肌受累明显时可见 ST 段下移和 T 波低平,但是心电图缺乏特异性,强调动态观察的重要性。

2.实验室检查

(1)血清心肌酶谱测定:病程早期血清肌酸激酶(CK)及其同工酶(CK-MB)、乳酸脱氢酶(LDH)及其同工酶(LDH_1)、血清谷草转氨酶(SGOT)均增高。

(2)近年来通过随访发现,心肌肌钙蛋白(cTnI 或 cTnT)升高,具有高度的特异性,但敏感度不高。

3.超声心动图检查

可显示心房、心室的扩大,心室收缩功能受损程度,探查有无心包积液以及瓣膜功能。

4.病毒分离

咽拭子、粪便、血液、心包液或心肌中分离出病毒,对诊断具有辅助意义。

5.心肌活体组织检查

仍被认为是诊断的金标准,但由于取样部位的局限性及患儿的依从性不高,应用仍很有限。

(四)心理-社会状况

评估患儿及家长对该病的了解程度;患儿及家长对休息重要性的认识;患儿居住环境及社区医疗条件;家庭经济状况;患儿有无住院经历;家长对患儿的照顾能力;家长和患儿有无焦虑、恐惧等不良心理反应。

七、常见护理诊断/问题

(一)活动无耐力
与心肌收缩力下降,组织供氧不足有关。

(二)潜在并发症
心律失常、心力衰竭、心源性休克、药物中毒等。

(三)焦虑
与病程长、活动受限制和休学后落课有关。

八、护理措施

(一)适当休息,减轻心脏负担
急性期完全卧床至少 8 周;一般需 3 个月后,X 线心影恢复正常,可轻微活动;恢复期至少半日卧床 6 个月;半年至一年后,可恢复全日学习;心脏增大者,心力衰竭者,需卧床半年以上至心脏缩小,待心衰控制、心脏情况好转后再逐渐开始活动。

(二)密切观察病情变化
(1)密切观察和记录患儿的心律,有明显心律失常者应连续心电监护,一旦发现多源性期前收缩、高度或完全性房室传导阻滞、频发室性期前收缩、心动过速、心动过缓等应立即报告医生,协助采取紧急处理措施。

(2)密切观察和记录患儿的精神状态、心率和呼吸频率,有胸闷、心悸、气促时应立即休息,必要时可给予吸氧。烦躁不安者可遵医嘱给予镇静剂。发生心力衰竭时应置患儿于半卧位,尽量保持其安静,静脉给药时速度不宜过快。

(3)密切观察和记录患儿面色、心率、呼吸、体温及血压的变化。心源性休克使用血管活性药物,要准确控制滴速,最好能使用输液泵,以避免血压过大的波动。

(4)使用洋地黄时严格掌握剂量,注意观察有无心率过慢,有无新的心律失常或恶心、呕吐等消化系统症状,如有上述症状应暂停用药并与医生联系处理,避免洋地黄中毒。

(三)心理护理

(1)对患儿及家长介绍本病的病因、治疗过程和预后,减少患儿和家长的焦虑、恐惧心理。

(2)理解患儿因病不舒适、环境陌生及治疗性痛苦而出现的哭闹,鼓励家长陪伴患儿,预防分离性焦虑。

(3)尽量用患儿能够理解的语言解释治疗和创伤性操作,鼓励患儿表达自己的感受。

(四)健康教育

(1)告知预防呼吸道感染、消化道感染的常识,疾病流行期间尽量避免去公共场所。

(2)带抗心律失常药物出院的患儿,应让患儿和家长了解药物的名称、剂量、用药方法及其不良反应。

(3)指导患儿进食高蛋白、高维生素(尤其是维生素 C)及易消化的食物,忌食油炸食品,少量多餐。

(4)教会家长测量脉率、节律,发现异常要及时复诊。

(5)强调休息对心肌炎恢复的重要性,使其能自觉配合治疗和护理。

(6)嘱其出院后定期到门诊复查,复查时间分别在出院后 1 个月、3 个月、6 个月及 1 年。

第三节　充血性心力衰竭的护理

临床上心力衰竭是各种心脏病的严重阶段,是一个综合征,由四部分组成:心功能障碍运动耐力减低,体、肺循环充血,以及后期出现心律失常。早期机体通过加快心率、心肌肥厚和心脏扩大等进行代偿,调整排血量以满足需要,这个阶段为心功能代偿期,临床上无症状。后期心功能进一步减退,上述代偿机制已不能维持足够的心排血量,因而出现静脉回流受阻、体内水分潴留、脏器瘀血等,在临床上即表现为充血性心力衰竭,简称心衰。

一、病因

婴儿期较儿童期多见,婴儿期引起心衰的原因以先天性心脏病最多见。病毒性或中毒性肌炎、心内膜弹力纤维增生症、心糖原累积症等亦为重要原因。儿童时期以风湿性心脏病和急性肾炎所致的心衰最为常见;其他少见的原因如克山病、重度贫血、甲状腺功能亢进、维生素 B_1 缺乏、电解质紊乱和缺氧等。

二、临床表现

心衰患者的症状和体征由代偿功能失调引起,并因原发心脏病及患儿年龄有所不同,年长儿心衰的症状与成人相似,主要表现为乏力、劳累后气急、食欲减退、腹痛和咳嗽。安静时心率增快,呼吸浅快,颈静脉怒张,肝增大、有压痛,肝颈静脉回流试验阳性。病情较重者尚有端坐呼吸,肺底部可听到湿啰音,并出现浮肿,尿量明显减少。心脏听诊除原有疾病产生的心脏杂音和异常心音外,常可听到心尖区第一音减低和奔马律。

新生儿早期表现常不典型,但其心衰发展迅速,常见症状为呼吸快速、表浅、频率可达 50~100 次/分,喂养困难,体重增长缓慢,烦躁多汗,哭声低弱,肺部可闻及干啰音或哮鸣音。颈静脉怒张和浮肿均不明显,只能通过量体重判断有无浮肿存在,严重时鼻唇三角区呈现青紫。

三、实验室检查

1.胸部 X 线检查

心影多呈普遍性扩大,搏动减弱,肺纹理增多,肺门或肺门附近阴影增加,肺部瘀血。婴儿正常的胸腺心脏影,可被误诊为心脏扩大,应予注意。

2.心电图检查

对心律失常及心肌缺血引起的心力衰竭有诊断及指导治疗意义。

3.超声心动图检查

可见心室和心房腔扩大,M 型超声心动图显示心室收缩时间间期延长,射血分数降低。心脏舒张功能不全时,二维超声心动图对诊断和引起心衰的病因判断有帮助。

四、治疗

治疗原则是消除病因及诱因,改善血流动力学,维护衰竭的心脏。

(一)病因治疗

在治疗心力衰竭的同时,应初步确定病因。如心衰由甲状腺功能亢进、重度贫血或维生素 B_1 缺乏、病毒性或中毒性心肌炎等引起者须及时治疗原发疾病;如为先天性心脏病所致,则内科治疗往往是术前的准备,而且手术后亦需继续治疗一个时期。

(二)一般治疗

保证患儿休息、防止躁动,可以平卧或取半卧位,必要时可适当应用苯巴比妥等镇静剂,用吗啡(0.05mg/kg)进行皮下或肌内注射常能取得满意效果,但须警惕抑制呼吸;给予易消化和富有营养的食物,每次进食量应少些,婴儿喂奶宜少量多次,年长儿钠盐摄入量每日应控制在 0.5~1.0g 以下;重症和进液量不足的婴儿,可给予静脉补液,每日总量宜控制在 75mL/kg,以 10%葡萄糖液为主。对有气急和发绀的患儿应及时给予吸氧。

(三)洋地黄类药物

洋地黄能使心肌收缩力增强、心输出量增加,改善组织灌注及静脉瘀血状态。还作用于心脏传导系统,减慢心率。其疗效随病因和病理情况有所不同。一般对慢性心功能不全或心室负荷加重所引起的心衰,如先天性心脏病和慢性风湿性瓣膜病等疗效较好,而对贫血、心肌炎引起者疗效较差。小儿时期最常用的洋地黄制剂为地高辛,它可供口服及静脉注射,起作用快,蓄积少。如需迅速洋地黄化,除地高辛静脉注射外,尚可应用毛花苷C(西地兰,lanatosideC)等药物。

1. 剂量和用法

基本原则是首先达到洋地黄化量,即心肌收缩达到最大效果必需的剂量,然后根据病情需要继续用维持量来补充每天从体内消失的量以维持疗效。

(1)洋地黄化法:如病情较重或不能口服者,可选用毛花苷 C 或地高辛静脉注射,在 24 小时内投以负荷量,首次用量为总量的 1/2,余量分两次,相隔 6～12 小时一次,负荷量 12 小时后再加用维持量。

(2)维持量:洋地黄化后 12 小时可开始给予维持量。维持量的疗程视病情而定:急性肾炎合并心衰者往往不需用维持量或仅需短期应用;短期难以去除病因者,需持续用药数年,如心内膜弹力纤维增生症患者需用 2 年以上,应注意随患儿体重增长及时调整剂量,以维持小儿血清地高辛的有效浓度 1～3ng/mL 为宜。

2. 使用洋地黄注意事项

用药前应了解患儿在 2～3 周内的洋地黄使用情况,肾功能不全、心肌疾病、低血钾、低血镁、酸中毒、缺氧等患儿对洋地黄耐受性差,一般按常规剂量减去 1/3。未成熟儿和小于 2 周的新生儿因肝肾功能尚不完善,易引起中毒,洋地黄化剂量应偏小,可按婴儿剂量减少 1/3～1/2。钙剂对洋地黄有协同作用,故用洋地黄类药物时应避免用钙剂。

3. 洋地黄毒性反应

小儿洋地黄中毒最常见的表现为心律失常,如窦性心动过缓、不完全性房室传导阻滞、室性早搏和阵发性心动过速等;胃肠道反应有食欲缺乏、恶心、呕吐等;神经系统症状,如嗜睡、头昏、视力障碍则不多见。

洋地黄中毒时应立即停用洋地黄和利尿剂,同时补充钾盐。小剂量钾盐能控制洋地黄引起的室性早搏和阵发性心动过速。轻者氯化钾每日 0.075～0.1g/kg,分次口服;重者可给予氯化钾每小时 0.03～0.04g/kg 静脉滴注,总量不超过 0.15g/kg,滴注时用 10% 葡萄糖稀释成 0.3% 浓度。肾功能不全和合并房室传导阻滞时忌用静脉给钾。

(四)利尿剂

通过利尿可以减轻肺水肿,降低血容量、回心血量及左室充盈压,减轻心脏前负荷,故合理应用利尿剂为治疗心衰的一项重要措施。当使用洋地黄类药物而心衰仍未完全控制或伴有显著水肿者,宜加用利尿剂。

(五)其他药物治疗

非洋地黄类苷性肌力药可增加心肌内钙含量或增加心肌细胞对钙的敏感性而发挥正性肌力作用,可用多巴胺,每分钟 5～10μg/kg 静脉滴注,必要时剂量可适当增加,一般不超过每分钟 30μg/kg。如血压显著下降,宜给予肾上腺素每分钟 0.1～1.0μg/kg 持续静脉点滴,这有助于增加心搏出量、提高血压而心率不一定明显增快。

血管扩张剂主要通过扩张静脉容量血管和动脉阻力血管,减轻心脏前后负荷,提高心输出量;并可使室壁应力下降,心肌耗氧降低,改善心功能。对左室舒张压增高的患儿更为适用。常用药物有:肼曲嗪、卡托普利、依那普利、硝普钠、酚妥拉明。

五、护理评估

1.健康史

详细询问患儿病史、发病过程。有无呼吸困难、咳嗽、气喘、胸闷、水肿及青紫史,发现心脏杂音及其他心脏疾病的具体时间。收集患儿饮食、生活方式、活动情况、尿量多少等。

2.症状、体征

检查患儿精神状态,测量呼吸、脉搏及血压,观察患儿四肢末梢循环情况。记录心音、心率及心律的变化、呼吸形式及节律、肝脏大小、有无水肿及腹腔积液,还应注意评估患儿的心功能状态。

3.心理-社会因素

评估家长对本病的认识程度、预后及护理常识的了解情况,是否有焦虑和恐惧心理,家庭经济条件如何。

六、护理诊断

1.心排出量减少

与心肌收缩力降低有关。

2.体液过多

与心排血量下降,静脉回流受阻,体内水、钠潴留有关。

3.气体交换受损

与肺循环淤血、肺水肿有关。

4.潜在并发症

肺水肿;药物不良反应,如洋地黄中毒、低钾血症等。

5.焦虑

与疾病的危险程度及环境改变有关。

七、护理措施

(一)减轻心脏负担

1.休息

应尽力避免患儿烦躁、哭闹,必要时可适当应用镇静剂。患儿宜取半坐位或侧卧位,婴儿取 15°～30°斜坡卧位。心衰Ⅰ度可起床活动;心衰Ⅱ度限制活动,延长卧床时间。心衰Ⅲ度绝对卧床。尽量避免各种精神刺激,保持大便通畅。

2.控制水、钠摄入量

低盐饮食,每日液体入量宜控制在 75mL/kg 以下。输入速度宜慢,以每小时小于 5mL/kg 为宜。应给予易消化和富有营养的食物,婴儿宜少量多次哺喂。

3.利尿剂的应用

应掌握用药的时间,尽量在早晨及上午给药,避免夜间尿量过多而影响休息。观察水肿体征的变化,每日测量体重,记录液体出、入量,长期应用者注意心音、心律及电解质变化。

(二)吸氧

呼吸困难、发绀、低氧血症者给予吸氧。急性肺水肿的患儿吸氧时,湿化瓶内放入 20%～30%乙醇,间歇吸入,每次 10～20 分钟。

(三)病情观察

密切观察生命体征变化,定时测量呼吸、血压、脉搏,注意心律、心率的变化,必要时进行心电监护,检测血清钠、钾、氯及血气分析结果。病情变化时应及时与医生联系,防止继发感染,处理并发症。

(四)应用洋地黄类药物的护理

(1)用药前了解患儿心、肾功能,是否使用利尿剂,有无电解质紊乱。测量患儿脉搏,若发现新生儿小于 120 次/分、婴儿小于 100 次/分、幼儿小于 80 次/分、学龄儿小于 60 次/分时停药,报告医生。

(2)用药后观察药物毒性反应,小儿洋地黄中毒最常见的表现是心律失常,如房室传导阻滞、期前收缩、阵发性心动过速、心动过缓等;其次是胃肠道反应,有食欲缺乏、恶心、呕吐;神经系统症状如嗜睡、头晕、色视等则较少见。

(3)钙剂与洋地黄制剂有协同作用,必须避免同时使用。

(五)健康教育

向患儿和家长介绍心衰的有关知识、诱发因素及防治措施,根据不同病情制订恰当的休息、饮食及生活制度,减少患儿焦虑及恐惧。教会年长患儿自我监测脉搏的方法,及时发现心率异常。向家长解释说明所用药物的名称、剂量、给药时间、给药方法及常见不良反应,共同构建和谐医患关系,共同为患儿的康复做出努力。

第十二章　消化系统疾病的护理

第一节　口炎的护理

口炎是指口腔黏膜的炎症,如病变局限于舌、齿龈、口角,则称为舌炎、牙龈炎或口角炎。多见于婴幼儿,可单独发生,也可继发于急性感染、腹泻、营养不良、久病体弱等全身性疾病。

一、病因

口炎由各种病原体或理化因素刺激引起,病原体主要有病毒、细菌、真菌;食具消毒不严格、口腔卫生差、不适当擦拭口腔、食物温度过高或各种疾病导致机体抵抗力下降等均可诱发口炎。

二、临床表现

(一)鹅口疮

鹅口疮又称雪口病,由白色念珠菌感染所致。多见于:①新生儿、营养不良患儿、腹泻患儿;②长期使用广谱抗生素或糖皮质激素的患儿;③喂哺时使用不洁奶具;④新生儿出生时经产道感染。

临床特征:①口腔黏膜出现点状或小片状乳凝块,可融合成片,不易拭去,强行剥落后局部黏膜潮红粗糙,可有溢血;②患处不痛,不流涎,不影响吃奶,一般无全身症状;③严重者可累及消化道或呼吸道。

(二)疱疹性口炎

由单纯疱疹病毒Ⅰ型感染所致。多见于1~3岁小儿,发病无明显季节性,传染性强,常在托幼机构引起小流行。

临床特征:①起病即发热,体温达38~40℃,1~2天后口腔黏膜(齿龈、颊黏膜、舌、唇内和唇黏膜)出现散在或成簇小水疱,直径2~3mm,周围有红晕,很快破溃形成浅溃疡,表面有黄白色纤维素性分泌物覆盖,多个小溃疡可融合成较大的溃疡;②局部疼痛明显,伴有流涎、拒食、烦躁、颌下淋巴结肿大;③3~5天后体温恢复正常,病程1~2周,颌下淋巴结肿大可持续2~3周。

(三)溃疡性口炎

由链球菌、金黄色葡萄球菌、肺炎链球菌等感染所致,多见于婴幼儿。常发生于急慢性感染和机体抵抗力降低时,口腔不洁更易发病。

临床特征:①初起时口腔黏膜充血、水肿,继而形成大小不等的糜烂或溃疡,表面有灰白色假膜,易拭去,遗留溢血的创面;②局部疼痛,哭闹、烦躁、拒食、流涎;③发热,体温达 39～40℃,伴颌下淋巴结肿大。

三、实验室及其他检查

鹅口疮:可取少许白膜涂片,加 10％氢氧化钠 1 滴镜检,可见真菌菌丝和孢子。疱疹性口炎:WBC 正常或降低。溃疡性口炎:WBC 增高,N 增高。

四、治疗

控制感染;清洁口腔及局部处理;对症治疗,如退热、补充足够营养和液体。

五、护理评估

1. 健康史

评估患儿有无全身性及局部性感染或损伤史,了解患儿饮食习惯,食具的清洁卫生等。

2. 身体状况

主要评估患儿口腔黏膜病变情况,了解病灶的严重程度,为护理计划的制订提供更加可靠的依据。

3. 心理-社会状况

口炎大多数是因为患儿抵抗力下降、口腔不洁而致病。疱疹性口炎为自限性疾病,但传染性强,全年均可发生,并可能在集体托幼机构引起小流行。由于局部疼痛可能导致患儿进食困难、拒食或剧烈哭闹、烦躁不安等,家长或护理人员应能够理解患儿的痛苦,及时缓解患儿情绪,减少或避免因进食而给患儿带来的痛苦。

还应注意评估集体托幼机构有无采取措施预防口炎发生及流行,家长对该病的病因、护理方法的了解程度,有无顾虑,患儿对住院、治疗有无恐惧心理等。

六、护理诊断

1. 口腔黏膜改变

与护理不当、理化因素刺激、抵抗力低下及病原体感染有关。

2. 疼痛

与口腔黏膜炎症和破损有关。

3. 体温过高

与感染有关。

4. 知识缺乏

家长缺乏口腔预防及护理知识。

七、护理措施

(一)促进口腔黏膜愈合

(1)口腔护理鼓励患儿多饮水,进食后漱口,保持口腔黏膜湿润和清洁。用3%过氧化氢溶液或0.1%利凡诺溶液清洗溃疡面,较大儿童可用含漱剂,清除分泌物及腐败组织,可减少继发感染,利于溃疡愈合。碱性环境可抑制白色念珠菌生长,鹅口疮患儿宜用2%的碳酸氢钠溶液清洗。清洗口腔每天2～4次,以餐后1小时左右为宜,动作应轻、快、准,以免引起呕吐。对流涎者,及时清除流出物,保持皮肤干燥、清洁,避免引起皮肤湿疹及糜烂。

(2)正确涂药涂药前先清洗口腔,然后用无菌纱布或干棉球放在颊黏膜腮腺管口处或舌系带两侧,以隔断唾液;再用干棉球将病变部黏膜表面吸干净后方能涂药;涂药后嘱患儿闭口10分钟,然后取出隔离唾液的纱布或棉球,勿立即漱口、饮水或进食;婴儿不配合时可直接涂药;在清洁口腔及局部涂药时应注意手法,用棉签在溃疡面上滚动式涂药,切不可摩擦,以免扩大创面或使疼痛加重,具体方法如下。

①鹅口疮患儿局部可用制霉菌素10万IU/次,加水1～2mL涂患处,每天3～4次;局部可涂以1%龙胆紫溶液。

②疱疹性口炎患儿局部可喷撒西瓜霜、冰硼散、锡类散等;预防继发感染可涂2.5%～5%金霉素鱼肝油。

③溃疡性口炎患儿要及时控制感染,选择有效抗生素,做好口腔护理,局部可涂金霉素鱼肝油,也可用西瓜霜、冰硼散、锡类散等。

(二)口痛护理

以高热量、高蛋白、富含维生素的温凉流质或半流质饮食为宜,避免酸、辣、热、粗、硬等刺激性食物以减轻疼痛。对由于口腔黏膜糜烂、溃疡引起疼痛影响进食者,可按医嘱在进食前局部涂2%利多卡因溶液。对不能进食者,应给予肠道外营养,以确保能量与水分供给。患儿使用的食具应煮沸消毒或高压灭菌消毒。

(三)监测体温

大多数口炎患儿都有不同程度的体温升高,热度不等,由于体温增高会造成机体消耗增加,同时体温过高还可诱发热性惊厥等,故应把患儿的体温控制在38.5℃以下,如体温超过38.5℃(腋温),应给予松解衣服,必要时给予物理降温或解热药物,同时做好皮肤护理。

第二节 小儿腹泻的护理

腹泻是指粪便次数、水分和量的增加。小儿腹泻是一组由多病原、多因素引起的综合征,主要症状为腹泻、呕吐以及水、电解质紊乱等,6个月～2岁婴幼儿发病率高,是造成小儿营养不良、生长发育障碍和死亡的主要原因之一。

一、病 因

(一)易感因素

与此年龄阶段小儿消化系统解剖生理特点有关。婴幼儿消化系统发育尚未成熟,胃酸和消化酶分泌少,酶活力偏低,生长发育快,所需营养物质相对较多,胃肠道负担重,易发生消化道功能紊乱。机体防御功能差,婴儿胃酸偏低,胃排空较快,对进入胃内的细菌杀灭能力较弱;血清免疫球蛋白(尤其是 IgM、IgA)和胃肠道 SIgA 均较低;胃肠道局部防御功能减低,易患肠道感染。

母乳中含有大量体液因子(SIgA、乳铁蛋白等)、巨噬细胞和粒细胞,有很强的抗肠道感染作用。家畜乳中虽有某些上述成分,但在加热过程中被破坏,而且人工喂养的食物和食具极易受污染,故人工喂养儿肠道感染发生率明显高于母乳喂养儿。

(二)感染因素

1.肠道内感染

可由病毒、细菌、真菌和寄生虫等引起。以前两者多见,尤其是病毒。

(1)病毒:80%婴幼儿腹泻由病毒感染引起。其中以轮状病毒最多见,其次有肠道病毒(包括柯萨奇病毒、埃可病毒和肠道腺病毒)、诺伏克病毒、冠状病毒、星状和杯状病毒等。

(2)细菌:不包括霍乱、痢疾等法定传染病。以致腹泻大肠杆菌为主,根据其不同致病毒性和发病机制,可将已知的菌株分为 5 大组:致病性大肠杆菌、产毒性大肠杆菌、侵袭性大肠杆菌、出血性大肠杆菌和黏附-集聚性大肠杆菌。空肠弯曲菌亦为小儿腹泻的常见病原菌之一。其他细菌包括耶尔森菌、鼠伤寒沙门菌和克雷伯杆菌等。营养不良、长期大量使用广谱抗生素等可引起肠道菌群失调,使用肾上腺皮质激素等免疫抑制剂时患儿可诱发白色念珠菌、金黄色葡萄球菌、变形杆菌、绿脓杆菌或其他条件致病菌感染。

2.肠道外感染

如患中耳炎、上呼吸道感染、肺炎、肾盂肾炎、皮肤感染或急性传染病时,可由于发热和病原体的毒素作用而并发腹泻。

(三)非感染因素

1.饮食因素

包括:

(1)食饵性腹泻:多为人工喂养儿,常因喂养不定时,饮食量不当,突然改变食物品种或过早喂给大量淀粉或脂肪类食品引起。

(2)过敏性腹泻:如对牛奶或大豆(豆浆)过敏而引起腹泻,对牛奶过敏者较多。

(3)原发性或继发性双糖酶(主要为乳糖酶)缺乏或活力降低,肠道对糖的消化吸收不良而引起的腹泻。

2.气候因素

气候突然变化、腹部受凉使肠蠕动增加;天气过热、消化液分泌减少等都可能诱发消化功能紊乱导致腹泻。

二、发病机制

不同病因引起腹泻的发病机制不同。

(一)肠毒素性肠炎

各种产生肠毒素的细菌可引起分泌性腹泻,如霍乱弧菌、产肠毒素性大肠杆菌、空肠弯曲菌、金黄色葡萄球菌、产气荚膜杆菌等。病原体侵入肠道后,一般仅在肠腔内繁殖,黏附在肠上皮细胞刷状缘,在肠腔中释放两种肠毒素,一种为不耐热肠毒素,与小肠细胞膜上的受体结合后激活腺苷酸环化酶,致使三磷酸腺苷(ATP)转变为环磷酸腺苷(cAMP);另一种为耐热肠毒素,通过激活鸟苷酸环化酶,使三磷酸鸟苷(GTP)转变为环磷酸鸟苷(cGMP),两者都可引起肠道水分和氯化物分泌增多,并抑制钠的再吸收,导致分泌性腹泻。

(二)侵袭性肠炎

各种侵袭性细菌感染可引起渗出性腹泻,如志贺菌属、沙门菌属、侵袭性大肠杆菌、空肠弯曲菌、耶尔森菌和金黄色葡萄球菌等均可直接侵袭小肠或结肠肠壁,使黏膜充血、水肿、炎症细胞浸润引起渗出和溃疡等病变。粪便多呈脓血便,外观和镜检均与细菌性痢疾难以区别。

(三)病毒性肠炎

各种病毒侵入肠道后,在小肠绒毛顶端的柱状上皮细胞上复制,使细胞发生空泡变性和坏死,其微绒毛肿胀、不规则和变短,致使小肠黏膜回吸收水分和电解质的能力受损,肠液在肠腔内大量积聚而引起腹泻。同时,发生病变的肠黏膜细胞分泌双糖酶不足,且活性降低,使食物中糖类消化不全而积滞在肠腔内,也是引起腹泻的原因之一。

(四)非感染性腹泻

主要由饮食不当引起,当进食过量或食物成分不恰当时,消化过程发生障碍,食物不能被充分消化和吸收而积滞在小肠上部,使肠腔内酸度降低,有利于肠道下部的细菌上移和繁殖,使食物发酵和腐败(即所谓内源性感染),导致消化功能更为紊乱。分解产生的短链有机酸使肠腔内渗透压增高(渗透性腹泻),并协同腐败性毒性产物刺激肠壁使肠蠕动增加,导致腹泻、脱水和电解质紊乱。

三、临床表现

同病因引起的腹泻常具有相似的临床表现,但各有特点。

(一)急性腹泻(病程<2周)

1.腹泻的共同临床表现

(1)轻型:常由饮食因素及肠道外感染引起。起病可急可缓,以胃肠道症状为主,表现为食欲缺乏,偶有溢乳或呕吐,大便次数增多(多在10次以内)及性状改变。无脱水及全身中毒症状。如及时治疗多在数日内痊愈,若处理不当可转为重型。

(2)重型:多由肠道内感染引起。常急性起病,也可由轻型逐渐加重、转变而来,除有较重的胃肠道症状外,还有较明显的脱水、电解质紊乱和全身中毒症状如发热、烦躁、精神萎靡、嗜睡,甚至昏迷、休克等。

2.几种常见类型肠炎的临床特点

(1)轮状病毒肠炎:轮状病毒是秋冬季腹泻的最常见原因,呈散发或小流行;多发生在6～24个月婴幼儿。起病急,常伴发热等上呼吸道感染症状;病初即有呕吐,常先于腹泻;大便次数多、量多、水样便,无腥臭味;口渴重,常并发脱水和酸中毒。本病为自限性疾病,病程为3～8天。大便镜检偶有少量白细胞,腹泻停止后2～5天粪便仍可有病毒排出。

(2)侵袭性细菌性肠炎:包括侵袭性大肠杆菌肠炎、耶尔森菌小肠结肠炎、空肠弯曲杆菌肠炎和鼠伤寒沙门菌小肠结肠炎等。病原菌不同,流行病学特点也不同,然而因其相似的发病机制,临床征象却都与细菌性痢疾相似。起病较急,发热、头痛、全身不适、恶心呕吐、腹痛,腹泻频繁,里急后重,严重的有全身中毒症状。粪便为水样、黏液样或脓血便。粪便镜检可见白细胞和脓细胞,须依靠粪便培养和流行病学方可确诊。

(3)抗生素等诱发的肠炎:长期应用广谱抗生素可使肠道菌群失调,肠道内耐药的金葡菌、绿脓杆菌、变形杆菌、某些梭状芽孢杆菌和白色念珠菌大量繁殖而引起肠炎。营养不良、免疫功能低下及长期应用肾上腺皮质激素者更易发病。

(二)迁延性和慢性腹泻

迁延性腹泻指腹泻病程为2周～2个月的腹泻,慢性腹泻指病程长于2个月的腹泻。病因复杂,感染、过敏、酶缺陷、免疫缺陷、药物因素、先天性畸形等均可引起。以急性感染性腹泻未彻底治疗、迁延不愈最为常见,人工喂养、营养不良儿患病率高。患儿多无全身中毒症状,脱水、代谢性酸中毒也不太明显,而以消化功能紊乱和慢性营养紊乱为主要临床特点。腹泻迁延不愈,食欲低下,吸收不良,体重下降,促发或加重营养不良、贫血、多种维生素缺乏,易并发呼吸道、泌尿道等继发性感染,并形成恶性循环。若不积极正确治疗,病死率较高。

四、实验室检查

(一)粪便检查

除镜下检查和病原学检查外还应注意粪便的性状。观察粪便特殊性状也有助于病原诊断,如暗绿色海水样粪便对金黄色葡萄球菌肠炎,伪膜性粪便对难辨梭状芽孢杆菌肠炎,豆腐渣样粪便对真菌性肠炎的诊断有帮助。粪便细菌培养和其他病原学检查对肠道内感染性肠炎的病因诊断更是不可缺少。

(二)血常规、血气分析和血离子测定

白细胞总数及中性粒细胞升高一般提示细菌感染,正常或降低多为病毒感染;嗜酸性粒细胞升高提示寄生虫感染或过敏性疾病。血气分析可全面了解体内酸碱平衡紊乱的程度和性质,结合钾、钠、氯等离子测定,不仅可以确定脱水的性质,有无低钾血症,还可计算出阴离子间隙,进一步分析代谢性酸中毒的成因。出现惊厥时应测定血清钙和镁,不能作血气分析时可测定血浆 CO_2 结合力。

五、治疗

治疗原则主要为调整饮食和继续饮食;预防和纠正脱水及电解质紊乱;合理用药;加强护

理,预防并发症。

(一)急性腹泻的治疗

1.饮食疗法

近来多不主张禁食,应调整饮食以减轻胃肠道负担,避免不易消化的食物。以母乳喂养的婴儿继续哺乳,暂停辅食;人工喂养儿可喂以等量米汤或稀释的牛奶或其他代乳品,由米汤、粥、面条等逐渐过渡到正常饮食。有严重呕吐者可暂时禁食 4~6 小时(不禁水),待好转后继续喂食,由少到多,由稀到稠。病毒性肠炎多有双糖酶缺乏(主要是乳糖酶),对疑似病例可暂停乳类喂养,改为豆制代乳品或发酵奶。腹泻停止后继续给予营养丰富的饮食,少食多餐。

2.液体疗法

脱水往往是急性腹泻死亡的主要原因,合理的液体疗法是降低病死率的主要措施。

(1)口服补液:世界卫生组织推荐的口服补液盐(ORS)可用于腹泻时预防脱水及轻、中度脱水的治疗。轻度脱水口服液量为 50~80mL/kg,中度脱水为 80~100mL/kg,于 8~12 小时内将累积损失量补足;脱水纠正后,转入维持补液阶段,将余量用等量水稀释,按病情需要随意口服。

(2)静脉输液:适用于中度以上脱水或吐泻严重的患儿。

3.对症治疗

(1)腹泻:对急性腹泻,一般不主张用止泻剂,因其可使病原微生物和有毒物质滞留肠内而延缓排出。对于患儿一般状态好转,中毒症状消失,但腹泻不止者可试用鞣酸蛋白、次碳酸铋等。此外使用蒙脱石粉对腹泻病疗效较好。

(2)腹胀:常见原因为缺钾,应及时补钾予以防治。细菌分解产物也可引起腹胀。可采用针灸治疗,必要时肛管排气或肌内注射新斯的明。

(3)呕吐:随着脱水、代谢性酸中毒的纠正以及患儿病情好转,可逐渐缓解。也可肌内注射氯丙嗪每次 0.5~1mg/kg 或吗叮啉每次 0.2~0.3mg/kg,每日 3 次,饭前半小时及睡前口服。甲氧氯普胺(胃复安)易出现锥体外系异常症状,应慎重使用,常用剂量为每次 0.1mg/kg。

(二)迁延性和慢性腹泻治疗

(1)积极寻找引起病程迁延的原因和危险因素。如营养不良、活动性佝偻病、肠道菌群失调、免疫功能低下等。

(2)针对消化功能紊乱和慢性营养紊乱应调整饮食和增加营养。母乳喂养者应继续母乳喂养,可暂停辅食。人工喂养儿应调整饮食,小于 6 个月婴幼儿用牛奶加等量米汤或水稀释或用发酵奶(即酸奶),也可用奶-谷类混合物,每天喂 6 次,以保证足够热卡。大于 6 个月的婴儿可用已习惯的平常饮食,如选用加有少量熟植物油、蔬菜、鱼肉末或肉末的稠粥、面条等,由少到多,由稀到稠。患儿双糖酶缺乏时,治疗宜采用去双糖饮食,可采用豆浆(每 100mL 鲜豆浆加 5~10g 是葡萄糖)、酸奶或低乳糖、不含乳糖的奶粉。

(3)积极防治各种并发症。

(4)合理用药。对于肠道内细菌感染应根据粪便细菌培养和药敏试验选择抗生素,切忌滥用,以免引起肠道菌群失调。庆大霉素口服是最常选用的抗生素。微生态制剂也常用于治疗迁延性和慢性腹泻;口服胃蛋白酶、胰酶、多酶片可以帮助消化;补充微量元素如锌、铁等及维生素 A、C、B$_1$、B$_{12}$和叶酸等,有助于肠黏膜的修复。

六、护理评估

(一)健康史

应详细询问喂养史,是母乳喂养还是人工喂养,喂何种乳品、冲调浓度、喂哺次数及量,小儿的体重增长情况,添加辅食及断奶的反应是否正常,有无不洁饮食史、食物过敏史、外出旅游和气候变化史等。了解腹泻开始时间、次数、颜色、性质、量的变化特点,有无特殊气味等。

(二)身体状况

评估患儿有无腹痛、腹胀或里急后重、发热、呕吐等,密切观察患儿的生命体征、体重、出液量、入液量、尿量、神志状态、营养状况、皮肤弹性、眼窝凹陷、口舌黏膜及神经反射等情况,评估脱水的程度及性质,检查肛门周围皮肤有无发红、皮疹和破损。

(三)心理-社会状况

患儿常因脱水而烦躁不安。住院患儿可因环境陌生以及与父母分离而出现焦虑、恐惧。了解家长的心理状态及对疾病的认知程度,有无缺乏小儿喂养知识和卫生知识;评估患儿家庭居住环境条件、经济状况、家长的文化程度等。

七、护理诊断

1.腹泻

与喂养不当、感染导致胃肠道功能紊乱有关。

2.体液不足

与腹泻、呕吐丢失体液过多和摄入不足有关。

3.体温过高

与肠道感染有关。

4.有皮肤完整性受损的危险

与大便次数增多刺激臀部皮肤有关。

5.知识缺乏

与患儿家长缺乏合理的喂养知识、卫生知识以及腹泻患儿的护理知识有关。

八、护理措施

(一)减轻腹泻

1.调整饮食

限制饮食过严或禁食过久常造成患儿营养不良,并发酸中毒,造成病情迁延不愈而影响生长发育,故腹泻脱水患儿除严重呕吐者暂禁食(不禁水)4～6 小时外,均应继续进食以缓解病情,缩短病程,促进恢复。母乳喂养儿继续哺乳,暂停辅食;人工喂养者,可喂等量米汤或稀释的牛奶或其他代乳品,腹泻次数减少后,给予半流质饮食如粥、面条等,少量多餐,随着病情好转,逐渐过渡到正常饮食。病毒性肠炎患儿多有双糖酶缺乏,不宜食用蔗糖,对可疑病例暂停乳类喂养,改为豆制代乳品或发酵乳,以减轻腹泻,缩短病程。对少数严重病例口服营养物质不能耐受者,应加强支持疗法,必要时给予全静脉营养。

2.控制感染

感染是引起腹泻的主要原因,黏液、脓血便患者多为细菌感染,应根据临床特点,针对病原菌选用抗生素,再根据大便细菌培养和药物过敏试验结果进行调整。病毒性肠炎以饮食疗法和支持疗法为主,一般不用抗生素。护理患儿前要认真洗手,防止交叉感染;指导家长及探视人员执行隔离制度特别是洗手措施。

3.防止交叉感染

对于感染性腹泻患儿应注意消毒隔离。密切注意病情变化及呕吐、排便、排尿情况。有呕吐者应取侧卧位,以防呕吐物吸入气管内。防止患儿的手和物品的污染,排泄物应按规定处理后再排放,护理患儿前、后认真洗手,适当消毒患儿的食具、玩具、衣物、尿布等,防止交叉感染。

(二)纠正水、电解质紊乱及酸碱失衡

口服补液:ORS用于腹泻时可预防脱水及纠正轻度、中度脱水,轻度脱水需 $50\sim80mL/kg$,中度脱水需 $80\sim100mL/kg$,于 $8\sim12$ 小时内将累积损失量补足。脱水纠正后,可将 ORS 用等量温开水稀释后按病情需要随时口服。有明显腹胀、休克、心功能不全或其他严重并发症者及新生儿均不宜口服补液。

(三)臀部护理

保护患儿皮肤的完整性及清洁卫生。婴幼儿应选用柔软、吸水性好的棉质类尿布,勤更换;每次便后用温水清洗臀部并吸干;局部皮肤发红处涂以 5% 鞣酸软膏或 40% 氧化锌油并按摩片刻,促进局部血液循环;对会阴部出现溃疡的皮肤,局部应予以暴露或用灯泡照射,以促进愈合;禁用不透气的塑胶尿布,防止臀红的发生,因为女婴尿道口接近肛门,更应注意会阴部的清洁,以防上行性感染的发生。

(四)病情观察

重症腹泻患儿病情较为复杂多变,要严密观察病情的变化:①观察排便情况:观察记录大便的次数、颜色、气味、性质、量,标本及时送检,采集标本时注意应采集黏液脓血部分。作好动态比较,为输液方案和治疗提供可靠依据。②监测生命体征:对高热者给予头部冰敷等物理降温措施,擦干汗液、及时更衣,做好口腔及皮肤的护理。③密切观察代谢性酸中毒、低钾血症等表现。

(五)微生态疗法

微生态疗法有助于恢复肠道正常菌群的生态平衡,抑制病原菌定植和侵袭,控制腹泻。常用双歧杆菌、嗜乳酸杆菌、粪链球菌、需氧芽孢杆菌、蜡样芽孢杆菌制剂。

第三节　肠套叠的护理

肠套叠系指部分肠管及其肠系膜套入邻近肠腔所致的一种绞窄性肠梗阻,是婴幼儿时期最常见的急腹症之一,是 3 个月至 6 岁期间引起肠梗阻的最常见原因。60%本病患儿的年龄在 1 岁以内,但新生儿罕见。80%患儿年龄在 2 岁以内,男孩发病率多于女孩,比例约为

4：1。健康肥胖儿多见,发病季节与胃肠道病毒感染流行相一致,以春秋季多见。常伴发于中耳炎、胃肠炎和上呼吸道感染。

一、病因和发病机制

肠套叠分原发和继发两种。95%为原发性,多为婴幼儿,病因迄今尚未完全清楚,有人认为婴儿回盲部系膜尚未完全固定、活动度较大是引起肠套叠的原因。5%继发性病例多为年长儿。发生肠套叠的肠管可见明显的机械原因,肠息肉、肠肿瘤、肠重复畸形、腹型紫癜致肠壁血肿等均可牵引肠壁而发生肠套叠。有些促发因素可导致肠蠕动的节律发生紊乱,从而诱发肠套叠,如饮食改变、腹泻以及病毒感染等均与之有关。有研究表明病毒感染可引起末段回肠集合淋巴结增生,局部肠壁增厚,甚至凸入肠腔,构成套叠起点,加之肠遭受病毒感染后蠕动增强而导致发病。

二、病理

肠套叠多为近端肠管套入远端肠腔内,依据其套入部位不同分为:

1. 回盲型

回盲瓣是肠套叠头部,带领回肠末端进入升结肠,盲肠、阑尾也随着翻入结肠内,此型最常见,占总数的50%～60%。

2. 回结型

回肠从距回盲瓣几厘米处起,套入回肠最末端,穿过回盲瓣进入结肠,约占30%。

3. 回回结型

回肠先套入远端回肠内,然后整个再套入结肠内,约10%。

4. 小肠型

小肠套入小肠,少见。

5. 结肠型

结肠套入结肠,少见。

6. 多发型

回结肠套叠和小肠套叠合并存在。

肠套叠多为顺行性套叠,与肠蠕动方向相一致。套入部随着肠蠕动不断继续前进,该段肠管及其肠系膜也一并套入鞘内,颈部束紧不能自动退出。由于鞘层肠管持续痉挛,致使套入部肠管发生循环障碍,初期静脉回流受阻,组织充血水肿,静脉曲张,黏膜细胞分泌大量黏液,进入肠腔内,与血液及粪质混合成果酱样胶冻状排出,肠壁水肿、静脉回流障碍加重,使动脉受累,供血不足,导致肠壁坏死,并出现全身中毒症状,严重者可并发肠穿孔和腹膜炎。

三、临床表现

(一)急性肠套叠

1. 腹痛

既往健康的孩子突然发作剧烈的阵发性肠绞痛,哭闹不安,屈膝缩腹、面色苍白、拒食、出汗,持续数分钟或更长时间后,腹痛缓解,安静或入睡,间歇10～20分钟又反复发作。阵发性腹痛系由于肠系膜受牵拉和套叠鞘部强烈收缩所致。

2.呕吐

初为乳汁、乳块和食物残渣,后可含胆汁,晚期可吐粪便样液体,说明有肠管梗阻。

3.血便

为重要症状。出现症状的最初几小时大便可正常,以后大便少或无便。约85%病例在发病后6～12小耐排出果酱样黏液血便或作直肠指检时发现血便。

4.腹部包块

多数病例在右上腹季肋下可触及有轻微触痛的套叠肿块,呈腊肠样,光滑不太软,稍可移动。晚期病例发生肠坏死或腹膜炎时,出现腹胀、腹水、腹肌紧张和压痛,易扪及肿块,有时腹部扣诊和直肠指检双合检查可触及肿块。

5.全身情况

患儿在早期一般情况尚好,体温正常,无全身中毒症状。随着病程延长,病情加重,并发肠坏死或腹膜炎时,全身情况恶化,常有严重脱水、高热、嗜睡、昏迷及休克等中毒症状。

(二)慢性肠套叠

年龄越大,发病过程越缓慢。主要表现为阵发性腹痛,腹痛时上腹或脐周可触及肿块,不痛时腹部平坦柔软无包块,病程有时长达十余日。由于年长儿肠腔较宽阔可无梗阻现象,肠管亦不易坏死。呕吐少见,便血发生也较晚。

四、辅助检查

1.腹部B超检查

在套叠部位横断扫描可见同心圆或靶环状肿块图像,纵断扫描可见"套筒征"。

2.B超监视下水压灌肠

经肛门插入Foley管并将气囊充气20～40mL。将"T"形管一端接Foley管,侧管接血压计监测注水压力,另一端为注水口,注入37～40℃等渗盐水匀速推入肠内,可见靶环状块影退至回盲部,"半岛征"由大到小,最后消失,诊断治疗同时完成。

3.空气灌肠

由肛门注入气体,在X线透视下可见杯口阴影,能清楚看见套叠头的块影,并可同时进行复位治疗。

4.钡剂灌肠

可见套叠部位充盈缺损和钡剂前端的杯口影,以及钡剂进入鞘部与套入部之间呈现的线条状或弹簧状阴影。只用于慢性肠套叠疑难病例。

五、诊断

凡健康婴幼儿突然发生阵发性腹痛或阵发性哭闹、呕吐、便血和腹部扪及腊肠样肿块时可确诊。肠套叠早期在未排出血便前应做直肠指检。

六、鉴别诊断

本病应与以下疾病鉴别：

1. 急性痢疾

夏季发病，大便次数多，含黏液、脓血、里急后重，多伴有高热等感染中毒症状。粪便检查可见成堆脓细胞，细菌培养阳性。但必须注意菌痢偶尔亦可引起肠套叠，两种疾病可同时存在或肠套叠继发于菌痢后。

2. 梅克尔憩室出血

大量血便，常为无痛性，亦可并发肠套叠。

3. 过敏性紫癜

有阵发性腹痛、呕吐、便血，由于肠管有水肿、出血、增厚，有时左右下腹可触及肿块，但绝大多数患儿有出血性皮疹、关节肿痛，部分病例有血尿。该病由于肠功能紊乱和肠壁血肿，办可并发肠套叠。

4. 蛔虫性肠梗阻

症状与肠套叠相似，婴儿少见，无便血。腹部肿块呈条状，多在脐周及脐下。

七、治疗

急性肠套叠是一种危及生命的急症，其复位是一个紧急的过程，一旦确诊需立即进行。

（一）灌肠疗法

1. 适应证

肠套叠在 48 小时内，全身情况良好，腹部不胀，无明显脱水及电解质紊乱。

2. 方法

包括 B 超监视下水压灌肠、空气灌肠、钡剂灌肠复位三种方法。

3. 注意事项

灌肠复位时应作如下观察：

（1）拔出肛管后排出大量带臭味的黏液血便和黄色粪水。

（2）患儿很快入睡，不再哭闹及呕吐。

（3）腹部平软，触不到原有的包块。

（4）灌肠复位后给予 0.5～1g 活性炭口服，6～8 小时后应有炭末排出。

4. 禁忌证

（1）病程已超过 48 小时，全身情况差，如有脱水、精神萎靡、高热、休克等症状者，对 3 个月以下婴儿更应注意。

（2）高度腹胀，腹部腹膜刺激征者，X 线腹部平片可见多处液平面者。

（3）套叠头部已达脾曲，肿物硬而且张力大者。

（4）多次复发疑有器质性病变者。

（5）小肠型肠套叠。

（二）手术治疗

肠套叠超过 48～72 小时或虽时间不长但病情严重疑有肠坏死或穿孔者，以及小肠型肠套叠均需手术治疗。根据患儿全身情况及套叠肠管的病理变化选择进行肠套叠复位、肠切除吻合术或肠造瘘术等。

5％～8％患儿可有肠套叠复发。灌肠复位比手术复位的复发率高。

八、护理评估

（一）健康史

详细询问患儿的出生史、喂养史以及母亲的妊娠史；患儿的饮食习惯、食物过敏史及有无合并上呼吸道感染及其他病毒感染；患儿的发病情况如有无呕吐、便血、腹痛等；患儿有无腹膜刺激征和其他中毒症状。

（二）身体状况

多突然起病，其主要临床表现如下。

1.腹痛

是疾病早期出现的症状，表现为平素健康的婴幼儿，无任何诱因突发剧烈的有规律的阵发性腹痛。

2.呕吐

因为肠系膜被牵拉，故起病不久即出现反射性呕吐，呕吐物多为奶块或食物。随后即有胆汁，甚至可为粪便样物，是肠梗阻严重的表现。

3.血便

为重要症状，约85％病例在发病后 6～12 小时发生，呈果酱样黏液血便或做直肠指检时发现血便。

4.腹部肿块

多数病例在右上腹部触及腊肠样肿块，表面光滑，略有弹性，稍可移动。晚期发生肠坏死或腹膜炎时，可出现腹胀、腹水、腹肌紧张及压痛，不易扪及肿块。

5.全身情况

早期患儿一般情况稳定，体温正常，仅有面色苍白，精神欠佳，食欲减退或拒食。随发病时间延长，一般情况逐渐严重，表现精神萎靡、嗜睡、严重脱水、高热、腹胀，甚至休克或腹膜炎征象。

（三）心理-社会状况

评估患儿家长对疾病的心理反应和应对能力、对知识的理解能力；患儿家长是否得到和疾病、治疗护理等相关的健康指导。

九、常见护理诊断／问题

1.疼痛

疼痛与肠系膜受牵拉和肠管强烈收缩有关。

2.知识缺乏

患儿家长缺乏有关疾病治疗及护理的知识。

十、护理措施

(一)非手术治疗护理

1.密切观察病情变化

健康婴幼儿突然发生阵发性腹痛、呕吐、便血和腹部扪及腊肠样肿块时可确诊肠套叠,应密切观察腹痛的特点及部位,以助于诊断。

2.灌肠复位效果观察及护理

(1)灌肠复位成功的表现:①拔出肛管后排出大量带臭味的黏液血便或黄色粪水;②患儿安静入睡,不再哭闹及呕吐;③腹部平软,触不到原有的包块;④复位后给予口服 0.5～1g 活性炭,6～8 小时后可见大便内炭末排出。

(2)如患儿仍然烦躁不安,阵发性哭闹,腹部包块仍存在,应怀疑是否套叠未复位或又重新发生套叠,应立即通知医师作进一步处理。

(3)灌肠术后护理:遵医嘱禁食禁水,待肠蠕动恢复及排气后,大便颜色转为正常,可给患儿少量饮水;若无不适,可进食流质或半流质,以后渐渐过渡到普食。

(二)手术治疗护理

1.术前护理

术前密切观察生命体征、意识状态,特别注意有无水电解质紊乱、出血及腹膜炎等征象,并做好术前常规检查;向家长说明选择治疗方法的目的,消除其心理负担,争取对治疗和护理的支持与配合。

2.术后护理

(1)麻醉未清醒前,取平卧位,头偏向一侧。

(2)术后不能进食,一般禁食 48 小时,排气后可饮少量温开水,无恶心、呕吐症状后可进食母乳或流食,但禁食豆制品,以免引起腹胀。

(3)注意保持胃肠减压通畅,引流管勿折或拔出,观察引流液颜色及量,预防感染及吻合口瘘。患儿排气、排便后可拔除引流管,逐渐恢复由口进食。

(4)注意有无腹痛、腹胀、进食后呕吐等现象,以防肠粘连的发生。

(三)健康教育

(1)合理搭配患儿饮食,建立良好的饮食习惯。

(2)避免感冒、腹泻及剧烈活动等,以防复发;若患儿出现腹痛、腹胀、呕吐、停止排便等状况及时就诊。

(3)定期复查,观察术后切口情况。

第四节　先天性巨结肠的护理

先天性巨结肠又称为先天性无神经节细胞症,是儿童常见的先天性肠道畸形,它是由于直肠或结肠远端的肠管持续痉挛,粪便淤滞在近端结肠,使该肠管肥厚、扩张。该病发病率为1/2000～1/5000,男女比例为(3～4)∶1,有遗传倾向。

一、病因

本病的病因和发病机制尚未完全明确,目前公认为是一种多基因遗传和环境因素共同作用的结果。

二、病理生理

本病的基本病理变化是局部肠壁肌间和黏膜下的神经丛缺乏神经节细胞,使病变肠段失去推进式正常蠕动,经常处于痉挛状态,形成功能性肠梗阻,粪便通过困难,痉挛肠管的近端由于长期粪便淤积逐渐扩张、肥厚而形成巨结肠。实际上巨结肠的主要病变是在痉挛肠段,约90%病例无神经节细胞肠段位于直肠和乙状结肠远端,个别病例波及全结肠、末端回肠或仅在直肠末端。新生儿期常因病变段肠管痉挛而出现全部结肠甚至小肠极度扩张,反复出现完全性肠梗阻的症状,年龄越大结肠扩张越明显、越趋局限。

三、治疗

1.保守治疗

适用于痉挛肠段短、便秘症状轻者,包括定时用等渗盐水洗肠、扩肛、使用甘油栓或缓泻药等,并可用针灸或中药治疗,避免粪便在结肠内淤积。

2.手术治疗

若保守治疗无效应手术治疗,包括结肠造瘘术和根治术。

四、护理措施

(一)手术前护理

1.肠道准备

(1)给予缓泻剂、润滑剂如蜂蜜口服,帮助排便。

(2)使用开塞露、甘油栓等诱发排便。

(3)用生理盐水进行清洁灌肠,术前10～14天开始,每日1次。准备好0.9%生理盐水,温度40℃左右,选用软硬粗细适宜的肛管,肛管应插过狭窄段,以便达到扩张的结肠内使气体及粪便排出,每次注入量为50～100mL,并回抽,灌入量与回抽量基本平衡。注意事项:①插管时动作要轻柔,遇阻力时应退回或改变体位、方向后再推进,如粗暴操作,有导致结肠穿孔的危险。②如肛管内有血液、液体只进不出或患儿诉腹痛剧烈,均应高度怀疑是否有穿孔,并做好紧急处理措施。③忌用清水灌肠,以免发生水中毒。④流出液不畅,应检查肛管口是否被堵塞、肛管是否扭转或插入深度不够。如灌洗仍困难,大便硬而成团或成大块状时,可灌入 50%硫酸镁 20～30mL,以刺激排便。

2.改善营养

给予高蛋白、高热量、高维生素饮食,并根据患儿营养状况静脉给予营养、支持治疗。

3.观察病情

特别注意有无小肠结肠炎的征象,如高热、腹泻、排出奇臭粪液、伴腹胀、脱水、电解质紊乱等。

4.做好术前准备

清洁肠道;术前 2 天口服肠道抗生素;检查实质脏器功能,发现问题及时做好相应处理,以利于手术顺利进行;术晨禁食水,并留置胃管及导管。

5.心理护理

先天性巨结肠患儿手术时年龄小,且手术创伤大,术后并发症多,护理难度大,在术前要与患儿父母经常沟通,介绍手术方式及可能发生的并发症,充分取得患儿父母的理解和配合。

(二)术后护理

1.加强基础护理

在患儿全麻后应严密观察其生命体征,保持呼吸道通畅及口、鼻腔清洁。保持胃管、尿管通畅,防止其脱落。保持静脉输液顺利通畅,严格掌握输液速度,防止出现水中毒或脱水。观察切口敷料,发现问题及时处理。保持床铺平整,防止发生压疮。注意肛门周围及会阴部的清洁,便后给予温水清洗,尽量用无菌纱布蘸干,而不应擦干,可防止皮肤破损进而造成感染。

2.预防伤口感染

肠蠕动未恢复前禁食。如体温升高、大便次数增多,肛门处有脓液流出,直肠指检可扪得吻合口裂隙,表示盆腔感染,在联合应用抗生素的同时,局部切开引流。

3.观察病情

如术后仍有腹胀,并且无排气、排便,可能与病变肠段切除不彻底或吻合口狭窄有关。术后 2 周左右开始每天扩肛 1 次,坚持 3～6 个月,同时训练排便习惯,以改善排便功能,如不奏效,应进一步检查和处理。

4.心理护理

做好家长和患儿的思想工作,加强排便自控能力的训练,力争排出粪便。如发现大便变细时,应想到吻合口狭窄的可能,可试行手指扩肛。如无效,并伴有腹胀、便秘时应去医院进一步检查,以明确是否再次手术治疗。

第五节 小儿液体疗法及护理

体液是人体的重要组成部分,保持体液平衡是维持生命所必要的条件。体液平衡包括维持水、电解质、酸碱度和渗透压的正常,主要依赖于神经系统、内分泌系统和肺、肾等器官的正常调节功能。由于小儿体液占体重比例较大、器官功能发育尚未成熟、体液平衡调节功能差等生理特点,极易受疾病和外界环境的影响而发生体液平衡失调,如处理不当或不及时,可危及小儿生命,因此液体疗法是儿科治疗和护理工作的重要内容。

一、儿童体液平衡的特点

体液是人体的重要组成部分,体液平衡是维持生命的重要条件。体液平衡包括维持水、电解质、酸碱度和渗透压的正常,主要依赖于神经系统、内分泌系统、肺、肾等器官的正常调节功能。儿童由于这些器官系统发育不成熟,易受疾病和外界环境的影响而致体液平衡失调。

(一)体液的总量及分布

体液包括细胞内液和细胞外液两大部分,细胞外液由血浆和间质液组成。年龄愈小,体液总量相对愈多,主要增加的是间质液,血浆和细胞内液的比例基本稳定,与成人相近。不同年龄的体液分布。

(二)体液的电解质组成

儿童体液的电解质与成人相似,唯有生后数日的新生儿血中钾、氯、磷及乳酸偏高,血钠、钙和碳酸氢盐含量偏低。但细胞内液与细胞外液的电解质组成差别显著,细胞内液以 K^+、Ca^{2+}、Mg^{2+}、HPO_4^{2-} 和蛋白质为主;细胞外液以 Na^+、Cl^- 和 HCO_3^- 为主,其中 Na^+ 含量占该区阳离子总量的 90% 以上,对维持细胞外液的渗透压起主要作用,临床上常可通过测定血钠来估算血浆渗透压,即血浆渗透压(mmol/L)=(血钠+10)×2。

(三)水的代谢

1.需要量大

年龄越小,需水量相对越多,人体每日的需水量和热量消耗成正比,儿童新陈代谢旺盛,需热量多,对水的需要量也相对较多。不同年龄儿童每日需水量。

2.交换率快

婴儿每日水的交换量为细胞外液的 $1/2$,而成人仅为 $1/7$,水的交换率为成人的 $3\sim4$ 倍。由于婴儿对缺水的耐受力差,若不能及时满足其对水的需求,极易出现脱水。

3.不显性失水多

儿童体表面积相对较大,呼吸频率较快,所以不显性失水较多,约为成人的 2 倍。因此对缺水的耐受能力差,在病理情况如呕吐、腹泻时则容易出现脱水。

4.体液平衡调节功能不成熟

肾脏在维持机体水、电解质、酸碱平衡方面起重要作用。年龄越小,肾脏的浓缩、稀释功能、酸化尿液和保留碱基的能力越差,越容易发生水、电解质及酸碱平衡紊乱。

二、水、电解质和酸碱平衡紊乱

(一)脱水

脱水是指机体水分摄入不足和(或)丢失过多,导致体液总量尤其是细胞外液量的减少,并伴有钠、钾和其他电解质的丢失。

1. 脱水程度

指患病后的累积体液损失量。不同性质脱水的临床表现不尽相同,等渗性脱水的临床表现及分度。

2. 脱水性质

根据脱水时与电解质丢失比例不同,使体液渗透压发生不同的改变,将脱水分为等渗性、低渗性和高渗性脱水三种类型。临床以等渗性脱水最常见,其次为低渗性脱水,高渗性脱水少见。

(1)等渗性脱水:水和电解质成比例丢失,血清钠浓度 $130\sim150mmol/L$,血浆渗透压正常。主要是循环血量和间质液减少,细胞内液量无明显变化,细胞内外无渗透压变化,临床表现为一般脱水症状。呕吐、腹泻所致的脱水属于此类。

(2)低渗性脱水:电解质丢失比例大于水的丢失,血清钠浓度 $<130mmol/L$,血浆渗透压低于正常。由于细胞外液渗透压低于正常,水从细胞外进入细胞内,细胞外液进一步减少,所以在失水量相同的情况下,其脱水症状较其他两种脱水严重。初期无口渴症状,除一般脱水体征如皮肤弹性降低、眼窝和前囟凹陷外,因循环血容量明显减少,多有四肢厥冷、皮肤发花、血压下降、尿量减少等休克症状;低钠严重者可发生脑水肿,出现嗜睡、惊厥和昏迷等。多见于营养不良伴慢性腹泻、腹泻时补充非电解质溶液过多。

(3)高渗性脱水:水丢失比例大于电解质的丢失,血清钠浓度 $>150mmol/L$,血浆渗透压高于正常。由于细胞外液渗透压高于正常,水从细胞内进入细胞外,使细胞内液减少,所以在失水量相同的情况下,其脱水症状较其他两种脱水轻。因细胞内缺水,表现为剧烈口渴、高热、烦躁不安、肌张力增高等,甚至发生惊厥。严重高渗性脱水可致神经细胞脱水、脑血管破裂出血等,引起脑部损伤。多见于腹泻伴高热,不显性失水增多而补水不足(如发热、呼吸增快、光疗或红外线辐射保暖等),口服或静脉输入含钠过多液体。

(二)低钾血症

低钾血症是指血清钾低于 3.5mmol/L 时称为低钾血症(正常血清钾浓度为 $3.5\sim5.5mmol/L$)。

1. 病因

低钾血症在临床上较为多见,由于钾的摄入不足、排出过多,钾在细胞内外异常分布引起。长期禁食或进食量小,消化道丢失,如呕吐、腹泻,长期应用脱水、利尿剂等,碱中毒、胰岛素治疗时钾向细胞内转移等,均可使血钾过低。

2. 临床表现

(1)神经、肌肉兴奋性降低:如精神萎靡、反应低下、全身无力、腱反射减弱或消失、腹胀、肠鸣音减弱或消失。

(2)心脏损害:如心率增快、心肌收缩无力、心音低钝、血压降低、心脏扩大、心律失常等,心电图显示 ST 段下降、T 波低平、双向或倒置、出现 U 波等。

(3)肾脏损害:多尿、夜尿、口渴、多饮等。

3.治疗

积极治疗原发病,控制钾的进一步丢失。轻症多食入含钾丰富的食物,必要时口服氯化钾,每日 3~4mmol/kg(220~300mg/kg);重症患儿需静脉补钾,每日剂量为 4~6mmol/kg(300~450mg/kg)。浓度≤40mmol/L(0.3g/dL),静脉补钾时间不少于 8 小时。原则为见尿补钾,一般补钾需持续 4~6 天,能经口进食时,应将静脉补钾改为口服补钾。

(三)代谢性酸中毒

代谢性酸中毒是儿童最常见的酸碱平衡紊乱,主要是由于细胞外液中 H^+ 增加或 HCO_3^- 丢失所致。

1.病因

①碱性物质大量丢失如呕吐、腹泻;②摄入热量不足引起体内脂肪分解增加,产生大量酮体;③血容量减少,血液浓缩,血流缓慢,使组织灌注不良、缺氧和乳酸堆积;④肾血流量不足,尿量减少,引起酸性代谢产物堆积体内等;⑤酸性物质如氯化钙、氯化镁等摄入过多。

2.临床表现

根据 HCO_3^- 测定结果不同,将酸中毒分为轻度(18~13mmol/L)、中度(13~9mmol/L)及重度(<9mmol/L)。轻度酸中毒症状、体征不明显;中度酸中毒即可出现精神萎靡、嗜睡或烦躁不安,呼吸深长,口唇呈樱桃红色等典型症状;重度酸中毒症状、体征进一步加重,表现为恶心呕吐,呼气有酮味,心率加快,昏睡或昏迷。新生儿及小婴儿因呼吸代偿功能差,常表现为面色苍白、拒食、精神萎靡等,而呼吸改变并不典型。

3.治疗

主要治疗原发病。中、重度酸中毒或经补液后仍有酸中毒症状者,应补充碱性药物。一般主张 pH<7.3 时使用碱性药物,首选 5%碳酸氢钠,临床应用时一般应加 5%或 10%葡萄糖液稀释 3.5 倍成等张液体(1.4%碳酸氢钠),在抢救重度酸中毒时可不稀释而直接静脉注射,但不宜过多使用。所需 5%碳酸氢钠的量(mL)=(-BE)×0.5×体重(kg)或(22-HCO_3^-)×体重(kg),一般先给予计算量的 1/2,复查血气后调整剂量。如病情危重先给予 5%碳酸氢钠5mL/kg,可提高 HCO_3^- 4.5mmol/L。纠正酸中毒后,钾离子进入细胞内而使血清钾降低,游离钙也减少,故应注意补充。

三、常用溶液的种类、成分及配制

(一)非电解质溶液

常用的非电解质溶液有 5%葡萄糖溶液和 10%葡萄糖溶液。5%葡萄糖溶液为等渗溶液,10%葡萄糖溶液为高渗溶液,仅用于补充水分和部分热量,不能起到维持血浆渗透压的作用。

(二)电解质溶液

电解质溶液主要用于补充损失的液体、所需的电解质,纠正体液的低渗状态和酸碱平衡失调。

1.0.9％氯化钠溶液(生理盐水)

0.9％氯化钠溶液为等渗溶液,Na^+和Cl^-均为154mmol/L,其中钠含量与血浆近似(血Na^+142mmol/L),但氯含量较血浆高(血Cl^-103mmol/L)。输入过多可使血氯过高,有引起高氯性酸中毒的危险,故临床常以2份生理盐水和1份1.4％碳酸氢钠溶液混合,使其钠与氯之比为3∶2,与血浆中钠、氯之比相近。

2.复方氯化钠溶液(林格液)

复方氯化钠溶液内含0.86％氯化钠溶液、0.03％氯化钾溶液和0.03％氯化钙溶液。亦是等渗液,其作用与0.9％氯化钠溶液基本相似,且不会因输液而发生低血钾和低血钙。缺点仍是含氯太高,亦不宜大量使用。

3.碱性溶液

碱性溶液主要用于纠正酸中毒。常用溶液如下。

(1)碳酸氢钠溶液:可直接增加缓冲碱,纠正酸中毒作用迅速,它是治疗代谢性酸中毒的首选药物,1.4％碳酸氢钠溶液为等渗液,市售5％碳酸氢钠溶液为高渗液。一般应稀释成等渗液后使用(其方法为将5％碳酸氢钠溶液用5％或10％葡萄糖溶液稀释3.5倍即为1.4％的等张碳酸氢钠溶液),在紧急抢救酸中毒时,亦可不稀释而静脉推注。但多次使用后可使细胞外液渗透压增高,婴儿慎用。

(2)乳酸钠溶液:需在有氧条件下经肝脏代谢产生HCO_3^-而起作用,显效较缓慢。因此在肝功能不全、缺氧、休克、新生儿期以及乳酸潴留性酸中毒时,不宜使用。1.87％乳酸钠溶液为等渗溶液,市售为11.2％乳酸钠溶液,稀释6倍即为等渗液。

4.氯化钾溶液

用于纠正低钾血症。常用制剂有10％氯化钾溶液和15％氯化钾溶液两种。均不能直接应用,须稀释成0.2％～0.3％溶液后方可静脉点滴,含钾溶液不可静脉推注,注入速度过快可发生心跳骤停而死亡。

(三)混合溶液的配制

为适应临床不同腹泻患儿病情的需要,将几种溶液按一定比例配制成不同浓度的混合液,以互补其不足,实现丢失与补充相平衡,得到缓解症状、稳定病情的结果。常用混合溶液有:

1.1∶1溶液

由1份0.9％氯化钠溶液和1份5％或10％葡萄糖溶液配制而成,为血浆渗透压的一半即1/2张液,常用于轻、中度等渗性脱水,其Na^+与Cl^-之比为1∶1。

2.1∶2溶液

由1份0.9％氯化钠溶液和2份5％或10％葡萄糖溶液配制而成,为血浆渗透压的1/3即1/3张液,可用于高渗性脱水或生理需要量的补充,其Na^+与Cl^-之比为1∶1。

3.1∶4溶液

由1份0.9％氯化钠溶液和4份5％或10％葡萄糖溶液配制而成,为血浆渗透压的1/5即1/5张液,常用于高渗性脱水或生理需要量的补充,其Na^+与Cl^-之比为1∶1。

4.2∶1溶液

由2份0.9％氯化钠溶液和1份1.4％碳酸氢钠溶液(或1.87％乳酸钠溶液)配制而成,

Na^+ 与 Cl^- 之比为 3：2,与血浆相仿,渗透压与血浆相近,为等渗液,常用于低渗性脱水或重度脱水。

5.3：2：1 溶液

由 3 份 5% 或 10% 葡萄糖溶液和 2 份 0.9% 氯化钠溶液、1 份 1.4% 碳酸氢钠溶液(或 1.87% 乳酸钠溶液)配制而成,Na^+ 与 Cl^- 之比为 3：2,为 1/2 张液,多用于脱水伴有酸中毒患儿。

6.4：3：2 溶液

由 4 份 0.9% 氯化钠溶液、3 份 5% 或 10% 葡萄糖溶液和 2 份 1.4% 碳酸氢钠溶液(或 1.87% 乳酸钠溶液)配制而成,Na^+ 与 Cl^- 之比为 3：2,为 2/3 张液,常用于低渗性脱水。

7. 维持液

由 1 份 0.9% 氯化钠溶液、4 份 5% 或 10% 葡萄糖溶液并含 0.15% 氯化钾溶液的混合液,约为 1/4 张。常用于高热、肺炎等的维持输液及腹泻患儿生理需要量的补充。

(四)口服补液盐溶液

口服补液盐(ORS)溶液是由世界卫生组织推荐用于治疗急性腹泻合并脱水的一种口服液,临床用以治疗急性腹泻合并脱水,以及轻、中度脱水而无明显周围循环障碍的患儿。如果呕吐频繁或腹泻脱水继续加重,应改为静脉补液。ORS 溶液是通过葡萄糖在小肠内被吸收的同时伴随钠的吸收,水和氯也被动吸收,从而起到了纠正脱水的作用。其配方为:氯化钠 3.5g,碳酸氢钠 2.5g,氯化钾 1.5g,葡萄糖 20.0g,加温开水 1000mL 即成,其电解质的渗透压为 220mmol/L(2/3 张)。制成溶液的电解质浓度为:Na^+ 90mmol/L、K^+ 20mmol/L、Cl^- 80mmol/L、HCO_3^- 30mmol/L。

1. 口服补液实施方法

一般轻度脱水口服补液量为 50～80mL/kg,中度脱水为 80～100mL/kg,于 8～12 小时内将累积损失量补足;脱水纠正后将余量用等量水稀释后按病情需要随意口服。对于无脱水者,可将 ORS 溶液加等量水稀释,50～100mL/kg·d,少量频服,以预防脱水。2 岁以下的患儿每 1～2 分钟喂 1 小勺(约 5mL),大一点的患儿可用杯子直接喝。如有呕吐,停 10 分钟后再慢慢喂服(每 2～3 分钟喂一小勺)。

2. 口服补液的护理

ORS 溶液为 2/3 张液,含电解质较多,久用易引起高钠血症。服用 ORS 溶液期间应让患儿喝白开水,以补充生理需要量。密切观察病情,如果患儿眼睑出现水肿,应停止服用 ORS 溶液,改用白开水或母乳。新生儿、心肾功能不全、休克及明显呕吐、腹胀者不宜应用 ORS 溶液。在口服补液过程中,如呕吐频繁或腹泻、脱水加重,应改为静脉补液。

四、液体疗法

在静脉补液的实施过程中,需做到三补(补充累积损失量、补充继续损失量、补充生理需要量)、三定(定量、定性、定速)、三先(先盐后糖、先浓后淡、先快后慢)及三见(见酸给碱,见尿给钾,见惊给钙、镁)。入院后第一天补液护理包括如下步骤。

（一）三补

1. 补充累积损失量

即发病后到治疗开始前水和电解质总的损失量。根据脱水的程度不同而定。轻度脱水为 50mL/kg，中度脱水为 50～100mL/kg，重度脱水为 100～150mL/kg。

2. 补充继续损失量

指在液体疗法实施过程中，因腹泻、呕吐或胃肠引流等使机体继续丢失体液，此部分按实际损失量给予补充。一般按每天 10～40mL/kg 计算。

3. 补充生理需要量

即维持基础代谢所需水、电解质的量，包括能量、液量和电解质三个方面的需要量。一般按每天 60～80mL/kg 计算。

（二）三定

1. 定量

定量即入院后第 1 天输液的总量。依据以上三个方面的脱水因素，进行综合分析，混合使用。一般轻度脱水为 90～120mL/kg；中度脱水为 120～150mL/kg；重度脱水为 150～180mL/kg。

2. 定性

定性指输液的种类，依据脱水的性质而定液体的种类：低渗性脱水用 2/3 张含钠液；等渗性脱水用 1/2 张含钠液；高渗性脱水用 1/5～1/3 张含钠液。注意钾的补充，整个补液方案要根据补液后的病情变化情况，随时给予调整。

3. 定速

补液的速度取决于脱水的程度，原则上应先快后慢。对伴有明显周围循环衰竭者开始应快速输入等渗含钠液（2：1 液），按 20mL/kg（总量不超过 300mL）于 30 分钟至 1 小时内静脉输入。一般累积损失量多在入院后的 8～12 小时内补完（每小时为 8～10mL/kg）。余量于 12～16 小时均匀补完（每小时约 5mL/kg）。

（三）纠正酸中毒

轻度酸中毒能随脱水的纠正而得以纠正，不须另给碱性药物。只有酸中毒比较严重或经补液后仍存在酸中毒，方可使用碱性药物。在无条件测定血气分析或测定结果尚未出来以前，按 5％碳酸氢钠溶液（稀释 3.5 倍为 1.4％浓度）5mL/kg 或 11.2％的乳酸钠溶液（稀释 6 倍为 1.87％浓度）3mL/kg 可提高 CO_2CP 5mmol/L 进行计算；对重症酸中毒患儿可按此量计算，有条件者应根据化验结果计算所需碱性液体量。因重度脱水多伴有重度酸中毒，所以在输液开始的扩容阶段可用 1.4％碳酸氢钠溶液代替 2：1 等张含钠液，这样兼有扩容和加快纠正酸中毒的作用。

（四）纠正低血钾

腹泻患儿都有不同程度钾的丢失，但在脱水未纠正之前血钾一般不低，轻度低钾血症患儿可口服氯化钾溶液每天 200～300mg/kg。重度低钾血症需静脉补钾，全天总量一般为 100～300mg/kg（10％氯化钾溶液 1～3mL/kg），应均匀分配于全天静脉输液中，浓度一般不超过 0.3％（新生儿 0.15％～0.2％），每天补钾总量静脉滴注时间不应短于 6～8 小时，切忌将钾盐溶液静脉推入,否则会导致高钾血症,危及生命。因肾功能障碍无尿时影响钾排出,此时补钾有引起高血钾的危险,故必须见尿补钾或治疗前 6 小时内排过尿。由于细胞内钾浓度恢复正常要有一个过程,治疗低钾血症须持续补钾 4～6 天或更长。在治疗过程中如病情好转,可由静脉补钾改为口服补钾,当饮食恢复至正常饮食的一半时,可停止补钾。

(五)纠正低血钙

出现低血钙症状时可用 10％葡萄糖酸钙溶液 5～10mL(或 1～2mL/kg,最大量不大于 10mL)加等量 5％或 10％葡萄糖溶液稀释后缓慢静脉注射,时间不少于 10 分钟。

(六)纠正低血镁

低血镁者用 25％硫酸镁溶液按每次 0.1～0.3mg/kg 进行深部肌内注射,每天 2～3 次,症状缓解后停用。

经第 1 天补液后,脱水和电解质紊乱已基本纠正,第 2 天以后主要是补充生理需要量和继续损失量,继续补钾,供给热量。当脱水纠正后,排便也趋于正常可改为口服补液。若腹泻仍频繁或口服量不足者,仍需静脉补充。补液量需根据吐泻和进食情况估算,一般生理需要量按 60～80mL/kg·d,可用 1/5 张含钠液;继续损失量是丢多少补多少,用 1/3～1/2 张含钠液,将这两部分相加于 12～24 小时内均匀静脉滴注,仍要注意继续补钾和纠正酸中毒。

五、静脉补液注意要点

(一)补液前的准备阶段

1. 评估患儿病情

补液开始前应全面了解患儿的病史、病情、补液目的及其临床意义,应以高度的责任心,迅速认真地做好补液的各种准备工作。

2. 要熟悉常用溶液的种类、成分及配制方法

根据患儿的脱水状况准备各种相关溶液、所需仪器和用物。

3. 解释治疗目的

向家长及患儿解释治疗目的,以利于配合。对家长应解释治疗的原因,液体疗法需要的时间及可能发生的情况,使其了解整个治疗过程,并指导家长参与治疗过程。对年长患儿亦应做好鼓励和解释工作,尽量消除患儿的恐惧心理。

(二)补液阶段

1. 维持静脉输液

严格掌握输液速度,明确每小时输液量,计算出每分钟输液的滴数,并随时检查,防止输液速度过快或过缓。有条件时最好使用输液泵,以便更精确地控制输液速度。

2. 密切观察病情,掌握病情的动态变化

(1)注意观察生命体征:对于水、电解质紊乱患儿,应注意观察其体温、脉搏、血压、呼吸等生命体征。若生命体征突然变化或异常的生命体征仍持续,应及时记录并报告,以便及时调整治疗方案。

(2)观察脱水的纠正情况:注意观察患儿的意识状态,有无口渴,皮肤、黏膜干燥程度,眼窝

及前囟凹陷程度,尿量多少等。如补液合理,一般于补液后 3~4 小时应该排尿,此时说明血容量恢复;补液后 24 小时皮肤弹性恢复,眼窝凹陷消失,口舌湿润、饮水正常、无口渴,则表明脱水已被纠正;补液后眼睑出现水肿,可能是输入钠盐过多;补液后尿多而脱水未纠正,则可能是液体补充的张力不合理,应重新制订液体的配制方案。

(3)观察酸中毒表现:最重要的表现是呼吸改变,其次为口唇呈樱红色和神经精神系统抑郁症状,如乏力、精神不振、呕吐、嗜睡等。

(4)观察低血钾表现:注意观察患儿有无神经肌肉兴奋性降低,如腹胀、肠鸣音减弱、腱反射消失等,有无心音低钝或心律不齐等。补充钾时应按照见尿补钾的原则。

(5)观察低血钙表现:当酸中毒被纠正后,由于血浆稀释、离子钙降低,可出现低钙惊厥。个别抽搐患儿补钙剂无效时,应考虑可能存在低镁血症,补液中应注意碱性液体及钙剂勿漏出血管外,以免引起局部组织坏死。

3. 准确记录液体出、入量

24 小时液体入量包括静脉输液量、口服液体量及食物中含水量;液体出量包括尿量、呕吐量、大便丢失的水分和不显性失水。呼吸增快时,不显性失水增加 4~5 倍;体温每升高 1℃,不显性失水 1 小时增加 0.5mL/kg。计算并记录 24 小时液体出、入量,是做液体疗法时护理的重要内容。

第十三章　泌尿系统疾病的护理

第一节　急性肾小球肾炎的护理

急性肾小球肾炎，简称急性肾炎，是一种与感染有关的以两侧肾小球弥散性炎性病变为主的急性免疫反应性疾病。其主要临床表现为急性起病，水肿、血尿、蛋白尿和高血压。严重病例可出现严重循环充血、高血压脑病和急性肾功能不全。本病多见于感染之后，尤其是溶血性链球菌感染之后，故又被称为急性链球菌感染后肾炎。

一、病因

（一）细菌
最常见的是 A 组 β-溶血性链球菌的某些致肾炎菌株，凝固酶阳性或阴性的葡萄球菌、肺炎链球菌和革兰阴性杆菌等其他细菌也可致病。

（二）病毒
流行性感冒病毒、腮腺炎病毒、柯萨奇病毒 B_4 和埃柯病毒等感染也可并发急性肾炎。

（三）其他
真菌、钩端螺旋体、立克次体和疟原虫等也可并发急性肾炎。

二、发病机制

细菌感染多数通过抗原-抗体免疫反应引起急性肾炎；而病毒和其他病原体则以直接侵袭肾组织而致肾炎，在尿中常能分离到致病原。一般认为其机制是机体对链球菌的某些抗原成分（如 M 蛋白）产生抗体，形成循环免疫复合物，沉积于肾小球基底上皮侧；也可以先"植入"毛细血管壁，再与抗体形成免疫复合物（原位肾炎）。免疫复合物在局部激活补体系统（以经典途径为主），引起免疫反应和炎症反应。由此产生的各种免疫、炎症介质、氧自由基以及局部浸润的中性粒细胞释出的溶酶体酶等使基底膜断裂，血液成分漏出毛细血管，尿中出现蛋白、红细胞、白细胞和各种管型。与此同时，细胞因子等又能刺激肾小球内皮和系膜细胞增生，严重时可有新月体形成，这种增生性病变降低了肾小球血流量和超滤系数（kf），使滤过率降低，严重者尿量显著减少，发生急性肾衰竭。因滤过率降低，水、钠潴留，细胞外液和血容量增多，临床上出现不同程度的水肿、高血压和循环充血。

三、病理

病理表现是弥散性、渗出性和增生性肾小球肾炎,光镜下可见肾小球体积增大,内皮细胞与系膜细胞增生,系膜基质增多,可见中性粒细胞浸润,毛细血管腔变窄。严重时肾小囊壁层细胞增生形成新月体,使囊腔变窄。免疫荧光检查可在毛细血管祥和(或)系膜区见到颗粒状沉积物。肾小管病变轻重不一。电镜下所见类似光镜,但在基底膜上皮侧可见"驼峰状"沉积,是本病的特征性改变。

四、临床表现

秋冬季节是急性链球菌感染后肾炎的发病高峰期,可呈局部流行。发病年龄以 5～10 岁为多见,小于 2 岁者少见。在秋冬季,呼吸道感染是主要的前驱病变,尤以咽、扁桃体炎常见;夏秋季则为皮肤感染,偶见猩红热。呼吸道感染至肾炎发病时间为 1～2 周,而皮肤感染则稍长,为 2～3 周。临床表现轻重不一,轻者可无明显临床症状,重者可在短期内出现循环充血、高血压脑病或急性肾衰竭等表现而危及生命。

(一)一般病例

起病时可有低热、疲倦、乏力、食欲减退等一般症状。部分患者尚可见呼吸道或皮肤感染病灶。肾炎症状主要表现为水肿、血尿和高血压。典型表现分述如下:

1.水肿、少尿病

初表现为晨起时双睑水肿,以后发展至下肢或遍及全身。水肿多数为非凹陷性。一般不十分严重,极少合并胸腔积液或腹水。在水肿同时尿量明显减少,个别病例可出现无尿。

2.血尿

30％～50％患儿有肉眼血尿,呈茶褐色或烟蒂水样(酸性尿),也可呈洗肉水样(中性或弱碱性尿);几乎所有病例均有镜下血尿。通常肉眼血尿 1～2 周后消失,但镜下血尿可持续 1～3 个月,少数可延续半年或更久。血尿同时常伴有不同程度的蛋白尿,一般为轻到中度。

3.高血压

30％～70％可有高血压,系因水、钠潴留血容量增加所致,但出现剧烈头痛、恶心、呕吐者并不多见。一般在 1～2 周内随尿量增多而恢复正常。

(二)严重病例

严重表现有循环充血、高血压脑病和急性肾功能不全,多发生于起病 1～2 周内。

1.循环充血

急性肾炎患儿水、钠潴留使血容量增多而出现循环充血。轻者心脏扩大、心率及呼吸增快、咳嗽、端坐呼吸、肺底可闻及细小湿啰音;严重者口吐粉红色泡沫痰。肝充血、肿大,可引起肝区疼痛,肝颈征阳性。外周静脉压增高,使颈静脉充盈或怒张。患儿常诉胸闷不适,烦躁不安。过去将上述情况诊断为急性心力衰竭,但超声心动图检查,并不能证实心肌泵功能衰竭,故称为严重循环充血。少数病例因心脏持续高负荷或因心肌病变而发展为真正心力衰竭,如不及时抢救,可于数小时内迅速出现肺水肿而危及患儿的生命。

2.高血压脑病

血压骤升,出现中枢神经系统症状。临床上出现剧烈头痛、烦躁不安、恶心、呕吐、一过性失明、惊厥和昏迷等症状,个别可发生脑疝,如血压超过 140/90mmHg(18.7/12.0kPa),同时伴有视力障碍、惊厥或昏迷三项之一者即可诊断。

3.急性肾功能不全

急性肾炎患儿在严重少尿或无尿的同时可出现短暂氮质血症、电解质紊乱、代谢性酸中毒和尿毒症症状。一般持续 3～5 天或一周左右,随尿量增加症状消失,肾功能逐渐恢复。

五、实验室检查

(一)尿液检查

尿比重在急性期多增高,尿蛋白为＋＋～＋＋＋;尿沉渣红细胞为＋＋～＋＋＋,白细胞为＋～＋＋;可有透明、颗粒和细胞管型,约 2/3 病例有红细胞管型。尿常规一般经 4～8 周恢复正常。

(二)血液检查

1.血象

常有轻、中度贫血,贫血程度与细胞外液容量增多平行;白细胞可轻度增高或正常。

2.血沉

多增快,但其程度与病情轻重无关。往往提示疾病活动,一般 2～3 个月内恢复正常。

3.抗链球菌的抗体检查

抗链球菌溶血素 O(ASO)增高率为 70%左右,其中呼吸道感染者的增高率较高,为 70%～80%,而皮肤感染者为 50%左右,通常于链球菌感染 2～3 周开始升高,3～5 周达高峰,其后逐渐下降,约 50%的患儿于半年内恢复正常。

4.血清补体

在起病 2 周内,80%～92%的患者血清补体 C_3 降低,以后逐渐恢复,4 周后大多数恢复正常,8 周内均已恢复。血清补体下降程度与急性肾炎病情轻重无明显相关性,但对急性肾炎的鉴别诊断有意义。

(三)肾功能检查

可有一过性氮质血症,血尿素氮和肌酐可增高,肌酐清除率降低,随利尿消肿多数迅速恢复正常。少数病例肾功能损害严重而表现为急性肾衰竭。

(四)病灶细菌培养

若尚存有感染灶,可进行细菌培养以明确病原。

六、治疗

本病为自限性疾病,无特异治疗方法,主要是对症治疗和护理。重点是把好防治少尿和高血压两关。

(一)一般处理

症状重者应卧床休息 1～2 周,待水肿消退、肉眼血尿消失、血压正常方可下床活动。2 个月后如无临床症状,尿常规能检出少量蛋白和红细胞时可以复学,尿常规正常 3 个月后可恢复体力活动。尿少、水肿期应限制钠盐摄入,严重病例钠盐限制于每日 1～2g,氮质血症期饮食蛋白控制于每日 0.5g/kg,供给高糖饮食以满足小儿热量需要,除严重少尿或循环充血外,一般不必严格限水。

(二)控制感染

应用抗生素对疾病本身无明显作用,但可以清除病灶残存细菌,常用青霉素每日 5 万 U/kg,分两次肌内注射,连用 7～10 天;青霉素过敏者改用红霉素。

(三)对症治疗

1. 利尿

本病多数于起病 1～2 周内自发利尿消肿,一般水肿不必使用利尿剂。尿少、水肿显著者可予以呋塞米,每次 1～2mg/kg 口服;尿量显著减少伴氮质血症时可给予肌内注射或静脉注射,每 6～8 小时一次,禁用保钾性利尿剂及渗透性利尿剂。

2. 降压

如血压持续升高,舒张压＞90mmHg(12kPa)时应给予降压药,首选硝苯地平,每日 0.25～0.5mg/kg,分 3～4 次口服或舌下含服,最大量不超过 1mg/kg。肼苯达嗪,每日 1～2mg/kg,分 3 次口服。严重高血压患儿可肌内注射利血平,首次 0.07mg/kg(最大量不超过 1.5mg/次),以后按每日 0.02mg/kg,分 3 次口服维持。

(四)严重病例的治疗

1. 高血压脑病

应积极降血压。降压用硝普钠 25mg,加入 5％葡萄糖液 500mL 中,以每分钟 0.02mL/kg 速度静脉滴注;此药滴入后即起降压效果,无效时可增加滴速,但最大不得超过每分钟 0.16mL/kg,注意药物应避光,现用现配。快速降压时必须严密监测血压、心率和药物不良反应。硝普钠主要不良反应有恶心、呕吐、情绪不安定、头痛和肌痉挛等。国外也有报告使用二氮嗪静脉注射降压者。减轻脑水肿可静脉注射高渗葡萄糖或用呋塞米静脉注射,降低血容量。降压的同时,应注意吸氧、镇静、止惊治疗。

2. 严重循环充血

应严格限制水、钠入量和用强利尿剂(如呋塞米)促进液体排出;烦躁不安者给予镇静剂,如已发生肺水肿则可用硝普钠扩张血管降压;适当使用快速强心药,如毛花苷丙,但剂量宜小,且不必维持治疗。上述措施无效时,尤其是利尿剂效果欠佳时,须采用腹膜或血液透析治疗以排出过多的体液。

3. 急性肾衰竭

应严格限制液体入量,24 小时入液量控制在 400mL/m²,即不显性失水减去内生水量。必须及时处水过多问题,当呋塞米常规剂量无效时,可增加至每次 5m/kg,若仍无利尿效果,则不必再用。注意纠正水、电解质酸碱平衡紊乱现象,供给足够热量,以减少组织蛋白分解,必要时采用透析治疗。

七、常见护理诊断

1. 体液过多

与肾小球滤过率下降、水、钠潴留有关。

2. 活动无耐力

与水肿、血压升高有关。

3. 潜在并发症

高血压脑病、严重循环充血、急性肾功能衰竭。

4. 知识缺乏

与患儿及家长缺乏本病的护理知识有关。

八、护理措施

(一)一般护理

1. 休息

休息可减轻心脏负担,改善心功能,增加心排血量,提高肾小球滤过率,减少水钠储留,减少潜在并发症发生;同时又由于静脉压下降使水肿减轻。急性期需卧床2~3周,待肉眼血尿消失,水肿消退,血压正常后可下床轻微活动,2~3个月后,离心尿每高倍视野红细胞在10个以下,血沉接近正常时可恢复上学,但应避免剧烈活动;尿液Addis计数正常后可正常活动。

2. 饮食护理

(1)给予清淡、易消化、富含维生素的高糖、适量蛋白质及脂肪的饮食。并且要少量多餐以减轻水肿的胃肠道负担。

(2)对水肿及高血压者,给予低盐或无盐饮食,食盐一般以60mg/(kg·d)为宜;严重水肿、尿少限制水的摄入,每天进入体内的液体量一般等于前一天的出量加500mL。

(3)有氮质血症时,每日蛋白质的摄入量应<0.59/kg。

(4)不可长期限制饮食,待尿量增加、水肿消退、血压正常后,应尽快恢复正常饮食,以满足患儿生长发育的需要。

3. 病情观察

(1)密切观察生命体征的变化,每日定时或遵医嘱测量体温、脉搏、呼吸和血压,并做好记录,注意有无并发症的出现,发现异常应立即报告医生并配合进行处理。

(2)观察患儿水肿增减的情况,每日或隔日测体重1次,使用利尿剂者需要每日测体重并做好记录。

(3)观察尿量、尿色变化,准确记录24小时出入水量,每周送检尿常规2次。

4. 皮肤护理

勤洗澡,勤换衣服,保持床面清洁、平整,尽量避免水肿部位的肌内注射,定时翻身,水肿严重者,受压部位垫棉垫或气垫圈,防止皮肤损伤。

(二)用药护理

遵医嘱给予抗生素、利尿剂、降压药、强心剂、血管活性药物,注意观察有无药物的不良反应,如直立性低血压、低钠血症、低钾血症、洋地黄中毒等。需透析者应做好透析前的准备,并遵医嘱采取相应的救治措施。

(三)预防医院内感染

患儿应安置于非感染性疾病病房实施保护性隔离,避免过多人员探视。

(四)健康教育

向患儿家长及年长儿介绍发生急性肾炎的原因;帮助理解休息与饮食调整的重要性;教给防治与护理的方法,如休息、饮食的安排,防止过于疲劳与感冒。告知家长患儿在疾病恢复正常半年后方可接受预防接种,痊愈出院后需定期随访,随访的时间一般为 6 个月。

第二节 肾病综合征的护理

肾病综合征(NS)简称肾病,是以肾小球基膜通透性增高为主要病理变化的一组临床症候群。临床特征为全身高度水肿、大量蛋白尿、低蛋白血症和高脂血症。原发性肾病综合征按其临床特征又可分为单纯性肾病、肾炎性肾病和先天性肾病三类,其中以单纯性肾病最多见。肾病综合征的发病率在小儿泌尿系统疾病中仅次于急性肾炎。发病年龄多为 3~5 岁儿童,男女之比为 3.7∶1。

一、病因与发病机制

迄今原发性肾病综合征的病因和发病机制尚未完全明确。目前认为单纯性肾病的发病可与 T 细胞免疫功能紊乱,导致肾小球基膜的多种阴离子(涎酸蛋白等)丢失,使肾小球基膜的静电屏障受损,血浆中带阴电荷的蛋白(如白蛋白)大量滤出,形成选择性蛋白尿有关。

其他类型肾病的发病则与局部免疫病理过程同时损伤了肾小球基膜的分子屏障和静电屏障,导致分子量大小不等的蛋白质从尿中丢失(非选择性蛋白尿)有关。大量蛋白尿又导致了低蛋白血症、高胆固醇血症和高度水肿等一系列病理生理变化,近年的研究表明肾病的发病还可能具有一定的遗传基础。

二、临床表现

1.单纯性肾病

起病缓慢,主要表现为水肿。多为全身性重度凹陷性水肿。水肿始起于眼睑及面部,随后波及四肢和全身,呈进行性加重,且随体位而改变,常合并有浆膜腔积液,如胸腔积液、腹水等。眼睑水肿明显者可使眼裂变小,两眼不能睁开。男孩阴囊水肿可使皮肤变薄而透明,甚至有液体渗出。水肿可自行消退,自行复发,反复迁延,水肿同时常伴有尿量减少。一般无明显血尿及高血压。

2.肾炎性肾病

较单纯性肾病少见。发病年龄偏大,多见于学龄期儿童。患儿水肿不如单纯性肾病明显,但常合并有血尿、高血压、氮质血症及低补体血症 4 项中的 1 项或几项。

三、并发症

1. 感染

由于低蛋白血症及肾上腺皮质激素免疫抑制剂的治疗引起。患儿免疫功能低下而易并发各种感染,最常见为呼吸系统感染,其次为皮肤感染、泌尿系统感染、原发性腹膜炎等。而感染常导致肾病的复发或加重。

2. 电解质紊乱

由于肾上腺皮质激素及利尿剂使用、不恰当的禁盐引起。患儿常并发电解质紊乱,常见有低钠血症、低钾血症、低钙血症。并发低钠血症时患儿可出现厌食、乏力、懒言、嗜睡及血压下降等症状;并发低钾血症时,可出现乏力、心音低钝、腱反射减弱或消失;并发低钙血症时,可出现手足搐搦。

3. 高凝状态及血栓形成

临床常见肾静脉血栓,表现为突发性腰痛、血尿或血尿加重、尿少等症状。亦可出现下肢静脉血栓,甚至肺栓塞和脑栓塞。

4. 生长延迟

临床上多见于肾病频繁复发及长期接受大剂量糖皮质激素治疗的患儿。多数患儿在肾病好转后可有生长追赶现象。

四、辅助检查

1. 尿常规

蛋白定性＋＋＋～＋＋＋＋,24h 尿蛋白定量>50mg/kg 为大量蛋白尿。

2. 血清蛋白测定

血清总蛋白下降、清蛋白<30g/L、清蛋白,球蛋白比值可倒置。

3. 血脂检查

血胆固醇>5.7mmol/L。

4. 高凝状态检查

血小板增加、血浆纤维蛋白原增加、尿纤维蛋白裂解产物(FDP)增加。

五、治疗

1. 对症治疗

当合并感染时需选择适当的抗生素进行治疗。在未使用激素治疗之前,水肿严重伴尿少的患儿可配合使用利尿剂。

2. 肾上腺皮质激素治疗

泼尼松 2mg/(k·d),分次服用。根据激素减量的间隔时间及其维持的时间不同,分为短程、中程及长程疗法。疗程在 8 周以内为短程疗法。疗程在 6 个月以内为中程疗法。疗程在

9～12个月为长程疗法。

3.其他治疗

当患儿出现激素耐药、激素依赖、激素严重不良反应和频繁复发时,在使用小剂量激素的同时,可选用免疫抑制剂或免疫调节剂,如环磷酰胺、苯丁酸氮介、环孢霉素 A、左旋咪唑、中药及大剂量丙种球蛋白等药物。

六、护理措施

(一)适当休息

一般不需要严格地限制活动,严重水肿、高血压时需卧床休息,并用利尿剂及降压药以减轻心脏和肾脏负担;在床上需经常变换体位,以防血管栓塞等并发症,病情缓解后可逐渐增加活动量,但不要过度劳累,以免病情复发。在校儿童肾病活动期应休学。

(二)合理营养

(1)一般患儿不需要特别限制饮食,但因消化道黏膜水肿使消化能力减弱,应注意减轻消化道负担,给予易消化、优质蛋白(乳类、蛋、鱼、家禽等)、少量脂肪、足量碳水化合物及高维生素饮食。患儿长期用肾上腺皮质激素易引起骨质疏松,并常有低钙血症倾向,每日应给予维生素 D 及适量钙剂。

(2)大量蛋白尿期间蛋白摄入量不宜过多,以控制在每日 2g/kg 为宜,因摄入过量蛋白可造成肾小球高滤过,使肾小管硬化;碳水化合物应≥30～35kcal/(kg•d)。尿蛋白消失后长期用糖皮质激素治疗期间应多补充蛋白质,因糖皮质激素可使机体蛋白质分解代谢增强,易出现负氮平衡。

(3)为减轻高脂血症应少食富含饱和脂肪酸的食物(如动物脂肪),多食富含多聚不饱和脂肪酸的食物(如植物油、鱼油等)。同时增加富含可溶性纤维的饮食(如燕麦、马铃薯、南瓜、海带、橘子、苹果、香蕉等)。

(4)重度水肿、高血压、尿少时应限制钠、水的入量,给予无盐或低盐饮食(氯化钠 1～2g/d),病情缓解后不必长期限盐。因本病患儿水肿的原因主要是血浆胶体渗透压下降,限制钠、水对减轻水肿无明显的作用,而过度限制易造成低钠血症及食欲下降等。

(三)预防感染

(1)首先向患儿及家长解释预防感染的重要性,肾病患儿由于免疫力低下易继发感染,而感染常使病情加重或复发,严重感染甚至可危及患儿生命。

(2)做好保护性隔离,肾病患儿与感染性疾病患儿分室收治,病房每日进行空气消毒,减少探视人数。避免到人多的公共场所,尤其在疾病流行期。

(3)加强皮肤护理。由于高度水肿皮肤张力增加,皮下血液循环不良,加之营养不良及使用激素等,皮肤容易受损及继发感染,应注意保持皮肤清洁、干燥,及时更换内衣;保持床铺清洁、整齐,被褥松软,经常翻身;水肿严重时,臀部和四肢受压部位垫软垫或用气垫床;水肿的阴囊可用棉垫或吊带托起,皮肤破损处可涂碘伏预防感染。做好会阴部清洁,每日用 3% 硼酸坐浴 1～2 次。

（4）严重水肿者应尽量避免肌内注射，以防药液外渗，导致局部潮湿、糜烂或感染。

（5）注意监测体温、血象等，及时发现感染灶并联系医生，遵医嘱给予抗生素治疗。

（四）用药护理

（1）激素治疗期间注意每日尿量、尿蛋白变化及血浆蛋白恢复等情况，注意观察激素的不良反应。

（2）遵医嘱及时补充维生素 D 及钙质，以免发生手足搐搦症。

（3）应用利尿剂时注意观察尿量，定期查血钾、血钠，尿量过多时应及时与医生联系。因大量利尿可加重血容量不足，有出现低血容量性休克或静脉血栓形成的危险。

（4）使用免疫抑制剂治疗时，注意白细胞数下降、脱发、胃肠道反应及出血性膀胱炎等。用药期间要多饮水和定期查血象。

（5）在使用抗凝药物（肝素等）过程中注意监测凝血时间及凝血酶原时间。

（五）心理护理

（1）热情接待、细心照顾患儿，消除其陌生、恐惧心理。

（2）关心、爱护患儿，满足患儿的需要，特别是爱的需要。

（3）帮助患儿树立战胜疾病的信心，消除担心、自卑感。

（4）多与患儿及其家长交谈，鼓励其说出内心的感受，如害怕、忧虑等，同时，指导家长多给患儿心理支持，使其保持良好情绪。

（5）在恢复期可组织一些轻松的娱乐活动，适当安排一定的学习，以增强患儿信心，积极配合治疗，争取早日康复。

（6）连续、全面地进行健康指导，消除患儿及家长的心理顾虑。

（六）健康教育

（1）讲解激素治疗对本病的重要性，使患儿及家长主动配合与坚持按计划用药。

（2）使患儿及家长了解感染是本病最常见的并发症及复发的诱因，因此采取有效措施预防感染至关重要。

（3）教会家长或较大儿童学会用试纸监测尿蛋白的变化。

（4）指导家长做好出院后的家庭护理，督促患儿合理膳食、适当休息。

（5）活动时注意安全，避免奔跑、打闹，以防摔伤、骨折。

第三节　泌尿道感染的护理

泌尿道感染（UTIs），是小儿泌尿系统常见病之一。感染可累及膀胱、肾盂和肾实质，由于小儿期局限于某一部位者较少，常难定位，故统称泌尿道感染。小儿泌尿道感染与成人比较有以下不同处：①新生儿、婴幼儿泌尿系症状不显著，全身症状较重；②常合并泌尿系异常，如各种先天畸形和膀胱-输尿管反流（VUR）；③婴幼儿的感染途径可为血源性。小儿泌尿道感染一般预后较好，但若不及时治疗，反复感染可导致斑痕形成，出现高血压、慢性肾功能衰竭，影响健康甚至危及生命，故需高度重视。

一、病因与发病机制

(一)致病原

多数为细菌、真菌和支原体,病毒也可致病但较少见。除血源性感染外,细菌多数为肠道革兰阴性菌,以大肠杆菌最为常见,其次为克雷白菌、肠杆菌、枸橼酸杆菌、变形杆菌、摩根变形杆菌、沙雷菌和沙门氏菌等。革兰阳性菌较为少见,主要为表皮葡萄球菌、白色葡萄球菌和肠球菌;金黄色葡萄球菌见于全身败血症。真菌感染常继发于长期应用广谱抗生素和皮质激素的患儿,可为深部真菌病的一部分。病毒导致泌尿道感染尚不确定,一些病毒如腺病毒 11、21型与非小儿麻痹肠道病毒可引起急性出血性膀胱炎。

(二)宿主的易感因素

1. 小儿泌尿系统解剖特点

输尿管长而弯曲,管壁弹力纤维发育不良,易于扩张发生尿潴留而容易感染;女婴尿道短,外口暴露,易被粪便污染,男孩包茎积垢,也可造成上行感染。

2. 泌尿系解剖异常

在小儿较多见,包括双肾盂、双输尿管、后尿道瓣膜、肾盂-输尿管连接部狭窄等,常造成尿潴留,有利于细菌生长;便秘和排尿功能障碍如神经性膀胱、不稳定膀胱易致 UTIs。

3. 膀胱输尿管反流

常为再发性或慢性泌尿道感染的重要因素。

4. 泌尿道抵抗感染功能缺陷

如 IgA 抗体生成不足和黏膜局部缺血缺氧(如膀胱不自主强烈收缩)等,均使细菌易于入侵,人工喂养儿较母乳喂养者易致 UTIs。

5. 其他

小儿未能控制排便、不及时更换尿布和蛲虫由肛周移行外阴等也是易致感染的原因。

感染途径多数为上行性,但婴幼儿泌尿道感染可为全身性败血症的一部分,即血源性感染;慢性菌血症患儿,如感染性心内膜炎和脑室-心房分流等也可致血源性感染。泌尿系邻近组织感染如肾周脓肿、阑尾脓肿和盆腔炎症等可直接蔓延引起 UTIs。

二、临床表现

不同年龄可有不同的临床症状。小儿泌尿道感染若无任何症状,仅在普查时发现,被称为无症状性菌尿。

(一)新生儿期

发热、呕吐、腹泻、烦躁或嗜睡、体重不增、发灰或发绀,少数病情严重者可有惊厥或黄疸。50%患儿合并菌血症,部分患儿有血尿素氮升高。

(二)婴幼儿期

发热、呕吐、腹泻、腹痛、腹胀、生长发育迟缓、尿臭、嗜睡、惊厥等。部分患儿可有排尿中断,排尿啼哭或夜间遗尿。

（三）儿童期

尿频、尿急、尿痛、腹或腰痛。可有发热、尿臭和夜间遗尿。慢性或反复发作者常有贫血、消瘦、生长迟缓、高血压和肾功能不全。

三、辅助检查

（一）尿常规

清晨首次中段尿离心镜检,白细胞＞5 个/高倍视野或白细胞成堆或白细胞管型,但也可正常,尤其新生儿。

（二）尿细菌培养

清洁中段尿细菌培养阳性,菌落计数在 1 万～10 万/mL,女性为可疑,男性有诊断意义,超过 10 成/mL 便可确诊;膀胱穿刺取尿较清洁中段尿准确,正确方法是患儿取平卧位,在膀胱充盈状态下(可在下腹部叩及或触及),常规消毒皮肤,用 25 号或 22 号针在耻骨联合上一横指处腹中线处穿刺,用注射器抽取 1～2mL 尿做细菌培养;婴儿用清洁无菌尿袋留尿者须及时送培养,延误时间可致假阳性;若临床高度怀疑泌尿系感染而常规培养阴性,必要时应做 L 型菌培养和厌氧菌培养。

另外还可直接尿细菌涂片:一滴新鲜混匀尿涂片,革兰染色,每油镜视野细菌≥1 个,有诊断意义。

（三）肾功能检查

急性泌尿道感染多无改变,再发性或慢性感染可有不同程度的浓缩功能受损,晚期可有血肌酐持续升高和 GFR 降低。

（四）影像学检查

反复感染或迁延不愈者应进行影像学检查,以观察有无泌尿系畸形和膀胱输尿管反流。常用的有 B 型超声检查、静脉肾盂造影加断层摄片(检查肾瘢痕形成)、排泄性膀胱造影(检查 VUR)、肾核素造影和 CT 扫描等。

四、鉴别诊断

（一）肾结核

肾结核常有尿频、尿急、尿痛和脓尿等症状。因肾结核属继发结核,常见于年长儿,起病缓慢,多数有结核中毒症状,并可找到原发病灶(肺),常伴血尿,一般细菌培养阴性,尿沉渣找抗酸菌阳性,PPD 皮试强阳性,静脉肾盂造影有特征性改变。

（二）出血性膀胱炎

此病可视为泌尿系感染的特殊类型。在成人多由大肠杆菌所致,儿童多由腺病毒 11、21 型所致。急性起病,男性多于女性。以严重肉眼血尿(可伴血块)和尿痛、尿频、尿急、排尿困难为特征;膀胱区常有压痛。尿检查有大量红细胞、少量白细胞。尿细菌培养阴性。临床经过良好,在 3～4 天内症状自行减轻,病程多不超过 7 天。B 型超声检查双肾正常,膀胱壁可见不规则增厚。

（三）尿道综合征

有尿路刺激症状，但无有意义菌尿，多由阴道炎、尿道炎、化学药物或蛲虫刺激引起。

五、治疗

（一）一般治疗

急性期卧床休息，鼓励多饮水，清洁外阴。有严重膀胱刺激征者可适当使用苯巴比妥、安定等镇静剂；解痉药可用抗胆碱类药。

（二）抗菌药物

婴幼儿难以区分感染部位且有全身症状者均按上尿路感染用药；年长儿若能区分感染部位可按以下用药计划治疗。

1. 轻型和下尿路感染

在进行尿细菌培养后，首选复方磺胺甲基异恶唑（SMZco），按每日 SMZ 50mg/kg，分 2 次日服，连服 7～10 天。也可选用呋喃妥英，每日 8～10mg/kg，分 3～4 次口服，连服 7～10 天。待有培养结果后按药敏试验选用抗菌药物。

2. 上尿路感染

在做尿细菌培养后即予以两种抗菌药物，一般选用 SMZco 或呋喃妥英加抗生素或用两种抗生素。新生儿和婴儿用氨苄青霉素每日 75～100mg/kg，分 4 次静脉注射，连用 10～14 天；1 岁后小儿用氨苄青霉素每日 100～200mg/kg，分 3 次静脉注射或头孢噻肟钠每日 100～200mg/kg，分 3 次静脉注射，也可用头孢曲松钠每日 50～75mg/kg，分两次肌内注射或静脉注射；也可改用丁胺卡那霉素，每日 10～15mg/kg，分两次肌内注射或静脉注射。若有肾功能不全必须慎用或不用此类氨基糖甙类抗生素。疗程共 10～14 天。开始治疗后应连续 3 天进行尿细菌培养，若 24 小时后尿培养转阴，表示所用药物有效，否则应按尿培养药敏试验的结果调整用药。停药一周后再做尿培养一次。

3. 复发或慢性感染的治疗

关键在于找出和去除诱因以达彻底治疗。复发时在做尿细菌培养后予以上述治疗一个疗程，然后用 SMZco，按 SMZ 5～10mg/kg 计算或呋喃妥英 1～2mg/kg，每晚睡前顿服，连服 4～6 月。同时检查有无泌尿系异常和膀胱输尿管反流。有习惯性便秘者应给予处理，以保持大便通畅。排尿次数少者应鼓励饮水，增加排尿次数。

六、常见护理诊断

1. 体温过高

与细菌感染有关。

2. 排尿异常

与膀胱、尿道炎症有关。

3. 潜在并发症

药物不良反应。

七、护理评估

(一)健康史

评估患儿会阴部清洁情况,有无污染史;幼儿有无经常坐地玩耍致尿道口污染史或有无留置导尿管等病史;慢性感染者还要评估有无泌尿道畸形的情况;评估患儿近期有无抵抗力降低的诱因,如受凉、营养不良等。

(二)身体状况

评估新生儿、婴幼儿有无全身感染症状,有无排尿时哭闹、尿液中断等症状;年长儿有无腰痛、肾区叩痛,有无尿频、尿急、尿痛的情况;及时了解患儿的尿液检查和影像学检查结果和意义;同时评估用药效果、药物敏感度和不良反应等。

(三)心理-社会状况

评估患儿和家长的心理状态,有无因患儿发热、尿痛、环境改变等产生的焦虑、恐惧心理;评估患儿及其家长对本病的病因、预防、保健和护理知识的了解程度、家庭环境及经济状况;了解患儿既往有无住院经历及其表现以便给予有针对性的指导。

八、护理诊断

1. 体温升高

与泌尿道感染后炎症反应有关。

2. 排尿异常

与泌尿道的炎症刺激有关。

九、护理措施

(一)维持正常体温

1. 环境

保持室内空气清新,温度、湿度适宜,室内温度一般在 18~22℃,相对湿度为 55%~65%。

2. 饮食

给予易消化和富含维生素的清淡饮食,鼓励患儿多饮水,保证营养和水分的摄入。

3. 生活护理

急性期患儿应卧床休息;松解衣被,衣服和被子不宜过多、过紧,以免影响散热,及时更换汗湿的衣服。

4. 监测体温变化注意及时降温

当体温超过 38.5℃时进行温水擦浴、头部冷敷等物理降温处理或遵医嘱给予退热剂。

(二)协助减轻排尿异常

(1)鼓励患儿多饮水,增加尿量冲洗尿路,减少细菌在尿路中的停留和繁殖,促进细菌毒素和炎症分泌物的排出,减轻炎症反应。

（2）保持患儿会阴部清洁，用清水从前往后冲洗会阴部，勤换尿布，尿布注意消毒；提供合适的排尿环境，便器要放在易取的位置或将患儿安排在离厕所较近的床位。

（3）遵医嘱合理应用抗生素，杀灭致病菌。留送细菌培养尿标本后，即可开始给予抗生素治疗，注意观察药物不良反应，口服抗生素可出现恶心、呕吐、食欲减退等现象，饭后服药可减轻胃肠道症状。

（4）遵医嘱协助患儿定期复查尿常规和尿培养。一般选用晨尿，留尿标本时，要做到无菌操作，先协助患儿清洗外阴，然后用 0.1% 的苯扎溴铵溶液冲洗 2 次，弃去尿液的前段，严格按无菌操作原则用无菌容器收集中段尿液。若 30 分钟内未收集到尿液，需再次消毒。尿液标本收集后需立即送检或放到 4℃ 冰箱内短时保存。

（三）健康指导

向患儿和家长解释本病的护理要点和预防知识。例如：婴儿应勤换尿布并烫洗晾干，幼儿不穿开裆裤，女婴清洗会阴和擦拭时均由前向后，防止肠道细菌污染尿道；及时矫正泌尿道畸形，防止尿液潴留。反复的泌尿道感染可能发展成慢性肾功能衰竭，故应向家长解释查明原因的重要性。出院时应向患儿和家长解释本病需定期复查，急性感染患儿疗程结束后每月复查 1 次，做中段尿培养，连续 3 个月，如无复发可以认为治愈；复发者每 3～6 个月复查 1 次，连续 2 年或更长时间。

第十四章　神经系统疾病的护理

第一节　病毒性脑膜炎的护理

病毒性脑膜炎是病毒感染引起的脑膜炎症。若病毒感染引起脑实质炎症则称为病毒性脑炎。病毒侵入中枢神经后，往往脑膜和脑实质均有不同程度的受累，如果两者同时受累则称为病毒性脑膜脑炎。本病是小儿最常见的中枢神经系统感染性疾病之一，夏、秋季发病率较高，病情轻重不等，轻者可自行缓解，重者可导致后遗症及死亡。

一、病因

许多病毒都可以引起脑膜炎，最常见的病毒是肠道病毒（如柯萨奇病毒、埃可病毒等），约占80%以上；其次为虫媒病毒（乙型脑炎病毒）和腮腺炎病毒等。

二、发病机制

病毒自消化道、呼吸道或经昆虫叮咬侵入人体，在淋巴系统内繁殖后通过血液循环到达各器官，在入侵中枢神经系统前即可有发热等全身症状；在脏器中繁殖后的大量病毒可进一步播散全身，病毒亦可经嗅神经或其他周围神经到达中枢神经系统。中枢神经系统的病变可以是病毒直接损伤的结果，也可是感染后的过敏性脑炎改变，从而导致神经脱髓鞘病变和血管及血管周围的损伤。

三、临床表现

本病发病前1~3周多有上呼吸道及胃肠道感染史、接触动物或被昆虫叮咬史。

（一）病毒性脑膜炎

起病急，主要表现为发热、呕吐、嗜睡、头痛、颈背疼痛、颈项强直等，较少发生意识障碍、惊厥和局限性神经系统体征。病程多为1~2周。

（二）病毒性脑炎

主要表现为发热、反复惊厥、不同程度的意识障碍和颅内压增高，严重者可发生脑疝。

1.前驱症状

主要为一般急性全身感染症状，如发热、头痛、呕吐、腹泻等。

2.中枢神经系统症状

多数患儿可有惊厥,多表现为全身发作,严重者可呈惊厥持续状态。①意识障碍:轻者反应迟钝、淡漠、嗜睡或烦躁,重者谵妄、昏迷。②颅内压增高:头痛、呕吐,婴儿前囟饱满,严重者发生脑疝。③运动功能失调:由于中枢神经系统受累部位不同可出现不同的局限性神经系统体征如偏瘫、不自主运动、面瘫、吞咽障碍等。④精神障碍:若病变累及额叶底部、颞叶边缘系统,可发生幻觉、失语、定向力障碍等精神异常。

本病病程一般为2~3周,多数病例可完全康复,少数患儿可留有不同程度的后遗症,如癫痫、听力障碍、肢体瘫痪、智力低下等。

四、实验室检查

1.脑脊液

外观清亮,压力增高,白细胞数大多在$(10\sim500)\times10^6$/L,以淋巴细胞为主,蛋白质正常或轻度增高,糖和氯化物正常。

2.病原学检查

疾病早期可收集大、小便及咽分泌物,脑脊液做病毒学检测,仅有1/4~1/3病例能确定致病病毒。

3.血清学检查

双份血清特异性抗体滴度呈4倍增高有诊断价值,分别于病初和病程2~3周取血。

五、治疗

1.对症治疗

降温、止惊、降低颅内压、改善脑微循环、抢救呼吸和循环衰竭。保证营养供给,维持水、电解质平衡。

2.抗病毒治疗

抗病毒治疗常选用利巴韦林。若为疱疹病毒性脑炎应尽早给予阿昔洛韦5~10mg/kg,每8小时一次,静脉滴注。

六、护理评估

1.健康史

评估患儿近1~3周有无上呼吸道及胃肠道感染史,有无接触动物或被昆虫叮咬史,有无预防接种史。

2.身体状况

测量患儿体温、脉搏、呼吸,检查患儿有无头痛、呕吐、惊厥和脑膜刺激征,注意其精神状态、肢体瘫痪情况等,若为婴儿其前囟是否隆起或紧张。

3.心理-社会状况

评估家长及患儿对本病相关知识的了解程度,护理知识的掌握程度,有无焦虑或恐惧心理。

七、护理诊断

1. 体温过高

与病毒血症有关。

2. 营养失调：低于机体需要量

与摄入不足及消耗过多有关。

3. 躯体移动障碍

与昏迷、肢体瘫痪有关。

4. 潜在并发症

颅内压增高。

八、护理措施

（一）维持正常体温

监测体温，观察热型及伴随症状。出汗后，及时更换衣服，鼓励患儿多饮水。高热时给予物理降温或遵医嘱药物降温，并观察降温效果。

（二）促进脑功能的恢复

（1）减少刺激，为患儿提供保护性的看护和日常生活护理。纠正患儿的错误概念和定向力错误。

（2）遵医嘱给予能量合剂营养脑细胞，促进脑功能恢复。控制惊厥，保持安静，减少烦躁与哭闹，减轻脑缺氧。必要时给予氧气吸入。遵医嘱给予镇静药、抗病毒药、激素等。

（三）促进肢体功能的恢复

（1）昏迷患儿取平卧位，一侧背部稍垫高，头偏向一侧，以便让分泌物排出；上半身可抬高20°～30°，利于静脉回流，降低脑静脉窦压力，有利于降低颅内压；每2小时翻身1次，轻拍背部，促进排痰；保持呼吸道通畅，给予氧气吸入。

（2）卧床期间协助患儿洗漱、进食、大小便、翻身等；做好皮肤护理，适当使用气圈、气垫等，防止压疮。

（3）保持瘫痪肢体的功能位。病情稳定后，及早督促患儿进行肢体的被动和主动功能锻炼，并注意循序渐进，加强保护措施，防止受伤。在每次改变锻炼方式时给予指导、帮助和正面鼓励。

（四）保证营养的供给

耐心喂养，防止呛咳。对有吞咽困难或昏迷的患儿应尽早给予鼻饲或静脉营养，保证热量供给，维持水、电解质平衡。

（五）病情观察

观察患儿的精神状态、神志，生命体征变化（尤其是血压、呼吸频率和节律），瞳孔大小和对光反应，及时发现并发症先兆，并通知医生处理。

九、保健指导

向患儿及家长介绍病情,提供心理支持,减轻其焦虑与不安,使其树立战胜疾病的信心。介绍保护性看护和日常生活护理有关知识。指导家长做好智力训练和瘫痪肢体功能锻炼。有继发癫痫者应指导长期正规服用抗癫痫药物。对出院的患儿定期随访。

第二节 脑性瘫痪的护理

脑性瘫痪(CP)简称脑瘫,也称 Litter 病,是指儿童从出生前到出生后 1 个月内,由多种原因引起的非进行性脑损伤,表现为中枢性随意肌功能受累所致的中枢性运动障碍和姿势异常,如肢体痉挛、不随意运动等,且常伴有癫痫、智力低下及语言障碍。其发病率国外报道为 1.5‰~5‰,我国为 1.5‰~1.8‰。

一、病因

脑性瘫痪可由多种原因引起,如受孕前后孕妇相关的环境、遗传因素与疾病,双胎,妊娠早期羊膜及胎盘炎症等。一般可分为出生前、出生时、出生后三类:①出生前病因:包括先天性脑发育异常、先天性感染如巨细胞病毒、弓形虫及风疹病毒感染;②出生时病因:以新生儿窒息最为常见;③出生后病因:包括早产、心肺功能异常(先天性心脏病、心力衰竭、休克、呼吸窘迫)引起的脑损伤、低血糖、高胆红素血症及颅内感染等。

二、病理生理

表现为不同程度的大脑皮质萎缩,脑回变窄,脑沟增宽。皮质下白质的神经纤维稀少,甚至脑积水。镜下可见各层神经细胞数目减少及退行性病变,胶质细胞增生。胆红素脑病时可见基底节对称性的异常髓鞘形成增多,呈大理石样变。

三、治疗

目前尚未发现治疗脑瘫的特效药物。治疗原则主要包括物理治疗和矫形外科治疗。

1. 治疗原则

(1)早期发现,早期治疗:脑瘫患儿的"黄金治疗期"为 0~6 个月,该阶段脑的可塑性最强,越早开始干预,越能促进脑功能得到良好代偿。

(2)促进正常运动发育,纠正异常运动和姿势。

(3)综合治疗:采取多种手段对患儿进行全面多样化的综合治疗,针对运动障碍、语言障碍、智力低下、癫痫、行为异常进行干预。

(4)家庭训练和医生指导相结合。

2.物理治疗(PT)

是目前治疗脑瘫的主要手段。

(1)功能训练:包括躯体训练(PT)、技能训练(OT)和语言训练(ST)等。

(2)矫形器的应用:功能训练中应配合使用辅助器械,纠正异常姿势,调整肌肉紧张度,抑制异常反射。

3.手术治疗

若患儿双下肢痉挛状态严重或髋关节脱臼,应首选手术治疗。

4.中医治疗

对瘫痪及挛缩的肌肉可进行理疗、针灸、推拿等。

5.其他

如高压氧舱、水疗、电疗等,对功能训练起辅助作用。

四、常见护理诊断

1.生长发育改变

与脑损伤有关。

2.有废用综合征的危险

与肢体痉挛性瘫痪有关。

3.有皮肤完整性受损的危险

与躯体不能活动有关。

五、护理措施

(一)促进成长

(1)指导家长正确护理患儿。为患儿选择穿脱方便的衣服。

(2)注意培养患儿生活自理的能力,根据患儿年龄进行日常生活动作的训练,如教会患儿排便前能向大人预示,学会使用手纸等。

(3)对有听力、语言障碍的患儿,多给患儿丰富的语言刺激,鼓励患儿发声、矫正发声异常,并持之以恒。鼓励患儿与正常儿童一起参加集体活动,多表扬患儿的进步,调动其积极性,克服自卑心理。

(二)加强营养供给

供给高热量、高蛋白、高维生素、易消化的食物。对独立进食困难的患儿应进行饮食训练。喂食时保持患儿头处于中线位,避免头后仰导致异物吸入。在患儿牙齿咬紧时切勿用汤匙硬行喂食,以防损伤牙齿。耐心地教患儿学习进食动作,尽早脱离他人喂食的境地。如患儿的热量无法保证,应进行鼻饲。

(三)功能训练

患儿一经确诊,应立即开始功能锻炼。对瘫痪的肢体应保持功能位,并进行被动或主动运动,促进肌肉、关节活动和改善肌张力。还可配合推拿、按摩、针刺及理疗等,以纠正异常姿势,平衡肌张力。严重肢体畸形者 5 岁后可考虑手术矫形。

(四)皮肤护理

保持床单的干净、整洁,无渣屑、无皱褶。对长时间卧床的脑瘫患儿,护理人员要常帮助其翻身,白天尽量减少卧床时间;及时清理大小便,保持皮肤清洁,防止压疮发生或继发其他感染。

第十五章　血液系统疾病的护理

第一节　营养性缺铁性贫血的护理

营养性缺铁性贫血是由于铁缺乏使血红蛋白合成减少而引起的小细胞低色素性贫血,婴幼儿最常见。

一、病因

(一)铁摄入量不足

铁摄入量不足为缺铁性贫血的主要原因。人体内的铁主要来源于食物,衰老的红细胞破坏释放的铁也几乎全部被再利用。食物中的铁可分为两类,即血红素铁和非血红素铁。食物中铁吸收率的高低除与铁的摄入量密切相关外,还与铁的种类有关。鱼类、肉类、肝脏等动物性食物中的铁属于血红素铁,吸收率高(为 $10\%\sim25\%$),还可促进非血红素铁的吸收。

植物性食物中的铁属于非血红素铁,吸收率甚低(约 1%),且易受肠内其他因素的影响。维生素 C、果糖、氨基酸等还原物质有利于铁的吸收。而磷酸、草酸、植物纤维、蛋、牛乳、茶和咖啡等可抑制铁的吸收。婴儿的主要食品是乳类,人乳和牛乳含铁量少,但人乳中铁吸收率比牛乳中高 40%。足量母乳喂养的小儿可维持血红蛋白和储存铁在正常范围 6 个月左右,人工喂养儿及 6 个月以后的母乳喂养儿若不及时添加含铁丰富易于吸收的辅食,则易发生缺铁性贫血。

(二)先天储铁不足

胎儿期最后 3 个月从母体获得的铁最多。如因早产、双胎、胎儿失血和孕母患严重缺铁性贫血等均可使胎儿储铁减少。

(三)生长发育快

随着小儿体格生长,血容量也相应增加。年龄越小,生长发育越快,需铁量越多。早产儿体重增加快,如不及时添加含铁丰富的食物,婴儿,尤其是早产儿很容易发生缺铁性贫血。

(四)铁的丢失过多

各种原因所致的慢性失血均可导致缺铁性贫血。

(五)铁吸收障碍

反复感染、食物搭配不合理、呕吐等可影响铁的吸收。

二、发病机制

缺铁时血红素形成不足,血红蛋白合成减少,因而新生的红细胞内血红蛋白含量不足;但缺铁对细胞的分裂、增殖影响较小,故红细胞数量减少的程度不如血红蛋白减少明显,形成小细胞低色素性贫血。

三、临床表现

任何年龄均可发病,以6个月至2岁最多见。起病缓慢,多不能确定发病时间,不少患儿因其他疾病就诊时才被发现患有本病。

(一)一般表现

皮肤黏膜逐渐苍白。以口唇、口腔黏膜、结膜、甲床、手掌等处最为明显。轻、中度贫血患儿若无其他合并症,一般症状可不甚明显。重度贫血时常出现不爱活动,容易疲乏。年长儿常诉头晕、耳鸣、眼前发黑等。

(二)髓外造血表现

肝、脾可轻度肿大,年龄越小、病程越久、贫血越重,肝、脾肿大越明显。

(三)非造血系统症状

1.消化系统症状

食欲减退,少数有异食癖,如喜食泥土、墙皮、煤渣等。可有呕吐、腹泻,出现口腔炎、舌炎、舌乳头萎缩。贫血严重可出现萎缩性胃炎或吸收不良综合征症状。

2.心血管系统症状

贫血明显时,心率代偿性增快,心脏扩大,心前区可闻及收缩期杂音。当合并呼吸道感染后,心脏负担加重,可诱发心力衰竭。

3.神经系统症状

患儿常有烦躁不安或萎靡不振,对周围环境不感兴趣,注意力不集中,多动,理解力降低,反应慢,记忆力减退,认知功能受到损害,智力减退等。

4.其他

缺铁性贫血还可引起细胞免疫功能低下,损害中性粒细胞的功能,故易合并感染。因上皮组织异常可出现反甲。

四、实验室检查

(一)血象

红细胞和血红蛋白均降低,以后者减低更明显,呈小细胞低色素性贫血。血涂片可见红细胞大小不等,以小细胞为多,中央淡染区扩大。平均红细胞容积(MCV)小于80fl,平均红细胞血红蛋白量(MCH)小于26pg,平均红细胞血红蛋白浓度(MCHC)小于30%。网织红细胞计数正常或轻度减少。白细胞和血小板一般无特殊改变。

（二）骨髓象

红细胞系增生活跃，以中、晚幼红细胞增生为主。各期红细胞均较正常小，血红蛋白含量少，边缘不规则，染色浅。巨核细胞系和粒细胞系一般无明显异常。

五、治疗

主要原则为去除病因和铁剂治疗。

（一）一般治疗

如加强护理、避免感染、合理喂养、注意休息等。

（二）去除病因

去除病因是根治的关键。

（三）铁剂治疗

铁剂是治疗本病的特效药物。

1.口服铁剂

尽量采用此法，二价铁比三价铁易于吸收，如硫酸亚铁（含铁 20%）、富马酸铁（含铁 30%）、葡萄糖酸亚铁等。口服剂量以元素铁计算，每天 6mg/kg（折合硫酸亚铁每天 0.03g/kg，富马酸铁每天 0.02g/kg），分 3 次服用时铁的吸收率最高，超过此量吸收率反而下降且增加对胃黏膜的刺激。最好在两餐之间服药，以减少对胃黏膜的刺激，又利于铁的吸收。维生素 C 能使三价铁还原成二价铁，使其易于溶解，能促进铁的吸收。铁剂不宜与牛乳、钙剂、浓茶、咖啡等同服，以免影响吸收。如口服 3 周仍无效，应考虑是否有诊断错误或其他影响疗效的原因。

2.注射铁剂

注射铁剂因较易出现不良反应，故少用，常在不能口服铁剂的情况下使用。常用注射铁剂为右旋糖酐铁，5% 右旋糖酐铁肌内注射每次剂量不超过 0.1mL/kg。

给予铁剂治疗后如有效，则至 3～4 天后网织红细胞升高，7～10 天达高峰。治疗约 2 周后，血红蛋白开始上升，临床症状亦随之好转。一般于治疗 3～4 周后贫血即可被纠正，但铁剂应继续服用至血红蛋白达正常水平后 2 个月左右再停药以补足储存铁量。

（四）输血治疗

一般病例无须输血。重度贫血并发心功能不全或明显感染者应给以输血，每次 5～10mL/kg 或输浓缩红细胞。血红蛋白低于 30g/L 的极重度贫血应立即输血，贫血愈重，一次输血量应少，速度应慢，以免出现心功能损害，必要时还可同时应用利尿剂。

六、护理问题

1.活动无耐力

与贫血致组织、器官缺氧有关。

2.营养失调:低于机体需要量

与铁供应不足、吸收不良、丢失过多或消耗增加有关。

3. 知识缺乏

与家长及年长患儿的营养知识不足有关。

七、护理措施

(一)注意休息，适量活动

轻度贫血患儿，对日常活动均可耐受，一般不需要卧床休息，在剧烈活动时比正常同龄小儿更易感到疲乏，甚至头昏目眩，故应让患儿生活有规律，做适合个体的运动。严重贫血患儿，应根据其活动耐力下降程度制订休息方式、活动强度及每次活动持续时间，可吸氧、卧床休息，必要时协助患儿的日常生活，定时测量心率。重症贫血并发心功能不全或严重感染的患儿，可少量多次输血，以尽快改善贫血状态。

(二)合理安排饮食

①帮助年长儿纠正不良饮食习惯。②指导家长学习合理搭配膳食的方法。让家长了解动物血、黄豆、肉类等食物含铁较丰富，是防治缺铁的理想食品；维生素 C、肉类、氨基酸、果糖、脂肪酸可促进铁吸收，可与铁剂或含铁食品同时进食；茶、咖啡、牛奶、蛋类、麦麸、植酸盐等抑制铁吸收，应避免与含铁多的食品或铁剂同时进食。③婴儿膳食种类较少且多为低铁食品，应指导按时添加含铁丰富的辅食或补充铁强化食品，如铁强化牛奶、铁强化米粉等。人乳中含铁量虽少，但吸收率高达 50%，一般食物铁的吸收率仅有 $1\%\sim22\%$，应提倡用人乳喂养婴儿。④指导家长对早产儿及低体重儿尽早(约 2 月龄)给予铁剂[元素铁含量为 $0.8\sim1.5mg/(kg \cdot d)$]。⑤必须加热处理鲜牛奶后才能喂养婴儿，以减少因过敏而致的肠道出血。

(三)应用铁剂的护理要点

1. 口服铁剂的注意事项

(1)剂量以元素铁计算，口服量为 $4\sim6mg/(kg \cdot d)$，分 $2\sim3$ 次口服，血红蛋白达正常水平后再继续服用 2 个月左右停药为 1 个疗程，以补充铁的储存量。治疗中最好测定血清铁蛋白，避免因铁过量中毒。近年国内外循证医学研究证实：按元素铁每次 $1\sim2mg/kg$ 计算，每周口服 $1\sim2$ 次或每日口服 1 次，$2\sim3$ 个月为 1 个疗程，也能取得比较肯定的疗效，而且小儿对口服铁剂顺应性增加。

(2)由于铁剂对胃肠道有刺激，可引起胃肠不适及疼痛、恶心、呕吐、便秘或腹泻，故口服铁剂应从小剂量开始，在两餐之间用药。

(3)铁剂可与稀盐酸和(或)维生素 C 同服，以利吸收；忌与抑制铁吸收的食品同服。

(4)液体铁剂可使牙齿染黑，可用滴管或吸管给药。服用铁剂后，大便呈黑色或柏油样，停药后恢复正常。应向家长及年长儿说明其原因，消除顾虑。

(5)观察疗效：铁剂治疗有效者，于给药 $12\sim24$ 小时后，临床症状好转，烦躁等精神症状减轻，食欲增加；$36\sim48$ 小时后，骨髓出现红系增生现象；$3\sim4$ 天后，网织红细胞数上升(网织红细胞数 $5\sim7$ 天后达高峰，$2\sim3$ 周后降至正常)；$1\sim2$ 周后，血红蛋白逐渐上升，一般 $3\sim4$ 周达正常。若服药 $3\sim4$ 周后仍无效果，应查找原因。

2. 注射铁剂的注意事项

应精确计算剂量，分次深部肌内注射，每次更换注射部位，减少局部刺激，以免引起组织坏死。偶见因注射右旋糖酐铁而引起过敏性休克,首次注射应观察 1 小时。

八、健康教育

根据家长的文化程度及理解能力,宣传科学育儿的方法,讲解本病的病因、临床表现、治疗原则、护理要点和预防知识,使家长明确及时治疗和精心护理对小儿健康成长及智力发育有重要意义,减轻焦虑等不良心理表现,使其积极主动配合治疗和护理。向其解释患儿适度活动和休息的意义,合理安排患儿的日常生活。加强护理,注意预防交互感染,避免到人多的公共场所,避免与感染性疾病的患儿接触。贫血纠正后,合理安排小儿膳食和培养良好饮食习惯是防止复发及保证正常生长发育的关键。因缺铁导致贫血而诱发的智商减低,学习成绩下降者,应加强教育和训练。

营养性缺铁性贫血的预防方法如下。

(1)加强孕妇晚期和哺乳期母亲营养,摄入富含铁的食物时加服维生素 C 以促进铁的吸收,可以采取口服铁剂 1mg/kg,每周 1 次,至哺乳期结束。

(2)提倡人乳喂养婴儿,按时添加含铁丰富的辅食,强调进食高蛋白、高维生素、高铁饮食的意义。由于人乳中铁的吸收率较牛乳高,生后 6 个月内的婴儿若有足量母乳喂养,可以维持血红蛋白和储存铁在正常范围,建议足月儿纯母乳喂养至 4~6 个月;此后至 1 岁的小儿,若无人乳或进行部分人乳喂养,应采取铁强化配方乳喂养或补授。4~6 个月后应逐渐添加铁强化的米粉和配方乳;幼儿和年长儿(尤其是青春期的女孩)的食物应富含铁,并应注意食物的合理搭配,以利于铁的吸收。人工喂养儿应给予铁强化配方乳喂养,并及时添加辅食;若以鲜牛乳喂养,必须加热处理以减少牛乳过敏所致的肠道失血。对早产儿、低体重儿宜从 2 个月左右给予铁剂预防,同时补充维生素 C 和 B 族维生素以促进铁的吸收。

第二节　营养性巨幼红细胞性贫血的护理

营养性巨幼红细胞性贫血是由于缺乏维生素 B_{12} 和(或)叶酸引起的一种大细胞性贫血。

一、病因

(一)维生素 B_{12} 缺乏

1.摄入量不足

维生素 B_{12} 主要存在于肝肾等内脏及鱼、蛋、奶中。严格素食的孕母和(或)乳母维生素 B_{12} 缺乏,使得胎儿经胎盘、婴儿从母乳中获取维生素 B_{12} 减少。

2.吸收和转运障碍

食物中的维生素 B_{12} 进入胃内必须先与胃底部壁细胞分泌的糖蛋白(内因子)结合后才能在回肠末端吸收,并与转钴蛋白结合运送到肝内储存。内因子分泌不足如胃炎、胃全切等,胃酸、胃蛋白酶缺乏,小肠特别是回肠末端疾病,某些药物如秋水仙碱、对氨基水杨酸钠、新霉素以及转钴蛋白 II 缺乏等均可引起维生素 B_{12} 吸收和转运障碍。

(二)叶酸缺乏

1. 摄入量不足

羊乳中叶酸含量极低,维生素 B_{12} 含量也少,故羊乳喂养者如不补充叶酸易患本病。人乳和牛乳中叶酸含量一般可满足婴儿的需要,但若孕母和(或)乳母叶酸缺乏也使胎儿和(或)婴儿的叶酸获得减少,奶粉如不添加叶酸也可能引起摄入不足。

2. 吸收和代谢障碍

叶酸主要是在十二指肠和空肠近端主动吸收,慢性腹泻、脂肪下痢、遗传性小肠吸收叶酸缺陷、长期服用某些抗癫痫药(如苯妥英钠、苯巴比妥、扑痫酮)均可引起叶酸吸收障碍;某些抗叶酸药物如氨甲蝶呤、乙胺嘧啶等可阻止叶酸转变为四氢叶酸而致病。

3. 需要量增加

婴儿特别是早产儿生长发育迅速,甲状腺功能亢进、溶血性贫血、维生素 C 缺乏、维生素 B_{12} 缺乏等均可增加叶酸的需要或排泄。

二、临床表现

多见于婴幼儿,6~12 个月发病者较多见。起病缓慢,颜面虚胖或伴轻度浮肿,面色逐渐苍黄,结膜、口唇、指甲等处明显苍白,毛发稀疏发黄,疲乏无力,常有食欲缺乏、呕吐、腹泻、舌炎等,严重病例可有皮肤出血点,常伴有肝、脾肿大。患儿可出现烦躁不安、易激惹等精神症状。维生素 B_{12} 缺乏者还可出现神经系统症状,神经系统的表现与贫血的严重程度不完全平行,有时贫血并不很重就出现明显的神经系统症状。主要表现为表情呆滞、嗜睡,对外界反应迟钝,目光发直,少哭不笑,条件反射不易形成,智力和动作发育落后,甚至退步。还常出现肢体、躯干,头部甚至全身震颤,舌震颤与下门齿相摩擦形成舌系带溃疡,发生率虽不高,但对诊断帮助很大。震颤轻者睡眠时可消失,重者睡眠时亦可存在,受刺激可使震颤加重。部分患者腱反射亢进,浅反射消失,少数有踝阵挛。

三、实验室检查

(一)血象

呈大细胞性贫血,MCV＞94fl,MCH＞32pg。红细胞数的减少比血红蛋白量的减少更为明显。血涂片可见红细胞大小不等,以大红细胞多见,体积大,中央淡染区不明显。偶见到巨幼变的有核红细胞,网织红细胞常减少。白细胞计数常减少,以中性粒细胞计数减少明显,核分叶过多(核右移),分 5 个叶者占粒细胞总数 5％以上即有诊断意义。血小板一般均减少,可见到巨大血小板。

(二)骨髓象

骨髓增生活跃,以红细胞增生为主,各期红细胞均出现巨幼变,表现为胞体变大,核染色质疏松,细胞核的发育落后于胞质。粒细胞系也可见巨幼变,分叶核粒细胞有分叶过多现象。巨核细胞出现核分叶过多,胞体甚大,可见巨大血小板。

四、治疗

(一)一般治疗

去除病因,注意营养与护理,防治感染,应用镇静剂治疗震颤等对症治疗。

(二)特殊治疗

仅由维生素 B_{12} 缺乏引起的营养性巨幼红细胞性贫血宜单用维生素 B_{12} 治疗,每次 $100\mu g$,肌内注射,每周 2 次,连用 2~4 周,直至临床症状明显好转、血象恢复正常。开始治疗时,不应同时给予叶酸,以免加重神经系统症状。但对维生素 B_{12} 治疗反应较差者,可加用或改用叶酸治疗。对单纯叶酸缺乏引起的营养性巨幼红细胞性贫血,口服叶酸治疗,每次 5mg,每日 3 次,最好同时服用维生素 C。

五、护理问题

1.活动无耐力

与贫血致组织、器官缺氧有关。

2.营养失调:低于机体需要量

与维生素 B_{12} 和(或)叶酸摄入不足、吸收不良等有关。

3.生长发育改变

与营养不足、贫血及维生素 B_{12} 缺乏影响生长发育有关。

4.潜在并发症

受伤、感染。

六、护理措施

1.注意休息与活动

根据患儿活动的耐受情况安排其休息与活动。一般不需卧床休息,严重贫血者适当限制活动,协助满足其日常生活所需。有烦躁、震颤者应限制活动,必要时遵医嘱用镇静剂。

2.指导喂养和加强营养

(1)提倡母乳喂养并加强乳母营养;及时添加富含维生素 B_{12} 及叶酸的辅食。合理搭配食物,注意食物的色、香、味调配,以增加患儿食欲;养成良好的饮食习惯,以保证能量和营养素的摄入。贫血患儿食欲低下,对年幼儿要耐心喂养,少量多餐;对年长儿说服教育,鼓励进餐。严重震颤不能吞咽者可用鼻饲喂养。

(2)遵医嘱用药:一般采取肌内注射维生素 B_{12} 和口服叶酸治疗。单纯维生素 B_{12} 缺乏时,不宜加用叶酸治疗,以免加重精神-神经症状;维生素 C 有助于叶酸的吸收,同时服用可提高疗效。

(3)疗效观察:一般用药 2~4 天后,患儿精神症状好转、食欲增加,随即网织红细胞上升,5~7 天达高峰,2 周后降至正常。2~6 周红细胞和血红蛋白恢复正常,但精神-神经症状恢复较慢,少数患儿需经数月才完全恢复。在恢复期应加用铁剂,防止红细胞增加时出现缺铁。

3. 其他

对于有体格、动作、智力发育落后和倒退现象的患儿,应加强锻炼,耐心教育,逐渐训练坐、立、行等运动功能,并尽早给予药物治疗,以促进其动作和智力发育。

4. 加强护理,防止发生并发症

(1)防止受伤的护理:维生素 B_{12} 严重缺乏的患儿多有全身震颤、抽搐、感觉异常、共济失调等,应观察患儿病情进展情况,震颤严重者应按医嘱给予镇静剂。抽搐者可在上、下门齿之间垫缠有纱布的压舌板,以防咬破口唇、舌尖,并限制活动以防发生外伤。

(2)预防感染:住院患儿施行保护性隔离。提供良好的生活环境,适当进行户外活动,按时预防接种。每天进行 2 次口腔护理,以防止口炎的发生,鼓励患儿多饮水,保持口腔清洁。为避免发生交叉感染,尽量少去公共场所。

七、健康教育

(1)介绍本病的发病原因、临床表现、治疗方法及预后,及早给予药物治疗和正确教养,可改善精神-神经症状。指导家长为患儿提供愉快的生活环境,多给患儿触摸、拥抱、亲吻等爱抚动作,促进其心理行为的发展。

(2)宣传婴儿喂养的方法及辅助食品添加的顺序、种类和方法,尤其应按时添加含维生素 B_{12}、叶酸丰富的辅食如瘦肉、动物肝肾、海产品、蛋类、绿叶蔬菜、水果、谷类等。乳母也应多吃上述食物,若乳母长期素食,缺乏动物性食物,则乳汁中维生素 B_{12} 量极少,就不能满足婴儿生长需要而致婴儿发病。较大儿童要耐心说服他们克服不良饮食习惯,必要时协助家长制订合适的食谱。

(3)预防本病的要点是及时添加辅食,饮食多样化,特别要注意动物性食物的摄入,及时治疗影响维生素 B_{12} 和叶酸吸收、利用的胃肠道疾病等。

第三节　特发性血小板减少性紫癜的护理

一、疾病概要

特发性血小板减少性紫癜(ITP)又称自身免疫性特发性血小板减少性紫癜,是小儿最常见的出血性疾病。其主要临床特点如下:皮肤、黏膜自发性出血、血小板减少、出血时间延长和血块收缩不良,骨髓巨核细胞发育受到抑制。

(一)病因

本病的发病原因尚未完全清楚,患儿在发病前多有病毒感染史。目前认为病毒感染不是直接的原因,而是免疫损伤的起始。

1. 病毒感染

发病前常有病毒感染史,病毒感染导致机体产生相应的抗体,使血小板受损并被单核-吞噬细胞吞噬和破坏,而导致血小板减少。

2.免疫因素

约60%ITP患儿血清中有血小板抗体,说明ITP与免疫有关。

3.脾脏因素

脾脏能产生凝集素,破坏血小板,同时抑制巨核细胞成熟,减少血小板生成。

(二)发病机制

目前认为ITP是一种自身免疫性疾病。急性型ITP主要由IgM血小板相关抗体所介导;慢性型ITP主要由IgG血小板相关抗体所介导。血小板相关抗体与血小板结合导致单核-吞噬细胞对血小板的吞噬和破坏增加,寿命缩短,从而使血小板减少。血小板减少是导致出血的主要原因。

(三)临床表现

本病在各年龄均可发生,一般以2～8岁小儿多见。以皮肤黏膜出血或内脏出血为特点。

1.急性型(AITP)

AITP多见于婴幼儿,好发于春季,发病前1～3周多有病毒感染史。

(1)主要症状:出血,多见于鼻、齿龈,偶见呕血、便血、尿血和颅内出血症状。

(2)主要体征:皮肤紫癜,多为全身性、分布均匀的针尖样淤点,不高出皮肤,多见于下肢,出血重者,可呈贫血貌,肝、脾、淋巴结一般不大。

2.慢性型(CITP)

其病程超过6个月,多数为学龄期儿童,女性多见。反复发作的皮肤淤点为其主要特点。出血症状较轻,多以下肢远端紫癜多见,也可有鼻、牙龈出血等表现。

3.并发症

(1)出血:血小板明显减少可导致颅内、肾脏等出血,严重者可并发失血性休克。

(2)严重感染:与脾切除、使用免疫抑制剂有关。

(四)辅助检查

1.血常规

检查血红蛋白量一般正常,白细胞计数正常。血小板减少,急性型为$20×10^9/L$,慢性型多为$(30～80)×10^9/L$。出血时间延长、凝血时间正常、血块收缩不良、毛细血管脆性试验阳性。

2.骨髓象检查

骨髓增生活跃或明显活跃。急性型巨核细胞大小不一,以幼稚巨核细胞明显增多;慢性型巨核细胞基本正常。

3.血小板抗体检查

血小板相关抗体(PAIgG)80%以上增多。

(五)诊断

确诊ITP需依靠血小板的寿命和血小板抗体测定,因条件和技术限制,尚不能广泛使用,目前仍以间接证据为主要诊断方法,具体标准如下:

1.主要症状

(1)皮肤黏膜出血,如皮肤淤斑、鼻出血、牙龈出血等。

（2）一般无贫血症状。

（3）无脾肿大或仅轻度肿大。

2. 血常规

（1）血涂片细胞计数：RBC＞3×10^{12}/L，WBC＞4×10^9/L，Hb＞100g/L，P＜100×10^9/L。

（2）止血和凝血检查：①出血时间（BT）大于 3 分钟；②毛细血管脆性试验阳性（＋）；③凝血时间（CT）、凝血酶原时间（PT）均正常。

3. 骨髓象

（1）增生活跃或明显活跃。

（2）巨核细胞正常或增加。

（3）红系、粒系无明显异常。

（4）排除引起血小板减少的因素。

确诊：符合 1～4 项条件；疑诊：符合 1、2、3 条件。

（六）防治

1. 紧急治疗

严重出血危及生命者，需采取以下治疗措施。

（1）输注浓缩血小板：6～8μ/次，每 4～6 小时 1 次，有效作用为 1～3 天。

（2）静脉滴注大剂量丙种球蛋白：0.4g/（kg·d），连用 5 天为 1 疗程，间歇 2～4 周。国外报道可用至 1～2g/（kg·d），连用 3 天。

（3）大剂量甲基强的松龙（甲泼尼龙）：30mg/（kg·d），连用 3 天；20mg/（kg·d），连用 4 天；此后按 10mg/（kg·d）、5mg/（kg·d）、2mg/（kg·d）、1mg/（kg·d）各用 1 周，每次剂量在 2～5 分钟内静脉注射。

2. 长程治疗

（1）一般疗法：急性期应卧床休息，加强营养（限制干、硬、带刺食物），防止感染，避免外伤等。

（2）糖皮质激素：血小板计数小于 50×10^9/L，首选泼尼松 1mg/（kg·d），清晨一次顿服，每服 5 天，停 2 天；如血小板计数大于 100×10^9/L，应在几周内将强的松的剂量逐渐减少，开始每周可减少 10～20mg，后每周减 5mg，维持用药（最小维持量）3～6 个月停药。

（3）脾切除：由于脾脏是破坏血小板和产生血小板抗体的重要器官，因此，可以实行脾切除。脾切除临床常适于用药治疗失败且血小板计数小于 25×10^9/L 者。

（4）免疫抑制剂：适于长期用糖皮质激素疗效不佳者或脾切除后无效或复发者或不宜用糖皮质激素治疗和（或）脾切除者。①长春新碱（VCR）：每次 0.02～0.075mg/kg（总量小于 2mg），静脉注射，每周 1 次，连用 4～6 周。②环磷酸酰胺（CTX）：每日 1.5～3.0mg/kg，分 3 次口服或分次 300～600mg/m^2，每周静脉点滴 1 次，连用 8 周无效者停药，有效者用 8～12 周。③西艾克（VDS）：半合成 VCR 衍生物，疗效优于 VCR，用法 2～4mg/次，每周 1 次，共 2～4 次。④环孢素治疗难治性 ITP，4～6mg/（kg·d），分 3 次口服，疗程 2～3 月。

（5）大剂量维生素 C：维生素 C 2g/d，口服，用药 2～12 周。

（6）人工合成雄激素：适用于慢性型原发性血小板减少性紫癜。达那唑：20mg/次，口服，一天 3 次,疗程 3 个月以上。

(7)ITP 新疗法:应用强力宁治疗儿童 ITP,辅以维生素 C、酚磺乙胺等,治疗 7 天有效率为 87.5%,治疗 14 天有效率为 93.7%。用法:强力宁 2~3mg/(kg·d)加入 5%~10%葡萄糖溶液 150~200mL,静脉滴注,7 天为 1 疗程,应用 1~2 个疗程,治疗期间无不良反应。

二、护理评估

(一)健康史

了解患儿发病前情况,有无病毒感染史;近期是否接种疫苗,家族中有无出血性疾病史,评估生长发育水平,以往住院史。

(二)身体状况

本病分为急性型和慢性型。多见于 1~5 岁儿童,起病前 1~3 周常有病毒感染史。

急性型起病急骤,多数患者发病前无任何症状,以自发性皮肤和黏膜出血为突出表现,多为针尖大小的皮内和皮下出血点或为淤斑和紫癜,四肢多见,尤其是在容易碰撞的部位。鼻出血、牙龈出血及舌出血常见,偶见便血、血尿和颅内出血。出血严重者可伴贫血。肝脾偶见轻度肿大。

急性型病程多在 4~6 周恢复,10%~20%患者病程超过半年转为慢性。

(三)辅助检查

1.外周血象

血小板计数<100×10⁹/L,血小板平均体积增大;血小板功能一般正常。

2.骨髓象

急性型骨髓巨核细胞数量轻度增多或正常,慢性型骨髓巨核细胞数显著增多;巨核细胞发育成熟障碍,产生血小板的巨核细胞显著减少,细胞质中有空泡形成、颗粒减少或量少。

3.血小板抗体测定

血小板相关免疫球蛋白(PAIgG)增高。

4.其他检查

出血时间延长,血块收缩不良,束臂试验阳性。

(四)心理-社会状况

评估患儿及家长对免疫性血小板减少症病因及防护知识的了解程度,有无家族史,家长及患儿对此病的反应,有无焦虑、恐惧情绪。

三、常见护理诊断

1.组织完整性受损

与血小板减少出血有关。

2.有出血的危险

与血小板减少有关。

3.有感染的危险

与使用糖皮质激素、免疫抑制剂有关。

4.焦虑

与担心疾病迁延不愈有关。

四、护理措施

（一）止血

对口腔和鼻腔出血，采用1％的麻黄碱或0.1％的肾上腺素棉球、纱条或吸收性明胶海绵压迫止血，必要时遵医嘱输注血小板。

（二）预防出血

(1)避免外伤：避免造成身体损伤的一切因素，如剪短指甲，防止抓伤皮肤；禁用牙签剔牙或用硬毛牙刷刷牙；避免对抗性体育运动，如扑打、拳击、骑自行车或滑板、登山等；衣着应宽松。

(2)注意环境安全，床头、床栏及家具的尖角用软垫包裹，避免接触锐利器械和玩具。

(3)根据病情可选用含高蛋白、高维生素、少渣流食、半流食或普食。

(4)如采取肌内注射或深静脉穿刺抽血，应延长压迫时间，以免形成深部血肿。避免使用可能引起血小板减少或抑制其功能的药物，如阿司匹林、双嘧达莫、吲哚美辛、保泰松、右旋糖酐等。

(5)因便秘、剧烈咳嗽时会引起血压升高，诱发颅内出血，故便秘时要用泻药或开塞露，剧咳者可用抗生素及镇咳药积极治疗。

（三）密切观察病情变化，预防感染

(1)观察皮肤淤点(淤斑)变化，观察有无其他出血情况发生，如便血、尿血等。

(2)监测生命体征，观察面色、神志情况。

(3)患儿住单间或与感染患儿分室居住。保持出血部位清洁，注意个人卫生。

（四）用药护理

(1)肾上腺糖皮质激素：长期服用大剂量糖皮质激素易出现库欣综合征、高血压、感染、血糖增高等，用药期间向患者及家属解释药物不良反应。还应定期为患者检查血糖、血压、白细胞计数，发现血糖增高、血压升高或感染迹象，应及时报告医生。

(2)遵医嘱输血时，注意监测输血反应，如发热、寒战等。

（五）心理护理

向患者及家属讲述本病为慢性病，病程易反复，使其了解疾病的特点，通过避免诱因可减少发作，以缓解患者的焦虑，增强治病信心。

（六）健康教育

(1)向患者及家属介绍本病的知识，服用肾上腺糖皮质激素的不良反应，注意保暖，预防感染的重要性。

(2)指导患儿适度活动，避免对抗性运动，预防各种外伤；血小板在50×10^9/L以下时，不要做强体力活动。

（3）教育家长及患儿避免使用可能引起血小板减少或抑制其功能的药物,如阿司匹林、双嘧达莫、吲哚美辛、保泰松、右旋糖酐等。教会家长识别出血的征象和正确加压止血方法。

（4）定期门诊复查血小板计数、血糖等。

第四节　急性白血病的护理

白血病是造血系统的恶性增生性疾病。其特点为造血组织中某一血细胞系统的过度增生、进入血流并浸润到各组织和器官,从而引起一系列临床表现,如贫血、出血及激发感染等。在我国,白血病占小儿各种恶性肿瘤的首位。据统计,我国 10 岁以下小儿的白血病发生率为3/10 万～4/10 万,男孩发病率高于女孩。任何年龄均可发病,但以学龄前期和学龄期儿童多见。白血病通常分为急性和慢性两大类,小儿 90％以上为急性白血病,慢性白血病仅占 3％～5％。

一、病因

白血病的病因及发病机制目前尚未明了,可能与下列因素有关:①病毒感染:研究证实属于 RNA 病毒的逆转率病毒可引起人类 T 淋巴细胞白血病,近年来研究提示可能与癌基因有关,当机体受到致癌因素的作用,原癌基因可发生点突变、染色体重排或基因扩增,转化为肿瘤基因,导致白血病的发生,其致病机制推测为抑癌基因畸变,失去抑癌活性有关;②理化因素:电离辐射、核辐射等均可能激活隐藏于体内的白血病病毒,使癌基因畸变或抑制机体的免疫功能而引起白血病,苯及其衍生物、氯霉素、重金属、保泰松和细胞毒性药物均可诱发白血病;③遗传素质:白血病不属于遗传病,但具有一定的家族性,如家族中可有多发性恶性肿瘤情况。患有 21-三体综合症等遗传性疾病或严重免疫缺陷的患儿,其白血病的发病率较普通正常儿童明显增高,同卵双生儿如果一个患白血病,另一个患病率为 20％,比异卵双生儿高 12 倍,提示与遗传有关。

二、分类

急性白血病的分类或分型对于诊断、治疗和提示预后具有一定意义。根据增生的白细胞种类不同,可分为急性淋巴细胞白血病(急淋,ALL)和急性非淋巴细胞白血病(急非淋,ANLL),在小儿白血病中以急淋的发病率最高。

目前,常采用形态学(M)、免疫学(I)、细胞遗传学(C)和分子生物学(M),即 MICM 综合分型,更有利于指导治疗和判断预后。

1. 形态学分型

目前国内普遍采用 FAB 分型,将急淋分为 L1、L2、L3 三个亚型,将急非淋分为 M1、M2、M3、M4、M5、M6、M7 七型。

2. 免疫学分型

用单克隆抗体检测淋巴细胞表面抗原标记,分析正常细胞与恶性细胞的免疫表现,准确鉴别正常不成熟白细胞和白血病细胞,划分细胞的发育阶段,一般将急淋分为 T、B 两大系列。

3.细胞遗传学分型

应用细胞遗传学技术对白血病进行染色体核型和数目检测,研究表明 90%以上急淋患儿具有克隆性染色体异常。

4.分子生物学分型

根据急性淋巴细胞白血病发生及演化中的特异基因分型。

5.临床分型

目前分型标准尚无统一意见,根据 1998 年全国小儿血液病学组提出的标准将 ALL 分为 2 型:标危型急性淋巴细胞白血病(SR-ALL)、中危型急性淋巴细胞白血病(MR-ALL)、高危型急性淋巴细胞白血病(HR-ALL),国外多数发达国家将 ALL 分为 3 型:标危型(SR)、中危型(MR)、和高危型(HR)。

急性淋巴细胞白血病的治疗主要是以化疗为主的综合治疗措施,目前国内外广泛采用此种模式。即加强支持治疗、防治感染、成分输血、应用集落刺激因子及防治尿酸性肾病。采用早期、联合、足量、间歇、交替和长期的正规化疗方案,根据白血病的类型及患方的意愿,选择最佳的治疗方案。同时要进行防治中枢神经系统白血病和睾丸白血病,持续时间 2.5～3.5 年者方可停止治疗,如有合适的供体可做骨髓移植、外周血造血干细胞移植或脐血造血干细胞移植。

近十年来由于化疗的不断改进,急淋患儿在诱导巩固治疗后,基本上能缓解,正规治疗后 5 年无病生存率达 70%～80%;标危型长期存活率为 70%～85%;高危型为 40%～50%。急非淋初治完全缓解率能达 80%;5 年无病生存率约 40%～60%;长期存活率为 50%。

三、临床表现

各型急性白血病的临床表现基本相同,大多急性起病,早期症状有面色苍白、乏力、精神不振、食欲低下、鼻衄或牙龈出血等,少数患儿以发热和类似风湿热的骨关节疼痛为首发症状。

1.发热

为最常见的症状,多数起病时即有发热,热型不定,一般不伴有寒战。白血病性发热多为低热且抗生素治疗无效,合并感染时表现为持续高热。

2.贫血

出现较早,随病情呈进行性加重,主要原因是由于骨髓造血干细胞受到抑制所致。表现为面色苍白、乏力、活动后气促、易疲倦等。

3.出血

以皮肤和黏膜的出血常见,主要原因是由于骨髓被白血病细胞浸润,巨核细胞受抑制使血小板的生成减少和功能不足。以皮肤淤点、淤斑、鼻衄、牙龈出血、消化道出血和血尿多见。偶有颅内出血,是引起死亡的重要原因。

4.白血病细胞浸润引起的症状和体征

①表现为肝、脾、淋巴结肿大,可有压痛,在急淋尤其显著;②骨和关节痛多见于急淋,约

25%的患儿为首发症状,部分患儿关节呈游走性疼痛,局部红肿不明显,常伴有胸骨压痛;③白血病细胞浸润中枢神经系统引起中枢神经系统白血病,出现头痛、呕吐、脑神经麻痹甚至惊厥、昏迷等。目前它是导致急淋复发的主要原因;④睾丸浸润可致局部肿大、触痛,皮肤呈红黑色,由于化疗药物不易进入成为复发的另一重要原因;⑤绿色瘤是急性粒细胞白血病的一种特殊类型,白血病细胞浸润眶骨、颅骨、肋骨或肝、肾、肌肉等组织所致。

四、辅助检查

1.血常规

白细胞计数增高者占50%以上,白细胞分类示原始和幼稚细胞为主,常有不同程度的贫血,呈正细胞正色素性贫血,血小板计数减少。

2.骨髓象

骨髓检查是确立诊断和评定疗效的重要依据。典型的骨髓象为该类型白血病的原始及幼稚细胞极度增生,总数超过30%,并且多在50%~90%,幼红细胞及巨核细胞减少。

3.其他

组织化学染色主要用于协助形态学鉴别细胞类型;溶菌酶检查是测定血清与尿液中溶菌酶的含量。

五、治疗

采用以化疗为主的综合疗法,其原则是早诊断、早治疗、严格分型,按型选方案、争取尽快完全缓解;化疗药物采用足量、联合(3~5种)、间歇、交替及长期治疗的方针;同时早期预防中枢神经系统白血病和睾丸白血病;加强支持疗法;造血干细胞移植等。

化学药物治疗通常按次序、分阶段进行:①诱导缓解治疗:联合数种化疗药物,最大限度杀灭白血病细胞,尽快达完全缓解;②巩固治疗:在缓解状态下最大限度杀灭微小残留白血病细胞,防止早期复发;③预防髓外白血病:由于大多数化疗药不能进入中枢神经系统、睾丸等部位,积极预防髓外白血病是防止骨髓复发、治疗失败,使患儿获得长期生存的关键之一;④维持及加强治疗:巩固疗效,使达长期缓解或治愈目的。持续完全缓解2.5~3.5年者方可停止治疗。

六、常见护理诊断

1.体温过高

与大量白细胞细胞浸润、坏死和(或)感染有关。

2.有感染的危险

与患儿免疫力低下、化疗抑制免疫有关。

3.有出血的危险

与血小板减少有关。

4.活动无耐力

与贫血致组织缺氧有关。

5.营养失调:低于机体需要量

与疾病过程中消耗增加,抗肿瘤治疗致恶心、呕吐、食欲下降,摄入不足有关。

6.恐惧

与侵入性治疗、护理技术操作多,预后不良等有关。

7.预感性悲哀

与白血病久治不愈有关。

8.体像紊乱

与化疗所致形象改变有关。

七、护理措施

(一)维持体温正常

监测体温,患儿高热时给予物理降温或根据医嘱给予药物降温。忌用安乃近和酒精擦浴以免降低白细胞和增加出血倾向。有细菌或病毒感染者应及时给予抗生素或抗病毒药物。

(二)预防感染

(1)保护性隔离:采取保护性隔离措施。粒细胞及免疫功能明显低下者,有条件者置于空气层流室或单人无菌层流床,以免发生交叉感染

(2)注意个人卫生:进食前后用温开水或漱口液漱口;每日清洁鼻前庭并涂氯己定油膏;勤换衣裤,每日沐浴有利于汗液排泄,减少发生毛囊炎和皮肤疖肿的风险;保持大便通畅,便后用温水或盐水清洁肛周,防止肛周脓肿。注意饮食卫生,食物应高温烹制,不吃凉拌菜,水果应清洗并削皮。

(3)严格执行无菌操作技术:进行任何穿刺前,必须严格消毒。各种管道或伤口敷料应定时更换,以免细菌生长。对粒细胞减少的患者进行穿刺操作时,除常规消毒外,宜用浸过乙醇的无菌纱布覆盖局部皮肤5分钟再行穿刺。

(4)白血病患儿化疗期间避免接种麻疹、风疹、水痘、流行性腮腺炎等减毒活疫苗和口服脊髓灰质炎糖丸,以防发病。

(三)合理安排休息与活动

(1)在身体条件许可的情况下,鼓励患儿做一些家务或参加一些社会活动,但避免劳累。

(2)严重虚弱的患儿应卧床休息,并协助患儿日常生活护理,如洗漱、进食、大小便及个人卫生等,以满足患儿的生理需求。

(四)合理营养

(1)给予高蛋白、高维生素、高热量易消化的饮食,以补充机体消耗,提高对化疗的耐受性。鼓励患儿进食,不能进食者,可鼻饲或静脉补充营养。

(2)化疗前遵医嘱预防性使用止吐药。

（五）用药护理

1. 熟悉常用化疗药的特点及给药途径，正确给药

（1）化疗药物多有较强的刺激性，应避免药液外渗而导致局部疼痛、红肿，甚至软组织坏死。出现外渗时，立即停止注射，局部用25％硫酸镁热敷或局部封闭。

（2）光照可使某些药物如依托泊苷、替尼泊苷等分解，在静脉滴注时应用黑纸包裹避光。

（3）鞘内注射时，药物浓度不宜过大，药液量不宜过多，应缓慢推入，术后需去枕平卧4～6小时，以减少不良反应。

（4）护士要注意自我保护，化疗药最好在中央药房集中配制，无中央药房者应在生物安全柜下配制，减少污染；配药时戴手套、口罩、面罩、护目镜，以免药液污染操作者。一旦溅在皮肤、黏膜上马上冲洗。

2. 观察及处理化疗药物不良反应

（1）绝大多数化疗药物均可致骨髓抑制，应监测血象，观察有无出血倾向，防治感染；恶心、呕吐严重者，用药前半小时给予止吐药。

（2）环磷酰胺可致出血性膀胱炎，应保证液量摄入；可能致脱发者应先告知家长及年长儿，脱发后可戴假发、帽子或围巾。

（3）水化和碱化尿液，预防高尿酸血症、高磷酸盐血症、低钙血症和高钾血症（肿瘤溶解综合征），给予别嘌呤醇可预防高尿酸血症。

（4）糖皮质激素长期应用可致高血压、免疫功能降低、库欣综合征、骨质疏松及情绪改变，要定期监测血压，补充钙剂，让患儿及家长了解可能出现的形象改变，并告知停药后可恢复正常。

（5）蒽环类药物可引起不可逆性心脏毒性，应注意观察有无心律失常、低血压、心肌收缩功能下降的表现；有些患儿长时间应用后甚至会发生慢性心力衰竭和扩张性心肌病。应联合使用其他保护心脏的药物，如右丙亚胺、β-受体阻滞剂、他汀类、维生素类、中药类。

（七）心理护理

（1）热情帮助、关心患儿，向年长儿和家长提供病情好转的信息及其所关心的国内外的治疗进展。如目前已认为白血病不再是不治之症，急淋5年连续完全缓解率已高达70％；急非淋3～5年连续完全缓解率已达40％左右，让他们树立战胜疾病的信心。

（2）为患儿家长提供相互交流的机会，如定期召开家长座谈会或病友联谊会（自助组），让患儿、家长相互交流成功护理经验和教训，如何采取积极的应对措施以渡过难关等，从而提高自护和应对能力，增强治愈的信心。

（3）帮助患儿应对化疗引起的形象改变，如脱发患儿可以带假发，发放统一的帽子等，告诉患儿这只是暂时的改变。

（八）健康教育

（1）向家长及年长患儿讲解白血病的有关知识、化疗药的作用和毒副作用。

（2）教会家长如何预防感染及出血，出现异常及时就诊。

（3）让家长及年长患儿明确坚持定期化疗的重要性。

（4）鼓励患儿参加体格锻炼，增强抗病能力。

（5）定期随访，监测治疗方案执行情况。

（6）家长应重视患儿的心理状况，正确引导，使其身心全面正常发展。

（7）如有 PICC 管道，需向患儿及家长讲解 PICC 管道维护知识，如定时冲管，预防原发病并发症，强调定时换药，洗澡时保护好穿刺点上下 10cm，不能游泳、浸浴，敷料如浸湿应按无菌技术换药。教会患者观察导管相关感染的表现，如穿刺点有分泌物、局部红肿疼痛、沿静脉走向出现条索状的红肿热痛现象。

第五节　血友病的护理

血友病是遗传性凝血功能障碍的出血性疾病。抗血友病球蛋白（AHG，Ⅷ因子）缺乏最常见，称血友病甲；血浆凝血活酶成分（PTC，Ⅸ因子）缺乏，称血友病乙；血浆凝血活酶前质（PTA，Ⅺ因子）缺乏最少见，称血友病丙。其共同特点为终身轻微损伤后有长时间出血倾向。

一、病因与发病机制

血友病甲和乙均为 X 连锁隐性遗传，男性发病，女性传递。血友病丙为常染色体显性或不完全性隐性遗传，男女均发病或传递疾病。因子Ⅷ、Ⅸ、Ⅺ缺乏均可使凝血过程的第一阶段中凝血活酶生成减少，引起血液凝固障碍，导致出血倾向。因子Ⅷ是一种大分子复合物，由小分子量的具凝血活性的Ⅷ:C 和大分子量的血管性假性血友病因子（vWF）所组成，其中Ⅷ:C 的含量很低，仅占因子Ⅷ复合物的 1%。Ⅷ:C 是一种水溶性球蛋白，80% 由肝合成，余 20% 由脾、肾和单核-巨噬细胞等合成，其活性易被破坏，在 37℃储存 24 小时后可丧失 50%。血友病甲患者Ⅷ:C 减低或缺乏的机理尚未明了。vWF 为因子Ⅷ的载体，它具有使血小板黏附于血管壁的功能。当 vWF 缺乏时，则可引起出血和因子Ⅷ缺乏。

因子Ⅸ是一种由肝合成的糖蛋白，在其合成过程中需要维生素 K 的参与。因子Ⅺ也是在肝内合成，在体外储存时其活性稳定，故给本病患者输适量储存血即可补充因子Ⅺ。

二、临床表现

血友病甲出血程度的轻重与血浆中Ⅷ:C 的活性高低有关：活性为 0～1% 者为重型，患者自幼即有自发性出血、反复关节出血或深部组织（肌肉-内脏）出血，并常导致关节畸形；2%～5% 为中型，患者于轻微损伤后严重出血，自发性出血和关节出血较少见；6%～20% 者为轻型，患者于轻微损伤或手术后出血时间延长，但无自发性出血或关节出血；20%～50% 为亚临床类型，仅于严重外伤或手术后有渗血现象。

血友病乙的出血症状与血友病甲相似，其轻重分型亦相似，因子Ⅸ活性少于 2% 者为重型，很罕见。绝大多数患者为轻型，出血症状较轻。

血友病丙的杂合子患儿无出血症状，只有纯合子才有出血倾向。患儿的出血程度与因子Ⅺ的活性高低无相关性。本病患者常合并Ⅴ、Ⅶ等其他因子缺乏。

三、实验室检查

血友病甲、乙、丙实验室检查的共同特点是:①凝血时间延长(轻者正常);②凝血酶原消耗不良;③白陶土部分凝血活酶时间延长;④凝血活酶生成试验异常。出血时间、凝血酶原时间和血小板正常。当凝血酶原消耗试验和凝血活酶生成试验异常时,为了进一步鉴别三种血友病,可作纠正试验,其原理为:正常血浆经硫酸钡吸附后尚含有因子Ⅷ和Ⅺ,不含因子Ⅸ,正常血清含有因子Ⅸ和Ⅺ,不含因子Ⅷ;据此,如患者凝血酶原消耗时间和凝血活酶生成时间被硫酸钡吸附后的正常血浆所纠正,而不被正常血清纠正,则为血友病甲;如以上两试验被正常血清所纠正而不被硫酸钡吸附的正常血浆纠正,则为血友病乙;若以上两试验可被正常血清和硫酸钡吸附正常血浆所纠正,则为血友病丙。用免疫学方法测定Ⅷ:C及因子Ⅸ的活性,对血友病甲或乙有诊断意义。

四、治疗

本组疾病尚无根治疗法。

(一)预防出血

自幼养成安静生活习惯,以减少和避免外伤出血,了解该病的规律,不做剧烈活动,不玩锐利之物;7~8岁之前易受外伤,必须加强生活管理;对年长儿应进行战胜疾病信心的教育,说明本病如能防出血,可健康生活;避免一切不必要的手术;必须手术时,术前应输新鲜血或抗血友病球蛋白干燥血浆,待凝血时间正常后再行手术。

(二)局部处理

关节腔出血、肿胀时,可给局部冷敷,并用强力绷带缠扎,减少活动。关节腔出血停止、肿痛消失后,可做适当体疗,以防关节畸形;软组织出血时可加压包扎;牙龈出血宜先用温水将血块冲去,然后用止血药或吸收性明胶海绵沾血浆、鲜血、肾上腺素或云南白药敷贴;鼻出血可局部冷敷和用肾上腺素棉球加压填塞。

(三)替代疗法

补充所缺乏的凝血因子及失血量。

1. 因子Ⅷ、Ⅸ浓缩剂

按每1U/kg输入因子Ⅷ,可提高血浆中因子Ⅷ活性2%,输同剂量因子Ⅸ仅可提高其活性1%。输入须每隔12小时1次,维持血浆中有效浓度。

2. 输血浆

血友病甲患者宜输新鲜血浆,按1mL/kg输注可提高因子Ⅷ活性2%。血友病乙患者可输储存5天以内的血浆,输入量一次以10mL/kg为宜。

3. 抗血友病球蛋白(AHG)干燥

血浆每瓶含200U AHG(1U＝1mL正常血浆中AHG的含量),以50~100mL注射用水溶化后静脉滴注。AHG宜早期补充,首次量要足(8~14U/kg),以后每12小时可重复静脉滴注一次,剂量为首次剂量的一半,以保持有效的AHG止血浓度,一般手术或严重出血需要加大2倍的剂量,大手术或颅内出血需要加大4~5倍的剂量。

4. 输新鲜全血

采血 6 小时内输给患者,剂量为 10mL/kg,可提高因子Ⅷ活性 10%。因子Ⅷ半衰期为 12～14 小时,因此疗效仅维持 2 天左右,适用于轻症患者。

(四)基因治疗

有报道血友病乙的基因疗法已获成功。

五、常见护理诊断

1. 潜在并发症

出血。

2. 组织完整性受损

与皮肤、黏膜、关节或深部组织出血有关。

3. 疼痛

与关节腔出(积)血及皮下、肌肉血肿有关。

4. 躯体移动障碍

与关节腔积血,肿痛、活动受限及关节畸形、功能丧失有关。

5. 有受伤的危险

与凝血因子缺乏、患儿年龄小、对疾病认识不足和(或)不能识别危险因素有关。

6. 自尊紊乱

与疾病终身性有关。

六、护理措施

(一)防治出血

1. 预防出血

①急性期卧床休息,减少活动,避免损伤,不接触锐利物品。②注意口腔卫生,用软毛刷刷牙,禁用牙签,防止牙龈出血;禁挖鼻孔,每日早晚各 1 次用液状石蜡或氯己定涂鼻。③尽量避免肌内注射和深部组织穿刺。必需肌内注射时,应采用细小针头,注射后延长按压时间,约 10～15 分钟。患儿因各种原因必须手术治疗时,应选择全身麻醉,不宜行局部或神经阻滞麻醉,禁忌采用深部阻滞麻醉。

2. 止血

①局部压迫:如皮肤出血可行加压包扎止血;口腔、鼻黏膜出血可用棉球、明胶海绵浸肾上腺素或新鲜血浆填塞;云南白药、三七粉局部使用可达局部止血作用。关节和肌肉血肿早期,可用弹性绷带加压包扎出血,并抬高患肢保持在功能位。②尽快输注所缺乏的凝血因子,密切观察生命体征变化,及早发现内脏及颅内出血,以便组织抢救。

(二)减轻疼痛

用冰袋冷敷出血部位,限制其活动。遵医嘱使用镇痛药,避免使用阿司匹林和非甾体类抗炎药。

(三)预防致残

关节出血停止、肿痛消失后,可作适当的关节活动,以防长时间关节固定造成畸形和僵硬。对因反复出血已致慢性关节损害者,需指导其进行康复锻炼。

(四)密切观察病情变化

观察生命体征、神志、皮肤黏膜淤斑淤点增减及血肿消退情况,记录血压变化及出血量,及时发现内脏及颅内出血,并积极组织抢救。

(五)心理护理

鼓励年长儿参与自身的日常生活护理,增强自信心和自我控制感。提供适龄的游戏活动,安排同伴探望,减轻孤独感。与患儿讨论疾病,并支持孩子做出选择,这有助于孩子的成长。告知如积极配合治疗和预防出血,生活基本和正常人一样。

(六)健康教育

(1)指导家长了解本病的预防知识,为患儿提供安全的活动环境,如较硬的平面放置软垫,并告知学校其病情,以配合限制活动。

(2)指导家长对患儿出血症状的观察,如黑色柏油样便提示消化道出血,睡眠时过多地吞咽动作可提示鼻腔出血。教会家长及年长儿必要的应急护理措施如局部止血法,以便能得到尽快处理。

(3)鼓励患儿规律、适度的运动,增强关节周围肌肉的力量和强度,延缓出血或使出血局限化。

(4)对家长进行遗传咨询。基因携带者孕妇应行产前基因分析检查。

(5)忌用抑制血小板的药物,如阿司匹林、吲哚美辛、双嘧达莫等。

第十六章　遗传、内分泌代谢疾病的护理

第一节　先天性甲状腺功能减低症的护理

先天性甲状腺功能减低症简称先天性甲低，又称克汀病、呆小病，是小儿最常见的内分泌疾病。本病分为两大类，即散发性先天性甲状腺功能减低症及地方性先天性甲状腺功能减低症。散发性先天性甲状腺功能减低症因先天缺陷引起，各国发生率不一，我国发病率为1/7000～1/5000；地方性先天性甲状腺功能减低症多见于甲状腺肿流行的山区，随着我国碘化食盐预防措施的推行，发病率已明显下降。

一、病因

（一）散发性先天性甲低

1. 甲状腺不发育、发育不全或异位

此病因所致的甲低亦称原发性甲低，是造成先天性甲状腺功能低下的最主要原因，约占90%，多见于女孩，女与男的比例为2：1。这种甲状腺发育不全的发生原因迄今尚未阐明，可能与遗传因素和免疫介导机制有关。

2. 甲状腺素合成障碍

此病因所致的甲低亦称家族性甲状腺激素合成障碍，多因甲状腺激素合成和分泌过程中酶的缺陷而造成甲状腺素不足，为常染色体隐性遗传病。

3. 促甲状腺激素（TSH）缺乏

此病因所致的甲低亦称下丘脑-垂体性甲低或中枢性甲低，多因垂体分泌 TSH 障碍所致。

4. 母亲因素

母亲因素所致的甲低亦称暂时性甲低，多因母亲服用抗甲状腺药物或患自身免疫性疾病而存在抗甲状腺抗体，透过胎盘影响胎儿，造成甲低，通常3个月内可消失。

5. 甲状腺及靶器官反应低下

此病因所致的甲低属于罕见病。

（二）地方性先天性甲低

地方性甲低多见于甲状腺肿流行地区，主要是由于该地区水源、土壤和饮食中缺乏碘致使胎儿在胚胎期因碘缺乏而导致甲状腺功能低下。

二、发病机制

甲状腺的主要功能是合成甲状腺素(T_4)和三碘甲腺原氨酸(T_3)。甲状腺素的主要作用是加速细胞内的氧化过程,增加酶活力,促进新陈代谢;促进蛋白质合成;促进糖吸收、糖原分解和组织对糖的利用;促进脂肪分解和利用;促进组织细胞的生长和成熟,促进钙、磷在骨质中的合成代谢和骨、软骨的生长,促进和保持肌肉、循环系统和消化系统的功能;最重要的是促进中枢神经系统发育,尤其在胎儿期至婴儿期。

若甲状腺素合成、释放、转运中任何一个环节发生障碍都可以引起甲状腺素合成不足及其生物效应低下,影响小儿生长发育及神经系统的发育和功能,出现甲状腺功能减低症。

三、临床表现

本病症状出现的早晚和病情轻重与甲状腺功能低下的程度有关。先天性无甲状腺或酶缺陷患儿在婴儿早期即可出现症状,甲状腺发育不良者常在生后3～6个月出现症状,有少量甲状腺腺体者多在6个月后,偶在4～5岁才出现症状,酶缺陷患者在出生后数年出现症状。本病主要特征为智力落后、生长发育落后、生理功能低下。

(一)新生儿期症状

最早表现为生理性黄疸时间延长达2周以上,前囟大,体温低,四肢冷,皮肤发花,喂养困难,吞咽困难,常有脐疝,胎粪排泄迟缓、腹胀、便秘,常处于睡眠状态,反应迟钝,哭声嘶哑。

(二)典型症状

多数先天性甲低患儿常在出生半年后出现如下典型症状。

1. 特殊面容和体态

其主要表现为头大颈短,身材矮小,四肢短小,上部量与下部量的比值大于1.5。皮肤粗糙、面色苍黄、头发稀少而干枯,眼距宽、鼻梁宽平,舌大而宽厚,常伸出口外,形成特殊面容。

2. 神经系统发育迟缓

其主要表现为大运动、精细运动、语言、应人应物能力发育均明显落后于同龄儿童,表情淡漠,反应迟钝,软弱无力,智力发育低下。

3. 生理功能低下

其主要表现为多睡少哭,少动,食欲差,食量小,对周围事物反应少,体温低,怕冷少汗,脉搏慢而弱,血压低,心音低钝,心电图低电压、T波低平,全身肌张力较低,肠蠕动减慢,腹胀和便秘多见。

(三)地方性甲状腺功能减退症候群

其临床表现主要为两种不同的症候群。

1. 神经型

本型以共济失调、痉挛性瘫痪、聋哑和智力低下为特征,可出现病理反射,而甲状腺功能减低的其他表现不明显。

2. 黏液性水肿型

本型以黏液性水肿为特征,临床上有显著的生长发育和性发育落后、智力低下等,神经系统检查正常,25%伴有甲状腺肿大。

上述两种症候群的相关症状可有重叠称为混合型。

四、实验室检查

(一)新生儿筛查

目前多采用出生后 2~3 天的新生儿干血滴纸片检测 TSH 浓度作为初筛,TSH>20mU/L 时,进一步检测血清 T_4、TSH 以确诊。

(二)血清 T_3、T_4、TSH 测定

任何新生儿筛查结果可疑或临床有可疑症状的小儿都应检测血清 T_4 和 TSH 浓度,若发现血清 T_4 降低、TSH 明显增高即可确诊。血清 T_3 在甲状腺功能减低时可降低或正常。

(三)骨龄测定

患儿手和腕部 X 线拍片结果显示其骨龄常明显落后于实际年龄。

(四)其他

如基础代谢率测定、放射性核素检查、TSH 刺激试验等。

五、治疗

(一)治疗原则

早期治疗,终身服用甲状腺素,小剂量开始,逐渐加至足量,定期复查,维持甲状腺正常功能,保证智力和体格发育正常。

(二)常用药物

1. L-甲状腺素钠(优甲乐)

人工合成制剂,肠道吸收好,作用稳定,为目前常用药物。使用方法:从小剂量开始,L-甲状腺素钠开始剂量为 5~10μg/kg·d,年龄越小剂量偏大。

2. 甲状腺干粉片

由畜类甲状腺提制,价格便宜,药源充足,但所含活性激素量不恒定,临床效果常不稳定。使用方法:甲状腺干粉片初始量 6 个月内为 5~10mg/d;6 个月~1 岁为 10~30mg/d;1~3 岁为 30~40mg/d;3~7 岁为 60mg/d;7~14 岁为 80mg/d。

经上述剂量治疗后,继续治疗必须个体化。开始每 1~2 周增加剂量一次,并根据患儿临床症状、生长发育、骨龄、血清 T_4 和 TSH 水平,随时调整剂量。

六、护理评估

(一)健康史

1. 散发性先天性甲低

(1)甲状腺不发育或发育不良(亦称原发性甲低)是最主要的原因,约占 90%。患儿甲状腺在宫内阶段即不明原因发育不全或形成异位甲状腺。大多数患儿在出生时即存在甲状腺激素缺乏,仅少数可在出生后数年始出现不足症状。发生原因尚未阐明,可能与遗传素质和免疫

介导机制有关。

(2)甲状腺激素合成途径障碍(亦称家族性甲状腺激素合成障碍)是第二位原因。多为常染色体隐性遗传病,大多由于甲状腺激素合成途径中酶缺陷造成。

(3)促甲状腺素(TSH)缺乏(亦称下丘脑-垂体性甲低)因垂体分泌 TSH 障碍而造成甲状腺功能低下,常见于特发性垂体功能低下或下丘脑发育缺陷。

(4)母亲因素(亦称暂时性甲低)母亲在妊娠期服用抗甲状腺药物或母体存在抗甲状腺抗体,均可通过胎盘,影响胎儿,造成甲低。

(5)甲状腺或靶器官反应性低下可由于甲状腺细胞质膜上的 Gsα 蛋白缺陷,使 cAMP 生成障碍而对 TSH 不反应;或由于末梢组织对 T_4、T_3 不反应所致,与 β-甲状腺受体缺陷有关。均为罕见病。

2.地方性先天性甲低

多因孕妇饮食中缺碘,致使胎儿在胚胎期即因碘缺乏而导致甲状腺功能低下,造成不可逆的神经系统损害。

(二)身体状况

症状出现早晚及轻重程度与患儿残留的甲状腺组织多少及功能有关。无甲状腺组织的患儿,在婴儿早期即可出现症状。有少量腺体者多于 6 个月后症状始明显,偶亦有数年之后始出现症状者。

1.新生儿甲低

生理性黄疸时间延长达 2 周以上,反应迟钝、声音嘶哑、少哭、喂养困难、腹胀、便秘;体温低、末梢循环差、四肢凉、皮肤出现斑纹或硬肿现象等。

2.婴幼儿甲低

多数先天性甲低患儿常在出生半年后出现典型症状。

(1)特殊面容:头大颈短,毛发稀少,皮肤苍黄、干燥,面部黏液水肿,眼睑浮肿,眼距宽,眼裂小,鼻梁宽平,唇厚舌大,舌常伸出口外。

(2)生长发育落后:身材矮小,躯干长而四肢短,上部量/下部量＞1.5,囟门关闭迟,出牙迟。

(3)生理功能低下:精神、食欲差、不善活动、安静少哭、嗜睡、低体温、怕冷、脉搏及呼吸均缓慢、心音低钝、腹胀、便秘、第二性征出现晚等。

(4)智力低下:动作发育迟缓、智力低下、表情呆板、淡漠等。

3.地方性甲低

临床表现为两组不同的症候群,有时会交叉重叠。

(1)"神经性"综合征:以共济失调、痉挛性瘫痪、聋哑和智力低下为特征,但身材正常且甲状腺功能正常或仅轻度减低。

(2)"黏液水肿性"综合征:以显著的生长发育和性发育落后、黏液水肿、智能低下为特征,血清 T_4 降低、TSH 增高。

(三)心理和社会支持状况

评估患儿及家长的心理状态,是否有焦虑存在;家庭经济及环境状况;父母角色是否称职,是否掌握与本病有关的知识、特别是服药方法和不良反应观察,以及对患儿进行智力、体力训练的方法等。

七、护理诊断

(1)体温过低与代谢率低有关。
(2)营养失调低于机体需要量:与喂养困难、食欲差有关。
(3)便秘与肌张力低下、活动量少有关。
(4)生长发育迟缓与甲状腺素合成不足有关。
(5)知识缺乏与患儿父母缺乏有关疾病的知识有关。

八、护理措施

1.保暖
注意室内温度,适时增减衣服,避免受凉,加强皮肤护理。

2.保证营养供给
指导喂养方法,供给高蛋白、高维生素、富含钙及铁剂的易消化食物。对吸吮困难、吞咽缓慢者要耐心喂养,提供充足的进餐时间,必要时用滴管喂或鼻饲,以保证生长发育所需。

3.保持大便通畅
指导防治便秘的措施:提供充足液体入量;多吃水果、蔬菜;适当增加活动量;每日顺肠蠕动方向按摩数次;养成定时排便的习惯;必要时采用大便缓泻剂、软化剂或灌肠。

4.加强行为训练,提高自理能力
通过各种方法加强智力、行为训练,以促进生长发育,使其掌握基本生活技能。加强患儿日常生活护理,防止意外伤害发生。

5.用药护理
使家长及患儿了解终生用药的必要性,以坚持长期服药治疗,并掌握药物服用方法及疗效观察。甲状腺制剂作用缓慢,用药1周左右方达最佳效力,故服药后要密切观察患儿生长曲线、智商、骨龄以及血 T_3、T_4 和 TSH 的变化等,随时调整剂量。药量过小,影响智力及体格发育;药量过大,则可引起烦躁、多汗、消瘦、腹痛和腹泻等症状。因此,在治疗过程中应注意随访,治疗开始时,每2周随访1次;血清 TSH 和 T_4 正常后,每3个月随访1次;服药1~2年后,每6个月随访1次。

6.宣传新生儿筛查的重要性
本病在内分泌代谢性疾病中发病率最高。早期诊断至为重要,生后1~2月即开始治疗者,可避免严重神经系统损害。

九、健康教育

(1)从围生期保健做起,重视新生儿期筛查:本病在遗传、代谢性疾病中发病率最高,早期诊断尤为重要。

（2）强调尽早开始替代治疗：由于本病严重影响患儿的生长发育和智力发育，疗效取决于治疗开始的早晚，如在生后 3 个月内治疗，预后较佳，智能绝大多数可达到正常；如未能及早诊断而在 6 个月后才开始治疗，仅可改善生长状况，但智能仍然会受到严重损害。

（3）坚持终身服药：讲解药物治疗的重要性，使家长和患儿了解终身用药的必要性，以坚持长期服药治疗，并掌握药物服用方法及不良反应的观察。如用药量不足，患儿身高和骨骼发育滞后，智力也受影响；用药量过大，可导致医源性甲亢，出现烦躁、多汗、消瘦、腹痛、腹泻、发热等症状。治疗开始时间较晚者，虽然智力不能改善，但可变得活泼，改善生理功能低下的症状。

（4）指导家长掌握患儿体温、脉搏、血压、体重的测量方法。

（5）与家长共同制定患儿合理的饮食方案、行为及智力训练方案，并增强其战胜疾病的信心。对患儿多鼓励，帮助其正确看待自我形象的改变。

第二节　生长激素缺乏症的护理

因垂体前叶分泌的生长激素不足而导致儿童生长发育障碍，使其身材矮小，称为生长激素缺乏症（GHD）。

一、病因

生长激素缺乏症是由于人生长激素（GH）分泌不足所造成，其分类如下：

1. 特发性（原发性）

这类患儿下丘脑、垂体无明显病灶，导致 GH 分-泌功能不足的原因不明。其中因神经递质-神经激素功能途径的缺陷，导致 GHRG 分-泌不足而致的身材矮小者称为生长激素神经分泌功能障碍（GHND），由于下丘脑功能缺陷所造成的 GHD 远较垂体功能不足导致者为多。

约有 5% 的 GHD 患儿由遗传因素造成，称为遗传性生长激素缺乏症（HGHD），人生长激素基因簇是由编码基因 GH_1（GH-N）和 $CSHP_1$、CSH_1、GH_2、CSH_2 等基因组成的长约 55 Kbp 的 DNA 链，由于 GH_1 基因缺乏的称为单纯性生长激素缺乏症（IGHD），而由垂体 Pit-1 中转录因子缺陷所致者，临床上表现为多种垂体激素缺乏，称为联合垂体激素缺乏症（CPHD），IGHD 按遗传方式分为 Ⅰ（AR）、Ⅱ（AD）、Ⅲ（X 连锁）三型，此外，还有少数矮身材儿童是由于 GH 分子结构异常，GH 受体缺陷（Laron 综合征）或 IGF 受体缺陷（非洲 Pygmy 人）所致，临床症状与 GHD 相似，但呈现 GH 无抵抗或 IGF-1 抵抗，血清 GH 水平不降低或反而增高，是较罕见的遗传性疾病。

2. 器质性（获得性）

继发于下丘脑、垂体或其他颅内肿瘤、感染、细胞浸润、放射性损伤和头颅创伤等，其中产伤是国内 GHD 的最主要的病因，此外，垂体的发育异常，如不发育、发育不良或空蝶鞍、其中有些伴有关视中隔发育不全，唇裂，腭裂等畸形，均可引起生长激素合成和分泌障碍。

3. 暂时性

体质性青春期生长延迟、社会心理性生长抑制、原发性甲状腺功能减退等均可造成暂时性

GH 分泌功能低下,在外界不良因素消除或原发疾病治疗后即可恢复正常。

二、临床表现

特发性生长激素缺乏症多见于男孩,男:女＝3:1,患儿出生时身高和体重均正常,1 岁以后出现生长速度减慢,生长落后比体重低更为严重,身高低于同年龄、同性别正常健康儿童生长曲线第三百分位数以下(或低于两个标准差),身高年增长速度小于 4cm,智能发育正常。患儿头颅圆形,面容幼稚,脸圆胖,皮肤细腻,头发纤细,下颌和颏部发育不良,牙齿萌出延迟且排列不整齐,患儿虽生长落后,但身体各部比例匀称,与其实际年龄相符。多数青春期发育延迟。

一部分生长激素缺乏患儿同时伴有一种或多种其他垂体激素缺乏,这类患儿除生长迟缓外,尚有其他伴随症状:伴有促肾上腺皮质激素(ACTH)缺乏者容易发生低血糖,伴促甲状腺激素(TSH)缺乏者可有食欲缺乏、不爱活动等轻度甲状腺功能不足的症状,伴有促性腺激素缺乏者性腺发育不全,出现小阴茎(即拉直的阴茎长度小于 2.5cm),到青春期仍无性器官和第二性征发育等。

器质性生长激素缺乏症可发生于任何年龄,其中由围生期异常情况导致者,常伴有尿崩症状。值得警惕的是颅内肿瘤则多有头痛、呕吐、视野缺损等颅内压增高和视神经受压迫的症状和体征。

三、实验室检查

1. 生长激素刺激实验

生长激素缺乏症的诊断依靠 GH 测定,正常人血清 GH 值很低,且呈脉冲式分泌,受各种因素影响,故随意取血测血 GH 对诊断没有意义,但若任意血 GH 水平明显高于正常(>10μg/L),可排除 GHD。因此,怀疑 GHD 的儿童必须做 GH 刺激试验,以判断垂体分泌 GH 的功能。

生理试验系筛查试验、药物试验为确诊试验。一般以为在试验过程中,GH 的峰值<10μg/L,即为分泌功能不正常。GH 峰值<5μg/L,为 GH 无完全缺乏。GH 峰值为 5～10μg/L,为 GH 部分缺乏。由于各种 GH 刺激试验均存在一定局限性,因此必须两种以上药物刺激试验结果都不正常时,才可确诊为 GHD。一般多选择胰岛素加可乐定或左旋多巴试验。对于年龄较小的儿童,尤其空腹时有低血糖症状者给胰岛素要特别小心,因其易引起低血糖、惊厥等严重反应。此外,若需区别病变部位是在下丘脑还是在垂体,须做 GHRH 刺激试验。

2. 血 GH 的 24h 分泌谱测定

正常人生长激素峰值与基值差别很大,24h 的 GH 分泌量才能比较正确地反映体内 GH 分泌情况,尤其是对 GHND 患儿,其 GH 分泌能药物刺激试验可为正常,但其 24h 分泌量则不足,夜晚睡眠时的 GH 峰值亦低,但该方案烦琐、抽血次数多,不易为患者接受。

3. 胰核样生长因子(IGF-1)的测定

IGF-1 主要以蛋白结合的形式(IGF-BPs)存在于血循环中,其中以 IGF-BP$_3$ 为主(95％以上），IGF-BP₃有运送和调节 IGF-1 的功能，其合成也受 GH-IGF 轴的调控，因此 IGF-1 和 IGF-BP₃都是检测该轴功能的指标，两者分泌模式与 GH 不同，呈非脉冲式分泌，故甚为稳定，其浓度在 5 岁以下小儿甚低，且随年龄及发育表现较大，青春期达高峰，女童比男童早两年达高峰，目前一般可作为 5 岁到青春发育期前儿童 GHD 筛查检测，但由于该指标有一定的局限性，加之受营养状态，性发育程度和甲状腺功能状况等因素的影响，因此判断结果时应注意。

4.其他辅助检查

（1）X 线检查：常用右手腕掌指骨片评定骨龄。GHD 患儿骨龄落后于实际年龄 2 岁或 2 岁以上。

（2）CT 或 MRI 检查：已确诊为 GHD 的患儿，应根据需要选择头颅 CT 或 MRI 检查，以了解下丘脑-垂体有无器质性病变，这尤其对肿瘤有重要意义。

5.其他

内分泌检查 GHD 一旦确立，必须检查下丘脑-垂体轴的其他功能，根据临床表现可选择测定 TSH、T4 或促甲状腺素释放激素（TRI）刺激试验和促黄体生成素释放激素（LHRH）刺激试验，以判断下丘脑-垂体、甲状腺轴和性腺轴的功能。

四、诊断

（1）身材矮小，身高落后于同年龄、同性别正常儿童第三百分位数以下。

（2）生长缓慢，生长速度小于 4cm/年。

（3）骨龄落后于实际年龄 2 年以上。

（4）GH 刺激试验示 GH 部分或完全缺乏。

（5）智能正常，与年龄相称。

（6）排除其他疾病影响。

五、治疗方案

（一）生长激素

基因重组入生长激素（rhGH）替代治疗已经被广泛应用，目前大都采用 0.1U/kg，每日临睡前皮下注射一次，每周 6～7 次的方案。治疗应持续骨骺愈合为止。治疗时年龄越小，效果越好，以第一年效果最好，年增长可达 10cm 以上，以后生长速度逐渐下降，在用 rhGH 治疗过程中可出现甲状腺素缺乏，故须监测甲状腺功能，若有缺乏则适当加用甲状腺素同时治疗。

应用 rhGH 治疗不良反应较少，主要有：①注射局部红肿、与 rhGH 物质基纯度不够以及个体反应有关，停药后可消失；②少数注射后数月会产生抗体，但对促生长疗效无显著影响；③较少见的不良反应有暂时性视盘水肿、颅内高压等；④此外研究发现有增加股骨头骺部滑出和坏死的发生率，但危险性相当低。恶性肿瘤或有潜在肿瘤恶变者，严重糖尿病患者禁用 rhGH。

（二）促生长激素释放激素（GHRH）

目前已知很多 GH 缺乏属下丘脑性，故应用 GHRH 对 GHND 有较好疗效，但对垂体性

GH 缺乏者无效。一般每天用量为 8～30μg/kg,每天分早晚各 1 次皮下注射或 24h 皮下微泵连续注射。

(三)口服性激素

蛋白同化类固醇激素有:①氟羟甲睾酮,每天 2.5mg/m²;②氧甲氢龙,每天 0.1～0.25mg/kg;③吡唑甲氢龙,每日 0.05mg/kg。均为雄激素的衍生物,其合成代谢作用强,雄激素的作用弱,有加速骨骼成熟和发生男性化的不良反应,故应严密观察骨骼的发育。

同时伴有性腺轴功能障碍的 GHD 患儿骨龄达 12 岁时可开始用性激素治疗,男性可注射长效庚酸睾酮 25mg,每月一次,每 3 月增加 25mg,直至每月 100mg;女性可用炔雌醇 1～2μg/日或妊马雌酮自每日 0.3mg 起酌情逐渐增加,同时需监测骨龄。

六、护理评估

(一)健康史

导致生长激素缺乏的原因有原发性、获得性和暂时性三种。

1. 原发性占极大多数

(1)遗传因素:占 5% 左右,大多有家族史。人生长激素基因簇位于 17q22-q24,是由 CJHl(GH-N)、CSHP₁、CSH₁、GH₂、CSH₂ 等 5 个基因组成的长约 55kbp 的 DNA 链。GH₁ 是人生长激素的编码基因,它的缺陷即导致 GHD。此外,下丘脑转录调控基因缺陷亦可引起 GHD,并可造成多垂体激素缺乏症。

(2)特发性下丘脑、垂体功能障碍:下丘脑、垂体无明显病灶,但分泌功能不足,这是生长激素缺乏的主要原因。

(3)发育异常:GHD 患儿中证实有垂体不发育、发育异常或空蝶鞍等并不罕见,如合并脑发育严重缺陷常在早年夭折。

2. 获得性(继发性)

继发于下丘脑、垂体或其他颅内肿瘤、感染、放射性损伤和头部创伤等。

3. 暂时性

体质性围青春期生长延迟、社会心理性生长抑制、原发性甲状腺功能低下等均可造成暂时性 GH 分泌功能低下,在外界不良因素消除或原发病治疗后可恢复正常。

(二)身体状况

1. 原发性生长激素缺乏症

(1)生长障碍:出生时的身高和体重可正常,1 岁以后呈现生长缓慢,随着年龄增长,其外观明显小于实际年龄,面容幼稚(娃娃脸),手足较小,身高低于正常身高均数－2SD 以下,但上下部量比例正常,体型匀称。

(2)骨成熟延迟:出牙及囟门闭合延迟,由于下颌骨发育欠佳,恒齿排列不整。骨化中心发育迟缓,骨龄小于实际年龄 2 岁以上。

(3)青春发育期推迟。

(4)智力正常:部分患儿同时伴有一种或多种其他垂体激素缺乏,患儿除有生长迟缓外可有其他症状,如伴 TSH 缺乏,可有食欲缺乏、不爱活动等轻度甲状腺功能不足症状;伴有促肾上性腺皮质激素缺乏者,易发生低血糖。

2.继发性生长激素缺乏症

可发生于任何年龄,并伴有原发疾病的相应症状,如颅内肿瘤多有头痛、呕吐、视野缺损等颅内压增高和视神经受压迫等症状和体征。

(三)心理和社会支持状况

评估患儿及家长是否掌握与本病有关的知识,特别是服药方法和不良反应观察;了解患儿及家长的心理状态、家庭经济及环境状况。

七、护理诊断

1.生长发育迟缓

与生长激素缺乏有关。

2.自我概念紊乱

与生长发育迟缓有关。

八、护理措施

1.指导用药,促进生长发育

生长激素替代疗法在骨骺愈合以前均有效,应为患儿及家长提供有关激素替代治疗的信息和相关教育资料,用药期间应严密随访骨龄发育情况。

2.心理护理

向患儿及其家庭提供心理支持,运用沟通交流技巧,与患儿及其家人建立良好信任关系。鼓励患儿表达自己的情感和想法,提供其与他人及社会交往的机会,帮助其正确地看待自我形象的改变,树立正向的自我概念。

十、健康教育

向家长讲解疾病的相关知识和护理方法。教会家长掌握药物的剂量、使用方法和不良反应。治疗过程中,每 3 个月测量身高、体重 1 次,记录生长发育曲线,以观察疗效。向家长强调替代治疗一旦终止,生长发育会再次减慢。

第三节 糖尿病的护理

糖尿病,是由于胰岛素缺乏而造成的糖、脂肪和蛋白质代谢紊乱,分为原发性和继发性两类,原发性糖尿病又分为胰岛素依赖型(1 型)和非胰岛素依赖型(2 型)。儿童糖尿病绝大多数为 1 型,该型是由于胰岛 B 细胞受到破坏不能分泌胰岛素或胰岛素分泌不足所造成。我国 15

岁以下儿童糖尿病发病率为 $5.6/(1×10^5)$ 左右,发病高峰在学龄期和青春期,婴儿发病甚少。

一、病　因

(一)遗传因素

目前已经证实第 6 号染色体短臂上的人类白细胞抗原基因位点 DR3 和 DR4 与 1 型糖尿病有密切关系。但单卵孪生子发病的一致性为 30%～50%,故提示遗传只是 1 型糖尿病的发病因素之一。

(二)病毒感染

根据某些患儿发病前有明显的病毒感染史,如腮腺炎、风疹或柯萨奇病毒感染等,且儿童糖尿病在秋冬季节发病为多,提示病毒感染在本病发病机制中的诱导作用。

(三)自身免疫反应

绝大多数患儿起病初血清中可测得胰岛细胞自身抗体(ICA)、胰岛 β 细胞膜抗体(ICSA)、胰岛素自身抗体(IAA)以及胰岛素受体自身抗体(IRA)等多种抗体,并已证实这些抗体在补体和 T 淋巴细胞的协同作用下具有对胰岛细胞的毒性作用。新近也证实细胞免疫异常对 1 型糖尿病的发病起着重要的作用,因此认为本病可能系因病毒感染诱导易感者,产生了由细胞和体液免疫反应都参与的自身免疫过程,最终破坏了胰岛 β 细胞,使胰岛分泌功能低下。

二、病　理

主要病理改变为胰岛 β 细胞数量明显减少,在疾病早期即有 80%～90% 的 β 细胞遭受破坏,胰岛呈现纤维化和萎缩,同时有大量淋巴细胞浸润。分泌胰高血糖素的细胞和其他细胞则相对呈现增生现象。

三、病理生理

1 型糖尿病患儿由于胰岛 β 细胞受到破坏,体内胰岛素分泌不足或阙如,使葡萄糖的利用减少,同时又由于反调节激素如胰高血糖素、生长激素和皮质醇等分泌增加却又促进肝糖原分解和肝脏中的糖原异生作用,脂肪和蛋白质分解加速,结果是血糖和细胞外液渗透压均增高,细胞内液向细胞外转移。当血糖超过肾阈值 10mmol/L(180mg/dL)时,即产生糖尿;尿液中大量的葡萄糖(可达 200～300g/d)导致渗透性利尿,临床出现多尿症状;同时伴有大量水分和电解质的丢失,造成严重电解质失衡和慢性脱水,为了代偿,患儿口渴感增强,饮水增多;又因组织不能利用葡萄糖,能量不足而有饥饿感,引起多食;由于胰岛素不足和反调节激素的增高而促进脂肪分解过程,大量脂肪分解以致乙酰乙酸、β-羟丁酸和丙酮酸等中间代谢产物积聚在各种体液中,形成酮症酸中毒。

由于渗透压增高、水电解质紊乱以及酮症酸中毒等代谢失常,最终都将严重损伤中枢神经系统功能,甚至导致意识障碍或昏迷。

四、临床表现

常起病急骤,多数患儿有多饮、多尿、多食和体重下降(三多一少)等典型症状。但多饮多尿症状在婴幼儿患者中常不易察觉,个别因夜间遗尿而就诊。在病史较长患儿中,精神不振、消瘦、倦怠、乏力等症状颇为突出。

幼年患儿发病率较年长儿为高,起病甚急、进食减少、恶心、呕吐、腹痛、关节痛或肌肉痛,迅速出现脱水和酸中毒征象。约40%患儿就诊时已处于酮症酸中毒状态,这类患儿常因急性感染、过食、诊断延误或诊断已明确,但突然中断胰岛素治疗等因素诱发。初次就诊者酮症酸中毒症状常被误诊为肺炎、败血症、急腹症或脑膜炎等。

少数患儿起病缓慢,以精神呆滞、软弱、体重下降为主要表现,可持续数周之久,病程久且治疗不当可影响生长发育,使身材矮小,肝脏因脂肪浸润而肿大。

五、实验室检查

(一)尿液检查

患儿晨起及餐前尿糖一般均为阳性,尿酮体阳性表明患者有酮症或酮症酸中毒;尿蛋白阳性多见于久病患儿,提示并发肾脏微血管病变。

(二)血液检查

1. 血糖

空腹全血或血浆血糖浓度分别大于或等于6.7mmol/L(120mg/dL)、7.8mmol/L(140mg/dL)或有三多一少症状、尿糖阳性时,任意血样(非空腹)大于或等于11.1mmol/L(200mg/dL)者即可诊断。

2. 血脂

血胆固醇、甘油三酯和游离脂肪酸均增高。

3. 糖化血红蛋白(HbA1c)

HbA1c可作为患儿近期病情是否得到满意控制的指标,正常人HbA1c<7%,治疗良好的糖尿病患儿应小于9%,如大于12%时表示血糖控制不理想。

4. 葡萄糖耐量试验

通常采用口服葡萄糖法,在清晨按1.75g/kg(总量不超过75g)口服葡萄糖,糖尿病患儿在120分钟时血浆血糖仍大于或等于11mmol/L(200mg/dL)。

六、治疗

儿童期1型糖尿病的治疗目的是消除临床症状,纠正代谢紊乱,力求病情稳定,使患儿获得正常生长发育。

(一)长期治疗措施

1. 饮食管理

其目的是维持正常血糖和保持理想体重。每日所需热量(卡)为1000＋年龄×(80～

100）。饮食中能源的分配为：蛋白质 15％～20％，碳水化合物 50％～55％，脂肪 30％。蛋白质成分在 3 岁以下患儿应稍多，其中一半以上应为动物蛋白，碳水化合物最好以米饭为主，应避免蔗糖等精制糖，脂肪应以植物油为主。

全日热量分为三餐，分别占 1/5、2/5、2/5。

2.胰岛素治疗

胰岛素的正确使用是治疗能否成功的关键。

（1）胰岛素制剂：胰岛素制剂有胰岛素（RI）、中效的珠蛋白胰岛素（NPH）和长效的鱼精白锌胰岛素（PZI）三类可供临床选用。

（2）应用方案：初发者一般用量为 0.5～1.0U/(kg·d)。将全日总量的 2/3 于早餐前 30 分钟，1/3 于晚餐前 30 分钟皮下注射。每次注射用 NPH 和 RI 两种胰岛素按 2:1 或 3:1 混合，尽量用同一型号的 1mL 注射器，按照先 RI 后 NPH 顺序抽取药液，混匀后注射，根据尿糖检查结果每 2～3 天调整剂量一次，直至尿糖呈色试验不超过"＋＋"。

（3）注射部位：应选择上臂、大腿和腹部等不同部位按顺序有计划地轮流注射，一个月内不要在同一部位注射，以防止日久皮肤组织萎缩影响疗效。

（4）防止低血糖后高血糖现象（Somogyi 现象）：如长期应用胰岛素过量可产生低血糖，在反调节激素作用下使血糖随升高，以致清晨血、尿糖异常增高。Somogyi 现象必须与清晨现象相鉴别，后者系晚间胰岛素用量不足所致。两者治疗截然不同，前者应减少胰岛素用量，后者应加大晚间注射剂量或将 NPH 注射时间稍往后移即可。

（二）酮症酸中毒的处理

迅速建立两条静脉通道，针对高血糖、脱水紊乱和可能并存的感染等方面制定综合治疗方案。

1.液体治疗

（1）输液：当血气 pH<7.2，HCO_3^- 浓度<12mmol/L 时为重症酸中毒，此时脱水程度视为重度，应及时补充液体。通常在开始输液的第 1 小时按 20mL/kg 快速静脉输入 0.9％氯化钠溶液。第 2～3 小时即换用 0.45％氯化钠溶液，按 10mL/kg 静滴。当血糖<17mmol/L（300mg/dL）后可改用含 0.2％氯化钠的 5％葡萄糖溶液静滴。要求在开始 12 小时内至少补足累积损失量（即 100mL/kg）的一半。在此后的 24 小时内，可视病情按 60～80mL/kg 静滴同样液体，以供给生理需要量和继续损失量。

（2）纠正酸中毒：为避免发生高钠血症，对酮症酸中毒患儿不宜常规使用碳酸氢钠，仅在 pH<7.1，HCO_3^- 浓度<12mmol/L 时，始按 2mmol/kg 给予 1.4％碳酸氢钠静滴。先用 1/2 量，当 pH≥7.2 时即应停药。

（3）纠正低血钾：酮症酸中毒的早期血钾一般不低，补液及应用胰岛素后血钾值明显下降，因此应在患儿开始利尿后每日补给氯化钾 2～3mmol/kg（150～225mg/kg），输入浓度不得大于 40mmol/L（0.3g/dL）。

2.胰岛素治疗

现多采用小剂量静脉滴注，一般先静脉推注胰岛素（RI）0.1U/kg，然后按每小时 0.1U/kg 计算，将 RI 25U 加入 250mL 生理盐水中（0.1U/mL），用微量输液泵缓慢输入，1～2 小时后应复查血糖以调整输入量。当血糖＜17mmol/L时应将输入液体换成含0.2%氯化钠的5%葡萄糖液,并停止静滴胰岛素,改为RI皮下注射,每次0.25~0.5U/kg,每4~6小时一次,直至患儿开始进食,血糖稳定为止。

3.控制感染

酮症酸中毒常并发感染,必须在急救同时应用有效抗生素治疗。在整个治疗过程中必须严密观察,随时调整治疗计划,避免因处理不妥而加重病情。

七、护理评估

1.健康史及相关因素

患儿有无糖尿病家族史、发病前有无遗尿、乏力、消瘦等情况、饮食习惯、活动、既往是否诊断过此病,是否进行过糖尿病治疗及相应的用药情况。

2.症状体征

了解患儿有无多尿、多饮、多食、体重下降等症状,评估患儿有无呼吸深长、呼吸中有无酮味等糖尿病酮症酸中毒表现,有无皮肤弹性差、眼窝凹陷等脱水的表现。

3.辅助检查

尿液检查、血糖、糖耐量试验(OGTT)、糖化血红蛋白、血气分析等检查结果。

八、护理问题

1.营养失调:低于机体需要量

与摄胰岛素缺乏所致代谢紊乱有关。

2.知识缺乏

患儿及家长缺乏糖尿病控制的有关认知和技能。

3.有感染的危险

与蛋白质代谢紊乱所致抵抗力下降有关。

4.潜在并发症

糖尿病酮症酸中毒、低血糖。

九、护理措施

(1)密切观察病情变化,监测患儿血糖、尿糖的变化;有无低血糖和高血糖的症状。警惕酮症酸中毒的出现。

(2)迅速建立静脉通路,补液扩容,合理安排补液的顺序和速度,纠正水电解质酸碱平衡紊乱,保证出入量的平衡。

(3)饮食控制以能保持正常体重、减少血糖波动、维持血脂正常为原则。食物选择含丰富蛋白质和纤维素的食物,限制纯糖和饱和脂肪酸的入量。每日进食应定时、定量,勿吃额外食品。

(4)运动疗法经胰岛素治疗和饮食控制,糖尿病患儿应作适当运动,运动时间以进餐1小时后、2～3 小时内为宜,空腹时避免运动,运动后有低血糖症状时可加餐。

(5)遵医嘱注射胰岛素,做好相关用药指导,包括类型、高峰时间、剂量、抽吸胰岛素、给药方法、更换注射部位、针头处理和胰岛素的储存。

(6)预防感染保持良好的卫生习惯,避免皮肤的破损。

(7)心理支持针对患儿不同年龄发展阶段的特征,提供长期的心理支持,帮助患儿保持良好的营养状态、适度的运动、并建立良好的人际关系以减轻心理压力。指导家长避免过于溺爱或干涉患儿的行为,应帮助患儿逐渐学会自我护理,以增强其战胜疾病的自信心。

十、健康教育

1. 1 型糖尿病患儿必须每日使用胰岛素

患儿的血糖易受情绪、摄入饮食、活动、疾病等的影响,故胰岛素剂量应根据血糖监测情况及时调整。

2. 胰岛素注射方法

通常使用标准的胰岛素注射器皮下注射;也可以使用喷射注射装置进行喷气推进式注射;必要时可使用胰岛素泵,将胰岛素持续释放到皮下组织。

3. 患儿胰岛素皮下注射部位

可选择股前部、腹壁、上臂三角肌或臀部等部位,按顺序轮番注射,1 个月内不要在同一部位注射 2 次,每次注射部位与上次注射点距离在 2cm 左右,以防日久局部皮肤组织萎缩,影响效果。

4. 胰岛素应用注意事项

(1)胰岛素为皮下组织层吸收,如果进针过深误入肌层,会造成胰岛素吸收过快,增加低血糖发生的风险。

(2)注射要点:患儿应采取 45°角进针,腹部注射前用拇指和示指捏起皮肤。为了减轻患儿的疼痛,选择尽量小的针头,注射针头严禁重复使用。使用胰岛素笔完成注射时,一定要卸下针头、盖上笔帽。

(3)胰岛素的储存方法:使用中的胰岛素可在不超过 30℃ 的室温下保存,未开封的胰岛素在 2～8℃ 的冰箱冷藏室里存储。

5. 饮食治疗

儿童糖尿病患儿需终生饮食治疗,在食物烹调过程中不加糖、少用或尽量不用煎炸烹调方法,要多采用炒、蒸、煮、炖、煨等方法,葱、姜、酱油、醋等调料不加限制。

(1)宜吃全麦谷物、水果、蔬菜和低脂牛奶。选择新鲜的食物,少食用罐头、盒装食品和冷冻食品。

(2)严格限制蜂蜜、蔗糖、麦芽糖、果糖等纯糖制品,如一定要吃甜食,可用甜叶菊、木糖醇、阿斯巴糖等甜味剂代替蔗糖;高糖分水果如柿子、荔枝、红果、甘蔗等尽量不食用,可选择含糖量低的桃、苹果、枇杷、火龙果,也可以用西红柿、黄瓜、青萝卜代替。食用水果时,应适当减掉部分主食,最好放在两餐之间食用。

6.血糖监测

包括家庭日常血糖监测和定期总体血糖监测。家庭日常血糖监测应记录血糖水平、胰岛素剂量、影响血糖控制的特殊事件(如患病、聚会、运动、月经等)、低血糖及其严重程度,以及潜在的日常生活习惯改变等。每3~6个月定期至医院总体血糖监测糖化血红蛋白等相关检查。

7.出院指导

(1)学会自我监测病情,血糖控制平稳。

(2)当患儿感觉不舒服时,应监测血糖及尿酮体水平。

(3)当患儿出现口干、烦渴、多饮、多尿;腹泻或呕吐、不能进食时;发热;持续高血糖;呼气有烂苹果味,口唇颜色呈樱桃红色时应立即到医院就诊。

(4)运动适合稳定的1型糖尿病患儿。运动时间以进餐1小时后、2~3小时内为宜,空腹时避免运动。

(5)预防并发症:积极预防微血管继发损害所造成的肾功能不全、视网膜和心肌等病变。建议:年满9岁且病程达5年、年满11岁且病程达2年的患儿,应每年筛查1次各项并发症;每年监测血压;病程>2年,且大于12岁的患儿应每年检查尿微量白蛋白;病程不超过2年的儿童从11岁、病程5年以上儿童从9岁开始每年一次接受视网膜病变筛查;年龄达到12岁的患儿应进行血脂的测定。

(6)由于儿童糖尿病的病情不稳定,易于波动,且本病需要终生饮食控制和注射胰岛素,给患儿及其家庭带来种种精神烦恼。因此,医务人员必须向患儿及家长详细介绍有关知识,帮助患儿树立信心,使其能坚持有规律的生活和治疗,并减轻管理,要定期随访复查。

(7)患儿及其家长应遵守医生的安排,接受治疗,同时在家做好家庭记录,包括饮食、胰岛素注射次数和剂量、尿糖情况等。

第四节 性早熟的护理

一、概述

近100多年来全球儿童青春发育普遍提前,我国儿童的青春发育年龄也在不断提前。任何性发育特征初显年龄较正常儿童平均年龄提前2个标准差以上,即儿童性发育启动年龄显著提前者称为性早熟。性早熟的定义在不同国家或民族有差异,我国将女孩在8岁以前,男性在9岁以前出现第二性征或者女孩在10岁之前出现月经,定义为性早熟。根据正常青春发育年龄不断提前的趋势,近年有些国家将女性性早熟定在7.5岁以前出现性腺增大和第二性征或者在9.5岁之前出现月经定义为性早熟。本病女孩较多见。

性早熟可以分为促性腺激素依赖性,也称真性或中枢性性早熟,以及非促性腺激素依赖性,后者亦称周围性或假性性早熟。真性性早熟都是同性性早熟,并起源于下丘脑-垂体-性腺轴的活动。在假性性早熟中,出现部分第二性征,但未激活正常下丘脑-垂体-性腺轴之间的相互作用。在后一种情况下，其性征可以是同性的，也可以是异性的。

二、临床表现

一般中枢性性早熟的临床特征与正常青春发育程序相似，但临床变异较大，症状发展快慢不一。

女孩首先表现为乳房发育，乳头增大，乳晕增大，大、小阴唇增大，色素沉着，阴道出现白色分泌物；阴道黏膜细胞出现雌激素依赖性改变，子宫及卵巢增大，可有成熟性排卵和月经。

男孩首先表现为睾丸增大（≥4mL 容积），阴囊皮肤皱褶增加，色素加深，阴茎增长增粗；阴毛、腋毛及胡须生长；声音变低沉；精子生成；肌肉容量增加，皮下脂肪减少。

此外，由于过早发育引起患儿生长加速，骨成熟加速，骨龄提前，可造成终身高低于靶身高，影响终身高。

下丘脑错构瘤是最常引起真性性早熟的脑部病变之一，这一先天畸形由异位的神经组织所构成，含有分泌 GnRH 的神经元，并在功能上如同一个附加的 GnRH 脉冲源。其次包括星形细胞瘤、室管膜瘤、视神经胶质瘤及神经纤维瘤Ⅰ型等。松果体部位的肿瘤中约有半数是生殖细胞瘤或星形细胞瘤，其余为由组织学类型不同的肿瘤。临床表现除性早熟外无其他体征。神经内分泌表现常在放射学上发现肿瘤前 1～2 年即出现。下丘脑的症状或体征，如尿崩症、渴感缺乏、高热、不正常的哭笑（痴笑样癫痫）、肥胖以及恶病质，均提示可能有颅内病变。视力及视野缺损的改变可能是视神经胶质瘤最早的临床表现，可有颅压增高、头痛及呕吐等神经系统症状和体征。

外周性性早熟临床表现有第二性征出现，但非青春期发动，一般无性腺增大，与下丘脑-垂体-性腺轴的活动无关，而与内源性或者外源性性激素水平升高有关。

三、治疗

中枢性性早熟的治疗目的是：①控制或减缓第二性征发育，延迟性成熟过程；②抑制性激素引起的骨成熟，防止骨骺早闭而致成人期矮身材；③同步进行适当的心理和行为指导，从而达到保证儿童理想生长发育的目的。但是并非所有的中枢性性早熟都需要治疗。

本病治疗应依据病因而定，下丘脑错构瘤一般不需要神经外科的介入。对于神经系统的其他病变，治疗应取决于病变的性质和部位进行手术摘除或化疗及放疗。无论病因如何，在导致中枢性性早熟的器质性脑部病变患儿中，应用 GnRH 类似物治疗与特发性性早熟患儿中的治疗同样有效。甲状腺功能减退者给予甲状腺激素补充治疗；先天性肾上腺皮质功能增生者采用皮质激素制剂治疗。

1. 促性腺激素释放激素类似物（GnRHa）

此类药物是将 GnRH 分子结构中第 6 位甘氨酸换成 D-色氨酸（达菲林和达必佳）及 D-亮氨酸（抑那通）等的长效合成激素，其作用原理是利用下丘脑激素类似物竞争性抑制自身分泌的 GnRH，减少垂体促性腺激素分泌。可按 $100～120\mu g/kg$ 用药，每 4 周肌内注射一次。治疗后 LH 及 FSH 的分泌下降，E 水平相应方面下降，性征退缩甚至恢复到青春期前水平，骨骼发育减慢,不良反应较少见。GnRHa 治疗的适应证女孩要≤11.5 岁,男孩≤12.5 岁。对开始治疗时骨龄女孩>11.5 岁,男孩>13 岁应慎用,疗效较差。对那些进展缓慢型的特发性性早熟进行密切随访的基础上进一步决定是否需要治疗。生长潜能无明显受损者不需治疗。

2. 达那唑

有抗孕激素和雌激素作用,其作用机制是反馈抑制下丘脑垂体促性腺激素分泌,使体内雌激素水平下降。不良反应有时见声音粗、毛发增多以及出现粉刺等,一般不作为首选药物。甲羟孕酮(又称安宫黄体酮)由于不良反应较大,已不再用于治疗性早熟。

四、护理评估

1. 健康史

了解患儿家族中是否有类似疾病患者。

2. 身体状况

观察患儿第二性征发育情况及是否与其年龄相符,了解其性激素检查结果。

3. 心理-社会状况

注意了解家长是否掌握与本病有关的知识,家庭经济及环境状况;了解父母心理状况,是否有焦虑等心理存在。

五、护理诊断

1. 生长发育改变

与下丘脑-垂体-性腺轴功能失调有关。

2. 自我概念紊乱

与性早熟有关。

六、护理措施

1. 指导用药

促性腺激素释放激素类似物治疗可延缓骨骺愈合,应尽早使用,注意掌握药物剂量。

2. 心理支持

鼓励患儿表达自己的情感,帮助其正确地看待自我形象,树立正确的自我概念。

第五节　中枢性尿崩症的护理

尿崩症(DI)是由于患儿完全或部分丧失尿液浓缩功能,主要表现为多饮、多尿和排出稀释性尿。造成尿崩症的原因很多,其中较多见的是由于抗利尿激素(ADH,又名精氨酸加压素,AVP)分泌或释放不足引起者,称中枢性尿崩症。

一、病因

1. 特发性

因下丘脑视上核或室旁核神经元发育不全或退行性病变所致,多数为发,部分患儿与自身免疫反应有关。

2. 器质性(继发性)

任何侵犯下丘脑、垂体柄或垂体后叶的病变都可发生尿崩症状。

(1)肿瘤:约 1/3 以上患儿可由颅内肿瘤所致,常见有:颅咽管瘤、视神经胶质瘤、松果体瘤等。

(2)损伤:如颅脑外伤(特别是颅底骨折)、手术损伤(尤其下丘脑或垂体部位手术)、产伤等。

(3)感染:少数患儿是由于颅内感染、弓形体病和放线菌病等所致。

(4)其他:如 Langerhan 细胞组织细胞增生症或白血病时的细胞浸润等。

3. 家族性(遗传性)

极少数是由于编码 AVP 的基因或运载蛋白 II 的基因突变所造成,为常染色体显性或隐性遗传。如同时伴有糖尿病、视神经萎缩和耳聋者,即为 Didmoad 综合征,其致病基因位于 4p 上。

二、临床表现

尿崩症患者男性多于女性。自生后数月到少年时期任何年龄均可发病,多见于儿童期,年长儿多突然发病,也可渐进性。多尿或遗尿常是父母最早发现的症状。排尿次数及尿量增多,每日尿量多在 4L 以上,多者达 10L 以上(每天 300～400mL/kg 或每小时 400mL/m^2 或者每天 3000mL/m^2 以上)。晨尿尿色也可清淡如水。多饮在婴儿表现喜欢饮水甚于吃奶,儿童一般多喜饮冷水,即使在冬天也爱饮冷水,饮水量大致与尿量相等,如不饮水,烦渴难忍,但尿量不减少。儿童因能充分饮水,一般无其他症状,婴儿如不能适当饮水,常有烦躁、夜眠不安、发热、大便秘结、体重下降及皮肤干燥等高渗性脱水表现,严重者可发生惊厥昏迷。长期多饮多尿可导致生长障碍、肾盂积水及输尿管扩张,甚至出现肾功能不全。

颅内肿瘤引起继发性尿崩症,除尿崩症外可有颅压增高表现,如头痛、呕吐及视力障碍等。肾性尿崩症多为男性,有家族史,发病年龄较早。

三、实验室检查

(一)尿液检查

尿量多,尿色清淡无气味、尿比重低,一般为 1.001～1.005(约 50～200mmol/L),而尿常规、尿蛋白、尿糖及其他均为阴性。

(二)血肾功能及电解质检查

尿崩症者血钠正常或稍高,血浆渗透压多正常或偏高。如有肾脏受累,可有不同程度的肾功能异常。

（三）头颅 MRI 检查

了解下丘脑和垂体的形态改变,排除颅内肿瘤。一般尿崩症者其神经垂体高信号区消失,同时有侏儒症者可发现垂体容量变小。儿童颅内肿瘤常以尿崩症形式起病,故应对患儿进行长期随访。

（四）尿崩症特殊实验检查

1. 禁水试验

主要用于鉴定尿崩症和精神性烦渴。于早晨 8 时开始,试验前先排尿,测体重、尿量、尿比重及尿渗透压,测血钠和血浆渗透压。于 1 小时内给饮水 20mL/kg,随后禁饮 6～8 小时,每 1 小时收集一次尿,测尿量、尿比重及尿渗透压,共收集 6 次,试验结束时采血测血钠及血浆渗透压。本试验过程中必须严加观察,如果患者排尿甚多,虽然禁饮还不到 6 小时,而体重已较原来下降 5％或血压明显下降,立即停止试验。

正常人禁水后不出现严重的脱水症状,血渗透压变化不大,尿量明显减少,尿比重超过 1.015,尿渗透压超过 800mmol/L,尿渗透压与血浆渗透压比率大于 2.5。完全性尿崩症患者尿量无明显减少,比重<1.010,尿渗透压<280mmol/L,血浆渗透压>300mmol/L,尿渗透压低于血渗透压。部分性尿崩症血浆渗透压最高值<300mmol/L;若尿比重最高达 1.015 以上,尿渗透压达 300mmol/L 或尿渗透压与血渗透压比率≥2,则提示 ADH 分泌量正常,为精神性烦渴。

2. 禁饮结合加压素试验

用于中枢性尿崩症与肾性尿-崩症的鉴别。先禁水,每小时收集尿一次,测尿比重及渗透压。待连续 2 次尿渗透压差<30mmol/L 时,注射水溶性加压素 0.1U/kg,注射后每 1 小时测定尿比重或尿渗透压,连续 2～4 次。正常人注射加压素后,尿渗透压不能较禁饮后再升高,少数增高不超过 5％。有时还稍降低,中枢性尿崩症者禁饮后,尿渗透压不能显著升高,但在注射加压素后,尿渗透压升高,且超过血浆渗透压,尿量明显减少,比重达 1.015 以上,甚至 1.020,尿渗透压达 300mmol/L 以上;部分性中枢性尿崩症患者,禁饮后尿渗透压能够升高,可超过血浆渗透压,注射加压素后,尿渗透压可进一步升高;如用加压素后反应不良,尿量及比重、尿渗透压无明显变化,可诊断为肾性尿崩症。

四、治疗

对尿崩症者应积极寻找病因,观察是否存在垂体其他激素缺乏,在药物治疗前,要供给充足的水分,尤其是新生儿和小婴儿,避免脱水及高钠血症,如有脱水及高钠血症发生时应缓慢给水,以免造成脑水肿。肿瘤者应根据肿瘤的性质及部位决定外科手术或放疗方案。对精神性烦渴综合征者进行寻找导致多饮多尿的精神因素,以对症指导。

1. 鞣酸加压素

为混悬液制剂,浓度每毫升含 5U,用前须稍加温,并摇匀后再行深部肌内注射,开始剂量为 0.1～0.2mL,作用时间可维持 3～7 天,一般须待患儿多尿症状复现时才行第二次给药。

用药期间应注意患儿的饮水量,以防止发生水中毒。

2.精氨酸加压素

0.1mg/片,口服后疗效可维持 8～12 小时,宜从小剂量每次 0.05mg 开始,2 次/天。小年龄儿可从更小量开始。不良反应较小,少部分患者可出现头痛、恶心及胃不适等。

五、常见护理诊断

1.排尿异常

与抗利尿激素缺乏有关。

2.有体液不足的危险

与多尿、饮水不足有关。

3.潜在并发症

药物不良反应、意识障碍。

4.知识缺乏

与对本病的病因和治疗缺乏了解有关。

六、护理措施

(一)生活护理

(1)多饮多尿影响患儿睡眠,要注意保证患儿适当卧床休息。患儿常因多尿而软弱无力,需防止跌伤,备好夜用便器,夜间每 2～3 小时唤醒患儿排尿 1 次。

(2)保持衣裤、床单清洁、干燥,加强皮肤护理,预防尿频引起的皮肤糜烂。

(3)多尿使水分丢失,可使血液呈高渗状态,应给予营养丰富的低盐饮食,饭前少饮水,代以有营养的汤或饮料。

(二)保证水分供给,维持水、电解质平衡

(1)保证患儿有充足的水分供给,准确记录出入量,保持水的入量与尿量平衡。

(2)注意观察患儿神志是否清醒,口渴有无加重,每日测体重,以便发现有无体液丢失过多。

(3)监测尿液相对密度变化和血钠、血钾水平。如患儿出现意识障碍等高渗性脱水表现时,应遵医嘱给予胃肠外补液或抗利尿激素治疗。

(三)用药护理

(1)在使用鞣酸加压素注射剂时,因其有效成分在棕色沉淀物中,注射前将药物稍加温并摇匀。每次剂量为 0.1～0.2mL,一般可维持 3～7 天,待再次出现多尿时再注射第 2 针。用药期间如观察到患儿面色苍白、恶心、呕吐、腹痛等表现,应减少剂量,避免不良反应的发生。注射部位的选择宜深并每次更换部位,使其容易吸收,防止局部硬结形成。

(2)精氨酸加压素滴鼻剂,抗利尿作用甚强,效果持久,加压作用弱,为目前常用的药物,在应用中亦应防止水中毒,偶可见头痛、血压增高等不良反应。

(3)垂体后叶粉剂,从鼻腔给药效果好,应用方便,睡前给药能使患儿减少夜间排尿,保证

睡眠。用药前先清洁鼻孔,将药卷入纸内成烟卷状,按住一侧鼻孔,将药放进另一侧鼻孔,令患儿用力吸气,将药粉吸入鼻腔。应注意在鼻炎、鼻窦炎、哮喘等时禁忌使用。

七、保健指导

向患儿和家长介绍尿崩症及其治疗方案,说明本病需终生用垂体抗利尿激素替代治疗。指导家长熟悉所用药物的名称、剂量、用法,了解药物的不良反应,定期复查,并在医师指导下用药。

第六节　21-三体综合征的护理

21-三体综合征(又称先天愚型或 Down 综合征)属常染色体畸变,是小儿常染色体病中最常见的一种。活婴中的发生率约占 1/(600～800)。母亲年龄越大,其发病率愈高。60％患儿在胚胎早期即夭折流产。

一、发病

根据染色体核型的不同,分为单纯 21-三体型、嵌合型和易位型三种类型。发生起源于卵子或精子发生的减数分裂过程中染色体的不分离现象,通常是随机发生的,约95％的不分离现象来源于母亲,仅 5％左右发生在精子发生期。其结果是 21 号染色体多了一条,多出的一条染色体因剂量效应破坏了正常基因组遗传物质间的平衡,导致患儿智力低下,颅面部畸形及特殊面容,肌张力低下,多并发先天性心脏病,患者白血病的发病率为普通人群的10～20 倍。

21-三体综合征属遗传病,理论上夫妇一方为 21-三体型时,所生子女 1/2 将发病。多数单纯 21-三体综合征患者的产生是由于配子形成中随机发生的,其父母多正常,没有家族史,与高龄密切相关。因此,即使夫妇双方均不是患者,仍有可能怀患病的胎儿。易位型患者通常由父母遗传而来,对于父母一方为染色体平衡易位时,所生子女中,1/3 正常,1/3 为易位型患者,1/3 为平衡易位型携带者。如果父母之一为 21/21 平衡易位携带者,其活婴中 100％为 21/21易位型患者。

二、临床表现

本病主要特征为智力低下、体格发育迟缓及特殊面容。

患儿呈特殊的呆滞面容:眼裂小,眼距宽,内眦赘皮,鼻梁低平,外耳小,硬腭窄小,舌常伸出口外,流涎多;头围小于正常,身材矮小,骨龄常落后于年龄,出牙迟且常错位。头发细软而少。四肢短,韧带松弛,关节活动度增大;肌张力低,指短,小指内弯;拇趾与第二趾之间相距较大;50％左右患儿有先天性心脏病,而且易患呼吸道感染和白血病。

三、治疗

目前尚无有效治疗方法,平时加强训练和教育,注意防止感染。

四、常见护理诊断

1. 自理缺陷

与智能低下有关。

2. 有感染的风险

与免疫力低下有关。

3. 焦虑(家长)

与小儿智力低下有关。

4. 知识缺乏

与家长缺乏对疾病的认识有关。

五、护理评估

(一)健康史

了解家族中是否有类似患者;询问父母是否近亲结婚,母亲妊娠年龄,母孕期是否接触放射线、化学药物及患病毒感染性疾病等。

(二)身体状况

本病的主要特征为特殊面容、智能低下和体格发育落后。

1. 特殊面容

出生时即有明显的特殊面容,表现为眼裂小、眼距宽、眼外眦上斜,可有内眦赘皮,鼻梁低平,外耳小,硬腭小,舌常伸出口外,流涎多,头小而圆,前囟大且关闭延迟。颈短而宽,表情呆滞,常呈嗜睡状,可伴有喂养困难。

2. 智能低下

是本综合征最突出、最严重的表现,绝大多数患儿有不同程度的智能发育障碍,随年龄增长而逐渐明显。

3. 皮纹特点

可有通贯手和轴三角 atd 角度增大,第四、五指桡箕增多,手拇指球胫侧弓形纹和第五指只有一条指褶纹(图 16-1)。

4. 生长发育迟缓

身材矮小,四肢短,骨龄落后,出牙延迟且常错位;肌张力低下,韧带松弛,关节可过度弯曲,腹部膨隆,常有脐疝,手指粗短,小指尤短,末端内弯。运动以及性发育延迟。

5. 伴发畸形

约 50% 患儿伴有先天性心脏病,其次是消化道畸形。免疫功能低下,易患感染性疾病,白血病的发生率明显高于正常人群。

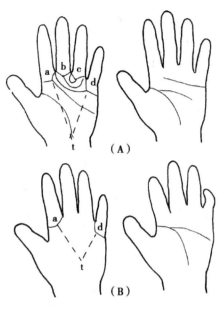

16-1　正常人和唐氏综合征患儿的皮纹比较

（三）辅助检查

1. 染色体核型分析

可分为三型：①标准型：核型为 47，XX（或 XY），+21；②易位型：核型为 46，XX（或 XY），−14，+t(14q21q)；③嵌合型：核型为 46，XX（或 XY）/47，XX（或 XY），+21。

2. 分子细胞遗传学检查

荧光原位杂交（FISH）技术可发现患者体内有三个 21 号染色体的荧光信号。

（四）心理-社会状况

评估时注意了解家长是否掌握有关遗传病的知识，父母角色是否称职，家庭经济及环境状况等。

六、常见护理诊断

1. 自理缺陷

与智能低下有关。

2. 有感染的危险

与患儿免疫功能低下有关。

3. 焦虑（家长）

与儿童患严重疾病有关。

4. 知识缺乏

患儿家长缺乏本病的预防及相关护理知识。

七、护理措施

(一)培养自理能力，加强生活护理

(1)帮助患儿母亲制定详细的教育和训练方案，让患儿通过训练能逐渐生活自理，参加力所能及的活动或从事简单的劳动。

(2)保持皮肤清洁干燥，并防止意外事故。患儿长期流涎，应及时擦干，保持下颌及颈部清洁，用面霜保持皮肤的润滑，以免皮肤溃烂。

(3)细心照顾患儿，帮助患儿吃饭、穿衣。防止便秘，应多食用纤维素高的食物并增加水的摄入，可促进胃肠的排空；同时注意营养过剩，预防肥胖。预防意外事故。

(二)预防感染

保持空气清新，避免接触感染者，注意个人卫生，保持口腔、鼻腔清洁，勤洗手，呼吸道感染者接触患儿需戴口罩。

(三)心理护理

针对家长自责、担心、忧伤，护理人员应及时给予情感支持、心理疏导，提供有关患儿教育、家庭照顾的知识，同时提供21三体综合征的疾病知识，使家长尽快适应疾病带来的影响，鼓励家长定期随访。

(四)健康教育

(1)避免高龄生育，35岁以上妇女妊娠后应做羊水细胞检查，有利于早期诊断。

(2)子代有唐氏综合征者或姨表姐妹中有此病患者，应及早检查子亲代染色体核型，及早发现异位染色体携带者，做好预防。

(3)孕期应预防病毒感染，避免接受X线照射和滥用药物等。

(4)开展遗传咨询。

第七节　苯丙酮尿症的护理

苯丙酮尿症(PKU)是由于苯丙氨酸代谢过程中酶缺陷所致的遗传性代谢缺陷疾病，因患儿尿液中排出大量苯丙酮酸等代谢产物而得名，属常染色体隐性遗传。临床主要特征为智力低下，发育迟缓，皮肤毛发颜色变浅。发病率随种族不同而异，我国约为1∶11000。

一、病因及发病机制

本病分为PAH缺乏症与BH₄缺乏症两种：

1.PAH缺乏症

PAH缺乏症是由于患儿肝细胞缺乏苯丙氨酸羟化酶(PAH)，故不能将苯丙氨酸转化为酪氨酸，而使苯丙氨酸在体内蓄积。大量苯丙氨酸在血液、脑脊液、各种组织液及尿液中浓度极高，并产生大量的苯丙酮酸、苯乙酸、对羟基苯酸等旁路代谢产物并从尿液中排出。高浓度

的苯丙氨酸及旁路代谢产物可导致脑损伤。同时，由于酪氨酸生成减少，致黑色素生成不足，出现患儿毛发、皮肤色素减少。绝大多数患儿为典型病例，约占本病的 99%。

2. 非典型 PKU

非典型 PKU 是由于缺乏四氢生物蝶呤（BH₄）所致。四氢生物蝶呤是苯丙氨酸、色氨酸和酪氨酸在羟化过程中必需的辅酶，缺乏该酶使苯丙氨酸不能氧化成酪氨酸，酪氨酸不能变成多巴胺，色氨酸不能转变为 5-羟色胺等重要神经递质，加重神经系统的功能损害。

二、治疗

本病是少数可治性遗传代谢病之一，应早发现、早诊断及积极治疗，年龄越小，治疗效果越好。主要以饮食疗法为主。

（1）低苯丙氨酸饮食：主要采用低苯丙氨酸配方奶粉治疗，待血苯丙氨酸浓度降至理想浓度时，可逐渐少量添加天然饮食，首选母乳，因母乳中血苯丙氨酸含量仅为牛奶的 1/3。较大婴儿及儿童可加入牛奶、粥、面、蛋等，添加食品应以低蛋白、低苯丙氨酸为原则，其量和浓度依据血苯丙氨酸浓度而定。苯丙氨酸浓度过高或过低都将影响生长发育。

（2）由于每个患儿对苯丙氨酸的耐受量不同，故在饮食治疗中，仍需定期监测苯丙氨酸浓度，根据患儿具体情况调整食谱，避免苯丙氨酸增高或者缺乏。低苯丙氨酸饮食治疗至少持续到青春期。终生治疗对患者更有益。

（3）成年女性患者在怀孕前应重新开始饮食控制，血苯丙氨酸应控制在 $120 \sim 360 \mu mol/L$，直至分娩，避免母亲高苯丙氨酸血症影响胎儿。

（4）对有本病家族史的夫妇及先证者可进行 DNA 分析，再生育时进行遗传咨询和产前基因诊断。

（5）对诊断为 BH₄ 缺乏症的患者，需补充 BH₄、5-羟色氨酸和 L-DOPA。

三、护理评估

1. 健康史

应详细评估患儿家族史，了解父母是否为近亲结婚，患儿是否有智力及体格发育落后，了解患儿喂养情况、饮食结构及小便气味等。

2. 身体状况

观察患儿皮肤、毛发颜色；注意毛发、尿液、汗液气味；测量患儿身高、体重、头围大小，检查有无肌张力改变等。

3. 心理-社会状况

应注意评估家长对本病的认识程度及饮食治疗的方法，父母角色是否称职，家庭经济状况和环境状况，家长是否有焦虑等心理。

四、护理诊断

1. 生长发育改变

与高浓度的苯丙氨酸致脑细胞受损有关。

2.有皮肤完整性受损的危险

与皮肤受异常分泌物刺激有关。

3.知识缺乏

家长缺乏饮食控制的知识。

五、护理措施

1.控制饮食,促进生长

供给低苯丙氨酸饮食。其原则是使苯丙氨酸的摄入量既能保证生长和代谢的最低需要,又能使血中苯丙氨酸浓度维持在 0.12~0.61mmol/L(2~10mg/dL)。对婴儿可喂食特制的低苯丙氨酸奶粉;为幼儿添加辅食时应以淀粉类、蔬菜和水果等低蛋白食物为主,忌用肉类、蛋类、豆类等含蛋白质高的食物。饮食控制期间应定期监测血中苯丙氨酸浓度,同时注意患儿的生长发育情况。对乳儿而言,母乳仍是最好的饮食,给予适量的母乳,对患儿的发育十分有利,因此切忌停喂母乳。饮食控制应至少持续到青春期以后。

2.皮肤护理

勤换尿布,保持皮肤干燥,尤其应注意腋下、腹股沟、臀部等处皮肤的清洁。

3.健康指导

向家长讲述本病的有关知识,指导家长辨别尿的特殊气味(鼠尿味)。强调饮食控制与患儿智力、体格发育的关系,协助制订饮食治疗方案,提供遗传咨询,对有本病家族史的夫妇需采用 DNA 分析或羊水检查,以对胎儿进行产前诊断。

第八节　糖原累积病的护理

一、疾病概述

糖原累积病(GSD)是一组影响糖原代谢的遗传性疾病,参与糖原合成或降解的酶缺陷均可引起糖原累积病。糖原累积病至少有 12 种类型,根据临床表现和受累器官分为肝和肌糖原累积病。肝糖原累积病主要有Ⅰ、Ⅲ、Ⅳ、Ⅵ、Ⅸ型、Fanconi-Bickel 综合征(Ⅺ型)和 O 型。

(一)Ⅰ型

Ⅰ型 GSD 是由于肝、肾和小肠的葡萄糖 6 磷酸酶缺陷所致的常染色体隐性遗传病,是肝糖原累积病最常见类型。可分为Ⅰa 和Ⅰb,Ⅰa 型约占 80%,因葡萄糖 6 磷酸酶催化亚单位(G6PC)缺陷所致;Ⅰb 型约 20%,因葡萄糖 6 磷酸酶转运体(G6PT)缺陷所致。

1.临床表现

Ⅰ型 GSD 可表现为新生儿低血糖和乳酸酸中毒;但更多表现为婴儿期肝大和(或)低血糖惊厥。多有娃娃脸表现,四肢相对瘦弱,矮小。B 超常有肾脏增大。特异性生化改变有低血糖、乳酸酸中毒、高尿酸和高血脂及肝酶升高。常有腹泻和鼻衄。Ⅰb 型除上述特征外由于白细胞减少和功能障碍所致的复发性细菌感染,口腔溃疡和感染性肠炎常见。

并发症中肝腺瘤和进行性肾能不全最为突出。代谢水平控制良好与肝腺瘤生长密切相关,肝腺瘤有恶变倾向,故建议定期随访肝脏 B 超。肾脏病变是晚期并发症。肾功能变化的早期改变为肾小球滤过率升高,以后出现微量蛋白尿以及肾小球率过滤下降和蛋白尿。随着病变进展,局灶性节段性肾小球硬化和间质纤维增生逐渐明显。

2. 疾病诊断

当临床表现相符并有低血糖、血乳酸和血脂升高时要考虑Ⅰ型 GSD。胰高血糖素和肾上腺素刺激试验血糖不升,而乳酸明显升高。由于中国人 G6PC 和 G6PT 突变谱和突变热点已明确,可行基因诊断确诊。明确基因诊断的基础上可为有需求的家庭行产前基因诊断。

3. 疾病治疗

GSD Ⅰ治疗的总目标是维持血糖正常,抑制低血糖所继发的各种代谢紊乱,延缓并发症的出现。饮食治疗是 GSD Ⅰ治疗的重要手段,常用鼻胃管持续给予葡萄糖或者口服生玉米淀粉以维持血糖正常水平。生玉米淀粉能缓慢释放葡萄糖,2 岁以内患儿剂量为每 4 小时 1.6g/kg。随着年龄增大,剂量为每 6 小时 1.75～2.5g/kg。应该限制乳糖、果糖和蔗糖摄入,添加维生素和钙。当血甘油三脂大于 10.0mmol/L 应服用他汀类降脂药,高尿酸者可用别嘌呤醇,肾小球率过滤升高时可使用血管紧张素转化酶抑制剂,补充枸橼酸可预防和减轻肾钙质沉着。Ⅰb 型 GSD 患者用粒细胞集落刺激因子,部分研究认为肝移植是有效的治疗方法。

(二)Ⅲ型

Ⅲ型 GSD 由于糖原脱支酶缺陷引起常染色体隐性遗传病,导致带短支链的异常糖原堆积在肝脏和肌肉中,临床表现为肝大、空腹低血糖、生长落后、运动耐力下降。可分成Ⅲa 型和Ⅲb 型。Ⅲa 型占 85%,肝脏和肌肉均受累;15% 为Ⅲb 型,仅肝脏受累。

1. 临床表现

婴儿期和儿童期,和Ⅰ型 GSD 不易区分,均表现为肝大、低血糖、高脂血症、矮小,可能有脾大,但肾脏不大。大部分Ⅲ型患者肝大和肝损随着年龄增大逐渐改善,青春期后症状可消失。肝腺瘤发生率可达 25%。Ⅲa 型在儿童期肌无力症状较轻,到 30～40 岁表现为慢性进行性肌无力和消瘦。低血糖和高脂血症常见。与Ⅰ型 GSD 不同的是,肝酶升高和酮症明显,但血乳酸和尿酸水平正常。血清肌酸激酶水平用来判断肌肉是否受累,但肌酸激酶水平正常不能完全排除肌肉该酶缺陷。

2. 疾病诊断

肝脏组织学变化为特征性的普遍性肝细胞扩张和纤维间隔,肝纤维化和脂肪变性少是与Ⅰ型相鉴别之点,肝纤维化程度不一,多数肝纤维化是非进展型的。确诊需肝脏和肌肉酶活性测定,突变分析可为多数患者无创诊断。

3. 疾病治疗

Ⅲ型 GSD 的饮食治疗不如Ⅰ型严格。如有低血糖可多次服用玉米淀粉。由于Ⅲ型蛋白质经糖异生产生葡萄糖的通路是正常的,高蛋白饮食可预防低血糖发生,无需限制果糖和乳糖。晚期肝硬化患者可以进行肝移植。对进行性肌病尚无满意疗法。

（三）Ⅳ型

Ⅳ型糖原累积病是由于分支酶活性缺陷导致的常染色体隐性遗传病，酶缺陷所导致异常糖原（支链淀粉样物质）储积在肝、心、肌、皮肤、肠、脑和外周神经。临床表现最常见的特征为肝硬化，患儿18个月内可出现肝脾大，生长迟滞，肝硬化发展为肝衰竭，一般5岁左右死亡。肝脏组织学特征为小结节型肝硬化和肝细胞内轻度噬碱性包裹体。肝细胞胞质内包裹体特异性染色和电镜下特征有诊断价值。确诊需测定肝脏、肌肉、皮肤成纤维细胞或白细胞的分支酶活性。Ⅳ型GSD无特异性治疗。

（四）Ⅵ型

本型报道较少，病程进展良性，儿童期出现肝大和生长迟缓，低血糖、高脂血症和酮症较少出现。乳酸和尿酸水平正常。无心肌和骨骼肌受累。肝大和生长迟缓随年龄增长而改善，青春期症状消失。高碳水化合物饮食和少食多餐能预防低血糖。大部分患者无需特殊治疗。

（五）Ⅸ型

该病包括一系列不同种类的糖原累积病。磷酸化酶是肝糖原分解的限速酶，它被一个链锁反应激活，包括腺苷酸环化酶、单磷酸腺苷酸依赖的蛋白激酶和磷酸化酶激酶。磷酸化酶激酶含有4个亚单位，由不同基因编码。链锁反应中任一种酶缺乏均可引起本病，但常见的是磷酸化酶激酶缺陷，包括X连锁和常染色体隐性遗传的肝磷酸化酶激酶缺陷。

（1）X-连锁的肝磷酸化酶激酶缺陷1～5岁儿童常以生长迟缓偶尔伴有肝大就诊。胆固醇、甘油三脂和肝酶轻度增高，饥饿后可能发生酮症。乳酸和尿酸水平正常。低血糖一般较轻微。胰高血糖素试验血葡萄糖反应正常。肝大和生化指标随着年龄增大逐渐正常。多数患者成人身高正常。

（2）常隐遗传的肝和肌肉磷酸化酶激酶缺陷临床表现类似X-连锁遗传的，儿童早期的肝脏增大和生长迟缓是最明显症状，有患者伴有肌张力低下。少数患者显示肌肉酶活性降低。

（六）Ⅺ型

Ⅺ型是由于葡萄糖转运子2（GLUT 2）缺陷引起的常染色体隐性遗传病，GLUT 2可将葡萄糖转入或转出肝、胰、肠基底膜和肾小管上皮细胞，该病的特征为近端肾小管功能障碍、葡萄糖和半乳糖利用障碍、肝肾糖原储积。患儿1岁左右出现症状，表现为生长迟缓、佝偻病和肝大。实验室检查包括糖尿、磷酸盐尿、氨基酸尿、低磷血症、血清碱性磷酸酶水平升高和佝偻病的X线片表现。可有轻度空腹低血糖和高脂血症，肝酶、血乳酸和尿酸水平多正常。口服半乳糖或葡萄糖耐量试验显示不耐受。该病无特异治疗，对症治疗包括补充电解质和维生素D，限制半乳糖摄入，少食多餐和足量碳水化合物摄入等。

二、常见护理诊断

1.活动无耐力

与肝、肾组织细胞内缺乏葡萄糖-6-磷酸酶导致低血糖有关。

2.生长发育改变

与糖、脂肪、蛋白质代谢障碍有关。

3.有感染的危险

与免疫力低下有关。

4.有受伤的危险

与骨质疏松和血小板功能不良有关。

三、护理措施

(一)合理饮食,防止低血糖

给予较高蛋白质、较低脂肪、丰富维生素和无机盐,但总热量不宜过高。各种谷类、瘦肉、蛋、鱼、禽和蔬菜等为常选食物;各种浓缩甜食、糕点、果汁等糖类为忌选食物;乳类应根据年龄和病情灵活掌握。平时应少量多餐,在主餐之间和夜间均应加 1～2 次淀粉类食品。根据不同年龄和血糖浓度及时调整食物种类,保证必要营养物质供给。避免剧烈活动,减少体力消耗,防止低血糖。

(二)预防酸中毒

低脂肪食品可减少酮体与血脂的产生,防止酸中毒发生。因患儿有高乳酸血症,故纠正酸中毒常用碳酸氢钠治疗,禁用乳酸钠,用药时剂量准确,严防外溢而引起组织坏死。

(三)预防感染

教导家长给予患儿适度锻炼,增强体质;避免患儿与感染者接触,一旦发现患儿有感染迹象时及时给予治疗,以免感染诱发低血糖症和酸中毒。

(四)注意安全

避免坠床,会行走患儿应避免奔跑、摔跤,以免骨折。避免各种创伤引起的出血。

(五)心理护理

做好患儿的心理护理,增强心理承受能力,正确对待生长发育的改变。

第九节　甲状腺功能亢进症的护理

一、概述

甲状腺功能亢进症(甲亢)是指由于甲状腺激素分泌过多所致的临床综合征,常伴有甲状腺肿大、眼球外突及基础代谢率增高等表现。儿童甲亢主要见于弥散性毒性甲状腺肿(Graves病)。患有 Graves 病孕妇的胎儿约有 2% 在出生后会呈现甲亢症状,这是由于母体内高浓度的促甲状腺素受体刺激性抗体经胎盘进入胎儿所致,新生儿甲亢通常在生后 3 个月左右逐渐缓解。

二、临床表现

大多数患儿在青春期发病,<5 岁者发病少见。儿童甲亢临床过程个体差异很大,症状逐

渐加重,症状开始到确诊时间一般在6~12个月。本症初发病时症状不甚明显、进展缓慢,常先呈现情绪不稳定,上课思想不集中,易激惹、多动和注意力不集中等轻微行为改变。典型的症状与体征有以下表现:

1. 交感神经兴奋性增加,基础代谢率增加

如消瘦、多汗、怕热、低热及食欲增加,但体重下降,大便次数增多,睡眠障碍和易于疲乏等。因交感神经系统过于兴奋,出现心率加快,脾气急躁,大龄儿童常感到心悸,严重病例可出现心律失常,心房颤动。两手常有细微而迅速的震颤。

甲状腺"危象"是甲状腺功能亢进症的一种类型,表现为急性发病、高热、严重的心动过速和不安,可迅速发展为谵妄、昏迷以至死亡。

2. 所有患儿都有甲状腺肿大

肿大程度不一,一般为左右对称,质地柔软,表面光滑,边界清楚,可随吞咽动作上、下移动。在肿大的甲状腺上有时可听到收缩期杂音或者扪及震颤。结节性肿大者可扪及大小不一、质硬、单个或多个结节。有时患者表现有颈部不适,压迫感,吞咽困难。

3. 眼部变化

是甲亢特有表现,由于眼球突出常作凝视状,不常瞬目,上眼睑挛缩,眼向下看时上眼睑不能随眼球立即下落,上眼睑外翻困难。眼征还包括眼裂增宽、眼睑水肿、结膜水肿及角膜充血等。

4. 其他

可有青春期性发育缓慢,月经紊乱,闭经及月经过少等。

三、治疗

小儿甲亢的治疗不同于成人,在口服药、手术切除及同位素碘治疗三者中,首选为口服药,一般需口服治疗2~3年;桥本病导致者可缩短些。疗法的选择应根据患儿年龄、病程、甲亢类型、甲状腺大小、药物反应、有无桥本病以及家长能否坚持治疗等。仅在药物治疗无效时才考虑手术或用同位素碘疗法。

(1)在疾病期间应注意休息,在读学生免修体育课。避免外来的刺激和压力,饮食应富有蛋白质、糖类及维生素等。

(2)甲巯咪唑(又称他巴唑):本药能阻抑碘与酪氨酸结合,抑制甲状腺激素的合成,口服后奏效快而作用时间较长(半衰期为6~8小时),可按每日0.3~0.5mg/kg,分2次口服。用药1~3个月后病情基本得到控制,心率降到80~90次/分,血T_3、T_4亦降到正常时可减量1/3~1/2,如仍稳定,逐步减至维持量,一般用药2~3年为宜。少数小儿用药后可能发生暂时性白细胞减少症或皮疹,停药即消失,严重者可发生粒细胞减少、肝损害、肾小球肾炎及脉管炎等,虽属罕见,在使用中仍须仔细观察。粒细胞缺乏症多发生在服药开始几周或几个月,常伴有发热,故在治疗最初期间,应经常复查血常规,一旦白细胞低于$4×10^9$/L,应减少或停服抗甲状腺药物,并给予升白细胞药物(如鲨肝醇、利血生及MG-CSF等)治疗。皮疹一般经抗过敏药治疗可好转,严重的皮疹可试用糖皮质激素。

（3）丙基硫氧嘧啶（PTU）：除抑制甲状腺激素的合成外，同时还减少在外周组织的 T_4 转化成 T_3，毒性与甲巯咪唑类相同，初始剂量为每日 $4\sim6mg/kg$，因其半衰期较甲巯咪唑短，故需分 3 次服用。PTU 被吸收后大多在血循环中与蛋白质结合，极少通过胎盘，不致损伤胎儿。

根据统计，治疗后弥散性毒性甲状腺肿每 2 年只有 25％的缓解率，因此药物治疗可能必须维持达 5 年或更久。如果复发，则通常在停止治疗后 3 个月内出现，并且几乎都在 6 个月以内。复发的病例需要重新治疗。13 岁以上的患者、男孩以及甲状腺肿较小和甲状腺激素水平轻度升高者，症状可能较早缓解。

（4）如心血管症状明显者可加用肾上腺素能受体阻断药普萘洛尔作为辅助药物，减轻交感神经过度兴奋所致的心律快、多汗及震颤等症状，用量为 $1\sim2mg/(kg\cdot d)$，分 3 次口服。

（5）治疗过程中若出现甲低、甲状腺肿大或者突眼更明显者，应加服甲状腺素，并酌情减少甲巯咪唑用量。

（6）对有药物过敏、粒细胞减少、甲状腺肿瘤、甲状腺明显肿大且服药后缩小不明显、服药后复发不愈者等，则有甲状腺手术切除治疗适应证。术前应用抗甲状腺药物 $2\sim3$ 个月使甲状腺功能正常。术前服复方碘溶液 $1\sim2$ 周防止术中出血。自术前 4 日至术后 7 日，口服普萘洛尔 $1\sim2mg/kg$，每 6 小时 1 次。手术后甲低发生率为 50％，少数出现暂时性或永久性甲状旁腺功能减低。

（7）近来不少学者推荐甲亢用同位素碘治疗，认为简单、有效、经济且无致癌危险。治疗后甲状腺可缩小 35％～54％，但远期甲低发生率可高达 92％。

（8）新生儿甲亢轻者不必用药，症状明显的可用丙基硫氧嘧啶，重症加服普萘洛尔及对症治疗，必要时输液、加用抗生素及皮质激素等。

四、护理措施

（一）合理饮食，调理营养

甲亢儿童由于代谢旺盛，消耗增多，加之发育期营养需求也多，因此必须补充大量营养，保证病孩的生长发育。饮食要以高热量、高蛋白、高维生素和富含钙、磷的食物为主，如黄豆、猪骨、水果、蔬菜等；因病孩出汗多，应多饮水，以保证充分补足丢失的水分；上学时带好饮料，保证每天进食的总热量；不吸烟、不饮酒、少饮或忌饮浓茶、咖啡。某些患儿由于精神创伤，心态失衡，心理出现障碍，往往有神经性厌食，表现为拒食、少食，时间一久造成营养缺乏，内分泌紊乱，日渐消瘦。家长必须对这种病孩付出极大耐心，必要时请内分泌和神经科专家会诊，做好心理治疗，了解和观察孩子的饮食习惯及要求，调整好配餐。为保证病孩症状长期稳定，避免复发，饮食上一定要忌碘，不吃海产品、含碘药物（如昆布、黄药子等），不要接触和使用含碘造影剂，就连平时打针消毒的碘酒、碘伏也应避免。

（二）多施保护，防止意外

儿童神经系统发育尚不完全，一旦得了甲亢，过多的甲状腺激素会使神经受较大影响，神经、精神症状突出，严重者像精神患者一样，表现为情绪紊乱，多动不安，易激惹，兴奋，易哭闹，智力低下，精神异常，因此必须照顾好，避免意外。

（三）严密监测，做好记录

儿童甲亢常有发育障碍，骨骼成熟加快，晚些滞长，表现为身材矮小、因此要定期测量身高和体重，并与同龄儿童比较。注意智商有否降低、学习成绩是否下降，注意青春期有无提前（性早熟）。若月经早来，性征发育早，就要把这现象记录下来，就诊时提供给医生。如有迹象，一定请内分泌专家会诊，检测血中性激素变化，并咨询专科医生。同时，定期复查甲状腺功能，以使医生更好地根据病情变化，调整治疗方案。

（四）掌握特点，配合治疗

儿童甲亢的治疗与成人不同。首先，应首选药物治疗为主，而且治疗时间要不少于二年，甚至四～六年或更长时间，否则极易复发。由于儿童甲状腺对放射性碘非常敏感，易变癌或甲减。手术治疗也必须慎重，因为切除过多，易发生甲减；切除过少，又易复发。而且手术还有很多并发症，但因医治方便，对学习影响小，可避免对儿童造成永久性、不可逆的损伤。儿童甲亢治疗疗程长，缓解率低，复发率高，治疗难度大，需要医生特别是专科医生严格地督促，长期随诊，定期作好疗效评估，设计治疗方案；也需要患儿家长的配合和理解及学校老师的协助，才能取得良好的效果。

（五）保护眼睛，以防致残

严重内分泌突眼的患者，眼睑常不能闭合，可引起角膜损伤，故应注意保护角膜和球结膜，可采用眼膏防护，有溃疡者可局部涂以抗生素眼膏（或氯霉素眼药水），睡觉时在眼部覆盖纱布，以防感染。限制水和盐的摄入，防止眼压增高。

第十七章 感染性疾病的护理

第一节 小儿结核病的护理

一、结核病概述

结核病是由结核杆菌引起的可累及全身各脏器一种慢性传染病,其中以原发型肺结核最常见,严重病例可引起血行播散,发生粟粒型结核或结核性脑膜炎,后者是小儿结核病致死的主要原因。小儿时期的结核感染常是成人结核病的诱因。近十多年来,由于耐药结核菌株的产生,全球的结核发病呈上升趋势,结核病已成为传染病中最大的死因,使全球结核病的控制面临严重的挑战,1997 年开始 WHO 已将每年的 3 月 24 日定为"世界结核病日"。

(一)病原学及发病机制

1.病原学

结核杆菌属分枝杆菌属,具有抗酸性。分为 4 型:人型、牛型、鸟型、鼠型。对人具有致病性的主要是人型结核杆菌,其次为牛型结核杆菌。结核杆菌对外界的抵抗力较强,在阴湿处可生存 5 个月以上,冰冻 1 年半仍保持活力,但经 65℃ 30 分钟或干热 100% 20 分钟即可灭活。痰液内结核杆菌用 5% 苯酚或 20% 漂白粉处理须经 24 小时才能被杀灭,将痰吐在纸上直接焚烧是最简单的灭菌方法。

2.发病机制

小儿对结核菌及其代谢产物具有较高的敏感性,机体初次感染结核菌 4~8 周后,通过致敏的 T 淋巴细胞产生迟发型变态反应(Ⅳ型变态反应),此时如用结核菌素作皮肤试验可出现阳性反应,同时产生一些如疱疹性结膜炎、皮肤结节性红斑、一过性多发性关节炎等变态反应性表现。在发生变态反应同时获得一定免疫力,免疫力能将结核菌杀灭或使病灶局限。若免疫力较强,感染的结核菌毒力较弱,可不发病,若小儿免疫力低下或结核菌毒力较强则可致病。结核病的病情轻重与变态反应的强弱有重要关系。变态反应弱时,如在细胞免疫缺陷病时则结核病发病较多,病情较重,死亡率高。变态反应中等强度,病变局限。如病灶内结核菌多、毒力大,变态反应过分强烈时,表现为干酪样坏死或结核播散。

(二)流行病学

开放性肺结核患者是主要传染源,30%~50% 的患儿有与成人开放性肺结核患者的密切接触史。呼吸道为主要传播途径,小儿吸入带结核菌的飞沫或尘埃后即可引起感染,形成肺部原发病灶。亦可经消化道传播,经皮肤或胎盘传染者极少。小儿感染后是否发病主要取决于两方面:结核菌的毒力与数量及机体抵抗力的强弱。遗传因素与本病的发生亦有一定关系。由于卡介苗的广泛接种,大大降低了小儿结核的发病率和死亡率。

(三)辅助检查

1. 结核菌素试验

可测定受试者是否感染过结核杆菌。小儿受结核感染 4～8 周后作结核菌素试验即呈阳性反应。结核菌素试验阳性反应属于迟发型变态反应。

(1)试验方法:方法有 OT、PPD 两种。常用的结核菌素试验为皮内注射 0.1mL 含结核菌素 5 个单位的 PPD。一般在左前臂掌侧中下 1/3 交界处作皮内注射,使之形成 6mm～10mm 的皮丘。若患儿结核变态反应强烈如患疱疹性结膜炎、结节性红斑或一过性多发性结核过敏性关节炎等,宜用 1 个结核菌素单位的 PPD 试验,以防局部的过度反应及可能的病灶反应。

(2)结果判断:皮内注射后 48～72 小时观察反应结果,测定局部硬结的直径(取横、纵两径的平均值)来判断其反应的强度。标准如下:硬结平均直径<5mm 为阴性(一);5～9mm 为阳性(+),10～19mm 为中度阳性(++);>20mm 为强阳性(+++),局部除硬结外,还可见水疱、破溃、淋巴管炎及双圈反应等为极强阳性反应(++++)。

(3)临床意义

①阳性反应见于:a.接种卡介苗后;b.年长儿无明显临床症状仅呈一般阳性反应者,表示曾感染过结核杆菌,但不一定有活动病灶;c.3 岁以下尤其是 1 岁以内未接种过卡介苗者,中度阳性反应多表示体内有新的结核病灶,年龄愈小,活动性结核的可能性越大;d.强阳性反应,表示体内有活动性结核病;e.两年之内由阴转阳或反应强度从原直径<10mm 增至>10mm,且增加的幅度为 6mm 以上者,表示新近有感染或可能有活动性病灶。

②阴性反应见于:a.未感染过结核;b.结核迟发性变态反应前期(初次感染 4～8 周内);c.机体免疫反应受抑制时,呈假阴性反应,如重症结核病、麻疹等;d.技术误差或结核菌素失效。

2. 实验室检查

(1)结核杆菌检查从痰、胃液、脑脊液、浆膜腔液中找到结核菌是确诊的重要手段。胃液检查应在患儿清晨初醒时采集标本培养。

(2)免疫学诊断及生物学基因诊断可用酶联免疫吸附试验、聚合酶链反应等方法对患者血清、脑脊液、浆膜腔液进行检测。

(3)血沉血沉增快为结核病活动性指标之一,但无特异性。

3. 影像学检查

胸部 X 线检查是筛查小儿结核病重要手段之一,能确定病变部位、范围、性质及发展情况,定期复查可观察治疗效果,必要时可作高分辨率 CT 扫描。

4. 其他检查

纤维支气管镜检查,有助于支气管内膜结核及支气管淋巴结结核的诊断;周围淋巴结穿刺液涂片检查,可发现特异性结核改变;肺穿刺活检或胸腔镜取肺活检对特殊疑难病例确诊有帮助。

（四）预防

1.管理传染源

结核菌涂片阳性患者是小儿结核病的主要传染源,早期发现并合理治疗结核菌涂片阳性患者,是预防小儿结核病传播的根本措施,尤应对托幼机构及小学的教职员工定期体检,及时发现和隔离传染源,能有效地减少小儿感染结核的机会。

2.卡介苗接种

是预防小儿结核病的有效措施。目前我国计划免疫要求在全国城乡普及新生儿卡介苗接种。接种卡介苗的禁忌证是结核菌素试验阳性者;注射部位有湿疹或全身性皮肤病;急性传染病恢复期;先天性胸腺发育不全或严重免疫缺陷病患儿。

3.化学药物预防

对有下列指征的小儿,可用异烟肼预防性服药,每日 10mg/kg,每天不大于 300mg,疗程6~9 个月。可达到预防儿童活动性肺结核、预防肺外结核病发生、预防青春期结核病复燃等目的。①密切接触家庭内开放性肺结核者;②新近结核菌素试验由阴性转为阳性的自然感染者;③3 岁以内未接种过卡介苗而结核菌素试验中度阳性以上者;④结核菌素试验为阳性并有早期结核中毒症状者;⑤结核菌素试验阳性小儿,新近患麻疹、百日咳等急性传染病时;⑥结核菌素试验阳性而因其他疾病需较长期使用糖皮质激素或其他免疫抑制剂治疗者。

二、治疗原则

抗结核药物治疗对结核病的控制起着决定性的作用。治疗原则:早期、适量、联合、规律、全程、分段。

（一）常用的抗结核药物

1.全杀菌药物

如异烟肼(INH)和利福平(RFP)。对细胞内、外处于生长繁殖期的细菌和干酪病灶内代谢缓慢的细菌均有杀灭作用,且不论在酸性还是碱性环境中均能发挥作用。

2.半杀菌药物

如链霉素(SM)和吡嗪酰胺(PZA)。SM 能杀灭在碱性环境中生长、分裂、繁殖活跃的细胞外的结核菌;PZA 能杀灭在酸性环境中细胞内的结核菌及干酪病灶内代谢缓慢的结核菌。

3.抑菌药物

常用有乙胺丁醇(EMB)、氨硫脲(TBI)或乙硫异烟胺(ETH)。目前国内抗结核药物的分类是第一线异烟肼、利福平、吡嗪酰胺、链霉素,第二线是乙胺丁醇、氨硫脲、卡那霉素、对氨基水杨酸钠、乙硫异烟胺等。

（二）化疗方案

1.标准疗法

一般用于无明显症状的原发型肺结核。疗程 9~12 个月。

2.两阶段疗法

用于活动性原发型肺结核、急性粟粒型结核病及结核性脑膜炎。分强化治疗阶段和巩固治疗阶段,强化治疗阶段需联合使用3～4种杀菌药物。目的在于迅速杀灭敏感菌及生长繁殖活跃的细菌与代谢低下的细菌,防止或减少耐药菌株的产生,此为化疗的关键时期。此阶段一般需3～4个月,短程疗法需2个月。巩固治疗阶段一般需12～18个月,短程疗法需4个月。

3. 短程疗法

一般为6～9个月,是结核病现代化疗的重大进展,直接监督下服药与短程化疗是WHO治愈结核患者的重要策略。

三、原发型肺结核

原发型肺结核包括原发综合征与支气管淋巴结结核。结核杆菌初次侵入人体后发生的原发感染是小儿肺结核的主要类型。本病多呈良性经过,但亦可进展,导致干酪性肺炎、血行播散或结核性脑膜炎。

(一)病因及发病机制

结核杆菌吸入肺中,在肺部形成渗出性炎症病灶,原发灶多见于胸膜下、肺上叶底部和下叶上部,以右侧多见,引起淋巴管炎和淋巴结炎,其基本病变是渗出、增殖与坏死。渗出性改变以炎症细胞、单核细胞与纤维蛋白为主要成分;增殖改变以结核结节及结核性肉芽肿为主;坏死则主要为干酪样改变,常出现在渗出性病变中。

(二)临床表现

轻者可无症状,仅体检作胸部X线检查时发现。本病一般缓慢起病,可有低热、盗汗、食欲不佳、疲乏等结核中毒症状。婴幼儿及症状较重者多以急性高热起病,但一般情况好,与发热不相称,持续2～3周后转为低热,并有如下表现:①结核中毒症状;②压迫症状,如百日咳样痉咳、喘鸣、肺不张、声音嘶哑等;③结核过敏表现,如疱疹性结膜炎、结节性红斑等。

(三)辅助检查

1. 胸部X线检查

这是诊断小儿肺结核的重要方法之一,X线胸片呈典型哑铃双极影;因肺内原发灶小或被纵隔掩盖,X线无法查出或原发病灶已吸收,仅遗留局部肿大淋巴结,故临床以支气管淋巴结结核多见,又分浸润型和肿瘤型。

2. 结核菌素试验

本试验多呈强阳性或由阴性转为阳性。

(四)治疗要点

1. 无明显症状的原发型肺结核

治疗目的如下:①杀灭病灶中结核杆菌;②防止血行播散。一般选用标准疗法,每日服用异烟肼、利福平和(或)乙胺丁醇。

2. 活动性原发型肺结核

宜采用直接督导下短程(DOTS)化疗。强化治疗阶段联用3～4种杀菌药:INH、RFP、PZA或SM,2～3个月后以INH、RFP或EMB巩固维持治疗,常用方案为2HR2/4HR,疗程为9～12个月。

（五）护理评估

1. 健康史

注意询问患儿有无与开放性肺结核病患者的密切接触史,是否接种过卡介苗,患儿的生活环境和居住条件如何,患儿既往健康状况如何,近期是否患过其他急性传染病(如麻疹、百日咳等),有无结核过敏表现、佝偻病、过度疲劳等。

2. 身体状况

观察患儿热型,检查有无盗汗、午后低热、食欲不佳、消瘦、疲劳等结核中毒症状;有无全身浅表淋巴结肿大,尤其是颈部淋巴结肿大;有无疱疹性结膜炎、结节性红斑等结核过敏表现;及时收集和评估患儿 X 线胸片、血沉、结核菌素试验等结果。

3. 心理-社会状况

了解患儿及其家长的心理状态,评估家长对病情、隔离方法、服药等知识的了解程度,家庭的经济能力及其社会支持系统。

（六）护理诊断

1. 营养失调:低于机体需要量

与食欲下降、疾病消耗过多有关。

2. 活动无耐力

与结核杆菌感染有关。

3. 有传播感染的可能

与排出结核杆菌有关。

4. 知识缺乏

家长及患儿缺乏隔离、服药的知识。

（七）护理措施

1. 营养供给

肺结核是一种消耗性疾病,应尽量提供患儿喜爱的食物,以增进食欲。给予高热量、高蛋白、高维生素、富含钙质的饮食,如牛奶、鸡蛋、瘦肉、鱼类、豆腐、新鲜水果、蔬菜等以增强抵抗力,促进机体修复能力和病灶的愈合。

2. 建立合理生活制度

保持居室空气流通,阳光充足。保证患儿有充足的睡眠时间,减少体力消耗,促进体力恢复。除严重的结核病患儿应绝对卧床休息外,一般不过分强调绝对卧床。患儿可作适当的室内、外活动,呼吸新鲜空气,增强抵抗力。积极防治各种急性传染病,避免受凉引起上呼吸道感染,肺结核患儿出汗多,尤其是夜间,应及时更换衣服。

3. 用药护理

由于抗结核药物大多有胃肠道反应,故要注意患儿食欲的变化。有些药物对肝、肾有损伤,患儿应定期检查肝功能、尿常规。使用链霉素的患儿,尤其要注意有无发呆、抓耳挠腮等听神经损害的现象,若有应及时和医生联系,以决定是否停药。

4. 预防感染传播

结核病患儿活动期应实行呼吸道隔离措施,对患儿呼吸道分泌物、痰杯、餐具等进行消毒处理,避免与其他急性传染病患者(如麻疹、百日咳等患者)接触,以免加重病情。

5.心理护理

结核病病程长,治疗用药时间长。幼儿常惧怕服药、打针,担心受到同龄小朋友的冷遇;年长儿担心学业受到影响;家长担心疾病威胁小儿生命和自身的经济承受能力等。护士应多与患儿及其家长沟通,了解心理状态,介绍病情及用药情况,消除其顾虑,树立战胜疾病的信心。

6.健康教育

(1)向家长和患儿介绍肺结核的病因、传播途径及消毒隔离措施,指导家长对患儿居室、痰液、痰杯、食具、便盆等进行消毒处理。

(2)告诉家长应用抗结核药物是治愈结核病的关键,治疗期间应坚持全程正规服药,积极防治各种急性传染病、营养不良、佝偻病等,以免加重病情。

(3)指导家长密切观察抗结核药物的不良反应,特别是治疗时间较长的患儿,若发现变化应及时就诊。

(4)指导家长做好患儿的日常生活护理和饮食护理,注意定期复查,以了解治疗效果和药物使用情况,便于根据病情调整治疗方案。

四、急性粟粒型肺结核

急性粟粒型肺结核或称急性血行播散型肺结核,常是原发综合征恶化的结果。是由于胸腔内淋巴结或原发灶内大量结核菌进入血流所引起,多见于婴幼儿初染后3~6个月以内。本病早期发现、及时治疗预后良好,伴结核性脑膜炎时,预后较差。

(一)发病机制及病理

原发灶或胸腔内淋巴结干酪样坏死病变破坏血管,致大量结核菌进入肺动脉引起粟粒型肺结核。如结核菌进入肺静脉经血行或经淋巴播散至全身引起急性全身性粟粒型结核病,可累及肺、脑、脑膜、肝、脾、腹膜、肠、肠系膜淋巴结、肾、肾上腺及心脏等。

病理改变为灰黄色、直径约1~2mm的粟粒样结核结节,均匀布满两肺,肺上部较多,位于间质,很少在肺泡腔内。

(二)临床表现

多数起病急,有高热和严重中毒症状,盗汗、食欲缺乏、面色苍白。少数患儿表现为咳嗽、气急、发绀,颇似肺炎。多数患儿同时有结核性脑膜炎症状。6个月以下婴儿患粟粒型肺结核的特点为病情重而不典型,累及器官多,特别是伴发结核性脑膜炎者居多。病程进展快,病死率高。体格检查常缺少明显体征。表现为症状和体征与X线的不一致性。偶可闻及细湿啰音,全身淋巴结和肝、脾肿大。少数患儿皮肤可见粟粒疹。

(三)辅助检查

1.胸部X片

对诊断起决定性作用,在起病后2~3周胸部摄片可发现大小一致、分布均匀的粟粒状阴影,密布于两侧肺野。

2.结核菌素试验

重症患儿可呈假阴性。

3.其他

痰或胃液中可查到结核菌,粟粒疹和眼底检查所见的结核结节有诊断意义。

(四)治疗原则

早期抗结核治疗甚为重要。目前主张分两阶段进行化疗,即强化治疗阶段和维持治疗阶段,此方案可提高疗效。在强化治疗阶段,即给予强有力的四联杀菌药物如 INH、RFP、PZA 及 SM,总疗程 1 年半以上。

伴严重中毒症状、呼吸困难和结核性脑膜炎时,在应用足量抗结核药物的同时,可加用肾上腺皮质激素,如泼尼松每日 1～2mg/kg,疗程 1～2 个月。

(五)护理措施

(1)观察体温变化,给予降温处理。

(2)卧床休息,保持安静,保持呼吸道通畅,必要时吸氧。

(3)供给充足的营养。

(4)密切观察病情变化,定时测体温、呼吸、脉搏及神志变化,如出现烦躁不安、嗜睡、头痛、呕吐。

五、结核性脑膜炎

结核性脑膜炎简称结脑,为结核杆菌侵犯脑膜所致,常为血行播散所致的全身性粟粒性结核病的一部分,是小儿结核病中最严重的类型。本病常在结核原发感染后 1 年内发病,尤其在初次感染结核杆菌 3～6 个月最易发生,多见于 3 岁以内的婴幼儿,是小儿结核病致死的主要原因。

(一)病因及发病机制

由于婴幼儿中枢神经系统发育不成熟,血-脑屏障功能不完善,免疫功能低下,入侵的结核杆菌容易经血行播散而引起结核性脑膜炎。少数由靠近脑表面的结核病灶或微小结核结节直接蔓延而来。极少数可经脊椎、中耳或乳突的结核病灶直接蔓延而侵犯脑膜。

脑膜出现结核性炎症反应,大量炎性渗出物积聚于脑底部,易包围挤压脑神经引起损害,临床上常见第Ⅶ、Ⅲ、Ⅳ、Ⅵ、Ⅱ对脑神经障碍对应的症状;脑底部渗出物若发生机化、粘连、堵塞使脑脊液循环受阻可导致脑积水;脑部血管病变早期为急性动脉炎,后期可见栓塞性动脉内膜炎,严重者可引起脑组织梗死、缺血、软化而致偏瘫;炎症亦可蔓延至脑实质、脊膜或脊髓等,出现相应症状。

(二)临床表现

典型结脑起病较缓慢,临床上大致可分为三期。

1.早期(前驱期)

一般为 1～2 周。早期症状主要为性情改变,精神呆滞,对周围事物不感兴趣,易疲倦或烦躁不安、低热、厌食、盗汗、消瘦、便秘及不明原因的反复呕吐。年长儿可诉轻微头痛。

2.中期(脑膜刺激征期)

一般为 1～2 周。由于颅内压逐步增高,患儿出现持续性头痛、喷射性呕吐、感觉过敏、体温升高、两眼凝视、意识逐渐模糊,以后进入昏迷状态,并可有惊厥发作。患儿脑膜刺激征明显,婴幼儿则表现为前囟隆起、骨缝裂开。此期可出现脑神经障碍,最常见为面神经瘫痪,其次为动眼神经及外展神经瘫痪。部分患儿出现脑炎体征。

3.晚期(昏迷期)

一般为1~3周。上述症状逐渐加重,由意识蒙眬、半昏迷逐渐发展至昏迷。可出现痉挛性或强直性惊厥频繁发作。患儿极度消瘦,呈舟状腹,常出现水、电解质代谢紊乱,最终因颅内压急剧增高导致脑疝而死亡。

(三)实验室检查

1.脑脊液检查

脑脊液压力增高,外观透明或微混浊,呈毛玻璃状,白细胞数增高,一般为(50~500)×10^6/L,分类以淋巴细胞为主,蛋白质定量增加,糖含量和氯化物减少,两者同时降低是结核性脑膜炎的典型改变。脑脊液静置12~24小时后,进行薄膜涂片检查可发现抗酸杆菌。脑脊液结核杆菌培养阳性则可确诊。

2.抗结核抗体测定

PPD-IgG、PPD-IgM抗体测定有助于早期诊断。

3.胸部X线检查

80%~90%患儿显示有活动性病变。

4.结核菌素试验

本试验阳性对诊断有帮助,但晚期可呈假阴性。

5.眼底检查

可见脉络膜上有粟粒状结节病变。

(四)治疗

治疗的两个重点环节为抗结核治疗和降低颅内压。

1.抗结核治疗

联合应用易透过血-脑屏障的抗结核杀菌药物,分阶段治疗。

(1)强化治疗阶段:联合使用INH、RFP、PZA及SM,疗程为3~4个月。开始治疗的1~2周,将INH全日量的一半加入10%葡萄糖溶液中静脉滴注,余量口服,待病情好转后改为全日量口服。

(2)巩固治疗阶段:继续用INH、RFP或EMB 9~12个月。抗结核药物总疗程不少于12个月或待脑脊液恢复正常后继续治疗6个月。

2.降低颅内压

(1)脱水剂:常用20%甘露醇,一般剂量每次0.5~1g/kg,于30分钟快速静脉注入。4~6小时一次,脑疝时可加大剂量至每次2g/kg。2~3天后逐渐减量,7~10d停用。

(2)利尿剂:一般于停用甘露醇前1~2天加用乙酰唑胺,每日20~40mg/kg(小于0.75g/d),分2~3次口服,可减少脑脊液生成。

(3)其他:急性梗阻性脑积水药物治疗无效者可行侧脑室穿刺引流。若炎症基本控制而梗阻性脑积水无改善者可作脑室、脑池分流术。

3. 糖皮质激素

早期使用糖皮质激素以减轻炎症反应,降低颅内压,并可减少粘连,防止或减轻脑积水的发生。一般使用泼尼松,每日 1～2mg/kg(小于 45mg/d),1 个月后减量,疗程为 8～12 周。

(五)护理评估

1. 健康史

询问患儿的预防接种史、结核病接触史、既往结核病史及近期急性传染病史;有无低热、盗汗、厌食等结核中毒症状;有无早期性格改变和头痛、呕吐、惊厥、脑膜刺激征、意识障碍及脑神经受压的表现。

2. 身体状况

评估患儿生命体征、热型、神志、囟门张力,有无脑膜刺激征及颅神经受损与瘫痪的表现,了解脑脊液检查、抗结核抗体测定、胸部 X 线检查、眼底检查等结果。

3. 心理-社会状况

评估患儿家长对本病病情、预后及服药等知识的了解程度;家长有无对患儿生命安全、后遗症的担心;评估家庭经济承受能力;评估患儿有无对服药、打针的惧怕、担心心理,年长儿有无对学习受影响的担心;评估患儿有无因担心遭到同伴冷遇而产生的焦虑情绪。

(六)护理诊断

1. 营养失调:低于机体需要量

与摄入不足、消耗增多有关。

2. 有皮肤完整性受损的危险

与长期卧床、排泄物刺激有关。

3. 有传播感染的危险

与病原菌排出有关。

4. 焦虑

与病情危重、病程较长、疾病预后差有关。

(七)护理措施

1. 密切观察病情变化

监测患儿体温、脉搏、呼吸、血压、神志、瞳孔的变化,若发现患儿出现频繁惊厥、双侧瞳孔不等大或散大、昏迷、呼吸衰竭等应考虑脑疝,应及时报告医生,采取抢救措施。

2. 保证营养供给

评估患儿的进食及营养状况,为患儿提供富含足够热量、蛋白质及维生素的食物,以增强机体的抗病能力。进食宜少量多餐,耐心喂养。对昏迷不能吞咽者,可鼻饲和静脉输液,维持水、电解质平衡。鼻饲时速度不能过快,以免呕吐。病情好转,患儿能自行吞咽时,及时停止鼻饲。

3. 维持皮肤、黏膜完整性

保持床单干燥、整洁。每日清洁患儿口腔 2～3 次,呕吐后及时清除其颈部、耳部残留的物质。大、小便后及时更换清洗,保持臀部、会阴部皮肤清洁、干燥。对昏迷及瘫痪患儿,每 2 小时翻身、拍背 1 次,避免拖、拉、拽的动作,以防擦伤皮肤。为促进血液循环,每日温水擦浴并按摩受压部位,骨隆突处可垫气圈或海绵垫,以防产生压疮和继发感染。昏迷且眼不能闭合者,可涂眼膏并用纱布覆盖以保护角膜。

4.隔离消毒

大部分结脑患儿伴有肺部结核病灶,应采取呼吸道隔离措施,并对患儿呼吸道分泌物、餐具、痰杯等进行消毒处理。

5.心理护理

结脑病情重、病程长,疾病本身和治疗过程给患儿带来不少痛苦。医护人员对患儿应和蔼可亲,关怀体贴。护理治疗操作时动作轻柔,及时解除患儿不适,为其提供有关生活方面的周到服务。家长对患儿的预后尤为担心,护理人员应予以耐心解释和心理上的支持,帮助家长克服焦虑心理,密切配合治疗护理。

6.家庭护理指导

结脑病程长,治疗时间长,病情好转出院后,应给予下述家庭护理指导:①要有长期治疗的思想准备,坚持全程、合理用药;②做好病情及药物毒副作用的观察,定期门诊复查,防止复发;③为患儿制订良好的生活制度,保证休息时间,适当地进行户外活动。注意饮食,供给充足的营养;④避免患儿继续与开放性结核病患者接触,以防重复感染,积极预防和治疗各种急性传染病;⑤部分留有后遗症的患儿,对其瘫痪侧肢体可进行理疗、被动活动等功能锻炼,帮助肢体进行功能恢复,防止肌挛缩;对失语和智力低下者,应进行语言训练和适当教育。

第二节　手足口病的护理

一、病原学

引发手足口病的肠道病毒有20多种,柯萨奇病毒A组的16、4、5、9、10型,B组的2、5型,以及埃可病毒和肠道病毒71型均为手足口病较常见的病原体,其中以柯萨奇病毒A16型和肠道病毒71型最为常见。肠道病毒适合在湿、热的环境下生存与传播,对乙醚、去氯胆酸盐等不敏感,75%乙醇和5%来苏亦不能将其灭活,但对紫外线及干燥敏感。各种氧化剂(高锰酸钾、漂白粉等)、甲醛、碘酒都能灭活病毒。病毒在50℃可被迅速灭活,病毒在4℃可存活1年,在−20℃可长期保存,在外环境中病毒可长期存活。

二、流行病学

患者、隐性感染者和无症状带毒者为该病流行的主要传染源。可经粪—口传播,也可经空气飞沫传播,亦可经接触患者的皮肤、衣物、疱疹液及被污染的手及物品传播。人群对柯萨奇病毒A16型和肠道病毒71型肠道病毒普遍易感,受感后可获得免疫力,高发人群以5岁以下儿童为主。此病传染性强,传播途径复杂,流行强度大,传播快,在短时间内即可造成大流行。一般5～7月为发病高峰。

三、临床表现

（一）典型病例

潜伏期一般3~7日。

1.发热

多发生在出疹之前1~2日，多在38℃左右，也可呈高热，少数患儿可有热性惊厥。

2.皮疹

多见于手足心、肘、膝、臀部和前阴等部位，手、足和臀部，出现小米粒或绿豆大小、周围发红的灰白色小疱疹或红色丘疹，疱内液体较少。疹子"四不像"：不像蚊虫咬、不像药物疹、不像口唇牙龈疱疹、不像水痘。临床上不痒、不痛、不结痂、不结疤，水疱及皮疹通常会在一周内消退。

3.口腔黏膜损害

多见于口腔内颊部、舌、软腭、硬腭、口唇内侧，也可波及软腭、牙龈、扁桃体和咽部，表现为口腔黏膜充血，出现粟米样斑丘疹、小疱疹及溃疡，周围有红晕，口腔内的疱疹破溃后即出现溃疡，常常流口水，不能吃东西。

（二）主要并发症

病毒性脑炎、脑膜炎和迟缓性瘫痪。除此之外尚有病毒性心肌炎、神经源性肺水肿等。手足口病表现在皮肤和口腔上，但病毒会侵犯心、脑、肾等重要器官。

四、辅助检查

1.病毒分离

口咽拭子或咽喉洗液、粪便或肛拭子、脑脊液、疱疹液、血清以及脑、肺、脾、淋巴结等组织标本中分离到肠道病毒71型或其他肠道病毒如柯萨奇病毒A16型等则可确定诊断。

2.血清学检查

患儿血清中特异性IgM抗体阳性或急性期与恢复期血清IgG抗体有4倍以上的升高。

五、治疗

本病目前无特效治疗药物，主要是对症及支持治疗，抗病毒治疗可应用干扰素、利巴韦林等。

六、常见护理诊断

1.皮肤完整性受损

与肠道病毒引起的皮疹及继发感染有关。

2.体温过高

与病毒感染有关。

3.潜在并发症

脑膜炎、肺水肿、呼吸衰竭、心力衰竭。

七、护理措施

(一)皮肤护理

(1)室内温度适宜,保持患儿贴身衣物清洁、舒适。剪短指甲,避免搔破皮疹,引起继发感染或留下疤痕。勤更换尿布,保持臀部皮肤清洁干燥。

(2)疱疹无破溃者,可涂炉甘石洗剂或5%碳酸氢钠溶液;疱疹已破溃者、有继发感染者,局部用抗生素软膏。

(3)保持口腔清洁、黏膜湿润,多饮水。

(二)维持体温正常

遵医嘱用药物及物理方法进行降温,对于中枢性高热可用冰帽或遵医嘱使用亚冬眠疗法,注意保持呼吸道通畅,监测生命体征。给予高热量、高维生素、清淡、易消化、无刺激性的温凉流质或半流质,避免饮用牛奶、豆浆等不易消化且加重肠胀气的食物,严重吐泻时应暂停进食。

(三)密切观察病情变化

观察体温变化和出疹情况;观察脏器功能,及早发现心肌炎、无菌性脑膜炎、肺水肿等并发症。

1.中枢神经系统

观察生命体征、意识、瞳孔变化,注意颅内高压表现。

2.肺水肿

观察呼吸频率、节律,有无呼吸困难及咳粉红色泡沫痰。

3.心肌炎

观察生命体征,尤其是心率、心律。有无心悸、面色苍白、四肢湿冷、意识障碍、尿量减少、血压下降等休克表现。

(四)控制感染传播

病室开窗通风。医护人员接触患儿前后均要消毒双手。尽量减少陪护及探视人员,并做好陪护宣教,要求戴口罩、勤洗手、注意粪便处理等。

(五)健康教育

向家长讲解疾病的流行特点、临床表现及预防措施。不需住院治疗的患儿可在家中隔离,教会家长作好口腔、皮肤护理及病情观察,如有病情变化应及时就诊。教会孩子养成良好的卫生习惯,加强锻炼,增强机体免疫力。

第三节 猩红热的护理

猩红热是由A族溶血性链球菌引起的急性呼吸道传染病。其临床特征有发热、咽炎、草莓舌、全身弥散性红色皮疹、疹退后出现片状脱皮现象。少数患儿在病后2～3周发生风湿热或急性肾小球肾炎。

一、病因

根据产生溶血与否,链球菌分为甲(α)型半溶血性、乙(β)型完全溶血性、丙(γ)型不溶血性三种。其中乙型溶血性链球菌致病力强,常引起人和动物多种疾病;根据其细胞壁多糖抗原的不同,又可分为 A～H 和 K～V 等不同的族。A 族乙型链球菌是对人类的主要致病菌株,有较强的侵袭力,能产生致热性外毒素,又称红疹毒素,是本病的致病菌。

二、流行病学

本病全年均可发病,但以冬、春季多见。传染源为患者和带菌者,主要通过呼吸道飞沫传播,也可经破损的皮肤传播,引起"外科型"猩红热;此外,偶可见因细菌污染玩具、食物、生活用具等经口传播。儿童尤其以 3～7 岁是主要的易感人群,感染后可获得较长久的抗菌和抗红疹毒素能力。由于红疹毒素有型特异性,型间无交叉免疫,故可见到再次罹患本病者。婴儿通过胎盘从母体获得的被动免疫可持续到 1 岁末。

三、发病机制

链球菌侵入人体后,凭借其表面的纤丝和胞壁分泌的脂性胞壁酸黏附在呼吸道上皮细胞表面,其纤丝含有的 M 蛋白能抵抗机体白细胞的吞噬作用;其释出的链球菌溶血素、脱氧核糖核酸酶、透明质酸酶和蛋白酶等多种毒素和酶则可导致血栓形成和化脓过程,使感染进一步扩散到附近组织,引起扁桃体周围脓肿、咽后壁脓肿、中耳炎、鼻窦炎,甚至可发生肺炎、败血症和骨髓炎等严重感染。链球菌产生的多种致热性外毒素(A～C)具有发热作用和细胞毒性,可导致发热,并使皮肤充血、水肿、上皮细胞增生、白细胞浸润,以毛囊周围最为明显,形成典型的猩红热皮疹;这类毒素还可增强内毒素的作用,导致中毒性休克。少数患儿对细菌毒素可发生过敏反应,在病程 2～3 周时会发生心、肾和关节滑膜等处的胶原纤维变性或坏死、小血管内皮细胞肿胀和单核细胞浸润病变,临床呈现风湿热、肾炎等疾病。

四、临床表现

潜伏期为 1～7 天,平均为 3 天;外科型为 1～2 天。其临床表现轻重差别较大,可有以下几种不同类型。

(一)普通型

典型病例可分为 3 期:前驱期、出疹期、恢复期。

1. 前驱期

起病较急、发热、头痛、咽痛、全身不适。体温在 38～40℃之间。咽部及扁桃体充血水肿明显,扁桃体腺窝处可有点状或片状白色脓性分泌物,易剥离。软腭处可见针尖大小出血点或红疹。病初舌被白苔,红肿的乳头突出于白苔之外,称为白草莓舌;以后白苔脱落,舌面光滑鲜红,舌乳头红肿突起,称为红草莓舌。颈及颌下淋巴结常肿大并有压痛。

2. 出疹期

皮疹多在发热第二天出现。最先见于颈部、腋下和腹股沟等处,于 24 小时内布满全身。在全身皮肤弥散性充血潮红的基础上,有均匀、密集的红色细小皮疹广泛分布,呈鸡皮样,触之似砂纸感,用手按压可消退。去压后红疹又出现。面部皮肤潮红而口鼻周围皮肤发白,形成口周苍白圈。皮疹在皮肤皱褶处如腋窝、肘窝、腹股沟等处密集并伴有出血点,形成明显的横纹线,称为帕氏线。

3. 恢复期

一般情况好转,体温降至正常,皮疹按出疹时的顺序于 3~4 天内消退,疹退 1 周后开始脱皮;脱皮程度与出疹程度一致,轻者呈糠屑样,重者则大片状脱皮,个别患儿可持续长达 6 周。

(二)轻型

发热、咽炎和皮疹等临床表现轻微,易被漏诊,常因脱皮或并发肾炎时才被回顾诊断。

(三)重型

重型又称中毒型,除上述症状明显外,全身中毒症状重,并可出现不同程度的嗜睡、烦躁或意识障碍,常并发化脓性脑膜炎、肺炎、败血症等,甚至可发生中毒性休克、中毒性肝炎。近年来本型已很少见。

(四)外科型

细菌经损伤的皮肤侵入,故无咽炎及草莓舌,而有局部急性化脓性病变,皮疹首先出现在伤口附近皮肤,然后蔓延至全身。

五、实验室检查

(一)血象

白细胞总数可达 10×10^9 ~20×10^9 个/L 或更高,中性粒细胞>0.8,有时胞质中可见到中毒颗粒。

(二)病原学检查

咽拭子或伤口细菌培养有 A 族乙型溶血性链球菌生长。

(三)血清学检查

85%~90%链球菌感染患者于感染后 1~3 周至病愈后数月可检出链球菌溶血素 O 抗体,一般其效价在 1∶400 以上,并发风湿热患者的血清滴度明显增高。

六、治疗

(一)一般治疗

做好呼吸道隔离,急性期应卧床休息;供给充足水分和营养;保持皮肤清洁,防止继发感染。

(二)抗菌治疗

首选青霉素每日 3 万~5 万 U/kg,分 2 次肌内注射,疗程为 7~10 天;重症患者加大青霉素用量并予静脉注射或两种抗生素联合应用；如有青霉素过敏，可选用红霉素、头孢霉素等药物。

七、常见护理诊断

1. 体温增高

与病毒感染有关。

2. 皮肤完整性受损

与红疹毒素作用有关。

3. 有传播感染的险

与细菌的排出有关。

4. 潜在并发症

心肌炎、化脓性淋巴结炎、化脓性中耳炎、风湿、肾炎。

八、护理措施

（一）维持正常体温

（1）卧床休息，恢复期可逐渐增加活动量。衣被合适，保持清洁干燥。

（2）高热可用物理降温，必要时遵医嘱使用药物退热。室内定时通风换气，保持温湿度适宜。

（二）皮肤护理

1. 皮肤护理

剪短指甲，避免患儿抓伤皮肤引起继发感染。保持皮肤清洁，勤换内衣。对半脱的大片状脱皮可用消毒剪刀剪除，切忌强行撕脱，以免出血和继发感染。沐浴时避免水温过高，忌用刺激性强的肥皂或沐浴液。

2. 口腔护理

鼓励患儿多饮水或以温生理盐水漱口。给予营养丰富、含维生素且易消化的流质、半流质饮食或软食，避免生、酸、辛、硬等刺激性的食物，及时评估咽痛的程度。

（三）控制感染传播

明确诊断后及时隔离，隔离期限至少为1周。不需住院患儿，应在家中隔离治疗。密切接触者可做咽拭子培养。对可疑病例，也应及时采取隔离措施。

（四）健康教育

应向家长介绍疾病特点，做好卫生宣教，使其平时注意患儿个人卫生，勤晒被褥。注意室内空气流通，流行期间易感患儿应避免到人群密集的公共场所，接触患儿应戴口罩。

参考文献

1. 魏克伦,尚云晓,魏兵. 小儿呼吸系统常见病诊治手册. 北京:科学出版社. 2020.

2. 鲍一笑. 小儿呼吸系统疾病学. 北京:人民卫生出版社,2020.

3. 朱翠平,李秋平,封志纯. 儿科常见病诊疗指南. 北京:人民卫生出版社,2019.

4. 刘春峰. 儿科诊疗手册. 3版. 北京:科学出版社,2020.

5. 陈超,杜立中,封志纯. 新生儿学. 北京:人民卫生出版社,2020.

6. 石晶,母得志,陈大鹏. 新生儿疾病症状鉴别诊断学. 北京:科学出版社,2020.

7. 罗小平,刘铜林. 儿科疾病诊疗指南. 3版. 北京:科学出版社,2020.

8. 陈大鹏,母得志. 儿童呼吸治疗学. 北京:科学出版社,2019.

9. 曹玲. 儿童呼吸治疗. 北京:人民卫生出版社,2019.

10. 黄国英,黄陶承,王艺. 社区儿科常见疾病诊治指南. 上海:复旦大学出版社,2019.

11. 刘春峰,魏克伦. 儿科急危重症. 北京:人民卫生出版社,2019.

12. 吴小川. 儿科临床思维. 3版. 北京:科学出版社,2019.

13. 邵肖梅,叶鸿瑁,丘小汕. 实用新生儿学. 5版. 北京:人民卫生出版社,2019.

14. 魏克伦. 早期新生儿护理手册. 北京:科学出版社,2019.

15. 王亚平,孙洋,冯晓燕. 儿科疾病观察与护理技能. 北京:中国中医药出版社,2019.

16. 李德爱,陈强,游洁玉,等. 儿科消化系统疾病药物治疗学. 北京:人民卫生出版社, 2019.

17. 张虎. 消化系统疾病发病机制及临床诊治新进展. 成都:四川科学技术出版社,2019.

18. 申昆玲. 儿科呼吸系统疾病实例分析. 北京:人民卫生出版社,2018.

19. 赵正言. 儿科疾病诊断标准解读. 北京:人民卫生出版社,2018.

20. 罗小平,刘铜林. 儿科疾病诊疗指南. 3版. 北京:科学出版社,2018.

21. 王卫平,孙锟,常立文. 儿科学. 9版. 北京:人民卫生出版社,2018.

22. 张玉兰,王玉香. 儿科护理学. 北京:人民卫生出版社,2018.

23. 郝群英,魏晓英. 实用儿科护理手册. 北京:化学工业出版社,2018.

24. 魏克伦,尚云晓,魏兵. 小儿呼吸系统常见病诊治手册. 北京:科学出版社,2017.

25. 仰曙芬,崔焱. 儿科护理学实践与学习指导. 北京:人民卫生出版社,2017.

26. 崔焱. 儿科护理学. 6版. 北京:人民卫生出版社,2017.

27. 申昆玲,龚四堂. 儿科常见疾病临床指南综合解读与实践·呼吸消化分册. 北京:人民卫生出版社,2017.

28. 史郭兵,张伶俐,袁洪.儿科专业.北京:人民卫生出版社,2017.

29. 赵祥文.儿科急诊医学.4版.北京:人民卫生出版社,2015.

30. 毛安定.儿科诊疗精粹.2版.北京:人民卫生出版社,2015.

31. 黄瑛.儿科疾病诊治的新发展.上海医学,2017,40(05):257-259.

32. 张晓乐,余艮珍,易永红,等.护理专案改善在提高儿科急诊分诊准确率中的应用.护士进修杂志,2019,34(02):145-148.

33. 孙树梅.关注儿童流感,重视疫苗接种——AAP 感染性疾病委员会《儿童流感的预防与控制建议(2018—2019 年)》解读.中国全科医学,2019,22(06):621-626.

34. 郑旭新,俞月梅,廖金枚,等.磷酸奥司他韦联合蓝芩口服液治疗儿童流感的临床研究.现代中西医结合杂志,2019,28(14):1554-1557.

35. 郑莉萍,闫安平.幼儿急疹合并热性惊厥的临床分析.临床医学研究与实践,2019,4(36):103-105.